U0310261

2014年1月16日，国务院副总理马凯视察北京站功能社区卫生服务站

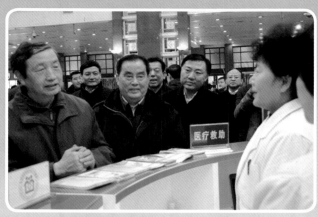

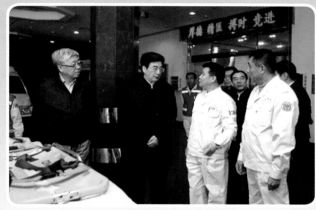

2014年1月30日，市委书记郭金龙到北京急救中心开展春节慰问，并查看北京市卫生应急物资库及急救车辆装备情况

2014年1月27日，副市长戴均良到故宫急救站慰问应急救护一线人员

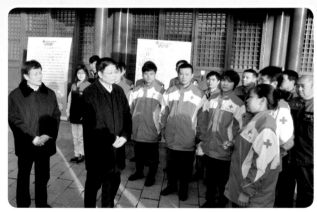

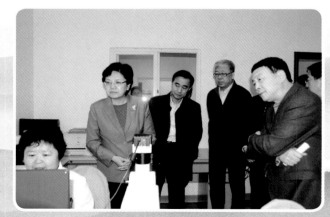

2014年3月27日，国家卫生计生委主任李斌调研平谷区医院新农合和远程会诊开展情况

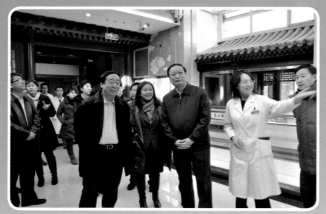

2014年1月28日，国家卫生计生委副主任、国家中医药管理局局长王国强在北京市医院管理局局长封国生等的陪同下到东城区第一妇幼保健院走访慰问

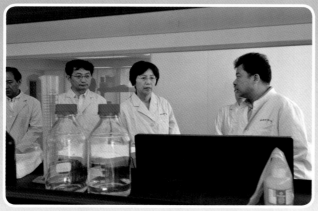

2014年7月18日，国家卫生计生委副主任徐科到北京市疾控中心调研和指导疾病预防控制能力建设情况

2014年7月11日，国家卫生计生委基层指导司司长杨文庄一行到海淀区西三旗街道调研

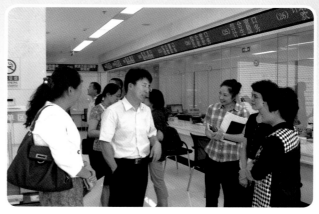

2014年10月9日，北京市卫生计生委主任方来英出席世界精神卫生日主题活动

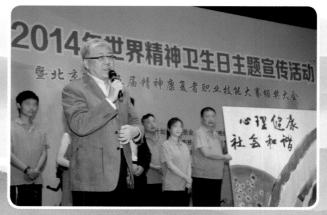

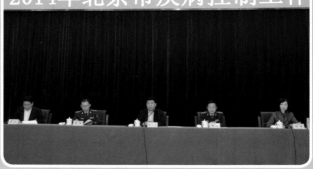

2014年4月9日，北京市卫生计生委委员郭积勇出席北京市疾病预防控制工作会

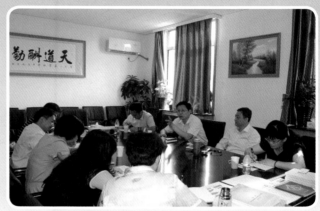

2014年5月26日，北京市卫生计生委副主任毛羽、纪委书记孟振全到市医药集中采购服务中心调研

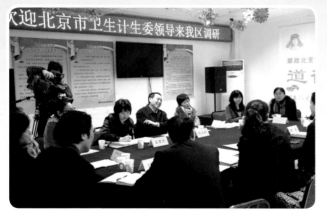

2014年11月21日，北京市卫生计生委副主任耿玉田到海淀区万寿路街道调研2014中国计划生育家庭发展追踪调查工作

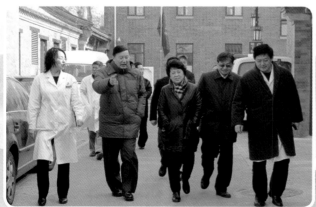

2014年1月28日，北京市中医局局长赵静、副局长屠志涛到东城区第一妇幼保健院调研

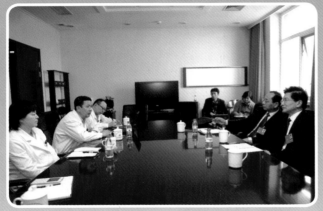

2014年3月8日，上海市政协副主席蔡威、副秘书长张喆人到北京朝阳医院调研公立医院改革试点工作

2014年4月22日，北京市卫生计生委主任方来英会见来访的香港医院管理局主席梁智仁先生一行

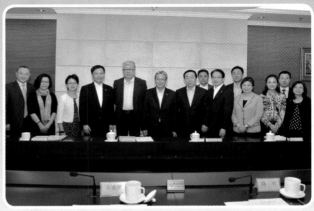

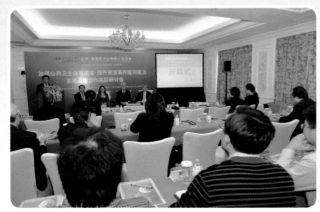

2014年11月25日，第十八届京港洽谈会卫生合作专场活动在京举办

2014年12月9日，海峡两岸高层护理管理培训及研讨会在北京和平宾馆举办

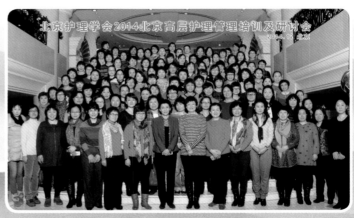

2014年2月26日，北京市卫生计生委主任方来英会见以色列卫生部总司长罗尼·甘祖（Ronni Gamzu）先生

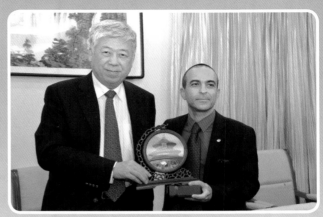

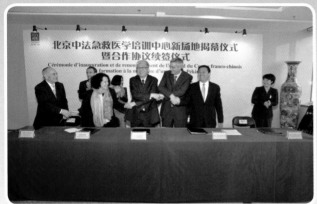

2014年3月18日，北京中法急救医学培训中心新址揭牌仪式暨合作协议续签仪式在北京安贞医院举行

2014年3月24日，由荷兰王国驻华大使馆、北京市卫生计生委、国家卫生计生委人才交流服务中心主办的中荷医院改革和管理研讨会在京召开

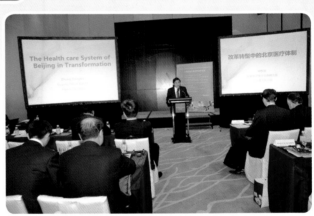

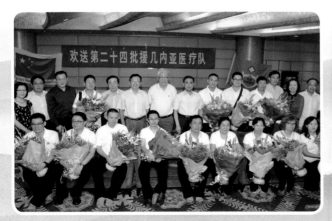

2014年8月15日，第二十四批北京医学专家援助几内亚医疗队从首都机场出发，奔赴埃博拉出血热疫情肆虐的几内亚，执行为期两年的援非医疗任务

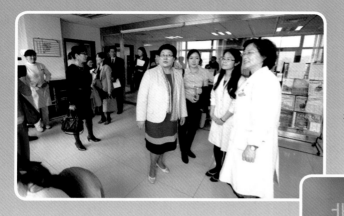

2014年4月2日，蒙古国卫生部部长那·乌得瓦勒访问航空总医院

2014年4月15日，北京市红十字血液中心与捷克舒迪安医药研发（北京）有限公司签署输血医学领域合作协议

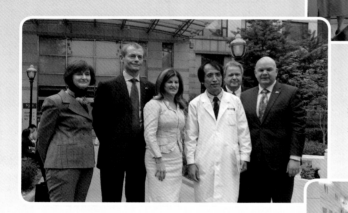

2014年4月16日，加拿大卫生部部长罗娜·安布罗斯率团参观访问中国中医科学院广安门医院

2014年4月17日，国际牙科研究协会（IADR）主席Helen Welton和执行主席Chirstopher H.Fox到北京口腔医院参观

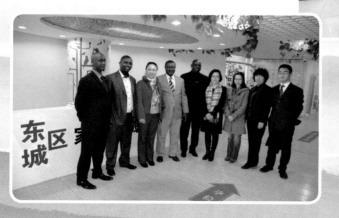

2014年12月1日，布隆迪人口政策高级别考察团参观考察东城区家庭健康指导中心

2014年7月，北京中医药大学60名2012级岐黄国医班学生赴南洋理工大学学习

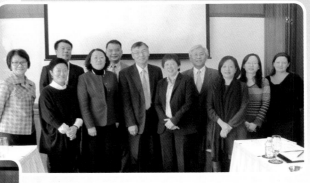

2014年9月20日，潞河医院主办的首届亚太临床医疗高峰论坛在北京阳光国际会议中心召开

2014年11月14日，亚太血液联盟工作会议首次在中国召开，由北京市红十字血液中心承办

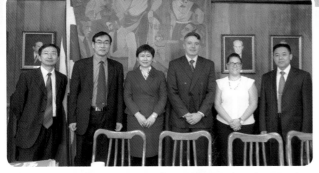

2014年12月13～22日，由北京老年医院和北京小汤山医院组成的北京市卫生计生委老年医学交流团赴美国和哥斯达黎加进行老年医学交流并签署友好合作协议

2014年12月20日，由北京朝阳医院、北美中华医学会、首都医科大学和北京大学医学部联合主办的"2014朝阳国际医学大会"在北京国际会议中心召开

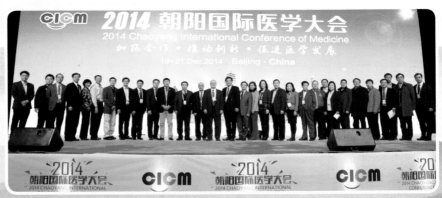

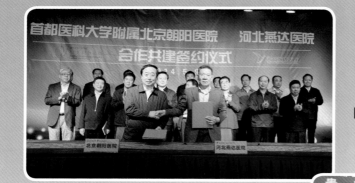

2014年5月9日，北京朝阳医院与河北燕达医院合作共建签约仪式在燕达国际健康城举行

2014年8月8日，北京口腔医院与贵阳市口腔医院签订技术支持协作协议

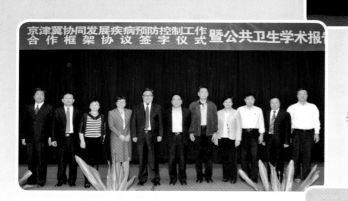

2014年9月2日，京津冀三地疾控部门签署毗邻地区疾病预防控制工作合作协议

2014年9月2日，中国中医科学院广安门医院与平安健康保险股份有限公司、安援救援管理服务（北京）有限公司签署战略合作协议，开拓医院国际保险及医疗旅游市场

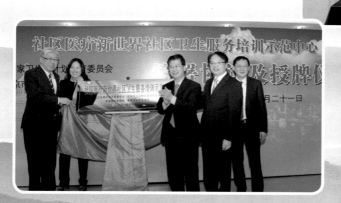

2014年10月21日，京港"社区医疗新世界社区卫生服务培训示范中心"项目合作协议签署及授牌仪式在丰台区方庄社区卫生服务中心举行

2014年5月9日，以首都儿科研究所为核心，成立朝阳区儿童医疗联合体

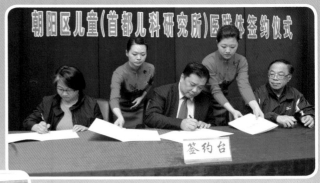

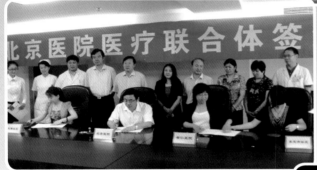

2014年6月24日，举行北京医院医疗联合体签约仪式

2014年9月23日，北京大学第一医院与丰台医院医疗联合体签约

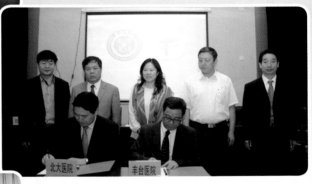

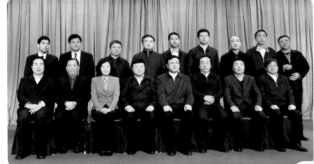

2014年11月6日，北京市首个中医医联体——北京中医医院顺义医联体揭牌

2014年12月19日，举行北京大学人民医院-门头沟区医疗单位医疗卫生服务共同体签约仪式

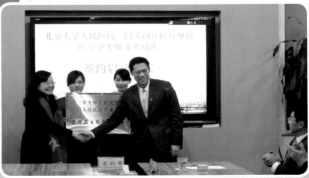

2014年7月31日，北京大学人民医院与昌平区中西医结合医院影像远程会诊启动会在昌平区中西医结合医院召开

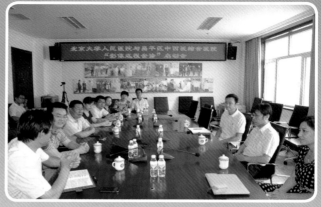

2014年10月31日，北京老年医院与和熹会老年公寓联合成立北京首家老年健康服务指导中心

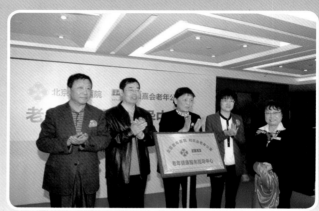

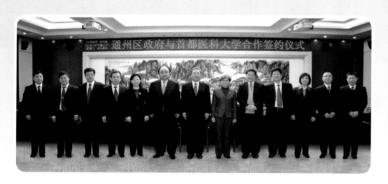

2014年11月25日，首都医科大学与通州区人民政府建设首都医科大学附属北京潞河医院合作协议正式签约

2014年12月18日，由北京市隆福医院与东城区汇晨老年公寓合作，成立北京市首家医养融合型老年服务机构

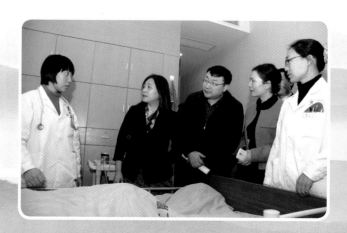

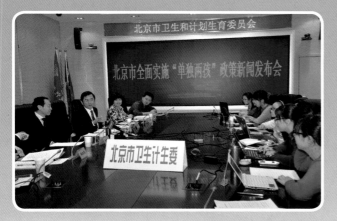

2014年2月21日，召开北京市全面实施"单独两孩"政策新闻发布会

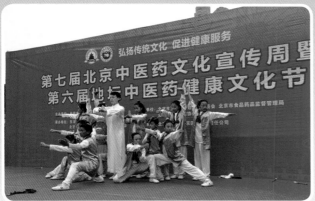

2014年年5月9～11日，第七届北京中医药文化宣传周暨第六届地坛中医药健康文化节在北京地坛公园举办

2014年6月30日，由市卫生计生委和市中医局共同举办的第二届首都国医名师表彰暨中医药传承工作会在北京国际会议中心召开

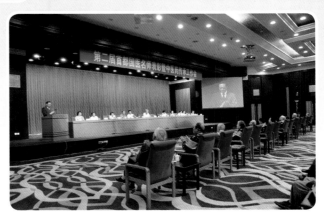

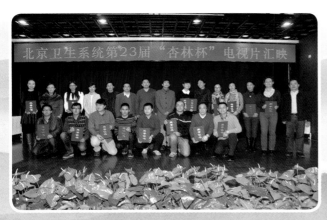

2014年12月9日，北京卫生系统第23届"杏林杯"电视片汇映暨颁奖大会举行

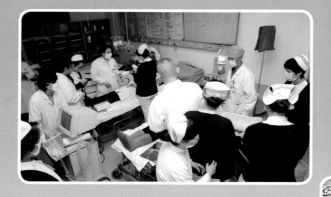

2014年1月26日，北京市和平里医院开展急诊急救演练

2014年5月27日，北京市卫生计生委举办北京市突发中毒事件应急处置技能竞赛

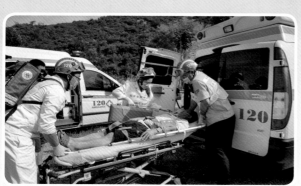

2014年7月13～15日，京津冀重大泥石流突发事件医疗卫生救援联合应急演练在北京市怀柔区举行

2014年9月19日，北京市举办第五届精神康复者职业技能大赛

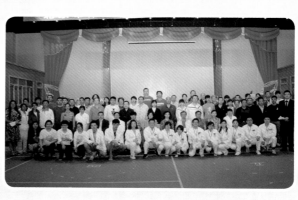

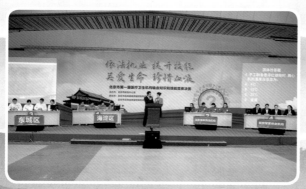

2014年12月10日，北京市临床输血质控中心与采供血质控中心联合组织北京市第一届医疗卫生机构输血知识和技能竞赛

2014年3月24日，北京华信医院院长吴清玉教授为出生仅2小时患儿成功实施大动脉调转术

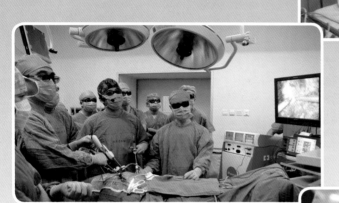

2014年4月25日，北京朝阳医院泌尿外科完成国内首例3D腹腔镜下根治性膀胱切除术

2014年7月，北京大学第三医院骨科刘忠军主刀完成世界首例应用3D打印技术人工定制枢椎治疗寰枢椎恶性肿瘤

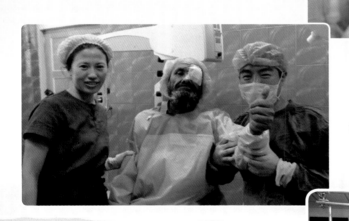

2014年9月，航空总医院与章如庚慈善基金会联合开展新疆光明行活动

2014年11月，首都儿科研究所骨科专家为5名先天性髋关节脱位的西藏患儿实施手术，并赴拉萨为患儿进行后续治疗

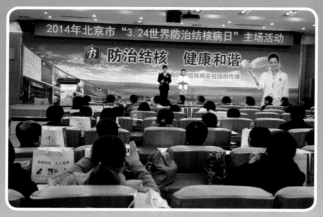

　　2014年3月20日，围绕"预防和控制结核病在校园的传播"主题，由北京市卫生计生委、北京市教委主办，北京结核病控制研究所、北京防痨协会和昌平区卫生局承办的"2014年北京市'3.24世界防治结核病日'主场活动"在中国政法大学举行

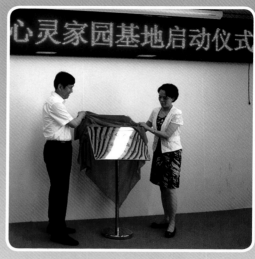

　　2014年5月28日，北京市计划生育协会在海淀区西三旗街道主办"整合社会力量，共筑心灵家园"主题宣传活动

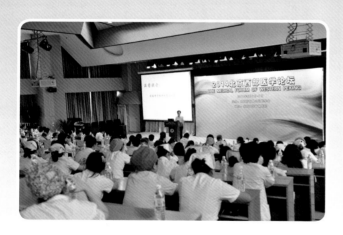

　　2014年6月6日，北京大学首钢医院举办北京西部医学论坛

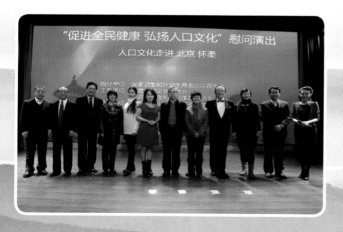

　　2014年12月9日，由中国人口文化促进会和北京市卫生计生委主办、北京市人口计生宣教中心承办、北京市怀柔区卫生计生委协办的"促进全民健康　弘扬人口文化"慰问演出在怀柔医院举办

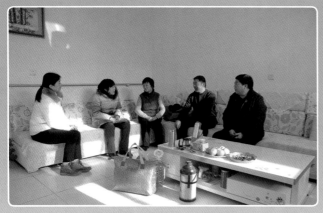

2014年1月，昌平区计生委走访、慰问计划生育困难和特殊家庭

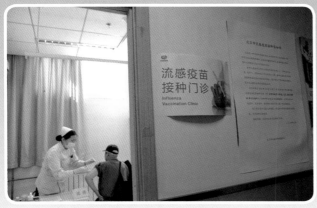

2014年10月15日，北京市开始流感疫苗接种，全市442家预防接种门诊为市民接种流感疫苗

2014年10月16日～12月15日，北京市爱卫会办公室在全市开展入户灭蟑活动。按照各区县爱卫办统一安排，专业技术人员进入各街道、社区为居民家庭入户灭蟑

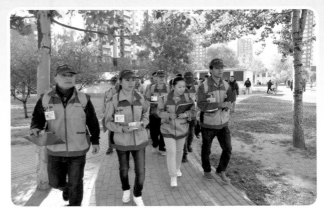

2014年10月28日，中国首架专业航空医疗救援直升机正式启航

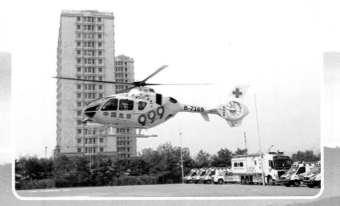

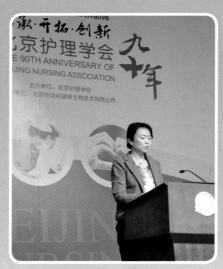

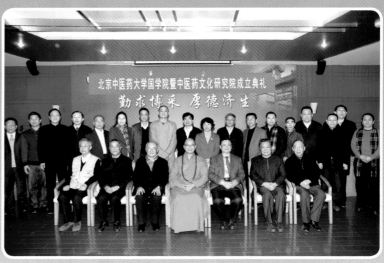

2014年1月7日，北京护理学会成立九十周年纪念大会暨2014年北京护理学会工作会议在北京协和医院学术会堂召开

2014年1月17日，北京中医药大学成立国学院暨中医药文化研究院

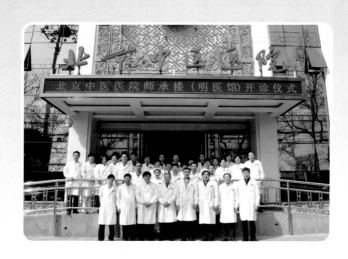

2014年4月2日，北京中医医院"明医馆"揭牌运行

2014年11月17日，北京市垂杨柳医院东院区正式接诊

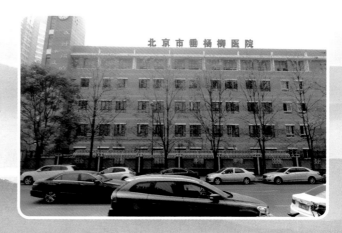

2015

北京卫生和计划生育年鉴

BEIJING HEALTH AND FAMILY PLANNING YEARBOOK

北京市卫生和计划生育委员会
《北京卫生和计划生育年鉴》编辑委员会 编

北京科学技术出版社

图书在版编目（CIP）数据

2015 北京卫生和计划生育年鉴/北京市卫生和计划生育委员会·《北京卫生和计划生育年鉴》编辑委员会编 . —北京：北京科学技术出版社，2016.6
ISBN 978 - 7 - 5304 - 8567 - 5

Ⅰ . ①2⋯　Ⅱ . ①北⋯　Ⅲ . ①卫生工作 – 北京市 – 2015 – 年鉴 ②计划生育 – 北京 – 2015 – 年鉴　Ⅳ . ①R199. 2 – 54 ②C924. 21 – 54

中国版本图书馆 CIP 数据核字（2016）第 207425 号

2015 北京卫生和计划生育年鉴

作　　者：北京市卫生和计划生育委员会·《北京卫生和计划生育年鉴》编辑委员会
责任编辑：朱　琳
责任校对：余　胜　薛志文
责任印制：李　茗
封面设计：昇一设计
出 版 人：曾庆宇
出版发行：北京科学技术出版社
社　　址：北京西直门南大街 16 号
邮政编码：100035
电话传真：0086 – 10 – 66135495（总编室）
　　　　　0086 – 10 – 66113227（发行部）
　　　　　0086 – 10 – 66161952（发行部传真）
电子信箱：bjkj@ bjkjpress. com
网　　址：www. bkydw. cn
经　　销：新华书店
印　　刷：三河市国新印装有限公司
开　　本：787mm×1092mm　1/16
字　　数：1350 千字
印　　张：39
插　　页：16
版　　次：2016 年 6 月第 1 版
印　　次：2016 年 6 月第 1 次印刷
ISBN 978 – 7 – 5304 – 8567 – 5/R · 2164

定　　价：240.00 元（配光盘）

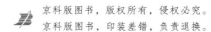

编 辑 说 明

一、2014年，原北京市卫生局与原北京市计划生育委员会合并，成立北京市卫生和计划生育委员会（以下简称市卫生计生委）。根据工作实际，从2015年起将《北京卫生年鉴》（1991年起编辑出版）和《北京市人口和计划生育年鉴》（2007年起编辑出版）合为1本，更名为《北京卫生和计划生育年鉴》。

《北京卫生和计划生育年鉴（2015）》由市卫生计生委主管、北京市公共卫生信息中心承编，是一部记载北京地区卫生和计划生育工作的资料性工具书和史料文献。其内容主要综合反映北京卫生及计划生育工作各方面的基本情况、进展和成就。

二、本卷年鉴采用分类编辑法，按类目、分目、条目结构设计。本卷年鉴在内容上根据卫生计生工作特点，设14个类目："概况""特载""重要会议报告""文件和法规""工作进展""军队卫生工作""区县卫生和计划生育工作""三级医院工作""医学科研与教育机构工作""公共卫生及其他卫生计生机构工作""学术团体和群众团体工作""卫生计生工作纪事""卫生统计""附录"。

三、为方便读者阅读，在附录中设有"专有名词对照表"。另外，除卷首目录外，对刊载内容编制了"索引"附于书末，按汉语拼音字母依次排列。

四、本卷年鉴统计数字均以卫生统计年报的数字为准。文中涉及各项年度数据以2014年12月31日为统计口径，其他非年度数据以统计部门或业务主管部门的统计口径为准。

五、本卷年鉴反映 2014 年 1 月 1 日至 12 月 31 日期间情况（部分内容依据实际情况或为更好地说明相关内容，时限略有前后延伸），凡 2014 年事项，一般直接写月、日，不再写年份。

六、本卷年鉴收录的文章和条目内容，均由各相关单位专人（部门）提供，并经主要负责人审核。

七、为方便读者阅读、检索，配随书光盘。

八、《北京卫生和计划生育年鉴》的编纂工作在编辑委员会的指导下，依靠广大撰稿人共同完成，力求做到资料翔实、语言规范、文字精练。有疏漏和不足之处，敬请广大读者批评指正。

《北京卫生和计划生育年鉴》编辑部

2015 年 11 月

目　录

发展规划

军队卫生工作

区县卫生和计划生育工作

三级医院工作

医学科研与教育机构工作

公共卫生及其他卫生计生机构工作

学术团体和群众团体工作

卫生计生工作纪事

卫生统计

附　录

索　引

概　况

2014 年北京市卫生计生工作概况

2014 年末，全市有医疗卫生机构 10265 家（含 15 家驻京部队医疗机构），其中医疗机构 10107 家（含 89 家三级医疗机构、147 家二级医疗机构、600 家一级医疗机构）。全市卫生人员 304990 人（含 15 家驻京部队医院人员），其中执业（助理）医师 89590 人、注册护士 106167 人。每千常住人口卫生技术人员 11.29 人，执业（助理）医师 4.16 人，注册护士 4.93 人，医疗机构编制床位 5.28 张、实有床位 5.10 张。全年医疗机构（含诊所、医务室、村卫生室和驻京部队医疗机构）共诊疗 22967.01 万人次，出院 322.05 万人次（含驻京部队医疗机构）。常住人口出生率 9.75‰，人口自然增长率 4.83‰；户籍人口计划生育政策符合率 97.98%；户籍居民平均期望寿命 81.81 岁，提前 1 年实现"十二五"规划目标；户籍孕产妇死亡率 7.19/10 万，婴儿死亡率 2.33‰。全年未发生重大突发公共卫生事件。全市甲、乙类传染病共报告发病 34998 例，发病率 165.5/10 万；死亡 161 人，死亡率 0.8/10 万。丙类传染病报告发病 103476 例，发病率 489.3/10 万；死亡 7 人，死亡率 0.03/10 万。

卫生计生改革　按照机构改革的要求，北京市和 14 个区县先后组建了卫生计生委。成立了北京市卫生计生委深化改革领导小组，统筹推进全市卫生计生改革工作，促进健康服务业发展。9 月，出台《北京市人民政府关于促进健康服务业发展实施意见》，以提升市民健康素质和水平为出发点和落脚点，以非基本医疗卫生服务为着力点，突出社会力量与市场机制，政府要做到鼓励扶持与加强监管并重，既坚持原则又立足市情、有所创新。全市非公立医院共 409 家，占全市医院总数的 62.25%，完成了门急诊诊疗人次和出院人数比上年增加了 21.1% 和 23.3%。推

动电子病历共享工程、"金人工程"和人口健康信息决策平台建设，为改革和信息惠民奠定基础。

积极推进京津冀卫生计生工作协同发展。组织开展北京市城市功能疏解优化专题医疗卫生功能疏解课题研究，召开京津冀协同发展主题研讨会，牵头制定促进唐山、曹妃甸地区医疗卫生协同发展的意见，组织三地规划部门研究京津冀卫生规划协同发展。推动北京朝阳医院与河北省燕达医院、北京大学第六医院与河北省第六人民医院、北京大学第三医院与河北省承德市妇幼保健院、北京儿童医院与河北省儿童医院、解放军总医院与河北省涿州市医院、阜外医院与河北省以岭医院等合作项目实施。完善京津冀医疗协作支持政策，开展跨省多点执业试点，将河北省燕达医院纳入北京市新农合定点医疗机构。建立了京津冀在医疗采供血保障、妇幼健康服务、疾病预防控制、重大传染病信息共享、重大疫情联防联控、突发公共卫生事件协同处置和中医药战略合作等方面的协作机制。

研究调整和疏解非首都核心功能。市政府制定了《北京市新增产业的禁止和限制目录（2014 年版）》，明确五环路内原则上不再批准建立政府办综合性医疗机构，不再批准增加政府办医疗机构床位总量，引导中心城区三级医院通过举办分院、扩大分院规模和提升其服务能力、压缩中心城区院区规模等举措，推动中心城区优质医疗资源向郊区和京津冀区域疏解。市卫生计生委在卫生医疗项目审批中严格执行目录精神，积极谋划优质资源外迁项目，促进首都非核心功能疏解。服务"四个中心"定位，商请国家卫生计生委在北京天坛医院和北京儿童医院分别建立国家脑血管病中心和国家儿童医学中心。

持续深化医改，北京友谊医院等 5 家试点医院医

药分开改革成效得到进一步巩固。截至2014年7月底，试点医院与改革前（2012年上半年）相比，总体药占比从46.12%下降到36.39%；门诊医保患者药占比从70.04%下降到58.15%，次均医疗费用从429.37元下降到372.58元，次均药品费用从300.75元下降到216.65元；住院医保患者药占比从30.87%下降到24.05%，例均医疗费用从17824.79元下降到15942.46元，次均药品费用从5460.58元下降到4085.51元，患者负担明显减轻。

公共卫生体系建设 严防传染病疫情。全力做好埃博拉出血热防控工作，部署防控方案，组织技术培训，实施健康监测，开展健康教育，督导各项防控措施落实到位。在全国率先建立和完善了覆盖全市16个区县28家哨点医院的呼吸道传染病病原学监测体系。对全市重点街乡开展学龄前流动儿童强化查漏补种现场质量评估，建立"首都疫苗与免疫"手机订阅服务平台。调整脊灰免疫程序，使用灭活疫苗，提高了安全水平。实现艾滋病（AIDS）确证实验室建设及检测服务全覆盖，对全部临床用血进行艾滋病病毒（HIV）的核酸检测，使窗口期由22天缩短为11天。常住人口乙肝表面抗原流行率降至2.7%，20岁以下人群不到1%，为全国最低水平。研究制定结核病防治服务体系建设意见。调整北京地区免疫策略等多项公共卫生管理机制。

推进慢病综合防治。制定《"阳光长城2020"慢病防治行动纲要》，开展"阳光长城计划"城市减重行动和2014年全民健康生活方式行动。继续推进血脂异常等心脑血管疾病危险因素和肺癌等重点癌症筛查以及窝沟封闭预防龋齿和免费氟化泡沫预防乳牙龋齿项目。试点社区与定点医院联动的癌症早期筛查工作模式，采用集高危人群筛查、临床检查、随访和信息统计分析为一体的实时数据管理，提高肿瘤的早期诊断水平。发布《北京市中小学生健康膳食指引》《吃得好吃得巧夕阳无限好——老年人健康膳食指导口袋书》，建立了集网站、微博和微信于一体的平衡膳食校园行动公众信息平台，开展"阳光长城"慢病防治微博专家健康科普工作。完成《学校卫生防病工作规划（2011－2015）》评估。在生活饮用水、游泳场馆、大型公共场所空气质量等领域推进电子监管。

加强精神卫生防治体系建设。推进精神卫生信息管理系统二期改造，完善信息监测预警机制。联合首都综治办等部门督导8个区县严重精神疾病救治救助工作，建立市区两级分片包干联系制度。全市累计建档54414人，为22832人提供了免费药物及药物使用指导，为22397人提供免费体检服务。严重精神疾病患者管理率91.41%，规范管理率68.87%，在管患者稳定率84.49%。

加强应急能力建设。共建京津冀"疾病防控一体化"合作平台，完善重大疫情和突发公共卫生事件联防联控工作机制，实现信息、技术、人员、物资等资源共享，提升区域疾病预防控制能力。推进卫生应急综合示范区县创建，8个区通过市级验收，其中5个区通过国家级验收。加强重点、薄弱、边远及农村地区急救体系建设，完成10个郊区县120急救分中心调度指挥平台升级改造，开通新视频系统和全市地理系统。推动全市120统一垂直调度指挥。推进朝阳区开展急救社区化建设试点，完成43家社区卫生服务中心急救站命名。启动医疗救护员培养，有47人通过国家卫生职业技能鉴定中心组织的首批考核，持证开展辅助性院前急救工作。

医疗服务 优化医疗资源配置，推进城市核心区优质医疗资源向郊区资源薄弱地区转移，完善医疗服务体系建设。核定北京市垂杨柳医院等3家规划为区域医疗中心的医院为三级医院，明确功能定位，提升服务能力。促进社会办医发展，发布《北京市社会办医指南》，筹建北京市非公立医疗机构协会。以医联体建设为抓手，建立完善分级诊疗服务体系。在全市范围推广医联体，根据辖区居民分布和医疗机构布局，已成立28个区域医联体，包括28家核心医院、265家合作医疗机构。28家核心医院中，有委（部）属、委（部）管医院4家，市属医院5家，厂矿企业办医院2家，区域医疗中心14家，其他区县医院3家。265家医联体合作医疗机构中，有12家三级医院、45家二级医院、206家一级医院及社区卫生服务中心、2家社区卫生服务站。从内部打通了医疗机构之间相互分工转诊的服务通道，完成了《北京市区域医疗联合体系建设试点指导意见》确定的一阶段工作目标。

加强医院能力建设和评价监管，优化医疗服务。印发《北京市深化城乡医院对口支援工作实施方案》，要求城区82家二、三级医院与远郊区县150家医院建立2013～2015年对口支援关系，提升郊区县医疗服务水平。继续完善诊断相关组（DRGs）医院评价指标体系，应用DRGs方法开展医院绩效评价。依法加强医疗监管和质控工作。开展2014年度医师定期考核。完成全市健康体检和医学美容专项督查。开展打击涉医违法犯罪专项行动，建立全市涉医突出问题专项治理工作联席会议制度，梳理伤医、扰序、威胁、滞留4类突出问题91个案件，分期分批开展专项治理。持续优化医院服务流程，进一步推进预约诊疗服务，截至年底，全市共有146家医院接入114

预约挂号统一平台，预约挂号电话日均呼叫量约4万个，高峰日呼叫量7万个；网站点击量日均10万余次；平台累计挂号1857万个，预约就诊率39.5%。推进双休日普通门诊预约诊疗服务，有93家医院将周末普通门诊预约挂号服务纳入平台，两年来累计在平台投放双休日普通门诊号源361.32万个。加强采供血服务体系和能力建设。全年全市无偿献血38万人次，比上年增长5.1%；采集血液总量（含全血、机采血小板、Rh阴性血）共计65.9万单位，比上年增长7.1%。开展全市康复医疗服务能力调查评估，培训在岗康复治疗人员约100人。全力做好APEC会议等60余项大型活动和重要会议的医疗卫生保障工作。组织撰写2022年北京冬奥会申办报告，负责医疗服务和兴奋剂检测专题组相关工作。

加强康复护理体系建设，设立康复医院、护理院和疗养院17家，有85家医疗机构开设康复医学科，开放床位2312张。

印发《北京市医师多点执业管理办法》，进一步放开多点执业政策，截至年底，全市累计有3386名医师办理了多点执业注册。办法实施后，医师多点执业注册1170人次，同比增加近3倍。

基层医疗卫生　推进基层医疗卫生机构综合改革。加强服务体系建设，对全市社区卫生服务机构建设情况进行摸底调查，明确建设需求；完善运行机制，推行社区卫生服务成本测算应用，加强社区卫生服务经济和人力资源精细化管理；提升基层服务能力，针对性培养"十、百、千社区卫生人才"，并培训了3万多名社区卫生和乡村技术人员、5000多名全科医师以及147名区县医院骨干医师；创新服务模式，在有条件的社区卫生服务中心试点推行预约就诊，实施定向分诊，引导诊前服务，规范诊疗服务，提倡预约复诊，提升家庭医生式服务内涵。全市所有社区卫生服务机构均已开展家庭医生式服务，签约人数由2011年的72.6万户148.5万人增加至2014年的433万户939万人。推动西城区和平谷区作为全国基层卫生综合改革试点，积累基层综合改革经验。强化基层中医药服务能力建设，推进流动中医医院为山区、半山区居民送医送药，并以义诊、体检为契机筛查重大疾病，举办健康讲座，推广适宜技术。

强化新农合综合管理。新农合人均筹资标准不低于1000元，其中政府补助不低于900元、个人缴费不低于100元。农业人口参合率98%。落实新农合大病保险制度，持续推动15类重大疾病保障政策，筹资1.24亿元，为15471人补偿9249.96万元，大病患者实际补偿比达56.3%，较政策实施前提高7个百分点。深化平谷区新农合综合支付方式改革试点，对区医院所有符合条件的新农合短期住院患者实施按病种付费管理，对所有乡镇卫生院以及精神病院新农合患者实施按床日付费，在两家社区卫生服务中心开展了门诊按人头额付费改革。继续推广新农合"共保联办"经验，平谷区、门头沟区、密云县、怀柔区以此形式开展商业保险机构参与新农合经办探索。搭建区县新农合经办机构与三级医院进行基金核查信息化工作平台，加强新农合经办机构对定点三级医院的费用核查监管。

老年与妇幼卫生　推进老年妇幼健康服务体系建设。明确市、区两级老年健康服务指导中心职责，开展老年人长期照护、舒缓治疗和临终关怀适宜技术培训，实施"防治老年跌倒和痴呆项目"，探索老年病急慢分治、连续性服务模式。采取措施应对生育高峰，有效控制孕产妇和儿童死亡率。优化孕产期保健服务，加强孕产妇全程动态管理，搭建市、区县、助产机构三级产科质量管理网络，畅通转会诊通道。全年分娩249429人，增幅24%。三级助产机构高危孕产妇接诊比例为45.6%，全市剖宫产率比上年下降9.7%。落实孕产妇5次产前检查和2次产后访视、农村孕产妇住院分娩补助政策。开展孕前优生健康检查项目，探索婚检、孕检融合机制。开展增补叶酸预防神经管缺陷项目，推进产前筛查和产前诊断一体化管理模式。扩大免费开展孕期AIDS、梅毒和乙肝筛查服务覆盖面。开展新生儿窒息复苏培训，做好5岁以下儿童生命监测，完善儿童死亡评审。开展新生儿先天性疾病和耳聋基因筛查服务项目，在石景山区、大兴区完成0~6岁儿童视力、听力、肢体、智力和孤独症筛查试点，探索残疾儿童早期随报、干预、治疗和康复工作模式。落实国家儿童早期发展示范基地标准。完善基层卫生服务机构开展0~36个月儿童中医药健康管理服务。推进爱婴社区试点工作。开展适龄妇女两癌筛查服务，试点开展宫颈癌检查HPV检测服务，探索开展妇女盆底功能障碍防治项目和孕产期抑郁干预。

健康促进　调整完善爱国卫生工作机制，形成"政府组织、部门协调、全民参与、社会组织响应、区县整体推进"的工作模式。开展《健康北京"十二五"发展建设规划》中期评估。制定《北京市健康示范单位标准》。以全民健康知识普及为基础，开展合理膳食等九大健康行动。启动"管住嘴，迈开腿"全民健身运动，全民健身活动站点达6645个，参与活动1100万人次。发布北京市人群健康状况报告。初步建立全人群健康状况信息发布与评估系统，为政府制定相关政策提供科学依据。出版《健康大百科》第二辑和《健康到你家——北京健康科普专家谈健康》。全市无烟环境建设不断深入，161 个单位达到无烟单位标准。开展蚊、蝇、鼠、蟑密度监测，加大消杀力度，9 月启动"健康北京家庭灭蟑行动"，对全市百万户居民家庭蟑螂侵害进行统一入户消杀。

法制建设 2 月 21 日，市人大常委会审议通过《北京市人口与计划生育条例修正案》，北京成为全国第五个实施"单独二孩"政策的省市。11 月，市人大常委会审议通过《北京市控制吸烟条例》，加大控烟力度。开展《北京市急救医疗服务条例》立法调研。完成献血管理和精神卫生立法后评估。提出医疗纠纷、献血、中医、生活饮用水、计划生育等方面立法建议 8 件。制定了《老年护理常见风险防控要求》，并作为京津冀三地首次共同发布、同步实施的地方卫生标准。深化行政审批制度改革，承接国家下放行政审批事项 4 项，取消市级行政审批事项 6 项，下放区县行政审批事项 2 项，清理确定市卫生计生委承担 41 项行政审批事项，梳理出 67 个行政处罚依据和 719 个行政处罚职权。印发《北京市医疗机构许可管理办法》，下放部分许可权限，规范程序标准，缩短时限。印发《关于进一步加强和规范医师执业注册管理工作的通知》，进一步规范医师执业注册审批标准。

围绕《首都标准化战略纲要》目标，努力提升卫生计生标准化水平。全年地方卫生标准立项 6 项；国家卫生标准由北京市医疗卫生机构牵头制修订 21 项、参与制修订 31 项，共占全部项目数的 48.6%。

行业监管 加强行业监管，保障群众健康权益。创新电子监管手段，建设 20 个饮用水水质、80 个泳池水质和 192 个大型公共场所室内空气质量监测点，实现实时监测预警。印发《南水北调水源进京饮水卫生安全保障方案》，确保全市生活饮用水卫生安全。组织开展飓风行动等专项整治，查处无证行医848 户次、非法行医人员 916 人，吊销 7 家违法机构的执业许可证。开展抗菌药物专项整治，住院患者抗菌药物使用率从 61% 降到 43%；门诊患者抗菌药物处方比例从 15% 降到 7%，实现了三年整治目标。为保障医护等卫生计生工作者的安全，开展了涉医突出问题专项治理，成功化解 104 件。发挥医疗纠纷调解委员会的第三方调解作用，共调解纠纷 1899 件，调解成功率 96%，履约率 99.5%，保障了患者权益。

成立了第一届北京市食品安全地方标准审评委员会，建立食品安全标准专家库，新立项 17 项食品安全标准，组织开展 4 项食品安全国家标准跟踪评价。完成 409 个企业标准备案工作。建设完成食品安全风险监测体系。

建立公立医疗机构医药产品阳光采购制度，制定《关于建立和完善公立医疗机构医药产品阳光采购工作的指导意见》和《北京市医疗机构常用低价药品挂网采购实施细则》，实施基本药物"左右联动、同城同价"；政策调整中标价格，平均降幅 11.6%。全年全市医疗机构药品网上订购金额 420.58 亿元。增加社会办医扶持力度，放开社会办医申购乙类大型医用设备审批，对日常工作量、医院等级、编制床位数等非安全性指标不再具体要求。

中医药工作 强化基层中医药服务能力建设，推进 7 个山区、半山区流动中医医院为居民送医送药，推广 100 项中医药专病适宜技术。制定《北京市完善中医药发展政策和机制的若干意见》。以延庆县为试点，开展县级公立医院综合改革，创新中医药服务整体化管理模式，构建中医药服务纵向管理体系。市中医管理局科研资金正式向社会办医疗机构开放。建立 2 个市级基层中医药科研指导中心，形成三级医院和科研院所对口帮扶机制，培养基层科研带头人。开展民间医药和传统知识的整理和研究，建立北京中医药特色技术和方药筛选评价中心，开展民间医药和中医药传统知识保护技术专项研究。建立市、区和医院的分级传承制度，设立首都国医名师学术专辑整理专项，开展示范性学术整理工作。商务部、国家中医药管理局确认北京为服务贸易市，以朝阳区为试点开展国家中医药服务贸易试点区建设。

计划生育工作 做好落实"单独二孩"政策宣传和配套便民措施，调查录入 25 万份单独育龄妇女信息，开展政策出台后相关资源配置应对预案和应急保障，政策执行有序。实施"单独二孩"政策，截至年底，全市申请"单独二孩"30305 例，审批28778 例。落实市委市政府《关于调整完善生育政策的实施意见》，将符合条件的农村计划生育家庭奖励扶助金及独生子女伤残、死亡家庭特别扶助金标准，由每人每月 100 元、160 元、200 元标准分别提高到120 元、400 元、500 元。政府统筹设立独生子女家庭意外保险，设立独生子女家庭奖励扶助金。推进首接负责制、户籍地源头管理、社区代办等制度，方便群众办理生育服务证。

推动建立跨区域计划生育管理协作机制，形成信息共享、管理互动、服务互补、责任共担的跨地区协作模式。市卫生计生委制定了《关于进一步加强流动人口计划生育服务管理工作的意见》，完善流动人口计划生育基本公共服务，落实保障机制。与公安等部门沟通协调，起草环渤海省市《流动人口计划生育服务管理双向协作意向书》，推进区域双向管理长效机制。完成 8000 份流动人口动态监测调研并进行政策分析，指导朝阳区、丰台区开展流动人口基本公共服务均等化国家试点工作，开展流动人口婚育证明电子化试点。

开展性别比治理。利用国家打击"两非"信息平台，加大打击"两非"力度，加强对 B 超和终止妊娠的管理，完善住院分娩实名登记和信息共享制度。

推动妇幼保健和计划生育技术服务资源的整合优化。推进基本计划生育服务项目，加强药具发放管理，根据需求新增 618 台自助发放机。监督指导"实行长效节育的群众免费提供健康体检"项目；完善婚育服务包发放管理制度，发放婚育服务包和相关宣传材料 6 万余份。

人才培养与科技创新 实施人才培养战略，市医院管理局与美国、加拿大等国家的医疗卫生机构签署高层次人才聘用合作协议，组织遴选第四批"215"高层次人才，王琦等 6 位老专家获得第二届"国医大师"称号。推进新入职医师规范化培训，1000 多名住院医师完成培训并考试合格回到岗位。加强以全科医生为主体的基层卫生人员培训，提高基层卫生队伍服务能力。加大农村定向医学生培养力度，争取 3 年内每年有 100 多名学生完成学业，充实偏远地区基层医疗卫生机构。争取 500 个进京专项指标，用于引进应届毕业生到基层社区卫生机构服务。调整卫生系统职称结构比例，高级职称由 21% 提高到 30% 以上。二级以下医院和社区卫生服务机构的高级职称比例提高 7%，使基层群众能在家门口享受专家服务。市委组织部、市卫生计生委、市委党校联合举办卫生科学发展专题研讨班，以提高市、区县政府领导卫生事业科学发展的能力。

完善医学科技创新体系，加强以 16 家市级医学研究机构为主体的科技平台建设，强化科研绩效管理，促进医研融合、支撑和共同发展。坚持创新驱动发展，市卫生计生委与中关村管委会签署《关于加快推进转化医学发展的战略合作协议》，支持在京医疗卫生机构与中关村健康服务领军企业共同搭建首都转化医学研究平台。实施首都卫生发展科研专项，研究影响行业发展的 30 个关键问题，推广 50 项科技成果和适宜技术，加快实现创新驱动发展。出台《北京市人体研究管理暂行办法》，进一步规范卫生专业人员研究行为，理顺医疗卫生机构科技管理路径。制定《首都卫生和计划生育领域知识产权管理工作指南（试行）》，增强医疗卫生机构及相关人员知识产权保护意识。

政务管理 依据《十八届中央政治局关于改进工作作风、密切联系群众的八项规定》《党政机关厉行节约反对浪费条例》《北京市委办公厅、北京市人民政府办公厅贯彻落实中央关于改进作风、密切联系群众有关规定的实施意见》等要求，制定了《北京市卫生和计划生育委员会贯彻落实中央和市委市政府关于改进工作作风密切联系群众有关要求的规定》《北京市卫生计生委公费订阅报刊管理规定》《北京市卫生和计划生育委员会印章使用管理规定》等，进一步规范了市卫生计生委工作。

廉政与作风建设 重新梳理涉权事项、建立权力清单、排查风险点、优化权力运行程序、绘制流程图，加强管理，规范行政行为，落实廉政风险防控责任。落实中央"八项规定"和国家卫生计生委"九不准"规定，出台了 13 个改进作风文件，建立长效机制；加大惩处力度，查处了市红十字血液中心和昌平区妇幼保健院等单位相关人员的违纪、违法案件，形成高压态势。

（李德娟　黄高平　张　华）

特　　载

北京市 2014 年度卫生与人群健康状况报告

一、人口基本情况

（一）常住人口

2014 年底北京市常住人口 2151.6 万人，比 2013 年增加 36.8 万人，增长率 1.7%。其中在京居住 6 个月以上的非京籍人口 818.7 万人，比 2013 年增加 16 万人，增长率 2.0%。在京居住的非京籍人口占常住人口的比重从 2013 年的 38.0% 上升到 2014 年的 38.1%。

（二）户籍人口

1. 人口数量　户籍人口 1333.4 万人，其中男性 668.3 万人，女性 665.1 万人；非农业人口 1089.8 万人，农业人口 243.6 万人；总人口比 2013 增加 17.1 万人。60 岁及以上老年人 301.0 万人，占户籍人口的 22.6%；65 岁及以上老年人 204.3 万人，占户籍人口的 15.3%。

2. 出生和死亡情况

（1）出生：户籍人口出生 152929 人，其中男性 79098 人、女性 73824 人、性别不明 7 人。男女出生性别比为 107∶100。出生人数比上年增加 25914 人，其中男性和女性分别增加 13721 人和 12188 人。户籍人口出生率 11.54‰，其中男性出生率 11.91‰、女性出生率 11.18‰，与上年相比增长 18.7%。

（2）死亡

1）全人群死亡情况：户籍人口死亡 82641 人，死亡率 6.24‰，比上年上升 1.8%。居民标准化死亡率 3.94‰，比上年下降 3.9%。户籍人口婴儿死亡率 2.33‰，与上年持平。户籍人口 5 岁以下儿童死亡率 2.89‰，与上年持平。户籍人口孕产妇死亡率 7.19/10 万，比上年下降 23.9%。近 5 年内，户籍人口孕产妇死亡率 2010 年（12.14/10 万）最高，2012 年（6.05/10 万）最低；常住人口孕产妇死亡率呈逐年下降趋势。

2）死亡年龄和性别分布：户籍人口男性死亡 46226 人，女性死亡 36415 人，死亡性别比为 127∶100。在全部死亡人数中，15 岁以下儿童死亡 613 人，占 0.7%；15~64 岁组人群死亡 18219 人，占 22.1%；65 岁及以上老年人死亡 63809 人，占 77.2%。

3）主要死因分析

①总体情况：居民的主要死亡原因为慢性非传染性疾病，前三位死因分别为恶性肿瘤、心脏病和脑血管病，共占全部死亡的 73.1%。与上年相比，除脑血管病、内分泌疾病、营养和代谢疾病、消化系统疾病、神经系统疾病和传染病死亡率下降外，其他疾病死亡率均有所上升。

恶性肿瘤：户籍居民恶性肿瘤死亡率 168.90/10 万，占总死亡的 27.1%，比上年上升 2.3%，连续 8 年成为北京市的首位死因。肺癌、肝癌、结肠直肠和肛门癌列为恶性肿瘤死亡的前三位，分别占恶性肿瘤死亡的 31.5%、10.3% 和 10.2%。男性恶性肿瘤死亡率 200.27/10 万，女性为 137.35/10 万。男性恶性肿瘤死亡前三位依次是肺癌、肝癌、结肠直肠和肛门癌，共占男性恶性肿瘤死亡的 56.1%；女性前三位依次是肺癌、结肠直肠和肛门癌、乳腺癌，共占女性恶性肿瘤死亡的 47.1%。

心脏病：户籍居民心脏病死亡率 158.28/10 万，占总死亡的 25.4%，比上年上升 1.1%。其中急性心肌梗死和其他冠心病死亡占心脏病死亡的 89.3%。男性心脏病死亡率 166.58/10 万，女性为 149.93/10 万。男性心脏病死亡中，其他冠心病占 46.6%，急性心肌梗占 42.1%；女性心脏病死亡中，其他冠心病占 51.4%，急性心肌梗死占 38.6%。

脑血管病：户籍居民脑血管病死亡率 128.99/10 万，占总死亡的 20.7%，比上年下降 2.3%；其中以脑血管病后遗症、脑梗死、脑内出血为主，共占脑血管病死亡的 95.7%。男性脑血管病死亡率 144.12/10 万，女性为 113.78/10 万。男性脑血管病前三位死因依次为脑血管病后遗症（46.7%）、脑内出血（26.1%）和脑梗死（24.8%），女性脑血管病前三位死因依次为脑血管病后遗症（47.1%）、脑梗死（26.8%）和脑内出血（23.4%）。

传染病：户籍居民传染病死亡率 4.36/10 万，比上年下降 6.4%，其中男性为 6.32/10 万、女性为 2.38/10 万。传染病死亡占总死亡人数的 0.7%。传染病死亡原因主要以病毒性肝炎和呼吸道结核为主，共占传染病死亡原因的 60.8%。

②性别分布：男女两性主要死因相同，死因顺位不同。男性前三位死因是恶性肿瘤、心脏病、脑血管病；女性是心脏病、恶性肿瘤、脑血管病。

③年龄分布：北京市 0 岁组的前两位死因是围生期疾病（死亡率 133.40/10 万）、先天异常（死亡率 76.51/10 万），内分泌营养和代谢疾病、神经系统疾病并列第三位（死亡率 9.15/10 万），共占该年龄组死亡人数的 83.1%。1～14 岁组的前三位死因是损伤和中毒、恶性肿瘤、先天异常，死亡率依次为 3.66/10 万、3.08/10 万、2.66/10 万，共占该年龄组死亡人数的 58.6%。在损伤和中毒中，由机动车交通事故和淹溺造成的意外伤害死亡占 50.0%；恶性肿瘤中 37.8% 为白血病死亡。15～64 岁组的前三位死因顺位与上年相同，依次为恶性肿瘤、心脏病、脑血管病，死亡率分别为 71.55/10 万、34.69/10 万、27.47/10 万，共占该年龄组死亡人数的 74.3%。恶性肿瘤仍以肺癌和肝癌为主，共占 40.2%；心脏病以急性心肌梗死为主，占 47.2%。65 岁及以上组的前三位死因依次为心脏病、恶性肿瘤、脑血管病，死亡率分别为 984.07/10 万、851.01/10 万、806.80/10 万，共占该年龄组死亡人数的 73.4%。心脏病死亡中，急性心肌梗死占 39.1%；肺癌居恶性肿瘤的首位，占恶性肿瘤死亡的 34.3%；脑血管病中主要是脑血管病后遗症、脑梗死和脑内出血，分别占脑血管病死亡的 50.6%、26.8% 和 20.3%。

4）死亡发生地点：户籍居民在医院病房死亡占总死亡人数的 55.6%，院外死亡占 44.4%。院外死亡者中，在家死亡占 90.2%；院外死亡的主要原因为心脏病和脑血管病，分别占院外死亡总数的 34.6% 和 26.0%。

3. 自然增长情况　户籍人口自然增长率 5.31‰，比上年增长 47.9%。男性和女性自然增长率分别为 4.95‰ 和 5.66‰。

4. 期望寿命　户籍居民期望寿命 81.81 岁，比上年上升 0.30 岁，其中男性 79.73 岁、女性 83.96 岁。

二、慢性非传染性疾病及相关危险因素

（一）高血压

北京市 18～79 岁常住居民高血压患病率 34.9%，比 2011 年增加 3.3%。

1. 属性分布　男性高血压患病率 41.9%，女性 27.6%。

2. 年龄分布　高血压患病率随年龄增长而升高。70 岁以下男性患病率高于女性，70 岁及以上女性患病率高于男性。

3. 地区分布　城区和郊区居民的高血压患病率分别是 33.1% 和 37.5%。

4. 变化趋势　自 2002 年以来北京市常住男性居民高血压患病率逐年升高，女性居民高血压患病率呈缓慢上升的趋势。

（二）糖尿病

北京市 18～79 岁常住居民糖尿病患病率为 9.0%，比 2011 年增加 1.1%。

1. 性别分布　男性糖尿病患病率 9.4%，女性 8.5%。

2. 年龄分布　糖尿病患病率随着年龄的增长呈上升趋势。18～29 岁女性患病率高于男性，30～59 岁男性患病率高于女性，60 岁及以上女性患病率高于男性。

3. 地区分布　城区居民糖尿病患病率 8.3%，郊区居民为 10.0%。

（三）血脂异常

北京市 18～79 岁常住居民血脂异常患病率 44.1%，比 2011 年下降 12.7%。

1. 性别分布　男性血脂异常患病率 53.9%，女性 34.0%。

2. 年龄分布　男性血脂异常的患病率随着年龄的增长呈先升后降；女性患病率随着年龄增长而上升，70 岁及以上年龄组有所下降。

3. 地区分布　城区居民血脂异常患病率 45.1%，郊区居民 42.7%。

4. 血脂异常类型　男女血脂异常各项指标异常率由高到低均为：高密度脂蛋白胆固醇降低、甘油三酯升高、总胆固醇升高和低密度脂蛋白胆固醇升高。男性患病率分别为 39.3%、20.3%、6.0% 和 3.7%，女性患病率分别为 18.8%、9.6%、6.0% 和 4.6%。

5. 主要血脂异常

（1）甘油三酯升高异常：甘油三酯升高的男性中，甘油三酯水平超出正常值在 50% 以内的比例为 65.8%；女性患者中超出正常值在 50% 以内的比例为 71.3%。

（2）低密度脂蛋白胆固醇升高异常：低密度脂蛋白胆固醇升高的男性中，超出正常值在 10% 以内的比例为 54.7%；女性患者中超出正常值在 10% 以内的比例为 57.2%。

（四）脑卒中

北京市 18 ~ 79 岁常住居民脑卒中患病率 1.4%，比 2011 年下降 6.7%。

1. 性别分布　男性脑卒中患病率 1.4%，女性 1.5%。

2. 年龄分布　脑卒中患病率随着年龄的增长而升高。70 岁及以上脑卒中患病率达 9.3%。

3. 地区分布　城区居民脑卒中患病率 1.1%，郊区居民 1.9%。

4. 住院病例　2013 年户籍人口脑卒中住院 106190 例，其中脑梗死 66706 例、脑出血 7718 例、蛛网膜下腔出血 1092 例、短暂性脑缺血发作 30674 例。脑卒中住院患者平均年龄 67.6 岁，其中脑梗死 68.6 岁、脑出血 63.0 岁、蛛网膜下腔出血 61.7 岁、短暂性脑缺血发作 67.0 岁。脑卒中的住院病死率 2.1%，其中脑梗死 2.0%、脑出血 10.1%、蛛网膜下腔出血 12.3%、短暂性脑缺血发作 0.03%。

（五）恶性肿瘤

1. 总体情况　2013 年户籍居民共报告恶性肿瘤新发病例 41272 例，发病率 315.80/10 万，比 2012 年增长 0.89%，2004 ~ 2013 年标化发病率年平均增长 1.9%。

（1）发病顺位：2013 年男性恶性肿瘤新发病例中肺癌发病居第 1 位，其次是结肠直肠癌、肝癌、胃癌和前列腺癌；女性中乳腺癌发病居第 1 位，其次是肺癌、甲状腺癌、结肠直肠癌和子宫体癌。

（2）性别分布：2013 年恶性肿瘤新发病例中，男性 20920 例，占报告总例数的 50.7%，发病率 318.89/10 万；女性 20352 例，占总报告例数的 49.3%，发病率 312.69/10 万。

（3）年龄分布：恶性肿瘤的发病率随年龄增长而增高，25 岁以前恶性肿瘤发病率较低，25 岁后开始逐渐升高，55 岁以前女性发病率高于男性，55 岁之后男性发病率明显高于女性。0 ~ 14 岁组共报告病例 203 例，占恶性肿瘤总发病人数的 0.49%，其中白血病比例最高，男性儿童组共报告 48 例，占男性儿童恶性肿瘤患者的 40.0%；女性儿童组共报告 34 例，占女性儿童恶性肿瘤患者的 41.0%。15 ~ 44 岁组共报告病例 4562 例，占总发病人数的 11.1%，其中甲状腺癌比例最高，男性共报告 398 例，占该年龄组男性恶性肿瘤患者的 25.4%；女性共报告 1018 例，占该年龄组女性恶性肿瘤患者的 34.0%。45 ~ 64 岁组共报告病例 16536 例，占总发病人数的 40.1%，其中肺癌（1707 例，占 22.0%）和乳腺癌（2497 例，占 28.4%）分居该组男、女性发病的第 1 位。65 岁及以上组共报告病例 19971 例，占总发病人数的 48.4%；无论男女，肺癌的发病率均居第 1 位，在该年龄组男女中所占的比例分别为 27.1% 和 23.0%。

（4）地区分布：2013 年城区共报告 27872 例，占新发病例数的 67.5%，发病率 341.18/10 万；郊区共报告 13400 例，占新发病例数的 32.5%，发病率 273.48/10 万。

2. 常见恶性肿瘤发病情况

（1）肺癌：2013 年共报告肺癌新发病例 7932 例，占恶性肿瘤新发病例的 19.2%，其中男性 4936 例，发病率 75.24/10 万；女性 2996 例，发病率 46.03/10 万；男女比例为 165：100。肺癌发病率由 2004 年的 46.94/10 万上升至 2013 年的 60.69/10 万。

（2）乳腺癌：2013 年共报告女性乳腺癌新发病例 4362 例，占女性恶性肿瘤新发病例的 21.4%，发病率由 2004 年的 46.51/10 万上升至 2013 年的 67.02/10 万。女性乳腺癌的年龄别发病率在 2001 年、2006 年均呈 45 岁及以上组和 60 岁及以上组双峰分布，而 2013 年自 35 岁后发病率进入高峰期，呈单峰分布。

（3）结肠直肠癌：2013 年共报告结肠直肠癌新发病例 4962 例，占恶性肿瘤新发病例的 12.0%，其中男性 2758 例，发病率 42.04/10 万；女性 2204 例，发病率 33.86/10 万；男女比例为 125：100。发病率由 2004 年的 23.60/10 万上升至 2013 年的 37.97/10 万。结肠直肠癌发病率 30 岁后逐渐升高，男性发病率高于女性。

（4）肝癌：2013 年共报告肝癌新发病例 2327 例，占恶性肿瘤新发病例的 5.6%，其中男性 1748 例，发病率 26.65/10 万；女性 579 例，发病率 8.90/10 万；男女比例为 302：100。肝癌发病率由 2004 年的 18.60/10 万下降至 2013 年的 17.81/10 万。肝癌发病率 30 岁以后逐渐升高，男性发病率高于女性。

（5）胃癌：2013 年共报告胃癌新发病例 2397 例，占恶性肿瘤新发病例的 5.8%，其中男性 1645 例，发病率 25.08/10 万；女性 752 例，发病率 11.55/10 万；男女比例为 219：100。发病率由 2004 年的 16.37/10 万上升至 2013 年的 18.34/10 万。胃癌发病率 35 岁以后开始升高，男性发病率高于女性。

（6）食管癌：2013年共报告食管癌新发病例1116例，占恶性肿瘤新发病例的2.7%，其中男性897例，发病率13.67/10万；女性219例，发病率3.37/10万；男女比例410∶100。发病率由2004年的10.12/10万下降至2013年的8.54/10万。食管癌发病率35岁以后开始升高，男性发病率高于女性。

（7）甲状腺癌：2013年共报告甲状腺癌新发病例2943例，占恶性肿瘤新发病例的7.1%，发病率由2004年的3.70/10万上升至2013年的22.52/10万。其中男性738例、女性2205例，男女性别比为33.4∶100。男性发病率由2004年的1.63/10万上升至2013年的11.25/10万；女性发病率由2004年的5.80/10万上升至2013年的33.88/10万，顺位由2004年第9位升至2013年的第3位。2001年甲状腺癌发病率自20岁以后开始呈现增高趋势；2006年甲状腺癌发病率自15岁组后开始升高；2013年数据显示，自10岁起，甲状腺癌的发病率即开始升高，至35岁组升至最高。

（8）前列腺癌：2013年共报告前列腺癌新发病例1402例，占男性恶性肿瘤新发病例的6.7%。发病率由2004年的7.98/10万上升至2013年的21.37/10万。男性前列腺癌发病顺位由2004年第8位升至2013年的第5位。前列腺癌主要发生于高年龄组，其发病率在50岁以前很低，50岁以后快速升高。

（9）子宫体癌：2013年共报告子宫体癌新发病例1142例，占女性恶性肿瘤新发病例的5.6%。发病率由2004年的9.56/10万上升至2013年的17.55/10万。子宫体癌发病率自25岁后逐渐升高，到55岁组达到高峰，之后逐渐下降。

（10）宫颈癌：2013年共报告宫颈癌新发病例587例，占女性恶性肿瘤新发病例的2.9%。发病率由2004年的7.00/10万上升至2013年的9.02/10万。2001、2006年宫颈癌发病率在中年龄组和高年龄组有两个峰，2013年宫颈癌发病率只有中年龄组一个峰。

（11）卵巢癌：2013年共报告卵巢癌新发病例714例，占女性恶性肿瘤新发病例的3.5%，发病率由2004年的8.84/10万上升至2013年的10.97/10万。

（12）膀胱癌：2013年共报告膀胱癌新发病例1415例，占所有恶性肿瘤新发病例的3.4%，其中男性1102例，发病率16.80/10万；女性313例，发病率4.81/10万。发病率由2004年的7.38/10万上升至2013年的10.83/10万。

（13）肾癌：2013年共报告肾癌新发病例1678例，占恶性肿瘤新发病例的4.1%，其中男性1052例，发病率16.04/10万；女性626例，发病率9.62/10万；男女发病比例为168∶100。发病率由2004年的7.01/10万上升至2013年的12.84/10万。肾癌发病率随年龄增长而升高。

（14）淋巴瘤：2013年共报告淋巴瘤新发病例1238例，占恶性肿瘤新发病例的3.0%，其中男性693例，发病率10.56/10万；女性545例，发病率8.37/10万；男女发病比例为127∶100。发病率由2004年的6.49/10万上升至2013年的9.47/10万。

（15）胰腺癌：2013年共报告胰腺癌新发病例1084例，占恶性肿瘤新发病例的2.6%，其中男性576例，发病率8.78/10万；女性508例，发病率7.81/10万；男女发病比例为113∶100。发病率由2004年的6.10/10万上升至2013年的8.29/10万。

3. 恶性肿瘤患者生存状况　北京市恶性肿瘤2009年新发病例的5年观察生存率居前三位的癌症依次为甲状腺癌（90.73%）、乳腺癌（84.16%）、子宫体癌（81.01%）。

（六）相关危险因素

1. 超重　北京市18～79岁常住居民超重率35.6%，比2011年下降2.5%。男性超重率38.2%，女性33.0%。60～69岁组超重率最高，男性为47.6%，女性为44.4%。城区居民超重率34.7%，郊区居民为37.1%。

2. 肥胖　北京市18～79岁常住居民肥胖率21.9%，比2011年增加3.8%。男性肥胖率24.9%，女性18.7%。50岁以下男性肥胖率高于女性，50岁及以上女性肥胖率高于男性。男性30～39岁组肥胖率最高，为30.3%；女性70岁及以上组肥胖率最高，为27.7%。城区居民肥胖率20.4%，郊区居民为24.0%。

3. 吸烟状况

（1）吸烟率：18～79岁常住居民吸烟率28.6%，比2011年下降2.7%。男性吸烟率52.3%，女性3.9%。男性50～59岁组吸烟率最高，为58.9%；18～69岁组女性的吸烟率处于相对较低的水平，70岁以后女性吸烟率明显上升，为11.0%。城区居民吸烟率27.4%，郊区居民为30.5%。

（2）被动吸烟率：18～79岁常住居民被动吸烟率37.9%，比2011年下降25.2%。男性被动吸烟率39.9%，女性36.9%。被动吸烟率在40～49岁组最高，男性为45.0%，女性为41.5%。城区居民被动吸烟率35.1%，郊区居民为43.7%。

4. 饮酒

（1）30天饮酒率：18～79岁常住居民30天饮酒率31.2%，比2011年下降33.3%。男性30天饮酒率49.1%，女性12.6%。男性40～49岁组饮酒率最高，为52.2%；女性18～29岁组饮酒率最高，为

15.1%。城区居民 30 天饮酒率 30.1%，郊区居民为 32.7%。

（2）危险饮酒率：18～79 岁常住居民危险饮酒率 1.9%，男性 3.3%，女性 0.4%。男性 50～59 岁组危险饮酒率最高，为 6.1%；女性 18～29 岁组危险饮酒率最高，为 0.6%。城市居民危险饮酒率 2.0%，郊区居民为 1.7%。

（3）有害饮酒率：18～79 岁常住居民有害饮酒率 2.1%，男性 3.8%，女性 0.2%。男性 50～59 岁组有害饮酒率最高，为 7.2%；女性有害饮酒率一直处于较低水平。城市居民有害饮酒率 2.0%，郊区居民 2.2%。

5. 体力活动不足 18～79 岁常住居民体力活动不足率 26.0%，比 2011 年降低 18.0%。

（1）性别分布：男性体力活动不足率 27.9%，女性 24.0%。

（2）年龄分布：男性体力活动不足最常发生在 30～39 岁组（33.6%），之后随着年龄增长，体力活动不足率下降，70 岁及以上年龄组体力活动不足率又有所上升；女性体力活动不足率最高在 18～29 岁组（31.4%），之后随着年龄增长，体力活动不足率下降，直到 70 岁及以上年龄组又有明显上升。

（3）地区分布：城区居民体力活动不足率 27.9%，郊区居民为 23.2%。

（七）口腔疾病

1. 乳牙龋齿 5 岁儿童乳牙患龋率 62.9%，龋均 2.96，充填率 25.8%。

2. 恒牙龋齿 12 岁学生恒牙患龋率 27.8%，龋均 0.50，充填率 38.3%。

3. 牙周疾病 12 岁学生牙龈出血检出率 45.0%，牙石检出率 53.0%。

三、传染病发病情况

（一）总体情况

北京市共报告甲乙丙类传染病 29 种，报告发病 138474 例，比上年增加 20599 例。报告发病数居前 10 位的病种依次为：手足口病、其他感染性腹泻病、痢疾、流行性感冒、肺结核、梅毒、猩红热、病毒性肝炎、流行性腮腺炎和麻疹，占报告发病数的 98.2%。与上年相比，手足口病由第 2 位升至第 1 位，麻疹上升至第 10 位。甲乙丙类传染病报告发病率 654.8/10 万，与上年相比上升 15.0%。甲乙类传染病报告发病率 165.5/10 万，比上年上升 6.2%。丙类传染病报告发病率 489.3/10 万，比上年上升 18.2%。

（二）常见传染病

1. 病毒性肝炎 病毒性肝炎报告新发病例 836 例，报告发病率 3.95/10 万。其中甲肝报告 143 例，占 17.1%；乙肝 250 例，占 29.9%；丙肝 84 例，占 10.0%；戊肝 330 例，占 39.5%；未分型肝炎 29 例，占 3.5%。病毒性肝炎报告发病率与上年相比下降 23.4%。其中乙肝下降 21.9%，丙肝下降 66.0%，戊肝下降 17.4%，未分型肝炎下降 16.6%，而甲肝上升 59.0%。

2. 艾滋病 新报告现住在北京市的 HIV 感染者及患者 3052 例，比上年增加 431 例，其中京籍 809 例、非京籍 2243 例。HIV 感染者 2348 例，其中京籍 567 例、非京籍 1781 例；AIDS 患者 704 例，其中京籍 242 例、非京籍 462 例。共检测 HIV 抗体 3833637 人份，总体阳性检出率 0.90‰。AIDS 哨点共监测 43605 人。

新报告现住北京市的 HIV 感染者及患者中，经性传播 2967 例（同性传播 2402 例，异性传播 565 例），其中京籍 797 例、非京籍 2170 例；经注射吸毒传播 80 例，其中京籍 11 例、非京籍 69 例；经输血传播 2 例、经单采浆传播 1 例，均为非京籍病例；不详 2 例，其中京籍 1 例、非京籍 1 例。

截至年底，现住北京市存活的 HIV 感染者及患者 10828 例，其中 HIV 感染者 7995 例、AIDS 患者 2833 例；京籍 3106 例、非京籍 7722 例。累计报告 HIV 感染者及患者死亡 351 例，其中年内死亡 62 例。

3. 肺结核 结核病防治机构新登记管理肺结核（包括单纯性结核性胸膜炎）患者 3841 例，比上年减少 0.39%，其中京籍 2163 例、非京籍 1678 例。肺结核患者新登记率 18.2/10 万。新登记管理肺结核患者中男性占 66.4%，女性占 33.6%；15～34 岁组（49.4%）患者所占比例最高；登记管理肺结核患者中涂阳患者比例 30.2%。上年登记管理的京籍和非京籍肺结核患者的治疗成功率分别为 90.1% 和 91.1%。

4. 流感 2014 年 9 月 1 日～2015 年 4 月 30 日（2014～2015 年流感流行季），在北京市 144 家二级及以上医疗机构门、急诊就诊的 29817647 人次中，累计发现流感样病例 433797 人次，流感样病例百分比为 1.5%，与 2013～2014 年同期持平。

5. 手足口病 报告手足口病病例 47440 例，死亡 2 例，发病率 224.3/10 万，比上年（163.2/10 万）上升 37.4%。其中男性 27992 例、女性 19448 例，5 岁及以下儿童占发病数的 89.1%。手足口病全年均有发病，报告病例较多的月份主要集中在 4～11 月，发病高峰为 5～7 月。

6. 痢疾　报告痢疾病例10617例，占甲乙类传染病报告总病例数的30.3%，发病率50.2/10万，比上年下降8.2%。痢疾发病的季节分布明显，病例从4月开始上升，7月为发病高峰（1698例，占16.0%），8月开始下降。

7. 猩红热　报告猩红热病例3918例，发病率18.5/10万，较上年上升86.9%。其中3～9岁儿童占发病数的93.9%。夏、冬两季为高发季节，发病高峰分别出现在5～6月和11～12月。

8. 病毒性腹泻

（1）5岁以下儿童病毒性腹泻监测：5岁以下儿童腹泻病例轮状病毒检测阳性率17.8%，诺如病毒阳性率15.0%，肠道腺病毒阳性率6.1%，星状病毒阳性率2.7%。

（2）肠道门诊腹泻病例监测：肠道门诊腹泻病例轮状病毒检测阳性率9.9%，诺如病毒阳性率13.8%。

（3）腹泻聚集性疫情监测：报告诺如病毒聚集性疫情40起，报告病例860例，其中学生病例842例、成人病例18例。

9. 麻疹　报告麻疹确诊病例2385例，死亡2例，报告发病率112.8/100万，比上年上升313.2%。0岁和20～35岁是两个高发年龄组。病例中，京籍与非京籍的比例为1∶1.26。

10. 水痘　报告水痘病例13096例，报告发病率61.9/10万，比上年下降10.9%。

11. 梅毒　报告梅毒病例5823例，比上年增加10.9%。其中男性3213例、女性2610例。梅毒报告发病率27.5/10万，比上年增长8.3%。男性报告发病率29.5/10万，女性25.5/10万。

四、残疾人口状况

新增办证的残疾人15216人，累计办证的残疾人454755人。持证残疾人中，肢体残疾所占比例最高为56.7%，其次为智力残疾10.9%、视力残疾10.7%、精神残疾10.2%、听力残疾7.1%、言语残疾0.6%、多重残疾3.8%。持证残疾人男性占56.0%，女性占44.0%。

持证残疾人中，所占比例居前三位的年龄组依次为50～59岁（31.6%）、60～69岁（24.5%）、40～49岁（14.9%）；0～9岁所占比例最低，为0.6%。持证残疾人中，所占比例居前三位的区县依次为朝阳区（10.5%）、西城区（8.3%）、房山区（7.9%）；石景山区所占比例最低，为3.6%。

五、精神疾病

（一）总体情况
社区累计登记在档的主要6种重性精神疾病患者51829例，新登记建档6种重性精神疾病患者3106例。

（二）新确诊病例
开展精神疾病诊疗业务的医疗机构共上报新诊断6种重性精神疾病患者3106例，其中京籍2919例、非京籍147例、外籍40例。

1. 病种分类　上报新诊断的患者以精神分裂症为主，共1956例，占全部新诊断患者的63.0%；双相情感障碍802例，占25.8%。

2. 性别分布　上报新诊断的重性精神疾病患者中，男性1444例，女性1662例。其中精神分裂症男性864例、女性1092例；双相情感障碍男性381例、女性421例。

3. 年龄分布　上报新诊断的重性精神疾病患者中，20～59岁年龄段所占比例最高，占新诊断患者的77.7%。

4. 地区分布　上报新诊断的重性精神疾病患者中，城区1681人，郊区1425人。城区中精神分裂症患者占61.2%，双相情感障碍占29.0%；郊区中精神分裂症患者占65.1%，双相情感障碍占22.1%。

六、儿童青少年健康状况

（一）学龄前儿童
1. 出生缺陷　户籍人口围产儿出生缺陷发生率14.02‰，比上年下降4.5%。非京籍围产儿出生缺陷发生率25.27‰，比上年下降3.6%。

2. 新生儿先天遗传代谢性疾病　共筛查新生儿245910人，确诊患者194人，其中先天性甲状腺功能低下154人、先天性苯丙酮尿症40人。

3. 低出生体重儿　户籍人口低出生体重儿发生率3.9%，比上年增高8.3%。

4. 母乳喂养　户籍人口新生儿母乳喂养率96.3%，比上年上升0.5%，其中纯母乳喂养率75.4%，比上年上升4.7%。6个月内婴儿母乳喂养率91.8%，与上年持平，其中纯母乳喂养率70.0%，比上年上升1.9%。

5. 与营养有关的常见疾病

（1）贫血患病率：0～6岁户籍儿童贫血患病率2.3%。

（2）佝偻病患病率：0～2岁儿童佝偻病患病

率 0.02%。

（3）营养不良情况：5 岁以下儿童低体重患病率 0.16%，生长迟缓患病率 0.17%，消瘦患病率 0.21%，肥胖率 3.4%。

（二）中小学生

1. 生长发育水平

（1）身高

1）年龄性别分布：2013～2014 学年度北京市 17 岁组男生平均身高 175.03cm，女生 162.48cm。

2）增长情况：2013～2014 学年度北京市 6～17 岁男生和女生身高比 2009～2010 学年度平均增长 1.25cm 和 1.11cm；其中 11 岁组增幅最大，男、女生分别增长 1.86cm 和 1.88cm。

（2）体重

1）年龄性别分布：2013～2014 学年度北京市 17 岁组男生平均体重 71.87kg，女生 57.54kg。

2）增长情况：2013～2014 学年度北京市 6～17 岁男生和女生体重比 2009～2010 学年度分别平均增长 1.12kg 和 0.66kg，其中男生 14 岁增幅最大（2.10kg），女生 11 岁增幅最大（1.22kg）。

（3）肺活量

1）年龄性别分布：2013～2014 学年度北京市 17 岁组男生平均肺活量 4269.0ml，女生 2927.1ml。

2）增长情况：2013～2014 学年度北京市 6～17 岁男生和女生肺活量比 2009～2010 学年度平均升高 139.8ml 和 138.8ml，其中男生 14 岁增幅最大（267.1ml），女生 13 岁增幅最大（235.9ml）。

2. 学生常见病

（1）沙眼：2013～2014 学年度北京市中小学生沙眼检出率 0.16%，与 2012～2013 学年度基本持平，比 2009～2010 学年度下降 65.2%。沙眼检出率男生 0.15%，女生 0.17%；城区 0.12%，郊区 0.21%。

（2）缺铁性贫血：2013～2014 学年度北京市中小学生缺铁性贫血检出率 2.5%，比 2012～2013 学年度上升 25.0%，比 2009～2010 学年度上升 8.7%。缺铁性贫血检出率男生 2.0%，女生 3.1%；城区 1.4%，郊区 3.9%。

（3）视力不良：2013～2014 学年度北京市中小学生视力不良检出率 60.7%，比 2012～2013 学年度下降 3.7%，比 2009～2010 学年度上升 1.2%。

1）性别分布：视力不良检出率男生 57.8%，女生 64.0%。

2）学段分布：视力不良率小学 46.8%，初中 77.4%，普通高中 88.5%，职业高中 71.8%。

小学阶段：小学一年级学生视力不良检出率 30.4%，视力不良检出率随年级的升高而上升，小学六年级为 69.7%。

初中阶段：视力不良检出率随年级的升高而上升。初一年级视力不良检出率 72.4%，初三年级为 82.0%。

高中阶段：高中一年级学生视力不良检出率 87.5%，高三年级学生 89.3%。职业高中一年级学生视力不良检出率 72.0%，职业高中三年级为 78.6%。

3）地区分布：视力不良检出率城区 64.2%，郊区 55.3%。与 2012～2013 学年度相比城区（67.1%）检出率下降了 2.9%，郊区（56.7%）降低 1.4%。

4）变化趋势：2013～2014 学年度北京市中小学生视力不良检出率比 2009～2010 学年度增加 1.2%。其中，2010～2011 学年度比 2009～2010 学年度增加 3.5%，2010～2011 学年度之后各学年度视力不良检出率基本持平。

2013～2014 学年度北京市小学一年级新生视力不良检出率比 2009～2010 学年度降低 16.5%。其中，2010～2011 学年度比 2009～2010 学年度增加 7.4%，2011～2012 学年度比 2010～2011 学年度下降 19.2%，之后各学年度小学一年级新生视力不良检出率基本持平。

（4）肥胖：2013～2014 学年度北京市中小学生肥胖检出率 15.6%，与 2012～2013 学年度相比上升 2.6%，比 2009～2010 学年度上升 5.4%。

1）性别分布：肥胖检出率男生 19.4%，女生 11.3%。

2）学段分布：肥胖检出率小学为 16.6%，初中为 15.2%，普通高中为 12.3%，职业高中为 15.3%。

小学阶段：肥胖检出率变化不大，小学三年级最高为 16.6%。

中学阶段：肥胖检出率呈下降趋势，初中一年级最高（16.3%），高三年级降到最低（11.9%）。

3）地区分布：城区学生肥胖检出率 14.4%，郊区学生 17.4%。

（5）恒牙龋齿

1）患龋率：2013～2014 学年度，北京市中小学生恒牙患龋率 16.8%，比 2012～2013 学年度下降 6.1%，比 2009～2010 学年度下降 8.7%。恒牙患龋率男生为 13.6%，女生为 20.4%；城区为 18.7%，郊区为 13.6%。恒牙患龋率随年龄增长呈上升趋势，小学生恒牙患龋率 9.5%，初中生 24.5%，高中生 32.1%。

2）龋均：2013～2014 学年度，北京市中小学生恒牙龋均为 0.33，比 2012～2013 学年度下降 5.7%，比 2009～2010 学年度下降 10.8%。恒牙龋均男生为 0.25，女生为 0.41；城区为 0.38，郊区为 0.24。恒牙龋均随着年龄的增长而增高，小学生恒牙龋均为 0.16、初中生为 0.47、高中生为 0.72。

3）龋齿充填率：2013～2014 学年度，北京市中小学生恒牙龋齿充填率 45.8%，比 2012～2013 学年度下降 1.1%，比 2009～2010 学年度上升 34.7%。恒牙龋齿充填率男生 43.1%，女生 47.6%；城区 51.9%，郊区 30.2%；小学生 39.2%，初中生 44.7%，高中生 55.0%。

3. 学生慢性病

（1）高血压：2013 年北京市肥胖学生高血压检出率 30.7%。高血压检出率男生 32.7%，女生 27.4%；小学 1～3 年级学生 32.3%、4～6 年级 27.2%，初中 32.3%，高中 27.8%。

（2）高血糖：2013 年北京市肥胖学生高血糖检出率 66.6%。高血糖检出率男生 70.9%，女生 58.3%；小学 1～3 年级学生 57.5%、4～6 年级 60.7%，初中 75.0%，高中 60.8%。

（3）血脂异常：2013 年北京市肥胖学生血脂异常检出率 43.2%。血脂异常阳性检出率男生 44.6%，女生 40.4%；小学 1～3 年级学生 36.9%、4～6 年级 49.3%，初中 43.4%，高中 44.6%。

（4）脂肪肝：2013 年北京市肥胖学生脂肪肝检出率 16.0%。脂肪肝检出率男生 19.6%，女生 8.8%；小学 1～3 年级学生 7.6%、4～6 年级 15.5%，初中 19.4%，高中 17.4%。

（5）高尿酸：2013 年北京市肥胖学生高尿酸检出率 39.7%。高尿酸检出率男生 49.2%，女生 21.2%；小学 1～3 年级学生 18.5%、4～6 年级 35.9%，初中 48.6%，高中 45.3%。

4. 健康相关危险行为

（1）饮食相关行为

1）不吃早餐：大中学生每周吃早餐少于 3 天的报告率为 10.5%，每天不吃早餐的报告率为 4.8%。

2）经常吃快餐：大中学生每周至少 3 天会吃快餐的报告率为 8.6%。

3）错误减肥行为：大中学生采用错误减肥行为的报告率 6.3%。其中，长时间（≥24 小时）禁食的报告率最高（4.5%），其次为吃减肥药/喝减肥茶（2.4%），依靠呕吐/泻药（1.9%）。

（2）体育锻炼

1）体育锻炼频次：大中学生每天体育锻炼时间不少于 1 小时的报告率 25.6%。体育锻炼时间不少于 1 小时的学生中，每周 4～6 天的占 27.3%，每周 1～3 天的占 35.5%，每周 0 天的占 11.6%。

2）学段分布：每天体育锻炼时间不少于 1 小时

的报告率初中生为 34.4%，高中生为 22.2%，大学生为 6.2%。

（3）伤害相关行为

1）骑车违规行为：大中学生骑车违规行为报告率 31.0%。排前三位的违规行为是：骑车带人（16.8%）、骑车双手离把（14.3%）、骑车逆行（13.6%）。

2）步行违规行为：大中学生过马路经常不走人行横道、过街天桥、地下通道的报告率 6.7%。

3）其他可能导致严重伤害的行为：大中学生有过可能导致严重伤害行为的发生率排在前三位的为不走楼梯而是从扶手上往下滑（32.1%），在楼梯上追跑打闹、互相推搡（21.0%），在玩滚轴溜冰、滑板车等运动时不戴保护装备（18.9%）。

（4）游戏/上网行为：大中学生电子游戏时间每天不少于 4 小时的报告率 14.6%，上网时间每天不少于 2 小时的报告率 42.0%，达到网络成瘾标准的学生占 4.4%。

5. 健康相关环境因素

（1）教室人均面积：北京市中小学校教室人均面积合格率 82.7%，其中城区 84.4%、郊区 80.4%。

（2）教室温度：北京市中小学校教室温度合格率 90.4%，其中城区 93.8%、郊区 86.2%。

（3）教室二氧化碳浓度：北京市中小学校教室二氧化碳浓度合格率 89.2%，其中城区 88.0%、郊区 90.6%。

（4）教室噪声：北京市中小学校教室噪声合格率 89.5%，其中城区 83.9%、郊区 97.0%。

（5）消毒合格率：学校医务室消毒合格率 99.4%，其中空气、压力蒸汽灭菌器、消毒剂、紫外线灯、一次性医疗用品、污水、污物的消毒合格率达 100%，物体表面、手的消毒合格率分别为 99.52% 和 98.4%。托幼机构消毒合格率 95.9%，其中空气消毒合格率 97.9%、餐饮具消毒合格率 97.6%、手消毒合格率 90.4%、物体表面消毒合格率 97.2%。

七、健康素养

（一）日常保健行为素养

居民日常保健行为素养水平为 8.5%，其中男性为 8.2%、女性为 8.9%。20～29 岁、30～39 岁组居民日常保健行为素养水平高于其他年龄组；40 岁以下女性高于男性，40 岁及以上男性高于女性；城市居民为 9.2%，农村为 4.5%。

（二）安全与急救素养

居民安全与急救素养水平为 63.5%，其中男性为 62.2%、女性为 64.9%。各年龄组居民安全与急救素养水平相差不大，20～29 岁、30～39 岁组高于其他年龄组；除 50～59 岁组男性高于女性，其他年龄组均为女性高于男性。城市居民素养水平为 66.1%，农村为 47.6%。

（三）传染病预防素养

居民传染病预防素养水平为 42.6%，其中男性为 41.5%、女性为 43.7%。15～19 岁组素养水平最低，30～39 岁组最高，40 岁以上居民差距不大；40 岁以下女性高于男性，40 岁及以上男性高于女性。城区居民素养水平 44.3%，农村为 32.2%。

（四）慢性病预防素养

居民慢性病预防素养水平为 19.6%，其中男性为 18.3%、女性为 21.1%。男性素养水平 20～29 岁最高，女性 30～39 岁最高，以后随年龄增长而降低。50 岁以下女性高于男性，50～59 岁男性高于女性，60～69 岁男女水平相当。城市居民素养水平为 21.3%，农村为 9.6%。

八、医疗卫生服务

（一）经费投入

市财政为公立医院拨款 870814 万元，比上年（751752 万元）增长 15.8%。基层医疗卫生机构财政拨款 368476 万元，比上年（337258 万元）增长 9.3%。公共卫生拨款 264088 万元，比上年（281894 万元）减少 6.3%。

（二）机构及人员数量

1. 机构数量　全市医疗卫生机构 10265 家，其中医疗机构 10107 家、疾病预防控制机构 32 家、卫生监督机构 18 家、医学科研机构 28 家、采供血机构 7 家、其他卫生机构 73 家。医疗卫生机构比上年增加 109 家。

2. 人员数量　卫生人员总数 304990 人，比上年上升 3.7%。其中卫生技术人员 242923 人，比上年上升 5.7%。执业（助理）医师 89590 人，每千常住人口执业（助理）医师 4.2 人；注册护士 106167 人，每千常住人口注册护士 4.9 人。

医院人员总数 225630 人，其中卫生技术人员 182567 人，占 80.9%。基层医疗卫生机构人员总数 59386 人，其中卫生技术人员 46568 人，占 78.4%。社区卫生服务机构人员总数 30676 人，其中卫生技术人员 25561 人，占 83.3%。疾病预防控制机构人员总数 3929 人，其中卫生技术人员 2964 人，占 75.4%。

（三）诊疗服务

1. 床位数　医疗机构编制床位总数 113653 张，比上年增加 3.3%。其中医院编制床位 104082 张，比上年增加 4.3%；实有床位 102851 张，比上年增加 6.5%。社区卫生服务中心编制床位 6518 张，比上年减少 4.4%；实有床位 4515 张，比上年减少 0.73%。每千常住人口医疗机构编制床位 5.3 张、实有床位 5.1 张。

2. 床位使用率　医疗机构编制床位使用率 73.7%，实有床位使用率 81.0%。其中，医院编制床位使用率 77.3%，实有床位使用率 83.0%；社区卫生服务中心（站）编制床位使用率 20.7%，实有床位使用率 33.3%。

与上年相比，地方医疗机构编制床位使用率增加 0.2 个百分点，实有床位使用率下降 0.3 个百分点；医院编制床位使用率增加 0.1 个百分点，实有床位使用率下降 0.4 个百分点。

3. 诊疗人数　医疗机构诊疗 22967.1 万人次，出院 322.1 万人次，与上年相比，诊疗增加 1084.6 人次，增长 5.0%；出院增加 30.6 万人次，增长 10.5%。

4. 平均住院日　医疗机构平均住院日 10.2 天，比上年缩短 0.8 天。医院平均住院日 10.3 天，比上年缩短 0.7 天；社区卫生服务中心平均住院日 18.0 天，比上年延长 1.7 天。

5. 人均医疗花费　二级以上公立医院门诊患者次均医药费 413.7 元，比上年增加 3.5%；其中，门诊次均药费 252.7 元，比上年增加 3.4%。二级以上公立医院住院患者人均医药费用 19241.8 元，比上年增加 2.4%；其中，住院患者人均药费 6346.4 元，比上年增加 1.4%。

6. 急救　新建及调整急救站 18 个，累计急救站达 290 个，全年总出车超过 63 万次，急救呼叫满足率 87.1%。120 及 999 急救网络共接诊 58.8 万人次，其中危重患者 9.6 万人次、普通患者 49.1 万人次，接诊人次比上年增加 3.5%。急救疾病前五位依次为：循环系统疾病、损伤和中毒、呼吸系统疾病、消化系统疾病、妊娠分娩及产褥期疾病。

7. 健康体检　具有健康体检服务资质的医疗机构 208 家，比上年增加 6.7%。专项体检中，机动车驾驶员体检 742045 人，合格率 99.1%；残疾人机动轮椅车驾驶员体检 1031 人，合格率 95.2%；药品从业人员体检 13687 人，合格率 96.6%；教师资格认定体检 18111 人，合格率 99.6%。

8. 残疾人筛查与康复

（1）儿童残疾筛查：为 52151 名儿童提供残疾筛查服务，残疾筛出率 0.54‰。

（2）康复服务：为 57208 名残疾人提供了不同类

型的康复训练或培训，为 15778 名残疾人提供了免费配发辅助器具、购买补贴和个性化辅助器具评估适配服务；为 22800 名精神残疾人提供免费药物；为 1510 名残疾少年儿童提供康复服务；为 604 名脊髓损伤残疾人提供免费护理用品；帮助 2276 名贫困残疾人获得助行、助听、助视类辅具救助服务；帮助 1626 名贫困白内障患者获得减免费用的复明手术；为 1107 名稳定期贫困精神残疾人提供为期 6 个月的救助性康复服务。

（3）康复能力建设：16 个区县均建立了家庭康复培训学校，4 个区设立了儿童康复园，8 个区县建立了辅具服务中心，为 120 个温馨家园配发了康复器材，支持 10 个郊区县依托社区残疾人服务设施，为 2 万名残疾人开展了家庭康复培训工作。

（四）公共卫生服务

1. 社区卫生服务

（1）机构设置：已建成社区卫生服务中心 330 家，其中正常运行 327 家；已建成社区卫生服务站 1968 家，其中正常运行 1591 家。

（2）人员配置：社区卫生服务机构在岗人员总数 33260 人，其中医生 12054 人，全科医生（5875 人）占 48.7%；护士 7564 人，专职防保人员 2976 人。2010～2014 年社区卫生服务机构人员队伍呈增长趋势，其中社区卫生服务机构编制数比 2010 年增长 3.4%，专职防保人员比 2010 年增长 16.5%。

（3）诊疗服务：社区卫生服务机构诊疗 5361.5 万人次，比上年增长 2.2%，其中门急诊 5316.7 万人次，比上年增长 2.4%。2010～2014 年社区卫生服务机构诊疗总人次和门诊人次均呈增长趋势，其中诊疗总人次比 2010 年增长 47.7%，门诊人次比 2010 年增长 62.4%。

（4）居民健康档案：社区卫生服务机构共建立居民健康档案 1600.8 万，建档率 74.4%，其中电子健康档案 1504.5 万份，健康档案电子化率 69.9%；使用过的健康档案 606.2 万份，健康档案使用率 37.9%。

社区卫生服务健康档案建档份数比 2010 年增长 31.1%，健康档案电子化率从 2010 年的 43.9% 增长至 69.9%。

（5）家庭医生式服务：社区卫生服务机构家庭医生式服务累计签约 428.5 万户 924.5 万人，重点人群签约 401.7 万人。

2. 疫苗接种　北京市纳入常规免疫规划和应急接种的疫苗可预防疾病共 17 种，包括结核、乙型病毒性肝炎、甲型病毒性肝炎、脊髓灰质炎、百日咳、白喉、新生儿破伤风、麻疹、风疹、流行性腮腺炎、流行性乙型脑炎、流行性脑脊髓膜炎和水痘、流行性出血热、炭疽、钩端螺旋体及季节性流感。

常规免疫共接种 5980129 人次，比上年增加 2.4%。接种季节性流感疫苗 1497346 人，比上年减少 3.0%。

3. 妇幼保健

（1）婚前医学检查：婚前医学检查率 6.8%，比上年下降 5.6%。

（2）产前筛查与产前诊断：孕中期血清学筛查覆盖率 97.3%，比上年提高 12.0%；超声筛查覆盖率 100%，比上年提高 4.5%；严重出生缺陷患儿的产前诊断率 63.4%，比上年提高 11.2%。

（3）剖宫产率：剖宫产率 41.9%，比 2010 年下降 19.1%，2010～2014 年剖宫产率呈逐年下降趋势。

（4）婚前及孕产期传染病筛查和治疗：婚前检查共筛查 23333 人，其中 HIV 感染男性 1 人，未发现 HIV 感染女性。孕产期保健共对 268701 名孕产妇进行了艾滋病病毒、梅毒和乙肝检测，检测率 99.99%。确诊 HIV 感染产妇 37 例，其中 34 例应用了抗病毒药物，治疗率 91.89%；分娩活产儿 37 例，其中 36 例活产儿应用了抗病毒药物，治疗率 97.30%。确诊乙肝表面抗原阳性孕产妇所娩活产儿 8757 例，其中抗病毒药物治疗率 99.65%。

（5）围孕期叶酸增补：共向 31051 名妇女发放了叶酸，服药率和服药依从率分别为 95.0% 和 75.3%。

4. 癌症筛查

（1）宫颈癌筛查：为 207351 名适龄妇女提供免费宫颈癌筛查，检出宫颈癌前病变 493 人、宫颈微小浸润癌 6 例、宫颈浸润癌 13 例。

（2）乳腺癌筛查：为 223238 名适龄妇女提供免费乳腺癌筛查，检出乳腺癌前病变 22 人、乳腺微小浸润癌 29 例、乳腺浸润癌 102 例。

5. 口腔卫生服务

（1）幼儿乳牙龋病预防：为 355394 名学龄前儿童进行了口腔检查；提供免费氟化泡沫预防龋齿服务 501947 人次，完成项目目标（26 万人次）的 193.1%。

（2）学龄儿童恒牙龋齿预防：为 204621 名儿童提供免费窝沟封闭服务，其中 153669 名 7～9 岁儿童封闭第一恒磨牙 226039 颗、50952 名 12～15 岁儿童封第二恒磨牙 74570 颗，封闭磨牙共计 300609 颗。

6. 碘缺乏病监测

（1）碘盐监测：碘盐覆盖率 96.9%，碘盐合格率 97.8%，居民合格碘盐食用率 94.8%，食盐中碘含量中位数为 24.5mg/kg。

（2）重点人群碘营养状况监测：育龄妇女尿碘

中位数 162.6mg/L，成年男性尿碘中位数为168.0mg/L，8～10岁学生尿碘中位数为181.0mg/L，孕妇尿碘中位数为153.5mg/L。

7. 公共卫生热线　12320 共接到各类服务请求 333001 件次，比上年增加 17.7%。

12320 电话受理各类咨询 232239 件，比上年增加 3.6%。其中，群众咨询最多的是寻医问药问题 77781 件，其次是政策法规 27755 件，第三是预防接种 20704 件。

电话受理各类诉求 9629 件，比上年增加 16.9%。其中，建议 6427 件、公共卫生投诉 1785 件、医疗卫生投诉 877、表扬 540 件。

12320 网站总点击量 2597491 次，比上年增加 10.5%。点击量排前三位的栏目是热点新闻（600989 次）、就医查询（580974 次）和医院动态（561517 次）。

"北京 12320 在聆听"在新浪和腾讯共发布微博 4264 条，粉丝量 186 万。12320 向公众发送健康提示和健康宣传短信 1200 万条，通过短信平台发送及回复健康咨询 311073 条。

8. 健康北京灭蟑行动　10 月 15 日市爱卫会与市卫生计生委启动了"健康北京灭蟑行动"，共计完成 1530000 户家庭的灭蟑工作。监测数据显示：有蟑居民家庭灭后第 4 周蟑螂绝对密度下降率为 91.9%，达到了"全市有蟑家庭蟑螂密度下降率达 90%"的目标。调查结果表明：居民对采取全市统一行动、专业人员上门灭蟑的行动方式满意度为 99.1%，灭蟑效果满意度为 95.8%，对入户灭蟑人员的服务满意度为 97.9%。

9. 健康传播活动

（1）媒体宣传

1）电台：北京电台 6 个频率共开设涉及健康、养生、防病知识的日常播出节目 16 档，在新闻类节目中报道宣传医药卫生体制改革、医疗卫生和大众健康等内容 600 余篇。

2）电视台：北京电视台共开办 5 档健康类栏目，宣传健康知识，倡导健康生活方式。其中《养生堂》收视率为 2.3%；《我是大医生》北京地区收视率为 1.3%，单期最高收视达到全国 0.78%；《健康北京》收视率为 1.2%；《生活面对面》收视率为 1.1%；《健康生活》收视率为 0.53%。北京电视台新闻栏目总计播出健康促进方面消息和调查 110 余篇，播发防病资讯和动态报道类新闻超过 600 条。

3）新媒体：北京市健康教育官方微博共发表 4900 篇，粉丝 146 万。北京市健康教育官方微博矩阵中的 18 个区级健康教育官方微博共发表 32236 篇，

· 16 ·

粉丝 133360 人。

（2）健康咨询活动：北京市各级医疗卫生机构共举办健康咨询活动 7306 次，直接受众超过 100 万人。口腔健康示范社区内共有 1013 户 2328 人参与了多种形式口腔健康教育活动。

（3）健康传播材料制作：各级医疗卫生机构共制作健康教育类电视节目 1309 期；在报纸上发表健康科普文章 353 期，其中北京市疾病预防控制系统共刊发报纸健康专版 46 期，受众 2800 万人次；广播节目 548 期；播放音像资料 9453 种，累计播放 34 万小时；开发制作各类健康宣传品 26590 种，印制 658 万份；制作健康教育宣传栏 10898 个，更新 1.5 万余次。

（4）健康大课堂：北京市各级医疗卫生机构共举办健康大课堂 17877 场，其中北京市疾病预防控制中心健康大课堂 31 场、区级疾控中心健康大课堂 217 场、各级医院健康大课堂 3535 场、社区卫生服务中心/站健康大课堂 14094 场；健康大课堂直接受众 100 万余人，间接受众超过 1500 万人。北京市健康科普专家巡讲活动共开展讲座 117 场，活动范围涉及 130 家国家/市级机关企事业单位、中小学校及托幼机构，受益 3 万余人。

（5）"营在校园"行动：北京电台及区县电台制作"营在校园行动"相关节目 2 期；北京电视台及区县电视台播出相关新闻及节目 2 期；开展学生营养知识讲座 20 场；开展专业人员培训 5 次；征集学生健康食谱 286 件；制作宣传品 4 种，印制发放 2.5 万余份；"营在校园"官方微信、微博发布 300 余篇，覆盖读者 500 余万人。

10. 老年人健康管理服务　北京市为 60 岁及以上老年人提供诊疗服务 21356484 人次，为符合老年优待政策的老年人提供免费体检 409375 人，提供流感疫苗免费接种服务 59.2 万人次；为 65 岁及以上老年人提供家庭医生式管理服务签约 1910467 人，提供健康管理服务 1554460 人次；新建立老年人家庭病床 315 张。截至年底，为 60 岁及以上老年人累计建立健康档案 2808614 份。

11. 康复护理服务　共开设康复医院、护理院和疗养院 18 家，其他开设有康复医学科的医疗机构 145 家；共开放康复床位 2422 张；康复患者门急诊 159.9 万人次，出院 1.5 万人次。

（五）计划生育

1. 总体情况　户籍人口计划生育率 98.0%，其中非农业户口为 98.5%、农业户口为 94.1%。计划生育率水平继续保持稳定。

2. 独生子女证领取情况　户籍人口独生子女领

证率 42.4%，其中非农业户口为 37.9%、农业户口为 57.4%。与上年相比，独生子女领证率有所下降。

3. "单独二孩"落实情况 截至年底，"单独二孩"申请 30305 例。已通过"单独二孩"审批的育龄妇女办证 28778 例。

（六）社会保障

1. 居民医疗保险 城镇职工（包括灵活就业人员）参保 1431.3 万人，参保率 97.8%。城镇居民参保 173.0 万人，参保率 94.0%。

2. 新型农村合作医疗 新农合参加 2425898 人，农业人口参合率 99.6%，比上年增长 1.6%。实际筹集新农合基金 264634.6 万元，比上年增加 16.4%，其中地方财政拨付补助资金 230380.2 万元、农民个人缴纳 25542.8 万元、利息及其他收入 8711.6 万元。

新农合补偿总金额 241008.4 万元，比上年增加 5.5%；其中，住院补偿 154665.7 万元，比上年增加 1.8%；门诊补偿 65172.9 万元，比上年减少 0.48%；其他补偿 11660.9 万元，比上年增加 5.8%；大病保险（含二次补偿）9508.9 万元。

新农合共补偿 5822854 人次，其中住院补偿 239194 人次，比上年减少 0.37%；门诊补偿 5541232 人次，比上年增加 3.3%；其他补偿 42428 人次，比上年增加 85.1%。

新农合患者实际住院补偿比为 56.0%，门诊患者实际补偿比为 36.6%。

3. 低保服务 民政部门资助参保 24964 人，资助参合 44119 人。直接救助 81178 人次，其中住院救助 19233 人次、门诊救助 61945 人次。

城市低保 50587 户 87610 人，特困人员 1452 人；农村低保 35091 户 55468 人，五保供养人员 4154 人，其中集中五保供养 1936 人，分散五保 2215 人。救助生活无着人员 151328 人次。

4. 养老服务 共有养老机构 410 个，其中政府办养老机构 214 个、社会办养老机构 196 个。养老床位 10.9 万张，其中运营床位 9.3 万张。针对建设阶段社会办养老服务机构给予每张床位 40000～50000 元资金支持，运营阶段每收住 1 名老人给予每月 300～500 元补贴，每收住 1 名低保失能老人给予每月 1100 元补贴。

九、健康环境状况

（一）空气质量

1. 空气质量监测 空气中可吸入颗粒物（PM$_{10}$）年平均浓度值为 115.8 μg/m^3，超过国家标准 65%。细颗粒物（PM$_{2.5}$）年平均浓度值为 85.9 μg/m^3，超过国家标准 1.45 倍。二氧化硫（SO$_2$）年平均浓度值为 21.8 μg/m^3，达到国家标准。二氧化氮（NO$_2$）年平均浓度值为 56.7 μg/m^3，超过国家标准 42%；一氧化碳（CO）24 小时平均第 95 百分位浓度值为 3.2 mg/m^3，达到国家标准。臭氧（O$_3$）日最大 8 小时滑动平均的第 90 百分位浓度值为 197.2 μg/m^3，超过国家标准 23%；臭氧超标出现在 4～9 月，全日高浓度时段集中于下午到傍晚。

2. 煤炭质量检测 煤炭质量监督抽查 2295 批次，抽样合格率 95.0%，比上年提高 4.4%。2014～2015 年采暖季，"减煤换煤"煤炭质量监督检测 2047 批次，合格率 97.5%，其中型煤合格率 98.0%、块煤合格率 94.4%。

（二）饮用水

1. 水源地水质 集中式饮用水源地水质达标率 99.9%。密云水库水质持续符合地表水饮用水源地水质标准要求。南水北调中线工程试调水期间，在房山区进京第一站——惠南庄泵站进行水质监测，各项指标均符合地表水饮用水源地水质标准要求。

2. 饮用水卫生 市政自来水厂出厂水监测样品 62 件，合格率 100%。末梢水水样监测样品 2848 件，合格率 98.9%，比上年提高 2.6%。主要不合格指标为总大肠菌群、浑浊度和菌落总数。

二次供水水样监测样品 722 件，水箱出水合格率 97.2%，比上年上升 1.9%。主要不合格指标为菌落总数。

（三）食品与营养

1. 食品生产许可 受理食品生产企业生产许可申请 602 家次，现场审查通过 476 家次，通过率 79.1%；受理许可检验申请 590 家次，559 家次检验合格，合格率 94.7%。全市获得食品相关产品生产许可证的生产企业共 222 家。

2. 餐饮食品卫生安全 共完成 65 大类食品安全监测 159227 件，抽检合格率 97.5%；其中大米、小麦粉、食用植物油、猪肉、蔬菜、豆制品等 6 类重点食品总体合格率 98.4%。

3. 食品安全风险监测 对 9 类食品进行了食源性致病菌监测，共检测样品 2331 件，其中 168 件样品共计检出 171 株致病菌。对 5 类食品相关产品进行质量监测，共检测样品 325 批次，其中 50 批次样品不符合标准要求。

4. 餐饮服务环节食品安全事故 国家食品安全风险评估中心食源性疾病（食物中毒）报告系统共接到北京市食源性疾病事件报告 33 起，报告发病 350 人，无死亡病例。与上年相比，报告事件数和发病人数分别增加 135.7% 和 40.0%。

第三季度发生起数占全年总起数的60.6%，发病人数占全年总发病人数的46.6%。餐饮服务单位发生起数占全年总起数的51.5%，集体单位食堂的发病人数占总报告人数的51.7%。

报告的食源性疾病事件中，微生物性致病因素导致的事件所占比例最高，为39.3%；其次为有毒动植物，占27.3%；不明原因占27.3%；化学性因素占6.1%。

微生物性食源性疾病事件的致病因子以副溶血性弧菌、沙门菌为主，有毒动植物引起的食源性疾病事件主要为扁豆中毒，化学性食源性疾病事件均是由误食亚硝酸盐引起。

5. 保健食品　保健食品生产企业共290家，具备生产能力的89家，不具备生产能力以委托生产形式生产的201家；持有《保健食品批准证书》的261家，同时持有《保健食品经营许可证》的57家。

保健食品生产企业持有《保健食品批准证书》的品种647个，委托外省市生产企业生产的品种28个。

共抽验保健食品421批次，合格率95.5%。

6. 食盐销售　食用包盐销售总量63403吨，比上年减少6.9%；其中市区销售36415吨、郊区销售26988吨。销售低钠盐15438吨，比上年增长13.0%。

（四）药品与医疗器械

1. 药品企业　有药品生产企业271家，药品批发企业272家；药品零售企业5233家，其中城区2491家、郊区2742家。

2. 药品抽查

（1）总体情况：药品安全监测共完成10858件。监督抽检完成4129批次，合格4124批次，合格率99.9%。药品重点生产企业生产环节共完成药品抽检606件，其中药品监督抽检505件，合格率100%；药品监测抽检101件，合格率99.0%。药品抽样检验10474批次，合格率99.8%。

（2）药品不良反应监测：药品不良反应监测网络覆盖768家医疗机构、956家药品生产经营企业，共收到药品不良反应/事件报告表14802份，每百万人口平均病例报告715份。其中新报表和严重药品不良反应/事件报表共计5029份，占报表总数的34.0%。涉及药品前三位的分别是：抗感染药物、抗肿瘤药物、主要作用于中枢神经系统的药物；不良反应临床表现排前三位的分别是：皮肤及附件损害、全身性损害、胃肠系统损害。

（3）抗菌药物监测：医疗机构门诊患者抗菌药物处方比例从2011年的15.0%，下降至7.3%；住院患者抗菌药物使用率从61.4%降至42.8%。抗菌药物使用强度从70.4下降至37.0。

3. 医疗器械质量　抽验医疗器械产品406批次，合格391批次，整体合格率96.3%。对医疗器械重点生产企业抽样58批次，涉及40家生产企业的43个品种，经检验合格52批次，合格率89.7%。

医疗器械不良事件监测网络覆盖210家医疗机构、604家医疗器械生产经营企业，共收到《可疑医疗器械不良事件报告》3579份，每百万人口平均报告165份。报告覆盖37个医疗器械类别，188个医疗器械品种。不良事件上报排名前三位的医疗器械类别为：6866医用高分子材料及制品、6815注射穿刺器械、6821医用电子仪器设备；不良事件涉及的医疗器械品种为：一次性使用静脉输液器、一次性使用注射器、一次性使用无菌导尿包（管）；可疑医疗器械不良事件表现为：植入式心脏起搏器囊袋感染、一次性使用输液器漏液、采血针漏血。

4. 执业药师情况　截至年底，共计10316人取得执业药师资格（不包括年底新取得执业药师资格未发证人员），注册执业药师5144人，执业药师注册率49.9%。其中，注册在药品零售企业的执业药师4202人、注册在药品批发企业的执业药师787人、注册在药品生产企业的执业药师87人、注册在药品使用单位的执业药师68人。注册执业类别为药学的执业药师2855人，为中药学的执业药师2211人，为药学与中药学双证的执业药师78人。

5. 医药广告审批　审批药品广告1588卷，药品广告备案2561卷，医疗器械广告审批663卷，保健食品广告审批466卷，监测到药品医疗器械保健食品违法广告共计2241条，移送工商部门违法广告2241条。

6. 化妆品抽检　化妆品生产企业共90家，共抽验化妆品650批次，合格率100%。

（五）公共场所卫生

公共场所内的室内空气质量总合格率89.8%，住宿场所公共用品用具消毒总合格率89.6%，沐浴场所公共用品用具消毒总合格率92.9%，美容美发场所公共用品用具消毒总合格率93.7%，集中空调通风系统总合格率89.8%，游泳池水质总合格率91.6%。

（六）消毒产品卫生

监督检查医疗机构12家，抽查灭菌剂3种、灭菌器械6种、皮肤黏膜消毒剂3种。监督检查经营单位6家，抽查抗（抑）菌制剂6种。监督检查生产企业12家，抽查灭菌剂2种、灭菌器械4种、皮肤黏膜消毒剂2种、抗（抑）菌制剂4种。共检查了30个单位30种产品，16个送检产品报告结果合格。

（七）病媒生物密度

1. 蚊密度　平均蚊密度值为 1.26，比上年上升 38.5%，其中 7 月上旬达到最高峰，蚊密度为 2.57。在不同环境中，旅游景点密度值为 2.59，居民区为 1.24，公园绿地为 1.18，医院为 1.06。主要蚊种为淡色库蚊，占蚊总数的 93.35%；白纹伊蚊居第 2 位，占蚊总数的 6.08%；三带喙库蚊居第 3 位，占蚊总数的 0.34%；中华按蚊占 0.15%，二带喙库蚊占 0.08%。

2. 蝇密度　平均蝇密度值为 7.8，比上年升高 34.5%，其中 7 月上旬蝇密度最高（12.9）。在不同环境中，公园绿地密度值为 10.0，农贸市场密度值为 9.2，居民区密度值为 8.4。主要蝇种为麻蝇，占蝇总数的 47.5%；绿蝇居第 2 位，占蝇总数的 15.3%；腐蝇居第 3 位，占蝇总数的 13.8%。

3. 蟑螂密度　平均蟑螂密度值 0.067，比上年上升 81.1%。其中 9 月蟑螂密度最高（0.143）。在不同环境中，中小餐饮密度值为 0.290，居民家庭为 0.169，机关单位为 0.076。主要蟑螂种类为德国小蠊。居民家庭蟑螂侵害率 13.8%，比上年降低 20.7%；密度为 0.171 只／（张·夜），比上年降低 22.3%。

4. 鼠密度　鼠密度值为 0.22，比上年上升 4.8%。其中 5 月鼠密度最高（0.52）。在不同环境与行业中，中小餐饮密度值为 0.81，畜牧场密度值为 0.54，客饭饭店密度值为 0.27。主要鼠种为小家鼠（34.3%）和褐家鼠（65.7%）。

（八）职业危害

1. 职业危害管理　北京市职业病危害项目申报系统共申报存在职业危害场所 15240 处，其中粉尘职业危害场所 4802 处、化学物质职业危害场所 5670 处、物理因素职业危害场所 5088 处、其他职业危害场所 240 处。接触职业病危害因素劳动者 165176 人，其中接触粉尘 55991 人、接触化学物质 59110 人、接触物理因素 51614 人、接触其他职业危害因素 5903 人。

职业病危害申报单位 5669 家，其中进行职业病危害因素检测单位 5214 家，检测率 90.0%；进行职业病危害告知单位 5627 家，告知率 99.0%；设置职业病危害警示标识单位 5634 家，警示标识设置率 99.0%；接触职业病危害作业劳动者职业健康检查单位 5360 家，体检率 93.0%。

职业卫生执法检查用人单位累计 7181 家次，下达执法文书 5485 份，查出职业危害隐患 7364 项。建立"一人一档"职业健康监护用人单位 5299 家，建档率 93%；完成基础建设达标工作的存在职业危害企业 4523 家，达标率 79%。

有职业病危害因素检测机构 12 家，其中放射防护检测单位 2 家。建设项目职业病危害评价机构 29 家。职业病诊断机构 6 家，职业健康体检机构 30 家。

2. 职业病诊断与农药中毒　北京市确诊职业病 1588 例，其中尘肺病 1539 例、职业中毒 13 例、职业性耳鼻喉口腔疾病 20 例、职业性肿瘤 11 例、其他职业病 5 例。报告农药中毒 349 例，死亡 55 例，病死率 15.8%。其中生产性农药中毒 14 例，无死亡病例；非生产性农药中毒 335 例，死亡 55 例，病死率 16.4%。

（九）烟草使用与控制

1. 控烟立法　11 月 28 日，《北京市控制吸烟条例》经北京市第十四届人民代表大会常务委员会审议通过，于 2015 年 6 月 1 日起施行。

北京市工作场所和公共场所门口有禁烟标识的占 34.9%，有禁止吸烟宣传内容的占 6.8%；工作场所和公共场所内部设置吸烟有害健康明显标识的占 17.5%，其中工作场所和会议场所的会议室有禁止吸烟标识的占 45.6%，对外办公或服务场所有禁烟标识的占 41.8%；工作场所和公共场所设置不向未成年人出售烟草制品明显标识的占 23.2%，划分吸烟区和无烟区的占 8.6%。

北京市场所重点区域有烟头的占 11.0%。禁止吸烟的公共场所、工作场所和公共交通工具的室内 $PM_{2.5}$ 浓度分别为 55.43μg/m^3、55.13μg/m^3 和 35.95μg/m^3。

2. 控烟活动

（1）监督执法：对公共场所禁止吸烟的单位进行了 116729 次监督检查，其中符合或基本符合《北京市公共场所禁止吸烟的规定》要求的占 98.9%，对 505 个单位（占 0.43%）给予了警告和期限改进的处罚，劝阻违规吸烟者 2333 人次。

（2）餐馆禁烟：中式餐馆中实行室内全面禁烟占 22.0%，部分禁烟（设置吸烟区）占 4.4%，未实施禁烟措施占 73.6%。餐馆入口处设有禁止吸烟标识/提示的占 11.1%，就餐大堂设有禁止吸烟标识/提示的占 40.8%。有吸烟现象的餐馆占 48.4%。

餐馆服务员中，支持政府出台餐馆禁烟规定者占 82.9%，知道餐馆内禁止吸烟法律法规者占 30.8%，会主动劝阻顾客不在餐馆内吸烟者占 38.4%。

3. 烟草使用

（1）烟草消费：限额以上批发和零售企业卷烟商品销售总量 10359470.2 万支，比上年增长 6.2%。15 岁以上居民平均每月购买卷烟的费用为 159.5 元。现在每天吸卷烟者平均每天吸烟 14.6 支，其中男性平均每天吸 14.7 支、女性平均每天吸 12.2 支。

（2）二手烟暴露：公共场所中，酒吧和夜总会二手烟暴露率（89.5%）最高，餐馆（65.7%）位居第二，家庭（39.8%）位居第三，工作场所（35.7%）位居第四。

（3）戒烟情况：15 岁以上居民中，58.9% 的现在吸烟者在过去 12 个月内被医生建议戒烟；11.6% 的现在吸烟者计划在未来 12 个月内戒烟，其中男性 11.1%、女性 21.2%；22.3% 的现在吸烟者在过去 12 个月内至少尝试过一次戒烟；14.9% 吸过烟的人现在不吸烟，其中男性 14.2%、女性 27.1%。

（4）烟草健康知识知晓：15 岁以上居民中，烟草相关健康知识知晓率最高的为"吸烟可导致肺癌"（93.9%），最低的为"吸烟导致阴茎勃起障碍"（35.1%）。65.2% 的人正确地认为低焦油卷烟不比普通卷烟危害小。89.2% 的人认为二手烟导致成人肺癌，83.6% 的人认为二手烟导致儿童肺部疾病，64.4% 的人认为二手烟导致成人心脏疾病。

（十）体育与健身

1. 全民健身设施　新创建 15 个社区体育健身俱乐部，资助建设 175 处全民健身专项活动场地，在公园风景名胜区建设 48 条健身步道，总长度 246.67 千米。截至年底，已建有全民健身路径工程 7989 套，覆盖 100% 的街道、乡镇和村以及有条件的社区；建设篮球、网球、乒乓球、门球等专项活动场地 2321 片；创建社区体育健身俱乐部 144 个，试点进行提档升级建设。市、区县共同打造各类步道 1240 千米，骑行绿道 200 千米。

2. 全民健身组织　新成立了北京市体育产业协会。84 个市级体育社团下设二级分会 173 个，拥有团体会员 4744 个、个人会员 171500 余人；共有区县级单项体育协会、俱乐部 342 个；北京市 6360 个健身团队涉及 30 余个健身项目，固定参与活动人员 30 余万人。

3. 全民健身活动　开展群众性国际品牌活动 10 项，市级活动 100 余项次，区县级活动 500 余项次，街道、乡镇级活动 2000 余项次，各级体育社团活动 500 余项次，参与活动总人数达 1000 余万人次。举办以"快乐冰雪健身、助力申办冬奥"为主题的冰雪季系列活动，市区两级共开展冰雪活动 55 项，20 个雪场、7 家室内冰场对社会开放，参加活动 300 余万人次。

企事业单位开展工间（工前）操活动，每天 1 次，每次不少于 20 分钟的单位占 56.2%，职工参与率为 35.4%。

4. 健身指导和体质测定　培训各级别社会体育指导员 7927 人，包括国家级 171 人、一级 1246 人、二三级 6510 人，同时开展岗位再培训 1816 人。截至年底，北京市获得技术等级证书的公益社会体育指导员累计达 44869 人，累计 6064 人获得社会体育指导员国家职业资格证书。

完成第四次国民体质监测工作，对北京市 48000 名成年人、老年人和 6000 名幼儿进行数据采集，8880 名 6～69 岁人群进行体育健身活动与体质状况抽测。

"6·10"体质测试日为 3000 余名市民进行测试和健身指导。"1025 动生活"广播节目累计播出 2190 个小时；举办全民健身科学指导大讲堂 15 场次，15000 余人次参与；启动体育生活化社区体质促进项目进社区推广活动 16 场；发放全民健身书籍、宣传册 13000 册。

启动《国家体育锻炼标准》实施推广工作，确立 40 个推广试点、配备 79 套达标测试器材，培训市、区县测试骨干 188 人，为职工和社区居民 8000 人进行达标测试。

5. 体育生活化社区和特色村　新命名体育生活化达标社区 660 个，截至年底，累计命名体育生活化达标社区 2113 个，占社区总数的 76.1%。新命名体育特色村 50 个，累计命名体育特色村 148 个。

（十一）园林绿化情况

截至年底，北京市共有公园 395 个，其中城市注册公园 355 个，面积 12859 公顷；森林公园 31 个，湿地公园 9 个，风景名胜区 27 处。全年开展文化活动 327 项，年接待游客 2.9 亿人次，节假日游客接待量 3974.8 万人次。

（十二）城市环境噪声

建成区区域环境噪声平均值为 53.6dB（A），道路交通噪声平均值为 69.1dB（A）。

（十三）垃圾无害化处理

新增垃圾分类试点小区 463 个，已有近 3390 个居住小区成为垃圾减量分类试点小区，垃圾分类试点小区比例达到 70%。全市生活垃圾产生量 733.84 万吨，生活垃圾处理设施 33 座（其中生活垃圾转运站 9 座，生活垃圾填埋场 16 座，设计处理能力 12121 吨/天；生活垃圾综合处理厂 4 座，设计处理能力 4650 吨/天；生活垃圾焚烧厂 4 座，设计处理能力 5200 吨/天），总处理能力 21971 吨/天，焚烧和生化总处理能力超过 50%。治理非正规垃圾填埋场 100 处。

全市无害化处理率 99.6%，其中城六区无害化处理率 100%，郊区县无害化处理率 98.8%。

（摘自人民卫生出版社《北京市 2014 年度卫生与人群健康状况报告》）

北京市 2013 年度体检统计资料报告

一、专项体检

专项体检医疗资源数据统计来源于"北京市体检信息平台"专项体检业务系统及统计信息系统。主要包括以下几类：高招体检、中招体检、机动车驾驶员体检、残疾人机动轮椅车驾驶员体检、教师资格认定体检和药品从业人员体检，涉及承担专项体检医疗机构共计 143 家。

健康体检医疗资源数据来源于经准入开展健康体检的医疗机构，各机构通过"北京市体检信息平台"填报《医疗机构健康体检申请书》及《北京市医疗机构健康体检状况统计表》，并按要求更新年度信息。

（一）医疗资源

1. 相关依据　专项体检是有关部门按行业或岗位需求设定的，与卫生行政部门联合管理与组织实施的特定的一类体检，特点是有统一的体检项目、统一的体检标准、统一的体检结论。

2. 机构情况　全市承担专项体检的医疗机构共143 家，其中承担高招体检医疗机构 23 家、中招体检医疗机构 20 家、机动车驾驶员体检医疗机构 123 家、残疾人机动轮椅车驾驶员体检医疗机构 19 家、教师资格认定体检医疗机构 19 家、药品从业人员体检医疗机构 19 家。

3. 人力资源情况　医疗机构人员组成情况影响医疗机构的技术水平和工作质量。每年通过汇总全市高招体检、中招体检"人员登记表"，能够基本掌握这两类体检指定医疗机构的医护人员变化情况。

（二）工作量

2013 年度全市专项体检共计 680021 人次，与2012 年相比减少 355046 人次。专项体检量排名前五位的区县分别为：朝阳区 134276 人次，海淀区 70659人次，通州区 52531 人次，房山区 48361 人次，昌平区 47383 人次。

高招体检、中招体检、机动车驾驶员体检根据市卫生局有关文件要求，使用统一配发软件，收集体检个案信息；残疾人机动轮椅车驾驶员体检、教师资格认定体检和药品从业人员体检，采用统计报表形式上报体检统计数据。

1. 高招体检　2013 年度全市高招体检 71813 人，与 2012 年相比减少 963 人。体检量排名前五位的区县为：海淀区 13651 人、西城区 9775 人、朝阳区6121 人、东城区 6303 人、顺义区 4958 人。

2. 中招体检　2013 年度全市中招体检 91355 人，与 2012 年相比减少 3622 人。体检量排名前五位的区县为：海淀区 18268 人、朝阳区 9667 人、西城区8967 人、东城区 7710 人、丰台区 5991 人。

3. 机动车驾驶员体检　2013 年度全市机动车驾驶员体检 486891 人，与 2012 年相比减少 354 315 人。体检量排名前五位的区县为：朝阳区 114227 人、通州区 41741 人、昌平区 38643 人、房山区 38070 人、海淀区 32539 人。

4. 残疾人机动轮椅车驾驶员体检　2013 年度全市残疾人机动轮椅车驾驶员体检 812 人，与 2012 年相比增加 26 人。体检量排名前五位的区县为：朝阳区 208 人、东城区 159 人、西城区 140 人、海淀区101 人、丰台区 56 人。

5. 教师资格认定体检　2013 年度全市教师资格认定体检 14062 人，与 2012 年相比增加 2185 人。体检量排名前五位的区县为：海淀区 4515 人、西城区1563 人、朝阳区 1187 人、东城区 1072 人、通州区 915人。

6. 药品从业人员体检　2013 年度全市药品从业人员体检 15253 人，与 2012 年相比增加 1808 人。体检量排名前五位的区县为：朝阳区 2918 人、东城区2673 人、顺义区 1810 人、西城区 1677 人、海淀区1607 人。

（三）重大异常指标检出率

1. 高招体检　2013 年度全市参加高招体检 71813人，男性考生 33981 人，女性考生 37832 人。完全合格 8042 人，基本合格 63754 人，不合格 17 人。体检重大异常指标体征检出率前五位为视力不良、身高不足、超重、肥胖、体重过轻。检出视力不良 63536 人次，其中男性 29014 人次、女性 34522 人次；色觉异常 1827 人次。男性平均身高 175cm，女性平均身高

162cm。其中男性平均身高最高的区县为朝阳区，平均身高176cm，最低的区县为大兴区和平谷区，平均身高173cm；女性平均身高最高的区县为东城区、海淀区、石景山区、西城区，平均身高163cm，最低的区县为大兴区和平谷区，平均身高160cm。男性平均体重72kg，女性平均体重57kg。其中男性平均体重最高的区县为东城区，平均体重74kg，最低的区县为延庆县，平均体重67kg；女性平均体重最高的区县为石景山区，平均体重59kg，最低的区县为延庆县，平均体重54kg。

2. 中招体检　2013年度全市参加中招体检91355人，男性考生47830人，女性考生43525人。完全合格16005人，基本合格75339人，不合格11人。重大异常指标检出率前五位为视力不良、超重、肥胖、色觉异常、身高不足。检出视力不良73979人次，其中男性36997人次，女性36982人次；色觉异常2691人次。男性平均身高172cm，女性平均身高161cm。其中男性平均身高最高的区县为西城区，平均身高174cm，最低的区县为平谷区，平均身高169cm；女性平均身高最高的区县为西城区和海淀区，平均身高163cm，最低的区县为平谷区，平均身高159cm。男性平均体重65kg，女性平均体重55kg。其中男性平均体重最高的区县为丰台区，平均体重68kg，最低的区县为延庆县，平均体重60kg；女性平均体重最高的区县为顺义区，平均体重57kg，最低的区县为延庆县，平均体重52kg。

3. 机动车驾驶员体检　2013年度全市参加机动车驾驶员体检486891人，其中合格481095人、不合格5796人。不合格原因中视力不合格3134人次，色盲2204人次，四肢、听力、躯干和身高不合格493人次。

4. 残疾人机动轮椅车驾驶员体检　2013年度全市参加残疾人机动轮椅车驾驶员体检812人，其中合格736人、不合格76人。不合格原因中视力不合格19人，色盲6人，心肺功能异常2人，其他原因49人。

5. 教师资格认定体检　2013年度全市参加教师资格认定体检14062人，其中合格14020人、不合格42人。在不合格及专业受限的受检者中，肌肉骨骼系统异常864人，传染病、性病153人次，眼、耳、鼻、口腔及附属器异常30人，内分泌疾病5人，其他异常体征21人。

6. 药品从业人员体检　2013年度全市参加药品从业人员体检15 253人，其中合格14412人、不合格841人。不合格受检者中传染病781人，皮肤病5人，其他异常体征55人。

二、健康体检

（一）医疗资源

1. 相关依据　根据卫生部《健康体检管理暂行规定》、北京市卫生局《北京市健康体检管理办法》以及《北京市卫生局关于对北京市医疗机构健康体检进行审核登记的通知》有关规定，从2010年2月开始医疗机构申请开展健康体检，应向核发其《医疗机构执业许可证》的卫生行政部门递交《医疗机构健康体检申请书》，同时各医疗机构需登录"北京市体检网"在线填报，办理健康体检执业登记手续。

2. 机构情况

（1）按区县分布：全市195家开展健康体检的医疗机构，按机构所在区县划分，其中城六区（东城区、西城区、朝阳区、丰台区、石景山区、海淀区）138家，其他区县57家，机构数量排在前三位的区县是朝阳区、海淀区、西城区。

（2）按类别、级别分布：全市195家开展健康体检的医疗机构，包括128家医院、7家妇幼保健院、11家社区卫生服务中心、47家门诊部和诊所、2家其他卫生机构。医院中三级医院39家。与2012年相比，从事健康体检的医疗机构增加了8家，另外有9家医疗机构级别变更，其中5家由二级变更为3级，4家由一级变更为二级。

（3）按经营性质分布：全市195家开展健康体检的医疗机构，其中非营利性医疗机构134家、营利性医疗机构61家。与2012年相比，非营利性医疗机构和营利性医疗机构分别增加4家。非营利性医疗机构数量排在前三位的区县是海淀区、西城区、朝阳区；营利性医疗机构数量排在前三位的区县是朝阳区、海淀区、西城区。

3. 人力资源情况　2013年度全市从事健康体检业务人员共9778人，与2012年相比增加673人。其中卫生技术人员7814人，与2012年相比增加307人。

（1）按区县分布：全市从事健康体检的卫生技术人员7814人，包括执业（助理）医师、注册护士、检验技师、影像技师和其他卫生技术人员。城六区卫生技术人员5569人，其他区县卫生技术人员2245人。从事健康体检的卫生技术人员数排在前三位的区县为朝阳区、海淀区、西城区。

（2）按类别、级别分布：全市从事健康体检的卫生技术人员7814人，其中三级医院卫生技术人员1829人、二级医院2487人、一级医院886人；妇幼保健院267人；门诊部和诊所1 854人；社区卫生服务中心378人；其他卫生机构113人。

（3）按经营性质分布：全市从事健康体检的卫生技术人员7814人，非营利性医疗机构5394人，营利性医疗机构2420人。

（二）工作量

报告中健康体检的受检人群为18岁以上成年人。统计数据主要来源于"健康体检阳性记录统计表（男/女）"，该表由北京市体检质控中心专家组审核并制定。"健康体检阳性记录统计表（男）"包括12项检查项目，49个重大异常指标检出率指标；"健康体检阳性记录统计表（女）"包括16项检查项目，72个重大异常指标检出率指标。2013年全市健康体检共3234379人次，与2012年对比增加262720人次。

1. 按区县分布 2013年度，城六区体检2675671人次，占体检总量的82.7%，比2012年增加192551人次；其他区县体检558708人次，占体检总量的17.3%，比2012年增加70169人次。健康体检人次排名前五位的区县为：朝阳区899643人次、海淀区650280人次、西城区471963人次、东城区432848人次、丰台区143787人次，共占体检总量的80.3%。

2. 按类别、级别分布 2013年度，在医院中三级医院年平均健康体检15623人次，二级医院年平均健康体检8284人次，一级医院年平均健康体检6660人次。妇幼保健院年平均健康体检7766人次，门诊部和诊所年平均健康体检36744人次，社区卫生服务中心年平均健康体检6763人次，其他卫生机构年平均健康体检37969人次。

3. 按经营性质分布 2013年度，非营利性医疗机构体检1374172人次，占体检总量的42.5%，每机构年平均健康体检10255人次；营利性医疗机构体检1860207人次，占体检总量的57.5%，每机构年平均健康体检30495人次。

（三）重大异常指标检出率

1. 重大异常指标检出率前十位 2013年度男性健康体检重大异常指标检出情况较2012年发生了一定变化，前十位重大异常指标中脂肪肝、骨质疏松骨质减少和血脂异常的检出率变化较大，其中脂肪肝排名较去年下降一位，但检出率下降4.4%；骨质疏松骨质减少排名未发生变化，检出率下降2.0%；血脂异常排名也未发生变化，但检出率增长1.8%。

2013年度女性健康体检重大异常指标检出情况较2012年发生了一定变化，前十位重大异常指标中宫颈超薄细胞学检查异常骨质疏松骨质减少、脂肪肝的检出率变化较大，其中宫颈超薄细胞学检查异常排名较去年下降一位，从第三位下降到第四位，检出率下降4.7%；骨质疏松骨质减少和脂肪肝的排名较2012年均未发生变化，但检出率分别下降2.7%和

2.1%。

2. 重大异常指标各年龄段前五位 按健康体检重大异常指标检出率统计，各年龄段人群身体状况如下：60岁以下男性主要以血脂异常、脂肪肝和超重等为主，60岁以上男性主要以前列腺增大、老年性白内障和血压增高等为主。50岁以下女性主要以宫颈超薄细胞学检查异常、血脂异常等为主，50岁以上女性主要以血脂异常、骨质疏松骨质减少为主。

3. 血脂异常 血脂检测2773809人次，检出血脂异常938431人次，检出率33.8%，其中男性检出率39.6%、女性检出率27.3%。男性从50岁开始血脂异常检出率下降，女性由于绝经的原因，女性从50岁左右开始检出率出现大幅上升，女性40至50岁检出率27.8%，到50至60岁达47.4%。

4. 脂肪肝 腹部B超检查280402人次，检出脂肪肝653455人次，检出率23.3%，其中男性检出率30.9%、女性检出率14.8%。

随着年龄的增长脂肪肝检出率逐渐增加，达到一定的峰值时开始下降，男性从60岁左右下降，女性则从70岁左右开始降低。

5. 超重与肥胖 身高体重测量2776036人次，检出超重729236人次，检出率26.3%，其中男性检出率32.5%、女性检出率19.2%。检出肥胖314379人次，检出率11.3%，其中男性检出率15.0%、女性检出率7.2%。

6. 骨质疏松骨质减少 骨密度检测583651人次，检出骨质疏松骨质减少105428人次，检出率18.1%，其中男性检出率16.8%、女性检出率19.5%。

7. 血压增高 血压测量2929665人次，检出血压增高372223人次，检出率12.7%，其中男性检出率16.0%、女性检出率8.9%。

8. 空腹血糖升高 空腹血糖检测2722790人次，检出空腹血糖升高256866人次，检出率9.4%，其中男性检出率12.2%、女性检出率6.3%。

9. 宫颈超薄细胞学检查 宫颈细胞学检查486658人次，结果异常82291人次，检出率16.9%。其中检出中、重度炎症52148人次，鳞状上皮细胞异常7272人次，腺上皮细胞异常122人。在鳞状上皮细胞异常人群中检出ASC-US 5023人次，检出ASC-H 590人次，检出LSIL 1318人次，检查HSIL 315人次，检出鳞状细胞癌26人次。

三、分析

（一）专项体检

1. 中高招体检人数情况 2013年度全市高招体

检71813人，比2012年减少963人。中招体检91355人，比2012年减少3622人。与2010年相比，高招体检减少了0.78万人，中招体检减少了约1万人。

2. 中高招体检体重情况　2013年北京市高招学生中男生的超重肥胖率分别为16.4%和18.7%，女生分别为10.4%和8.1%；体重过轻率男生为3.9%，女生为7.5%。中招学生中男生的超重肥胖率分别为11.2%和13.4%，女生分别为8.3%和6.8%；体重过轻率男生为13.2%，女生为13.4%。青少年体重失衡的因素是错综复杂的，比如遗传、环境、饮食、运动、文化等，研究表明，青少年摄入热量过多和运动量减少是导致超重肥胖率升高的主要原因，而摄入不足、营养素缺乏以及病源性因素（如甲亢、胃炎等）则是导致体重不足的常见原因。体重失衡对正处于生长发育期的青少年的危害是不容忽视的，尤其肥胖，对青少年的生理、心理都会造成损害，造成高血压、高血脂、糖尿病、冠心病等疾病的年轻化，而体重过轻则提示生长发育滞后，严重时可损害身体正常生理机能，甚至导致智力发育迟缓，均会对日后生活质量产生重大影响。

3. 青少年视力不良检出率与往年基本持平　北京市青少年视力不良的检出率仍然居高不下，2013年高三学生视力不良检出率为88.1%，初三学生视力不良检出率为81.0%。北京市学生2010～2012年视力不良检出率逐年上升。从生理病理角度分析，任何造成眼负荷的因素均可对视力造成一定的影响。作业时间过长是影响学生视力发育的一个主要原因，研究表明，持续做功课长于1小时的学生视力不良率明显较高。随着经济和科技的发展，不论农村还是城市，学生电视、计算机的使用率和使用时间均不断增加，加之学生自控能力较差，家长缺乏保护意识而没有及时提醒，造成学生视频作业时间过长、用眼过度，增加了近视发生的危险。近视的学生容易发生疲劳、头痛、眼花、神经官能症等并发症，高度近视还是主要的致盲因素之一，另外，视力不良在升学和就业方面也会受到诸多限制。

4. 机动车驾驶员体检　2013年度全市机动车驾驶员体检486891人，比2012年减少354315人，减少42.12%。造成体检人数将近减半的主要原因是2013年1月1日正式实行公安部有关文件和原北京市卫生局有关规定。

（二）健康体检数据分析

1. 总体情况　从事健康体检的医疗机构按类别、级别分布，从2010年的167家增加到195家，年平均增长率5.3%。

2. 血脂异常　随着饮食结构的变化，血脂异常的患病率明显增加。血浆总胆固醇（TC）增高、低密度脂蛋白胆固醇（LDL-C）升高及高密度脂蛋白胆固醇（HDL-C）降低是冠心病的重要的危险因素，甘油三酯（TG）增高也成为临床医学研究的热点。血脂异常是代谢综合征（metabolic syndrome，MS）形成的重要物质基础，而代谢综合征是一簇相互作用的代谢危险因素的聚集，是形成2型糖尿病（T2DM）和心血管疾病（CVD）的重要前提，并逐步变成世界范围内威胁公众健康的慢性疾病之一。

高胆固醇血症、高甘油三酯血症和低高密度脂蛋白胆固醇血症诊断标准依据《中国成人血脂异常防治指南》规定，TD>1.71mmol/L，TC>5.18mmol/L，HDL-C<1.04 mmol/L，LDL-C>3.37/L为异常。

血脂异常主要发生在40岁以上的中老年人，血脂异常总检出率男性高于女性。

北京市2013年检出重大异常指标前10位中占据第一位是血脂异常。2012年血脂异常检出率33.1%，2013年血脂异常检出率33.8%。

血脂异常是中老年人群常见的疾病，有年轻化趋势。所以中老年人体检是及时发现身体异常情况的重要手段，通过健康教育，及时予以干预，并明确调节血脂异常的重要性。

（1）饮食治疗：血脂异常的饮食治疗是在满足人体生理需要，维持合理体重的基础上，减少饱和脂肪酸和胆固醇的摄入，根据美国ATPIII的推荐，饱和脂肪的摄入应小于总热量的7%，胆固醇的摄入应小于每天200mg。另外，为了增强降低LDL-C的疗效，还推荐在膳食中增加谷类、豆类以及蔬菜、水果的比例。

（2）生活方式治疗：超重者应积极调整饮食、增加体育活动和体力活动，减轻体重。戒烟、戒酒。久坐不动、过度精神紧张等不良的生活方式都应注意并加以纠正。

（3）根据病情需要，必要时在专科医生的指导下坚持服用调脂类药物，以避免心血管疾病的发生。

3. 脂肪肝　2010年男性脂肪肝检出率为23.8%，2011年为32.9%，2012年为35.3%，2013年为30.9%；2010年女性脂肪肝检出率为12.2%，2011年为15.6%，2012年为16.9%，2013年为14.8%。2013年总体检出率较前几年有下降趋势，可能与人们更加重视健康，政府干预力度加大有关。

轻中度脂肪肝患者在体检时常发现同时伴有血脂异常，包括甘油三酯升高、总胆固醇升高等。此外，还可引起空腹血糖升高。轻中度脂肪肝经过健康干预可以明显好转，甚至完全恢复正常。

健康干预措施：

（1）健康宣教。加大脂肪肝对于健康影响的宣传，使广大的群众知晓脂肪肝对于健康的危害。

（2）生活指导。包括清淡饮食，少食高脂类食物等，其中应以低脂、低糖、低胆固醇并富含维生素与纤维素饮食为主，同时戒除烟酒。

（3）适当体能锻炼。对代谢综合征最为有效的干预方式是建立健康的的生活方式。过量饮酒、高热量饮食、缺少运动等可导致肥胖的发生，而脂肪肝多发生于肥胖患者。加强健康干预可以有效地降低肥胖和脂肪肝的发病率。

4. 超重与肥胖　2013 年参加身高体重测量 2776036 人次。超重 729 236 人次，检出率为 26.3%，其中男性检出率为 32.5%、女性检出率为 19.2%。肥胖 314379 人次，检出率为 11.3%，其中男性检出率为 15.0%、女性检出率为 7.2%。

2011～2013 年，男性超重率超过 27.9%，女性超重率 2011 年为 14.9%，2012、2013 年分别为 19.2% 和 19.5%。男性肥胖检出率 2011 年为 20.0%，2012、2013 年我 14.9% 和 15.0%，女性肥胖检出率 2011 年为 10.5%，2012、2013 年分别为 7.1% 和 7.2%。超重和肥胖率均是男性高于女性。（应用 SPSS 17.0 统计软件对相关数据进行统计学分析，使用 X^2 检验，以 P 值 <0.05 为差异有统计学意义。男性肥胖率与女性肥胖率比较，X^2 值为 33439，$P < 0.01$）。

从各年龄段的检出率可以看出，男性超重最高检出率在 50～69 岁年龄段。女性超重最高检出率在 60～69 岁年龄段。男性肥胖最高检出率在 40～49 岁年龄段，女性肥胖最高检出率在 60～69 岁年龄段。

防治超重和肥胖症的目的不仅在于控制体重本身，更重要的是肥胖是许多重大慢病的危险因素。对于超重、肥胖的高危人群，应该合理安排饮食，加强体力活动和锻炼。

5. 骨质疏松与骨质减少　骨质疏松症是一种以骨量降低和骨组织微结构破坏为特征，导致骨脆性增加和易于发生骨折的代谢性疾病。按病因可分为原发性和继发性两类。继发性骨质疏松症的病因明确，常由内分泌疾病或全身性疾病引起。80%以上的全身性骨密度降低是由原发性骨质疏松症引起的，骨质疏松防治的最终目的是预防骨折和再骨折。

骨密度测定的诊断标准：根据中国老年学学会骨质疏松委员会制定的中国人骨质疏松诊断标准，骨密度在 -1SD 和 -2SD 之间，称为骨质减少，小于 -2SD 则为骨质疏松。

北京市 2013 年统计数据显示骨质减少及骨质疏松的检出率男性为 16.77%，女性为 19.48%。在年龄段划分上，男性在 40 岁以上有明显的上升，女性在 60 岁以上较男性的上升幅度进一步加大。在 70 岁以上男性检出率超过 30%，女性检出率超过 48%。应用 SPSS 17.0 软件对相关数据进行统计学分析，使用 X^2 检验，以 $P<0.05$ 为差异有统计学意义。男性骨质疏松骨质减少率与女性骨质疏松骨质减少率比较，X^2 值为 1173，$P<0.01$。

引起中老年人骨质丢失的因素十分复杂，近年来研究认为与下列因素有关：①雄性激素和雌性激素分泌减少是导致骨质疏松的重要原因，尤其是妇女绝经后雌激素水平下降，使骨吸收增加骨形成减少。②随着年龄增长骨代谢紊乱使骨质中的钙溶出增加吸收减少。③老年人由于消化功能下降，造成钙营养吸收不良。④运动减少。⑤遗传因素。人体骨量峰值的高低于遗传有密切关系，骨量峰值的 80% 是由遗传因素决定的。

骨质疏松症引起的最常见的并发症就是骨折。骨折可以发生在全身的各个部位，其中又以髋部、脊柱、腕部和肋骨骨折最为常见。骨折是中老年的常见病，由于体内钙含量减少，因此治疗难度和康复时间是缓慢的，给中老年人带来的生理和心理的影响较大。

干预措施：①一级预防。从儿童、青少年做起，合理膳食，多食用含钙高的食品，坚持科学的生活方式，坚持体育锻炼，日光浴，不饮酒，少食咖啡，保存钙质，将骨峰值提高到最大值是预防生命后期骨质疏松症的最佳措施。②二级预防。定期作骨密度测定，一旦发现骨密度减少应及时就医。

6. 血压增高

（1）参检率情况：在 3234379 名体检人员中，有 2929665 人进行了血压测量，较 2010 年 78.05% 的血压项目参检率提高了 12.53%。50 岁以下人群中，不同年龄段女性人群血压项目的参检率较同年龄段男性人群低 2.8%～4.1%。

（2）总体情况：在 2929665 名进行血压测量的体检者中有 372223 名所测收缩压 ≥140mmHg 和（或）舒张压 ≥90mmHg，血压偏高的总检出率 12.71%，是近四年的最低点（2010～2012 年血压偏高的检出率分别为 14.09%、13.15%、13.77%）。

（3）性别年龄分布情况：2013 年血压项目参检人群中，男性总检出率 15.98%，高于女性 8.95% 的检出率。

参检人群血压偏高检出率随年龄递增，从 18～29 岁年龄段的 5.21% 的检出率至 80 岁以上年龄段的 35.36%，各个年龄段分别以 1.57 至 6.90 个百分点递增。

40～90 岁人群较 30～90 岁人群血压偏高检出率增高近一倍；70 岁以上人群检出率超过 32.27%，即 70 岁以上人群中有 1/3 以上人群血压高于正常。

同年龄段男性血压偏高检出率高于女性，随着年龄增长差距逐渐缩小。30～90 岁年龄段男性检出率是女性检出率的 3.45 倍，分别为 10.26% 和 2.97%；70 岁后男性和女性检出率已非常接近，70～90 岁为 33.60% 和 30.74%，80 岁以上为 35.81% 和 34.58%。

（4）分析

1）体检统计中血压偏高是指受检者在体检机构现场所测收缩压 ≥140mmHg 和（或）舒张压 ≥90mmHg 者，其中包含高血压血压控制不满意者，无高血压但因精神紧张、环境嘈杂、安静准备时间不够等因素造成一过性血压增高者，但不包含高血压患者服用降压药治疗血压控制在 140/90mmHg 以下者。

2）血压偏高总检出率 12.71%，因分析数据中不包含高血压患者中血压控制达标者，可能低估了血压偏高的检出率。

3）2013 年血压偏高检出率略低于前三年的统计数据，考虑为高血压控制率逐年提高的影响为主。我国高血压患病率、知晓率、治疗率、控制率的统计数据来源于 15 组人群 1992～2005 年期间三次调查的结果。近十年，随着代谢性疾病的高发，高血压的患病人群逐年增长，但随着公众健康意识的不断增强和健康服务业的发展，高血压治疗率、控制率也不断提高，但缺乏最新大数据的支持。

4）男性血压偏高的检出率总体高于女性，60 岁以上差距逐渐缩小，符合女性在更年期前高血压患病率低于男性，但在更年期后迅速升高的流行病学特点。

5）高血压患病率随年龄增长而升高，而高血压是我国人群脑卒中及冠心病发病及死亡的主要危险因素。血压水平与脑卒中、冠心病事件的风险均呈连续、独立、直接的正相关关系。体检统计数据中 70 岁以上人群血压偏高检出率超过 32.27%，即每 3 个 70 岁以上老人中就有一人血压高于正常，这部分人群将成为心脑血管病最大的潜在人群。

6）高血压的发病呈现年轻化趋势。从体检统计数据上看：40～49 岁人群较 30～39 岁人群血压偏高检出率显著增高，超过一倍；而通过年龄性别分析发现：男性 30～39 岁人群需要偏高检出率已超过 10%，故男性高血压的防治应再提前。

7）《中国慢性病防治工作计划（2012—2015）》中要求各级各类医疗机构对 35 岁以上人群实行首诊测血压制度。血压测量作为健康体检的基本项目，但总参检率仅为 90.58%，即有 1/10 的人放弃了血压测

量的检查项目，说明血压问题还没有引起所有人的重视，特别是 50 岁以下的年轻女性。

8）导致高血压和其他慢病危险因素上升的主要原因是由于我国经济发展，人民生活改善和社会节奏的加快带来的一系列不健康生活方式所致。其中最重要的是膳食不平衡，吸烟和过量饮酒，缺乏体力活动和心理压力增加。

7. 血尿酸增高　尿酸是机体内嘌呤代谢的终末产物。高尿酸血症是指机体嘌呤代谢异常，尿酸生成增多或排泄减少导致血清尿酸水平升高的一种代谢性疾病，高尿酸血症可以引发痛风。

高尿酸血症易发生在肥胖的中年（40 岁左右）男性，女性少见。

2013 年度男性血尿酸检测 1346148 人，升高 209064 人；女性血尿酸检测 1180600 人，升高 43273 人。应用 SPSS 17.0 软件进行统计学分析，使用 X^2 检验，以 $P<0.05$ 为差异有统计学意义。结果如下：X^2 值为 88239，$P<0.01$，男性和女性比较检出率有统计学意义。

研究发现高尿酸血症可以促进血小板活化、黏附、促进血凝、促炎症、促氧化的作用及血管内皮细胞功能障碍等，导致心脑血管病疾病及肾脏的损害和痛风等疾病的发生。提示高尿酸血症在机体代谢性疾病的发展过程中起着重要的作用。

由于血尿酸增高是许多疾病的危险因素，因此在健康体检中应把血尿酸的检测纳入常规体检项目中，以便做到早发现、早诊断、早干预。

倡导健康的生活方式：①控制高嘌呤饮食。在饮食方面严格限制海鲜类食品、豆制品、动物内脏。②远离烟酒。③勤于锻炼身体，控制体重。同时加大宣传力度，让人们更多地了解高尿酸血症的危害性，进而提高广大人民群众的生活质量。

8. 空腹血糖增高

（1）糖尿病患病率：根据 2008 年中华医学会糖尿病学会分会组织的糖尿病流行病学调查结果显示，在 20 岁以上的人群中，糖尿病的患病率为 9.7%，而糖尿病前期的比例更高达 15.5%，相当于每 4 个成年人中就有 1 个高血糖状态者，成人糖尿病患者总数达 9240 万人，我国可能已成为糖尿病患病人数最多的国家。

（2）空腹血糖增高情况：男性空腹血糖检测 1440500 人，增高 176336 人；女性空腹血糖检测 1282290 人，增高 80530 人。男性空腹血糖增高主要集中在 40 岁以上的人群中；女性主要集中在 50 岁以上的人群中。无论男性还是女性，空腹血糖增高的检出率均随年龄增长而呈增高趋势。

（3）分析：①通过对数据进行研究，发现男性空腹血糖增高检出率12.2%，女性空腹血糖增高检出率6.3%，总体检出率9.4%。本次数据显示，男性FPG增高检出率高于女性，一种可能是：根据2007至2008年中华医学会糖尿病学分会"中国糖尿病和代谢综合征研究组"的调查显示，我国20岁以上人群中男性和女性糖尿病的患病率分别达10.6%和8.8%。即可能与男性糖尿病患病率高于女性有关。二是随着经济快速发展，人们生活水平提高，许多人热量摄入多、体力活动少，能量消耗减少，从而导致肥胖，尤其是腹型肥胖为糖尿病发病的危险因素之一。通过本次数据分析，2012年、2013年男性肥胖率分别为14.9%和15.0%，而女性2012年、2013年肥胖率分别为7.1%和7.2%。肥胖患者由于存在胰岛素抵抗，在肌肉细胞内，胰岛素抵抗可降低葡萄糖的吸收；在肝细胞内，可降低葡萄糖的储备，两者可共同导致血糖含量的增高，还可造成糖尿病。②对体检查出的FPG增高者应叮嘱其进一步做糖耐量实验，并进行密切随访，根据随访结果确定诊断。如果FPG增高（＞6.1mmol/L）而餐后2小时血糖（2h PG）＜11.1 mmol/L，则属于糖调节受损（即糖尿病前期，包括空腹血糖受损和糖耐量减低），属于糖尿病的高危人群，高危人群还包括年龄≥45岁、超重和肥胖、有高血压病史及血脂异常等。对这部分人群一定要加强监控和管理。

（4）干预措施

1）健康教育：健康教育的目标是使高危人群充分认识糖尿病，对空腹血糖增高者一定及早要做餐后2小时血糖测定，以明确诊断。对糖尿病患者，进行科学治疗，以提高患者的知晓率、治疗率和控制率。鉴于糖尿病患者如果控制不满意，则很容易发生大血管和血管并发症，严重时危机患者的健康和生命。许多研究也显示，给予2型糖尿病高危人群适当干预可显著延长或预防2型糖尿病的发生。因此，必须积极加强对糖尿病的高危人群的教育，以一级预防为主，力争减少糖尿病的发生。

2）饮食治疗：包括调控每日摄入的总热量，均衡饮食，规律、定量饮食等。

3）强化生活方式干预：建议糖尿病前期人群通过饮食控制和运动来减少发生糖尿病的风险。可做中等强度的有氧运动，每周至少运动3~5次，建议运动时间选择在餐后30~60分钟后为宜。

4）定期健康检查。

此外，在糖尿病前期人群中进行的药物干预试验显示，降糖药物联合干预以及应用减肥药等可以降低糖尿病前期人群发生糖尿病的危险性。但因目前尚无充分证据表明药物干预具有长期疗效，因此，不推荐使用药物干预的手段预防糖尿病。

9. 子宫颈病变　子宫颈病变是女性最常见的疾患之一，其最严重的情况是发展为子宫颈癌。子宫颈癌是妇科常见的恶性肿瘤，2012年北京市发病率9.57/10万。宫颈薄层细胞学检查中对细胞改变的描述性诊断，宫颈细胞病理学诊断标准主要分类：

（1）阴性：①正常范围内；②良性细胞（包括可能伴随炎症或良性反应性改变）。

（2）鳞状上皮细胞异常：①非典型鳞状细胞（ASC）包括不能明确意义的非典型鳞状细胞（ASC-US）和非典型鳞状细胞不除外高级别鳞状上皮内病变的（ASC-H）；②鳞状上皮内病变（SIL），包括低级别宫颈鳞状上皮内病变（LSIL）和高级别鳞状上皮内病变（HSIL）；③鳞状细胞癌（SCC）。

（3）腺细胞异常：①不典型腺细胞（SCG）；②倾向于肿瘤的不典型腺细胞；③宫颈管原位腺癌（AIS）；④腺癌。

根据2013年的健康体检统计资料，对鳞状上皮细胞异常里的ASC-US、ASC-H、LSIL、HSIL和SCC五种宫颈细胞学异常的结果进行分析，其中ASC-US的检出率1.03%，ASC-H的检出率0.12%，LSIL 0.27%，HSIL的检出率0.06%，SCC的检出率0.005%。

根据参加健康体检者所在区县进行分类，ASC-US、ASC-H、LSIL的检出率郊区县高于城六区，HSIL和SCC的检出率则城六区高于郊区县。

对宫颈细胞学异常的管理建议：①ASC-US的管理：HPV检测和分流、间隔6个月连续2次重复细胞学检查、单独使用阴道镜检查。②ASC-H的管理：阴道镜检查和宫颈多点活检。③LSIL的管理：阴道镜检查和宫颈多点活检。④HSIL的管理：阴道镜检查、宫颈多点活检和宫颈管评估。⑤SCC的管理：初步检查使用阴道镜指导下宫颈管采样、加强后续评估和随访。

宫颈病变的预防：①普及卫生知识，加强妇女卫生保健，注意经期卫生。②远离宫颈癌的危险因素，开展洁身自爱教育，改变不良生活习惯，如：不合理的膳食、酗酒、吸烟等。③宫颈癌的发生是个连续发展的较长的一个过程，宫颈病变早期筛查是预防和诊断的重要方法，坚持每年1次的妇科普查，通过宫颈细胞学检查是预防宫颈癌的关键。

10. 子宫肌瘤　2013年妇科检查1129700人，其中子宫肌瘤检出137498人，子宫肌瘤检出率12.2%，高于2011年（11.6%）、2012年（11.0%），原因可能与子宫肌瘤发病率逐渐升高有关。本统计子宫肌瘤高发年龄在 40～59 岁，与文献报道的子宫肌瘤常见于 30～50 岁人群不符。近年有文献报道，子宫肌瘤在 51～55 岁稍有上升，在 56～60 岁发病率较其他年龄段高，可能与卵巢衰退过程中引发雌激素分泌紊乱有关。

子宫肌瘤是最常见的妇科良性肿瘤，由平滑肌及结缔组织组成，多无或很少有症状。

子宫肌瘤阳性率低于 3% 的机构有 9 家，总计 29287 人，可能是重大异常指标统计不够准确，再者经腹部超声检查子宫分辨率低且容易受憋尿程度及肠道气体影响，小的肌瘤不能检出，建议已婚女性尽量采用腔内超声检查，以减少小肌瘤的漏诊。

子宫肌瘤健康建议：①做好避孕措施，减少流产次数。②均衡膳食，避免摄入过多的激素类食品，适当控制高脂肪的摄入，因为目前大量的研究数据表明，高脂肪的食物会促进女性雌性激素的分泌。③保持合理作息时间，不熬夜、不吸烟、不喝酒，提高身体免疫力。④对于无变性或无临床症状的子宫肌瘤可定期观察。随着年龄增长，雌激素水平下降绝经期后子宫肌瘤有逐渐缩小的趋势，不主张擅自补充雌激素以防止雌激素相关肿瘤的发生发展。⑤老年患者肌瘤生长较快的应及时就诊，月经过多继发贫血，有膀胱、直肠压迫症状，子宫大于 10 周妊娠大小者建议专科医院治疗。

11. 胆囊息肉胆囊结石　2013 年腹部超声检查男性 1483833 人，女性 1320369 人，胆囊息肉、胆囊结石男性 121708 人，检出率 8.20%，女性 75930 人，检出率 5.75%，男性检出率高于女性。30～39 岁年龄组明显高于 18～29 岁年龄组，且随着年龄的增长逐渐增高。

胆囊息肉包括胆囊炎症所引起的黏膜息肉样增生、胆囊黏膜细胞变性所引起的息肉样改变、胆囊腺瘤性息肉以及息肉样胆囊癌等，其中胆囊腺瘤性息肉是潜在的癌前病变。对于直径 5～10mm 之间的息肉应予定期随访。

胆囊结石是沉积在胆囊内的结晶，患病率 5%～25%，本组数据显示男性患病率高于女性，30～39 岁年龄组发病率高。根据结石的组成成分，胆囊结石可以分为胆固醇结石、胆色素结石及混合结石（既有胆固醇结石又有胆色素结石）。体检时发现的胆囊结石多数患者无症状，为静止性胆囊结石。胆囊息肉应定期复查，如息肉增长较快或直径大于 1cm，应到医院进一步诊治。

胆囊结石健康建议：①少食高胆固醇、高脂肪食物、刺激性食物，忌暴饮暴食，以免引起胆道口括约肌痉挛，胆汁排出困难而诱发胆绞痛。②讲究饮食卫生，使用植物油烹饪，以炖、烩、蒸为主。③保持大便通畅，减少胆汁再吸收。④适当进行体育运动，起居有常，避免过劳，养成健康的生活方式和行为。⑤出现症状及时就医。无症状的胆结石患者不推荐治疗，除非胆囊已经瓷化。

四、总结

2013 年，国务院印发了《关于促进健康服务业发展的若干意见》，提出到 2020 年，基本建立覆盖全生命周期、内涵丰富、结构合理的健康服务业体系，打造一批知名品牌和良性循环的健康服务产业集群，并形成一定的国际竞争力，基本满足广大人民群众的健康服务需求。健康服务业总规模达到 8 万亿元以上，成为推动经济社会持续发展的重要力量。

由北京市体检质量改进和控制中心牵头，对全市各家具有合法资质的体检医疗机构的有关数据进行统计，每年发布《北京市体检统计资料报告》。本报告对北京市体检健康有序发展和市民健康状况评价起到了积极作用，对体检医疗机构在数据统计方面的标准化提出了更高要求，同时，本报告也是全国首个省级市民体检报告，科学性强，覆盖面广，涵盖了健康体检工作和部分专项体检工作。

同时，报告也存在着一些问题，如 2013 年报告中合法资质的 195 家体检机构中只有 148 家上报了有关数据，这与实际情况还存在一定差距，期望未来体检数据更全面、更科学、更有价值。首先，进一步提高上报数据的体检机构数量及体检数据的数量和质量。其次，加强统计数据的科学性，在数据设计中，对某些相关联的数据采取数据交叉分析表的形式，如血尿酸升高与体重之间的关系、身体质量指数（BMI）与腰臀比的交叉分析、BMI 与常见异常指标的交叉分析等。再者，对体检质量考核指标进行探索。按照一定原则，建立重大异常指标（或疾病）库，并将重大异常指标的检出率、符合率、漏诊率、误诊率等作为具体的质量考核指标。重大异常指标库的建立由质控中心牵头，组织各学科有关专家共同撰写，并通过考察，验证和考核各体检机构的体检质量，促进体检质量控制和持续改进。

（摘自北京市体检质量控制和改进中心、北京市体检
中心《北京市 2013 年度体检统计资料报告》）

北京市卫生和计划生育委员会承办市政府重点工作任务完成情况

2014 年，市卫生计生委承办重要民生实事 2 项、市政府折子工程 16 项，全部按时办结。

一、2 项重要民生实事

1. 实事第 21 项（关注群众身心健康，创建 100 家健康促进学校，培养青少年儿童健康生活方式；为本市 4.2 万名 40 周岁及以上居民免费进行脑卒中危险因素评估，并为脑卒中高危人群提供健康教育、转诊等服务。）

一季度，召开 2013 年健康促进学校工作总结会，组织专家对现行标准中需要修订的部分进行研究，并对区县开展现场督导。二季度，召开健康促进学校创建标准修订专家会，对创建标准进行修订，各区县及基地医院开展脑卒中筛查现场工作。三季度，召开专家会，完成健康促进学校新标准制定。至年底，共创建了 132 所北京市健康促进学校，完成了"关注群众身心健康，创建 100 家健康促进学校，培养青少年儿童健康生活方式"的工作目标，对 4.2 万名 40 周岁及以上居民免费进行脑卒中危险因素评估，评估出高危人群 8693 人，并为脑卒中高危人群提供健康教育、转诊等服务。

2. 实事第 22 项（进一步方便群众就医，在全市 21 家市属医院全面开展分时段预约就诊，患者挂号后即可确定初步就诊时间。）

一季度，印发《北京市医院管理局关于进一步开展分时就诊工作的通知》，并将此工作纳入 2014 年市医管局绩效考核；二季度，市属医院中有 6 家医院开展了分时段预约就诊；三季度，11 家市属医院开展了分时段就诊。年底前，21 家市属医院全部开展了分时段就诊工作，患者可在挂号条或预约条上看到建议就诊/候诊时间，时段精确到 1 小时。年内，市医管局还对开展分时就诊工作的医院推进情况与患者体验进行了调查和评价。

二、16 项市政府折子工程

1. 折子工程第 32 项（完善投资运营和回报补偿机制，鼓励支持社会资本投资，在轨道交通、城市道路、综合交通枢纽、污水处理、固废处理、镇域供热等领域继续推出一批试点项目，拓展棚户区改造、古都风貌保护融资渠道，在教科文卫体等领域积极引入社会资本，推动非基本公共服务领域市场化、社会化。）

一季度，市卫生计生委研究编印并公布了《北京市社会办医指南》，从社会办医疗机构成立过程中的各个环节，指导社会资本如何举办医疗机构。二季度，市卫生计生委批准成立北京非公立医疗机构协会，通过民营医院行业协会加强行业的自我管理和自律，提高社会医疗机构行业发展整体水平。三季度，开展鼓励社会资本办医的政策研究，实施新的《北京市医疗机构许可管理办法》和《北京市医师多点执业管理办法》，通过简化社会资本办医准入程序、缩短审批时限、统一标准和促进人才流动的政策，鼓励社会资本办医。2014 年，市卫生计生委新批准设置的医疗机构均为社会办医疗机构，共 22 家，比上年增加了一倍。

2. 折子工程第 103 项（积极发展教育、科技、文化、卫生、体育等领域的非基本公共服务，提升金融、信息、商务等生产性服务业发展水平。）

成立北京非公立医疗机构协会，加强行业的自我管理和自律，配合政府做好行业健康发展的引导工作，促进社会医疗机构健康快速发展。通过座谈会、调研和经验交流等方式，开展鼓励社会办医疗机构发展、支持医疗机构学科建设的有关政策研究；开展针对社会办医疗机构的有关政策、法规和规范的培训工作，协助社会办医疗机构规范开展工作。对各区县在社会办医疗机构准入审批方面的情况进行督导检查，以促进卫生计生行政部门进一步规范社会办医审批程序、强化服务意识、简化审批程序，为社会办医提供高效、便捷的服务。

3. 折子工程第 124 项（研究中心城优质公共资源和人口向新城疏解的利益引导机制，完善企业跨区县迁移管理办法，促进资源要素合理配置与生产力布局优化。）

在研究引导中心城区优质资源向北京国际医疗服

务区等新城发展的相关政策的基础上，结合本市医疗卫生领域中长期发展规划、优化资源配置、京津冀一体化建设、促进健康服务业发展、构建多元化办医格局等多项工作，形成优质医疗资源向外发展的思路。

位于天通苑、回龙观地区的清华长庚医院和北大国际医院陆续开业，为京北大型居住区带来优质医疗资源。

4. 折子工程第 126 项（编制通州城市副中心到 2020 年的发展规划，完成核心启动区重大基础设施主体工程，引进建设一批优质教育、医疗、文体等公共服务项目。）

引导和推进中心城区优质资源到通州区和北京国际医疗服务区发展，通州区潞河医院门诊综合楼工程、通州区新华医院建设工程、东直门医院东区二期工程、通州区第四区域医疗中心（中西医结合医院）和妇幼保健院建设工程等被列为系统重点工程。至年底，潞河医院门诊综合楼工程完成主体结构外幕墙施工，进行二次结构及机电安装和精装修；新华医院建设工程完成主体结构施工，进行二次结构施工；东直门医院东区二期工程复工，开始主体结构施工；中西医结合医院建设工程开始基础底板施工；妇幼保健院和公共卫生服务中心建设工程完成规划选址意见书、土地预审，开始办理相关施工手续。

5. 折子工程第 148 项（深化基层医疗卫生机构综合改革，巩固完善基本药物制度，开展全科医生制度试点，抓好中医药服务提升工程，增强基层医疗卫生服务能力。）

按照国家卫生计生委基层卫生司部署，北京作为全国 16 个试点省市之一，开展了基层卫生综合改革重点联系点工作，本市确定的联系点区为西城区和平谷区。根据《北京市人民政府办公厅关于进一步推进基层医疗卫生机构综合改革的若干意见》精神，本着"先易后难、重在创新、务求实效"的原则，市卫生计生委制定了《关于进一步推进基层医疗卫生机构综合改革若干意见的落实推进工作方案》和《完善家庭医生式服务模式工作方案》。继续完善家庭医生式服务全科诊疗模式，以丰台区方庄社区卫生服务中心和西城区德胜社区卫生服务中心为模版，围绕方便签约居民、提升服务质量、改善诊疗秩序、优化服务环境，在有条件的社区卫生服务机构推行家庭医生式服务全科诊疗模式，主要特点是通过签约固定就诊医生，并在就诊的同时接受健康管理。同时，督促区县进一步完善服务模式，丰台区、西城区、怀柔区等完善信息化建设，启动门诊预约、健康评估、个性化干预、健康随访等一系列服务新模式。有部分区县参与了"家庭医生式服务模式及激励机制"课题

研究。

加强基层卫生人才队伍建设，实施基层卫生人员能力提升计划，以提高基层医疗卫生机构全科医生岗位胜任力为目标，完善全科医生培养制度，制定全科医生培训方案，组织开展全科医生规范化培训、全科医生转岗培训、区县级医院及社区专业骨干培训、全科研究生课程学习、社区卫生人员继续教育必修课培训、乡村医生岗位培训等重点培训项目。全年共有 98 人参加全科医生规范化培训，244 人参加助理全科医师规范化培训，49 人参加全科医生转岗培训，67 人通过全科医学专业研究生课程考试取得结业证书，6370 人参加社区卫生人员必修课培训，2276 人（60 岁以下）参加以提高乡村医生岗位胜任力为核心的培训。同时，加大农村定向医学生培养，全年共为涉农地区定向培养医学及医学相关专业学生 420 人。

6. 折子工程第 149 项（制定实施区域卫生规划，加强医疗卫生资源整合，健全社区首诊、分级就诊、双向转诊机制，规范就医秩序。）

根据新的首都功能定位，经过调研，并结合京津冀一体化建设、促进健康服务业发展、构建多元化办医格局等多项新工作，研究区域卫生资源配置的方向和标准（包括医疗机构的床位、大型设备、人员配置的方向和数量），形成了北京区域卫生规划。

按照《北京市区域医疗联合体系建设试点指导意见》等文件要求，做好对各区县、各有关单位拟组建医联体的指导工作。5 月，市卫生计生委副主任毛羽带领市卫生计生委、市财政局、市人力社保局有关部门负责人，到朝阳区东部医联体核心医院中日友好医院和合作医院安贞社区卫生服务中心进行调研；6 月，召开部分区县医联体工作座谈会；7 月，召开医联体第一阶段工作总结会议。制定北京市区域医疗联合体系建设考核指标，深入推进医联体建设。年内，成立的医联体数量增加至 30 个，并不断探索和总结医联体内部管理方式。

5 月，市卫生计生委印发了《完善家庭医生式服务模式工作方案》，要求年底前，各区县至少 50% 的社区卫生服务中心完善家庭医生式服务模式，包括开展预约就诊、定向分诊、诊前提供健康管理服务、优质诊疗服务以及转诊预约等措施，逐步提升社区卫生服务水平，吸引居民到社区就诊，逐步健全社区首诊、分级就诊、双向转诊机制，规范就医秩序。各区县按照工作部署和要求，实施服务流程改造，建设全科医生工作室，完善社区卫生服务团队医、护、防人员分工合作机制，加强健康监测设备使用与管理，推进信息化建设，完善家庭医生式服务激励机制。部分具备条件的社区卫生服务中心开始推广实施新模式。

至年底，全市共建立社区卫生服务团队3445个，累计签约431.4万户936.2万人。同时，通过推进医联体建设，提升基层卫生服务能力，在社区为患者解决更多的健康问题，促进基层与大医院双向转诊服务。结合新农合综合支付方式改革试点，将家庭医生式服务与按人头付费措施结合，探索社区首诊。

7. 折子工程第150项（完善市属公立医院改革试点配套政策，调整医疗服务价格，逐步扩大改革试点范围。）

为完善市属公立医院改革试点配套政策，逐步扩大改革试点范围，市卫生计生委配合市医改办和市发展改革委开展推进区县级公立医院医药分开、增设医师服务费、纳入医保报销的测算工作，提出推进工作方案。完成了区县级医院资源调查，形成专题调查报告。配合市医改办开展市属公立医院改革试点现场调查，制定市属公立医院改革政策，编制《北京市县级公立医院综合改革试点实施意见》。同时，落实市政府常务会关于医药分开、医疗服务监管、药品采购和配送、分级医疗等改革工作方案。

为配合市发展改革委调整医疗服务价格，市卫生计生委收集整理了市属21家三级医院及区县卫生计生委（卫生局）所属18家中心医院的医疗项目成本数据，组织部分二级和三级医院开展医疗服务价格和成本监测，对比分析本市现行收费与成本之间、与兄弟省市之间的差距，并会同有关部门制定了本市非公立医疗机构医疗服务价格放开政策，调整了干部病房床位费价格管理方式，制定了流感病毒核糖核酸检测项目试行价格。配合市发展改革委做好《全国医疗服务价格项目规范》项目对接工作，就全市1104个检验项目的调查数据进行补充梳理，组织全市三级医院及各区县对49个项目是否开展进行再确认；组织临床、财务和价格专家对市发展改革委《北京市医疗服务价格项目规范初步方案》中150个康复医疗项目、272个新增医疗服务项目进行研究论证；430个市区属医疗、卫生、计划生育单位组织开展违规收费或变相收费专项整治工作；在5家医院试点基础上，将医疗价格信息平台推广至35家三级和二级医院；举办初任价格管理人员培训班；组织编印《北京市医疗卫生机构价格管理文件摘编》；对全市特需医疗服务开展情况进行调查，为医疗价格调整创造条件。

8. 折子工程第151项（落实社会办医18条政策，推进一批社会办医项目落地。）

发布《北京市社会办医指南》和《北京市医疗机构许可管理办法》，将国务院卫生计生行政部门明确标准的100张床以下的专科医院的设置审批权限，以及医学检验所、中外合资合作及香港和澳门服务提供者设置的门诊部和诊所的登记注册权限下放至区县卫生计生行政部门，同时规范审批标准，缩短审批时限。制定北京市医疗机构许可办事指南，并开展培训，推进医疗机构审批工作统一标准、统一流程、提高效率。

成立北京市非公立医疗机构协会。推进北京国际医疗服务区医疗机构项目落地，信诺世佰医学检验所获批成立。全年，市卫生计生委共批准设置22家社会办医疗机构。

9. 折子工程第152项（推动天坛医院、口腔医院等大医院迁建。）

至年底，北京天坛医院迁建工程完成土方施工和地下主体结构施工，部分结构达地上六层。北京口腔医院迁建工程选址方案基本确定，完成了项目建议书的编制，立项申请材料经市医管局专家审核后报至市发展改革委。

10. 折子工程第153项（深化医保付费方式改革，提升医保基金管理水平。）

稳步推进平谷区新农合支付方式改革试点，DRGs付费方式改革在平谷区医院试点，按人头付费方式改革在平谷区2家社区卫生服务中心试点，按床日付费方式改革在平谷区精神病院以及提供住院服务的社区卫生服务中心试点。其他部分区县进行了不同方式的新农合支付方式改革。研究制定评价指标体系，并完成了对平谷区新农合综合支付方式改革试点的评估，提出了调整有关支付标准等政策建议。

从保障角度施行基本医疗服务分类管理。将基层医疗卫生服务与家庭医生式服务相结合，按门诊服务实行管理。明确短期住院服务，由二级及以上医院专科医生提供，包括急危重症短期住院（≤60天）服务；分离长期住院服务，对需要长期护理或康复的患者的服务需求（＞60天）按照长期住院进行管理。对不同类型服务，采用综合付费方式改革。对门诊服务采用调整绩效奖励及按人头限额付费的方式。一方面，提取社区卫生服务机构绩效工资的20%进行重新分配，与家庭医生团队的签约服务挂钩。另一方面，原则上将新农合基金的30%用于门诊补偿。新农合管理中心与服务团队签订合同，为参合人员提供门诊服务，按人头向服务团队支付费用，节省费用作为对服务团队的奖励。对短期住院采用以DRGs付费为主的方式。对长期住院采用总量控制，按床日付费方式。组织专家下区县进行指导，完善相关支付标准，对试点推进情况进行阶段性总结和评估。通过改革基本医疗保障付费调控机制，探索建立总额预付制、DRGs付费、按人头付费、按床位付费等多种支付方式，引导保障人群合理选择医疗机构就医，大部分常见病、多发病在基层、在区县域内解决；激励医务人员主动控制医疗成本，减少过度医疗行为，保证医疗质量，减轻群众就医负担。

11. 折子工程第154项（建设全市统一的医疗卫生信息平台。）

年内，全市统一的医疗卫生信息平台的建设任务完成项目立项、初步设计和招投标。

6月，电子病历共享工程项目获市发展改革委批复，建设周期2年，由市公共卫生信息中心建设。经过多轮初步设计论证，12月4日发布招标公告，25日开标。经过数据整合，年底前获取了30家三级医院电子病历数据为共享库的建立做好前期准备。

国家卫生计生委下达区域平台试点的2800万元经费年初即拨付延庆、密云、顺义、西城、海淀5个试点区县，并对资金使用情况进行了督导。至年底，顺义区完成平台建设，正式运行；海淀区和西城区开展工程建设；密云县和延庆县完成规划基础，启动项目。

为配合平台建设中的信息共享，开展了健康档案数据集、药品分类与代码规范地标制定、区域信息平台及数字医院标准前期研究及卫生行业网站评比标准制定等卫生信息化相关标准制定工作。

12. 折子工程第155项（加强健康促进工作，完善全民健身公共服务体系，提高市民健康水平。）

年初，开展全民健康生活方式行动能力培训，对全市疾控中心行动负责人和工作骨干进行培训，同时，对各区县工作开展情况进行技术指导。2月，评选出30名第三届"北京健康之星"，同时还有121人荣获"北京健康使者"称号，447人荣获"北京健康先行者"称号，成为北京市的健康榜样。6月，发布《北京市2014年度卫生与人群健康状况报告》及其解读本，首次公布人群健康期望寿命。加强健康促进体系建设，启动健康促进示范基地"一院一品"活动，部署完成全国"全民健康素养促进行动规划"项目，启动科学就医主题宣传活动和全国健康促进区县项目试点工作，完成全市健康素养监测和烟草流行监测。举办全民健康生活方式日主题宣传活动——"减重行动－长城行"长走活动，宣传"日行一万步，吃动两平衡，健康一辈子"的理念。开展健康知识普及行动，组织市级健康科普巡讲150场，同时组织慢病防治微博专家通过网络开展健康教育。编辑出版《健康到你家——北京健康科普专家谈健康》一书。完成控烟立法工作，于11月28日颁布《北京市控制吸烟条例》。开展《健康北京人——全民健康促进十年行动规划（2009－2018）》中期评估。全年创建各类健康示范机构共322家，其中示范单位87家、示范社区113家、示范食堂57家、示范餐厅60家、示范超市5家，引导居民采取健康生活方式。

13. 折子工程第197项（涉及重大公共利益、人民群众切身利益的决策事项，都要向社会公开征求意见或举行听证会。）

年内，市卫生计生委先后通过官方网站，对群众满意的卫生计生机构进行投票，对机构改革后全市卫生计生工作发布公告，征集意见和建议。在全市中小学校开展"营在校园——北京市平衡膳食校园健康促进行动"中向社会公开征集"我的健康餐盘"食物搭配方案。在全市范围内公开征集2015年度北京市食品安全地方标准制（修）订立项建议。

14. 折子工程第198项（深化政务信息公开，推行公共服务办事公开制度，方便群众了解政府工作、监督政府工作。）

年内，市卫生计生委主动向社会公开财政预决算等重点领域政府信息，对受理的政府信息公开申请全部依法按期答复，通过政府信息公开专栏主动公开政府信息约400条，接待咨询近百人次，完成年度重点案例汇编。修订了政府信息公开指南，修改了政府信息公开目录及有关制度。

15. 折子工程第199项（严格按照法定权限和程序行使权力、履行职责，坚决执行市人大及其常委会的决议和决定，坚持重大事项报告制度，自觉接受人大工作监督、法律监督和人民政协民主监督，完善协商民主制度，认真听取各民主党派、工商联、无党派人士和人民团体的意见建议，自觉接受人民群众和新闻舆论监督。）

按照立法程序，开展控制吸烟立法工作，并于11月28日颁布《北京市控制吸烟条例》。依法开展规范性文件和重大决策合法性审查备案工作，全年完成行政规范性文件审查18件、备案9件。依法办理行政复议，收到行政复议申请10件，受理8件。依法应诉行政诉讼案件12件，胜诉11件。开展行政审批事项的清理工作，市卫生计生委承接下放行政审批项目4项、取消行政审批项目6项、下放行政审批项目2项。按照工作安排有序开展地方标准制修订工作。组织完成11项地方标准的预审和送审。开展首都卫生标准体系建设，对本市及其他省市卫生标准管理工作情况进行梳理。

年内，市卫生计生委承办建议提案219件，均按要求办结。重视人大的法制监督和政协的民主监督职能，采取邀请代表、委员参与重要决策，主动向代表、委员汇报工作，积极配合代表和委员视察、调研等方式，密切与人大、政协的联系，提高民主、科学决策水平。

16. 折子工程第209项（严格执行《党政机关厉行节约反对浪费条例》《党政机关国内公务接待管理规定》，坚持勤俭办一切事业，"三公"经费支出预算降低12%以上，市级节庆论坛展会活动的财政经费压缩40%以上。）

为贯彻落实中央和市委、市政府关于改进工作作风，密切联系群众实施细则，市卫生计生委财务处在起草2014年初预算批复文件时，把压缩一般性支出作为重点，要求严控"三公"经费支出，确保行政成本继续下降。同时，市卫生计生委制定了《关于规范中环餐厅接待用餐管理的通知》，对中环餐厅机关公务接待用餐事项做出规定，并加强对出国经费的控制力度。结果实际支出"三公"经费较年初预算下降12%，调整用于其他卫生计生工作。

（北京市公共卫生信息中心整理）

北京市卫生和计划生育委员会
主要职责内设机构和人员编制规定

京政办发〔2014〕26号

（2014年4月27日）

根据中共中央、国务院批准的《北京市人民政府职能转变和机构改革方案》《北京市人民政府办公厅关于设立北京市卫生和计划生育委员会、北京市新闻出版广电局（北京市版权局）的通知》（京政办发〔2014〕5号），设立北京市卫生和计划生育委员会（简称市卫生计生委）。市卫生计生委是负责本市卫生和计划生育工作的市政府组成部门。

一、职责调整

（一）划入的职责

将原市卫生局的职责和原市人口计生委的计划生育管理、服务职责划入市卫生计生委。

（二）划出的职责

将餐饮服务环节食品安全监管职责划给市食品药品监管局。

（三）加强的职责

1. 加大改革力度，坚持保基本、强基层、建机制，巩固完善基本药物制度和基层运行新机制，推进基本公共卫生服务均等化，提高人民健康水平。

2. 坚持计划生育基本国策，完善生育政策，加强计划生育政策和法律法规执行情况的监督考核，加强对基层计划生育工作的指导，促进出生人口性别平衡和优生优育，提高出生人口素质。

3. 推进医疗卫生和计划生育服务在政策法规、资源配置、服务体系、信息化建设、宣传教育、健康促进和监督管理方面的融合。加强综合监督执法工作，加强食品安全地方标准制定工作。

4. 鼓励社会力量提供医疗卫生和计划生育服务，加大政府购买服务力度。

5. 统筹推进城乡区域卫生事业均衡发展；按照属地化和全行业管理要求，强化对北京地区医疗卫生机构的统一规划、统一准入、统一监管，加强卫生发展规划、资格准入、规范标准、服务监管等行业管理；加强急需紧缺专业人才和高层次人才培养。

6. 强化公共卫生服务职责，加强疾病预防控制、卫生监督、健康促进、妇幼卫生、老年卫生、精神卫生、应急救治、采供血等专业公共卫生服务。

7. 强化医疗卫生服务体系建设的职责，提高基层医疗卫生服务能力，健全完善康复、护理服务体系。

二、主要职责和行政审批事项

（一）主要职责

1. 贯彻落实国家关于卫生和计划生育方面的法律、法规、规章，起草本市相关地方性法规草案、政府规章草案；负责协调推进落实医药卫生体制改革和公立医院改革的相关任务；统筹规划和协调北京地区卫生和计划生育服务资源配置，拟订并组织实施区域卫生和计划生育规划。

2. 负责本市疾病预防控制工作；拟订疾病预防

控制规划、免疫规划、严重危害人民健康的公共卫生问题的干预措施并组织实施；组织有关部门对重大疾病实施防控与干预；负责传染病疫情信息的报送、分析和预警工作。

3. 负责本市卫生应急体系建设和管理；制定卫生应急和紧急医学救援预案、突发公共卫生事件监测和风险评估计划，组织和指导突发公共卫生事件预防控制和各类突发公共事件的医疗卫生救援。

4. 负责制定职责范围内的公共场所卫生、饮用水卫生、职业卫生、放射卫生、学校卫生、环境卫生管理规范、标准和政策措施，组织开展相关监测、调查、评估和监督，负责传染病防治监督；依法制定并公布本市食品安全标准，负责组织管理食品生产企业制定的食品安全企业标准的备案工作；根据职责分工，组织开展食品安全风险监测评估相关工作；组织开展爱国卫生运动和健康促进行动。

5. 负责拟订并组织实施本市基层卫生、妇幼卫生、老年卫生、精神卫生和计划生育服务发展规划和政策措施，指导全市基层卫生、妇幼卫生、老年卫生、精神卫生和计划生育服务体系建设，推进基本公共卫生和计划生育服务均等化，完善基层运行新机制和乡村医生管理制度。

6. 负责本市医疗卫生行业监督管理；制定医疗机构及其医疗、康复、护理服务和医疗技术、医疗质量、医疗安全以及采供血机构管理的规范、标准，并监督实施；组织拟订医疗卫生职业道德规范以及医务人员执业管理规定；建立医疗、康复、护理、公共卫生、计划生育等服务评价和监督体系；承担鼓励社会力量提供医疗卫生和计划生育服务的相关工作；推动公民无偿献血工作。

7. 负责建立本市公益性为导向的公立医院绩效考核和评价运行机制，建设和谐医患关系；参与医疗服务和药品价格政策的制定。

8. 负责本市贯彻实施国家药物政策和国家基本药物制度工作，执行国家基本药物目录；拟订本市药品推荐使用目录，组织实施基本药物和医疗机构药械的集中采购工作，统筹协调大型医用设备配置。

9. 依法对本市公共卫生、医疗方面的安全工作承担监督管理责任；拟订医疗卫生机构有关安全方面的规章制度，并监督实施。

10. 负责贯彻落实国家计划生育政策，组织实施促进出生人口性别平衡的政策措施，组织监测本市计划生育发展动态，提出发布计划生育安全预警预报信息建议；制定计划生育技术服务管理制度并监督实施；制定优生优育和提高出生人口素质的措施并组织实施；推动实施计划生育生殖健康促进计划，降低出生缺陷人口数量。

11. 组织建立本市计划生育利益导向、计划生育特殊困难家庭扶助和促进计划生育家庭发展等机制；负责协调推进有关部门、群众团体履行计划生育工作相关职责，建立与经济社会发展政策的衔接机制，提出稳定低生育水平的政策措施。

12. 负责本市流动人口计划生育服务与管理，制定流动人口计划生育服务管理制度并组织落实，推动建立流动人口计划生育信息共享和公共服务工作机制。

13. 组织拟订本市卫生和计划生育科技发展规划并组织实施；负责统筹首都卫生发展科研专项资金管理和医疗卫生科技成果推广、应用工作；组织实施计划生育科学研究，指导避孕节育的技术推广和科学普及工作。

14. 负责对卫生和计划生育法律法规和政策措施落实情况进行监督检查，组织查处重大违法行为；监督落实计划生育一票否决制。

15. 组织拟订本市卫生和计划生育人才发展规划，组织协调并落实本系统人才队伍建设工作；负责卫生和计划生育专业人才培养，建立完善规范化培训制度并指导实施。

16. 负责本市卫生和计划生育宣传、健康教育、健康促进、爱国卫生和信息化建设等工作，依法组织实施统计调查，参与北京市人口综合信息平台建设，组织开展相关国际交流合作与援外工作，开展与港澳台的交流与合作。

17. 负责本市保健对象、医疗关系在本市的中央单位保健对象的医疗保健工作，负责市、区县各部门干部医疗保健的管理工作；参与组织落实在本市举办的重大活动的医疗卫生保障任务。

18. 承担市政府交办的其他事项。

（二）行政审批事项

1. 设置医疗机构审批；

2. 《医疗机构执业许可证》核发；

3. 医师执业注册；

4. 外国医师来华短期行医注册；

5. 香港、澳门特别行政区医师来内地，台湾地区医师来大陆短期行医注册；

6. 护士执业注册；

7. 职业病诊断机构批准；

8. 职业健康检查机构批准；

9. 放射卫生防护检测、个人剂量监测机构资质审定；

10. 放射诊疗建设项目职业病危害放射防护评价（乙级）机构资质审定；

11. 放射诊疗许可；

12. 职业病诊断资格证书核发；

13. 运输高致病性病原微生物菌（毒）种或样本批准（本市范围内）；

14. 高致病性或疑似高致病性病原微生物实验活动审批（权限内）；

15. 消毒产品生产企业卫生许可；

16. 设立血站批准；

17. 医疗机构设置人类精子库审批；

18. 医疗机构开展人类辅助生殖技术许可；

19. 母婴保健技术服务机构许可；

20. 母婴保健技术服务人员许可；

21. 设立计划生育技术服务机构批准；

22. 计划生育技术服务人员执业证书核发；

23. 涉及饮用水卫生安全的产品卫生许可；

24. 供水单位卫生许可（集中式供水）；

25. 香港、澳门特别行政区医疗专业技术人员来内地短期执业注册；

26. 香港、澳门特别行政区医师申请内地医师资格认定；

27. 台湾地区医师申请大陆医师资格认定；

28. 药物临床试验机构资格认定初审；

29. 医疗机构设置制剂室审核；

30. 医疗机构制备正电子类放射性药品审核；

31. 艾滋病确证、筛查实验室验收；

32. 人间传染的高致病性病原微生物实验室资格初审；

33. 运输可感染人类的高致病性病原微生物菌（毒）种或样本初审（由本市出发跨省运输）；

34. 放射影像健康普查批准（本市范围内）；

35. 配置乙类大型医用设备审批；

36. 配置甲类大型医用设备审核；

37. 医用特殊物品办理准出入境证明（权限内）；

38. 组织义诊活动备案；

39. 医疗广告审查；

40. 从事互联网医疗保健信息服务审核；

41. 特殊情形再生育子女批准。

三、内设机构

根据上述职责，市卫生计生委设21个内设机构。

（一）办公室

负责机关政务工作；负责文电、会务、机要、档案等机关日常运转工作；承担信息、议案、建议、提案、保密、政府信息公开等工作；承担重大事项的组织和督查工作；负责行政许可业务的综合协调；负责

卫生领域对口支援与合作的组织协调工作；负责机关并指导所属单位维护稳定和社会管理综合治理工作。

（二）发展规划处（首都医药卫生协调处）

负责拟订本市卫生和计划生育事业中长期发展规划及区域卫生和计划生育规划，承担统筹规划与协调优化卫生和计划生育服务资源配置工作，指导卫生和计划生育公共服务体系建设；按照职责分工组织落实医药卫生体制改革的相关工作；负责拟订医疗卫生单位建设标准，编制所属单位基本建设年度计划并指导实施，指导所属单位的后勤改革及管理工作；监督管理医疗废物处置；承担首都医药卫生综合协调的有关工作。

（三）政策法规处

承担本市卫生和计划生育改革与发展重大问题的调查研究，提出相关政策建议；承担卫生和计划生育方面综合性重要文稿的起草工作；组织起草卫生和计划生育方面的地方性法规草案、政府规章草案，组织拟订卫生和计划生育政策和标准；负责机关推进依法行政综合工作；承担行政复议和应诉有关工作；承担机关行政规范性文件的合法性审核和有关备案工作。

（四）综合监督处

负责本市卫生和计划生育综合监督执法体系建设；承担公共卫生、医疗卫生和计划生育监督政策拟订、规划计划拟订、考核评估、组织协调等工作；负责机关并指导所属单位的安全生产、保卫工作。

（五）信息统计处

负责本市卫生和计划生育信息化建设工作；承担卫生和计划生育的统计管理、统计调查与分析工作，监测与计划生育相关的人口发展动态，提出发布计划生育安全预警预报的建议；参与北京市人口综合信息平台建设。

（六）卫生应急办公室（突发公共卫生事件应急指挥中心）

负责拟订本市卫生应急和紧急医学救援制度、规划、预案和规范措施，指导、推进北京地区卫生应急体系和能力建设，指导、协调突发公共卫生事件的预防准备、监测预警、处置救援、总结评估等工作，协调指导突发公共卫生事件和其他突发事件预防控制和紧急医学救援工作，组织实施对突发急性传染病的防控和应急措施，对重大灾害、恐怖、中毒事件及核事故、辐射事故等组织实施紧急医学救援，发布突发公共卫生事件应急处置信息；承担院前急救体系建设、管理工作，组织协调重大活动卫生应急保障工作。

（七）疾病预防控制处（公共卫生管理处）

负责本市公共卫生管理的综合协调；拟订地方疾

病预防控制规划、免疫规划、严重危害人民健康的公共卫生问题的干预措施并组织实施；完善疾病预防控制体系，组织对传染病、地方病、职业病的综合防治、监测和疫情报告，对重大突发疫情实施紧急处置；负责推进精神卫生体系建设，拟订精神卫生的政策、规划、技术标准和规范并组织实施。

（八）健康促进处（北京市爱国卫生运动委员会办公室）

负责拟订本市健康促进和爱国卫生工作的规划、政策措施，以及卫生和计划生育公众健康教育的目标、规划、政策和规范，并组织实施；承担卫生和计划生育科学普及工作；组织开展国家卫生城市、健康城市、健康社区创建和社会卫生整体评价等工作；负责统筹协调有关部门开展爱国卫生工作；组织开展农村改水、改厕和卫生村镇创建工作；依法负责开展禁控烟工作和全市除"四害"的组织与监督工作。

（九）基层卫生处

负责本市城乡基层卫生工作和新型农村合作医疗的综合管理，拟订基层卫生工作的发展规划、政策措施、规范标准并组织实施；指导基层卫生服务体系建设和乡村医生相关管理工作；参与基层卫生人才队伍建设与实用技术的普及推广工作。

（十）老年与妇幼健康服务处（康复护理处）

负责拟订本市老年卫生、妇幼卫生、计划生育技术服务政策、技术标准和规范并组织实施；推进老年卫生、妇幼卫生、计划生育技术服务体系建设；承担老年卫生、妇幼卫生、出生缺陷防治和计划生育技术服务工作；依法规范计划生育药具管理工作；承担医疗机构康复、护理服务体系建设工作。

（十一）医政医管处（社会办医服务处）

负责研究提出本市医疗机构设置规划建议；负责医疗机构、医疗技术应用、从业人员的准入工作；拟订医疗机构、医疗技术应用以及医疗、康复、护理质量和服务、医疗安全、采供血机构管理的有关政策、规范、标准，并组织实施；拟订医务人员执业标准和服务规范并监督实施；指导临床实验室管理工作；拟订公立医院运行监管、绩效评价和考核制度；拟订血液安全管理规范并组织实施，推动无偿献血工作；承担医疗机构医疗服务的监管工作，建立医疗机构医疗质量评价和监督体系，组织开展医疗质量、安全、服务的监督、评价工作；负责组织医院等级评审工作；拟订鼓励社会力量提供医疗卫生和计划生育服务的相关政策措施并组织实施。

（十二）药械处

负责本市医疗机构药事与医疗器械管理工作；负责对医疗机构大型医用设备、制剂、药品、医用耗材的使用进行监督管理；拟订大型医用设备配置管理办法和标准并组织实施；组织处理医疗机构内药品、医疗器械突发不良事件；负责指导医疗机构合理使用临床药品；组织实施国家药物政策和国家基本药物制度，组织实施基本药物和医疗机构药械的集中采购工作，拟订北京地区药品推荐使用目录。

（十三）食品安全标准处

负责组织实施国家食品安全标准；组织拟订、发布本市食品安全标准；负责食品生产企业制定的食品安全企业标准的备案工作；参与拟订食品安全风险监测计划，按照国家监测计划开展相关的食品安全风险监测工作；参与食品安全风险评估工作。

（十四）计划生育基层指导处（流动人口计划生育服务管理处）

负责指导和督促基层加强计划生育基础管理和服务工作，贯彻落实计划生育政策，加强对计划生育政策和法规执行情况的监督，组织实施计划生育目标管理责任制考核，指导实施计划生育一票否决制；推进基层计划生育工作网络和队伍建设；拟订流动人口计划生育服务管理办法和政策措施，研究提出流动人口计划生育服务管理工作制度，指导区县建立流动人口计划生育信息共享和公共服务工作机制。

（十五）计划生育家庭发展处

负责研究提出本市促进计划生育家庭发展的政策建议，建立和完善计划生育利益导向机制及特殊困难家庭扶助制度，拟订计划生育奖励扶助政策；承担出生人口性别比综合治理工作，促进出生人口性别平衡。

（十六）公众权益保障处

负责推动建立新型医患关系，处理本市卫生和计划生育方面的投诉；承担相关信访工作；拟订卫生和计划生育新闻宣传的目标、政策和计划，并组织实施；承担卫生和计划生育新闻宣传和信息发布工作。

（十七）科技教育处

拟订本市卫生和计划生育科技发展规划及相关政策，组织实施相关科研项目、新技术评估管理、科研基地建设；负责实验室生物安全监督；组织指导毕业后医学教育和继续医学教育，参与拟订医学教育发展规划，协同指导医学院校教育，建立住院医师规范化培训制度和专科医师培训制度；组织指导卫生和计划生育专业技术人员岗位培训工作。

（十八）国际合作处（港澳台办公室）

负责组织指导本市卫生和计划生育工作方面的政府、民间合作交流，组织实施卫生援外工作；负责组织国际医学交流、国际医学会议与国际科技合作；负责世界卫生组织北京合作机构的协调管理工作；负责与港澳台卫生合作交流相关事宜；承担本系统的外事管理工作。

（十九）北京市保健委员会办公室

负责研究起草本市干部保健工作规划和有关政策并监督实施；负责北京市保健委员会确定的保健对象、医疗关系在本市的中央单位保健对象的医疗保健工作；负责协调国家和本市重要会议、重大活动的医疗卫生保障工作；负责协调保健基地、专家队伍、专业人员和保健管理人才队伍建设工作。

（二十）财务处（审计处）

负责北京地区卫生和计划生育总费用的核算及财政投入的监测；负责编报部门预决算和管理资金的使用；负责机关及所属单位财务、国有资产的管理工作；参与拟订建立健全本市卫生和计划生育事业经费保障机制的相关政策；提出医疗服务和药品价格政策的建议；负责机关及所属单位的内部审计工作，承担所属单位领导干部经济责任审计工作；承担相关的专项审计和绩效评估工作。

（二十一）组织人事处（人才处）

负责所属单位的党建、宣传、统战、共青团和妇女工作；负责组织开展首都卫生和计划生育系统精神文明建设活动；按照干部管理权限负责本系统领导班子建设和干部管理、培训工作；负责卫生和计划生育系统人才工作的宏观管理，组织协调并落实本系统高层次人才队伍建设工作；负责机关及所属单位的人事、机构编制等工作；负责卫生和计划生育从业人员准入资格认定工作；负责组织卫生系列专业技术资格（任职资格）考试评审工作；组织本系统政工职称评定工作；负责卫生领域对口支援人员的选派工作。

机关党委负责机关的党务工作。

工会负责机关及所属单位的工会工作；指导北京地区卫生行业工会工作。

离退休干部处负责机关及所属单位离退休人员的管理与服务工作。

市卫生计生委设党的纪律检查委员会，与市监察局派驻的监察处合署办公。

四、人员编制

市卫生计生委机关行政编制183名。其中：主任1名、副主任5名，其中1名副主任兼任市食品药品监管局副局长；处级领导职数25正（含机关党委专职副书记1名、工会专职副主席1名、离退休干部处处长1名）41副。

五、其他事项

（一）管理市中医管理局和市医院管理局。

（二）指导本市卫生和计划生育行业协会、学会的业务工作。

（三）与市发展改革委的有关职责分工。市发展改革委负责研究提出本市人口调控战略，拟订人口政策；负责人口调控综合协调工作，拟订人口调控中长期规划、年度计划并组织实施；负责人口重大问题研究，提出人口与经济、社会、资源、环境协调可持续发展，以及统筹促进人口长期均衡发展的政策建议。市卫生计生委负责拟订本市计划生育工作的规划、计划，研究提出与计划生育相关的人口数量、素质、结构、分布方面的政策建议，促进计划生育政策与相关经济社会发展政策的衔接配合，参与制定人口调控规划和政策，落实本市人口调控规划中的有关任务。

（四）与市食品药品监管局的有关职责分工。

1. 市卫生计生委负责制定本市食品安全标准以及食品安全企业标准的备案。

2. 市食品药品监管局会同市卫生计生委等有关部门制定本市食品安全风险监测计划，加强食品安全风险评估能力建设，建立健全食品安全风险监测和风险评估体系，确定技术机构开展食品安全风险监测。市卫生计生委按照国家监测计划，承担相应的食品安全风险监测职责，市食品药品监管局应当配合。市食品药品监管局和市卫生计生委通过食品安全风险监测或者接到举报发现食品可能存在安全隐患的，应当立即组织进行检验和食品安全风险评估，并及时互相通报食品安全风险评估结果。对于得出不安全结论的食品，市食品药品监管局应当立即采取措施。需要制定、修订相关食品安全标准的，市卫生计生委应当尽快制定、修订。

3. 市食品药品监管局会同市卫生计生委建立重大药品不良反应、医疗器械不良事件相互通报机制和联合处置机制。

（五）所属事业单位的机构编制事项另行规定。

六、附则

本规定由北京市机构编制委员会办公室负责解释，并对本规定的执行情况进行监督检查和评估；其调整由北京市机构编制委员会办公室按规定程序办理。

2014年北京卫生和计划生育工作会议上的报告

——贯彻落实三中全会精神 全面深化改革 统筹推进首都卫生计生事业发展

北京市卫生计生委主任、党委书记 方来英

（2014年2月27日）

同志们：

这次卫生计生工作会议是市卫生计生委组建以来召开的第一次工作会议，主要任务是学习习近平总书记关于北京工作的一系列重要指示，贯彻党的十八大、十八届三中全会精神，落实市委四次全会决议和《中共北京市委关于认真学习贯彻党的十八届三中全会精神全面深化改革的决定》的要求，总结回顾2013年全市卫生计生工作，分析我们面临的形势，研究部署今年重点任务。

一、2013年卫生计生工作情况

2013年全市居民健康水平进一步提升，户籍居民平均期望寿命为81.51岁，较上年增加0.16岁；常住居民孕产妇死亡率为9.24/10万、婴儿死亡率为2.02‰，继续保持国内领先和国际先进水平；计划生育政策法规和优质服务体系进一步完善，全市常住人口出生率8.93‰，人口自然增长率为4.41‰，计划生育率稳定在95%以上的较高水平；医疗服务效率进一步提高，全市医疗机构总诊疗人次为2.19亿，增长11.2%；出院人次为291.5万，增长8.24%；新农合人均实际筹资达到697元，政府为解决农民基本医疗补助了14.64亿元，参合率达到98.07%；全市各类传染病报告病例117875例，报告发病率为569.64/10万，比去年下降了8.29%。

回顾2013年的工作，主要有这样几个特点：一是医药卫生体制改革取得了新进展；二是公共卫生服务为城市运行提供了有效保障；三是计划生育工作为首都社会经济发展做出了新贡献；四是医疗服务能力有了新提升；五是卫生法制工作取得新突破；六是卫生计生系统的广大干部职工通过正在开展的群众路线教育实践活动向社会展现了新面貌。

（一）医药卫生体制改革取得了新进展

积极推动五家市属公立医院医药分开的改革试点工作。试点医院医保患者门诊次均医疗费由444.0元下降到374.1元；出院患者例均医疗费由18735.0元下降到17162.7元；试点医院平均门诊住院总药占比由46.18%下降到37.47%。

大力实施基本药物制度工作，结合北京实际，将基本药物品种从519种增加至699种，完成了基层医疗机构基本药物招标采购工作。印发了《北京市医疗机构药品采购和使用若干规定》，支持北京药学会等社会组织开展全市医疗机构的处方点评，初步形成统一规范的处方点评技术标准体系。为了促进区域医疗服务体系建设，推动上下联动，实现三中全会决定中提出的分级诊疗模式，出台了医联体建设指导意见。

完成了区县级公立医院改革试点实施意见起草工作，积极支持朝阳、门头沟、通州、平谷等区县在卫生信息化和医联体建设、分级医疗、新农合与商业保险机构合作、新农合综合支付方式、引入社会资本推动区域医疗服务发展、发展健康服务业等开展了一系列有益探索和改革。这些探索为全市医药卫生体制改革积累了丰富的经验。

不断优化鼓励社会办医的政策环境，2013年全市新批准设立医疗机构425家，其中社会办医疗机构372家，占87.5%。努力扶持健康服务业的发展，"京交会"中医药板块签约额逾2.1亿元人民币。

在过去的四年里，卫生计生系统进行了深入广泛的机构改革，强化了属地管理和全行业管理原则。特别是去年底组建成立了市卫生计生委，这是深化行政体制改革、转变政府职能的重要举措，为实现卫生与计生工作优势互补、资源共享、协同发展的格局奠定了基础。

（二）公共卫生服务为城市运行提供了有效保障

全市基层卫生服务人员为906.3万人提供了家庭医生式的服务；全科医生的队伍建设取得了新进展，全市拥有全科医师资格的医生已经达到6043人；4545名乡村医生接受了新的医学知识培训，提高了服务能力。

提升了基层中医药服务能力，在7个拥有山区和半山区的区县建立了中医流动医院，服务覆盖了415个山区村落，改善了山区农民的基本医疗条件。

积极稳妥有效地应对了人感染H7N9禽流感等传染病疫情；实现了对100%献血者的血液进行HIV的核酸检测，保障血液质量安全；出台14个结核病防治工作规范，耐药性结核病的感染发病率得到有效抑制；全面开展慢病控制的"阳光长城计划"，累计为305万人主动提供了血压、血糖、血脂"早期筛查、早期干预、早期管理"服务。

对新生儿和0～6岁学前儿童普遍提供了免费的先天性疾病筛查、耳聋基因筛查和健康检查服务；60.8万名适龄妇女得到了宫颈癌、乳腺癌的免费筛查服务，保护了妇女儿童健康。经过近年来增补叶酸预防神经管缺陷项目的工作，神经管缺陷发生率由2009年的1.2‰降到2013年的0.89‰，促进了人口质量提升。

推进严重精神障碍社区个案管理，实现了对重症精神疾病基本药物的免费供给，保护精神病患者的正当权益。

全市有360938人参加无偿献血活动，比去年同期增长0.2%；采集血液总量达到615750单位，比去年同期增长1.8%。为了保障北京医疗服务的用血供给安全，我们与周边河北、山东、辽宁、内蒙古等省（市、自治区）建立了省际联动调血长效机制。

连续四年发布北京市人群健康状况白皮书，与北京电视台等多家媒体合作开展健康促进宣传，市爱卫会和健康促进工作委员会组织开展了健康科普知识讲座104场，提升市民健康素质。广泛开展控烟宣传，新的控烟条例已经完成起草工作，将递交市人大审议；为1501672户家庭提供了灭蚊服务，全市有蚊家庭密度下降90%。

（三）人口与计划生育工作为首都为社会经济发展做出了新贡献

出台《关于进一步方便群众办证的补充办法》，落实"首接责任制""现户籍地源头管理"、简化材料和手续、社区全程代办等制度，加强计生药具发放，免费药具固定发放点增至22205个，使实施计划生育的家庭得到方便快捷的服务；加大对计划生育特殊困难群体的帮扶力度，减少后顾之忧，投入保险费2449万元，开展针对"失独"家庭的"暖心计划"，为8781名"失独"家庭成员提供保障；按照每对夫妇500元的标准进行补助，贯彻落实国家免费孕前优生健康检查项目，继续开展农村长效节育户籍已婚育龄群众免费健康体检项目；加大计划生育和生殖健康公众宣传，建立了"幸福家庭大讲堂"等面向基层的新的宣传平台；积极组织参与北京市人口、资源、环境与经济、社会、生态协调等问题的战略发展研究和制定了建立北京市重大规划、重大政策、重大项目人口评估机制实施方案；将人口规模调控指标纳入市政府考核区县的绩效指标体系，积极推进实有人口管理体系建设。提出了统筹全市人口信息化的工作思路，推动了《关于进一步加强和统筹全市人口信息化工作的意见》的出台；出台《关于进一步加强流动人口计划生育服务管理工作的意见》；推进流动人口计划生育公共服务均等化；加强省（市、自治区）际沟通协调，推动跨区域协作。

（四）医疗服务能力有了新提升

推动区域医疗卫生服务体系的建设，批准了通州潞河等6家区域医疗中心设立为三级医院；天坛医院搬迁改造工程已经开工，市口腔医院、北大医院大兴院区、医科院整形医院等一批改造项目也正在实施中；在北京五环路周边地区初步形成了由33家医院或院区构成的环五环医疗服务带，推动城市发展和人口疏解工作；全市三级医院将门诊服务号源的82.0%提供给预约服务；启动推广居民健康卡工作；市急救中心开展了转院及出院回家患者的救护车辆预约服务，分流了非急救任务的需求，提高了群众急救呼叫满足率；全市共1412名医师办理多点执业注册，近1/4医师的第二执业地点为基层医疗机构；2013年末，全市医疗机构达9969家，其中社会办医疗机构3735家，占37.47%，社会办医疗机构实有床位占比达17.15%，诊疗人次数占比达11.42%，均较上年有所增长。

（五）卫生法制工作取得了新突破

完成修订《北京市控制吸烟条例》的立项工作和《北京市社区卫生服务条例》《北京市急救医疗服务条例》的调研起草工作；积极推动卫生电子监管，生活饮用水电子监管系统正式投入使用；依法开展卫生监督工作和打击非法行医、医托的专项行动，查处违法案件5473次，罚没1327万余元，吊销医疗机构许可证2户次，查抄取缔无证行医黑诊所801家，移送相关执法部门案件36件，其中已追究刑事责任9人，保障了广大患者和消费者的权益。制定了食品安全企业标准、地方标准管理和食品安全标准专家管理等规范性文件，初步建立了具有北京特点的食品安全标准管理的体制和机制。

（六）卫生计生系统的广大干部职工通过正在开展的群众路线教育活动展现了新的精神面貌

在群众路线教育实践活动期间，原市卫生局系统（市中医管理局、市医管局及市属卫生单位）和计生委系统分别召开了各级各类座谈会近500次和31次；通过设置意见箱、官方微博、公益热线等征求群众意见；我们认真梳理，立查立改，卫生系统组织开展了"优质服务、便民服务、清廉服务"为特点的专项活动；计生部门加大了对计划生育特殊困难群体的帮扶力度。对于一些需要经过较长期努力改进的工作也做出了安排，将一一落实。

通过群众路线实践教育活动，在全市医患双方的共同努力下，北京地区的医患关系更多的是一种相互理解和谐，共同奋斗和一起同疾病抗争的关系。在过去的一年里，我们共办理群众来信来访4832件（批）次，比去年同期减少16.48%。受理人民群众来信3731件次，涉及5884人次，比去年同期减少6.11%。接待人民群众来访1163批次，涉及1390人次，同比减少26.86%。

上述成绩的取得，是在市委、市政府领导和国家卫生计生委指导下取得的，是各相关部门和社会各界支持配合下取得的，更是全市卫生计生系统开拓创新、努力奉献的劳动结晶。

（七）北京卫生计生工作中还存在一些突出矛盾和问题

尽管全市医疗机构诊疗量从2008年的1.23亿人次增至2013年的2.19亿人次，出院人数由156万人次增至291.5万人次，服务效率也不断提升，但是看病难问题仍未得到根本解决。医疗资源紧张和浪费并存，表现为著名医院挂号难和部分初级医疗卫生机构利用效率较低、医院内部特色和知名专家门诊挂号难和普通门诊利用效率低，住院床位从部分医院的部分专业超100%的床位使用率到一些医院70%左右的使用率并存，无序就医现象突出，系统运行效率不高，医疗资源的合理利用尚未实现。

医疗资源配置相对不足。尽管我市卫生资源在全国处于领先水平，但与一些国际大城市相比还存在一定差距。例如纽约千人口病床数为7.93张，千人口医生数和护士数分别为9.73人和8.59人，是北京的1.65倍、2.43倍和1.87倍；巴黎千人口病床数为9.8张，千人口医生数和护士数分别为3.7人和8.1人，是北京的2.04倍、0.92倍和1.76倍。这里还必须看到，北京的医疗，也是首都的医疗，不仅要为北京地区人民服务，还要为首都功能服务。同时，基层社区人力资源匮乏，卫生编制核定人员51733人，实际到位人员包括聘任人员仅为32036人，有19697人的缺口，占总编制的38%。公立医院改革、医生多地点执业、社会办医政策有待进一步完善，基本医疗和公共卫生的政府保障能力及市场活力都有待进一步激发。

慢性非传染性疾病成为居民主要健康威胁。尽管我市2013年甲乙类传染病报告发病率已降至155.87/10万，居全国领先水平，但与此同时，慢性非传染性疾病发病率增加迅猛，癌症、心脑血管病、糖尿病等已成为居民主要健康威胁。癌症、心脑血管病占总死亡比例达到73%。

卫生资源布局与城市发展不相适应。我市医疗布局主要在20世纪60年代左右确定的，受到当时人口、社会、经济发展因素影响，大型医院主要集中在现在的核心城区。四、五环以外，缺乏大型医院。城乡卫生资源及其服务水平、医疗保障水平差异较大。这种布局已不能满足首都城市发展和城乡居民医疗卫生的需要。

"单独二孩"政策的实施及其带来的符合生育政策妇女生育选择的不确定性，使得我们有可能面临生育风险堆积；北京地区流动人口规模庞大，流向复杂，服务管理难度加大；传统行政管理机构和手段不适应新型社区服务需求和人户分离增加的形势。

人口流动性增加、环境污染和食品卫生带来的健康威胁、国内外安全稳定形势变化等因素影响，都使得我市作为特大型城市面临的公共卫生风险将持续增加。在新形势下，卫生计生整合各方资源、创新管理手段的现代治理能力还有待提高。

市卫生计生委认为，这些问题，是人民群众强烈期盼解决的问题；是城市发展必须破解的问题；是改革必须面临突破的问题。面对人民群众日益提高的健康需求和渴望，面对迅猛发展的改革大局，面对充满活力的市场冲击，我市的卫生计生工作必须按照三中全会提出的六个紧紧围绕的要求，坚持底线思维，在基本医疗供给和公共卫生工作中按照量力而行，尽力而为的原则，坚决守住底线；在卫生服务供给模式上必须坚持实事求是，解放思想的原则，大胆创新方式；在卫生监管工作中，必须坚持依法行政，服务人民的思想，推动社会治理的体制变革。按照这样一些原则，我们对2014年的卫生计生工作提出意见。

二、2014年卫生计生工作的思路和建议

在这次会议前后，我委有关部门将就各个部门的专项工作进行布置。会后还将下发2014年工作要点。因此，这里只就带有全局性的重点改革任务安排提出工作思路和部署意见。

（一）按照统筹推进医疗保障、医疗服务、公共卫生、药品供应、监管体制综合改革的要求，树立"底线思维"，量力而行，尽力而为，建立基本医疗卫生服务制度

卫生计生工作首先必须从建立人人享有的基本医疗卫生制度这一要求出发，梳理清楚政府必须承担的职责范围和政府以何种形式来承担责任。在当前，一是对已经提供的基本和重大公共卫生项目根据人民需求和政府财力编制服务目录，维持较长时期的稳定供给；特别是要根据新出现的疾病预防控制形势，研究调整北京地区免疫策略的必要性和可行性。二是对政府举办的医疗服务机构提供的医疗服务应树立环境整洁、服务温馨、质量可靠、成本可控、费用可行、技术合理的基本原则，但是不能以生活环境奢华、超标准为代价供给基本医疗服务。基本医疗服务不是新药品、新技术的试验场。为此，对于提供的服务技术和服务项目，包括新药进入政府办医疗机构都必须建立开展卫生经济学评估方能在临床应用的原则，以此为依据进行准入和提出基本医疗服务框架，实现医疗卫生服务的系统最优化。三是加快推进市和区县公立医院改革。按照市委市政府统一部署扩大医药分开改革实施范围。破除"以药补医"机制，逐步建立科学的补偿机制、医疗绩效评价机制以及现代医院管理制度。

完善基层医疗卫生服务体系。研究制定关于加强本市居住区配套卫生设施规划建设管理文件，修订社区卫生服务机构建设标准；本着填平补齐的原则，通过政府出资、社会资本投入、政府购买服务等多种方式保障首都居民全部享受到国家基本医疗服务的关怀。

完善社区卫生服务激励机制。开展家庭医生式服务执业方式和服务模式改革试点。建立家庭医生式服务的激励机制，持续改善社区卫生人员待遇。研究购

买基层医疗卫生服务的路径，通过合同、委托等方式向社会购买基层医疗卫生服务。

进一步提高新农合筹资水平到每人1000元，巩固新农合制度的参合率，推进支付方式改革，运用新农合作为政策工具开展基层首诊试点，在生态涵养区实现大病不出区的目标。重点落实好重大疾病保障政策规定，确保15类重大疾病在各级医疗机构政策范围内补偿比例达到75%。完成大病保险的工作。推广新农合与商业保险公司"共保联建"。

探索城乡居民参与基层卫生机构管理的治理模式，促进基层卫生机构紧紧围绕社区居民关心的健康问题开展工作。

严格控制政府举办的医疗机构规模，调整北京地区政府举办医疗机构的布局，明确政府主办的不同级别、层级的医疗机构的规模、数量和功能定位。在五环路内原则上不再批准建立政府办综合性医疗机构，不再批准增加政府办医疗机构床位总量，促进医疗资源向郊区、新城等薄弱地区转移。不鼓励政府主办的基层卫生机构提供非基本医疗卫生服务，严格控制政府举办医院向社会提供的特需服务的数量和比例。

按照"完善发展成果考核评价体系，纠正单纯以经济增长速度评定政绩的偏向，更加重视劳动就业、居民收入、社会保障、人民健康状况"的要求，提出人民健康状态的评价指标，开展区域卫生和人群健康状况评价工作。

（二）扎实有序实施"单独二孩"政策和便利的计生服务，坚持计划生育基本国策，促进人口均衡发展

采取切实措施确保"单独二孩"政策的顺利实施。坚持党政一把手亲自抓、负总责，坚持计划生育目标管理责任制，严格落实"一票否决"制度，稳定适度低生育水平。推进本市妇幼保健和计划生育技术服务资源整合，强化产科、儿科建设，保证孕产妇顺利建档生育。简化服务流程，提高服务效率，完善生育服务系统建设，逐步推进网上办理生育服务证工作，方便群众办事。规范社会抚养费征收管理办法。完善独生子女家庭经济帮助政策，研究调整计划生育特殊困难家庭扶助政策。继续加强流动人口计划生育服务管理，开展流动人口计划生育公共服务均等化试点工作。建立卫生计生统计监测分析工作机制。

（三）落实国务院《关于促进健康服务业发展的若干意见》，推动健康服务业的发展

制定本市落实国务院《关于促进健康服务业发展的若干意见》的实施意见。鼓励社会资本以多种形式进入健康服务业。支持社会资本举办非营利性医疗机构，引导社会资金直接投向医疗资源稀缺及满足

多元化服务需求领域，满足群众多元化健康需求。改革乙类大型医疗设备的备案制度，允许社会资本举办的医疗机构依据市场需求和医疗技术要求自主采购，实施备案管理。支持组建社会资本举办的医疗机构协会等社会组织。发布首都地区社会办医指南，公布社会卫生资源分布情况和社会办医的空间信息。积极研究建立社会资本举办医疗机构信誉体系，引导健康服务业规范发展。探索建立医生自主创业的制度，允许医生开办私人诊所。

推动卫生行政审批制度的改革。梳理、精简、委托、下放卫生行政审批事项，提高行政审批和服务效率。发布医疗机构审批办法，在全市范围内实现各级卫生计生行政机构医疗机构准入申请的标准统一、程序统一、时限统一，提高依法行政水平。改革医生、护士再注册制度，探索实施电子注册。

（四）构建分级诊疗，合理供给，促进优质资源向纵向和横向流动

通过加快医联体建设，打造区域医疗责任体系，打造不同级别医疗机构医疗资源纵向流动体系，打造不同类别医疗机构功能横向互补体系，最终实现向患者提供连续化、系统化医疗服务的目标。鼓励三级医院通过托管、办分院等形式实现优质资源向郊区、新城疏解；通过远程会诊等信息化手段强化对基层医疗机构的支持，促进优质资源的纵向服务基层。进一步扩大医院预约就诊的比例，优先保障基层社区医疗机构的转诊需求，建立层级就诊秩序，实现有序就医，引导患者更多利用基层卫生机构。2014年争取在六城区每个区实现2个医联体签约运行，其他郊区县实现1个医联体签约运行。

加快卫生计生信息化建设，推进电子病历建设和市、区两级信息平台建设。推进卫生计生信息技术规范统筹工作，着力实现信息互联互通。做好健康卡推广工作。

优化医疗服务结构。按照数量服从质量、效益服从公益的原则，逐步调整三级甲等医院普通门诊服务，疑难病例会诊和转诊接诊服务，住院医疗服务的关系。推动医院内部分级诊疗、专家团队服务新模式。

从集聚首都地区不同隶属关系的优质医疗资源，打造我市完整的、系统的医学学科体系，为首都市民服务的角度出发，研究制定北京地区医学专科发展规划。促进转化医学发展，促进国家医学中心在北京落地。

（五）进一步强化公共卫生，保障城市运行，促进市民健康

公共卫生是城市发展和运行的一支带有战略意义的保障力量。卫生计生部门必须做好人感染H7N9禽流感、群体性不明原因疾病等突发公共卫生事件应急工作，完善跨部门的信息通报和行动协调机制。做好今年重大国务、政务活动卫生保障工作，确保人民群众的健康安全。

强化疾病预防控制工作，修订以防控慢性病为目标的阳光长城计划，鼓励社会各方面的力量参与慢病防控和试点政府购买社会服务，按照政府有效供给、社会多方参与、个人局部承担的三结合原则继续开展血脂异常等心脑血管疾病危险因素以及结核病防治和肺癌等重点癌种的筛查与干预、治疗工作。实施国家营养纲要，提高市民营养素质。

完善院前急救体系，加快推进急救立法。按照院前急救由政府负责、一般医疗转运创造条件交由社会承担的原则，鼓励社会资本参与，鼓励志愿服务者参与，增加市场供给，满足群众多元化需求。探索建立医疗急救员队伍。

加强妇幼和老年卫生工作。研究制定本市基层卫生服务机构妇女保健、儿童保健规范化门诊建设标准。开展0～3岁儿童早期综合发展服务及3～6岁儿童体质监测工作。试点开展0～6岁儿童视力、听力、肢体、智力和孤独症筛查。完善老年医疗服务网络，发布推进康复、护理体系建设的意见。积极探索医养结合的模式。

（六）推进人才培养使用制度改革，建立适应行业特点的人才培养制度，为卫生计生事业发展提供合格的人才资源

引导行业学会和协会开展对执业医师、护士等医务工作者的人文素养培养和职业素质教育，建立住院医师规范化培训制度。支持有关部门发展康复、护理等职业教育体系。

加强全科医生队伍建设，开展全科医生规范化培养，做好全科医生转岗培训、农村订单定向医学生免费培养工作。探索建立实施全科医生特岗项目制度。

完善实施医师多点执业制度，保护医护人员在依法注册的行政区域内合法执业的权益。支持医疗机构开展全日制与非全日制医生区别聘用合同及薪酬待遇等改革探索，鼓励非全日制医生以固定时间到基层和其他医院兼职工作，激发医生为更多患者服务的动力。研究支持具有执业资格的护士向社会提供护理服务的试点工作。推动医疗责任险和医疗事故险改革，鼓励医疗单位和医生个人投保医疗责任险。

（七）强化卫生计生监管体系、卫生计生法制体系建设和依法行政的能力，卫生计生政策和发展战略研究的能力，更好地服务于改革，服务于发展，服务于市民

开展全市卫生总费用绩效研究，优化卫生预算结

构，保障财政资金效益，逐步建立以公益性指标为核心的全市政府举办及承担政府基本医疗服务的医院评价体系。鼓励社会第三方开展医院医疗服务评价认证工作，引导行业团体按照服务单位、服务类别、服务地区开展同业评价。建立信息公开、社会多方参与的监管制度。

依法实施对医疗机构医疗行为监管，开展临床路径管理和继续委托社会组织开展处方点评工作，保障广大患者的权益。坚决打击非法行医，维护医疗秩序和社会公众安全。

加快推进卫生政策研究和立法工作。举办卫生计生政策研究合作中心。完成《北京市控制吸烟条例》的送审工作和《北京市急救医疗服务条例》草案起草工作，启动《北京市精神卫生条例》《北京市人口与计划生育条例》《促进中医药条例》的修订评估工作。组建北京市卫生标准化专业技术委员会，完成11项地方标准制定工作。开始颁布第一批地方食品安全标准。

（八）做好党的建设和行风建设，提升卫生干部职工参与改革推动发展的自觉性

加强政风行风建设。巩固党的群众路线教育实践活动成果，落实中央八项规定，完善反对"四风"的长效机制，切实转变工作作风，支持区县卫生计生部门的同志并和同志们一起开展好第二批党的群众路线教育实践活动。通过党的群众路线教育实践活动，

使得广大干部职工特别是领导班子的同志们受到教育，进而转化成推动改革和发展，为人民服务的动力；转化成卫生计生队伍团结、为民、向上的精神面貌。

坚决落实卫生行业"九不准"规定。全面开展廉政风险防控工作。将医药购销、大处方、过度医疗等破坏行业形象和群众利益被群众包括广大医务工作者都深恶痛绝的丑恶现象曝光于众。深入治理医药购销领域商业贿赂，加大查办违法违纪案件力度，充分发挥威慑作用，加强制度建设，实现阳光行政。

同志们，这里谈到的只是2014年的部分卫生计生工作，任务艰巨，责任重大。今年，我们还要按照即将发布的三定方案启动市卫生计生委机关处室的组建工作，区县一级的政府机构改革也要启动。我们相信，卫生计生的同志都是有党性、识大局、为事业的好同志。我们一定能够顺利完成这次改革，把队伍团结好、积极性调动好、事业发展好。

首都卫生计生事业是一项重要的事业，直接关系到人民群众健康水平，发挥着为经济社会发展保驾护航的重要作用，是民生工作的核心组成部分之一。全市卫生计生系统的全体党员同志和干部职工一定要牢记总书记提出的功成不必在我、一张蓝图抓到底的要求，踏石有印，抓铁有痕，攻坚克难，实现首都卫生计生事业新的发展进步！

谢谢大家！

2014 年北京市医院管理局工作报告

北京市医院管理局党委书记、局长　封国生
（2014 年 3 月 3 日）

同志们：

2013 年，我们党经历了两件大事：一是召开十八届三中全会，出台了《中共中央关于全面深化改革若干重大问题的决定》，全国上下迎来全面深化改革的大潮；二是开展群众路线教育实践活动，全面整顿作风。这两件大事既是医管局及市属医院 2013 年全年工作的重中之重，也是引领 2014 年重点工作的方向，可以说是统领全局工作的指导思想。如何贯彻落实好《决定》精神，全力以赴抓好公立医院改革

工作；如何巩固好党的群众路线教育实践活动阶段性成果，以服务百姓、服务基层为重点，将各项整改措施落实到位，出真招、见实效，是今天工作会议的总目标。下面，我代表医管局做 2014 年工作报告。

一、2013 年重点工作回顾

2013 年，医管局机关各处室、各市属医院在市委市政府和市卫生局的领导下，围绕缓解群众看病就

医难题，认真贯彻落实重点工作任务，团结带领全系统广大干部职工开拓创新、攻坚克难，较好地完成了年初制定的各项工作任务。

回顾2013年的工作，可以概括为"五个夯实、五个提升"。

一是夯实了公立医院改革试点成果，提升了改革的综合成效。一年多来，5家试点医院在破除以药补医、创新体制机制和调动医务人员积极性三个方面下了很大功夫。从我们委托第三方对医药分开试点开展的评估来看，公立医院公益性得到了强化，患者就医经济负担明显减轻，医院内部管理得到了加强，医务人员参与医改的积极性得到了调动。可以说，试点工作取得了预期的效果。

二是夯实了便民惠民工作基础，提升了医疗服务创新能力。便民惠民始终是我们医改工作的重点，也是让老百姓能够感受到医改成果最直接的体现。2013年，各医院在便民惠民方面做了不少工作，取得了一定成效。第一，天坛、安贞、友谊、世纪坛、朝阳、宣武、同仁等7家医院住院服务中心正式运行，发挥了入院管理、床位资源管理及患者入院服务等功能；第二，推动"京医通"工程，已在12家医院的14个院区发卡73万张，实现非医保患者实时结算，缩短了排队等候时间。第三，朝阳、友谊、世纪坛3家医院的医联体建设进展良好，专家下沉社区诊疗患者50000余人次，培训社区医务人员80次，联盟内下转患者1148人次，上转住院患者100余人次，为建立患者层级就诊新格局奠定了基础。第四，主诊医师负责制进一步扩大，市属医院共组建主诊医师组474个，涉及床位6380张，其中安贞医院已实现全院覆盖，主诊组最多，达到127组。

三是夯实了医院精细化管理，提升了政府办医能力。积极争取财政支持，加大对市属医院的投入力度。全年共向市属医院投入50.43亿元（含基建拨款5.61亿元），其中财政投入44.82亿元，比2012年增长3.6%，有力支持了医院的发展。强化绩效考核目标管理，更加明确了市属医院公益性办院方向。从绩效考核结果看，服务效率持续提升、院内感染发生率、低风险组病例死亡率始终维持在较低水平，药占比与抗菌药物使用率数据连年下降，患者医疗费用控制较为合理，连续两年门诊次均费用与住院例均费用增速都做到了低于北京市居民消费价格指数的增速，特别是2013年的住院例均费用数据还实现了同比下降。强化了对政府资金的管理，建立了大型设备配置的审核机制，强化了预算绩效管理与评价，提高了财政资金的使用效率。建立了公益性与考核激励机制相结合的新型财政补偿机制，根据2012年绩效考核结

果，落实21家市属医院奖励经费3.39亿元。

四是夯实了市属医院人才队伍建设，提升了医院学科发展水平。2013年市属医院学科发展和人才队伍建设得到提升。在学科方面，组织实施"扬帆计划"，遴选产生了2013、2014两个年度的24个重点医学专业和28个临床创新项目，标志着学科发展走向一个新起点。在人才队伍建设方面，2013年最大的喜事是同仁医院韩德民教授和天坛医院赵继宗教授分别被评为工程院和科学院院士，结束了市属医院15年没有新增院士的历史。此外，孙立忠、王宁利等4名专家被评为北京学者，210名专家分别入选国务院政府特殊津贴等国家和市级人才选拔和资助项目。安贞、天坛、儿童3家医院成功入选首批13个国家临床医学研究中心。举办6期培训班，组织312名管理干部参加了国内外培训，提升了干部队伍的整体素质。

五是党的群众路线教育实践活动取得实效，提升了党组织统揽全局、服务群众的能力。局党委按照"以教育实践活动促进医改工作稳步推进"和"以医改工作成果促进教育实践活动深入开展"的"双促进"工作目标，以"为民务实清廉"为主题，以"反对四风、服务群众"为重点，坚持领导班子以身作则，坚持以高标准完成好各个环节任务，在落实各项"规定动作"的同时，创新开展"自选动作"，并指导各医院深入开展富有自身特色的教育实践活动，取得了显著成效，得到了上级和基层的充分认可。局院两级领导班子建设取得了新成果，党员干部尤其是领导干部践行群众路线的意识进一步增强，转变工作作风的力度进一步加大，机关与基层一线的距离进一步拉近，活动成果有力地推进了实际工作的深入开展。2013年局机关共压缩三公经费14.97万元，在面向直属医院和机关公务员开展的问卷调查显示，超过80%的受访者对局系统开展的教育实践活动效果表示满意。市委第23督导组对局领导班子开展活动情况进行了测评，对班子整体情况、学习情况、召开生活会情况、整改情况和领导干部个人参加活动情况评价"好和较好"的均超过98%。教育实践活动初显成效，赢得了群众的信任。

同志们，回顾一年来的工作历程，我们取得的成绩，是市委、市政府坚强领导和各部门大力支持的结果，更是市属医院干部职工和广大医务人员开拓创新、辛勤努力的结果。在此，我代表北京市医院管理局，向辛苦在一线的市属医院干部职工表示衷心的感谢和诚挚的敬意！

总结2013年工作，我有四点体会想与大家分享交流。

第一，对《中共中央关于全面深化改革若干重大问题的决定》的深刻认识，是关系到以什么态度对待公立医院改革与发展的精髓。2012 年 7 月以来，部分市属医院在医药分开、法人治理、医联体建设等综合改革方面先走了一步，尽管这一步在迈时并不知道前方的路有多难，是否能够走得通。但一年半的实践证明，这条路不仅走通了，而且老百姓和改革的医院都得到了实惠。中央在《决定》中明确将"取消以药补医"作为深化医改的重要措施，说明医药分开这条路走对了，而且将成为未来全国医疗机构改革的必行之路。以更加积极的态度迎接改革、先行先试，既是首都在全国卫生工作中特殊地位赋予我们的责任，也是市属医院广大医务人员必须具备的政治觉悟和改革意愿。谁走在新一轮改革的前列，谁就能在改革中获得更大发展。因此，我们的改革步伐绝不能停止。

第二，党的群众路线教育实践活动让我们能够静下心来思考，我们的机关、医院和党员干部是否在以求真务实、为民服务的精神开展各项工作。经过半年多的教育实践活动，我们可喜地看到，工作作风的转变切实体现在以群众为本、以基层为本的理念得到了强化。机关实践活动整改措施和"相约守护"专项整治措施，都紧密围绕着如何更好地解决群众看病就医难题和如何更好地为医院服务的目标设计，教育实践活动真正实现了落地。在全市第一批教育实践活动总结大会上，原市卫生局作为唯一的委办局代表进行大会发言，这说明医管局系统的教育实践活动开展的实实在在、见到了成效。我为全体市属医院党委的努力感到欣慰、感到骄傲。

第三，市属医院已经具备了集团化发展的基础条件。医管局自 2012 年正式运行以来，经过两年的实践和磨合，市属医院之间的联系更加紧密了，集团化趋势逐渐显现。比如绩效考核体系的建立、政府财政补偿力度的不断加大、改革医院各项政策的落地，加上社会层面对医管局认识的逐步加深，逐步形成市属医院集团的概念，市属医院之间已经呈现出一荣俱荣、一损俱损的端倪。与其他政府部门不同，医管局除了代替政府履行政府办医的职责外，推动市属医院发展也是医管局的重要职责。集团化发展，就好比将既往摊开的手掌握成拳头，力量无疑更加强大，发展势头无疑更加强劲。

第四，学科、人才永远是市属医院寻求发展的永恒主题。去年实施的"扬帆计划"，是市政府对我们市属医院发展的特殊支持，我们必须抓住这个难得的机遇加紧学科建设。去年我们有两位专家入选院士，更为市属医院打了一剂强心针，让我们看到了希望，

这说明我们有能力培养出旗帜性人才。从入选的韩德民、赵继宗院士的成长经历来看，都是基于优势学科，而这些学科都是经过多年的发展和几代人的努力形成的。因此，学科、人才，是市属医院未来必须紧紧抓住的发展主线。

二、对 2013 年工作中存在问题的认识和分析

马克思说："问题就是时代的声音。"过去一年，在取得新成绩的同时，也显现出一些问题，这些问题有些是医院发展中长期存在、不可避免的老问题，有些是随着改革进程不断深入出现的新问题。我认为，有三大问题需要引起我们的格外关注、思考和重视。

（一）深化医改是公立医院未来必然面对的长期挑战和发展形势，但是各医院还存在认识不够清晰、理解不够深入、把握不够准确、信心不够坚定的问题

就综合分析来看，主要表现在三个方面：一是存在跟着走，既不落后也不打头，领导让改革才改革的思想，主动寻求内部改革的意愿不强；二是对未来医疗体系建设格局研究不够，对大型三级医院未来的发展定位认识不够清晰，规模扩展意愿过于强烈；三是对下一步医药分开推广的相关准备不足，比如对内部绩效管理、合理用药管理等问题提前筹划和准备不充分。要克服这些不足，需要在三个方面着力。

一是深刻领会中央做出的全面深化改革的战略部署，深刻认识市属医院在全国、在首都所处的重要地位，自觉增强改革的主动性和担当精神。在当今中国的各个领域，不深化改革，就没有出路。对市属医院而言，不改革，不仅难以破解人民群众看病就医难题，更难以实现市属医院和广大医护人员自身的发展。因此，在新一轮全面深化改革中，谁见事早、行动快、做得好，谁就能抢得发展先机，创造发展优势。在首都公立医院的"八路大军"中，市属医院是市政府直接举办的，对首都地区的公立医院改革也具有极强的示范性和带动性。我们必须承担起全面深化公立医院改革的排头兵与领头雁责任。对于改革，我们要比别的医院更多一些使命意识和担当精神，要将思想和行动统一到中央精神和市委市政府部署上来，紧紧抓住新一轮改革机遇，成为改革的先行者、探索者，以敢为天下先的气概，以咬定青山不放松的劲头，增强主动性，在改革中促发展，在发展中促改革，将市属医院的改革之路越走越宽、越走越广。

二是准确把握首都医疗卫生事业的发展规律，正确认识大型三级医院未来的发展定位，切忌一味通过规模扩张来实现医院的发展。2013 年 21 家市属医院门急诊总诊疗人次达到 2977.37 万人次，同比增长

7.76%，占全市三级医院的 35.3%，出院人数达到 67.34 万人次，同比增长 14.97%，占全市三级医院的 40.4%，市属医院普遍人满为患，处于疲于应付的状态，医疗资源供给极度紧张。不少人认为这是优质医疗资源短缺造成的，一些院长也希望通过建分院、扩床位、盖大楼，使自己的服务能力得到扩充，这说明院长愿作为、想作为，有发展的良好意愿。但如果从医改大环境去分析，我们的发展思维就应该发生转变。这几年，三级医院的门诊量每年都以 10% 的速度增长，其中有外地患者来京就医增多的因素，但更重要的是医保政策调整和实时结算的便利带来的就医行为的变化，也有分级诊疗体系和社区卫生服务机制的不健全、不到位的因素导致患者的无序就医。比如，医药分开在 5 家医院试点后，药品价格下降导致医保患者比例平均增长 25.7%。但从长远看，随着医改进程的推进，这种全国医保患者的大迁移式的就诊模式和北京市医保患者随意就诊的格局一定会有所改变。中共中央的《决定》中明确指出，要深化基层医疗卫生机构综合改革，健全网络化城乡基层医疗卫生服务运行机制；要完善合理分级诊疗模式，建立社区医生和居民契约服务关系。可见，强基层将是未来医改的一条主线，在此基础上，分级诊疗的就医新格局和由此带来的医保政策的调整，我想会为时不远。目前占市属医院百分之七八十的常见病、慢性病患者将逐渐分流到社区医院。还有一个需要引起高度关注的情况，在今年北京市两会上，"加强人口规模调控，切实把常住人口增速降下来"已被写入政府工作报告，城市疏解也成为首都未来发展的重中之重。这些政策调整和环境变化的叠加效应一定会使目前市属医院拥挤的现状得到改变。那么，在这些可以预见的变化趋势下，如果我们不提前研判，依然延续过去的思路建设超大规模医院，虽然可以在短时期内缓解门诊与病房紧张情况，但有一天一旦患者突然少了，大医院从门庭若市变成门可罗雀了，扩张的那些门诊和病房将怎么运转？另外，在集团化的发展格局下，某个医院的规模扩张势必会影响其他医院获得的财政支持力度。因此，我们必须牢牢把握自己的功能定位，那就是立足于解决影响人民群众健康的重大疾病、疑难病和危重症的诊治，要通过深入研究首都疾病谱，全力攻克一批像肿瘤、心脑血管疾病等严重影响人民群众身体健康的重大疾病，在做强学科上下功夫。市属医院必须跟着改革的大环境走，不能背离改革的主线说发展，更不能只看"碗里的小环境"，不看"锅里的大世界"。

三是深刻认识改革的长期性、系统性、艰巨性和复杂性，自觉做好改革的各项前期准备工作。尽管北京市下一步医药分开改革的具体方案还没有正式出台，但从市领导的总体态度看，医药分开将会在更大范围推广，当然也包括央属医院。因此，提前对改革进行谋划，提早对改革进行准备，是市属医院领导班子需要高度重视和认真研究的重要课题。要充分认识到医药分开改革不是简单的"拨表即成"的收费结构的调整，必须提前调整医院内部管理方式，认真分析自身的特点、优势和短板，加强内部管理，特别是在合理用药、绩效管理和人性化服务方面做好准备。只有这样，一旦市委市政府决定扩大改革时，才能轻装上阵、快速适应。

（二）对建立健全现代医院管理制度研究不够，在医疗质量、学科和人才队伍建设等方面还存在明显短板

纵观市属医院的发展和内部管理，我认为有五好、五不好：对医疗服务提供的关注抓得比较好，但对医疗质量和安全的细节管理做得不够好；对自身发展考虑得比较好，但对医疗、康复一体化及区域一体化发展谋划得不够好；对完成医管局绩效考核指标任务重视比较好，但对通过绩效考核调整办院思路和方向研究不够好；对如何保持好医院传统优势学科重视的比较好，但对站在影响首都人民身体健康的重大疾病的大环境思考学科发展不够好；对医院如何开源、提高医务人员待遇做得比较好，但对成本控制和有效进行国有资产管理做得不够好。在这里我特别想讲两个问题：第一个是医疗质量的问题。医疗质量是医院发展的生命线，这句话每个院长都理解，但真正落实到医院管理的细节中，还有许多不到位的地方。在 2013 年的半年工作会上，我列举了几个通过信访反映出的医疗质量问题；在 10 月份召开的医疗质量分析会上，我再次通报了几个严重的质量管理问题。从这些事件的分析来看，医院的管理制度不可谓不多，对各类医疗质量的事件处罚也不可谓不到位，但为什么由于医疗质量引发的纠纷和赔偿依然很多？可以看出，医院在医疗纠纷处理的重视程度还不够，依然存在一些不容忽视的质量问题：围手术期质量管理薄弱，质量支持网络不健全，质量管理基础不扎实、制度不健全、落实不到位，基于信息化的预警和纠错机制尚未建立。仔细分析其中原因，就会找出规律性的问题：管理过程不精细、对易发生问题的科室事前管理不到位、管理手段单一等等。但说到底，还是医院管理者和医务人员没有真正树立"人本医疗"的理念。这次会议，医管局向大家推荐了两本好书——《唤醒医疗》和《唤醒护理》，就是让我们了解和重视患者的需求。书中有一段话我印象非常深刻："患者希望快点治好病，却往往恢复速度慢；担心千万别

出事，却偏偏遭受医疗并发症；希望少花冤枉钱，却偏偏遭遇大量过度医疗；希望把我当人看，却偏偏服务态度差。"仔细想想，患者期待与现实问题的PK几乎每天都在我们的医院发生。今天下午我们请到了本书的作者张中南教授做报告，就是希望能够唤醒院长们对"人本医疗"的重视，并转变为管理理念的更新。

第二个想讲的问题是学科和人才问题。做好医院管理与发展的前提是拥有一支高素质的人才队伍和一批实力雄厚的学科。长期以来，市属医院形成了一批特色明显的专科，在国内外也有一定名气。但是，我们也必须承认一个客观现实：这些年市属医院在人才、学科建设上欠账太多，基础不够扎实，一些传统的优势学科正在受到其他医院的挑战，一些新型学科优势还没有建立，创新对医院发展的驱动作用还很有限。在科研和高端人才方面，我们与一些部属部管医院和上海等外省市医院还有较大差距。在"扬帆计划"的评审中也反映出一些问题：部分医院对学科工作重视不够，统筹协调能力不足；临床研究能力偏低，科研项目设计普遍不够严谨；对人才梯队建设重视不够，断档现象严重；整体学科发展基础偏弱，学科建设意识和氛围不足，缺少有效的联合攻关机制。这些问题严重制约了市属医院整体学科发展和未来的学术竞争力。

要解决好医疗质量和学科人才建设两大瓶颈问题，我想应该从两个方面入手。

一是牢固树立医疗质量和安全是维护人民健康和医院发展生命线的理念。医疗质量每个院长都很重视，但我要说，如果没有做到每个医务人员和管理者都怀着敬畏生命、尊重生命之心对待医疗过程，医疗质量就是没有落地的空头支票，张中南教授在书中提到的这些患者的担忧和问题就会一直伴随。在这个公民权利意识日益觉醒、舆论监督手段日益发达、人们对生命健康与安全日益关注的时代，我们必须以更加精益求精的态度，改变对质量管理的被动状态，完善好每一个细节、健全好每一项制度、把好每一道关口、抓好每一项监管，将医疗质量和安全摆到前所未有的高度，持之以恒地抓严抓牢。

二是必须以创新的思维和全新的管理理念打造学科和人才队伍。我们应该特别注意到，当我们在按部就班地发展学科时，别人正在以比我们更快、更强有力的手段发展学科，吸引我们的人才。要加强学科和人才建设，在我看来，要立足一个核心，注意一个问题。立足一个核心，就是我们加强学科和人才建设的总方向，必须围绕攻克影响首都乃至全国人民身体健康的重大疾病来布局；注意一个问题，就是要树立市属医院集团化发展的思维，在引进人才、布局学科时既要考虑疾病诊治的实际需求，也要对医疗市场的供给与需求进行科学分析，无论在学科发展还是人才引进方面，都应该考虑尽量避免市属医院集团内部的无序竞争。去年我去南非Netcare医疗集团考察，感触很深。集团下有55家公立和私立医院，其中有世界上第一家开展心脏移植的医院。集团内的医院各具特色，没有相互竞争，比如有的医院心脏、肝肾移植等尖端技术很强，其他医院就不再做移植，而在一些患病率高的基础性疾病方面，比如心脑血管、肿瘤等，各医院都有很好的发展。这些办院经验都值得我们借鉴。因为医疗市场，特别是尖端技术的市场是有限的，我们应该有规划地把一些医院的学科做强，做到市属医院之间既协同综合又差异性发展，而不是"普遍开花都不香"。当然，这个责任更多的是医管局要规划好各医院的重点学科发展方向，这正是我们下一步制定市属医院发展总体规划时要特别考虑的。

（三）对如何通过党的群众路线教育实践活动真正从思想上转变机关和市属医院工作作风，建立为群众服务的长效机制认识不够

群众路线教育实践活动，找出了医管局和市属医院在落实群众路线、为群众服务方面的不足，并制定了整改措施。但是，我们是否真正从思想上树立了反对"四风"、全心全意为人民服务的理念？是否已经成为一种自觉行动？我看还没有达到。有的同志更是流露出活动结束了，一切可以放松了的思想。从中央和市委的总体部署来看，教育实践活动关系到我们党是否能够凝聚人心、永葆青春的政治方向，将长期坚持。从小的方面讲，无论是医管局还是市属医院领导班子和党员干部，只有牢固树立群众路线的思想，只有把自己置身于群众中去，一切工作才有意义。比如，基层给医管局提出的深入研究政策不够、有针对性的调研不够、没有为基层改革创造更好的政策环境等意见都非常中肯，医管局的全体同志必须对此有一个清醒的认识，这也是医管局整体工作努力的方向；再比如，群众给医院提出的人性化服务不够、考虑患者权益不够、服务态度、服务流程不顺畅，整改的系统性、连贯性、一致性还存在欠缺等问题，也是我们长期没有明显改善的问题。对于这些问题，我们必须把它作为走群众路线的总纲，从思想上深刻认识，采取落地之举，让医院和群众看到变化。医管局各处室、各市属医院一定要系统研究群众反映的突出问题，发扬"钉钉子"的精神，一个一个地解决，一件一件地办成，用整改工作的实际成效取信于民。

三、理清思路，创新求实做好 2014 年工作

2014 年，市医管局系统的总体工作思路是：以邓小平理论、"三个代表"重要思想、科学发展观为指导，全面贯彻落实党的十八大、十八届三中全会、北京市委十一届四次全会以及全国卫生计生工作会议精神，按照市委市政府关于深化改革的总要求和市卫生计生委的总体部署，以"一深化、两促进、三规范"，即以"深化公立医院改革，推进市属医院医药分开；促进医疗服务质量提升、促进医院学科发展；规范医院流程、规范医疗行为、规范医院发展"为重点，推动市属医院综合改革向纵深发展。重点要抓好 6 方面的工作。

（一）认真贯彻落实中央和市委全面深化改革的部署，推动公立医院改革向纵深发展

当前主要是做好医药分开在市属医院全面推进的各项准备工作，按照市委市政府部署扩大医药分开改革试点。医管局也将协调财政部门对实行医药分开等改革的医院落实政府新型补偿机制；积极探索市属医院医联体建设的有效模式，支持综合医院参与区域医联体建设；畅通双向转诊、社区预约渠道，优先满足社区转诊患者的预约需求；鼓励医生通过多地点执业以相对固定时间到社区服务。优化服务流程，营造人性化服务环境。全面推广"京医通"卡工程、规范医院标识系统、规范导医服务，今年将在所有市属医院推广分时段预约就诊，这也是列入市政府为民办实事的内容，各医院必须不折不扣地完成任务；深化医院管理和运行机制改革，稳妥推进法人治理结构改革试点，探索建立市属医院总会计师制度，推进市属医院事业单位分类改革。今年还将在部分医院探索建立护士岗位管理机制，将护士由身份管理向岗位管理转变，这是护理队伍发展的要求，也是医院内部人事管理改革的尝试。要做好这项工作，有两个前提条件，一是医院的一把手必须认识到护士岗位管理对护理人力资源管理和激发护士工作活力的重要意义，主动上、亲自抓；二是护理管理部门必须与人事管理部门密切配合，因为这不仅仅是护理人员管理方式的重新调整，还关系到如何建立合理的用人制度和薪酬制度。在绩效管理方面，今年将更加重视医疗质量、服务、科研和患者满意度，这是综合考虑医改方向、医院未来发展和发现的问题做出的调整，更加符合实际。但是，在落实国家卫生计生委行风建设"九不准"方面提出了明确要求，严禁向科室和个人下达创收指标，严禁将医疗卫生人员奖金、工资等收入与药品、医学检查等业务收入挂钩。

（二）以市属医院质量评价为抓手，加强医院质量管理

今年将围绕提高医疗质量采取多项措施。通过建立医疗质量第三方评价机制、探索建立门急诊质量评价机制和加强医疗投诉管理工作机制，加强对医疗质量的分析和管理。各医院要建立医疗质量分析会制度和医疗质量巡查制度，加强对低风险死亡病历的分析，针对薄弱环节及容易发生质量问题的重点科室进行巡查和事前分析，降低风险，减少不良事件的发生；还要通过狠抓合理用药，规范药事管理，完善大型医用设备审核，促进医院用药安全，逐步形成药事管理体系，加强设备购置管理。并在 11 家医院设立用药咨询中心。

（三）明确医院发展方向，加强基础设施建设和运行保障管理，促进市属医院全面、健康、可持续发展

医管局成立两年，开始着手规划未来市属医院总体的发展和建设布局。医管局将出台医院规划编制的指导意见，指导各医院制定出一个符合实际、定位准确的发展规划。在基本建设方面，将围绕提高服务能力，按照"抓好在建项目、开工一批新项目，准备一批项目"的原则，进一步加快推进医院新建、改扩建项目建设。强化安全生产管理，建立健全市属医院安全生产责任体系、绩效考核管理机制、安全隐患排查机制和风险评价预警机制，推进医院后勤和安保管理规范化建设。加强医院运行管理和成本控制管理，指导医院规范地实施新医院财务、会计制度，深化财务、成本数据分析，制定医院资产损失责任追究办法，提高运行效率。

（四）全面实施"扬帆计划"和人才培养计划，搭建人才发展平台，提升学科发展动力

"扬帆计划"支持的学科和项目都是基于各医院专业特色和有可能在某一专项上形成突破的基础上筛选的，与其他学科和项目支持所不同的是，"扬帆计划"是为市属医院量身定制的，是基于三级甚至是四级学科基础上的，因此支持发展的内容更加精准，更容易促使学科在某一专业领域做出成绩，可谓是用心良苦。但是否能达到医管局的最初构想和支持目标，关键在于医院的重视和科室的落实，这也是今后"扬帆计划"是否能够得到财政支持持续做下去的重要基础。因此，各医院一定要对评出的学科在政策、人才、硬件条件上兑现承诺，支持到位。在人才队伍建设方面，实施"抓两头、促中间"的人才培养计划。医管局已经初步制定了三个人才培养计划，今年还将召开市医管局系统人才工作会议，重点打造旗帜性人才，并做好后备人才培养，促使市属医院的人才

队伍建设迈上一个新台阶。在管理人才培养上，一方面加大境内外培养力度，另一方面建立局机关与市属医院双向挂职锻炼制度，提高宏观思维能力，加强基层管理经验。

（五）全面落实党的群众路线教育实践活动整改措施，加强制度建设，形成长效机制

针对基层提出的医管局存在职能定位问题和工作作风问题，我们将梳理市属医院需要市医管局决策的"三重一大"事项，明确决策程序，理清哪些事项需要报医管局决策，这也是医管局进一步明确"管什么""放什么"的过程。医管局成立后，我有一个感受，就是有的院长还不能适应多了一个医管局，觉得约束多了，医院的决策变得复杂了，过去由医院自己决定就能做的事情，现在还要通过医管局决策，是否有这个必要。我想就这个问题多说两句，市属医院作为政府投资建设的公立医院，在办院方向、资产管理、运行管理等方面政府部门是有责任强化管理的，管理的目的就是要始终保持市属医院在医疗服务中凸显为人民服务的公益性质，确保医院能够时刻把用方便、快捷、价廉的形式为百姓提供良好的医疗服务放在第一位，而不是把获得最大经济效益放在第一位，这也是成立医管局的目的。因此，在一些办院大方向和运行方式上的决策是政府的职责，而不是医院的职责，在这方面我们的医院领导必须接受和适应。当然，医管局也要高度重视如何发挥好医院法人作用问题，在医院的内部运行和人员管理等方面应尽可能做到放权，让医院能够更好地激发内部活力。如何发挥好政府和医院两只手的协同作用，促进市属医院健康发展，是医管局和市属医院共同面临的课题，需要在今后的工作中不断理清思路。当然，医管局的同志们要在服务基层、解决基层实际问题方面下大力气改进。今年，医管局将完善33项工作制度，精简会议活动、加强基层调研、提高办事效率，更好地为基层服务。

（六）加强医院领导班子建设，完善市医管局系统党群组织体系、宣传思想文化建设和反腐倡廉建设

重点强化市属医院领导班子思想政治建设和民主集中制教育，加强班子配备和干部调整，提高干部的能力素质。加强市医管局和直属医院党群组织体系建设，建立和完善公立医院改革管办分开新形势下的党群组织体系，做好市医管局系统党员、工会会员和团员代表大会换届选举工作；建立并实施医院党委、党支部"双层双向"述职评议制度，落实基层党建责任制。加大医管系统宣传阵地建设和舆论引导力度；与市委宣传部联合推出"守护天使"系列活动；培育和践行市属医院核心价值观，稳步推进市属医院人文医学培训。

强化监督执纪，大力推进惩治与预防腐败体系建设。严格执行党风廉政建设责任制，落实好党委的主体责任和纪委的监督责任，持之以恒查究四风，研究制定强化市属医院领导干部权力运行监督和制约的意见，贯彻落实卫生计生委"九不准"要求，出台相关从业基本规则及监督规范，严格审查和处置党员干部违反党纪政纪的行为，将党风廉政建设融入改革发展全局。

同志们，2014年工作任务重、涉及范围广，需要医管局和市属医院全体干部职工共同携手才能完成。常言说：一分部署，九分落实。要做好市医管局系统2014年的改革发展工作，关键还在于落实。我们要将思想和行动切实统一到中央关于全面深化改革的精神和市委部署上来，认真贯彻落实今天的会议精神和医管局2014年工作要点，会议结束后，各医院要集中研究如何将今年的重点工作落实好的具体措施，开拓创新、锐意进取、积极作为，为开创市属医院改革发展新局面再立新功！

谢谢大家！

2014年北京市疾病预防控制工作会议上的报告

北京市卫生计生委委员　郭积勇

（2014年4月9日）

各位领导、同志们：

受方来英主任的委托，我代表北京市卫生计生委总结2013年北京市疾病预防控制工作的完成情况，研究部署今年我市疾病控制工作的主要任务，下面我向会议做工作报告。

一、2013年工作回顾

2013年，在市委、市政府的坚强领导下，首都疾病预防控制战线的医疗卫生工作者深入贯彻落实十八大三中全会精神，积极践行群众路线，出色完成了各项疾控工作任务，成功应对了新发传染病——人感染H7N9禽流感的挑战，首都艾滋病防控工作受到习近平总书记、李克强总理等党和国家领导人的高度肯定，有效保障了首都人民群众健康安全和经济社会平稳运行。

回顾2013年，我们认为重点做了以下几个方面的疾控工作：一是积极稳妥应对新发传染病的挑战，重大传染病及日常防控工作成效显著；二是慢性病防治和健康教育工作深入推进；三是五大卫生工作依法规范开展；四是疾控体系建设不断完善，疾控服务能力不断提升。

（一）积极稳妥应对新发传染病的挑战，重大传染病及日常防控工作成效显著

2013年，全市共报告各类传染病例117875例，报告发病率569.64/10万，比上年下降了8.29%。其中甲乙类传染病例32254例，报告发病率155.87/10万，比上年下降10.65%；丙类传染病例85621例，报告发病率413.77/10万，比上年下降7.36%。

1. 未雨绸缪、依靠科学，有效应对新发传染病疫情　2013年3月下旬，上海等地发生人感染H7N9禽流感疫情后，我委采取了一系列有针对性的预防控制措施，一是谋划早，根据专家风险评估和形势研判情况，出台并下发一系列文件，对防控工作提出具体要求。二是应对快，4月13日，我市发现了首例人感染H7N9禽流感确诊病例并迅速启动疫情处置工作。从患儿首次就诊到确诊的过程，只用了一天半的时间，患儿病情也很快得到有效控制，并及时采取了包括启动北京市人感染H7N9禽流感防控指挥部在内的十项控制措施，有效保护了首都市民的健康安全。三是监测敏感，人感染H7N9禽流感病毒疫情平稳后，我市将其纳入常规监测范围，并分别于5月28日和7月19日发现了两例人感染H7N9禽流感病例，两例病例的发现显示了我市传染病监测体系高度的灵敏性和严密性，受到了国务院副总理刘延东"判断准确、处置得力"的高度肯定。

在成功应对人感染H7N9禽流感疫情同时，我市始终对中东呼吸综合征等疫情保持高度警惕，未雨绸缪积极采取防范措施。与民委、旅游委、出入境检验检疫局等部门密切开展联防联控工作，同时密切关注全球疫情动态，多次组织专家分析研判我市疫情风险，充分利用不明原因肺炎监测等监测体系开展中东呼吸综合征冠状病毒感染监测和排查，有针对性开展专业技术培训和健康教育，加强技术储备，提高公众防范意识；目前未发现输入性病例。

2. 四方参与、防治结合，艾滋病防控工作成效显著　一是全面预防策略得到有效实施。实现了早检测、早治疗；我市率先在全国实现了血液100%核酸检测，大大降低了血液传播AIDS的风险；广泛开展社区美沙酮药物维持治疗和清洁针具交换工作，我市报告HIV感染者和AIDS患者中经静脉吸毒感染的人数已从2007年的382例下降至2013年的89例。二是"四免一关怀"政策得到有效落实。协和医院、解放军第三〇二医院、地坛医院、佑安医院4家AIDS抗病毒定点治疗医院累计免费治疗AIDS患者5151人，其中3218名为长期在京居住的外省市患者，占到全部患者的62.5%。符合治疗标准的感染者和患者接受抗病毒治疗的比例目前已达94.6%，接受治疗的患者病死率已降至0.25%，超过了发达国家1%的治疗水平。三是全民参与工作机制得到充

分体现。2013 年市级财政共投入防治经费 2680 万元，较去年增加了 40.6%，其中市政府投入 170 万专项资金用于购买社会组织服务；60 余家社会组织积极参与艾滋病预防工作，84 所高校成立了青春红丝带社团，目前会员总数达 5.3 万人，大学生志愿者已成为防艾工作的一支骨干力量；同时充分利用新媒体进行防艾宣传，推出了首都红丝带微信公众平台，制作并在互联网上展映了公益微电影《暖阳》。

3. 突出重点、规范管理，积极构建新型结核病防控体系　继续以《北京市结核病防治规划（2011—2015）》为纲领，积极构建"结防机构负责规划协调、医疗机构负责初筛转诊、定点医院负责确诊收治、社区卫生机构负责患者全程管理"的新型防治服务体系。组织修订并印发了涵盖十四个不同领域的《北京市结核病防治工作规范（2013 年版）》，正式在全市实施卡介苗、结核菌素纯蛋白衍生物（PPD）及抗结核固定剂量复合制剂的冷链配送工作，重点加强定点医疗机构建设、耐多药肺结核管理、学校肺结核疫情处置及卡介苗接种、健康教育等项工作，建立了与全国 15 个省的结核病防治所、专业医院的网上交流平台，并完成 2014 年度信息化项目"北京市结核病防控综合信息管理系统"申报工作。积极谋划工作实施路径，不断加强结核病防治工作的科学化、规范化管理。

4. 严格管理、规范实施，计划免疫工作有序开展　规范接种服务，强化疫苗流通和冷链运转管理，确保疫苗安全有效。2013 年全市一类疫苗（不含卡介苗）共计接种 564 万余人次，各剂次接种率均达到 99% 以上。我市已连续 28 年维持无脊灰状态，17 年无白喉病例报告。

继续推进我市消麻工作有效开展，会同市教委等七个部门联合制定下发了《关于加强麻疹消除工作的通知》，进一步明确了各部门职责。在全市规范开展麻疹监测和疫情处置，对重点人群做好麻疹查漏补种工作，确保麻疹免疫接种效果。

继续推进流动人口免疫接种工作，2013 年开展疫苗接种的集中用工单位 1.1 万余家，比 2012 年增加 40%。流脑、麻疹疫苗合计接种外来务工人员 50 万余人次，比 2012 年增加 7.5 万人次，针对学龄前外来儿童开展的强化查漏补种活动共调查儿童 51 万余名，较 2012 年上升 6.3%，补卡和补证率均达到 100%。

连续 7 年开展流感疫苗接种集中工作，累计完成 1100 万余人次免费接种，取得了良好的经济效益和社会效益。

（二）慢性病防治和健康教育工作深入推进

1. "阳光长城计划 2013"三大工程全面落实　"阳光长城计划"自 2012 年启动实施以来，已逐渐成为我市慢性病防治工作的一个品牌，逐步得到了社会各界的认可。"阳光长城计划 2013"重点实施了涵盖健康教育、慢性病综合防治和基层社区专业人员技术提升在内的三大工程，旨在全面提升市民慢性病防治知识和技能的同时，强化基层医疗卫生机构的慢性病防治工作能力。

实施健康教育"一、十、百、千"建设工程。整合现有健康教育和健康促进资源，建立了"一个"权威的、以健康知识传播为主的"首都 e 健康"网站，6 月份上线以来，共发布专业内容 8186 条，访问次数约 1000 万次，最高访问 98 万次/天，日均 5 万余次。建立了"十个"阳光长城计划社区实践基地，开展血糖血脂筛查、慢性病健康教育、肿瘤防治等工作。推广阿司匹林预防血栓性疾病项目，为基层医生编写《阿司匹林社区用药共识》，建立起 10 个实践基地与 10 家对应上级医院的指导帮扶工作模式。遴选"一百名"覆盖心血管病、脑血管病、肿瘤等 14 个慢病专业领域"阳光长城"慢病防治微博科普专家，通过传播更广泛、获取更便捷的新媒体手段，向广大市民提供真实、权威的慢性病防治知识。在全市每个区县培养"一千名"阳光长城计划慢性病防治健康宣传志愿者，通过宣讲、同伴教育、集体活动等形式，在社区和家庭中发挥宣传教育作用。

实施慢性病早期筛查、早期干预、早期康复管理工程。立足早发现、早干预和早治疗，为 40 岁及以上北京市户籍人口进行脑卒中筛查，高危人群的比例为 20.5%。通过项目实施，建立了医院、疾控和社区协作配合的筛查工作机制，取得了良好的效果和社会效应。作为全国首批城市癌症早诊早治项目 9 个试点城市之一，2013 年，我市在 6 个城区对 1.3 万名 40～69 岁常住居民开展了肺癌、乳腺癌、大肠癌、上消化道癌和肝癌 5 种高发癌种的高危人群筛查，各癌种高危人群检出率分别为 31.9%、18.6%、25.8%、38.6% 和 19.9%；还在丰台、海淀等涉农区县开展大肠癌和肺癌筛查工作，共初筛 3 万余名居民，大肠癌、肺癌早期病例检出率分别为 1.89%、0.29%。尝试在房山区河北镇、长沟镇及西城区西长安街街道开展肿瘤防控示范社区创建工作，不断探索肿瘤管理模式。制定《北京市常见肿瘤基础体检项目指引》，为各体检机构肿瘤筛查提供参考。为 36 万余名 3～5 岁儿童进行了口腔检查，提供免费氟化泡沫预防龋齿服务 55 万人次；为 23 万名儿童提供窝沟封闭服务，封闭牙数 43 万颗。

实施基层社区专业人员技术提升工程。举办阳光长城计划专题报告会暨基层医务人员系列培训，并重点组织对10个社区实践基地进行慢病防治技术专题培训，不断提升基层专业人员业务能力。

2. 全社会共同参与慢性病防治的工作机制进一步健全 发挥政府主导作用，继续开展慢性病综合防控示范区创建。在去年创建基础上，海淀区、丰台区、石景山区、怀柔区也已达到了市级慢性病综合防控示范区考核标准；动员全民共同参与，继续推进全民健康生活方式行动。目前在全市创建各类示范机构共计342家；建成健康步道、健康主题公园、知识宣传一条街等支持性环境共150余处；从普通居民中培养健康生活方式指导员4000余名。2013年举办了"健康生活－我指导"北京市第一届健康生活方式十佳指导员评选活动、"阳光生活－健康梦"2013年北京市全民健康生活方式行动宣传周启动暨健康生活方式十佳指导员成果展示会等系列活动，在社会上引起很大反响。

3. 有针对性地开展健康教育和健康促进学校工作，注重科普知识的可及性，切实引导居民健康行为 一是与北京人民广播电台交通台联合推出"的士健康"专题节目，面向广大广播听众，尤其是出租车司机人群，围绕心脑血管、恶性肿瘤和消化系统疾病等我市高发慢性疾病防治等主题，提供健康知识宣传和指导，并委托北京市体检中心为45岁以上、家庭贫困、所在出租公司无体检服务的的士司机提供心脑血管疾病相关项目的免费体检。二是组织多领域专家，编制《北京市中小学生健康指引》和《老年人健康膳食指导》，积极倡导良好的健康行为和生活方式。三是联合市教委和市红十字会开展市级健康促进学校验收工作。截至2013年12月底，我市累计健康促进学校数量达1279所，覆盖率达71.2%。四是在全市范围内开展以合理用药为主题的健康教育和健康宣传活动，不断提高市民合理用药健康意识，改善居民健康水平。

（三）顺应改革、理顺机制，五大卫生工作依法规范开展

随着国家和北京市职业卫生监管职责的调整，我市职业卫生工作逐步完善了卫生、安监等多部门沟通协调机制，出台了《北京市职业健康检查工作规范》，启用了《北京市职业健康监护管理系统》，推动了北京市职业健康风险评估和重大职业病监测体系的建立；组织完成《北京市中小学校卫生防病工作规划（2011—2015年）》中期评估，学校卫生视导覆盖率、中小学生健康监测和建档覆盖率均达到100%；开展地铁空间空气质量监测和健康风险控制

研究及空气污染（雾霾）健康影响监测工作，收集人群暴露水平和相关疾病，开展健康效应研究。

（四）疾控体系建设不断完善，疾控服务能力不断提升

1. 开展疾控系统大练兵，切实提升疾控服务能力 组织全市疾控系统开展技术大练兵及技能竞赛活动，疾控队伍得到了锻炼，疾控技能获得了提高，全市疾控系统保障首都公共卫生健康安全和促进人民健康水平的能力得到提升。

2. 健全医防合作工作机制，不断完善疾控体系建设 修订和完善了医院疾控工作考核标准，组织编写《北京市医疗机构疾控工作实用手册》，探索医疗机构开展疾控工作的规范程序；建立医疗机构疾控知识更新和能力提升制度，不断探索医院疾控体系管理模式，逐步形成了市级统筹、属地落实、分类指导、齐抓共管的管理模式。

3. 积极践行群众路线，认真履行政府职责 深入群众调研公共卫生惠民政策落实情况和群众卫生需求，不断完善我市的公共卫生服务策略；落实"四个服务"工作，为国家林业局建立了森立脑炎疫苗接种长效机制，有效解决了困扰国家林业局多年的职业防护问题。

这些年，我市疾控工作在市委、市政府的坚强领导和国家卫生计生委的正确指导下，在各相关部门和社会各界以及首都疾病预防控制战线的医疗卫生工作者无私奉献和共同努力下，取得了一定的成绩，受方来英主任委托，在此代表市卫生计生委对同志们的共同努力和大力支持表示崇高的敬意和衷心的感谢！

与此同时，我们也要清醒地看到，首都的疾病预防控制工作中还存在一些突出问题和面临着严峻的挑战。主要表现在：

复杂多变的传染病格局时刻威胁着人民群众的健康安全和社会经济发展。近5年来，甲型H1N1流感、新型布尼亚病毒病、中东呼吸综合征、人感染H7N9禽流感等新发传染性疾病频频出现；AIDS疫情呈现疫情报告病例不断增加、流动人口所占比例高居不下（达75%以上）等特点；结核杆菌耐药、结核菌和HIV双重感染等问题进一步增加了重大传染性疾病防治难度，加之人口流动性不断增加、生活和行为方式不断改变，都使得北京作为特大型国际化大都市面临的公共卫生风险持续增加，也对我市疾控体系的服务保障能力提出了更高的要求。

慢性非传染性疾病成为居民主要健康威胁。尽管我市2013年甲乙类传染病报告发病率已降至155.87/10万，居全国领先水平，但与此同时，慢性非传染性疾病发病率增加迅猛，癌症、心脑血管病、糖尿病

等已成为居民主要健康威胁。癌症、心脑血管病占总死亡比例连续三年达到73%。

疾病预防控制相关工作机制有待于深入研究。医务人员对于疾病预防控制的意识和能力还有待于进一步提升。

这些问题，是人民群众强烈期盼解决的问题，也是疾病预防控制工作必须面临突破的问题。面对人民群众日益增高的健康需求和渴望，面对迅猛发展的改革大局，我市的疾控工作必须紧紧围绕我市卫生计生工作发展大局，坚持依法行政，服务人民的思想，在政治上、思想上、行动上始终与中央和市委市政府保持高度一致，紧紧围绕医药卫生体制改革的大局和广大人民群众的新期待、新需求，围绕首都城市功能战略定位进行顶层设计，统筹推进公共卫生体系建设，减少疾病对居民的健康威胁，促进市民健康素质的提升，为城市运行的公共卫生保障提供有力支撑。

二、2014 年重点工作

（一）强化首都公共卫生管理，提高战略研究能力，更好地服务于城市发展

北京作为特大型城市，无时无刻、从始至终都面临着可能发生公共卫生事件的压力。如何将公共卫生事件控制在萌芽状态，控制住传染病和慢性病疫情，降低疾病发生的风险，既关乎老百姓的健康福祉，也考验着我们的执政能力。特别在新的发展阶段，如何围绕党中央和市委市政府的决策和部署，树立起系统的观念，京津冀协同发展，需要在更高层次进行整体框架设计。疾控系统要认真研究城市发展和人口流动的特点，通过技术手段发掘工作潜力，为疫情预警研判和公共卫生管理打下坚实基础，从而保障城市的良好运行。新的一年，我们要开展首都城市运行公共卫生安全风险研究，构建公共卫生安全评估体系，提升维护城市安全运行的能力。研究群体健康与城市发展的协调机制，编制基本公共卫生服务目录，实施目录管理，建立基本和重大公共卫生服务的发展战略。开展医疗机构承担公共卫生职责的保障机制和公共卫生人员派驻工作机制研究，建立并完善分工协作和考核评估机制。在传染病防控方面，要继续坚持对疫情的早发现、早报告与早处置；在慢性病防治方面，要突出预防为主、防治结合，努力实现"治未病"，倡导居民对健康的自我管理。

（二）强化慢病防治体系建设和系统化设计，立足早期预防和干预，降低慢病危险因素的影响

进一步修订并稳步实施以防控慢性病为目标的"阳光长城计划"，出台《"阳光长城2020"慢病防治行动纲要》，开展慢性病危险因素早期筛查、干预和评估。积极鼓励社会各方面的力量参与慢病防控，按照"政府有效供给、社会多方参与、个人部分承担"的三结合原则继续开展血脂异常等心脑血管疾病危险因素和肺癌等重点癌症的筛查、干预和治疗工作，同时开展肺癌的流行病学调查研究及人群碘营养状况与甲状腺疾病关系的专项调查。继续推进全民健康生活方式行动和支持性环境建设，实施国家营养纲要，提高市民营养素质。

（三）加大艾滋病、结核病等重大传染病防控工作力度，提升传染病综合防控工作能力

围绕重大公共卫生问题决策技术支持、传染病监测预警和突发公共卫生事件处置，加强流行病学调查和实验室检测检验等核心能力建设，提升疾控队伍整体素质和业务水平。进一步加强新发传染病防控技术研究，加强技术储备，提升新发传染病防控能力；建立严重急性呼吸道感染病例监测网络，提高传染病监测预警能力；研究建立新形势下的传染病联防联控工作机制，着力推动京、津、冀协同发展。积极探索艾滋病防控工作模式，建立并完善基层早期干预服务网络；2014 年实现艾滋病相关检测服务全覆盖，城六区及通州区实现筛查－确证－CD4 检测全覆盖，其他区县实现筛查－CD4 检测全覆盖；动员社会力量积极参与，建立政府购买服务防控艾滋病的工作机制，并将社会组织开展艾滋病防控工作作为卫生系统推动政府购买社会服务工作试点。进一步完善结防服务体系建设，建立医防合作新模式，实现结核病早期发现和干预；狠抓结核病发现和治疗管理两个核心环节，重点加强耐多药结核病控制、结核菌艾滋病病毒双重感染、流动人口结核病管理以及学校结核病防控工作，降低确诊未收治结核病患者的比例，提高治愈率。

（四）全面实施免疫战略，推进首都免疫规划进程

根据新出现的疾病预防控制形势，研究调整北京地区免疫策略的必要性和可行性。继续加强脊灰监测工作，加速麻疹消除进程，有效预防并控制疫苗针对传染病的发生；继续做好外来务工人员流脑疫苗、麻疹疫苗接种工作。实施对儿童建册、查漏工作的第三方评估，减少免疫空白儿童，维持免疫规划疫苗高接种率。

（五）继续推进四大卫生工作，维护群众健康

扎实推进环境卫生、学校卫生、职业卫生、放射卫生工作，确保群众身体健康。继续开展北京市空气环境 PM$_{2.5}$ 污染对人群健康影响监测工作。落实《中华人民共和国职业病防治法》，规范职业病诊断鉴定工作，做好重金属污染防治和重点职业病哨点监测，

开展职业健康风险评估。做好学生常见病防控工作，制定《北京市中小学生视力不良警示工作方案和警示级别标准》，指导学校实施视力不良分级管理和警示工作；出台《北京市中小学校健康膳食指引》，开展北京市中小学校"营"在校园健康促进行动，促进学生获得均衡膳食和合理营养；进一步完善健康促进学校组织机构和工作机制，修订健康促进学校标准，开展新一轮健康促进学校创建和验收工作。

（六）充分利用新媒体技术手段和健康教育网络，广泛开展健康促进传播，提升居民健康素养

借助新媒体技术及网络，利用社会多方力量和渠道，广泛开展健康宣传活动，特别是针对重点人群和重点领域开展健康教育和知识普及，提升自我保健意识和自我健康管理水平。

同志们，让我们继续共同努力，以2014年国家及全市卫生计生工作重点为核心，加快疾控工作系统化建设，为首都公共卫生事业做出新的更大的贡献！

2014年北京市妇幼卫生工作会议上的报告

——把握机遇 改革创新 开创妇幼健康服务工作新局面
北京市卫生计生委委员　郭积勇
（2014年5月16日）

同志们：

2014年是全面贯彻党的十八大、十八届三中全会精神，深化医药卫生体制改革，落实中国妇女、儿童发展纲要和北京市"十二五"时期妇女、儿童发展规划目标任务的重要一年。本次全市妇幼卫生工作会议的主要任务是：贯彻2014年全国卫生工作会议及全国妇幼健康工作会议精神，回顾总结2013年妇幼卫生工作，分析当前形势，部署2014年重点工作，达到总结经验、提高认识、把握形势、明确思路、凝聚力量，推动妇幼卫生工作可持续发展的目的。下面，我代表北京市卫生计生委向大会报告工作。

一、2013年工作回顾

2013年妇幼卫生系统围绕妇幼重点健康指标，推进体系建设，规范服务管理，拓展服务内涵，提高服务质量，各项工作都取得积极进展。

（一）强化责任，降低两个死亡率，保障母婴安全

修订《北京市助产技术服务管理办法》，完成助产机构市级评估验收检查，进一步规范助产技术服务。调查、研究血液供应情况，确保危重孕产妇急救用血，平谷、密云、延庆等区县均已建立用血联动机制。加强高危孕产妇随访管理，协调落实危重孕产妇转会诊工作，朝阳、通州、大兴等区积极探索基层卫生服务机构和医疗机构管理无缝衔接工作模式。组织开展孕产妇死亡评审、通报。严格控制剖宫产，西城、大兴、怀柔区针对控制剖宫产工作进行专项调研，采取多种措施促进自然分娩。深化生命监测，开展5岁以下儿童死亡评审，积极落实儿童保健工作规范，探索建立高危新生儿转会诊网络。2013年全市常住人口孕产妇死亡率为9.24/10万、户籍孕产妇死亡率为9.45/10万，达到"十二五"规划目标要求；剖宫产率控制到46.4%，呈下降趋势；全市户籍5岁以下儿童死亡率2.89‰、婴儿死亡率2.33‰，继续保持在全国先进行列。

（二）创新思路，完善三级预防策略，减少出生缺陷发生

积极落实出生缺陷一级预防，在市妇儿工委协调下，推进部门合作，力求提高婚前保健覆盖率。完善婚前保健管理规定，完成专业人员技术考核及婚前保健机构现场验收，加强宣传，提高群众自觉婚检意识。

规范落实出生缺陷二级预防，修订产前诊断技术管理办法实施细则，推进产前筛查诊断一体化管理，指导各产前诊断中心进一步优化工作流程。产前诊断

率明显提高，一些严重出生缺陷的发生率在围产儿中明显下降。

有效落实出生缺陷三级预防，做好出生缺陷监测，开展出生缺陷诊断市级评审。2013 年先心病、外耳畸形、多指（趾）位居出生缺陷发生前三位。全市出生缺陷发生率为 19.47‰，其中，户籍人口为 14.70‰，出现下降趋势。

（三）依托项目，拓展服务领域，提高儿童保健服务能力

全面推进 0～3 岁儿童早期综合发展工程，实现全市覆盖，各区县均建立了儿童早期综合发展服务中心，实现装修色彩、业务用房、人员配置、设备标准、技术要求和工作制度"六统一"。各区县妇幼保健机构利用这一平台，进一步规范儿童保健服务。初步形成政府组织实施、专家指导评估、保健机构提供服务、儿童家庭参与受益的儿童早期综合发展工作新格局。

与市残联联合开展发育迟缓儿童早期干预项目，在筛查、转诊、评估与干预、诊断与康复等多层面推进儿童发育迟缓监测工作，全市儿童发育迟缓筛查率达 89%，提前实现"十二五"规划目标。开展儿童生长发育迟缓防治健康促进项目。在东城、西城、海淀三个试点区开展脑瘫儿童监测工作，为在全市推广积累经验。

落实国家《托儿所幼儿园卫生保健管理办法》和工作规范，联合市教委，明确托幼机构人员及卫生保健工作管理要求。协助市教委完成 50 所托幼机构级类验收与示范园验收工作。

（四）规范服务，落实医改任务，促进公共卫生服务均等化

在免费开展 5 种新生儿先天性疾病筛查基础上，率先开展常住人口新生儿免费开展耳聋基因筛查，形成新生儿疾病筛查"5＋1"新格局，群众参与率达 99% 以上。通过新生儿疾病筛查和儿童健康体检，确诊苯丙酮尿症 36 例、甲状腺功能减低症 134 例、听力损失 300 例、发育性髋关节发育不良 120 例、先天性心脏病 669 例、常见耳聋基因阳性者 9357 例。患儿均得到及早诊治。

落实常住人口孕产妇 5 次产前检查和 2 次产后访视补助及孕产妇住院分娩补助政策。2013 年补助经费 700 余万元。全市住院分娩率接近 100%。

积极开展增补叶酸预防神经管缺陷项目。全年共为 45519 名妇女发放了叶酸，服药率 93.13%。监测显示，全市包括治疗性引产在内的神经管缺陷发生率由 2009 年的 1.2‰降至 2013 年的 0.89‰。此外，与叶酸增补相关的其他出生缺陷，如先心病发病率也从

6.19‰下降到 5.50‰。

不断完善适龄妇女宫颈癌、乳腺癌免费筛查工作。与工会、妇联等部门联手，广泛动员，提高参与率。全市固定 55 家筛查机构和 37 家诊断机构，方便广大妇女参与筛查。2013 年全市完成宫颈癌筛查 293579 人，乳腺癌筛查 315171 人，检出宫颈癌前病变及宫颈癌 694 例，乳腺癌 181 例。宫颈及乳腺的早诊率分别达到 92% 和 60%。

推进预防艾滋病、梅毒和乙肝母婴传播项目工作。2013 年孕妇 HIV、梅毒、乙肝检测率均达到 99%。确诊 HIV 感染产妇 22 例，治疗率 86.36%，所娩儿童治疗率为 100%；确诊梅毒感染 238 例，治疗率 76.89%；乙肝表面抗原阳性产妇所娩活产 7441 例，治疗率 99.56%。

（五）细化管理，夯实工作基础，加强妇幼卫生体系建设

大力加强妇幼卫生体系建设，区县妇幼保健院发展提速，7 个区县已经完成改扩建及新建任务；石景山区扩建及朝阳、门头沟区异地新建正在实施；平谷区、通州区新院建设已经区政府同意。多区县网底建设得以加强，大兴区率先开展社区儿童保健规范化门诊建设；通州区对难点指标完成情况实行通报制度；朝阳、通州、顺义、大兴区建立基层妇幼卫生人员激励政策。

加速妇幼卫生信息化建设，整体推进信息化进程。西城、朝阳、石景山、大兴、平谷、密云等区县卫生局加大推进力度，投入专项经费用于机构硬件设备的配置，并将系统使用情况纳入绩效考核。

创新开展绩效考核工作，为鼓励区县工作创新，修订考核标准，在国家基础工作考核 1000 分基础上，新增特色工作考核 1000 分。通过三年的绩效考核，妇幼卫生工作实现持续改进。2013 年，基础工作西城、朝阳、东城区取得较好成绩，位居考核前三名。较前两年相比，平谷、东城、西城区进步明显，延庆县、房山区持续改进效果显著。怀柔、西城、海淀区特色工作考核成绩居全市前列。

（六）加强监管，规范服务，提升妇幼健康服务水平

为实现喂养和营养持续改善，北京市着力规范爱婴服务，开展全市爱婴医院复核，努力做到强化日常监管、力求持续改进、倡导社会监督、实现动态管理，并建立三年为一周期的长效工作机制。此外，北京市还大力推进爱婴社区试点建设，14 个区县 33 家社区卫生服务中心积极参与，逐步形成爱婴服务"在医院、下社区、进家庭"的连续管理和综合促进的新模式。

严格落实国家《加强产科安全管理十项规定》《医疗机构新生儿安全管理制度》。加强出生医学证明管理，及时掌握各机构出生人口信息及证件情况。开展计划生育技术服务管理工作，提高生殖健康水平。

（七）加强宣教，营造氛围，提高群众健康意识

联合国家卫生计生委妇幼司、WHO、联合国儿童基金会成功共同举办世界母乳喂养周宣传活动，营造全社会支持母乳喂养的良好氛围。完成北京市预防出生缺陷宣传周活动，向市民普及妇幼保健知识。制定北京妇幼健康教育工作规范及北京市孕妇学校规范，使健康教育工作步入规范化、科学化发展轨道。

过去的一年，妇幼健康战线的同志们凝心聚力、攻坚克难，坚持以改革促进发展，以团结实现发展，很好地完成了各项任务，使广大妇女儿童从中受益。事实证明，全市妇幼健康系统是一个勇于担当、甘于奉献的群体，是一支作风过硬、开拓创新的队伍。在此，我代表北京市卫生计生委，向妇幼健康战线的同志们致以崇高的敬意和诚挚的问候！向关心和支持妇幼健康工作的相关部门、专家学者、新闻媒体表示衷心感谢！

二、机遇与挑战

做好妇幼健康工作，保障妇女儿童健康，关系千家万户的幸福和谐，关系国家民族的未来发展。大家要深刻理解做好妇幼健康工作的重大意义，认清形势，把握机遇，推动妇幼健康服务工作加快发展。当前妇幼健康工作面临难得的发展机遇。一是党中央国务院的高度重视为妇幼健康工作提供了政治保障。党的十八大报告、国务院印发的中国妇女、儿童发展纲要都将保障妇女儿童健康作为重点工作任务。二是深化医改为妇幼健康工作提供了有利条件。随着医改不断深化，实施孕期保健、儿童保健等基本及重大公共卫生服务项目，使更多的妇女儿童分享改革与发展的成果，妇幼健康事业得到不断发展。三是实现千年发展目标为妇幼健康工作提供了助推力。为实现联合国千年发展目标，各级政府显著增加妇女儿童健康投入，加强妇幼卫生能力建设，努力保障妇女儿童享受更高水平的医疗卫生服务。四是国务院深化行政体制改革，卫生计生机构的整合，对构建优质高效、群众满意的妇幼健康服务体系，提高服务水准，提高出生人口素质将起到积极促进作用。五是《母婴保健法》为妇幼健康服务工作提供法律保障，今年是母婴保健法颁布20周年，国家卫生计生委确定今年为"妇幼健康年"，系列活动开展将进一步提升妇幼健康服务

能力及水平。

与此同时，我们也清醒地认识到，本市妇幼健康工作仍然面临诸多挑战。一是妇幼健康服务资源总量和优质资源不足。妇幼卫生体系建设、基础设施条件、专业人才与群众日益增长的保健医疗需求还有差距。二是妇女儿童健康问题依然突出。乳腺癌、宫颈癌等重大疾病，以及不孕不育、营养性疾病、心理疾患等已成为日益突出的公共卫生问题。三是出生人口素质有待提高。先天性心脏病等出生缺陷已成为婴儿死亡和儿童残疾的主要原因。四是部分妇幼健康指标尚需完善。婚前保健覆盖率与48%的全国平均水平相比，孕产妇死亡率与上海、江苏等地稳定控制到2/10万左右相比，还有相当差距；剖宫产率还远高于WHO要求的15%警戒水平。五是"单独二孩"政策对妇幼健康服务提出更高要求。

上述问题表明，各级政府尚需提高对妇幼卫生的重视程度，给予更多支持政策；卫生系统内部预防为主的理念还没有很好实现；妇幼保健机构以保健为中心的功能定位还没有有效落实；医院产科的倾斜政策和激励机制尚需建立；医疗保健的服务能力还有待提高；精细化管理还未有效落实。对此，我们要认真对待、深入分析，才能提出切实可行的解决措施。

三、2014年工作思路

2014年，是贯彻落实党的十八届三中全会精神、全面深化改革的重要一年，也是实现北京市"十二五"妇女、儿童发展规划目标的关键一年。今年，要切实抓好以下重点工作。

（一）加强妇幼健康服务体系建设，提升妇幼保健服务能力

2014年是卫生计生融合发展的重要一年，机构改革资源整合工作意义重大。要落实国家卫生计生委、中央编制委员会办公室《关于优化整合妇幼保健和计划生育技术服务资源的指导意见》，按照省选设、市县合、乡增强、村共享原则，推进本市妇幼保健和计划生育技术服务资源整合。资源优化整合后，将建立以妇幼健康服务机构为核心、以基层医疗卫生机构为基础，以妇产医院、儿童医院、综合医院为技术支撑的全新的妇幼健康服务体系。

市、区县妇幼健康服务机构作为辖区妇幼健康服务的组织者、管理者和提供者，在妇幼健康服务工作中要明确职责任务和功能定位，要围绕行政部门重点任务和中心工作，切实发挥统筹协调和专业骨干作用，履行好公共卫生管理服务职能。必须坚持遵循妇

幼卫生工作方针，按照全生命全周期和三级预防的理念，以一级和二级预防为重点，为妇女儿童提供从出生到老年、内容涵盖生理和心理的主动、连续的保健服务与健康管理。围绕妇女保健、儿童保健、孕产保健，规范科室设置，加强专科建设，强化公共卫生职责，突出群体保健功能。要积极开展妇幼健康服务机构中医药工作专项推进行动，充分发挥中医药在妇女儿童医疗保健服务中的作用。基层卫生服务机构作为网底，要加大妇幼健康服务人员、设施、设备配备，确保妇幼健康服务及基础信息收集等任务落实。

北京市将修定妇幼保健机构评审标准，指导、促进本市妇幼保健机构规范建设与发展。研究制定本市基层卫生服务机构妇女保健、儿童保健规范化门诊建设及人员标准，加强妇幼保健网底建设，稳定基层妇幼保健队伍。

（二）积极应对政策生育高峰，有效控制孕产妇和儿童死亡率

启动"单独二孩"政策，对妇幼健康服务数量、质量和服务资源都形成新的挑战。"单独二孩"再育妇女有不少已属高龄产妇，发生孕产期合并症、并发症风险增加，危重孕产妇、新生儿救治任务进一步加重。2014 年孕产妇死亡市级评审通报显示，孕产妇死亡数较上年有所下降，但是全市形势仍不容乐观。合并心血管疾病死亡率明显增高。评审结果提示，医疗机构高危识别能力及责任心有待增强，综合救治与团队协调配合能力有待提高、孕产期诊疗规范及控制孕产妇死亡相关制度有待进一步落实，需要引起格外重视，提出、落实干预措施。各区县要配合生育政策调整，将妇幼健康服务机构和能力建设纳入"单独二孩"政策实施方案，加大经费投入，加快整合建设进度，加强技术人员配备，提升服务能力，有效应对需求变化，促进妇幼健康事业长远发展。要认真落实市卫生计生委关于进一步加强孕产期保健管理工作的要求，建立有序就诊格局，破解群众建档难的问题，保障母婴安康。

一是规范孕妇建册、建档、高危管理，针对高危孕产妇转会诊、用血保障、宣传引导等工作制定有效措施及应急预案。

二是加强信息管理，建立监测预警机制。基层卫生服务机构和助产机构要加大人力配备，在建册及建档时，做好信息告知，帮助孕妇合理选择助产机构建档及分娩。落实三级产科质量管理制度，特别是各级助产机构要严格孕产期保健工作质量控制，加大组织协调工作力度。

三是调整扩充服务资源，注重内部挖潜，提高服务效率。部分助产机构为积极应对生育政策调整，上报了近 3 年产科床位扩增计划，群众非常关注，务必要抓好落实，市卫生计生委将逐年开展督查。各位院长要研究建立产科人员的倾斜政策及激励机制，调整妇科与产科床位比例，适当扩增产科床位，保障群众分娩需求。

四是加强高危管理，完善孕情监测网络。加强基层卫生服务机构与助产机构围产保健信息管理，充分运用妇幼卫生信息系统，实现社区、医院高危孕产妇管理无缝衔接。强化基层卫生服务机构对高危孕妇的初筛和规范转诊随访，以及各级助产机构对妊娠风险预警评估和分类管理，使高危孕妇尽早纳入孕产妇保健管理系统享有规范化保健服务。加快辖区危重孕妇和新生儿救治中心的建设，建立健全快速、高效的危重孕产妇和新生儿转诊、会诊网络，严格危重孕产妇转会诊标准。各医院要认真落实政府任务，确保绿色通道畅通有效。

五是继续开展产科危重症评审，分析孕产期保健和疾病诊疗过程中存在的问题及原因，总结抢救成功经验，进一步提高产科危重症抢救技能。

六是认真落实全市产科骨干人才培养计划，各市级抢救指定医院要为对口区县培养产科学科骨干，规范诊疗操作，提高基层危重孕产妇救治能力，进一步提高全市整体抢救水平和抢救成功率。建立北京市新生儿复苏师资队伍，开展新生儿复苏培训，提高助产人员新生儿复苏水平，保障新生儿生命安全。

七是加大剖宫产控制力度。一方面，加大健康教育和健康促进力度，倡导首次怀孕且无医学指征的孕产妇自然分娩，广泛宣传自然分娩对母婴的好处，使其深入人心，提高孕产妇自然分娩的自觉性和主动性。另一方面，要严格剖宫产指征，采取加大助产人员配置、建立激励机制、病例综合分析等多种措施，着力控制剖宫产。卫生计生行政部门对此要加强监督和考核。

八是做好 5 岁以下儿童生命监测工作，完善市级儿童死亡评审工作，控制儿童死亡率。完善北京市高危新生儿转会诊网络，研究制定高危新生儿转诊标准与管理规范。

（三）大力开展出生缺陷防治工作，减少出生缺陷发生

一是优化婚前保健流程，规范婚检技术服务，加大社会宣传力度，探索便民服务措施，争取政府统筹推动，加强部门合作，进一步提高婚检率。加强孕前保健服务与管理，落实国家免费孕前优生健康检查项目，探索项目资源整合，强化技术人员培训，重视质量控制，提高孕前保健服务可及性。深入开展增补叶

酸预防神经管缺陷项目，加强宣传，提高增补叶酸妇女覆盖面。

二是修订印发《北京市产前诊断技术管理办法》，推进产前筛查和产前诊断一体化管理模式，严格产前筛查和产前诊断服务管理，破解产前诊断服务能力不足的突出问题。深入开展预防 AIDS、梅毒和乙肝母婴传播工作，建立切实可行的追访制度，优化追访流程，准确掌握母婴阻断率。

三是认真落实新生儿疾病筛查，探索扩大新生儿疾病筛查病种。探索听力筛查与耳聋基因筛查联合管理机制，优化筛查、诊断及干预流程。按照国家《0～6岁儿童残疾筛查工作规范》，在石景山区和大兴区试点开展0～6岁儿童残疾筛查，探索残疾儿童早期随报、干预、治疗和康复工作模式。

（四）加强重点工作监管，规范专业技术服务

一是完善妇幼健康法律法规、工作规范和技术标准，指导各级医疗保健机构建立健全产科、产房和新生儿科管理制度，规范工作流程，完善质量管理与控制体系。

二是切实加强机构、人员、技术监管，针对助产、产前诊断、计划生育技术服务、人类辅助生殖等服务项目，严格准入，规范服务，确保质量和安全。

三是将妇幼健康服务作为卫生计生综合监督的重要内容，切实加大监督执法力度，严厉打击违法违规行为。

四是加强行风建设，切实落实《医疗机构从业人员行为规范》和《加强医疗卫生行风建设"九不准"》，努力塑造妇幼健康良好形象。

五是建立完善定期督导检查制度，督查、督办重大事件，凡是国家及市卫生计生委部署的工作和任务，要切实落实，及时反馈。各区县要在5月底前上报辖区二级助产机构与对口三级机构的转诊关系，及高危孕产妇接诊、转会诊细则。加强母婴保健法律证件监管，做好全市新版《出生医学证明》管理工作。

六是加强爱婴医院监督管理，自觉接受社会监督，形成常态工作机制。近期，市卫生计生委将组织开展全市爱婴医院抽查，以巩固爱婴医院创建成效。推进14个区县爱婴社区试点工作，总结、推广先进经验。倡导橙丝带行动，加强部门合作，发动社会力量打造哺乳室，营造全社会促进、支持母乳喂养的良好氛围。

（五）规范儿童保健服务，提高精细化管理水平

大力推进儿童早期综合发展工作，加强人员培训和技术指导，提升服务内涵和质量。协同中医管理部门，在基层卫生服务机构开展0～36个月儿童中医药健康管理服务工作。利用市级示范园工作平台，建立

托幼机构卫生保健人员实习基地，提升卫生保健工作整体水平。与市体育部门协同开展2014年3～6岁儿童体质监测工作。开展儿童生长发育迟缓干预项目，提高基层专业人员识别、筛查、干预能力。

（六）拓展妇女保健服务，持续改进服务能力

规范全市计划生育技术服务，落实相关规章制度，加强监督指导和质量控制，提升技术服务水平，提供安全的避孕节育措施。继续加强妇女病防治队伍建设，强化规范化培训与日常质控，促进妇女病普查、两癌筛查、长效避孕措施育龄妇女免费健康检查工作的有机融合。

开展青春期保健、更年期保健、妇女营养、妇女心理保健技术培训。探索开展妇女保健特色服务，拓宽服务范围。开展妇女盆底功能障碍防治项目，推广相应防治技术。试点开展产后抑郁防治工作，探索早期干预的模式和方法。

（七）纪念母婴保健法颁布20周年，开展"妇幼健康年"系列活动

妇幼健康是重要民生，做好妇幼健康工作，保障妇女儿童健康，需要政府重视，部门支持，全社会共同努力。国家卫生计生委将2014年确定为"妇幼健康服务年"，在全国范围内开展以"共圆妇幼健康梦"为主题的系列活动，并于4月17日由李斌主任、王国强副主任、张世琨司长共同启动该活动。各区县要充分认识此项活动的重要意义，高度重视并切实做好组织实施。要主动向区县政府汇报有关工作情况，加强与宣传、工会、妇联等部门的合作，广泛动员各级医疗保健机构积极参与。要结合本地实际，突出惠民利民，创造性地开展各项活动，创出特色，创出亮点。及时、认真进行总结、报送活动信息。要创新体制机制，将活动内容纳入经常性工作，持之以恒地开展下去，推动妇幼健康服务工作持续发展。北京市将向国家推选妇幼健康优质服务示范区县。组织开展妇幼健康技术练兵，遴选优秀专业人员参加全国妇幼健康技能竞赛活动。举办征文、演讲等活动，宣传妇幼健康服务工作先进典型，择优向国家推荐先进集体和先进个人。

（八）完善和推进妇幼信息化建设，提高服务与管理效率

各区县要继续做好妇幼二期信息系统的运营和维护管理，加强应用培训与现场指导，不断提高妇幼二期个案信息的采集质量与采集比例。各级各类医疗机构要重视妇幼信息系统应用，加强组织领导，加强设备、人员配置，加强妇幼卫生信息管理，为实现全市网络互联互通，为提高全市管理服务效率奠定基础。

同志们！2014 年，是母婴保健法颁布实施 20 周年，是妇幼保健和计划生育融合的重要一年，是生育政策调整完善的关键之年，是全国瞩目的妇幼健康服务年。妇幼健康工作责任重大、使命光荣。面对前所未有的机遇和挑战，我们要坚定做好妇幼健康工作的信心和决心，进一步增强责任感和使命感，创新工作思路、转变工作理念，细化服务内容，提升服务水平，开创妇幼健康服务工作新局面，为保障广大妇女儿童健康做出新的、更大的贡献。

　　谢谢大家！

文件和法规

北京市人体研究管理暂行办法

京卫科教字〔2014〕6 号

（2014 年 3 月 6 日）

第一条 为加强本市人体研究管理，保护受试者和医疗卫生机构及其工作人员的合法权益，保障医疗安全和公共卫生安全，促进医学科学的发展，根据《中华人民共和国科学技术进步法》《中华人民共和国执业医师法》《医疗机构管理条例》《医疗技术临床应用管理办法》和《涉及人的生物医学研究伦理审查办法》等有关法律、法规和规章，制定本办法。

第二条 本办法适用于本市行政区域内医疗卫生机构开展的涉及人体的医疗卫生技术类、产品类以及人体材料和数据的各种形式的生物人体研究（以下简称"人体研究"）及其管理工作。

第三条 医疗卫生机构是人体研究的实施主体，作为第一责任人负责对本机构开展的人体研究进行日常管理。

开展人体研究应当遵守国家法律、法规和规章规定，坚持公平、公开、公正、科学、规范、安全、有效、符合伦理的原则。

第四条 医疗卫生机构开展人体研究应当与其功能任务相适应，具有符合资质的专业技术人员、相应的设备、设施和质量控制体系，建立并落实规章制度，明确管理部门，指定专人负责人体研究管理。

第五条 人体研究的开展应当由项目负责人全面负责。项目负责人应当为开展人体研究的医疗卫生机构的工作人员。

第六条 市卫生行政部门负责全市人体研究的监督管理工作，逐步建立人体研究注册管理机制。必要时，可以委托第三方对人体研究管理工作进行督导与评估。

区县卫生行政部门负责直属医疗卫生机构和行政区域内社会办医疗机构开展人体研究的监督管理工作。

本市鼓励社会团体发挥行业自律作用，引导人体研究规范、有序开展。

第七条 项目负责人应当在开展人体研究前向所在医疗卫生机构提出开展人体研究的申请，并提交以下申请材料：

（一）立项申请；

（二）项目负责人及主要参与者的工作简历；

（三）研究工作基础，包括科学文献总结、实验室工作、动物实验结果和临床前工作总结等；

（四）研究方案；

（五）质量管理方案；

（六）项目风险的预评估及风险处置预案；

（七）伦理委员会审查申请；

（八）知情同意书（样式）；

（九）知识产权归属协议；

（十）项目经费来源证明；

（十一）国家相关法律规定应该具备的资质证明；

（十二）医疗卫生机构规定应当提交的其他资料。

第八条 医疗卫生机构应当组织学术委员会或相关专家对项目负责人申请开展的人体研究的科学性、先进性、风险程度及防范措施、知识产权等方面进行学术审查，形成书面审查记录和审查意见。

经学术委员会或相关专家审查通过的，医疗卫生机构应当依据《涉及人的生物人体研究伦理审查办法》，组织伦理委员会遵循伦理基本原则进行伦理审查，形成书面审查记录和审查意见。

医疗卫生机构应当向项目负责人反馈审查意见，并指定专人妥善保管审查记录和审查意见。

第九条 医疗卫生机构不具备成立伦理委员会条件的，应当与本市具备条件的其他医疗卫生机构签订委托审查协议，由受委托机构组织伦理委员会进行伦理审查，出具书面审查记录和审查意见。

按照同一个研究方案在一家以上医疗卫生机构同时进行的人体研究，牵头的医疗卫生机构按照本办法第八条组织进行的学术审查和伦理审查及其出具的学术和伦理审查意见可视同参与机构的审查及其意见。

第十条 经伦理委员会审查通过的，医疗卫生机构方可批准项目负责人在本机构内实施人体研究。

有以下情形之一的，医疗卫生机构学术委员会与伦理委员会应当不予审查通过，医疗卫生机构应当不予批准实施：

（一）违反国家法律、法规的规定；

（二）违背伦理原则；

（三）违背科研诚信原则；

（四）前期研究基础不足；

（五）人体研究的风险（包括潜在风险）过大，超出本机构可控范围；

（六）不符合实验室生物安全条件要求；

（七）侵犯他人知识产权；

（八）有直接利益相关的；

（九）应禁止研究的其他情形。

第十一条 批准实施的，医疗卫生机构应当与项目负责人签署科研任务书，明确双方权利和义务，由机构法定代表人、项目负责人签字、盖章。

有支持单位的，医疗卫生机构应当与支持单位签署协议，明确双方权利、义务、风险处置中的责任等内容。

第十二条 医疗卫生机构应当对本机构批准实施的人体研究的以下信息进行登记、建档备查，档案应当至少保存至人体研究终止后15年：

（一）基本信息，包括机构名称及卫生机构（组织）类别代码、项目名称、项目负责人的姓名、学历、职称和联系电话、研究经费来源、起止时间等；

（二）研究设计方案概要，包括研究目的、研究对象、研究内容、研究方法、质量控制方案、标本采集信息等；

（三）研究项目审批情况，包括本机构伦理委员会、学术委员会审查信息等；

（四）医疗卫生机构规定的其他信息。

第十三条 医疗卫生机构应当按照国家和本市医疗卫生服务单位信息公开的相关管理规定，对本机构批准实施的人体研究的基本信息进行公开；完成信息公开后的人体研究方可实施；人体研究实施过程中已公开信息有调整的应及时更新。

属于科学技术保密范围的，医疗卫生机构应当执行国家和北京市关于科学技术保密的相关规定。

第十四条 项目负责人应当遵循医学伦理原则，充分尊重受试者的知情权和选择权，在获得知情同意后，方可按照科研任务书开展人体研究。在人体研究实施过程中，还应当遵守国家有关知识产权保护、科技保密、生物安全、卫生等相关规定。人体研究方案如有调整，应当经医疗卫生机构学术和伦理审查通过后方可实施。

第十五条 开展人体研究，应当建立风险防范机制。

项目负责人应当重视人体研究的安全性评价，制定关于不良事件的记录和严重不良事件报告的标准操作程序，记录和保存研究中所发生的一切不良事件，认真进行分析、排查，按照伦理委员会审查通过的风险处置预案及时采取措施予以解决。发生严重不良事件的，还应当及时上报医疗卫生机构。

医疗卫生机构应当监督项目负责人落实不良事件记录和严重不良事件报告的标准操作程序，跟踪不良事件的进展，根据不良事件的严重程度及时做出继续、暂停或终止已经批准的人体研究的决定。

第十六条 医疗卫生机构应当建立人体研究经费管理制度，提供必要的学术和伦理审查经费保障，对批准实施的人体研究经费按照国家和北京市有关财务规章制度进行统一管理。

项目负责人应当按照所在机构的规定和人体研究经费预算，合理使用研究经费。

第十七条 医疗卫生机构违反本办法规定开展人体研究的，卫生行政部门应当责令医疗卫生机构暂停全部人体研究，限期进行整改，并予以通报批评，整改通过后方可继续开展；医疗技术人体研究成果已经进入临床应用的，应当依法取消其技术准入资格，并向社会公告。

第十八条 未经医疗卫生机构批准，擅自开展人体研究或调整已经批准的研究方案的，由医疗卫生机构给予直接责任人通报批评、取消其三年内所有科研相关活动资格等处理；属于事业单位工作人员的，还应当按照国家《事业单位工作人员处分暂行规定》给予处分。

第十九条 国家法律、法规和规章对人体研究另有规定的，医疗卫生机构及其工作人员还应当从其规定；违反的，依照相关规定予以处罚；造成财产损失或者其他损害的，依法承担民事责任；构成犯罪的，依法追究刑事责任。

第二十条　本办法所称医疗卫生机构，是指依照《医疗机构管理条例》和《医疗机构管理条例实施细则》的规定，经登记取得《医疗机构执业许可证》的医疗机构，以及疾病预防控制中心、卫生监督机构、采供血机构和其他卫生行政部门直属机构。

第二十一条　因重特大突发公共卫生事件应急工作需要紧急开展的人体研究，医疗卫生机构应当按照《突发公共卫生事件应急条例》及其配套文件进行管理。

第二十二条　本办法自发布之日起 30 日后实施。办法实施前已经开展且尚未完成的人体研究，医疗卫生机构应当自本办法实施之日起 6 个月内按照本办法规定完成登记、建档和信息公开等工作。

北京市卫生和计划生育委员会 北京市中医管理局关于进一步加强和规范医师执业注册管理工作的通知

京卫医政字〔2014〕49 号
（2014 年 4 月 2 日）

各区县卫生局，各三级医院：

为规范北京市地区医师执业注册办事流程和提交材料标准，根据《中华人民共和国执业医师法》《医师执业注册暂行办法》规定，现将医师注册工作通知如下：

一、统一医师注册办事须知

各区县卫生行政部门应依据北京市卫生和计划生育委员会、北京市中医管理局对外公布的医师执业注册、医师变更执业注册、医师重新执业注册和医师注销注册办事须知内容，及时调整和完善对外公布的办事须知内容。

二、住院医师规范化培训医师申请执业注册

（一）住院医师规范化培训期间执业注册工作按照《卫生部关于住院医师规范化培训期间医师执业注册有关问题的批复》（卫医政函〔2011〕413 号）的规定执行。培训期间申请注册或变更注册的，需提交规范化培训基地出具的住院医师规范化培训证明。

（二）住院医师规范化培训基地以国家和省级卫生（计生）、中医药行政部门下发的文件为准。

三、执业助理医师申请办理执业医师注册

执业助理医师申请执业医师注册时，应按照以下规定申请办理：

（一）向申请注册的卫生计生、中医行政部门（以下简称注册部门）交回《执业助理医师证书》原件。

（二）拟执业地与原注册地不一致的，需先办理执业医师注册变更手续。

（三）执业范围有变更的，需提交执业医师资格考试报名时相应专业的《医师资格考试报名暨医师资格申请表》及《试用单位考核合格证明》材料。

四、医师注册后申请变更执业范围

根据《卫生部国家中医药管理局关于下发〈关于医师执业注册中执业范围的暂行规定〉的通知》（卫医发〔2001〕169 号，以下简称《卫生部暂行规定》）要求，医师注册后有下列情形之一的，可以向原注册部门申请变更执业范围：

（一）取得高一层次的省级以上教育部门承认的相应专业学历（硕士研究生以上），经所在执业机构同意，拟从事新的相应专业的。

（二）在北京市三级甲等综合（专科）医院（军队、武警除外）接受同一类别其他专业的系统培训两年或者专业进修满两年或系统培训和专业进修合计

满两年，并持有该医院出具的业务考核合格证明，经所在执业机构同意，拟从事所受培训专业的。

其中，专科医院出具的专业证明只限于该医院按照执业登记的专科医院类别的相应专业。

（三）取得全科住院医师规范化培训或全科医生转岗培训合格证书，或取得助理全科医师规范化培训合格证书，拟申请变更执业范围为全科医学专业的。

（四）在社区卫生服务机构（乡镇卫生院）执业的临床医师因工作需要，经过国家医师资格考试取得公共卫生类医师资格，可申请增加公共卫生类别专业作为执业范围进行注册；在社区卫生服务机构（乡镇卫生院）执业的公共卫生医师因工作需要，经过国家医师资格考试取得临床类医师资格，可申请增加临床类别相关专业作为执业范围进行注册。

（五）中医类别医师执业范围中的中医专业、中西医结合专业和民族医专业间变更时应取得相应专业的医师资格。

（六）跨类别变更专业，必须取得相应类别的医师资格。

五、全科医学专业医师执业注册

为积极推进社区卫生服务机构和乡镇卫生院的发展，鼓励全科医学专业发展，根据《卫生部暂行规定》及北京市社区卫生服务相关政策，对全科医学专业医师注册提出以下要求：

（一）在社区卫生服务机构（乡镇卫生院）执业的临床医师，确因工作需要，经机构所在地区县卫生行政部门考核批准，报市卫生计生行政部门备案，在社区卫生服务机构（乡镇卫生院）申请注册全科医学专业的，可以根据区县卫生行政部门要求申请注册临床类别其他两个专业。

（二）在社区卫生服务机构（乡镇卫生院）的执业范围为中医专业、中西医结合专业或民族医专业的中医类别医师，可同时申请注册中医全科医学专业。

（三）在社区卫生服务机构（乡镇卫生院）执业的已注册一个以上执业范围的医师，如变更执业地点至其他类别的医疗机构时，只能选择已注册范围的其中一个专业作为执业范围进行注册。

六、医师定期考核与医师执业注册

根据《卫生部关于印发〈医师定期考核管理办法〉的通知》（卫医发〔2007〕66号）要求，注册部门在办理医师变更执业注册同时，要对医师定期考核结果严格把关，没有按照规定进行医师定期考核或者考核不合格的，不予变更注册，并按照国家和北京市相关规定办理。

此通知自发布之日起开始实施，《北京市卫生局关于北京地区医师执业注册工作的补充通知》（京卫医字〔2003〕177号）同时废止。

北京市卫生和计划生育委员会关于加强放射诊疗建设项目卫生审查工作的通知

京卫法监字〔2014〕22号

（2014年4月4日）

各区县卫生局，各三级医院，市卫生监督所、市疾病预防控制中心：

为认真贯彻落实《卫生部关于印发〈放射卫生技术服务机构管理办法〉等文件的通知》（卫监督发〔2012〕25号）精神，加强本市放射诊疗建设项目卫生审查工作，结合本市工作实际，对放射诊疗建设项目卫生审查工作提出以下要求：

一、市卫生行政部门负责放射治疗和核医学建设项目的卫生审查；区县卫生行政部门负责本辖区介入放射学、X射线影像诊断建设项目的卫生审查。同一医疗机构含有放射治疗或核医学建设项目的，其全部建设项目由市卫生行政部门负责卫生审查。

二、危害一般类中的DSA（数字减影血管造影）建设项目职业病危害放射防护预评价报告，在申请卫生行政部门审核前，应当由承担评价的放射卫生技术服务机构组织不少于3名专家进行评审，其中从国家和（或）北京市放射卫生技术评审专家库中抽取的专家应不少于专家总数的2/3。

三、危害严重类的放射诊疗建设项目、危害一般类中的DSA建设项目申请预评价审核时，除《放射诊疗建设项目卫生审查管理规定》要求的材料外，还应提交以下材料：

（一）放射卫生技术服务机构资质（正、副本）复印件；

（二）技术评审专家名单及单位；

（三）承担评价的放射卫生技术服务机构对专家

审查意见的修改说明。

四、危害严重类的放射诊疗建设项目、危害一般类中的DSA建设项目，卫生行政部门受理竣工验收申请后，应当按照卫生行政许可时限组织专家对控制效果评价报告进行评审，并进行职业病放射防护设施竣工验收。评审专家的组成，按照预评价报告专家评审相关条款要求进行。

五、自本通知印发之日起，原《北京市建设项目职业病危害分类管理办法》（京卫监字〔2008〕110号）同时废止。

北京市医师多点执业管理办法

京卫医政字〔2014〕99号

（2014年6月25日）

第一章　总　则

第一条　为规范本市医师多点执业行为，保障医疗质量和安全，根据《中华人民共和国执业医师法》《医师执业注册暂行办法》（原卫生部令第5号）的规定和《中共中央国务院关于深化医药卫生体制改革的意见》（中发〔2009〕6号）的精神，结合本市实际情况，制定本办法。

第二条　本办法所称医师多点执业是指符合本办法第五条规定条件的临床、口腔和公卫类别执业医师，在本市行政区域内2个以上医疗机构依法开展诊疗活动的行为。

第三条　拟在医疗机构多点执业的医师，应当向批准该机构执业的卫生计生行政部门申请注册。

第四条　市和区县卫生计生行政部门按照各自职责负责医师多点执业的注册及监督管理工作。

北京医师协会负责医师执业信息档案的建立和维护工作。

第二章　执业注册

第五条　医师申请多点执业应当符合以下条件：

（一）取得医师执业证书，且具有中级及以上专业技术职务任职资格；

（二）能够完成已注册执业地点的医疗机构的工作；

（三）身体健康，能够胜任多点执业工作；

（四）执业类别和执业范围在拟聘用申请人的医疗机构的诊疗科目范围内；

（五）医师定期考核合格。

第六条　拟申请多点执业的医师，应当向批准该机构执业的卫生计生行政部门申请注册，并提交下列材料：

（一）北京市医师多点执业注册申请审核表；

（二）申请人身份证明原件及复印件；

（三）申请人的《医师资格证书》《医师执业证书》及《专业技术职务任职资格证书》原件及复印件；

（四）申请人有效的医师定期考核合格证明；

（五）申请增加为注册执业地点的医疗机构的《医疗机构执业许可证》（副本）原件及复印件；

（六）申请人与申请增加为注册执业地点的医疗机构之间的书面协议；

（七）申请人本人医疗责任保险凭证。

医疗机构可以为本机构中的医师集体办理注册手续。

第七条　申请取消多点执业地点的医师应当到原注册的卫生计生行政部门申请取消该执业地点，并提交以下材料：

（一）《北京市医师取消多点执业注册申请审核表》；

（二）申请人身份证明原件及复印件；

（三）申请人《医师执业证书》原件及复印件。

第八条 开展多点执业的医师变更已注册的执业类别、执业范围以及第一执业地点的，应当按照《医师执业注册暂行办法》的规定办理，变更后其多点执业注册同时失效。

变更后需要继续开展多点执业的，医师应当按照本办法第六条的规定重新申请多点执业。

第九条 卫生计生行政部门应自收材料之日起20个工作日内，对申请人提交的材料进行审核。审核合格的，予以登记。对不符合条件的，应当自收到申请之日起20个工作日内，书面通知申请人，并说明理由。

第三章　监督管理

第十条 医疗机构应当按照有关法律法规规定和聘用合同、劳动合同或有关书面协议，规范医师执业行为，做好医师考核工作，确保医疗安全和医疗质量。

第十一条 开展多点执业的医师在诊疗活动中应当依法执业，严格遵守执业规则，并按照卫生计生行政部门核定的执业地点、范围和类别开展诊疗活动。

第十二条 多点执业医师发生医疗争议事件的，由发生争议的医疗机构按照相关规定处理。

第十三条 开展多点执业的医师发生违法行为的，由违法行为发生地的区县级以上卫生计生行政部门依法予以处罚，并由作出行政处罚的卫生计生行政部门在10个工作日内书面通知为其注册的其他相关卫生计生行政部门。

医师依法被处以暂停执业活动的，应当同时停止在其他所有地点的执业活动。

第十四条 开展多点执业的医师应当按照医师定期考核管理的相关规定，接受各执业地点的定期考核。

第十五条 开展多点执业的医师应当向第一执业地点所在医疗机构报告多点执业的有关情况，根据与相关医疗机构签订的协议，合理承担工作任务，合理安排工作时间，保质保量完成工作任务。

开展多点执业的医师应当恪守职业道德，不得为谋取不正当利益不合理转介患者，扰乱医疗秩序，损害患者权益。

开展多点执业的医师应当服从第一执业地点所在医疗机构处理突发公共事件及医疗救援工作的调遣。

第四章　附　则

第十六条 医师执行政府指令任务，如卫生支农、支援社区和急救中心（站）、医疗机构对口支援，由所在医疗机构批准的会诊、进修、学术交流、义诊，急救出诊、对患者实施现场急救者，不适用本管理办法。

中医类别医师多点执业实施办法由市中医行政管理部门依据本办法的原则制定。

医技、护理人员多点执业实施办法依据本办法的原则另行制定。

军队医师执业或者非军队医师在军队医疗机构多点执业不适用本办法。

第十七条 本办法自2014年8月1日起实施。2010年12月13日原北京市卫生局制定的《北京市医师多点执业管理办法（试行）》（京卫医字〔2010〕281号）同时废止。

北京市医疗机构许可管理办法

京卫医政字〔2014〕100号
（2014年6月25日）

第一章 总 则

第一条 为规范和加强我市医疗机构许可管理工作，依据《医疗机构管理条例》、《中华人民共和国中医药条例》、《医疗机构管理条例实施细则》、《中外合资合作医疗机构管理暂行办法》（原卫生部、外经贸部令第11号）、《香港和澳门服务提供者在内地设立独资医院管理暂行办法》（卫医政发〔2010〕109号）、《北京市发展中医条例》和《北京市人民政府办公厅印发关于进一步鼓励和引导社会资本举办医疗机构若干政策的通知》（京政办发〔2012〕35号）等有关法规规定，结合本市实际情况，制定本办法。

第二条 本办法适用于本市行政区域内医疗机构的许可工作。

第三条 市和区县卫生计生（含中医）行政部门依照本办法和国家有关规定实施医疗机构许可工作。许可工作应当遵循公开、公平、公正的原则。

第四条 本市鼓励社会资本举办医疗机构，优先支持举办非营利性医疗机构。鼓励社会资本举办中医类别医院、康复医院、护理院及特色专科医院。鼓励有资质人员依法开办个体诊所。

第二章 设置审批

第五条 市和区县卫生计生行政部门应当根据行政区域内的人口、医疗资源、医疗需求和现有医疗机构的分布状况，制定本行政区域医疗机构设置规划并向社会公示。

第六条 本市各类医疗机构设置应当符合医疗机构设置规划和医疗机构基本标准。

第七条 有下列情形之一的，不得申请设置医疗机构：

（一）不能独立承担民事责任的单位。

（二）正在服刑或者不具有完全民事行为能力的个人。

（三）医疗机构在职、因病退职或者停薪留职的医务人员。

（四）发生二级以上医疗事故未满五年的医务人员。

（五）因违反有关法律、法规和规章，已被吊销执业证书的医务人员。

（六）被吊销及吊扣《医疗机构执业许可证》的医疗机构法定代表人或者主要负责人。

有前款第（二）、（三）、（四）、（五）、（六）项所列情形之一者，不得充任医疗机构的法定代表人或者主要负责人。

第八条 本市医疗机构设置审批权限按照以下规定划分：

（一）中外合资合作医疗机构、香港和澳门服务提供者设置的医疗机构、通用名称为"中心"的医疗机构、医学检验所、国务院卫生计生行政部门未明确标准的医疗机构、床位在100张以上的综合医院、床位在100张以上的专科医院、床位在100张以上的护理院、康复医院、疗养院等，由区县卫生计生行政部门初审后，报市卫生计生委审批。

（二）中外合资合作中医医疗机构、香港和澳门服务提供者设置的中医医疗机构、通用名称为"中心"的中医医疗机构、床位在100张以上的中医医疗机构（含中医综合性医院、中医专科医院、中西医结合医院和民族医医院），由区县卫生计生行政部门初审后，报市中医管理局审批。

（三）其他医疗机构，由区县卫生计生行政部门审批，在核发《设置医疗机构批准书》的同时报市卫生计生委，其中中医、中西医结合、民族医医疗机构报市中医管理局。

第九条 本市实行医疗机构设置批准公示制，卫生计生行政部门对提出医疗机构设置申请的要进行为期5个工作日的公示。公示内容包括拟设置医疗机构的类别、执业地址、诊疗科目、床位（牙椅、观察床），以及设置人和设置申请人名称、符合当地《医疗机构设置规划》情况等。

公示期间接到实名举报或异议的，卫生计生行政部门应当及时组织查实。

第十条 申请设置医疗机构，应当根据国家和北京市有关规定提交以下材料：

（一）设置申请书。

（二）设置可行性研究报告。可行性研究报告应当包括《医疗机构管理条例实施细则》第十五条规定的内容，并附设置单位或设置人的资信证明、所在居（村）委会或物业管理部门出具的医疗机构设置意见，其中营利性医疗机构还应当包括工商行政管理部门出具的机构名称预先核准通知书，由市卫生计生行政部门审批的医疗机构还应当包括所在区县卫生计生行政部门的初审意见。

（三）选址报告和建筑设计平面图。选址报告应当包括《医疗机构管理条例实施细则》第十六条规定的内容，并附方位图及医疗机构房屋土地使用的证明材料。

由两个以上法人或者其他组织共同申请设置医疗机构以及两人以上合伙申请设置医疗机构的，还应当按照《医疗机构管理条例实施细则》第十七条规定提交由各方共同签署的协议书。

申请设置中外合资合作医疗机构的，还应当按照《中外合资合作医疗机构管理暂行办法》的规定提交相关证明材料。

香港和澳门服务提供者申请设置医疗机构的，还应当提交香港和澳门服务提供者证明；其中申请设置港澳独资医院的，还应当按照《香港和澳门服务提供者在内地设立独资医院管理暂行办法》的规定提交相关证明材料。

法人和其他组织设置为内部职工服务的门诊部、诊所、卫生所（室），由设置单位在该医疗机构执业登记前，提交设置单位或者其主管部门设置医疗机构的决定和《设置医疗机构备案书》。

第十一条 《设置医疗机构批准书》的有效期为：

（一）诊所、卫生所（站）、医务室、护理站、卫生保健所、村卫生室（所）：6个月。

（二）门诊部、不设床位的社区卫生服务中心、社区卫生服务站、急救站、医学检验所：1年。

（三）20～99张床的医疗机构、急救中心、临床检验中心：2年。

（四）100张床以上的医疗机构：3年。

第三章　登记注册

第十二条 医疗机构执业前，必须申请登记，领取《医疗机构执业许可证》。

除医学检验所、中外合资、合作及香港和澳门服务提供者设置的门诊部和诊所由所在区县卫生计生行政部门办理登记外，其他医疗机构均由原批准其设置的卫生计生行政部门办理登记。

第十三条 本市建立执业登记现场审查制度。卫生计生行政部门受理医疗机构执业登记申请后，要组织审核专家组对拟执业登记的医疗机构科室设置、仪器设备、基本设施以及执业人员资质、基本知识和技能等进行现场抽查审核，形成书面意见。现场审核不合格的，不得核发《医疗机构执业许可证》。

第十四条 医疗机构申请办理执业登记手续，应当提交下列材料：

（一）《医疗机构申请执业登记注册书》。

（二）《设置医疗机构批准书》或《设置医疗机构备案回执》。

（三）房屋产权证明或者使用证明。

（四）验资证明、资产评估报告。

（五）医疗机构建筑设计平面图。

（六）医疗机构规章制度。

（七）医疗机构法定代表人或者主要负责人以及各科室负责人名录和有关资格证书、执业证书、职称证明复印件（附法定代表人或主要负责人任职证明和签字表）。

（八）《医疗机构分类登记审批表》。

（九）医疗机构竣工验收的相关批准文件或证明材料。

申请门诊部、诊所、卫生所、医务室、卫生保健所和卫生站登记的，还应当提交附设药房（柜）的药品种类清单、卫生技术人员名录及其有关资格证书、执业证书复印件。

第十五条 对于正式受理的申请材料，卫生计生行政部门应当在10个工作日内做出执业登记许可决定。10个工作日内不能做出决定的，经本行政机关负责人批准，可以延长许可决定时限，但最长不得超过45日。

第十六条 卫生计生行政部门应当严格按照《医疗机构诊疗科目名录》等规定核定医疗机构诊疗科目，确保医疗机构执业范围和服务项目与医疗机构的类别、规模及所承担的功能和任务相适应。对在一级诊疗科目下设置二级学科（专业组），且具备相应设备设施、技术水平和业务能力条件的，应当核准登记二级诊疗科目；禁止只登记一级诊疗科目的医疗机构开展技术复杂、风险大、难度大、配套设备设施条件要求高的医疗服务项目。

第十七条 医疗机构所在区县卫生计生行政部门应当在医疗机构取得《医疗机构执业许可证》后 3 个月内，对医疗机构名称、地址、法定代表人、主要负责人、经营性质是否与登记内容相符，诊疗科目、执业人员及医院感染管理情况与实际开展项目是否相符，医疗广告是否符合要求等医疗机构执业情况进行卫生监督检查，对检查中发现的问题应依法予以处理。

第十八条 《医疗机构执业许可证》及其副本的有效使用期限依据医疗机构校验期的不同，分别定为 5 年（校验期 1 年）或 15 年（校验期 3 年）。

第四章 变更、校验与注销登记

第十九条 医疗机构执业登记后，其核准的名称、地址、法定代表人或者主要负责人、服务对象、服务方式、注册资金（资本）、诊疗科目、床位（牙椅）发生变更的，应向准予登记的卫生计生行政部门申请办理变更登记。

第二十条 医疗机构申请办理变更登记，应当向卫生计生行政部门提交以下材料：

（一）医疗机构法定代表人或者主要负责人签署的《医疗机构申请变更登记注册书》。

（二）申请变更登记的原因和理由。

（三）根据申请变更项目的不同，还应根据本办法规定提交其他相关证明材料。

第二十一条 申请变更名称的，应当向卫生计生行政部门提交该医疗机构主管单位出具的批准文件或证明；其中营利性医疗机构需提供工商行政管理部门的《名称变更核准通知书》（有效期内）。

第二十二条 因原登记地址名称变更但实际不迁址，申请变更地址的，应当向卫生计生行政部门提交所在地公安机关出具的地址名称变更证明。

因迁址、新增执业地址申请变更地址的，应当向卫生计生行政部门提交以下材料：

（一）书面请示［说明变更地址的理由、变更后的详细地址、床位（牙椅）数量、诊疗科目和科室设置、人员设备配备等］。

（二）可行性研究报告。可行性研究报告应当包括《医疗机构管理条例实施细则》第十五条规定的内容，并附新址所在居（村）委会或物业管理部门出具的医疗机构设置意见，在市卫生计生行政部门登记的机构还应当包括新址所在区县卫生计生行政部门的审核意见。

（三）选址报告和建筑设计平面图。选址报告应当包括《医疗机构管理条例实施细则》第十六条规定的内容，并附方位图及新址房屋土地使用的证明材料。

（四）医疗机构规章制度。

（五）新址主要负责人以及各科室负责人名录和有关资格证书、执业证书复印件。

（六）新址建设完成后还应提交竣工验收的相关批准文件或证明材料。

第二十三条 申请变更法定代表人或主要负责人的，应当向卫生计生行政部门提交合法有效的任免文件、任职证明及医疗机构法定代表人（主要负责人）签字表。

第二十四条 申请变更注册资金的，应当向卫生计生行政部门提交相关资产变更证明材料。

第二十五条 申请变更床位（牙椅）数量的，应当向卫生计生行政部门提交以下材料：

（一）书面请示［说明变更床位（牙椅）的理由、变更后的床位（牙椅）数量和用途、医疗机构近 3 年工作量及平均住院日、床位使用率、床位周转次数等工作效率指标、相关的诊疗科目和科室设置、人员、场地和设备配备等］。

（二）建筑设计平面图［标明变更的床位（牙椅）所在位置］。

涉及改、扩建的还应提交可行性研究报告。可行性研究报告应当包括《医疗机构管理条例实施细则》第十五条规定的内容，并附所在居（村）委会或物业管理部门出具的医疗机构设置意见，市卫生计生行政部门登记机构需附所在区县卫生计生行政部门的审核意见。建设完成后提交竣工验收的相关批准文件或证明材料。

在区县卫生计生行政部门登记的医疗机构总床位达 100 张（含）以上的，在增加床位数量前应报市卫生计生部门审核同意。

第二十六条 申请变更诊疗科目的，应当向卫生计生行政部门提交以下材料：

（一）变更诊疗科目的书面请示。

（二）医疗机构建筑平面图、医疗机构设计平面图（标明新增诊疗科目用房位置）。

（三）拟聘执业人员有关情况（医、护、药、技、院感、质量管理人员名录及有关资格证书、执业证书、职称证明复印件）。

（四）拟开展科目的设备情况。

（五）相关规章制度目录、开展业务情况说明等。

第二十七条 卫生计生行政部门依据本区域

《医疗机构设置规划》和本办法审查和批准医疗机构增设诊疗科目。

第二十八条　经卫生计生行政部门审查同意增设诊疗科目后，医疗机构方可申请办理变更手续。医疗机构设置诊疗科目应满足以下要求：

（一）每设置一个诊疗科目至少要具备一名本专业 5 年以上相关工作经历的医师，同时按《医疗机构基本标准（试行）》等规定配备相关卫生技术人员。

（二）独立设置开展该诊疗科目的诊室。

（三）应在设施、设备、注册资金等方面满足开展诊疗业务的需求。

（四）新增诊疗科目要符合相关法律法规规定的要求。

第二十九条　建立变更登记重要事项现场审查制度。医疗机构申请变更诊疗科目、床位（牙椅）数量及改扩建、迁址、增加地址等事项的，卫生计生行政部门应组织专家对相应变更事项进行现场审查。现场审查不合格的，不予变更登记。

第三十条　达到校验期的医疗机构应当申请校验。医疗机构的校验期为：

（一）床位在 100 张以上的综合医院、中医医院、中西医结合医院、民族医医院以及专科医院、疗养院、康复医院、妇幼保健院、急救中心、临床检验中心和专科疾病防治机构校验期为 3 年。

（二）其他医疗机构校验期为 1 年。

（三）暂缓校验后再次校验合格医疗机构的校验期为 1 年。

（四）中外合资、合作医疗机构和港澳独资医院的校验期按照《中外合资合作医疗机构管理暂行办法》及《香港和澳门服务提供者在内地设立独资医院管理暂行办法》的规定执行。

第三十一条　医疗机构应当于校验期满前 3 个月向准予登记的卫生计生行政部门申请校验，并提交以下材料：

（一）《医疗机构校验申请书》。

（二）《医疗机构执业许可证》正本、副本原件。

（三）各年度工作总结。

（四）诊疗科目、床位（牙椅）等执业登记项目以及卫生技术人员、业务科室和大型医用设备变更情况。

（五）校验期内接受卫生计生行政部门检查、指导结果及整改情况。

（六）校验期内发生的医疗民事赔偿（补偿）情况（包括医疗事故）以及卫生技术人员违法违规执业及其处理情况。

（七）特殊医疗技术项目开展情况。

第三十二条　医疗机构有以下情况之一的，应当办理医疗机构注销登记手续：

（一）因分立或者合并而终止。

（二）歇业。

（三）依法宣告破产或解散。

（四）被依法吊销《医疗机构执业许可证》。

（五）个体行医人员死亡或者丧失行医能力的。

（六）医疗机构不按规定申请校验，且在登记机关责令其按规定补办申请校验手续后，在限期内仍不申请补办校验手续的。

（七）医疗机构暂缓校验期满仍不能通过校验的及暂缓校验期满后规定时间内未提出再次校验申请的。

第三十三条　办理注销登记的，医疗机构应当至原登记机关提交以下材料：

（一）《医疗机构注销登记注册书》。

（二）《医疗机构执业许可证》正本及副本原件。

（三）医疗机构印章。

（四）申请注销的原因和理由说明。

第五章　附　则

第三十四条　本办法自 2014 年 9 月 1 日起施行。2010 年 4 月 21 日原北京市卫生局、北京市中医管理局发布的《北京市医疗机构审批管理暂行办法》（京卫医字〔2010〕84 号）及原北京市卫生局、北京市卫生和计划生育委员会、北京市中医管理局在此以前发布的其他与本办法不一致的规定同时废止。

北京市卫生和计划生育委员会 北京市财政局关于提高本市计划生育奖励扶助金和特别扶助金标准的通知

京卫家庭字〔2014〕3 号

（2014 年 11 月 3 日）

各区县卫生计生委（人口计生委）、财政局：

为贯彻落实国家卫生计生委等 5 部门《关于进一步做好计划生育特殊困难家庭扶助工作的通知》（国卫家庭发〔2013〕41 号）和财政部、原国家人口计生委《建立全国农村部分计划生育家庭奖励扶助和计划生育家庭特别扶助标准动态调整机制的通知》（财教〔2011〕622 号）精神，进一步缓解我市独生子女家庭的实际困难和问题，本着以人为本、依法合规、保障和改善民生、促进社会公平的原则，现就提高本市计划生育奖励扶助金和特别扶助金标准通知如下。

一、提高计划生育奖励扶助金和特别扶助金的标准

（一）提高农村部分计划生育家庭奖励扶助金的标准

自 2014 年 1 月 1 日起，针对具有本市农村户籍、只有一个子女、年满 60 周岁的居民，政府发放的奖励扶助金由现行的每人每月 100 元提高到每人每月 120 元。

（二）提高独生子女伤残、死亡特别扶助金的标准

自 2014 年 1 月 1 日起，针对具有本市户籍、独生子女三级以上残疾或死亡、未再生育或收养子女、女方年满 49 周岁的夫妻，政府发放的伤残、死亡特别扶助金分别由现行的每人每月 160 元、200 元提高到每人每月 400 元、500 元。

二、调整奖励扶助金和特别扶助金经费负担渠道

2014 年度，调整后计划生育家庭奖励扶助金和特别扶助金仍由市级财政负担。

从 2015 年起，将计划生育奖励扶助金和特别扶助金负担渠道调整为市、区县两级财政分级负担，其中市级财政负担 85%，并结合年度预算安排情况纳入市对区县转移支付补助项目；区县财政负担 15%。

三、各区县加大对本市独生子女家庭经济扶助力度，把工作落到实处

独生子女家庭奖励和扶助是一项政治性、政策性很强的工作，妥善解决他们的问题，事关人民群众的切身利益，事关社会和谐稳定。各级卫生计生部门、财政部门要高度重视，加强组织领导和经费保障，切实将各项经济帮扶政策落实到位。主要做好以下几项工作：

（一）各级卫生计生部门要积极争取相关部门支持，结合实际制定具体扶助措施，理顺扶助资金发放渠道，加强舆论引导，开展多种形式的帮扶活动。

（二）各级卫生计生部门应加强对目标人群的资格审查，杜绝虚报冒领现象的发生。加强财政资金监管，不得将专项资金挪作他用。

北京市控制吸烟条例

（2014 年 11 月 28 日北京市第十四届人民代表大会常务委员会第十五次会议通过）

第一条 为了减少吸烟造成的危害，维护公众健康权益，创造良好公共环境，提高城市文明水平，根据有关法律、行政法规，结合本市实际情况，制定本条例。

第二条 本条例适用于本市行政区域内控制吸烟工作。

对吸烟可能危害公共安全的，按照相关法律法规执行。

第三条 本市控制吸烟工作坚持政府与社会共同治理、管理与自律相互结合，实行政府管理、单位负责、个人守法、社会监督的原则。

第四条 市和区县人民政府加强对控制吸烟工作的领导，将控制吸烟工作纳入国民经济和社会发展规划，保障控制吸烟工作的财政投入，推进控制吸烟工作体系建设。

第五条 本市各级爱国卫生运动委员会在本级人民政府领导下，负责组织、协调、指导相关行政部门的控制吸烟工作，组织社会组织和个人开展社会监督，开展控制吸烟工作的宣传教育培训，监测、评估单位的控制吸烟工作并定期向社会公布，对在控制吸烟工作中做出突出贡献的单位和个人给予表彰、奖励。

第六条 市和区县卫生计生行政部门是控制吸烟工作的主管部门，负责组织制定控制吸烟的政策、措施，开展控制吸烟的卫生监督管理，受理违法吸烟的举报投诉，依法查处违法行为，并定期向社会公示查处情况。

教育、文化、体育、旅游、交通、工商、公安、园林绿化、食品药品监督、市政市容、城市管理综合执法、烟草专卖等相关行政部门按照各自职责，对本行业或者领域内的控制吸烟工作进行监督管理，制定管理制度，开展宣传培训，组织监督检查。

第七条 乡镇人民政府和街道办事处按照属地管理原则，做好本辖区内的控制吸烟工作。

第八条 本市将控制吸烟工作纳入全市群众性精神文明创建活动。

广播、电视、报纸、网络等新闻媒体应当开展控制吸烟的公益宣传，加强舆论监督。

第九条 公共场所、工作场所的室内区域以及公共交通工具内禁止吸烟。

第十条 下列公共场所、工作场所的室外区域禁止吸烟：

（一）幼儿园、中小学校、少年宫、儿童福利机构等以未成年人为主要活动人群的场所；

（二）对社会开放的文物保护单位；

（三）体育场、健身场的比赛区和座席区；

（四）妇幼保健机构、儿童医院。

市人民政府可以根据举办大型活动的需要，临时划定禁止吸烟的室外区域。

第十一条 除本条例第十条规定以外的其他公共场所、工作场所的室外区域，可以划定吸烟区。

吸烟区的划定应当遵守下列规定：

（一）设置明显的指示标志和吸烟有害健康的警示标识；

（二）远离人员密集区域和行人必经的主要通道；

（三）符合消防安全要求。

第十二条 国家机关、企事业单位、社会团体和其他社会组织应当将控制吸烟工作纳入本单位日常管理，依法划定禁止吸烟区域，制止违法吸烟和不文明吸烟行为；其法定代表人或者主要负责人负责本单位的控制吸烟工作。

鼓励国家机关、企事业单位、社会团体和其他社会组织自行实施全面禁烟。

第十三条 禁止吸烟场所的经营者、管理者负有下列责任：

（一）建立禁止吸烟管理制度，做好宣传教育工作；

（二）在禁止吸烟场所设置明显的禁止吸烟标志和举报投诉电话号码标识；

（三）不得在禁止吸烟场所提供烟具和附有烟草广告的物品；

（四）开展禁止吸烟检查工作，制作并留存相关记录；

（五）对在禁止吸烟场所内的吸烟者予以劝阻，对不听劝阻的要求其离开；对不听劝阻且不离开的，向卫生计生行政部门投诉举报。

禁止吸烟场所的经营者、管理者可以利用烟雾报警、浓度监测、视频图像采集等技术手段监控吸烟行为，加强对禁止吸烟场所的管理。

第十四条 个人应当遵守法律法规的规定，不得在禁止吸烟场所和排队等候队伍中吸烟；在非禁止吸烟场所吸烟的，应当合理避让不吸烟者，不乱弹烟灰，不乱扔烟头。

第十五条 个人在禁止吸烟场所内发现吸烟行为的，可以行使下列权利：

（一）劝阻吸烟者停止吸烟；

（二）要求该场所的经营者、管理者劝阻吸烟者停止吸烟；

（三）向卫生计生行政部门投诉举报。

第十六条 市卫生计生行政部门应当公布吸烟违法行为投诉举报电话；对投诉举报的违法行为，市或者区县卫生计生行政部门应当及时处理，建立投诉举报及处理情况登记。

第十七条 本市提倡减少和戒除吸烟行为。市和区县卫生计生行政部门应当组织开展对吸烟行为的干预工作，设立咨询热线，开展控制吸烟咨询服务，指导医疗卫生机构开展戒烟服务。

第十八条 全社会都应当支持控制吸烟工作。

鼓励、支持志愿者组织、其他社会组织和个人开展控制吸烟宣传教育、劝阻违法吸烟行为、监督场所的经营者和管理者开展控制吸烟工作、提供戒烟服务等活动。

第十九条 学校应当采取措施预防学生吸烟，对学生开展吸烟有害健康的宣传教育，帮助吸烟的学生戒烟。

教师不得在中小学生面前吸烟。

第二十条 烟草制品销售者应当在销售场所的显著位置设置吸烟有害健康和不向未成年人出售烟草制品的明显标识。

禁止烟草制品销售者从事下列行为：

（一）向未成年人出售烟草制品；

（二）在幼儿园、中小学校、少年宫及其周边100米内销售烟草制品；

（三）通过自动售货机或者移动通信、互联网等信息网络非法销售烟草制品。

第二十一条 禁止从事下列行为：

（一）利用广播、电影、电视、报纸、期刊、图书、音像制品、电子出版物、移动通信、互联网等大众传播媒介发布或者变相发布烟草广告；

（二）在公共场所和公共交通工具设置烟草广告；

（三）设置户外烟草广告；

（四）各种形式的烟草促销、冠名赞助活动。

第二十二条 市和区县卫生计生行政部门依法开展控制吸烟卫生监督管理工作，有权进入相关场所并向有关单位和个人进行调查核实，有权查看相关场所的监控、监测、公共安全图像信息等证据材料。有关单位和个人应当协助配合并如实反映情况。

第二十三条 场所的经营者、管理者违反本条例第十一条第二款规定的，按照下列规定处罚：

（一）违反本条例第十一条第二款第一项、第二项规定的，由市或者区县卫生计生行政部门责令限期改正；

（二）违反本条例第十一条第二款第三项规定的，由公安机关消防机构依法查处。

第二十四条 场所的经营者、管理者违反本条例第十三条第一款规定的，按照下列规定处罚：

（一）违反本条例第十三条第一款第一项至第四项规定的，由市或者区县卫生计生行政部门责令限期改正；拒不改正的，处 2000 元以上 5000 元以下罚款。

（二）违反本条例第十三条第一款第五项规定的，由市或者区县卫生计生行政部门处 5000 元以上 1 万元以下罚款。

第二十五条 个人违反本条例第十四条规定，在禁止吸烟场所或者排队等候队伍中吸烟的，由市或者区县卫生计生行政部门责令改正，可以处 50 元罚款；拒不改正的，处 200 元罚款。

个人违反本条例第十四条规定，乱扔烟头的，由城市管理综合执法部门按照市容环境管理的相关法规予以处罚。

第二十六条 烟草制品销售者违反本条例第二十条第一款规定的，由烟草专卖部门责令改正；拒不改正的，处 5000 元以上 1 万元以下罚款。

烟草制品销售者违反本条例第二十条第二款第一项规定的，由烟草专卖部门处 1 万元以上 3 万元以下罚款。

烟草制品销售者违反本条例第二十条第二款第二项规定的，由工商行政管理部门依照烟草专卖的相关法律法规予以处罚。

烟草制品销售者违反本条例第二十条第二款第三项规定，通过自动售货机销售烟草制品的，由工商行政管理部门责令改正，并处 2 万元以上 5 万元以下罚款；通过信息网络非法销售烟草制品的，由工商行政管理部门责令改正，并处 5 万元以上 20 万元以下罚款。

第二十七条　违反本条例第二十一条第一项至第三项规定的，由工商行政管理部门依照广告管理的相关法律法规予以处罚。

违反本条例第二十一条第四项规定的，由工商行政管理部门责令停止违法行为，并处 5 万元以上 10 万元以下罚款。

第二十八条　在禁止吸烟场所吸烟不听劝阻，构成扰乱社会秩序或者阻碍有关部门依法执行职务等违反治安管理行为的，由公安部门依法予以处罚；构成犯罪的，依法追究刑事责任。

第二十九条　政府有关部门及其工作人员不依法履行控制吸烟职责，或者滥用职权、谋取私利的，由其上级机关或者监察机关依法追究直接负责的主管人员和其他直接责任人员的行政责任；构成犯罪的，依法追究刑事责任。

第三十条　本条例自 2015 年 6 月 1 日起施行。1995 年 12 月 21 日北京市第十届人民代表大会常务委员会第二十三次会议通过的《北京市公共场所禁止吸烟的规定》同时废止。

北京市职业病诊断资格证书核发管理办法

京卫疾控字〔2014〕78 号
（2014 年 12 月 8 日）

第一条　为规范对北京市职业病诊断资格证书的管理，根据《中华人民共和国职业病防治法》、《职业病诊断与鉴定管理办法》（原卫生部 2013 年第 91 号令）等的规定，结合本市实际工作情况，制定本办法。

第二条　本办法适用于北京市职业病诊断资格证书核发相关管理工作。

第三条　市卫生计生行政部门负责职业病诊断资格证书的卫生行政许可及相关管理工作。

第四条　本市从事职业病诊断的医师应具备下列条件：

（一）具有医师执业证书；

（二）具有中级以上卫生专业技术职务任职资格；

（三）熟悉职业病防治法律法规和职业病诊断标准；

（四）从事职业病诊断、鉴定相关工作三年以上；

（五）按规定参加北京市职业病诊断医师相应专业的培训，并考核合格。

第五条　市卫生计生行政部门负责职业病诊断人员资格考试的组织管理工作。

第六条　申请北京市职业病诊断资格，应当向市卫生计生行政部门提交以下申请材料：

（一）职业病诊断人员资格考试合格名单；

（二）医师执业证书原件（校验后退回）及复印件 1 份；

（三）中级以上卫生专业技术职务资格证书原件（校验后退回）及复印件 1 份；

（四）所在单位出具的从事职业病诊疗相关工作 3 年以上的证明；

（五）本人近期 1 寸免冠照片 1 张。

第七条　市卫生计生行政部门收到申请人提交的材料后，应当按照行政许可有关管理规定依法开展行政许可工作。

第八条　申请人委托他人代为申请或领取北京市职业病诊断资格证书的，办理时应当提供授权他人代为申请、领取的授权委托书、申请人和授权委托人的身份证明复印件。

第九条　在北京地区从事职业病诊断工作的，应当取得北京市职业病诊断医师资格。

第十条　市卫生计生行政部门对涉及北京市职业病诊断资格证书审批的资料实行档案管理。

第十一条　本办法自发布之日起 30 日后起施行。2006 年 5 月 30 日，原市卫生局发布的《关于北京市职业病防治专业技术人员资格考试有关问题的通知》（京卫疾控字〔2006〕65 号）同时废止。

附件：北京市职业病诊断资格证书申请表（略）

北京市卫生和计划生育委员会关于贯彻落实《职业病诊断与鉴定管理办法》的通知

京卫疾控字〔2014〕81 号
（2014 年 12 月 15 日）

各区县卫生计生委（卫生局），职业病诊断鉴定机构，市疾病预防控制中心、市卫生监督所：

为规范北京市职业病诊断与鉴定工作，进一步贯彻落实原卫生部《职业病诊断与鉴定管理办法》（卫生部令第 91 号）的规定，结合本市实际情况，就本市职业病诊断与鉴定管理工作提出以下要求：

一、北京市职业病诊断工作由经北京市卫生和计划生育委员会许可的医疗机构承担。职业病诊断机构依法独立行使诊断权，并对其做出的诊断结论负责。

二、用人单位所在地、本人户籍所在地或者本人经常居住地为北京地区的劳动者，均可以按照《职业病诊断与鉴定管理办法》的规定申请在本市进行职业病诊断。

三、职业病诊断机构应当按照《职业病诊断与鉴定管理办法》的规定，在许可的职业病诊断项目范围内，遵循科学、公正、及时、便民的原则，开展职业病诊断。

四、职业病诊断机构应当加强职业病诊断有关资料的管理工作，填写《北京市职业病诊断就诊登记表》，并与其病历一并保存。确诊职业病的，应当按照国家和本市的有关规定及时报告。

五、职业病诊断机构按照《职业病诊断与鉴定管理办法》第二十七条规定，提请用人单位所在地的安全生产监督管理部门组织现场调查的，应当向用人单位所在地的安全生产监督管理部门出具《关于请协助开展职业病诊断与鉴定有关工作的函》（一式两份），其中一份与病历一同保存。

六、职业病诊断过程中，经安全生产监督管理部门督促，用人单位仍不提供职业病诊断相关资料或者提供资料不全的，职业病诊断机构应当按照《职业病诊断与鉴定管理办法》第二十八条的规定，结合劳动者的临床表现、辅助检查结果和劳动者的职业史、职业病危害接触史，并参考劳动者自述、安全生产监督管理部门提供的日常监督检查信息等，做出职业病诊断结论。仍不能做出职业病诊断的，应当提出相关医学意见或者建议。

七、本市按照《职业病诊断与鉴定管理办法》规定开展职业病鉴定工作，职业病鉴定实行两级鉴定制。对职业病诊断机构做出的职业病诊断结论有异议的，应当按照《职业病诊断与鉴定管理办法》第三十六条规定，向职业病诊断机构所在地区县卫生计生行政部门申请鉴定。对区县级职业病鉴定结论不服的，可以向市卫生计生行政部门申请再鉴定。市级职业病鉴定结论为最终结论。

八、北京市卫生和计划生育委员会按照《职业病诊断与鉴定管理办法》第三十七条规定，指定北京市疾病预防控制中心作为职业病鉴定办事机构，具体承担职业病鉴定的组织和日常性工作。区县卫生行政部门也可以指定北京市疾病预防控制中心作为职业病鉴定的办事机构。

九、职业病鉴定办事机构按照《职业病诊断与鉴定管理办法》第四章规定依法履行相应职责。

十、本通知已经市卫生和计划生育委员会主任办公会审议通过，自发布之日起 30 日后实施。2004 年 3 月 5 日，原北京市卫生局关于印发《北京市〈职业病诊断与鉴定管理办法〉实施细则》的通知（京卫疾控字〔2004〕45 号）同时废止。

附件：北京市职业病诊断就诊登记表（略）

北京市职业病防治和放射卫生技术服务机构管理办法

京卫疾控字〔2014〕82 号
（2014 年 12 月 15 日）

第一章 总 则

第一条 为规范职业病防治（包括职业病诊断和职业健康检查）和放射卫生技术服务行政许可行为，加强对技术服务机构的管理，根据《中华人民共和国职业病防治法》、《职业病诊断与鉴定管理办法》（原卫生部令 2013 年第 91 号）、《放射工作人员职业健康管理办法》（原卫生部 2007 年第 55 号令）、《职业健康监护管理办法》（原卫生部 2002 年第 23 号令）、原卫生部《关于印发〈放射卫生技术服务机构管理办法〉》等文件的通知（卫监督发〔2012〕25 号，以下简称《国家配套文件》）等的规定，结合本市实际，制定本办法。

第二条 本办法适用于本市行政区域内以下技术服务机构行政许可及监督管理工作：

（一）提供职业病诊断的机构；

（二）提供职业健康检查的机构；

（三）为医疗机构提供放射诊疗建设项目职业病危害放射防护评价（乙级）的机构；

（四）为医疗机构提供放射卫生防护检测的机构；

（五）提供个人剂量监测技术服务的机构。

第三条 市卫生计生行政部门负责本市行政区域职业病防治和放射卫生技术服务机构的行政许可和监督管理工作，负责组建并动态管理北京市职业病防治技术机构评审专家库和北京市放射卫生技术服务机构评审专家库。

区县卫生计生行政部门负责行政区内职业病防治和放射卫生技术服务机构的监督管理工作。

第二章 申请与受理

第四条 申请从事职业病诊断的公立医疗卫生机构应当具备《职业病诊断与鉴定管理办法》第六条规定的基本条件。

申请从事职业健康检查技术服务的医疗卫生机构应当具备以下条件：

（一）持有《医疗机构执业许可证》，涉及放射检查项目的还应当持有《放射诊疗许可证》；

（二）具有相对独立的职业健康检查场所、候检场所和检验室，建筑总面积不少于 400 平方米，每个独立的检查室使用面积不少于 6 平方米；

（三）具有与开展职业健康检查类别和项目相适应的医疗卫生技术人员，每个类别至少具有 1 名职业健康检查主检医师；

（四）具有与批准开展职业健康检查类别和项目相适应的仪器、设备，开展外出职业健康检查要注明相应仪器、设备、交通工具等条件；

（五）具有健全的职业健康检查质量管理制度。

申请从事为医疗机构提供放射诊疗建设项目职业病危害放射防护评价（乙级）、放射卫生防护检测、提供个人剂量监测的技术服务机构（以下统称放射卫生技术服务机构）应当具备《国家配套文件》中《放射卫生技术服务机构管理办法》第六条规定的基本条件。

第五条 申请从事放射卫生技术服务的机构的人员配置应当符合《国家配套文件》中《放射卫生技术服务机构管理办法》第七条的规定。有外聘、返聘人员的机构，外聘、返聘的非本机构正式人员不得超过专业技术人员总数的 50%。专业卫生技术人员不得同时在两家以上放射卫生技术服务机构任（兼）职。

第六条 申请从事北京市职业病防治和放射卫生技术服务的机构应当向市卫生计生行政部门提交下列材料：

（一）职业病诊断的机构

1.《北京市职业病防治机构批准申请书（职业病诊断）》；

2.《医疗机构执业许可证》及副本的复印件；

3. 与申请开展的职业病诊断项目相关的诊疗科目及相关资料；

4. 与申请项目相适应的职业病诊断医师等相关医疗卫生技术人员情况；

5. 与申请项目相应适应的场所和仪器、设备清单；

6. 职业病诊断质量管理制度有关资料；

7. 法定代表人资格或法定代表人授权资格证明材料（复印件）；

8. 需要委托其他职业病诊断机构开展检测项目的，须同时提交委托检测协议书。

（二）职业健康检查的机构

1. 《北京市职业病防治机构批准申请书（职业健康检查）》；

2. 法定代表人资格或法定代表人授权资格证明材料（复印件）；

3. 《医疗机构执业许可证》及副本的复印件；

4. 职业健康检查质量管理制度有关资料；

5. 需要委托其他职业健康检查机构开展检测项目的，须同时提交委托检测协议书。

（三）放射卫生技术服务的机构

1. 北京市放射卫生技术服务机构资质审定申请表；

2. 法人资格证明材料（复印件）；

3. 申请单位简介；

4. 质量管理手册和程序文件目录

（1）质量管理体系文件；

（2）参与所申请放射卫生技术服务的工作证明，并提供覆盖全部申请参数及评价项目的模拟预评价报告、控制效果评价报告、检测报告、个人剂量监测报告和原始记录；

5. 专业技术人员情况一览表；

6. 专业技术人员的专业技术职称证书和《北京市放射卫生专业技术人员考核合格证书》；

7. 相关仪器设备清单；

8. 工作场所使用证明（房屋产权证明复印件或租赁合同复印件）；

9. 计量认证合格证书（复印件）。

第七条 已经取得放射卫生技术服务资质中放射卫生防护检测项目和（或）个人剂量监测项目资质，拟增加放射诊疗建设项目职业病危害放射防护评价资质的，除应当提供本办法第六条第三款所需材料外，还应当向市卫生计生行政部门提供放射卫生防护检测项目和（或）个人剂量监测项目的资质证书的复印件。

第三章 技术评审与审核批准

第八条 市卫生计生行政部门受理申请后，从北京市职业病防治技术机构评审专家库和放射卫生技术服务机构评审专家库中抽取专家，按照国家和本市相应的职业病防治和放射卫生技术服务机构批准标准及考核办法进行技术评审，做出是否许可的决定。决定予以行政许可的，依法发给相应的机构资质证书。

第九条 北京市职业病防治技术评审专家应具备的基本条件：

（一）作风正派，坚持原则；

（二）熟悉职业病防治相关法律、法规、标准和技术规范；

（三）具有大学本科以上（含大学本科）学历；

（四）具有相应专业高级技术职称，放射卫生监督管理类专家具有副主任科员以上任职资格的可以视同具有高级专业技术职称；

（五）在相应专业的技术性工作岗位工作5年以上；

（六）身体健康，能够胜任现场评审工作。

北京市放射卫生技术评审专家应当符合《国家配套文件》规定的专家条件，并持有《北京市放射卫生专业技术人员考核合格证书》（或具有国家或其他省级颁发的相关培训合格证明），其中放射卫生监督管理类专家不具有高级技术职务任职资格的，应当具有副主任科员以上任职资格。

第十条 北京市职业病防治技术机构评审专家库和放射卫生技术服务机构评审专家库按照《国家配套文件》中专家库管理的规定进行管理。

第四章 资质年检、变更、延续与注销管理

第十一条 按照《职业病诊断与鉴定管理办法》第九条规定《北京市职业病防治机构资质证书》有效期为5年。

按照《国家配套文件》中《放射卫生技术服务机构管理办法》的规定，《北京市放射卫生技术服务机构资质证书》有效期为4年。在有效期内实行年检。

第十二条 北京市职业病防治机构的名称、法定代表人（负责人）或机构地址（路名、路牌）发生改变的，应当向市卫生计生行政部门提出变更申请，并提交下列材料：

（一）变更申请表；

（二）公安机关或工商行政管理部门出具的变更情况证明材料，或者单位主管（上级）部门出具的任命决定等证明文件（复印件）；

（三）《北京市职业病防治机构资质证书》正、副本原件。

发生《国家配套文件》中《放射卫生技术服务机构管理办法》第二十一条规定情形的，放射卫生技术服务机构可以向市卫生计生行政部门申请变更。

第十三条 北京市职业病防治机构、放射卫生技术服务机构申请变更许可项目的，应当按照本办法第二章第六条的规定向市卫生计生行政部门提出申请。

市卫生计生行政部门收到相关材料后，组织专家按照本办法第三章的规定进行技术评审。符合条件的，予以换发相应资质证书并注明相应服务项目。

第十四条 《北京市职业病防治机构资质证书》期满延续的，职业病防治机构应当自证书有效期届满前3个月向市卫生计生部门提出延续申请，并按照以下规定提交相应材料：

（一）职业病诊断机构

1. 职业病防治机构资质延续申请表；

2. 职业病防治机构资质证书原件；

3. 与申请开展的职业病诊断项目相关的诊疗科目及相关资料；

4. 与申请项目相适应的职业病诊断医师等相关医疗卫生技术人员情况；

5. 与申请项目相适应的场所和仪器、设备清单；

6. 职业病诊断质量管理制度有关资料；

7. 法定代表人资格或法定代表人授权资格证明材料（复印件）；

8. 需要委托其他职业病诊断机构开展检测项目的，须同时提交委托检测协议书。

（二）职业健康检查的机构

1. 职业病防治机构资质延续申请表；

2. 法定代表人资格或法定代表人授权资格证明材料（复印件）；

3. 《医疗机构执业许可证》及副本的复印件；

4. 职业健康检查质量管理制度有关资料；

5. 需要委托其他职业健康检查机构开展检测项目的，须同时提交委托检测协议书。

市卫生计生行政部门受理职业病防治机构资质延续申请后，按照行政许可法相关规定决定是否延续。

《北京市放射卫生技术服务机构资质证书》期满延续的，放射卫生技术服务机构应当按照《国家配套文件》中《放射卫生技术服务机构管理办法》第二十二条规定向市卫生计生行政部门提出申请。对4

年年检均合格的，市卫生计生行政部门予以换发《北京市放射卫生技术服务机构资质证书》，不再组织专家现场技术评审。

逾期未申请延续的，《北京市职业病防治机构资质证书》和《北京市放射卫生技术服务机构资质证书》有效期满自动失效，市卫生计生行政部门应当依法予以注销登记并存档公告。

第十五条 对准予变更、延续的，市卫生计生行政部门在换发的《北京市职业病防治机构资质证书》和《北京市放射卫生技术服务机构资质证书》上应当沿用原证书编号。

第十六条 《北京市职业病防治机构资质证书》和《北京市放射卫生技术服务机构资质证书》遗失的，应当向市卫生计生委提出补发申请，并提供登载遗失声明的省级报刊。补发的机构资质证书延用原证号，批准日期为准予补发日期，在该日期后打印"补发"字样，有效期限不变。

第五章　监督管理

第十七条 仅开展个人剂量监测工作的放射卫生技术服务机构应当按时参加全国检测能力考核，及时将监测结果录入国家卫生和计划生育委员会监测系统。

市和区县卫生计生行政部门应当将医疗机构个人剂量监测工作开展情况纳入日常监督检查中。

第十八条 已经取得有效的非北京市放射卫生技术服务资质的机构拟在京开展放射卫生技术服务的，应当在开展服务前向市卫生计生行政部门进行备案并提供以下材料：

（一）有效的放射卫生技术服务机构资质证书正、副本复印件、法人资格证明材料（复印件）；

（二）拟来京开展放射卫生技术服务工作的本机构专业技术人员情况一览表（包括职称证书和培训考核合格证明的复印件）；

（三）相关仪器设备清单；

（四）实验室资质认定合格证书及附表（复印件）和资料真实性的承诺书等；

（五）市卫生计生行政部门要求的其他材料。

第十九条 已经取得有效的非北京市个人剂量监测资质的机构，在京开展个人剂量监测的，将监测结果通过国家卫生和计划生育委员会监测系统上报。

第六章　附　则

第二十条 放射诊疗建设项目职业病危害放射防

护评价资质（乙级）中包含放射卫生防护检测项目的，不必再单独申请放射卫生防护检测资质。已经取得北京市放射诊疗建设项目职业病危害放射防护评价资质（乙级）的机构，可以依法开展评价资质相应检测项目的放射卫生防护检测工作。

取得放射诊疗建设项目职业病危害放射防护评价资质（甲级）的，原放射诊疗建设项目职业病危害放射防护评价资质（乙级）自动终止。

第二十一条　本办法自发布之日起 30 日后施行。

北京市职业病统计报告管理办法

京卫疾控字〔2014〕83 号

（2014 年 12 月 15 日）

第一条　为了加强本市职业病统计报告管理工作，准确掌握本市职业病发病情况，根据《中华人民共和国职业病防治法》、《职业病诊断与鉴定管理办法》（原卫生部令 2013 年第 91 号）、《职业病危害事故调查处理办法》（原卫生部令 2002 年第 25 号）、《职业病分类和目录》（国卫疾控发〔2013〕48 号）、《卫生部关于进一步加强职业病报告工作的通知》（卫监督发〔2005〕229 号）等法律法规的规定，制定本办法。

第二条　本市职业病报告、统计及其管理工作适用本办法。

第三条　市卫生计生行政部门负责本市职业病统计报告管理工作。

市和区县卫生计生行政部门应当定期对行政区域的职业病防治情况进行统计和调查分析，将职业病统计报告工作情况纳入本级疾病预防控制工作考核目标；建立并完善职业病统计报告管理体系，组织协调本级疾病预防控制机构与卫生监督机构的联合办公和信息定期交换工作机制，与同级安全生产监督管理部门建立定期信息交换工作制度。

第四条　疾病预防控制机构负责行政区域内职业病报告的数据统计和调查分析、技术培训、业务指导、质量管理等工作，并将工作情况纳入到工作目标绩效考核标准中。

疾病预防控制机构应当建立本单位职业病统计报告工作管理制度，指定专兼职人员具体负责职业病统计报告及宣传培训工作。

职业病诊断机构、职业健康检查机构、接诊遭受职业病危害的劳动者的医疗机构、首诊农药中毒的医疗机构、职业病鉴定办事机构和用人单位是本市职业病报告单位。

第五条　负责职业病统计报告的工作人员应当相对稳定、经过培训，严格遵守职业病统计报告管理工作制度。

第六条　下列人员发生职业病或疑似职业病属于报告范围：

（一）直接从事职业病危害因素作业的劳动者；

（二）职业病危害因素作业同岗位辅助工或同一作业场所的其他劳动者；

（三）在作业场所内有职业病危害因素的作业岗位与一般作业岗位交叉或混杂布局的，应该包括在该作业场所内从事工作的所有劳动者；

（四）参加急性职业中毒事故抢救的人员，或因事故发生中毒的其他人员。

第七条　本市实行职业病统计信息首诊报告制度。

职业病报告单位为本市医疗卫生机构的，应当对本单位发现的职业病、疑似职业病、农药中毒病例进行首诊报告。

用人单位所在地为非本市的职业病或者疑似职业病病例、长期居住地为非本市的农药中毒病例，其职业病统计信息报告工作应当由首诊的职业病报告单位按照本办法规定报告。

疑似职业病病例经职业病诊断机构确诊职业病的，由做出诊断的职业病诊断机构按照本办法规定报告。

经职业病鉴定，职业鉴定结论与原职业病诊断结论不一致的，职业病鉴定办事机构应当在做出职业病鉴定结论之日起 5 个工作日内将职业病鉴定结论反馈至原职业病诊断机构，原职业病诊断机构应当自收到职业病鉴定结论之日起 5 个工作日内予以更正并存档。

第八条 本市医疗卫生机构的职业病信息采取网上和纸质同时报告的形式。用人单位的职业病信息采取电话报告的方式。

第九条 本市使用国家统一制定的职业病统计报告卡。

职业病诊断机构、职业健康检查机构、接诊遭受职业病危害的劳动者的医疗机构、首诊农药中毒的医疗机构等职业病报告单位应当在做出职业病、疑似职业病或农药中毒诊断后 24 小时内进行网上直报并按照以下要求开展纸质卡填报存档工作：

（一）《尘肺病报告卡》由职业病诊断机构及为尘肺病例开具死亡医学证明书的医疗机构在诊断后 5 工作日内填报；

（二）《职业病报告卡》（不含尘肺病、放射性疾病）由职业病诊断机构在诊断后 5 工作日内填报；

（三）《疑似职业病报告卡》（不含放射性疾病）应由职业病诊断机构、职业健康检查机构及接诊遭受职业病危害的劳动者的医疗机构诊断后 5 工作日内填报；

（四）《农药中毒报告卡》由首诊农药中毒的医疗机构及为农药中毒病例开具死亡医学证明书的医疗机构应在确诊后的 24 小时内填报，疑难转诊农药中毒病例虽经救治但最终死亡者的病例报告信息由区县疾病预防控制机构 24 小时内更正报告。

职业健康检查机构、职业病诊断机构、职业病鉴定办事机构应当在每年的 7 月 10 日和次年 1 月 10 日前汇总有毒有害作业工人健康监护、职业病诊断、职业病鉴定的相关信息进行网上直报，填写并保存《有毒有害作业工人健康监护汇总表》《职业病诊断、鉴定相关信息报告卡》。

职业病报告单位应当按照填写说明填写职业病报告卡，确保报告卡信息与网上直报的信息一致，并在报告卡上签署报告人姓名、加盖本单位办公用章，长期保存。职业病报告单位应当建立职业病报告档案。

第十条 发生急性职业中毒事故的，接诊遭受职业病危害的劳动者的医疗机构，应当自接诊之时起 2 小时内向劳动者用人单位所在地的区县疾病预防控制机构电话通报，并按照本办法规定进行网上直报和纸质卡填报存档。

区县疾病预防控制机构接到急性职业中毒事故报告后，应当立即向同级卫生计生行政部门通报，并自接到报告 2 小时内向市级疾病预防控制机构通报。

市级疾病预防控制机构接到区县疾病预防控制机构通报的急性职业中毒事故涉及同一单位在同一时间段造成 10 例以上急性职业病或疑似急性职业病病例或者造成 1 人死亡的，应当立即通报市卫生计生行政部门。

第十一条 用人单位发现职业病患者或者疑似职业病患者时，应当及时向所在地区县疾病预防控制机构报告劳动者和用人单位信息。接报的疾病预防控制机构应当对用人单位报告的信息进行核实并按照规定开展网上直报和纸质卡填报存档工作。

因事故或其他原因发生急性职业病或疑似急性职业病时，用人单位应当在发现事故后 2 小时内电话报告单位所在地的区县疾病预防控制机构。

第十二条 职业病报告工作是国家统计工作的一部分。职业病统计报告单位应当认真执行国家和本市的规定，不得以任何借口虚报、瞒报、漏报、拒报、迟报、伪造和篡改。任何人不得擅自泄密、公布。

第十三条 市和区县卫生计生行政部门应当将职业病统计报告情况纳入医疗卫生机构日常监督管理工作中，依法开展职业病统计报告监督检查工作。

第十四条 职业病报告单位应当按照国家和本市职业病防治管理相关规定向安全生产监督管理部门进行报告。发生急性职业中毒事故的，还应当按照国家和本市突发公共卫生事件报告有关规定执行。

第十五条 本办法自发布之日起 30 日后施行。2005 年 7 月 19 日，原北京市卫生局发布的《北京市职业病报告办法》（京卫疾控字〔2005〕145 号）同时废止。

工作进展

发展规划

【概述】 2014年，市卫生计生委启动北京卫生计生"十三五"规划编制工作，稳步推进医药卫生体制改革。建立区域卫生发展评价制度；开展县级公立医院综合改革试点；编制《北京市人民政府关于促进健康服务业发展的实施意见》；推进非首都功能疏解，促进京津冀协同发展；推进创建脑血管病和儿童医学2个国家医学中心工作。全年安排基本建设资金14.30亿元。通过开展专业知识培训、专家监督检查、创建示范单位等方式提高全市医疗卫生单位节能减排和医疗废物管理水平。

（吴 健）

编制卫生计生发展规划

【启动卫生计生"十三五"规划编制】 10月，市卫生计生委成立市卫生计生"十三五"规划编制工作领导小组，形成委主要领导亲自抓、机关处室协同配合、区县卫生计生委联动、医疗卫生机构参与的工作机制，并安排专项经费保障工作顺利进行。

10月13日、21日，市卫生计生委分别召开"十三五"规划编制工作动员大会和培训会，制定并下发了规划编制工作方案，明确规划编制的工作要求和进度安排，按照以人为本、加强新形势下卫生计生事业发展定位研究、突出优化空间布局的调整方向、促进全面深化改革和加强政策创新、突出京津冀协同发展的原则，做好"十三五"规划编制。 （谢辉）

【开展"十三五"规划编制前期研究】 市卫生计生委将贯彻落实中央关于京津冀协同发展的战略部署与"十三五"规划编制工作紧密结合，针对"十三五"时期北京卫生计生重点和热点问题，确定了规划编制五项重大前期研究课题，包括"十三五"

时期经济社会环境人口等因素对卫生事业发展的影响及应对策略研究、"十三五"期间卫生发展主要指标体系筛选及预测研究、"十三五"时期人口发展态势与计划生育政策研究、京津冀及区域卫生计生协同发展的客观要求与政策措施及实施路径研究、国内外卫生发展的最佳实践及对首都的启发借鉴研究。10月15日，通过面向社会公开遴选，确定了五项课题的研究单位。截至年底，五项课题均已通过中期评审。此外，市卫生计生委还部署了市级工作层面、区县层面和医疗卫生机构层面的研究工作，以深入研究奠定规划工作的理论基础。从新的城市定位出发，探讨首都卫生计生工作的战略定位，初步形成了建设健康城市、国家医学中心城市、体制机制管理创新城市和优生优育城市的发展目标，指导"十三五"卫生计生规划思路和发展重点。

（谢辉）

【调整医疗卫生资源布局】 为准确判断卫生计生事业发展的形势，找准问题和未来五年工作方向，市卫生计生委赴各区县、医疗卫生单位和北京国际医疗园区，通过参观考察、座谈等，为"十三五"规划编制工作打好基础。为落实非首都功能疏解，提出在"负面清单"中的医疗卫生领域意见，即五环路内原则上不再批准建立政府办综合性医疗机构，不再批准增加政府办医疗机构床位总量。加强区域医疗中心建设，促进医疗资源的均等化配置，推动北京天坛医院、朝阳医院、安贞医院、友谊医院、中医医院、儿童医院、口腔医院等一批优质医疗资源向资源薄弱地区和五环以外地区扩散。推进市疾控中心、北京卫生职业学院向郊外搬迁。

（谢辉）

基本建设投资与进展

【推进抗震加固工程改造】 按照市政府《关于印发北京市房屋建筑抗震节能综合改造工作实施意见的通知》精神，2012年3月原市卫生局与市住房城乡建设委共同委托专业机构对市属医疗卫生单位2002年前竣工投入使用的房屋建筑进行安全和抗震鉴定工作，至2014年上半年完成鉴定和评估。根据鉴定报告，市卫生计生委对房屋安全情况进行了梳理，并与市财政局、市住房城乡建设委、市发展改革委、市规划委进行沟通，提出了市属医疗卫生单位房屋建筑抗震节能综合改造方案。

（马小荧）

【安排基本建设资金14.30亿元】 全年中央和市政府安排市、区县两级卫生系统建设项目（含设备购置、信息系统建设项目）19个，建设面积约148.4万平方米，投资14.30亿元（其中含中央投资0.20亿元）。与上年相比，增加投资0.84亿元，增长6.3%。其中，市级卫生项目8个，安排市政府投资8.79亿元，建设面积约64.8万平方米；区县级卫生项目11个（其中区域医疗中心项目3个，妇幼卫生项目1个，疾控、监督项目2个，中医项目2个，精神卫生项目1个，其他卫生项目2个），安排政府投资5.52亿元（其中市政府投资5.32亿元、中央投资0.20亿元），建设面积约83.6万平方米。

（马小荧）

【市属（管）单位、医院基建项目进展情况】
市属单位中，北京市卫生监督所业务用房装修改造工程及室外市政配套设施工程完成，开始竣工验收。

年内，新开工的北京天坛医院迁建工程完成地下主体结构施工，A区部分结构达地上四层，B、C区部分结构达地上六层；北京回龙观医院门急诊综合楼工程完成主体结构封顶。续建项目中的宣武医院改扩建一期工程进入二次结构和外装修阶段；北京老年医院医疗综合楼、北京口腔医院王府井门诊部及北京安贞医院全科医生临床培养基地3个项目进入工程收尾阶段；北京安定医院门急诊病房楼、北京积水潭医院门诊楼扩建、北京朝阳医院京西院区改扩建项目及北京儿童医院职工食堂工程4个项目竣工并投入使用。处于前期工作阶段的项目中，获立项批复的北京佑安医院儿科门诊和传染病筛查中心楼工程开始施工招标；北京肿瘤医院新建病房楼工程开始设计施工图，完成土方施工招标；北京同仁医院经济技术开发区院区扩建工程、北京安贞医院病房医技楼工程2个项目完成可行性研究报告的批复及初步设计概算的申报，开始初步设计概算评审。重新启动的北京儿童医院血液肿瘤中心项目征地拆迁工作进展顺利，至9月底，拆迁工作全部结束。

（马小荧）

【区县重大卫生建设项目进展情况】 区县区域医疗中心建设项目7个，其中顺义区医院急诊病房综合楼项目完成内、外装修工程，电设备安装完成90%；密云县医院迁建项目进入工程收尾阶段；怀柔区医院建设项目4月竣工，5月投入使用；延庆县医院改扩建工程10月开始进行竣工验收；通州区潞河医院二期工程——门急诊综合楼项目完成外装修，开始内装修及机电设备安装施工；昌平区医院二期工程——门急诊综合楼项目开展施工总包和监理招标工作；房山区良乡医院外科综合楼工程完成初步设计概算批复，进入施工图设计阶段。

区县精神卫生体系4个建设项目中，平谷区精神病医院建设项目、怀柔安佳医院改扩建项目和密云县精神卫生保健院建设项目进入工程收尾阶段。

区县疾控和卫生监督体系的7个建设项目中，西城区公共卫生大厦进入工程收尾阶段；昌平区疾控中心与卫生监督所建设工程可行性研究报告获得批复，开始初步设计；怀柔区疾控中心项目中的新建检验大楼进入工程收尾阶段；平谷区疾控中心综合业务楼项目主体结构封顶；房山区疾控中心和卫生监督所建设工程主体结构封顶，完成二次结构砌筑，开始进行装修施工；顺义区公共卫生业务综合楼项目初步设计及初设概算报市发改委等待审批；通州区公共卫生大厦建设项目完成选址，项目建议书报市发展改革委等待审批。

区县中医体系建设项目中，平谷区中医医院新建中医老年病综合楼工程主体结构封顶；顺义区中医医院迁建项目完成可行性研究报告批复，开始进行扩初设计。

（马小荧）

【其他重大建设项目进展情况】 清华大学天通苑医院一期工程、北京大学国际医院一期工程竣工，分别于11月28日、12月5日投入使用。北京大学第一医院大兴新院区项目完成勘察、设计招标工作，设计方案报规划部门审批。

（马小荧）

医药卫生体制改革

【国家卫生计生委调研北京医改】 3月27日，国家卫生计生委主任李斌一行到北京市调研医改工作。李斌一行先后调研了平谷区医院、平谷镇社区卫生服务中心的医疗卫生情况，考察了朝阳区卫生信息中心、朝阳区六里屯社区卫生服务中心、北京朝阳医院，听取了北京市卫生工作整体汇报，了解了延庆县医院、北京朝阳医院改革情况以及北京三博脑科医院作为社会资本办医的发展情况。李斌肯定了北京深化医改取得的成绩和发挥的引领示范作用，并建议北京推进公立医院规划布局调整，做好医疗资源疏解优化工作，按照"中心限制、周边发展，综合限制、专科发展，院内限制、外溢发展，单体限制、系统发展"的原则，优化资源配置。

5月26～27日，国家卫生计生委副主任刘谦率队对延庆县进行调研。刘谦一行考察了延庆县医院，听取区域医疗中心整体规划情况介绍和卫生计生改革发展工作汇报，并与延庆县委、县政府领导和卫生计生工作人员进行座谈。随后调研组深入乡镇、山区，实地考察了6个基层卫生站点，并到农民家里入户调研，征求对卫生计生事业发展的意见。

11月21日，国家卫生计生委副主任刘谦再次带队到北京市督查评估县级公立医院综合改革试点情况。实地调研延庆县的县级公立医院改革情况，听取了由北京市副市长林克庆主持的工作汇报，并与相关部门领导进行了交流。刘谦指出，开展县级公立医院综合改革督查评估是为了全面了解县级公立医院改革进展，发现改革进程中出现的新问题，完善相关政策和措施，并对北京市综合推进医改、开展县级公立医院综合改革工作给予了肯定。

（高　路）

【明确医改工作机制和任务分工】　7月，市卫生计生委印发《关于印发市委全面深化改革领导小组社会事业与社会治理体制改革专项小组2014年改革主要任务分工方案的通知》和《北京市卫生计生委关于成立深化改革领导小组的通知》，推进全面深化改革任务的落实，成立全面深化改革工作领导小组，与市卫生计生委深化医改工作领导小组工作机制和人员构成保持一致，两个领导小组采用"一套人马、两块牌子"的方式运行。9月10日，印发《北京市卫生计生委关于印发落实深化医药卫生体制改革2014年重点工作安排任务分工方案的通知》和《北京市卫生计生委关于建立深化改革任务进展情况与医改工作信息月报制度的通知》，明确目标和责任，按时报送深化改革和医改相关工作进展情况，督促相关部门按照任务分工推进落实。

（高　路）

【举办卫生科学发展专题研讨班】　9月22～26日，市委组织部、市卫生计生委、市委党校共同举办了卫生科学发展专题研讨班，邀请各区县政府分管卫生计生工作的区县长，市政府研究室、市发展改革委、市财政局、市编办、市民政局等相关部门厅局级领导，区县卫生计生部门主要负责人，以及市卫生计生委、市中医管理局、市医管局正处级以上干部90余人参会。研讨班邀请国家卫生计生委有关司局级领导、国务院发展研究中心、北京大学、中华医学会等专家为学员授课并互动研讨，课程涉及公立医院改革、中医药发展形势与政策、卫生经济政策、人口健康信息化、卫生计生法制化、公共卫生政策、全民统一健康覆盖的国际形势、首都卫生计生改革发展展望等内容。

（高　路）

【促进健康服务业发展】　9月24日，印发由市卫生计生委牵头、市发展改革委等28家单位参与编制的《北京市人民政府关于促进健康服务业发展的实施意见》，强调在保障群众基本医疗卫生服务需求的基础上，加强政策引导，调动社会力量的积极性和创造性。10月13日，市卫生计生委召开新闻发布会，对该实施意见进行宣传与政策解读。11月17日，召开公立医院与社会资本特许经营合作模式研讨会与专家讲座。11月27日，下发《北京市卫生计生委关于印发关于落实＜促进健康服务业发展的实施意见＞的分工方案的通知》，落实分解任务。12月26日，市卫生计生委与中关村管委会在中关村国家自主创新示范区会议中心召开中关村促进健康服务业发展医企创新合作大会，并举办中关村健康服务业创新成果展览。

（高　路）

【加快推进市和县级公立医院改革】　市卫生计生委积极推进县级公立医院综合改革试点，7月，完成北京市城市公立医院改革试点自评。9月，对市医改办《关于延庆县县级公立医院综合改革试点实施方案》及急需协调解决事项意见征求提出意见，完成县级公立医院综合改革工作自评报告；配合市医改办编制《关于继续深化医药卫生体制改革的若干意见》，做好扩大公立医院医药分开改革准备工作。9月24日，联合市医改办组织北京市医改专题培训班。12月，编制《北京市城市公立医院改革综合改革试点方案》编制。12月28日，延庆县医院启动医药分开改革，信息系统切换完毕，成为市内首家药品零差率销售、同步实施医事服务费的县级公立医院。

（高　路）

【建立区域卫生发展评价制度】　按照市委全面深化改革领导小组社会事业与社会治理体制改革专项小组年度工作安排，市卫生计生委委托中国医学科学院医学信息研究所、国家卫生计生委卫生发展研究中心、北京市公共卫生信息中心联合开展了北京市卫生发展综合评价工作。建立了市、区县两级卫生发展综合评价指标体系和评价方法，并对 2010～2013 年全市和 16 个区县卫生发展状况进行了评价，北京市卫生发展综合评价指标体系和评价方法基本成熟，以卫生工作的目标——健康结果的综合改善评价卫生工作的成效，体现政府卫生工作要求和目标。完成北京市卫生发展综合评价有关工作的报告，提出相关工作建议。

（高　路）

【提升医改监测工作质量】　市卫生计生委配合市医改办做好医改监测工作，对《地市级医改监测表》中涉及卫生计生委职能的相关指标进行分解，对数据进行整理，并分别进行季度、半年和年度数据报送，及时掌握全市医改进展情况；每月进行药品网上采购情况月报，收集并上传数据至国家卫生统计信息网络直报系统。

（高　路）

首都医药卫生综合协调

【调整首医委领导及成员组成】　7 月 4 日，市编办印发《关于同意调整市领导担任首都医药卫生协调委员会领导成员的批复》，同意首医委主任由市长王安顺担任、副主任委员由常务副市长李士祥和副市长杨晓超担任。7 月 29 日，首医委办公室印发通知，重新确认并梳理首医委各成员单位组成人员信息。

（经　通）

【推进 2 家国家医学中心创建工作】　8 月 4 日，市卫生计生委就天坛医院、儿童医院建立国家医学中心事宜向市政府请示。8 月 23 日，市政府同意并正式行文，商请国家卫生计生委在京建立国家脑血管病中心和国家儿童医学中心。

（经　通）

【推进京津冀协同发展工作】　上半年，市卫生计生委根据国家卫生计生委部署，组织开展了北京城市功能疏解优化专题——医疗卫生功能疏解课题研究。8 月 15 日，召开 2014 年首都卫生计生发展研讨会暨京津冀协同发展研讨会，国家有关部委和北京、天津、河北、广东、上海等地的卫生计生委以及专家学者共同研讨京津冀卫生计生协同发展的思路与实践。8 月，组织三地规划部门研究京津冀规划中卫生规划的协同问题。11 月，牵头制定促进河北省唐山市及曹妃甸地区医疗卫生协同发展的意见。

（经　通）

【加强医改调研和交流】　年内，市卫生计生委就健康服务业发展、区县公立医院改革、支持社会办医发展等问题先后到通州、延庆、平谷、石景山、房山、门头沟、海淀等区县及中关村管委会进行调研，完善《北京市人民政府关于促进健康服务业发展实施意见（讨论稿）》《北京市区县级公立医院改革实施方案（讨论稿）》。接待上海、广东、天津、深圳、贵阳等十余个地区来京调研医改工作。8 月 19 日，市卫生计生委召开卫生发展综合评价研究工作会，征求市医改办、发展改革委、财政局、人力社保局、统计局、食品药品监管局、医管局等相关部门建议意见。11 月 24 日，邀请英国卫生部原部长、NHS 原首席执行官大卫·尼克尔森爵士到市卫生计生委交流英国卫生管理和改革经验。

（经　通）

医疗废物管理

【举办医疗废物管理培训】　11 月 24 日，举办了市卫生计生委、市中医管理局、市医管局、区县卫生计生委、三级医院、市卫生计生委直属单位的主管领导和部门负责人共计 150 余人参加的医疗废物管理知识培训班。邀请北京润泰环保科技有限公司介绍台湾地区医疗废物处置经验与做法，医疗废物巡查组组长、北京佑安医院院感办主任黄晶就全市医疗废物处理环节流程中的突出问题进行解析，市卫生计生委发展规划处就医疗废物处置规范管理提出意见。

（杨　辉）

【组织医疗废物管理专项督查】　市卫生计生委根据《北京市医疗卫生机构医疗废物评判标准》，于 12 月组织对全市 67 家三级医院和 5 家市卫生计生委直属单位医疗废物管理工作进行监督检查。抽调 25 名专家对上述单位逐一进行实地督导检查，检查内容包括医疗机构医疗废物处置的各项规章制度的制定和落实情况，设备、材料购置及使用情况，从业人员法律法规、专业技术、安全防护等知识培训情况，医疗废物收集、暂存、运送及交接登记情况等。

（杨　辉）

节能管理

【开展节约型公共机构示范单位创建工作】　为进一步推进公共机构节能工作，落实市发展改革委、市财政局联合下发的《关于开展第二批国家级节约型公共机构示范单位创建工作的通知》要求，年初，市卫生计生委组织各市属医疗卫生机构开展创建申报工作，通过初筛，申报宣武医院、回龙观医院、肿瘤医院为候选创建单位。

（杨　辉）

【节能知识培训】　9月4日，举办了由市卫生计生委、市中医管理局、市医管局、各区县卫生计生委（卫生局）、三级医院、市卫生计生委直属单位分管领导及部门负责人共230人参加的节能知识培训，邀请国家物资节能中心副主任徐培新从国家及北京市节能形势、相关节能政策法规解析、公共机构及卫生系统节能现状分析、节能技术应用等方面进行了讲解。

（杨　辉）

【开展直属单位能耗情况调研】　为掌握直属单位能源消耗及管理情况，为加强管理和节能改造提供依据，10月，市卫生计生委委托中经国际投资咨询公司对有独立房屋产权的6家直属单位进行入户调研；年底，完成了调研项目的中期专家评估。通过考查各单位节能管理机制，实地核对各种用能设备、2010～2014年能耗数据等，提出了节能改造建议。

（杨　辉）

【开展医疗卫生机构节能考核指标体系研究】　由于医疗卫生机构用能情况除受建筑面积的影响外，与承担的医疗服务和公共卫生任务有很大关系，为扭转现行的单位建筑面积能耗考核指标不能准确反映医疗卫生机构的能耗管理情况，10月，市卫生计生委委托国家卫生计生委医院管理研究所启动了医疗卫生机构节能考核指标体系研究。

（杨　辉）

【组织重点用能单位参加碳排放交易】　年内，市卫生计生委继续组织北京安贞医院、朝阳医院、友谊医院、同仁医院、儿童医院、宣武医院等市属医院参加碳排放权交易并按时履约，建立健全碳排放信息报告制度，优化碳排放检测数据库。

（杨　辉）

法制建设

【概述】　2014年，市卫生计生委继续加强卫生计生系统法制建设，推进《北京市急救医疗服务条例》的起草工作。11月，北京市政府颁布《北京市控制吸烟条例》，加大了控烟力度。同时，开展行政审批制度改革，依法办理行政复议和诉讼，推进卫生标准制修订及宣传贯彻。

（赵　婧）

立　法

【《北京市控制吸烟条例》颁布】　11月28日，北京市第十四届人民代表大会常务委员会第十五次会议审议通过了《北京市控制吸烟条例》，该条例自2015年6月1日起施行。条例提出"坚持政府与社会共同治理、管理与自律相互结合，实行政府管理、单位负责、个人守法、社会监督"的北京市控制吸烟工作原则；进一步完善政府的总体责任，将控制吸烟工作纳入国民经济和社会发展规划，保障控制吸烟工作的财政投入，推进控制吸烟工作体系建设；发挥爱卫会的协调作用，明确卫生计生行政部门作为控制吸烟工作的主管部门的职责，并明确和细化教育、文化、体育、旅游、交通等部门的管理职责；强化场所经营管理单位自我管理的责任，规范吸烟者的自律义务，规定全面禁止烟草广告和促销、赞助，发动志愿者参与控制吸烟工作，发挥媒体社会监督的作用。

（赵　婧）

【起草《北京市急救医疗服务条例》】　市卫生计生委与立法机关沟通，将《北京市急救医疗服务条例》确定为2015年北京市地方性法规审议项目，继续开展相关立法调研和草案起草工作。主要制度设计包括急救医疗服务概念和地位、居民在急救中的权益、政府保障责任、规范急救医疗服务机构行为、社会参与急救医疗服务等内容。对于立法需要解决的指挥调度平台、城市中心城区交通拥堵严重的情况下如何满足社会对急救医疗服务需求等问题进行调研、论证和利弊分析。

（赵　婧）

【《北京市精神卫生条例》立法后评估】　市卫生计生委配合市人大常委会教科文卫体办公室，开展对《北京市精神卫生条例》的立法后评估工作。通过整理《北京市精神卫生条例》立法资料，专访参与立法的人员，比对《北京市精神卫生条例》和

《中华人民共和国精神卫生法》条文，专题调研，走访北京安定医院和海淀区精神卫生防治院上庄精神障碍患者中途宿舍、海淀区花园路社区卫生服务中心等方式，认为《北京市精神卫生条例》施行10年，为开展精神卫生工作提供了法律保障，达到了加强精神卫生工作、提高公民精神健康水平、保障精神疾病患者合法权益、促进社会和谐的立法目的。

（赵　婧）

【征集立法建议】　结合2015年立法项目申报工作，探索建立北京市卫生立法储备机制。市卫生计生委在梳理国家现有卫生计生法律法规、结合地方立法权限基础上，明确在制定预防接种异常反应补偿管理有关规定方面存在地方立法空间。结合工作实际提出立法建议，征集医疗纠纷、献血、中医、生活饮用水、计划生育等方面立法建议8件。根据各项目所处状态和工作紧迫程度，进行初步分析归类，将储备项目分为三档，其中将急救立法列位第一档，即2015年度完成送审项目；将社区卫生立法列位第二档，即完成立项尽快调研起草项目；将医疗纠纷、献血、计划生育、中医、生活饮用水等方面立法列位第三档，即开展调研适时申请立项。

（赵　婧）

行政规范性文件与重大行政决策管理

【行政规范性文件合法性审查】　市卫生计生委对行政规范性文件审查18件、备案9件，均集中在卫生领域，内容涉及科技教育1件、医疗管理3件、职业放射卫生管理5件，其中与行政许可相关的6件、其他行政管理事项3件，依职权制定的创制性文件2件、贯彻落实上位法和国家政策的实施性文件7件。

（赵　婧）

【重大行政决策合法性审查】　市卫生计生委审查重大行政决策5件。审查并提请市政府颁布的重大行政决策4件，均集中在卫生领域，其中贯彻落实国家政策的实施性文件3件、结合本市实际情况依职权制定1件。撤回1件。

（赵　婧）

行政复议与应诉

【办理行政复议与应诉案件】　市卫生计生委作为复议机关收到行政复议申请10件，其中决定予以受理7件、不予受理2件（均为被申请人不合格）、要求继续补正1件，涉及医疗卫生领域8件、计划生育领域2件。受理的8件中，复议决定前申请人主动撤销复议请求1件。按照案由不同，受理的8件中计划生育2件、卫生信息公开答复不服1件、卫生信访答复不服1件、投诉举报等答复不服3件、行政处罚不服1件。办结8件。对12个案件开展行政应诉，胜诉11件。

（赵　婧）

普　法

【法制宣传培训】　4月，市卫生计生委召开系统法制宣传教育工作培训班，邀请市法宣办、市政府法制办等部门的领导授课，北京同仁医院、朝阳区妇幼保健院作为北京市首批法制文化建设示范单位介绍了创建经验。

（郭　林）

【法制漫画动画微电影作品征集活动】　8月，按照司法部相关要求，市卫生计生委组织系统各有关单位参加第十一届全国法制漫画动画微电影征集活动。最终，北京大学肿瘤医院获组织奖、北肿传媒的《监护权与隐私权》获普法短剧类优秀作品奖、怀柔区疾控中心的《你不了解的〈传染病防治法〉》和朝阳区三间房社区卫生服务中心董京华的《来之不易的幸福》获普法短剧类入围作品奖。

（郭　林　赵　婧）

【"宪法日"宣传】　12月2～5日，结合学习贯彻四中全会关于依法治国的总体要求和首个"宪法日"的普法宣传要求，市卫生计生委组织市区两级卫生计生行政人员进行培训和研讨，内容包括行政规范性文件制作与使用、新修订《行政诉讼法》解读、"六五"普法与法治国家建设、行政审批制度改革、行政复议与应诉面临的问题与对策等。

（赵　婧）

【编制卫生法制宣传汇编】　通过抓落实，使法制宣传教育的各项要求落地。市卫生计生委利用办公系统，将国家和北京市关于加强法制宣传工作的文件及时转发至有关单位。组织印制了《北京市卫生法制宣传汇编》等材料，供各单位学习使用。

（郭　林）

依法行政

【推进行政审批制度改革】　年内，市卫生计生委开展了行政审批事项梳理，并由市编办在新"三定"方案中对41项行政审批事项予以确认。开展了对市级承担的行政审批事项的清理、取消、承接及下放工作，市卫生计生委承接下放行政审批项目4项、取消行政审批项目6项、下放行政审批项目2项。对《关于〈国务院部门有关经济增长和促进就业行政审批事项目录〉征求意见的函》中涉及卫生计生领域的13个事项进行了核实论证，提出了保留审批的意见。11月，接受了市行政审批制度改革督查组的工作督查。

（郭　林）

【梳理行政权力清单】　年内，按照市政府统一要求，市卫生计生委开展卫生计生行政处罚职权梳理工作。经对照现行有效的卫生计生法律法规，通过集中梳理、调整、核对等程序，确定697项行政处罚职权。经市政府法制办审核，作为卫生计生权力清单向社会公示。系统回顾分析了10年来卫生系统依法行政工作，总结经验和问题，撰写了《北京市卫生工作依法行政情况报告（2004—2013）》，并上报市政府。

（郭　林）

标准管理

【卫生计生标准化工作】　年内，市卫生计生委贯彻落实《首都标准化战略纲要》和《北京市"十二五"时期标准化发展规划》，加强卫生计生标准统筹管理、标准项目制修订、标准体系建设等工作。一方面加强技术指导，严格标准制修订管理。8月、10月、12月，组织3次培训，邀请标准化专家对立项标准逐一分析指导。另一方面加强管理，完善制度，

推进标准管理规范化。10月下旬召开北京市卫生计生标准化工作会议，统筹加强在新兴健康服务业、医疗服务规范化等重点领域的标准研究和制定，完善地方卫生计生标准体系。制定了《北京市卫生和计划生育委员会卫生计生标准管理办法（草案）》，通过明确工作流程和职责分工，增强合力，发挥好行业管理作用。

（黄高平）

【标准制修订情况】　年内，2013年底前立项的《健康体检体征数据元和数据交换格式》《药品分类与代码规范》《市民健康档案基本数据集及代码》《卫生应急队伍组建通则》《卫生应急最小工作单元装备技术要求》《建设项目职业病危害放射防护评价规范》《医用一次性用品使用规范》《医院用能定额》《公共卫生应急培训规范》等11项地方卫生标准完成草案制定、征求意见、行业预审、送审等程序，其中《老年人护理安全技术规范》《医学实验室能力质量要求》2项通过终审；年内立项的《健康促进学校评定规范》《中小学校晨午检技术规范》《医院洁净手术部污染控制规范》《医院感染性疾病科室内空气质量要求》《公共卫生信息系统指标代码体系与数据结构》《卫生监督协管服务规范》等6项完成草案。国家卫生计生委下达的2014年107个国家卫生标准制修订项目中，由北京市医疗卫生机构牵头制修订21项、参与制修订31项，占全部项目数的48.6%，高于2013年水平。

（黄高平　赵　婧）

综合监督与安保工作

【概述】　2014年，全市卫生计生综合监督和安全保卫工作着眼编制体制调整改革和全市医疗卫生与计划生育工作总体部署，坚持按照依法治国、依法行政要求，加强监督检查，加大执法力度。全市管理相对人665583户，监督295648万户次，平均监督4.57户次；监督合格率98.9%，覆盖率98.67%。实施行政处罚4818起，罚款834.23万元，没收违法所得75.92万元。确保了全市公共卫生、医疗卫生、计划生育安全，确保了机关和所属单位的安全稳定。

（段　杰）

综合监督体系建设

【整合卫生计生综合监督力量】　根据市政府办公厅4月27日印发的《北京市卫生和计划生育委员会主要职责内设机构和人员编制规定》，市卫生计生委成立综合监督处，主要负责全市卫生和计划生育综合监督执法体系建设；承担公共卫生、医疗卫生、计划生育监督政策制定、规划计划拟订、考核评估、组织协调等工作；负责机关并指导所属单位的安全生

产、保卫工作。综合监督处于7月2日正式开始履行职责。

（王开斌）

【构建"四位一体"综合监督新模式】 8月5日，下发《北京市卫生和计划生育委员会转发国家卫生和计划生育委员会关于切实加强综合监督执法工作的意见》，明确提出要构建行政管理、行政监督、行政执法、行政问责为一体的综合监督新模式，理顺行政机关和执法机构的关系，加强和深化行业管理、行业监督、行业执法工作。10月，市卫生计生委组织东城、西城、朝阳、海淀等区20余名首席卫生监督员，对178项行政处罚自由裁量权进行基准制定。

（王开斌）

【开展监督执法人员能力素质培训】 9月2～5日，市卫生计生委组织开展初任监督员、首席监督员、监督协管员、医疗机构负责人能力素质培训。11～12月，依托北京大学医学部和首都医科大学卫生管理与教育学院，对25名市级、152名区县级首席卫生监督员开展医疗和生活饮用水监督培训。12月2日，组织生活饮用水首席卫生监督员赴河北省考察学习。

（朱建华）

【开展综合监督体系建设调研】 10月24日，市卫生计生委组织市卫生监督所和东城区、西城区、朝阳区、海淀区、大兴区卫生计生委和监督所，以及首都医科大学卫生管理与教育学院，召开综合监督体系建设研讨会。并委托首都医科大学卫管学院设计综合监督体系建设调研方案及调查表格，开展调研，掌握全市综合监督组织机构、人力资源、经费投入、执法装备、房屋设施、派出机构、职能落实等情况。至年底，全市共有17家卫生监督机构、1303名卫生监督人员、255辆执法车辆。

（朱建华）

公共卫生监督执法

【传染病防治卫生监督】 4月，根据季节变化和多种传染病流行特点规律，尤其是西非国家爆发埃博拉出血热疫情等情况，市卫生计生委加大了对传染病防治工作的监督检查力度，监督检查医疗机构和预防接种机构30000余户次，对工作不落实和防控不达标、报告不及时的11家单位进行了行政处罚。8月，在组织开展医疗卫生计生服务机构传染病防控工作监督检查和设有感染性疾病科和（或）肠道门诊的医疗机构专项监督检查时，根据人感染H7N9禽流感、手足口病、麻疹、埃博拉出血热等防控工作的监督检查要求，对214家违反传染病防治法律法规行为的医疗卫生机构进行了行政处罚，警告181户，责令改正172户，罚款154户，罚款34.24万元。

（高 燕）

【消毒产品卫生监督】 6月，依据国家《2014年消毒产品重点监督检查计划》，市卫生计生委开展医疗机构使用消毒产品、生产企业生产消毒产品和病原微生物实验室生物安全等专项检查。全市先后出动监督执法人员近千人次，监督检查消毒产品近千种，监督检查病原微生物实验室设立单位770家、一级以上医疗机构174家、生产企业130家。共下达监督整改意见书86份，全市未发生消毒安全事件。

（高 燕）

【生活饮用水卫生监督】 6～10月，依据国家卫生计生委、住房城乡建设部、水利部《关于开展全国饮用水卫生专项监督检查工作的通知》要求，市卫生计生委在全市范围内开展了设计日供水千吨以上集中式供水单位的专项监督检查。检查3千吨及以上供水单位95家，千吨以上、3千吨以下的供水单位4家，城镇自建设施供水22家，农村饮水安全工程37家。结合南水北调水源进京，多次开展专题调研论证，并于11月5日召开全市南水北调饮水卫生安全保障工作会。印发了《南水北调水源进京饮水卫生安全保障方案》，明确了南水北调水源进京卫生安全保障工作的组织领导、工作内容和职责分工，确保全市生活饮用水卫生安全。

（王雅祺）

【公共场所卫生监督】 7～8月，市卫生计生委开展暑期游泳场馆专项整治，重点监督检查游泳场馆694户次，对139户存在问题的单位进行了警告、罚款等行政处罚，罚款14.2万元。组织开展公共场所控烟专项监督检查，检查公共场所664户次，下达监督意见书364份，责令整改269户次，收回个人问卷调查1328份。

（朱建华）

【学校卫生监督】 年内，市卫生计生委落实《国家卫生和计划生育委员会办公厅关于开展2014年公共场所控烟和学校卫生专项监督检查工作的通知》，在加强平时监管的同时，于9～11月开展学校卫生专项监督检查。其间出动卫生监督员1570人次、卫生监督协管员209人次、车辆5563车次，检查农村寄宿制学校68所，检查高级中学322所。

（朱建华）

医疗卫生监督执法

【打击非法行医专项行动】 4月29日，市卫生计生委印发了《关于进一步做好北京市整顿医疗秩序打击非法行医专项行动深入巩固阶段工作的通知》和《关于在中医药领域开展打击非法行医专项行动的通知》。8月29日，市卫生计生委联合市公安局、市食药局等单位，取缔了昌平区北四村地区的3家黑诊所。10月，先后组织开展了以整顿医疗秩序、打击非法行医为主题的"飓风行动"专项整治、重点地区黑诊所专项整治。10月下旬，针对中央电视台曝光北京燕竹医院等部分民营医疗机构虚假宣传和涉嫌超范围执业等问题，以属地丰台区卫生计生委为主展开联合打击，依法吊销了北京燕竹医院的医疗机构执业许可证。全年先后吊销7家医疗机构和计生服务机构的医疗机构执业许可证，并对11家医疗机构进行了停业整顿、暂缓校验等处罚。

（苏承馥）

【开展"两法八规"督查】 5~10月，根据国家卫生计生委要求，市卫生计生委组织开展了"两法八规"（《执业医师法》《母婴保健法》《医疗机构管理条例》《医疗事故处理条例》《乡村医生从业管理条例》《学校卫生工作条例》《中医药管理条例》《母婴保健法实施办法》《计划生育技术服务管理条例》《疫苗流通和预防接种管理条例》）的监督检查。采取区县自查、行业检查、综合督查的方式，组织成立委领导带队、人大代表和政协委员参加的监督检查组，深入区县卫生计生行政部门和医疗机构开展检查。

（高 燕）

【开展放射诊疗督查】 12月，以落实国家卫生计生委《关于北京等17个省市放射诊疗监督监测工作情况的通报》为契机，市卫生计生委制定了监督检查计划，抽调监督机构、质控中心和疾控中心专家骨干，组织开展大排查、大检查，摸清了放射诊疗机构、设备许可、设备检测和个人放射职业健康体检、剂量监督情况。全年组织对29家医疗机构开展了专项调配整顿，对94家医疗机构的违法行为进行了警告、罚款、暂停设备使用等处罚。12月15日，国家卫生计生委放射诊疗监管督查组来京对11家委属委管医院进行放射诊疗专项督查，国家卫生计生委对未经许可擅自使用放射诊疗设备的4家医疗机构负责人进行了约谈。

（刘忠良）

【建立线索移交和行刑衔接机制】 年内，市卫生计生委建立了对非法医疗广告、非法行医、"医托""医闹"现象的信息搜集、问题发现、线索移交和行刑衔接机制。先后向市区两级公安机关、工商部门、通信部门等移送"代孕""医托""医闹"以及虚假医疗广告和保健信息案件千余起。全年配合公安机关抓获"医托"、号贩子900多人次，对700多人实施了拘留处罚。

（朱建华）

计划生育监督执法

【履行计划生育监督职责】 7月，市卫生计生委综合监督处会同基层指导处、妇幼处和市卫生监督所进行专题研究，组织开展对全市262户妇幼保健和计划生育技术服务机构的监督，对6家机构进行警告、罚款等行政处罚，罚款23万元，没收非法收入5万余元，责令停止执业1户。9月，采取区县自查、业务检查、综合督查的方式，对行政部门、医疗机构贯彻落实计划生育法律法规情况进行了全面督促，完成了迎接全国督查任务，提出了修改和贯彻落实相关法规的意见建议。11月，协调组织管理处室和执法机构，对"非医学需要胎儿性别鉴定、非法人工终止妊娠"等重大专项计生违法行为监督检查。

（高 燕）

安全生产和保卫工作

【推行依法监管和精细管理】 市卫生计生委积极推进全市医疗卫生计生系统安全生产科学化、制度化、标准化、规范化管理。5月，联合市公安局印了《医疗机构消防安全标准化管理的规定》，明确提出医疗机构的消防安全管理工作要做到工作档案标准化、消防设施标识化、宣传培训常态化、预案演练正规化、隐患查改规范化、考核奖惩制度化的"六化"要求；联合市公安局制定了《关于加强医院安全防范系统建设的实施意见》，提出工作目标，坚持以健全组织领导机制、完善管理制度、强化安全保卫队伍建设、强化物防系统和技防系统建设为重点，明确医疗机构安全保卫工作的人防、物防、技防标准。

（刘忠良）

【开展涉医突出问题专项治理】 8月21日，市卫生计生委联合首都综治办、市委宣传部、市公安局等9部门，建立了涉医突出问题联席会议制度，制定了《关于在我市集中开展涉医突出问题专项治理实施方案》，开展专项治理行动。先后组织召开线索分析会、动员部署会、涉医突出问题专项治理工作区县汇报会、联席会议办公室会议 10 余次，编印《涉医突出问题专项治理联席会议纪要》5 期、《涉医突出问题专项治理动态》13 期，解决复杂、遗留的伤医、扰序、扬言、滞留占床等涉医突出问题 104 件。

（王开斌）

市属医院改革与管理

【概述】 2014 年，北京友谊医院、同仁医院、朝阳医院、积水潭医院、天坛医院等 5 家试点医院医药分开改革成效巩固，做好改革推广的各项准备，启动医院发展规划编制，落实功能疏解和京津冀协同发展要求。协调财政局、编制办、发展改革委等部门，争取政策支持，强化政府对公立医院的绩效管理作用，拓宽医务人员的职业发展空间，支持医院改善发展空间和环境，为医院发展提供保障。以患者为中心，全面实施分时段就诊，优化住院服务流程，加强医联体建设，建立用药咨询中心，出台导医标识指南，全面推广"京医通"卡，开展"相约守护"互换体验和"六进"活动，规范诊疗行为，医疗服务创新和质量安全管理不断深化。以绩效考核为核心，加强医院精细化管理，市属医院总体考核成绩、医疗服务效率、综合管理能力均有不同程度提升。强化学科和人才队伍建设，深入实施"扬帆计划"，抓好优秀人才队伍建设，推动市属医院学科集团化发展，加大海外优秀人才引进力度，提升市属医院核心竞争力。改善医院领导班子和干部队伍结构，加大专题化、分层次干部学习培训力度，强化权力运行制约监督。2014 年，市属医院、床位、人员基本稳定的情况下，总诊疗量 3190 万人次，同比增长 7.1%；出院 74 万人次，同比增长 9.5%；手术 36 万例，同比增长 9%；平均住院日 8.15 天，比全市三级医院平均低 18%。市属医院机构数量占全市三级医院的 30%，诊疗量和住院量分别占 33% 和 39%。至年底，北京朝阳医院、友谊医院、世纪坛医院、安贞医院、积水潭医院、首儿所和宣武医院等 7 家医院成立了医联体，其中 5 家是以市属医院为核心的"区域医联体"，积水潭和首儿所是以骨科和儿科为特色的"专科医联体"。

（王珊珊　谭前飞）

公立医院改革

医药分开改革试点

【接受国家卫生计生委公立医院改革试点评估】为了解各地城市公立医院改革试点的做法、进展和成效，推进城市公立医院改革，国家卫生计生委于 6～7 月对北京进行了城市公立医院改革评估。市医管局配合市医改办等相关部门，完成《北京城市公立医院改革评估自查报告》，并组织北京友谊医院接受了现场评估。国家卫生计生委评估组肯定了北京市公立医院改革试点工作。

（杨　蕊）

【监测医药分开改革试点医院运行情况】北京友谊医院等 5 家市属医院进行医药分开试点改革后，市医管局对试点医院改革情况进行了持续跟踪监测。年内，对 5 家试点医院每月上报的医疗费用、服务量、优势及非优势学科变化、医疗检查及社会评价等六大类别近百个相关指标进行分析与处理，形成数据报表。从跟踪监测情况看，5 家试点医院总体运行平稳。

（杨　蕊）

【加强对未改革市属医院的测算和预判】为保障在市政府做出扩大医药分开改革范围决策时，未改革的市属医院能有相关准备，市医管局组织未改革市属医院上报服务量、药品收入、实际占用床日数等指标，按照北京友谊医院等 5 家试点医院医药分开改革方案，取消挂号费、诊疗费、药品加成，增收医事服务费进行静态测算，形成了《市属医院医药分开改革运行情况分析报告》。报告显示：按照 5 家试点医院的改革方案，未改革市属医院总体能实现盈余，但有部分医院亏损。

（杨　蕊）

【加强公立医院改革的宣传交流】 年内，市医管局与福建省、内蒙古自治区等12个地区及相关部门的公立医院改革考察团进行了交流，宣传市属公立医院医药分开、法人治理、绩效管理、服务模式创新等改革的主要内容和做法。同时，对福建省三明市等地区公立医院综合改革情况进行了学习考察，积累公立医院改革经验。

（杨 蕊）

医院绩效考核

【编制2015年绩效考核评价指标体系】 1月，按照市属医院发展战略的基本思路，以平衡计分卡为主要设计框架，起草《2015年北京市医院管理局绩效考核方案修订思路框架》，重点对2015年绩效考核指标的修订目标、修订基本原则、基本原理、主要内容、方法和步骤、工作计划安排等内容进行说明，编制2015年市属医院绩效考核评价指标体系。新的指标体系将市医管局下达的年度目标任务与日常评价相结合，考虑了各医院目标任务完成情况及在市属医院中各项工作的综合评价，在既往以纵向比较为主的基础上增加了市属医院之间的横向比较。突出对市属医院战略发展的引导作用，力求通过年度考核评价，综合反映各医院在医院发展、医疗服务、人才队伍建设、日常综合管理、党建与党风廉政建设等方面的情况。

（农定国 李 慧）

【制定2014年绩效考核目标管理体系】 3月，市医管局制定了绩效考核目标管理体系，并与21家市属医院签订了《2014年度绩效考核目标责任书》。新的绩效考核体系是在2013年绩效考核指标体系的基础上，考虑市委、市政府对公立医院改革提出的年度重点任务与各医院普遍存在的共性问题，对定量指标中的医疗、药事、科教、财务、人力资源效率指标进行部分调整，以实现市属医院精细化管理水平的提升。

（农定国 李 慧）

【落实绩效考核奖励性绩效工资兑现方案】 5月，市医管局制定了《2013年度绩效考核奖金分配方案》，以市财政局批复的奖金总额向医院下发了《北京市医院管理局关于落实2013年度绩效考核奖励经费的通知》，督促各市属医院完成绩效考核奖励工资的发放。

（申 轶 雷光平 李 慧）

【完成2013年市属医院绩效考核】 市医管局对市属医院2013年度绩效目标完成情况进行考核，起草了《北京市医院管理局2013年绩效考核分析报告》。各市属医院在强化公立医院的公益性、加强医院管理、提高运营效率、保证医疗质量、降低医药费用方面取得显著成效，尤其列入政府折子工程和群众普遍关注的各项指标完成较好。但是在提高医院内部绩效目标设定的系统性、加强绩效过程性指导，将绩效考核结果运用于医院重大事项决策引导方面还有不足。8家医院评为A级，13家医院评为B级。

（农定国 李 慧）

市属医院规划编制

【启动市属医院总体发展规划编制工作】 5月12日，制定《北京市医院管理局关于市属医院开展总体发展规划编制工作的指导意见》，指导市属医院科学编制规划。9月16～17日，召开市属医院总体发展规划工作会议，对规划编制工作进行部署。8月25日、10月11日、10月13日，对规划编制工作进展情况进行督查、调研、指导，确保规划编制工作按时完成。10月21日，制定《市属医院总体发展规划编制成果评审工作方案》初稿，保证规划编制更加科学。12月29日，召开医院总体发展规划工作座谈会。这是市医管局成立以来第一次开展规划编制工作。截至年底，21家市属医院完成了医院总体发展规划的编写，明确了发展战略定位。

（张梦平）

合作办医

【北京清华长庚医院开业】 11月28日，市属第22家医院——北京清华长庚医院在天通苑地区开业，该院是由北京市举办、与清华大学共建共管，由台塑关系企业和台湾长庚纪念医院捐建、支援的综合性公立医院，是内地首家与台湾合作建设的公立医院，开辟了海峡两岸在医疗领域合作、探索资源共享的医改新途径，是创新医院管理的新举措，也是全面深化改革的有益尝试。从举办形式、治理架构、诊疗模式和服务患者等多个方面，引入先进的管理和服务模式。市医管局重点对医院重大事项、整体运转绩效、落实公益性等方面进行管理和考核监督，并探索建立现代医院管理制度，推进医院服务流程、绩效考核、薪酬分配、内部运营、人事管理等创新。该院占地面积94800平方米，融医疗、教学、科研、预防、康复于一体，设立40余个临床医技科室，总规划床位1500张，医院一期（1000张床位）于11月建成并投入使用，医院开业后将有效缓解天通苑及周边地区80万居民的看病就医难题。

（王珊珊）

医院基础管理

医疗护理工作

【开展护士岗位管理试点】　3月19日，下发《北京市医院管理局关于开展护理岗位管理试点工作的通知》。为进一步完善护理岗位设置和岗位管理体系，体现岗位管理的科学性，5～11月，市医管局委托北京大学医学部护理学院在2013年北京综合医院护理岗位管理研究的基础上，对北京儿童医院、安贞医院和朝阳医院护士的工作满意度、离职意愿、组织支持感和组织公平感进行现状调查。12月30日，市医管局组织相关专家对申报岗位管理试点工作的11家医院进行现场评价与点评，最终确定北京儿童医院、友谊医院、天坛医院、朝阳医院、安贞医院5家医院作为市医管局2015年首批护理岗位管理试点医院。

（骆金铠）

【举办护理文化周系列活动】　4月2日，2014年北京护理文化周正式启动，以"延伸服务、投身公益"为主题，21家市属医院通过一对一服务，深入患者家庭开展护理随访等公益行动，200余名护理人员对100余名出院患者进行了600余次的入户随访，累计护理服务300余小时，涉及糖尿病、心血管疾病、母婴护理等几十个专业。市医管局与北京电视台《生活2014》栏目合作推出了"护理科普走进家庭"系列专题节目，共6集。委托第三方专业调查机构，随机对14家市属医院的1156名出院患者进行了"出院患者护理需求调查"，了解出院患者延续护理服务需求，倡议并开展延续护理服务的相关工作，尝试建立适合国情、市情的延续护理服务的长效机制。

（骆金铠）

【规范市属医院门诊导医管理】　为提升医院服务水平和管理质量，5月，市医管局对市属医院门诊导医管理现状进行调研。针对门诊导医服务存在的问题进行专题研讨，并于10月15日下发《北京市医院管理局关于规范市属医院门诊导医服务与管理的通知》，促进市属医院丰富导医服务内容，提升服务能力。各医院在分诊咨询、引导路线、维持秩序等基础上，在门诊服务中心和部分分诊区分诊台增加了提供轮椅、协助叫车、健康咨询等服务，并以多种形式向患者提供京医通卡/就诊卡办理更新、门诊咨询、导诊等相关业务咨询及健康宣教服务；部分医院在导医队伍中增设专业护士提供疾病分诊及健康咨询等服务；通过招募"守护天使"志愿者补充导医力量，18家

市属医院招募社会志愿者5539人，经岗位培训并考核合格后提供导医服务74864小时。同时，市医管局加强针对导医服务改进效果的评价，在市属医院门诊满意度调查问卷中增设"导医服务"项目，市属医院第三季度患者满意度中关于门诊导医的分值较第一季度提升0.8%，以目标导向促进医院加强导医工作。

（骆金铠）

【完善护士规范化培训试点工作】　6月30日，市医管局出版了《护士规范化培训教材》，完成了第一阶段的授课、培训工作。8月底，完成了第一阶段理论考试（425人）及综合技能考试（76人）。通过对第一阶段培训及考核工作的总结和评价，重新修订了培训工作方案、细则及培训教材。9月，正式启动护士规范化培训第二阶段的试点工作。通过不断完善护士规范化培训，探索建立以岗位需求为导向、岗位胜任力为核心的护士规范化培训制度，促进学校教育与临床护理的有效衔接，培养临床实践型护理人才。

（骆金铠）

【加强医院感染管理与控制】　为了解市属医院医疗操作相关（极高污染区域）清洁度情况及管理现状，降低医院感染风险，6～7月，市医管局对21家市属医院开展了医疗操作相关（极高污染区域）清洁度检测。结果显示，病房床单终末清洁平均清除率53.33%（100%为合格），医院操作台面合格率41.98%，重症监护室高风险患者高频接触物体表面清洁合格率42.97%。问题集中在医院消毒的标准和流程不统一、不一致，工作人员概念掌握不清，清洁工作存在盲角、死角。各医院针对检测中的不合格项目，均制定了整改计划并落实。

（骆金铠）

【"相约守护"互换体验季活动】　8月15日，市医管局启动了"相约守护"互换体验季活动，打造医患良性互动品牌。体验季包括四个方面的内容：请市民到医院跟随医生出门诊、做手术，进行1天的医务体验；让医院中层以上干部作为一名普通患者到其他医院进行患者体验；院内职能部门和业务科室人员进行互相体验；通过"六进"活动（医生进社区、进农村、进企业、进学校、进机关、进部队）开展健康宣教和义诊咨询。整个体验季中，共接待医务体验群众621人，市属医院402名中层以上干部参与患者体验，807人参与院内互换体验；开展"六进"活动390场，派出工作人员3970人，其中副高以上职称1706人，服务群众3万余人次。全国人大办公厅等12家中央单位和市纪委等7家市级单位，以及《人民日报》等媒体组团报名；市政协33名委员参

加体验。针对体验者提出的问题和建议，21家市属医院共制定整改措施145条。

（琚小红）

【规范医院知情同意书模板】　为规范市属医院医务人员告知行为与告知内容，维护患者的知情同意权，9月，市医管局制定了《手术说明知情同意书》《特殊检查说明知情同意书》《特殊治疗说明知情同意书》《特殊检查与治疗说明知情同意书》《住院患者外出告知书》及《患者死亡通知书》等六类说明知情同意（告知）书模板及《使用说明》，率先在12家试点医院推荐使用，尽到《侵权责任法》等相关法律规定的说明义务。开展人员培训，并对模板应用情况及效果进行跟踪评价。

（刘立飞）

【全面推行分时段就诊】　至10月底，所有市属医院均已实行分时段就诊工作，在门诊挂号条和预约挂号条上都可显示建议就诊时间。调查显示，80.56%的患者对医院的分时工作感到满意，42.39%的患者表示减少了等候时间，27.28%的患者表示避开了就诊高峰时的拥挤，25.69%的患者表示方便自己安排时间。

（王文凤）

【推进医院住院服务中心建设】　2013年，市医管局在8家市属医院开展了住院服务中心试点工作，住院服务中心使用北京市医院管理局统一发布的门诊服务中心的标识。住院服务中心负责当日住院患者入院管理，统一安排当日住院患者的接诊时间、入院宣教及入院检查，并负责将患者安全送达住院病区；床位资源动态调配，结合主诊医师负责制试点工作，在一定范围内打破科室固定床位的限制，分析患者住院需求与床位信息，实现对床位资源的统筹动态管理。截至年底，新增北京中医医院、老年医院、胸科医院、佑安医院和首都儿科研究所5家医院试点，实行住院床位动态管理，以进一步优化住院服务流程，提高床位使用效率。

（刘立飞）

【改进市属医院医疗护理院感质量】　年内，市医管局定期开展市属医院病案、护理、院感专项督导检查，探索以住院病案为载体，以病案首页填写、护理安全（不良）事件、院感病例上报等方面为切入点，以提升医疗质量为目标，推进市属医院医疗质量持续改进。每半年对相关专项进行督导检查，并将问题反馈给医院。病案督导检查共查阅病案2094份，病案首页填写准确率44.36%，发现部分医院存在信息系统缺陷、病案编码人员不足且业务水平有待提高、为了完成绩效指标刻意修改病案首页诊断、缺乏必需的质控环节导致病案质量不合格等问题。护理安全（不良）事件督导检查共查阅病案2109份，压疮漏报率7.89%；查阅压疮整改病例504份，整改合格率95.63%；查阅管路滑脱整改病例486份，整改合格率94.03%，发现部分医院存在缺乏护理安全（不良）事件上报、整改等相关管理制度及流程，管理意识欠缺，为了完成绩效指标刻意篡改、后补护理记录，整改措施空泛、缺乏针对性和具体性，缺乏对整改措施的有效评价手段等问题。院感病例上报率督导检查共查阅病案1974份，院感病例漏报率5.34%，错报率1.63%，部分医院存在临床医生对院感病例诊断标准不清、为使用抗生素过度诊断感染性疾病等问题；同时医院能够积极上报疑似的聚集性病例，说明医院对院感病例及聚集性事件上报给予了重视。

（王文凤　骆金铠）

【"守护天使"志愿服务活动】　年内，以"相约守护健康、共同呵护生命"为主题，开放市属医院"守护天使"志愿服务岗，采用定向和非定向等方式面向社会招募、遴选"守护天使"志愿者，经过培训后安排在市属医院定期或长期从事门诊导医、患者陪伴、心灵抚慰、健康宣教、文化建设等志愿服务。截至年底，22家市属医院共有院内外"守护天使"近万名。活动为社会志愿者传递爱心搭建了平台。

（琚小红）

财务资产管理

【推动新版医疗收费票据改革】　配合财政部、国家卫生计生委全国医疗票据改革，市医管局指导市属医院自1月1日起取消纸质手撕挂号票据，推进市属医院票据电子化管理工作，12月31日完成市属医院医疗收费票据监管系统试点项目的政府采购，实施后实现医疗收费票据实时管控、实时核销、电子化档案管理，有效防治虚假医院发票。

（赵　旭）

【市属医院及所办企业产权登记】　4～12月，市医管局利用北京市事业单位及所办企业产权登记契机，摸清市属医院及所办企业家底、明晰产权关系，组织市属医院开展自查，并接受了市财政委委派第三方会计师事务所的审核。共核实市属22家医院（含潮白河医院）国有资产278.71亿元，解决资产历史问题54项，涉及资金3650万元。同时，推进了同仁医院医疗产业集团对外投资等历史遗留问题的解决。在市属医院所办一级企业的产权登记工作中，对市属医院31家"三产"情况进行了梳理，对部分医院"三产"产权纠纷、医院出资无记录、医院对所办企业缺乏有效监管等问题，协调财政部门，并指导医院完善制度、加强整改。

（郑 函）

【探索医疗设备绩效审计】 为加强内审部门在医院经济运行中的监督、参谋作用，5月，市医管局召开医疗设备绩效审计现场培训会。以北京朝阳医院为试点，探索开展医院医疗设备绩效审计，追踪超声科、消化内镜科、泌尿科三台医疗设备的绩效，对医疗设备的工作情况如工作量、阳性率、耗材成本，及医疗、科研效益进行现场调研，并对调研数据测算、汇总、绩效分析等进行了实际操作演练。探索将设备采购前的论证、使用中的绩效追踪、全过程审计评价贯穿一体，引导内审工作由查错纠弊向提升管理效益方向发展。

（姜 鹏）

【成立财经管理与研究专家组】 11月，市医管局成立医院财经管理与研究专家组，来自国务院发展研究中心、国家卫生计生委发展研究中心、北京大学等单位的17位从事卫生医疗行业研究的专家受聘成为专家组成员，将在制定财经政策、推进医疗体制改革等方面发挥智库作用，提高市属公立医院管理和研究水平。

（郑 函）

【"京医通"项目荣获国际陶朱奖】 年内，市医管局将"京医通"项目纳入年度要点工作，不断加大"京医通"项目的推广力度，继2012年首批市属2家医院上线后，截至2014年12月底，实现了市属19家医院24个院部的一卡通用，以及非医保患者在上线医院间跨院结算、信息共享的目标，缩短了排队缴费的等候时间。"京医通"系统累计发卡253万张，保有率逾80%，持卡缴费6亿元，实时上传医联码信息253万条，跨院就诊患者29240人，跨院充值缴费89301笔。西苑医院、广安门医院、望京医院、中日友好医院等4家央属医院也上线了"京医通"系统，实现了与市属医院的互联互通。10月，"京医通"项目获得了由《欧洲金融》主办，国际性会计师组织ACCA（特许公认会计师公会）协办的国际陶朱奖"最佳技术应用奖"。

（郑 函）

【建立预算执行计划报告分析机制】 为进一步加强部门预算执行管理，推动预算编制与预算执行相衔接，市医管局财务与资产管理处从2014年起建立市属医院预算执行计划报告分析机制。各医院按月报送支出计划，市医管局按月考核其进度完成结果，以提升市属医院预算资金的支出效率。

（毕大骞）

【深化部门预算绩效管理】 年内，市医管局先后开展了整体支出预算绩效评价，以及对北京佑安医院、口腔医院等医院的预算项目评价。进一步深化预算绩效研究，选取北京妇产医院、安贞医院、友谊医院的设备购置类、修缮类及信息化建设类项目，探索分类绩效管理新模式。共开展预算绩效评价项目356个，资金总额169581.40万元，比上年增加19%。对医院42个重点预算项目进行过程跟踪，及时矫正预算绩效目标执行偏差。开展大型医用设备使用效果评价方法研究，完成市属医院大型医用设备使用效果评价指标体系方案。推动预算绩效评价结果运用，强化了全系统预算与规划、预算与业务、预算与绩效的相互衔接，促使机关处室和市属医院由重资金、重立项、重过程，向重执行、重结果、重绩效转变。

（周 颖）

【市属医院财务、审计人才队伍发展战略】 年内，完成了市属医院总会计师管理方案的制定，2015年将启动市属医院总会计师选派工作。组织并指导市属医院参加财政部2014年会计领军人才（申报7人，2人入选，累计入选6人）和首批国家卫生计生委财经领军人才（申报33人，入选5人）申报。组织10名市属医院高级会计人才参加财政部总会计师素质提升培训。组织6名审计人员参加北京市审计局内部审计高级研修班。建立与在京央属医院培训联动机制，组织全体审计、财务人员参加在京央属及北京市属医院业务培训2次。

（雷光平）

【加强市属医院运行和成本控制管理】 年内，市医管局开展了市属医院成本分析，针对部分市属医院医疗业务成本中人力成本占比较大且增长较快、财政补助依赖性强等问题，提出管控措施运用于2015年公立医院个性化考核指标；开展市属与央属在京医院财务分析对比，针对市属医院收支比率、医疗收入成本率和均次收入较低等问题，对医院进行指导；配合医药分开改革试点工作，对试点医院医药分开后财经状况进行评估，提出调整和优化意见。

（雷光平）

基础运行管理

【市属医院核心价值观建设】 4月8日，市医管局召开市属医院核心价值观建设研究项目结题汇报会，听取课题组汇报，并就市属医院核心价值观建设与宣传进行研讨。最终确定市属医院的核心价值观为1个内核（即"一切为了人民健康"）4个维度（即"厚德遵道、救死扶伤、精益求精、大爱无疆"）。

（冯 斌）

【市属医院安防系统升级改造项目】 为推进市属医院安防系统更新改造项目申报工作，4月17日，市医管局在北京小汤山医院召开了市属医院安防系统更新改造项目申报工作培训会，各市属医院保卫处负责人及技术方案拟定人员共100余人参会。5月26日，市医管局在市政府中环办公楼召开市属医院安防系统升级改造项目申报工作推进会，会议就前一阶段安防系统升级改造项目申报工作开展情况进行了汇报，中国安防协会专家针对各市属医院上交的安防系统升级改造项目技术方案存在的问题进行了意见反馈和讲解。各市属医院根据复审意见进行项目申报书的修改完善，再由市医管局组织专家组根据市经信委相关要求对各医院方案进行修改，12月向市经信委申报立项，2015年1月14日通过市经信委专家立项研讨会。

（张华兴）

【推进市属医院节能减排】 4月25日，市医管局召开市属医院节能减排和能耗计量改造实施方案研究结题报告会。市医管局副局长边宝生及来自部分市属医院的专家参加，课题组从市属医院能效现状、节能政策制定与管理建议、节能管理实施指南以及节能改造适宜技术等4方面进行了汇报。8月28日，为进一步推进公共机构节能工作，落实市发展改革委、市财政局联合下发的《关于开展第二批国家级节约型公共机构示范单位创建工作的通知》要求，组织市属医院开展创建申报，通过初筛，确定了宣武医院、回龙观医院为候选创建单位。11月18～19日，召开医院节能管理专题论坛交流暨节能管理培训，来自各市属医院的主管院领导、总务处处长及负责节能管理相关工作人员共80余人参加。推动了市属医院节能减排工作的落实。

（冯　斌）

【举行反恐防暴演练和培训】 7月23日，市医管局在北京地坛医院举行反恐防暴演练和培训暨安防器材配发活动。市医管局、市公安局文保总队和特警总队、北京中盾安全技术开发公司领导以及21家市属医院主管安全工作的院领导和保卫部门负责人共约100人出席活动。开展了"制服歹徒"和"排除爆炸物"反恐防暴演练，北京地坛医院安全保卫以及公安、消防、特警等多支队伍现场演练，同时展示了新配发的安防装备器材使用方法和效果，安防专家讲解了安防装备器材的使用要点和注意事项；市公安局特警总队防控专家结合反恐安全形势，就北京地区医院如何做好安全防范工作进行培训。此次配发的安全防护装备，主要包括840套勤务头盔、防刺服、防割手套、橡胶警棍和防护腰带等个人防护器材，84套防

爆毯、防暴钢叉、防暴脚叉、辣椒水喷罐等防暴装备，以及能够现场采集声音和图像数据的执法记录仪等技术装备。

（桑永新）

【为市属医院购买公众责任保险】 为打造集医疗事故、财产损失及意外伤害为一体的多元化保险服务模式，市医管局依托专业保险机构，为21家市属医院（含28个分院区）统一购买了公众责任保险，对于医院在运营过程中发生意外事故造成第三者人身伤亡和财产损失的予以适当补偿。市属医院公众责任保险于9月1日正式生效，保期一年。

（冯　斌）

【调研医院患者满意度评价信息化试点情况】 10月16日，市医管局副局长边宝生到北京妇产医院调研满意度评价信息化试点进展情况，对两个评价器的运行情况及操作流程进行了解，听取北京医生网关于满意度信息化评价技术支持与运维情况的汇报以及北京大学医学部项目组对信息化数据采集结果的统计分析，并与医院就如何推进满意度信息化工作进行座谈。

（韩冰晶）

【加强市属医院后勤管理】 10月22日，市医管局联合北京协和医院共同举办了医院后勤服务与管理专题论坛，来自各市属医院的主管院领导、总务处处长及相关工作人员共160余人参加交流，听取医院专题报告，并参观了协和医院的洗衣房。12月22日，市医管局出台《市属医院后勤管理工作规范（试行）》，涵盖医院供电管理、供气系统管理等14个后勤管理核心部分，内容涉及管理规定、工作流程、岗位职责以及日常管理用表等方面，为推动市属医院后勤规范化、精细化管理提供理论支持与决策参考。

（冯　斌）

【开展消防知识竞赛和消防安全应急演练】 10月29日，市医管局在北京同仁医院南区举行市属医院消防安全知识竞赛和消防安全应急演练。市卫生计生委委员高小俊、市医管局纪委书记李彦昌、市消防局防火部副部长李云浩、市公安局文保总队副总队长王秀清等出席。区县卫生计生委（卫生局）安全工作分管领导及相关科室负责人，各三级医院及市卫生计生委直属单位安全工作分管领导和相关部门负责人等共400余人观摩。活动包括市属医院消防安全知识竞赛和消防安全应急演练。21家市属医院参加了消防安全知识竞赛，最终，积水潭医院获一等奖，天坛医院和小汤山医院获二等奖，肿瘤医院、世纪坛医院和友谊医院获三等奖。之后，同仁医院、亦庄经济开

发区公安消防支队联合，以医院眼科住院病房治疗室不慎起火为模拟场景展开演练，展示了火情发现报告、初起火灾扑救、消防队灭火、警戒、疏散、医疗救护、消防官兵火灾扑救、高层逃生营救等不同应急处置场景，提高医院火灾应急处置能力。

（桑永新　张华兴）

【开展市属医院人文医学执业技能培训】　12月1～8日，市医管局在北京同仁医院及胸科医院开展了4期院内人员培训，内容涵盖医德职业化、与患者及其家属建立和谐关系、病史采集、解释问题与制定双方同意的治疗方案、病情告知等，累计培训医务人员400余人，重点培养师资12人。

（韩冰晶）

【召开导医标识设计指南展示发布会】　12月29日，市医管局在北京天坛医院召开推介展示会，向市属医院和新闻媒体展示发布《北京市属医院导医标识设计指南》。北京医药卫生文化协会秘书长张建枢介绍了指南的总体框架和内容，中央美术学院艺术设计研究院院长刘波教授团队介绍了指南造型设计理念，北京建工建筑设计研究院副院长李维介绍了电子导医标识内容。市卫生计生委、市医管局有关部门领导及22家市属医院分管领导和相关部门负责人约120人参加了推介会。

（韩冰晶）

医院建设投资

【天坛医院迁建工程进展顺利】　5月1日，北京天坛医院迁建项目施工总包单位进场，主体工程全面开工建设。截至年底，主体结构部分已达地上六层。该项目是市政府重点工程，建设内容包括门急诊、医技、病房、科研教学用房、行政后勤用房、地下车库等，总建筑面积352294平方米，总投资366052万元。

（纪路辉）

【完成儿童医院血液肿瘤中心项目拆迁工作】　北京儿童血液肿瘤中心项目于2003年由国家发展改革委正式立项。2007年5月，项目启动拆迁工作，但进展缓慢。2013年重启拆迁工作，2014年9月完成全部拆迁工作，为确保儿童血液肿瘤中心项目2015年开工建设创造了条件。

（纪路辉）

【安定医院门诊病房楼工程完工】　10月18日，北京安定医院门诊病房楼及附属用房工程完工，投入使用。该工程总建筑面积19897平方米，总投资11987万元。

（纪路辉）

【编制市属医院抗震节能综合改造方案】　按照市政府《关于印发北京市房屋建筑抗震节能综合改造工作实施意见的通知》精神，结合专业检测鉴定机构出具的鉴定报告，2013～2014年，市医管局对19家市属医院的房屋安全情况进行了调研、梳理，编制完成了抗震节能综合改造方案。结合非首都功能疏解，对部分不符合抗震设防标准的建筑予以拆除；对仍需继续使用、不符合抗震设防标准的建筑，结合节能改造进行加固，拟用5年时间完成；为保证拆除工作的顺利进行，同时安排了一些改建项目。

（纪路辉）

【加强市属医院建设项目安全管理】　年内，市医管局建立了在建项目的定期及重大节假日检查工作机制，组织人员到各市属医院施工现场进行安全质量检查，配合各医院完善项目施工现场的质量、安全、防火等措施，落实好基建项目的质量安全管理制度。全年共对在建项目开展安全质量检查6次，出具安全隐患整改通知书9份。

（纪路辉）

药品和医疗器械管理

【成立医疗器械管理专家委员会】　1月14日，市医管局召开医疗器械管理专家委员会成立暨启动会议。会议介绍了医管局药事处主要职责和工作开展情况，以及专家委员会职责。到会委员就医管局医疗器械管理工作思路及年度工作重点进行了研讨。首届医疗器械管理专家委员会由19人组成，设主任委员1人、副主任委员4人，北京朝阳医院执行院长陈勇担任主任委员。专家委员会委员任期2年。

（赵志强）

【成立药事管理专家委员会】　1月16日，市医管局召开药事管理专家委员会成立暨启动会议。首届市属医院药事管理专家委员会设主任委员1人、副主任委员3人、委员17人，均经市属医院和同行专家推荐和遴选产生。北京友谊医院副院长张健担任主任委员。专家委员会委员任期2年。

（赵志强）

【开展药械从业人员培训】　为加强市属医院咨询药师人才队伍建设，市医管局分别于1月24日、2月19日、8月20日，组织召开了3期市属医院用药咨询业务培训会，内容包括医患沟通艺术、药物相互作用、药物不良反应知识、信息检索技巧、咨询常见问题应对等，培训中采取了案例教学、情景模拟、现场表演等方式。针对医疗设备人员业务培训较少的现实，围绕"提升市属医院医学装备管理人员日常管理能力"的主题，分别于1月、7月、12月举办了3

期市属医院医学装备管理部门业务培训。

（赵志强）

【开设安全用药空中讲堂】 2月，市医管局在北京城市广播《健康加油站》栏目推出了主题为"安心用药安享健康"的安全用药宣传周活动，邀请天坛医院、中医医院、儿童医院、积水潭医院、安贞医院等10家市属三级医院的药学专家作为嘉宾，向听众介绍安全用药常识，提示安全用药原则，解答听众在安全用药中的疑问。

（赵志强）

【用药咨询中心建设】 为落实用药咨询中心建设方案，推进市属医院用药咨询中心建设，市医管局于3月13日在北京安贞医院召开用药咨询中心建设工作现场会，副局长边宝生参加现场会。各市属医院领导和药学部门负责人了解了安贞医院用药咨询中心的设置情况，观摩了药学人员用药咨询服务工作。40余家新闻媒体全程参加了现场会，并对市属医院用药咨询中心建设相关情况进行了报道。组成专项检查工作组，于4月和9月分两批对市属医院用药咨询中心建设进行验收。9月底，各市属医院均建立了用药咨询中心，为患者提供用药咨询服务。

（赵志强）

【市属医院医用设备配置技术审核】 3月，市医管局印发《关于加强市属医院医用设备配置技术审核工作的通知》，明确了医用设备配置技术审核的相关要求。开展市属医院2014～2015年200万元以上高额医用设备配置计划的报送工作，增强高额医用设备配置的计划性。全年组织3次医用设备配置技术审核，共审核医院申报设备配置项目申请796项，调整167项；审核购置申请金额195282万元，调减金额26214万元。

（赵志强）

【开展处方点评】 7月，市医管局采取抽样方式开展处方点评，抽取市属医院3月17～21日全部门诊处方359419张、急诊处方21543张，进行计算机软件数据筛选、人工复核、专家审核。12月8日，召开处方集中点评反馈会议，中国医院协会药事管理专业委员会处方点评负责人对处方集中点评情况、处方点评标准、不合理处方进行反馈，对医院提升处方质量提出了建议。会议要求医院加强医师培训，严格规范超（无）适应证用药和重复用药，对此次点评中暴露的问题积极落实整改。

（孔繁翠　赵志强）

【开展药品医疗器械联合检查】 11月14～15日、18～20日，市医管局开展药械日常管理检查。邀请药学专家42人、医疗器械专家44人组成专家

组，依据《市属医院药事日常管理重点检查标准》及《市属医院医学装备日常管理重点检查标准》，对21家医院药事管理与医学装备管理进行统一标准化评分检查。专家组检查结束后就医院药械管理情况进行了反馈。检查中同时开展了绩效考核、乙类大型医用设备和医用氧舱使用情况专项检查。

（赵志强）

医院干部与人事管理

人才队伍建设

【援疆援藏人员选派】 2月，市医管局从市属医院选派17人作为援疆第八批第一期干部赴和田参加对口援助。年内，接收和田地区13名卫生系统专业技术人员进行为期3个月的进修培训。7月，从市属医院选派4人作为援藏第七批第二期干部赴西藏拉萨参加援助工作。

（李方亮）

【3人入选"千人计划"】 3月，北京安贞医院兰峰、儿童医院Joseph R. Madsen、宣武医院Lo Eng Haw 3人入选中组部"千人计划"，这是市属医院人员首次入选。

（李方亮）

【3人入选"万人计划"】 4月，北京天坛医院副院长王拥军入选"科技创新领军人才"，北京同仁医院魏文斌、宣武医院陈彪入选"百千万工程领军人才"。

（李方亮）

【10人获留学人员科技活动择优资助项目】 5月，北京世纪坛医院丁磊、王兴河，佑安医院时红波、石英，儿童医院徐哲，宣武医院王雷明，地坛医院王琦，朝阳医院尹航，首都儿科研究所关宏岩，积水潭医院韩骁10人获北京留学人员科技活动择优资助项目。

（李方亮）

【设立北京清华长庚医院】 7月3日，市医管局与清华大学签署《北京市医院管理局 清华大学合作共建北京清华长庚医院协议书》。并与市编办、市财政等部门沟通协调，市编办发文批准设立北京清华长庚医院，核定人员编制1052名。

（李方亮）

【1人参加"博士服务团"】 7月，选派北京安贞医院王健参加由中组部和团中央等组织的第15批"博士服务团"，赴青海省参加为期1年的援助工作。

（李方亮）

【7人获评"百千万人才工程"市级人选】 10月，北京同仁医院鲜军舫、积水潭医院刘亚军、天坛医院贾旺、安贞医院侯晓彤、首都儿科研究所陈晓丽、口腔医院范志朋、小汤山医院武亮7人获"百千万人才工程"市级人选。北京天坛医院贾旺，朝阳医院施焕中，积水潭医院吴新宝、刘亚军，首都儿科研究所陈晓丽，同仁医院鲜军舫，口腔医院范志朋，安贞医院周玉杰、侯晓彤，小汤山医院武亮10人获"百千万人才工程"资助。

（李方亮）

【13人入选第十批"海聚工程"】 10月，北京友谊医院魏玲、于山平，同仁医院李国俊、Ravi Thomas，天坛医院王群，安贞医院兰峰、白融，中医医院李晋萍，儿童医院郭永丽、Joseph Russell Madsen，回龙观医院罗星光、田莉、张媛媛13人入选北京市"海聚工程"。

（李方亮）

【4人获评第七批"北京市优秀青年人才"】 12月，北京友谊医院杨吉刚，同仁医院游启生、李仕明，回龙观医院修梅红4人获评第七批"北京市优秀青年人才"。

（李方亮）

【加大海外高层次人才引进力度】 市医管局与北京海外学人中心合作，面向海外发布人才引进岗位60个、拟引进人员80人。借助市委组织部、市人力社保局、北京海外学人中心等单位主办的"海外赤子北京行"活动，召开医疗卫生海外人才专场洽谈会，28名海外学子与21家市属医院进行见面洽谈。12月上旬，组织12人代表团前往美国、加拿大的4个城市召开市属医院海外人才政策说明会，280多名海外学人参加，随团出访的8家市属医院现场与15名海外学人签订合作意向书。

（李方亮）

【建立分层次人才培养体系】 市医管局组织人力处会同科教处，加大人才工作调研力度，研究起草"青苗""登峰""使命"3个计划。发挥领军人才影响力，实施"使命"计划，为医管局推进学科发展和人才队伍建设建言献策，发挥出高层次人才对中青年骨干的传帮带作用；促中青年学科骨干加快发展，实施"登峰"计划，以需求为导向，支持产生一批重大科技成果和特色医疗技术，为培养在国内外具有重大影响力的领军人才奠定基础；抓青年人才夯实基础，实施"青苗"计划，支持青年人才进修深造和课题研究，打造市属医院学科发展的后备力量，探索搭建人才分类分层培养体系框架。

（李方亮）

【"西部之光"学者培养】 年内，完成2013年10名"西部之光"学者的培养与考核。8月，市医管局协调7家市属医院接收9名"西部之光"学者进行培养。

（李方亮）

【落实对蒙援助】 年内，市医管局组织市属医院认真落实《京蒙对口帮扶项目》计划，协调12家市属医院接收了3批81名内蒙古自治区进修医生进修学习。

（李方亮）

【落实"京郊行"任务】 年内，市医管局指导15家市属医院选派15名专家分赴远郊区县医疗卫生机构，完成为期1年的卫生援助任务。

（李方亮）

【推进组织人事信息化系统建设】 年内，市医管局党委两次召开座谈会，征求市委组织部信息处对《北京市医院管理局组织人事信息化项目可行性建议书》的意见和建议，优化调整信息系统建设内容。与市经信委共同召开市属医院组织人事信息化工作沟通会，申请为市属医院铺设政务外网。

（李方亮）

干部管理

【举办医院管理专题研讨班】 7月，市医管局与市委组织部、市委党校联合举办医院管理专题研讨班，市属医院领导班子成员和市医管局机关干部共87人参加学习。邀请国内专家、高校教授、国家卫生计生委和市卫生计生委领导，就医改政策、医院精细化管理、领导力提升、医院文化建设、单位风险防控等内容进行系统讲授；赴北京协和医院、北京大学第三医院、北京大学人民医院进行现场教学，使学员们进一步认清医改形势、明晰发展思路、增强管理能力。

（农定国）

【组织现代医院管理专题境外培训】 12月初，市医管局组织以市属医院正副职后备干部为重点的17名市属医院领导班子成员，赴美国进行为期21天的现代医院管理专题培训。到梅奥医学中心、约翰霍普金斯医院、马里兰州创伤中心等医疗机构参观学习，与外方就现代医院管理、学科人才建设、绩效管理等方面进行沟通与交流。

（农定国）

【医院领导班子配备和干部调整】 年内，市医管局共任免机关及市属医院干部78人次，其中提拔20人（正处级6人、副处级12人、科级2人），平级改任、交流任职及兼职17人次，接收军转干部2

人，试用期转正30人，免职9人。

（农定国）

人事管理

【调整市属医院职称结构比例】 5月，市医管局根据市人力社保局工作安排，对市属医院职称结构比例进行调整。调整后，北京友谊医院等16家单位为正高12%、副高20%（分别增加5%和6%），安定医院等3家单位为正高10%、副高18%（分别增加3%和4%），小汤山医院为正高8%、副高16%（分别增加1%和2%），潮白河骨伤科医院为正高5%、副高12%（分别增加2%和1%）。

（王存亮 刘婧）

【为市属医院增加总会计师编配】 6月，市医管局协调市编办为21家市属医院按院所领导班子副职各增加总会计师领导职数1名。

（农定国）

【开展人员编制核查】 6月，根据市编委统一要求，市医管局开展了局机关及市属医院编制核查工作，制定核查工作方案、整理人员名册，在编制核查信息系统完成编制内30945人、编制外9392人的信息填报工作，为推进编制实名制做好准备。

（王存亮 刘婧）

【加强人员编制管理】 年内，市编办为市医管局机关接收的军转干部增加行政编制2名。

（王存亮 李可）

【接收京外毕业生428人】 根据市人力社保局工作部署，完成非北京生源应届毕业生的网上审批和纸质材料复核工作。年内，21家市属医院共接收非北京生源应届毕业生428人。

（李可）

【接收军转干部35人】 根据市军转办分配的指标，上报市属医院93个待安置岗位，对报名的872名军转干部进行审核。市医管局系统全年共接收军转干部35人，其中市属医院33人、局机关2人。

（李方亮）

2014年市医管局局管干部任免情况

赵　红　任市医管局党群工作处副处长，免去北京朝阳医院党委副书记、纪委书记职务，建议不再担任北京朝阳医院理事会理事、工会主席人选

张　斌　任市医管局办公室副调研员

刘　婧　任市医管局组织与人力资源管理处（监事会工作办公室）主任科员

冯　斌　任市医管局基础运行处主任科员

雷光平　任市医管局财务与资产管理处（审计处）主任科员

琚小红　任市医管局机关党委（党群工作处）主任科员

孟留海　任市医管局办公室副主任科员

谭前飞　任市医管局办公室副主任科员

单　峥　任市医管局机关党委（党群工作处）副主任科员

邓　盼　结束试用期，任市医管局财务与资产管理处（审计处）副处长

梁金凤　任北京朝阳医院党委副书记、纪委书记、理事，工会主席建议人选

吴建新　任首都儿科研究所副所长（试用期一年）

王　刚　任北京安定医院副院长（试用期一年）

桑永新　任市医管局基础运行处调研员

李方亮　任市医管局组织与人力资源管理处（监事会工作办公室）副调研员

黄　毅　任市医管局机关党委（党群工作处）副调研员

潘　峰　结束试用期，任市医管局办公室副主任

农定国　结束试用期，任市医管局组织与人力资源管理处（监事会工作办公室）副处长（副主任）

龚文涛　结束试用期，任市医管局基础运行处副处长

阴赪宏　任北京妇产医院副院长，免去北京友谊医院副院长职务

张翠香　任北京老年医院党委副书记、纪委书记，免去北京小汤山医院党委副书记、纪委书记职务

朱江华　任北京小汤山医院党委副书记、纪委书记，免去北京老年医院党委副书记、纪委书记职务

王振常　结束试用期，任北京友谊医院副院长

王　宇　结束试用期，任北京同仁医院副院长

童朝晖　结束试用期，任北京朝阳医院副院长、北京市呼吸疾病研究所副所长

马迎民　结束试用期，任北京朝阳医院副院长

赵兴山　结束试用期，任北京积水潭医院副院长

冯国平　结束试用期，任北京积水潭医院副院长

张宏家　结束试用期，任北京安贞医院副院长

闫　勇　结束试用期，任北京世纪坛医院副院长

张能维　结束试用期，任北京世纪坛医院副院长

穆　毅　结束试用期，任北京儿童医院副院长

严松彪　结束试用期，任北京妇产医院党委副书记、院长，北京妇幼保健院院长

王建东　结束试用期，任北京妇产医院副院长

白玉兴　结束试用期，任北京口腔医院党委副书记、院长

谭云龙　结束试用期，任北京回龙观医院副院长

葛文彤　任北京儿童医院副院长（试用期一年）

刘立飞　任市医管局医疗护理处主任科员

王存亮　任市医管局组织与人力资源管理处（监事会工作办公室）副处长（副主任）（试用期一年）

刘东国　结束试用期，任北京中医医院副院长

张亚卓　结束试用期，任北京市神经外科研究所所长

厉　松　结束试用期，任北京口腔医院副院长

蔡　超　结束试用期，任北京市结核病胸部肿瘤研究所（北京胸科医院）副所长（副院长）

王　涛　免去市医管局科研学科教育处调研员职务

韩小茜　免去北京同仁医院党委书记、副院长职务

周保利　免去北京世纪坛医院党委书记、副院长职务

沈　颖　免去北京儿童医院党委书记、副院长职务

李汝斌　免去北京小汤山医院党委书记、副院长职务

许峻峰　任北京小汤山医院党委书记、副院长

李燕申　免去北京市结核病胸部肿瘤研究所党委书记、副所长，北京胸科医院副院长职务

陈兴德　任北京市结核病胸部肿瘤研究所党委书记、副所长，北京胸科医院副院长；免去北京安定医院党委书记、副院长职务

滕红红　任北京安定医院党委书记、副院长；免去北京妇产医院党委书记、副院长，北京妇幼保健院副院长职务

陈　静　任北京妇产医院党委书记、副院长，北京妇幼保健院副院长；免去市医管局医疗护理处处长职务

温淑兰　任市医管局办公室主任

禹　震　免去市医管局基础运行处处长职务

樊世民　任市医管局基础运行处处长

谷　水　任市医管局医疗护理处处长，免去市医管局机关党委副书记、党群工作处处长

职务

刘清泉　任北京中医研究所所长（兼）

王大仟　任北京市卫生局临床药学研究所（北京市中药研究所）常务副所长（正处级）

张金霞　任北京市卫生局临床药学研究所（北京市中药研究所）党支部书记、副所长（正处级）

颜　冰　任市医管局药事处处长（试用期一年）

张海鸥　任市医管局机关党委副书记、党群工作处处长（试用期一年）

王宁利　任北京同仁医院党委书记

李天佐　任北京世纪坛医院党委书记、副院长，免去北京同仁医院副院长职务

王天有　任北京儿童医院党委书记、副院长，免去首都儿科研究所所长职务

王志华　任北京清华长庚医院总执行长

曾凡杰　免去首都儿科研究所工会主席职务

任　静　同意提名为北京妇产医院工会主席人选

刘淑敏　同意提名为北京口腔医院工会主席人选

朱江华　同意提名为北京小汤山医院工会主席人选

刘香玉　同意提名为北京佑安医院工会主席人选，免去北京小汤山医院工会主席职务

李　茵　任市医管局团委书记（试用期一年）

赵元元　任市医管局监事会工作办公室副调研员

刘晓军　任市医管局改革发展处调研员

杨建朝　任市医管局办公室主任科员

李　可　任市医管局组织与人力资源管理处（监事会工作办公室）主任科员

韩冰晶　任市医管局基础运行处副主任科员

袁学勤　任市医管局科研学科教育处副主任科员

周　颖　任市医管局财务与资产管理处（审计处）科员

李　岩　任市医管局工会（团委）科员

王爱华　同意提名为北京儿童医院工会主席人选

常盛薇　同意提名为首都儿科研究所工会主席人选

巢仰云　结束试用期，任北京天坛医院副院长

李　亮　结束试用期，任北京市结核病胸部肿瘤研究所（北京胸科医院）副所（院）长

侯生才　免去北京朝阳医院副院长职务

段金宁　任北京同仁医院副院长，免去北京同仁医院党委副书记、纪委书记职务

李德令　任北京朝阳医院副院长（试用期一年）

王　辰　免去北京市呼吸疾病研究所副所长职务

王珊珊　任市医管局办公室主任科员

（农定国）

医院科研与教育

【市属医院科技成果转化现状调研】　1月，市医管局启动了市属医院科技成果转化现状调研系列软课题，12月结题。市医管局委托第三方调研走访了13家医院，采访了120余位专家，采集了21家市属医院2000年以来的相关数据，梳理出市属医院累计登记在册的科技成果超过510项，涉及申请专利210余项，其中完成转化的科技成果54项，总体转化率近10%。课题组编制了《北京市属医院科技成果转化现状与对策》《北京市属医院重点待转化科技成果价值评估分析》《北京市属医院科技成果转化平台建设方案》，以构建具有市属医院学科特色的成果转化和技术转移平台，促进市属医院优质临床资源转化为科研生产力。

（袁学勤）

【打造系统内部学科发展医联体】　面对市属医院学科发展不均衡状况，市医管局利用集团化优势，建立市属医院协同作战机制，鼓励并引导重点学科带动兄弟医院学科协同发展。年内，重点推动北京安贞医院与老年医院在老年心血管学科方面的合作，以疾病诊治链为纽带，以提高临床水平、学科建设和人才培养为目标，打造系统内部学科发展医联体。6月19日，成立了北京老年医院、北京安贞医院心血管疾病联合诊疗中心，并开展了老年（高龄）血管内超声（IVUS）介导下左主干病变、多支病变、弥漫病变的介入治疗等新技术和新业务，使老年医院诊疗能力和学科发展水平得到提高。

（袁学勤）

【举办临床研究高级研修班】　为提高市属医院临床研究能力，加强中青年学科骨干人才培养，市医管局于6月29日～7月5日举办了第二期临床研究高级研修班。北京朝阳医院、友谊医院等17家市属医院的25位学员脱产1周，开展临床研究设计方面的学习，并通过培训完善自身的研究设想，形成具有可行性、创新性的研究方案。第一期临床研究高级研修班学员一年来共发表SCI论文9篇，其中影响因子3以上5篇；发表统计源核心期刊论文26篇；承担了30余项科研项目，总经费670余万元，其中国家自然科学基金项目8项、"863项目"3项、北京市自然科学基金项目2项、北京市科技计划项目7项、市医管局"扬帆计划"临床技术创新项目1项；获得人才培养项目9项，其中"215"高层次人才学科骨干

7人、北京市科技新星2人。

（袁学勤）

【继续实施"扬帆计划"】　市医管局在加强2013年度立项专项规范化、精细化、科学化管理的基础上，继续遴选了2014年度、2015年度各12个重点医学专业和14个临床技术创新项目。同时，2013年度、2014年度的获批项目通过了财评审定，确定2013年度12个重点医学专业批复总经费7194.14万元，其中财政经费3570.39万元，匹配经费3623.75万元；2014年度12个重点医学专业批复总经费7789.99万元，其中财政经费3555.52万元，匹配经费4234.47万元；2013年度14个临床技术创新项目批复财政经费1378.35万元；2014年度14个临床技术创新项目批复财政经费1358.27万元。

（袁学勤）

【市属医院科研学科教育成绩】　市属医院全年共获局级以上科研项目895项，新立项科研经费3.74亿元；发表SCI论文1614篇，总影响因子4131。北京友谊医院、安定医院获批第二批国家临床医学研究中心，继2013年天坛医院、安贞医院、儿童医院之后，系统内国家临床医学研究中心总数达5个。朝阳医院和地坛医院共同参与的"我国首次对甲型H1N1流感大流行有效防控及集成创新性研究"获国家科技进步奖一等奖，同仁医院王宁利牵头的"原发性开角型青光眼新防治技术的建立及应用"再获国家科技进步奖二等奖。此外，市属医院共获中华医学科技奖二等奖5项、三等奖4项；获授权发明专利20项，授权实用新型和外观设计专利59项。

（袁学勤）

工会与共青团工作

【市医管局工会成立】　11月25日，市医管局召开工会第一次代表大会，选举产生了市医管局工会第一届委员会和经费审查委员会，标志着市医管局工会正式成立。分别召开了工会委员会、经费审查委员会和女职工委员会第一次全体会议，选举李彦昌为主席，赵红、徐燕玲为副主席，刘雁等6人为常委；申轶为经费审查委员会主任，任瑛为副主任；赵红为女职工委员会主任，王丽娟等7人为委员。

（李　岩）

【共青团北京市医管局第一次代表大会】　12月2～3日，共青团北京市医管局第一次代表大会在北京小汤山医院召开，市医管局所属单位各级团组织93名代表参加了大会。共青团北京市委副书记黄克瀛、机关工作部部长孙明，市卫生计生委团委副书记

袁兆龙，市医管局党委领导班子成员及直属医院党委书记、副书记出席了大会开幕式。开幕式由市医管局党委副书记韦江主持。会议选举产生了 21 名共青团北京市医管局第一届委员会委员。第一届委员会委员

全体大会选举产生了 7 名常务委员，李茵当选团委书记、刘旭为副书记。

（李　茵）

信息化与统计管理

【概述】　2014 年，全市卫生计生信息化和统计工作，聚焦服务医改和计生政策完善，以完成市政府折子工程、市医改年度目标任务等为抓手，加快全员人口信息库、居民电子健康档案和电子病历数据库建设，逐步推动系统互联互通。开展信息惠民工程，推进居民健康卡示范工程和远程医疗系统建设。促进信息整合和信息共享，推进健康医疗大数据应用。全年北京市卫生计生信息化建设总投入 20092.13 万元，申报信息化建设项目 40 个，获得市经济信息化委批准立项 40 个，建成重点项目 17 个。

（李朝俊）

信息化建设

【启动人口健康信息决策平台建设】　3 月上旬，市卫生计生委开展对现有卫生决策平台、全员人口决策支持子系统、人口健康类专题的分析及模型的梳理，开展平台指标体系探索及 DRGs 相关工作。完成行业统计现状调查。10 月 10 日，启动整理人口健康统计指标及平台基础指标体系的建设。10 月 24 日，颁布《北京市卫生和计划生育统计报表制度（2014—2016）》，发布 2013 年行业现状统计调查数据。

（李朝俊）

【“金人工程”项目前期工作】　3 月，市卫生计生委作为第一个委办局成功启动生育服务系统（一期）向市政务云、互联网云“双云”部署工作，奠定了“金人工程”实施基础；8 月中旬，启动网上办理二孩的前期部门协同工作；10 月 28 日，完成生育服务系统（一期）全覆盖和终验；根据国家卫生计生委改革办证要求，完善全员户籍人口信息系统、流动人口信息系统和全员流动人口协查平台。

（李朝俊）

【方来英调研信息统计工作】　7 月 17 日，市卫生计生委党委书记、主任方来英，党委委员、副主任李彦梅，到市公共卫生信息中心，对卫生计生信息统计工作进行调研。市卫生计生委信息统计处处长臧萝茜、公共卫生信息中心主任张文中，分别就卫生计生信息统计工作现状、任务和工作思路进行了汇报。方来英要求信息统计工作要加强顶层设计和实现管理的开放性；调动各方面的力量和资源，注意引领社会资本投入；抓好信息化重点工作，如“金人工程”及“电子病历共享工程”的建设；要做到数出一门、口径统一。调研中还研究了市卫生计生委新网站建设事宜。

（李朝俊）

【建立信息化体系运行机制】　7 月中旬，市卫生计生委与市经济信息化委建立了定期沟通机制，就行业统筹、系统建设、协同共享、项目审批等工作进行研究。与市统计局建立了定期研究沟通机制，联合召开专题会议，研究行业统计指导意见，审核《北京卫生与计划生育统计报表制度》；联合开展对市属医院执法督导检查。8 月下旬，启动全市相关政府部门共享协同工作，启动与市经济信息化委、市公安局、市民政局、市高法之间的信息协同共享工作。11 月 15 日，成立市卫生计生委网络安全和信息化工作领导小组，领导小组组长为市卫生计生委主任方来英，副组长为市卫生计生委副主任李彦梅、钟东波，市中医管理局副局长罗增刚，市医管局副局长吕一平。领导小组办公室设在市卫生计生委信息统计处。建立定期专题会制度；梳理卫生计生委内部信息化工作相关流程，启动制定网络安全信息流程等工作；制定了统计调查工作流程。

（李朝俊）

【开展信息化顶层设计】　10 月 13 日，下发《北京市卫生和计划生育委员会关于开展北京地区卫生计生信息化顶层设计的通知》，从业务范围、信息资源、信息系统、基础设施、政策机制等方面，开展

北京地区卫生计生信息化顶层设计，使市区卫生计生管理机构、市属医疗机构及公共卫生机构的信息化建设有序开展，促进资源共享和互联互通。

10～12月，开展北京地区行业信息化顶层设计调研，内容涉及公共卫生、计划生育、医疗服务、医疗保健、药品管理、综合管理、党风廉政建设，调查范围覆盖全行业。经梳理业务、专题研究及提出建议，完成调研报告，奠定了规划基础。

（李朝俊）

【机关软件正版化工作】 按照北京市使用正版软件工作联席会议要求，10～12月，开展了市卫生计生委机关软件正版化工作。11月，培训机关正版化工作联络员24人次；12月，检查26个部门228台办公用计算机软件正版化情况。针对软件正版化检查情况，制定了软件采购和整改方案，并通过了北京市使用正版软件工作联席会议组织的年度检查验收。

（胡传兵）

【信息化专题研究】 针对信息化行业发展趋势和京津冀一体化融合的实际，市卫生计生委完成了公共卫生、计划生育、医疗服务、医疗保健、药品管理、综合管理等领域信息化专题研究，包括"北京市区域医疗中心服务模式与信息支撑体系研究""北京市人口健康信息资源分析及利用研究""北京市人口健康信息服务保障体系研究""首都人口健康保障信息与北京全员人口信息协同共享研究""首都人口生育服务工作流程研究""北京市计划生育辅助决策基础体系研究""首都家庭发展服务工作模式信息研究"，并启动了2015年"区县级区域卫生信息平台及数字化医院建设标准体系研究""人口健康信息综合决策研究""社会资源建设卫生信息化的创新模式研究"课题。

广泛征集信息化业务需求，重点研究涉及医改和计生政策完善所必需的市区两级卫生信息平台建设、社区卫生系统、新农合系统、妇幼系统、生育服务系统以及远程医疗应用等大型系统及平台的完善问题。

（李朝俊）

【推进信息化重点项目】 北京市电子病历共享工程项目完成设备采购和软件开发招标，同时，推进市区两级卫生信息平台建设，获取30家医院数据，督导国家试点区县平台建设及试运行；带动六大领域系统完善和应用，推动社区卫生服务系统、新农合系统、妇幼系统、埃博拉疫情防控信息共享平台的升级

和应用，完成了相关系统建设的终验、升级申报及费用申报；在多个区县推进健康卡的应用，开展医院、区县、部门等有关调研，与国家卫生计生委卡中心、市经济信息化委、市医管局探讨健康卡与"京医通"及"北京通"的共享融合；协助开展远程医疗，推进市卫生计生委新网站建设、行业网站考评等工作；开展国家电子病历基本数据集第1部分"病历概要"等20项卫生行业标准实施前的协调准备，健康档案数据集、药品分类与代码规范等地标的制定，区域信息平台及数字医院标准的前期研究，以及卫生行业网站评比标准的制定。

（李朝俊）

统计管理

【开展交通综合调查就医分布状况专项调查】
6月26日，市卫生计生委作为北京市第五次交通综合调查领导小组成员单位，协助市交通委开展现场调研，提供了全市近200家二级以上医疗机构基本情况，以及近3年的门急诊量、出院人数、病床使用率等数据。

（刘　颖）

【建立卫生计生统计调查制度】 为规范统计调查行为，对原市卫生局和原市人口计生委制发的统计报表进行整合，建立了市卫生计生部门的统计报表制度。新统计报表制度统计内容包括卫生资源与医疗服务、疾病预防与控制、妇幼卫生、新农合医疗、社区卫生服务、计划生育、中医药服务等方面，经市统计局批准，自10月正式启用，有效期2年。

10月11日，制定了《北京市卫生和计划生育委员会统计调查表管理流程（试行）》，明确市卫生计生委设立的统计调查项目须报市统计局审批。

（刘　颖）

【开展卫生统计督导检查】 10月下旬，市卫生计生委信息统计处、市公共卫生信息中心与市统计局数据管理中心、市统计局执法大队联合开展第10次北京地区卫生统计督导检查，重点对医疗机构统计工作的组织领导、机构人员、统计数据质量等进行督导。在各医疗机构自查的基础上，抽查了6家二级以上医院，现场对其统计管理、统计台账、统计信息化等工作给予指导和建议。

（刘　颖）

卫生应急

【概述】　2014 年，全市卫生应急工作，强化应急准备和能力建设，妥善应对各类突发事件。全年共报告突发公共卫生事件 20 起，比 2013 年减少 6 起，均为一般级别。突发公共卫生事件网络直报率、报告及时率、规范处置率均达到 100%。院前急救力量开展各类突发事件紧急医疗救援 1382 次，转运伤员 4941 人次，出动救护车 2194 车次。120、999 院前急救力量出动救护车 3358 车次、保障人员 9591 人次，完成了大型活动、重大节日、重点区域和特殊敏感时期的卫生应急保障任务。全年累计抽调 7 家医院 34 名专家指导处置浙江省杭州市公交车燃烧事件、山东省威海市文登区礼花厂爆炸事件、四川省宜宾市公交车爆燃事故、江苏省昆山市工厂爆炸事故、山东省龙口市公交车起火事故、云南省昆明市小学生踩踏事件、辽宁省阜新市矿难事故、河南省新乡市长垣县 KTV 火灾事故 8 起重特大突发事件。

（黄　春）

卫生应急体系建设

联防联控机制建设

【建立京津冀突发事件卫生应急协作机制】　6 月 17 日，市卫生计生委与天津市、河北省卫生计生部门在京签署了《京津冀突发事件卫生应急合作协议》，建立了信息互通、协调联动、应急资源共享、联合培训演练和互相学习交流等工作机制。

（蓝荣辉）

【突发公共卫生事件应急指挥部组织建设】　市卫生计生委作为首都突发公共卫生事件应急指挥部办公室日常办事机构，6 月，重新核定了 46 个成员单位主管领导及处级联络员名录，结合机构改革，调整了市卫生计生委、市食药监管局、市质监局、市工商局有关食品安全和食物中毒等的工作职责。

（黄　春）

【强化首都公共卫生联防联控机制】　在防控人感染 H7N9 禽流感、埃博拉出血热工作中，市卫生计生委有效落实"属地、部门、单位、个人"四方责任，与农业、出入境检验检疫等部门加强协作。8 月，建立了多部门联防联控人员信息传输系统，强化首都公共卫生联防联控工作机制。

（曹　昱）

卫生应急能力建设

【卫生应急综合示范区创建工作】　1 月，门头沟区创建卫生应急综合示范区工作通过复核验收，被授予市级示范区称号；石景山区、昌平区通过市级验收，申报国家卫生应急综合示范区；朝阳区在全国卫生应急办主任会议上作典型发言。通过卫生应急综合示范区创建工作，提升了全市基层卫生应急管理水平和综合卫生应急能力。

（赵丽杰）

【制定大规模疫情暴发应急预案】　根据市突发事件应急委员会要求，按照"底线思维"原则，即设想最坏情形、达到最好结果，针对可能出现不明原因大规模传染病疫情暴发流行，年初开展了巨灾情景构建研究，提升应对大规模传染病疫情暴发流行的应急准备能力。年底完成了研究报告、视频资料，制定了《北京市应对大规模传染病疫情暴发流行应急预案》，包括北京市发生大规模传染病暴发流行时的工作目标、响应措施、能力建设、指挥体系、社会动员等内容。

（黄　春）

【举办卫生应急技能竞赛】　市卫生计生委于 2 月 25 日、5 月 12 日分别举办全市突发急性传染病防控、突发中毒事件处置技能竞赛活动。16 个区县、34 支队伍 170 名疾控队员参加了理论笔试、操作考核和现场竞答，全面检验疾控应急系统专业技术水平。根据比赛结果，30 人被授予市级职业技术岗位能手，10 人获得 2015 年全国卫生应急技能竞赛资格并将代表北京参赛。

（邵石雨）

【举行航空器失事医疗救援演练】　2 月 27 日，市卫生计生委会同首都机场急救中心，组织 120、999 系统各 5 个车组共 40 余人在 T3 航站楼停机坪举行航空器失事医疗救援演练，检验机场急救与各单位的有效衔接，以及与社会联动力量在救治、转运、支援等方面的分工协作，提升医疗系统对突发事件的现场处置和协同配合能力。

（邵石雨）

【举行京津冀综合拉动演练】 7月13～15日，市卫生计生委联合天津市和河北省卫生应急部门，在北京市怀柔区开展了历时3天2夜的重大泥石流医疗卫生救援大型综合突击拉动演练。京津冀地区院前医疗急救、紧急医疗救援、突发传染病防控、灾害心理危机干预4类队伍13家单位425人及124台应急车参加，演练涵盖了拉动集结、野外生存训练、装备车辆保障、院前处置转运、院内医疗救治、灾后卫生防控、心理危机干预和现场联合指挥8个方面内容，检验三地备战水平，提升协同处置能力。

（黄 春）

【举办突发事件医疗卫生应对策略培训班】 9月1～4日，按照"中国—以色列"援智合作项目安排，市卫生计生委在大兴区举办了突发事件医疗卫生应对策略培训班，邀请2名以色列专家系统介绍了突发事件的组织管理、现场处置和急救流程等相关内容。京津冀地区和山西省共80名学员体验了以色列突发事件医疗救援的实战经验。

（蓝荣辉）

【举办中法灾难医学培训班】 10月9～10日，市卫生计生委在市消防局训练中心举办了中法灾难医学培训班，4名法国专家介绍了法国灾难医学现场急救处理标准化流程和做法。培训贴近实战，注重实效。京津冀地区70余名学员分享了法国灾难医学急救技术及先进理念。

（蓝荣辉）

【举行埃博拉出血热输入疫情处置演练】 10月30日，市卫生计生委组织8家专业机构和9个机关处室200余人在北京地坛医院模拟出现输入性疫情，举行了实操演练与桌面推演，展现了机场发现疑似病例后各方应急响应，包括报告、转运、救治、防护、消毒隔离、现场流调、标本采集、指挥协调的全过程，并通过现场视频直接传送指挥部。国家卫生计生委有关领导出席并观摩指导。

（曹 昱）

院前医疗急救

【启用120统一垂直调度】 年初，市卫生计生委应急办开始探索确立120分级分类调度工作思路，依据病情轻重确立患者呼叫优先医疗调度。6月，启动了郊区县120市级统一垂直调度，取消郊区县原有

的二级调度模式，提升了院前医疗急救效率，通州区和昌平区试运行良好。

（曹 昱）

【朝阳区急救社区化试点工作】 3月，在朝阳区开展医疗急救社区化试点工作，涉及朝阳区43个社区卫生服务中心，加强了社区急救分站建设，值班车辆日均增加4～5辆。急救站点设在社区，提高了社区基层医护人员急救水平，缩短了急救半径和时效，使社区居民在最短的时间内获得有效的急救服务。

（邵石雨）

【提升院前急救工作质量】 全年全市院前急救体系共出车63.26万车次，急危重症呼叫满足率超过95%，120、999避免重复派车4785车次。8月，999引进医疗专用直升机，至年底，救护、运送患者12人。

（邵石雨）

【突击拉动专项督查考评】 12月5日，市卫生计生委组织院前急救系统突击拉动专项督查考评，组建6个专家组随机定点，模拟患者呼叫120、999各12个救护车组，对人员资质、反应时间、车载药械、知识技能、病历质量、患者满意度等日常院前急救服务进行了综合考评，对发现的车组人员配备不规范、车载装备不统一、急救服务能力有欠缺、急救病历管理不规范、急救服务满意度有待提升等问题进行了通报。

（严 彬）

突发事件处置

【严防埃博拉出血热疫情传入】 2月以来，针对西非蔓延的埃博拉出血热疫情，市卫生计生委应急办作为综合协调牵头处室，开展总体防控，先后制定了《北京市应对埃博拉出血热应急预案》《北京市卫生计生委埃博拉出血热防范工作总体方案》《北京首例埃博拉出血热病例卫生计生部门应对工作方案》和《北京市应对埃博拉出血热疫情文件汇编》，明确了工作流程、岗位职责和分级相应措施。国家卫生计生委主任李斌、市委书记郭金龙、市长王安顺等领导对机场口岸、北京地坛医院、北京急救中心、市疾控中心进行督导调研。先后召开市政府专题防控工作会议、市突发公共卫生事件应急指挥部工作会议、卫生系统内防控专题会议，密切跟踪疫情进展，开展形势研判和风险评估，严控重点人群。8月，开发启用了多部门联防联控信息传输系统。10月30日，组织北京出入境检验检疫局及8家医疗卫生专业机构和市卫

生计生委9个处室共200余人开展防控输入性疫情应急处置实操演练和桌面推演，明晰处置程序和指挥体系；对解放军总医院、北京大学第一医院、北京友谊医院、北京普仁医院等医疗机构进行突击暗访，查找薄弱环节，及时通报整改。依托市突发公共卫生事件应急指挥部工作机制，强化多部门联防联控和沟通协调。

（黄　春）

【"3·27"怀柔区持刀伤人事件救治】　3月27日，怀柔区王化村发生持刀伤人事件，致6死12伤。市卫生计生委应急办及时抽调北京儿童医院、安贞医院、积水潭医院、朝阳医院、安定医院5家医疗机构的创伤、骨科、儿科、ICU、心理等专业的8名专家指导怀柔救治工作，将6名危重伤员分转6家市属综合及专科医院，伤员伤情得以控制。

（黄　春）

【防控人感染H7N9禽流感疫情】　年内，市卫生计生委继续强化人感染H7N9禽流感疫情防控工作，加强监测排查，联合农业、园林绿化、工商等部门继续落实活禽源头控制措施。3月，为指导区县防控工作，市卫生计生委组织专家对朝阳、海淀、顺义、怀柔4个区县卫生计生部门，4家二级综合医院和4家社区卫生服务中心（站）防控措施落实情况开展督导检查，对发现的问题及时通报、反馈、整改。

（曹　昱）

【关注季节性流感疫情】　11月，全市季节性流感高峰前移，12所中小学校出现暴发疫情。为此，市卫生计生委组织专家开展季节性流感疫情形势研判，并通报教委加强联合防控，加强督导检查，采取措施予以控制。

（黄　春）

【"12·26"工体撞人案件救治】　12月26日，北京工人体育场南门发生故意开车撞人事件，致3死7伤。120、999院前急救机构和北京朝阳医院、军区总医院、武警北京市总队医院3家医疗机构参与救治，并做好安抚、心理疏导等善后工作。市卫生计生委派人分驻3家医院，及时评估伤情，畅通信息报送渠道。

（邵石雨）

【"12·29"工地脚手架倒塌事故救治】　12月29日，位于海淀区的清华附中在建工地脚手架倒塌，致10死4伤。120、999分送4名伤员到市红十字会急诊抢救中心、海淀医院、解放军第三〇六医院3家医疗机构接受救治，伤者转危为安。

（黄　春）

卫生应急保障

【马航失联乘客家属医疗保障】　3月8日，马来西亚航空公司飞往北京的MH370飞机失联，市卫生计生委应急办立即启动应急保障机制，制定了失联乘客家属医疗保障预案，抽调急救人员、心理医生、内科专家分批进驻5个乘客家属临时安置点，指定9家医院作为乘客家属定点收治医院。医务人员每日监测家属健康状况，对重点人员实行"一对一"盯防，全天候满足家属医疗及心理需求。3月31日，一名家属因突发脑出血（恶性进展型）由顺义区医院转至天坛医院紧急行手术治疗，市卫生计生委又协调协和医院、复兴医院的专家进行会诊。3月8日～5月2日，5个驻地常规安排8个急救车组24人、心理疏导医生10人、疾控人员2人，应急办2名干部常驻现场参加值守。在关键时间节点，加强力量，部署预备梯队。历时56天，累计开展主动巡诊8479人次，实施医疗处置1223人次，现场心理干预814人次，投送心理药物177人次。73名家属送往医院诊治，其中7名家属住院治疗。5月，又分3批组织262名家属赴小汤山医院体检。

（曹　昱）

【APEC峰会医疗保障】　11月中旬，APEC峰会在北京举行，为做好医疗保障工作，市卫生计生委启动了全市卫生应急机制，加强风险评估和安全形势分析，强化应急值守，组织市属反恐力量和在京突发急性传染病防控类、突发中毒事件处置类国家卫生应急队伍备战待命。每天安排一人与国家卫生计生委驻京工作组进行衔接，沟通情况。安排市疾控中心和120应急力量41人、15辆车实行24小时全天候驻守国家会议中心和怀柔区雁栖湖。

（蓝荣辉）

疾病预防控制

【概述】 2014 年，全市共报告甲、乙、丙三类法定报告传染病 29 种，报告发病 138474 例，发病率 654.8/10 万；死亡 168 人，死亡率 0.8/10 万。与 2013 年相比，报告发病率上升了 14.9%（受全国传染病流行情况及周边省份疫情影响，麻疹报告发病率 11.24/10 万，比上年的 2.73/10 万上升了 311.72%；手足口病报告发病率 224.25/10 万，比上年的 163.2/10 万上升了 37.41%），报告死亡率下降了 30.6%。北京市已持续 30 年保持无脊髓灰质炎野病毒病例，19 年无白喉病例；流脑、甲肝等其他疫苗可预防疾病的发病率降到历史最低点。针对全球埃博拉出血热疫情，分析北京市情况，得出"传入风险增加，但传播风险可控，扩散蔓延可能性低"的研判，采取"提早布控、狠抓关键环节、严格落实"的综合防控措施。推进艾滋病防控工作，在全市 102 个社区卫生服务中心开展快速检测，在城六区和通州区建立确证实验室，其他区县全部开展 CD4 检测，实现城乡艾滋病实验室一体化建设；全市二级以上医疗机构主动提供 HIV 抗体检测 257 万人次，73.4% 的新报告病例是通过主动检测发现的；在社会组织中探索出"从干预、动员到转介为一体"的综合服务模式，促进 MSM 高危行为改变；建立"定点医院—疾控中心—志愿者小组"艾滋病防治一站式服务模式，提高患者依从性，失访率比上年降低 15%，从确证到开始抗病毒治疗时间缩短近半年。在接受治疗 6~12 个月的患者中，有 96% 的患者病毒得到完全抑制，超过了联合国艾滋病规划署提出的到 2020 年实现 90% 的最新目标；整合首都防艾志愿者队伍，建立北京市志愿者联合会管理服务平台。研究制定结核病防治体系发展战略，探索新型结核病防治工作机制；推进医防合作，加强结核病管理，在全市启动结核病专科医院收治患者的系统管理工作；探索志愿者管理模式，对志愿者及其活动进行统一管理。有序开展计划免疫工作，在全国率先将脊灰灭活疫苗纳入免疫规划。开展碘盐及碘营养状况监测，合格碘盐食用率超过国家规定的 90%。推进慢病防治和健康教育工作，建立北京市慢病管理监测系统；利用癌症筛查项目，在全国率先建立癌症早诊早治信息管理系统；继续实施"阳光长城"计划，在朝阳区试点开展血脂异常和心血管疾病综合管理项目，高血压、糖尿病患者的规范用药比例增加 8%，开展全城减重行动，启动"营"在校园——北京市平衡膳食校园健康促进行动，发布《北京市中小学生健康膳食指引》《老年人膳食口袋书》和《北京市电话戒烟干预操作指南》。出台《北京市职业病统计报告管理办法》《北京市职业病防治和放射卫生技术服务机构管理办法》等 4 个规范性文件；出台《北京市营养健康发展行动计划》；132 所中小学校开展健康促进学校创建。建立市区两级"分片包干"联系制度，落实严重精神障碍患者社区管理治疗服务；全市重性精神障碍患者规律服药率 67.65%，较全国平均水平均高出 20 个百分点，全市在册患者管理率 91.41%，在册患者规范管理率 68.87%，在管患者病情稳定率 84.49%，均达到并超过了国家标准。推进京津冀疾控一体化发展。

（李顺丽）

疾病控制综合管理

【2013 年度全市疾控工作考核】 1 月 14~15 日，市卫生计生委疾控处牵头，由市疾控中心领导和专家分成 6 个考核组对全市 16 个区县卫生局和疾控中心进行年度工作考核。考核分现场考核和非现场考核两部分，现场考核工作按照简化考核、提高效率的原则，选择 6 个专业的指标进行考核，其他考核指标通过日常和专项督导以及工作完成情况进行非现场考核。各区县对 2013 年疾控工作进行了全面梳理，向考核组汇报了一年来的工作进展，展示了工作中的创新和特色，同时也明确了各自在发展中面临的挑战和重点问题。市级考核组对现场发现的亮点和存在的问题进行了反馈，听取了区县的工作意见和建议，两级专业人员进行了业务交流。

（李顺丽）

【召开疾控体系和能力建设工作研讨会】 为健全首都疾控体系，1 月 21~22 日，市卫生计生委疾控处邀请有关区县和部门召开 2014 年疾控体系和能力建设工作研讨会。参会人员围绕 2014 年全市疾控工作重心和制约疾控工作发展的突出问题进行座谈，从加强疾控监测体系和能力建设、更新服务观念、创新服务模式、深化服务内容、提升服务质量等方面提出了工作思路和措施，同时，针对公立医院公共卫生职能补偿机制、疾控体系建设政策保障机制、疾控工作开展的协调沟通机制、人才引进及培养机制等方面提出了意见和建议。

（李顺丽）

【召开2014年北京市疾控工作会】 4月9日，市卫生计生委在北京会议中心召开2014年北京市疾控工作会。会议由疾控处处长谢辉主持，市疾控中心主任邓瑛通报了近期北京市传染病疫情，市卫生计生委委员郭积勇作2013年北京市疾控工作报告并部署2014年重点工作。来自全市各区县卫生局、市（区）疾控中心、市（区）结控所、市卫生监督所、全市三级医院和部队医院的主要领导，北京预防医学会、北京性病艾滋病防治协会、北京市健康教育协会、心脑血管病防治等7个防治办公室的负责人，以及市卫生计生委有关处室、信息中心、宣传中心、社管中心、12320、体检中心等有关单位负责人参加会议。会议还邀请总后卫生部防疫局、武警总部后勤部卫生部、市商务委、市住建委、市财政局、市农业局、市药监局、市中医管理局、北京出入境检验检疫、北京铁路局、民航华北管理局等部门的领导以及新闻媒体记者参加。

（李顺丽）

【京津冀疾控一体化稳步推进】 5月8日，京津冀三地签订《京津冀协同发展疾病预防控制工作合作框架协议》，9月2日，京津冀三地签署《毗邻地区基层疾病预防控制工作合作协议》。在重大疫情联防联控、突发公共卫生事件协同处置、重点科研项目联合攻关等方面紧密合作，实现信息、技术、人员、物资等资源共享；利用自主开发的卫生防病信息整合平台，建立京津冀三地疾病预防控制和重大传染病信息共享和通报机制，实现三地在重大传染病数据信息和分析报告的共享。

（纪晋文）

【国家基本公卫服务项目工作督导考核】 5月13～14日、5月20～21日，市卫生计生委委托市社区卫生协会组织疾控、应急、社区卫生、妇幼保健、精神卫生防治、中医药服务、卫生监督协管等领域专家，组成4个督导组，对16个区县2013年国家基本公共卫生服务项目从组织管理情况、资金管理情况、项目执行情况和项目实施效果4个方面进行督导考核。考核结果显示，项目资金实行收支两条线制度由财政全额保障，各项任务得到有效落实，服务数量增加，服务质量提升，社区居民对基本公共卫生服务项目的认知度和满意度不断提高。市卫生计生委将考核结果作为社区卫生服务绩效考核依据。

（李顺丽）

【国家基本公卫服务项目实施目录管理研究】 7月至年底，由市卫生计生委疾控处牵头，委托市社区卫生协会开展对北京市基本公共卫生服务项目实施目录管理的研究，主要包括确定北京市基本公共项目及内容、测算基本公共卫生服务项目成本标准、制定《关于对北京市基本公共卫生服务项目实施目录管理的意见》3项内容。经研究确定了目录，并以西城区陶然亭、朝阳区高碑店和怀柔区桥梓3个社区卫生服务中心为样本，进行了项目成本测算。

（李顺丽）

计划免疫

【召开麻疹防控工作会】 3月6日，市卫生计生委召开北京市麻疹防控工作会暨维持无脊髓灰质炎培训会。市疾控中心通报全市AFP监测和1例疫苗高变异株处置情况及存在的问题，并对全国麻疹高发疫情进行通报，对下一步工作进行部署。市卫生计生委疾控处处长谢辉指出，周边国家及省市仍有脊灰疫情发生，北京市仍存在疫情输入的风险，要求各单位做好各项疫情监测及处置工作。会后就AFP的监测、报告、诊断与鉴别诊断工作进行了培训。各区县卫生局、疾控中心、卫生监督所及全市各二级医疗机构相关科室负责人参加了会议。

（王艳春）

【大学生预防接种主题宣传活动】 4月13日，为提高大学生预防接种的主动意识，市疾控中心与北京林业大学合作举办"远离疾病，健康成才""接种疫苗，预防乙肝"的宣传周活动。宣传周启动仪式暨主题步行活动在北京林业大学举行，800多名同学参加活动及健康讲座。

（王艳春）

【建立首都疫苗与免疫微信平台】 4月25日，北京市推出首都疫苗与免疫微信平台，首次以新媒体传播形式开展预防接种知识宣传。通过微信推出疫苗与免疫知识，内容涉及疫苗与免疫基本知识、免疫规划疫苗免疫程序、法律法规、预防接种常见问题等，并结合季节和传染病发病特点，配合"4·25"预防接种宣传日、"7·28"世界肝炎日和全市流感疫苗接种活动，适时推出相应的预防接种宣传知识和信息，至年底，累计推送36条微信，关注1236人。

（王艳春）

【学龄前流动儿童查漏补种质量评估】 4月，市卫生计生委制定了《2014年北京市学龄前流动儿童强化查漏补种现场质量评估方案》，对部分重点街乡开展学龄前流动儿童强化查漏补种现场质量评估。为确保质量评估的客观性，首次采取第三方派出调查人员的方式，推进儿童预防接种建卡、建证、卡证符合、疫苗查漏补种的质量控制工作。

(王艳春)

【"7·28"世界肝炎日宣传活动】 7月28日是"世界肝炎日"，市卫生计生委广泛开展宣传活动：在《北京晚报》刊登病毒性肝炎防治宣传知识，在近70家网络媒体发布相关新闻，在11个微博、17个微信对世界肝炎日进行报道。7月25日~8月15日，通过12320短信平台和相关微信平台宣传世界肝炎日主题和肝炎相关知识。

(王艳春)

【落实国家预防接种异常反应处置工作】 8月26日，市卫生计生委会同市教委、民政局、财政局、人力社保局、食品药品监管局、残联、红十字会等8部门联合印发《北京市卫生计生委等转发国家卫生计生委等8部门〈关于进一步做好预防接种异常反应处置工作的指导意见〉的通知》，明确了在预防接种异常反应处置工作中各部门的职责，提出了进一步加强疑似预防接种异常反应（AEFI）监测、病例救治康复和应急处置工作，确定了3家市级三级医院、各区县确定1~2家二级以上医院作为预防接种异常反应病例的医疗救治和康复定点医院。组织市、区（县）疾控中心、医学会对调查诊断及鉴定专家和管理人员进行培训，确保调查诊断及鉴定工作科学、准确。8部门进一步梳理政策，加大预防接种异常反应病例后续关怀救助工作力度。完善北京市预防接种异常反应补偿政策，与市财政局沟通，推进通过引入商业保险机制解决预防接种异常反应补偿。

(王艳春)

【实施脊灰疫苗序贯免疫策略】 为了继续维持无脊灰状态，最大限度减少脊灰疫苗相关性麻痹病例，根据北京市的循证研究结果，调整北京地区免疫策略，在全国率先将脊灰灭活疫苗纳入免疫规划中，将全程口服脊灰减毒活疫苗序贯程序调整为注射用脊灰灭活疫苗加口服脊灰减毒活疫苗序贯程序，即基础免疫（2月龄儿童接种1剂注射用脊灰灭活疫苗，3月龄、4月龄儿童各接种1剂口服脊灰减毒活疫苗）加上加强免疫（4岁儿童接种1剂口服脊灰减毒活疫苗）。此项工作于12月5日在全市实施，可降低疫苗引起的致残风险。

(王艳春)

【带状疱疹疾病负担监测】 为做好全市水痘—带状疱疹病毒相关疾病的监测与控制，在2012年~2013年3个区县（西城区、昌平区、密云县）开展的带状疱疹疾病负担基线调查的基础上，2014年底开始在上述3个区县的一级及以上医疗机构每年定期利用门诊和住院登记系统进行病例搜索，开展带状疱疹疾病负担的长期监测。为水痘及带状疱疹疾病控制、疫苗免疫策略的制定提供依据。

(王艳春)

【举办17场母婴免疫关爱课堂】 借鉴重点传染病防控工作的经验，做到防病工作关口前移，年内开展母婴免疫关爱活动，将预防接种健康教育内容纳入孕妇学校课程，全市共开展母婴免疫关爱课堂17次，市疾控中心免疫专家负责授课，以预防接种为孩子撑起保护伞、疾病与预防、常见预防接种问题等为主要内容，并设计了开放式课堂问答环节，现场咨询和互动，使准妈妈提前建立预防接种意识。听课1062人。

(王艳春)

【免疫接种】 年内，常规接种第一类疫苗5710079人次（不含卡介苗）、第二类疫苗1959893人次；外来人员接种，集中用工单位6546家、A＋C群流脑疫苗和麻疹疫苗接种421185人次；流感疫苗共接种1497346人次，其中免费1412124人次（60岁以上老年人639623人次、学生772501人次）。

(王艳春)

传染病防治

艾滋病防治

【研究艾滋病防治工作】 1月9日，市防艾办副主任、市卫生局疾控处处长谢辉主持召开防治艾滋病工作委员会成员单位联络员会议，市防艾委32家成员单位的联络员参加了会议。谢辉传达了国家领导、市委市政府有关领导近期对艾滋病防控工作的批示要求，市疾控中心副主任贺雄通报了艾滋病疫情形势和2013年全市防治工作开展情况，与会人员针对《2014年北京市艾滋病防控工作重点工作任务》及《2014年防艾宣传"暖阳行动"内容》2份文件进行了讨论。各部门根据各自的工作范畴、职责和服务人群，完善文件内容，并对推进艾滋病防控工作提出了意见。

(徐 征)

【"6·26"国际禁毒日宣传活动】 6月26日，市卫生计生委在石景山区美沙酮社区药物维持治疗门诊举办了"6·26"国际禁毒日主题宣传活动。市禁毒办副主任、市公安局禁毒总队政委金志海，市禁毒办副主任、市卫生计生委疾控处处长谢辉等领导，以及石景山区美沙酮社区药物维持治疗区级工作组有关人员参加了活动。市区领导参观了美沙酮社区药物维持治疗门诊。随后，在市区美沙酮社区药物维持治疗工作组的座谈会上，工作人员针对美沙酮门诊的有关问题进行了讨论。

（徐 征）

【召开防治艾滋病工作委员会联络员会议】 7月25日，北京市召开防治艾滋病工作委员会联络员会议，市防艾办主任、市卫生计生委委员郭积勇出席会议。会议由市防艾办副主任、市卫生计生委疾控处处长谢辉主持。会上，市疾控中心通报了上半年全市疫情形势，汇报了上半年主要工作进展，提出了在防治工作中存在的问题和困难。各成员单位根据各自职责，汇报了上半年工作。谢辉对下半年主要开展的第三轮艾滋病综合防治示范区建设工作、高危人群干预体验活动以及"A生活，爱动力"等工作进行了部署。

（徐 征）

【启动预防艾滋病"A生活，爱动力"活动】 7月29日，首都预防艾滋病宣传暖阳行动之"A生活，爱动力"主题征文及交流活动正式启动。此次活动由市防治艾滋病工作委员会办公室主办，是首都预防艾滋病宣传"暖阳行动"之一。活动分为征文、交流和报道三个阶段。征文主要面向艾滋病病毒感染者、艾滋病患者、患者家属或从事艾滋病防治工作的医护人员，从成长环境、感染途径、心理变化、治疗过程和效果、生活现状等不同侧面反映亲历或亲见的"A生活"，展现生活中的正能量。随后邀请部分代表开展读后感交流活动。同时，将优秀征文放在首都红丝带网站、首都红丝带公众微信平台供网友交流，营造一个关爱和反歧视的社会氛围。

（徐 征）

【第三轮艾滋病综合防治示范区创建工作】 8月25日，市卫生计生委召开北京市第二轮全国艾滋病综合防治示范区总结会暨第三轮艾滋病综合防治示范区启动培训会，各区县卫生计生委（卫生局）主管领导、防保科科长，各区县疾控中心主管主任、性艾科科长及相关工作人员90余人参加了启动培训会。会上，市疾控中心总结了全市第二轮艾滋病综合防治示范区工作开展情况；西城区、海淀区、丰台区和大兴区卫生局交流了第二轮示范区创建工作及创建过程中探索的模式；市卫生计生委疾控处处长谢辉讲解了第三轮示范区工作方案，并提出了相关工作要求。第三轮示范区分为城市示范区和县（区）示范区。北京市作为城市级示范区，示范区有东城区、西城区、海淀区、丰台区、石景山区。此轮示范区创建工作共计5年，各区将从加强政府领导，建立完善艾滋病防治工作机制、加大宣传培训和政策倡导力度、普及综合防治知识、完善监测检测体系、掌握疫情和流行危险因素、落实干预措施、提高干预工作质量、强化综合管理、提高感染者和患者救助救治水平、创新管理模式，动员社会组织参与、探索新策略，解决防治工作难题等7个方面开展工作。

（徐 征）

【"青春红丝带"社团建设】 9月19~21日，市卫生计生委、首都高校"青春红丝带"社团工作领导小组办公室在昌平区开展了首都高校"青春红丝带"社团专业队伍建设活动，来自全市48所高校的103名"青春红丝带"社团负责人参加了活动。活动邀请北京地坛医院护士长王克荣结合北京市艾滋病流行形势及一线工作经验，为高校社团负责人进行艾滋病防治知识专题讲座；首都高校"青春红丝带"社团工作领导小组办公室副主任许建农针对2014年首都高校"青春红丝带"社团工作计划进行了解读；针对社团管理进行了专项技能培训，开展了团队建设及艾滋病防治同伴教育活动。各高校社团负责人观看了"青春红丝带"社团办公室新制作的"新生防艾一堂课"专题动画片《大话艾滋》。

（徐 征）

【世界艾滋病日主题宣传活动】 11月28日，北京市举办第27个世界艾滋病日主题宣传活动，活动主题为"行动起来，向'零'艾滋迈进"，副标题为"凝聚力量，攻坚克难，控制艾滋"，意在说明我国艾滋病防治工作面临很多困难和挑战，需要动员各级政府、部门、社会组织和志愿者，破解防治工作难题，控制艾滋病流行。活动现场，市卫生计生委发布了艾滋病疫情，推出了以"红丝带的力量"为口号的大型系列公益活动，包括在电视媒体推出的"聚焦的力量"、电台媒体推出的"聆听的力量"、报刊推出的"品读的力量"、网络媒体推出的"指尖的力量"等版块活动。

（徐 征）

【召开防治艾滋病工作委员会会议】 12月1日，市政府秘书长李伟主持召开全市防治艾滋病工作委员会会议。会上，市防艾委副主任、市卫生计生委主任方来英传达了国务院防治艾滋病工作委员会第2次会议的精神，通报了全市艾滋病疫情及艾滋病防治工作进展，部署了下一步工作。市住房城乡建设委、海淀区政府做了交流发言。最后，李伟提出：对艾滋病防治工作的认识必须进一步提高，检测监测工作力度必须进一步加大，综合干预各项措施必须进一步落实，宣传教育覆盖面必须进一步扩大，非政府组织在艾滋病防治工作中的作用必须进一步发挥，对艾滋病防治工作的组织领导必须进一步加强。

（徐　征）

【召开首都高校"青春红丝带"社团工作会议】 12月28日，市卫生计生委、市委教育工委、市教委、团市委、市红十字会联合召开2014年首都高校"青春红丝带"社团工作会议，市卫生计生委委员郭积勇及来自5家单位的有关领导，全市16个区县防艾办、地坛医院、佑安医院、市疾控中心相关负责人及首都各高校"青春红丝带"社团志愿者参加了会议。会议由市卫生计生委疾控处处长、首都高校"青春红丝带"社团领导小组办公室主任谢辉主持。会上，社团领导小组办公室对2014年度的社团工作进行了总结，2014年首都高校"青春红丝带"社团工作在长效机制建设、宣传教育活动开展、社会资源整合等多方面取得了进步；通报了对高校联合调研的结果，公布了"我青春，我健康——首都高校大学生防艾微作品大赛"获奖作品；同时对先进社团进行了表彰。

（徐　征）

结核病防治

【志愿者结核病防治知识传播活动】 2月，市卫生计生委印发了《北京市百千万志愿者结核病防治知识传播行动方案（2014—2015）》，形成了市级—区县级—社区/个人的志愿者网络。全市新招募结核病防治知识传播志愿者2596人，全市共管理结核病防治知识传播志愿者7045人。志愿者中55%来自卫生计生人员，23%为大中小学学生。全年共开展各类志愿者结核病防治知识传播活动1854次，覆盖人群近240万人次。

（杨　扬）

【世界防治结核病日主题宣传活动】 在"3·24"世界防治结核病日前后，市卫生计生委在全市组织开展宣传活动，并在北京结核病控制研究所网站上建立"2014年世界防治结核病日宣传材料资源库"。3月20日，围绕"防治结核，健康和谐——预防和控制结核病在校园的传播"的主题，市卫生计生委与市教委在中国政法大学昌平校区举行活动，号召卫生系统、教育系统落实学校结核病控制工作职责与任务。各区县结核病防治人员深入学校、社区、部队、养老院、市场、车站、工地、戒毒所、看守所，通过义诊咨询、主题讲座、张贴宣传画、设立咨询站等形式共开展了47场主题宣传活动。通过12320短

信平台，在世界防治结核病日向公众发送200万条结核病宣传信息。在全市1万多辆公交车上发布结核病防治公益宣传片。广泛开展世界防治结核病日宣传活动。

（杨　扬）

【学校结核病防控工作自查】 为控制学校结核病聚集性疫情的发生，4月，市卫生计生委和市教委联合下发《关于开展学校结核病防控工作自查的通知》，组织开展学校结核病防控工作自查。共自查学校196所，其中寄宿制高中163所、职业高中33所。结果显示，所有学校均建立了结防工作领导责任制并明确疫情报告人，99%的学校将结防工作纳入年度工作计划，97%的学校配备了校医，95%的学校校医参加了结核病防治培训。2013年，94%的学校开展了新生入学体检，99.5%的学校开展因病缺勤追踪工作，24.5%的学校有因结核病缺勤情况，19.9%的学校有因患结核病而休、复学情况。所有通过监测发现结核病患者的学校都协助开展了密切接触者筛查工作。2013年，16个区县的18家区县级结防机构均制定了学校结核病防治工作计划并组织落实，开展对学校的结核病防治培训和指导，协助894所学校开展结核病防治健康教育，在1097所学校发放结核病宣传材料，利用直报系统监测学生结核病患者信息，将731例学生（教师）结核病患者信息通知学校，对506例学生（教师）肺结核患者的12582名密切接触者开展结核病筛查。2013年，共对55起疫情苗头进行现场调查核实，处置学校肺结核疫情（即同一个学校一个月内发现3例及以上有流行病学关联的肺结核病例）11起。

（杨　扬）

【结核病专科医院收治患者系统管理】 为推进医防合作，5月和11月市卫生计生委先后印发了《关于进一步加强结核病专科医院收治患者系统管理工作的通知》和《关于推进结核病专科医院收治患者系统管理工作的通知》，要求各区县和有关单位严格落实结核病防治的属地责任和单位职责，实现结核病患者的系统管理和无缝衔接。至年底，全市各区县均启动了结核病专科医院收治患者的系统管理工作，组织开展相关培训；区县结核病防治专业机构指定专人定期赴专科医院抄录辖区内就医患者的信息，并录入专报系统；北京胸科医院每月统计收治各区县患者数量。专科医院、区县结防所和社区卫生服务机构共同对患者进行全程、系统的治疗管理。转诊流程更加规范，社区卫生服务工作得到强化，同时也促进了区县级定点医院的建设。

（杨　扬）

【结核病防治服务体系建设研讨会】 7月3日，市卫生计生委召开结核病防治服务体系建设研讨会，研究进一步完善体系建设的措施与方案。北京结核病控制研究所、胸科医院、老年医院及区县卫生局、结防专业机构代表20余人参加研讨。研讨会聚焦区县结核病防治机构能力建设、新型结核病防治管理模式的实现以及结核病防治综合保障措施3个方面的内容，注重防与治的结合，贯彻治疗即预防的传染源控制与管理策略方针，提出5项工作措施和实现路径，包括工作模式的转变、定点医院能力的提升、公共卫生与医疗服务保障的供给方式与政策补偿机制，以及人才培养与工作激励等内容。

（杨　扬）

其他传染病防治

【召开流感监测工作会】 为做好全市流感等呼吸道传染病防控工作，有效应对流感、人感染H7N9禽流感，以及H10N8禽流感等新发传染病，1月9日，市卫生局召开流感监测哨点医院及网络实验室工作会，全市各区县卫生局防保科科长、疾控中心主管领导、23家流感监测哨点医院和17家网络实验室负责人参加了会议。会议由市疾控中心副主任庞星火主持，市疾控中心通报了近期全球、全国及全市流感、新发呼吸道传染病疫情、流感监测网络运行情况及存在问题，并对流感监测和疫情防控提出了防控要求和建议；怀柔区疾控中心、人民医院分别就网络实验室运行及哨点医院监测管理工作进行了经验交流。

（纪晋文）

【召开人感染H7N9禽流感防控工作会】 1月28日，市卫生计生委召开人感染H7N9禽流感防控工作会，市卫生计生委、市医管局相关处室负责人，各区县卫生局局长、主管局长、疾控科科长、疾控中心主任，各三级医疗机构主管院长、医务处处长、疾控处处长参加了会议。会议由市卫生计生委副主任毛羽主持，市卫生计生委党委书记方来英出席会议。会议通报了近期人感染H7N9禽流感疫情，以及北京市在疫情处置、病例诊疗过程中存在的薄弱环节与问题，并传达了国务院及国家卫生计生委专题会议精神。

（纪晋文）

【举办手足口病防治技术培训】 5月9日，市卫生计生委举办手足口病防治技术培训，全市二级及以上医疗机构相关医务人员参加了培训。培训邀请了市疾控中心和地坛医院有关专家分别就手足口病的流行形势、诊疗方案、防治技术等做了讲授。

（纪晋文）

【举办新发传染病防控技术与策略培训】 为提高医务人员对中东呼吸综合征等新发传染病的认知程度，明确监测、诊疗及院感防护要求，做好传染病防治和应对工作，市卫生计生委于5月9日举办新发传染病防控技术与策略培训，全市二级及以上医疗机构疾控处（科）负责人及相关医务人员参加了培训。通过培训，医务人员进一步了解了中东呼吸综合征、人感染H5N6禽流感、H10N8禽流感等新发传染病疫情、研究进展和防控策略。

（纪晋文）

【举办传染病网络实验室检测技术培训】 为提高全市55家传染病网络实验室中东呼吸综合征冠状病毒实验室检测水平，市卫生计生委于5月29日举办中东呼吸综合征冠状病毒实验室检测技术培训，全市各传染病网络实验室业务骨干参加了培训。通过培训，传染病网络实验室工作人员对中东呼吸综合征冠状病毒的疫情形势、实验室检测和实验室安全及个人防护技术要求有了全面认识。

（纪晋文）

【召开重点传染病疫情防控工作会议】 6月9日，市卫生计生委组织各区县召开了重点传染病疫情防控视频会。会议通报了全市布鲁氏菌病、发热伴血小板减少综合征疫情，并从联防联控、疫情监测与处置、诊断报告、人员培训、健康宣教等方面进行了工作部署。同时部署了夏季肠道传染病防控工作，要求各区县进一步发挥联防联控工作机制，加强与教委的协调配合，做好以霍乱、手足口病、诺如病毒感染性腹泻为重点的肠道传染病防控工作。

（纪晋文）

【部署埃博拉出血热等传染病防控工作】 为做好埃博拉出血热疫情防控，8月4日，国家卫生计生委召开上半年疫情视频会，市卫生计生委疾控处、应急办，市疾控中心，以及16个区县卫生计生委（卫生局）、疾控中心相关负责人参加。会后，市卫生计生委就如何落实会议精神，做好埃博拉出血热等传染病防控工作进行了部署，要求各区县、各单位加强传染病风险评估和部门联动及信息沟通；落实属地责任，加强业务培训，提高早期发现能力和意识，规范诊疗流程，做好医务人员感染防护，避免院内感染发生；加强相关疫情监测和报告，一旦发现疫情及时开展流行病学调查和现场处置，严防疫情蔓延；做好各项物资储备和技术储备，落实安全责任，认真做好生物安全管理；利用多种途径开展健康教育和风险沟通，提高群众防病意识。

（纪晋文）

【举办埃博拉出血热防治师资培训】 8月7日，市卫生计生委举办埃博拉出血热防治师资培训会，来自各区县卫生计生委（卫生局）主管科室负责人及培训师资，三级医疗机构疾控处（科）、医务处（科）负责人及院内培训师资参加了培训。培训重点从埃博拉出血热疫情、临床诊疗及防护要求，埃博拉出血热防控及监测要求、院感防护要求、疾病救治与管理关键环节几个方面进行。市卫生计生委疾控处和医政医管处从不同角度对全市埃博拉出血热防治工作提出要求，并就下一步重点任务进行了部署。

（纪晋文）

【督导检查医疗机构重点传染病防控工作】 为做好 APEC 会议公共卫生安全保障和秋冬季传染病防控工作，市卫生计生委于 10 月 14～17 日组织开展重点传染病防控工作督导检查。分 6 个组重点对 16 个区县 22 家医疗机构埃博拉出血热、人感染 H7N9 禽流感、中东呼吸综合征等传染病防控措施落实情况及肠道门诊早期预警监测、住院严重急性呼吸道感染监测、流感监测、症状监测等工作进行检查。督导组针对现场发现的问题及时与医疗机构进行沟通，并提出整改意见。

（纪晋文）

【国家卫生计生委督查埃博拉出血热防控工作】 8 月 11 日，国家卫生计生委督导专家组一行 5 人对北京市埃博拉出血热定点救治医院（北京地坛医院、佑安医院）、120 及 999 的应对准备工作进行了督导检查。市卫生计生委汇报了针对埃博拉出血热医疗应对准备工作整体情况，4 家医疗机构汇报了医疗应对准备工作。督导组现场查看了定点医院负压病房，隔离病房（区）安排、接收准备、院感防控，救治设施准备、医务人员培训、应对方案、防护物资情况等；现场查看了两个急救中心转运方案制定情况、负压救护车情况、防护物资准备及人员熟悉情况。

10 月 29 日，国家卫生计生委副主任王国强带队对北京市埃博拉出血热防控工作进行调研。调研组听取了北京市相关情况汇报，并到市疾控中心和朝阳区疾控中心进行了实地考察和调研，针对现阶段埃博拉出血热疫情防控和 APEC 会议保障工作进行了座谈。

（纪晋文）

【召开秋冬季重点传染病防控工作会】 10 月 30 日，市卫生计生委召开秋冬季重点传染病防控工作会暨埃博拉出血热强化培训。16 个区县卫生计生委（卫生局）主管领导、疾控科科长，疾控中心主任，各三级医疗机构疾控处（科）负责人，医院和区县师资参加了会议。会上，市疾控中心主任邓瑛通报了国内外和北京市埃博拉出血热等传染病疫情，市卫生计生委疾控处处长谢辉传达了国家卫生计生委秋冬季重点传染病防控工作会精神，通报了医疗机构

重点传染病督导检查情况。会后，各区县、各单位相关人员参加了埃博拉出血热强化培训，会议要求各区县、各单位要在此次强化培训的基础上，围绕埃博拉出血热防控技术、生物安全、医院感染、疾病诊疗等方面，完成全员再培训。

（纪晋文）

【召开流感防控专家研讨会】 12 月 8 日，市卫生计生委组织中国疾控中心、北京市疾控中心、北京儿童医院、北京朝阳医院、北京中医医院的流行病学及临床和实验室等相关领域的专家召开流感防控专家研讨会，对全市疫情进行分析和研判。专家分析认为，北京市流感疫情呈现的特点是：与全国情况一致，已进入流感流行期，与上年相比，提前 1 个月进入流感流行季；与上个流感流行季前期全市流感流行株以甲型 H1N1 亚型流感为主导不同，此次流行前期的绝对优势株为甲型 H3N2 亚型流感病毒；由于甲型 H3N2 亚型流感病毒较其他亚型抗原漂移速率更快等特点导致由流感病毒所致的集中发热疫情明显增加，且均由甲型 H3N2 亚型流感病毒引起；从临床看，流感样病例以门诊轻症病例为主，主要表现为卡他症状，尚无重症及死亡病例报告。专家分析指出，在未来一段时间，流感病毒活动度还会不断增强，学校、托幼机构等人员密集场所出现流感导致的集中发热疫情风险增加；同时，不排除在流感高危人群中出现由于流感导致的重症、危重和死亡病例的可能，建议流感高危人群尽早尽快接种流感疫苗。

（纪晋文）

【召开流感等传染病防控工作会】 为做好学校和托幼机构流感等传染病防控工作，市卫生计生委联合市教委于 12 月 11 日召开流感等传染病防控工作会，市卫生计生委委员郭积勇和市教委委员王定东出席会议。16 个区县卫生计生委（卫生局）、教委主管领导，疾控科和体卫科科长，疾控中心主管主任，中小学保健所所长，以及各高校、中等专业学校主管领导参加了会议。会议由市卫生计生委疾控处处长谢辉主持，市疾控中心主任邓瑛通报了全市近期流感、诺如病毒监测及疫情情况，并提出了防控建议。

（纪晋文）

【部署冬春季重点传染病防控工作】 12 月 24 日，国家卫生计生委疾控局召开今冬明春重点传染病疫情会商视频会，通报全国传染病疫情形势，部署下一阶段防控工作。市卫生计生委疾控处、应急办、市疾控中心负责人参加了视频会，并组织 16 个区县卫生计生委（卫生局）、疾控中心相关负责人参加视频会。作为全国三个传染病防控经验交流省市之一，市卫生计生委疾控处处长谢辉就北京市流感防控工作进

行了介绍。会后，市卫生计生委就如何落实会议精神，做好全市冬春季重点传染病防控工作进行了部署。要求各区县、各单位借鉴外省市相关经验，完善工作方案；落实属地责任，关注疫情形势变化，及早做好各项应对准备；利用联防联控工作机制，密切与教委等部门的沟通和联系，做到资源共享、措施联动；强化监测和疫情报告及处置，不断提高疫情早期发现和及时预警能力；利用多种途径开展健康教育和风险沟通，扎实做好流感、埃博拉出血热等冬春季重点传染病防控工作。

（纪晋文）

【狂犬病发病情况】　年内，全市报告本地狂犬病7例，发病率0.03/10万，病死率100%。动物致伤153978人次，与上年（153853人次）基本持平。注射被动免疫制剂19424人，占三度伤口暴露者的39.19%。接种者中，有446人为暴露前接种，占总接种人数的0.29%。上半年，各区县疾控中心组织对辖区内狂犬病免疫预防门诊医护人员进行培训，全市共2000余人参加培训，考试合格者由各区县卫生局颁发合格证，持证上岗；11月，市疾控中心举办狂犬病免疫预防门诊医务人员骨干培训班，171人参加。

（杨　扬）

慢病防治

【癌症早诊早治项目】　北京市癌症早诊早治工作分为城市癌症早诊早治项目和农村癌症早诊早治项目。城市癌症早诊早治项目涉及城六区，在定点社区对40~69岁常住居民开展肺癌、乳腺癌、大肠癌、上消化道癌和肝癌5种高发癌种的高危人群筛查，并指定医疗机构进行相关临床检查。农村癌症早诊早治项目是在11个涉农区县的相关社区对居民进行肺癌和大肠癌高危因素评估，并由定点医院对高危人群实施临床筛查。为做好农村肺癌早诊早治工作，1月15日，市卫生计生委组织专家对海淀医院项目开展情况进行现场督导，并召开全市农村肺癌早诊早治项目现场会，对北京地区肺癌筛查项目整体情况和2013~2014北京地区肺癌筛查项目工作方案进行了通报、讲解和现场指导。11月21日，市卫生计生委召开全市癌症早诊早治项目工作会，对2013~2014年度国家公共卫生专项城市和农村癌症早诊早治项目完成情况进行总结，布置2014~2015年度项目工作任务，并对工作方案进行了培训。14个项目区的卫生计生委（卫生局）和各定点医院项目负责人参加了会议。2013~2014年度，城市五癌筛查项目筛查16727人，筛查出肺癌高危3718人、乳腺癌高危4033人、肝癌

高危3347人、大肠癌高危4036人、食管癌高危3716人、胃癌高危4321人，并对其进行了相应的低剂量螺旋CT、乳腺X线、超声、消化内镜等检查；农村癌症筛查项目对27843人进行高危人群初筛，筛查出结肠直肠癌高危7963人，肺癌高危2003人，并对4238人实施了肠镜检查、对2003人进行了低剂量螺旋CT检查。市财政支持的肺癌筛查项目在丰台区、石景山区共对28996名居民进行危险因素问卷调查，实际进行低剂量螺旋CT筛查7036人，检出阳性结节患者857人。两项工作按期完成了国家分配的任务。

（郭　欣）

【国家脑卒中高危人群筛查和干预项目】　脑卒中筛查项目是对项目点40岁以上的全部常住居民进行问卷调查、体检，并进行脑卒中危险因素评估；对筛查出的脑卒中高危人群，进行血糖、血脂等实验室检查及颈部血管超声检查，心律不齐者进行心电图检查。2013~2014年度共有7个基地医院、9个区县的17个社区卫生服务中心参与。2月18日，市卫生计生委召开国家脑卒中高危人群筛查和干预项目阶段工作会议，了解各单位工作进展，反馈督导检查发现的问题。截至7月29日，共完成脑卒中筛查45875人，评估出高危人群9011人，高危人群检出率19.6%；颈动脉彩超检查9011人，实验室生化检查22297人，圆满完成工作任务。10月17日，市卫生计生委组织召开工作会，对2013~2014年度国家脑卒中高危人群筛查和干预项目北京市工作进行总结，对2014~2015年度项目任务进行布置。2014~2015年度，共有8个基地医院、10个区县的18个社区卫生服务中心参与项目。12月3日，受市卫生计生委委托，市疾控中心举办了2014~2015年度项目培训会，就工作方案、调查问卷、质控方案、数据在线录入、随访工作要求等进行培训。培训会后，现场筛查工作陆续开始。

（郭　欣）

【肿瘤登记工作】　3月11日，市卫生计生委召开全市肿瘤登记工作总结会暨技术培训会。来自全市117家二级及以上医院统计室、病案室人员240余人参会。年内，市肿瘤防办对全市150家医院上报的肿瘤数据进行收集，整理住院病例134754份，其中户籍居民63228人次，占47%。承担全市肿瘤登记组织实施和质量控制工作的北京市肿瘤防治办公室荣获"2014年度全国肿瘤登记工作突出贡献奖"，被评为"2014年度全国肿瘤登记工作省级先进单位""2014年度全国肿瘤登记随访工作先进单位"，北京市连续3年获得国家级荣誉奖。

（郭　欣）

【举办口腔公共卫生服务项目培训】 3月11~12日，市牙防办举办了2期全市口腔公共卫生服务项目培训会。来自16个区县项目指定医疗机构的470名医师参加了培训。市牙防办针对窝沟封闭和氟化泡沫防龋项目管理、临床操作和数据录入等进行了解析。为更加规范项目管理和临床操作，要求全市所有指定医疗机构参与项目的医生全员参加培训；在培训中做到重点突出，强调感染控制，现场演示数据录入步骤，为工作的顺利开展奠定了基础。

(郭　欣)

【肿瘤患者生存情况社区随访】 3月18日，市卫生计生委召开肿瘤患者社区随访工作技术培训会。全市16个区县卫生局、疾控中心、社区管理中心相关负责人和310余家社区卫生服务中心负责肿瘤患者社区随访的工作人员共计380余人参加会议。会后，各区县积极落实随访工作，主动随访58532例现患肿瘤病例，为获取以人群为基础的癌症生存分析数据提供了基础。2014年北京市恶性肿瘤随访数据被国际癌症研究机构（IARC）的CONCORD-2项目组收录。

(郭　欣)

【召开慢病防治微博专家工作会】 4月18日，市卫生计生委召开"阳光长城计划"慢病防治微博专家工作暨培训会，全市各级医疗机构近百名微博专家到会。会议总结了自2013年12月3日"阳光长城"慢病防治微博科普专家工作启动以来，专家们通过微博等新媒体开展健康传播的情况；邀请微博科普工作较为突出的北京大学第三医院心内科副主任医师陈宝霞和国家控烟办公室主任姜垣进行了经验交流，分享通过微博开展健康教育的体会和感受；12320公共卫生服务热线办公室副主任韩银平通过实例分析和经典点评进行了微博传播技巧培训。

(郭　欣)

【验收健康示范机构】 4月和10月，市卫生计生委对全民健康生活方式行动健康示范机构进行验收。通过统一验收标准和流程，对各类示范创建机构进行了现场考核验收。通过验收的各类示范机构共322家，其中示范社区113家、示范单位87家、示范食堂57家、示范餐厅60家、示范超市5家。

(郭　欣)

【氟化泡沫项目绩效考核取得优异成绩】 6月，学龄前儿童氟化泡沫预防龋齿项目接受了市财政局组织的财政支出绩效评价，项目综合得分91.38分，综合绩效评定为优秀。评价专家认为项目绩效目标和指标设置较为细化，制定了较为明确的实施方案，实现了预期的产出目标；项目的实施有效降低了儿童乳牙

患龋率，减少了家长的经济负担和心理负担，有利于促使儿童养成良好的口腔习惯。

(郭　欣)

【成人慢病及危险因素监测】 年内，北京市成人慢病及危险因素监测进入第6轮。年初，进行方案设计、专家研讨和区县意见咨询；6月中旬，完成物资准备和预调查。7月3~4日，市疾控中心举办成人慢病及其危险因素监测一级培训会，全市各区县疾控中心共计129名现场调查工作骨干人员暨师资参加培训；后续各区县分别召开二级培训会。共756人参与相关现场调查。8月起，在全市各区县陆续开始现场调查，至11月底，监测现场调查全部完成。本次监测调查内容包括问卷调查、身体测量和血生化检测，监测对象范围涉及全部16个区县的36个街道。抽样方法采用多阶段随机整群；估算样本量20080人，实际回收19953人的有效问卷调查和身体测量数据、19545份血生化数据，最终有效样本量19815人。

(郭　欣)

【发布老年人健康膳食指导口袋书】 9月28日，市卫生计生委发布《吃得好吃得巧夕阳无限好——老年人健康膳食指导口袋书》。全书分"前言""老年人膳食原则""每天应该吃什么""每天应该吃多少""该怎么吃""健康安全膳食技能""食物营养素须知道"和"结语"八个部分。通过一周推荐食谱实例解析、顺口溜等形式，给出了常见食物营养素含量表，帮助老年人理解合理膳食的原则、掌握食物搭配和选择的技巧。该书强调针对老年人膳食相关的一般性需求，不过多涉及与疾病相关的特殊膳食。市民也可在北京卫生信息网上免费下载电子版口袋书。

(郭　欣)

【开展窝沟封闭项目完好率复查】 受市卫生计生委委托，市牙防办于9月中下旬对全市窝沟封闭项目进行了复查，共复查31家指定医疗机构覆盖的中小学，31家医疗机构完成了全市近90%的窝沟封闭任务。其中窝沟封闭完好率达95%及以上的指定医疗机构有12家，完好率达85%及以上的有11家；未达到85%的有8家。10月8日，市牙防办召开会议，对窝沟封闭项目质量控制中发现的问题进行集中反馈。项目复查中发现问题相对突出的指定医疗机构及所在区县牙防所和卫生计生委（卫生局）主管部门共20家单位的项目负责人参加会议。围绕复查结果，市牙防办与各区县和相关医疗机构进行了讨论和分析，要求加强质量监督和技术培训，严格掌握适应证，严格遵守操作常规。

(郭　欣)

【召开慢病防治工作规划联席会议】 10月31

日，市卫生计生委召开慢病防治工作规划联席会议，市发展改革委、教委、科委、经济信息化委、民政局、财政局、人力社保局、环保局、农委、商务委、新闻出版广电局、市体育局、市食品药品监管局相关处室负责人参加会议。会上，市卫生计生委疾控处通报了全市慢病防治基本情况和中期评估自评情况，各委办局汇报各自开展慢病防治工作，并讨论、确定了下一步工作计划。

（郭　欣）

【糖尿病日主题宣传活动】　11月14日，世界糖尿病日，市卫生计生委在中华世纪坛举行"我的健康餐盘"决赛暨《北京市社区糖尿病诊疗纲要（2014年版）》发布活动。市卫生计生委主任方来英、委员郑晋普、相关处室负责人，三级医院糖尿病和营养专家及相关社区卫生服务中心医生、居民代表近300人参加活动。各区经过"我的健康餐盘"初赛和复赛评比出的优胜者参加决赛，决赛邀请三级医院的糖尿病和营养专家对参赛者的血糖控制计划、健康餐盘设计和糖尿病健康素养等方面进行综合评分，评选出糖尿病健康饮食"金餐盘""银餐盘""铜餐盘"。来自西城区展览路社区的赵凤琴获得"健康金餐盘奖"。

（郭　欣）

【市牙防办防龋课题获奖】　12月，由市科委、市卫生计生委和总后卫生部科技训练局联合主办的第五届重大疾病防治科技创新高峰论坛公布了2014年度首都十大疾病科技攻关重大科技成果名单，市牙防办韩永成课题组"儿童龋病综合预防模式研究"获惠民型重大科技成果奖。该课题率先制定出适合北京儿童的龋病综合预防模式和推广应用方案，推动北京市在国内率先将窝沟封闭和局部用氟应用于公共卫生服务，使青少年恒牙龋齿人均减少1颗，乳牙龋病上升趋势得到有效控制，将北京市儿童患龋率由全国最高降到全国最低。相关研究成果被国家卫生计生委采纳，写入《中国儿童口腔疾病综合干预工作规范》。

（郭　欣）

【创建肿瘤综合防控示范社区】　为进一步加强北京地区的肿瘤综合防控工作，依托社区尝试特色工作，提高居民肿瘤防治知识水平和技能，开展肿瘤综合防控示范社区试点创建工作。年内，朝阳区王四营、小红门、豆各庄、东风地区办事处和顺义区李桥镇，在常规承担肿瘤随访、癌症早期筛查、健康教育等工作的基础上，建立肿瘤患者专档，对患者及家庭进行行为、心理、康复等干预，对辖区居民的肿瘤防治工作进行了有益尝试。这5家社区于12月通过市级考评验收，获评"北京市肿瘤综合防控示范社区"

称号。

（郭　欣）

【开展"城市减重行动"】　年内，市卫生计生委组织开展了以控制体重为主题的"城市减重行动"。通过"阳光长城计划"网站、微信和12320热线招募超重和肥胖的市民参加以3个月为周期的减重行动，以"控制体重，走起"为主题组织市民参与在公园内的健步走和爬长城以及环湖走等活动，对成功减重者发放证书。同时利用网站和微博向市民传播保持健康体重的理念及知识，通过"阳光长城计划"微信订阅号，每天推送控制体重、吃动平衡等相关营养和运动知识，并建立常见食物、食品的热量计算的数据库，与关注者互动。

（郭　欣）

【完成口腔公共卫生服务项目】　年内，完成口腔公共卫生服务项目：全市牙防人员共为204621名儿童提供免费窝沟封闭服务，封闭磨牙300609颗，窝沟封闭完好率96.29%；为1362所幼儿园的355394名学龄前儿童进行口腔检查，提供免费氟化泡沫预防龋齿服务501947人次；市区两级牙防所组织开展145场口腔科普健康讲座，受众约2万人；12个区县1013户家庭参与"健康口腔幸福家庭"口腔健康教育项目；市牙防办完成全市16个区县哨点监测口腔检查。

（郭　欣）

【编写健康菜谱】　2009年开始，北京市开展健康示范餐厅和健康示范食堂创建工作，餐厅和食堂在低油少盐健康菜的制作和倡导方面积累了一定经验，为了传播这些经验，2014年北京市全民健康生活方式行动办公室召集部分健康示范餐厅和食堂的厨师和管理人员，把健康菜的烹制方法，尤其是把减少油和盐使用的技巧整理出来，编制成《低油少盐健康菜谱》。与其他菜谱不同，该菜谱只选择了少量菜式，但每道菜都至少有一种减油减盐和营养健康的好方法。

（郭　欣）

【实施社区脑卒中筛查及防控项目】　年内，继续对2010～2012年"北京市社区脑卒中筛查及防控项目"发现的脑卒中高危人群进行随访管理，对24574名含3项及以上脑卒中危险因素者每季度进行一次随访管理，规范化管理率86.03%；对51679名含1～2项危险因素者每年进行一次随访管理，规范化管理率87.89%。随访干预后，脑卒中高危人群的血压、体质指数（BMI）、腰围平均水平均明显下降，高血压控制率明显升高，超重肥胖、中心性肥胖比例明显降低。随访过程中转诊859人，新发脑卒中103

人。全部脑卒中高危人群中，危险因素控制优良的比例占45.7%，78.5%的高危人群完全接受医生管理。

（郭　欣）

【建立全国首个癌症早诊早治数据平台】　年内，北京市肿瘤防办依托癌症早诊早治项目，在探索社区与定点医院联动的癌症早期筛查工作模式的同时，开发建立了全国首个癌症早诊早治大数据信息平台，实现集高危人群筛查、预约、临床检查、随访和信息统计分析为一体的实时数据管理。该平台于12月正式上线使用，覆盖全市99家社区卫生服务中心、40家筛查定点医院，每年收集约5万例高危人群信息和1万例临床检查信息。

（郭　欣）

精神卫生

【国家卫生计生委来京调研精神卫生社区康复工作】　1月15日，国家卫生计生委疾控局副局长王斌带领精神卫生处人员到北京市调研精神卫生工作。调研选定在由北京安定医院对口支援指导的房山区精保院进行。首先参观了房山区友爱之家职业康复中心和精保院龙海山庄分院康复基地，了解职业康复和医疗康复开展情况；深入患者家中询问治疗康复和社区管理情况。随后听取了北京市卫生计生委和房山区卫生局就精神卫生重点工作开展情况的专题汇报及工作中存在的问题分析与建议。王斌对北京在精神卫生领域开展的信息监测报告、个案管理、免费服药和康复服务等工作给予高度评价，对北京市提出的组织研究基层卫生服务机构及精神疾病专科机构中专业人员不足、精神障碍患者出院保障机制、流动人口管理与服务、心理健康工作规范等意见表示共同研究推进。希望北京市在免费服药政策落实等方面，继续为全国起到引领示范作用。

（杨　扬）

【举办北京市精神卫生信息管理培训班】　2月19～21日，市卫生计生委举办北京市精神卫生信息管理培训班，来自各区县主管精神卫生信息系统的部门领导、各区县精防院（所）的主管领导及信息系统管理人员、各个区县社区卫生服务中心主管信息工作的人员，共675人参加培训。国家卫生计生委疾控局精神卫生处副处长金同玲、北京市卫生计生委、北京市精神卫生保健所有关领导出席开班仪式。培训分别从北京市重性精神疾病信息管理工作情况、国家重性精神疾病数据收集与分析系统管理要求、发病报告管理要求、北京市信息系统管理要求、北京市信息系统中重点技术指标、北京市信息系统录入操作要求等

几个方面进行讲解。

（黄庆之）

【精神卫生信息化建设】　7月29日，市卫生计生委制定下发了《北京市精神卫生信息管理系统市级平台数据信息管理制度（试行）》，完善精神障碍患者区县间信息流转流程、信息报送和复核流程，使信息管理规范化。8月20日，完成精神卫生信息管理系统二期改造项目初验。

（杨　扬）

【重性精神障碍患者救治救助工作】　9月1日，市卫生计生委召开首都社会治安综合治理委员会特殊人群专项组有肇事肇祸倾向精神障碍和艾滋病危险人群防控工作小组会议，首都综治办、市委宣传部、市发展改革委、市公安局、市民政局、市司法局、市财政局、市人力社保局、市红十字会、市委社工委、市残联等11个部门的负责人参加会议。会上，市精神卫生保健所所长马辛汇报了全市精神卫生工作进展，各单位围绕部门职责，对如何加强精神卫生体系建设，切实做好首都精神卫生工作提出了建议。防控工作小组常务副组长、市卫生计生委委员郭积勇对下一步工作进行了部署，并要求各部门要重视有肇事肇祸倾向精神障碍患者救治救助工作，强化机制，增强责任意识；按照"应治尽治、应管尽管、应收尽收"要求，做好重性精神障碍患者的服务与管理，降低重性精神障碍患者肇事肇祸率。

9月10～11日，市卫生计生委、首都综治办、市公安局、市民政局和市残联联合组织对部分区县的重性精神疾病救治救助工作进行督导调研。此次督导调研主要包括各区县精防体系建设、组织管理、经费管理与使用、医疗机构病例报告、社区随访管理质量以及存在问题几方面。针对督导中发现的薄弱环节，强化精防体系建设、完善工作机制、优化督导考核指标体系，进一步做好精神卫生防控工作。

（徐　征）

【举办第五届精神康复者职业技能大赛】　9月19日，市卫生计生委与市残联共同主办，北京回龙观医院、市精神残疾康复技术指导中心承办的第五届精神康复者职业技能大赛决赛在回龙观医院举行。来自全市16区县的精神卫生医疗、康复机构以及北京大学第六医院、北京安定医院、北京回龙观医院、北京民康医院、261医院、市公安局强制治疗管理处、昌平区中西医结合医院等23家单位的100余名精神康复者参与比赛。此届大赛对比赛项目进行了创新，通过拍球、套圈、集体传球等适量的、有针对性的机体运动，锻炼了精神障碍患者的运动技能，激发其自信心和团队意识，达到精神运动康复和恢复社会功能

的目的。

（李顺丽）

【召开精神卫生工作会议】 9月19日，市卫生计生委召开全市精神卫生工作会议，全市各区县卫生计生委（卫生局）主管精神卫生工作的领导及科室负责人、精保所（院）领导及科室负责人，三级精神专科医院主管院长以及各三级医疗机构疾控处（科）负责人共140人参加会议。市精神卫生保健所所长马辛介绍了全市精神卫生防控工作开展情况。市卫生计生委疾控处处长谢辉传达了市政府、市卫生计生委在精神卫生工作方面的文件精神，并对上半年区县督导情况进行了通报。首都综治办社区矫正处处长徐世辉介绍了社会管理综合治理工作面临的形势，传达了市委、市政府关于做好特殊人群服务管理工作的有关精神。市卫生计生委委员郭积勇要求各区县要根据市政府和市卫生计生委印发的《关于进一步加强肇事肇祸等严重精神障碍患者救治救助工作的通知》精神，对辖区内严重精神障碍患者信息报告和在册患者管理随访工作进行一次全面自查，落实对已登记严重精神障碍患者的随访管理和动态监测等措施；发挥特殊人群专项组平台作用，加强体系建设和队伍建设，进一步提升服务能力；加强督导，并将督导考核结果纳入首都综治系统考核评分；做好国庆及APEC会议期间精防工作，加强精神疾病患者肇事肇祸的信息报告。

（徐 征）

【举办老年痴呆宣传日主题宣传活动】 9月21日是世界老年痴呆宣传日，市卫生计生委在龙潭湖公园举办"关爱健康、预防痴呆"主题宣传活动。活动现场，北京老年医院的专家讲解了有关预防老年痴呆的知识，并带领在场的群众做了预防老年痴呆的小游戏。活动后，来自北京老年医院、安定医院和回龙观医院的专家还进行了现场咨询和宣传活动。

（徐 征）

【举办世界精神卫生日宣传活动】 10月10日是第23个世界精神卫生日，主题是："心理健康，社会和谐"。市卫生计生委在地坛公园举办了宣传活动，市卫生计生委主任方来英出席。活动现场，市卫生计生委、市公安局、市民政局和市残联共同为现场群众赠送了精神卫生知识宣传材料，心理专家带领现场群众做了一系列轻松减压小游戏，并进行了专业点评。来自北京大学第六医院、安定医院、回龙观医院的专家进行了义诊。

（徐 征）

【举办三级医院精神科专业知识再教育培训班】 12月3日，为进一步加强综合医院精神疾病诊疗服务能力，市卫生计生委举办全市三级医院精神科专业知识再教育培训班。邀请国家卫生计生委疾控局金同玲，北京安定医院马辛、李占江、李献云，北京协和医院心理医学科魏镜，围绕心理健康管理理论、临床心理服务能力建设与思考、不同心理治疗学派对临床案例的理解、自杀识别及应对、躯体疾病精神疾病共病的挑战、抑郁症全程量化治疗的实践要点，以及贯彻实施《精神卫生法》推动心理卫生服务健康发展等内容展开培训。

（杨 扬）

【严重精神障碍患者的报告、登记和管理】 12月12日，市卫生计生委召开专题工作会，研究加强严重精神障碍患者的发现、登记和报告工作的举措，提高患者的检出率，提升精神卫生工作的管理水平。市卫生计生委疾控处处长谢辉主持会议，北京大学第六医院、安定医院、回龙观医院的主管领导以及朝阳、海淀、丰台、昌平、顺义、通州、大兴等区县卫生计生委（卫生局）和精防院（所）的负责人参加会议。市精神卫生保健所介绍了全市严重精神障碍患者报告登记建档工作的整体情况，剖析了存在的问题，提出解决建议。谢辉要求各区县要努力发现患者，打牢开展社区治疗管理服务的基础；各级卫生行政部门和相关医疗机构要狠抓严重精神障碍患者信息的报告和管理，认真落实属地职责；依靠街道办事处、乡镇政府、居委会，以及当地民政、残联等各种力量，认真开展疑似患者的线索调查；借助综治、公安、民政等部门，减少失访者的比例，克服由于信息填报不全、搬迁等原因造成人户分离的不利影响，完善信息，提高档案的审核通过率。

（杨 扬）

【重性精神疾病管理日常督导与考核】 年内，市卫生计生委建立了重性精神疾病管理治疗考核机制——"分片包干"联系区县制度，每月对各区县开展工作指导，每季度召开区县例会，通报各区县重性精神疾病患者社区管理情况。各区县根据辖区内管理情况安排督导考核，全年各区县完成督导357次。

（杨 扬）

【严重精神障碍患者社区管理治疗服务】 年内，全市落实国家基本和重大公共卫生服务项目，对每名患者提供药物治疗、康复技术指导、入户访视评估、分类干预和社区精神卫生知识宣传教育等精细化管理，提高重性精神疾病患者的治疗率、规范管理率及救治救助力度，改善精神疾病患者生活质量。累计建档54414人，日常管理治疗访视173531人次，为44872人开展危险度评估和分类干预，为22832人提供免费服药及药物使用指导，为22397人提供免费体检。与区县公安部门共同做好社区有肇事肇祸倾向精神障碍患者管理治疗工作，应急处置 1006 人次。有 1159 人次接受住院补助，经费 730 余万元。全市在册患者管理率 91.41%，在册患者规范管理率 68.87%，在管患者病情稳定率 84.49%。

（杨 扬）

【严重精神障碍患者门诊免费服药工作】 按照《北京市重性精神疾病患者门诊基本药品免费治疗制度》，免费向严重精神障碍患者提供门诊使用基本药品，该工作为市级重大公共卫生服务项目，工作情况纳入综治工作考核内容。全市享受此项政策的患者 22832 人。药品目录涵盖社区患者常用精神科药品，基本保障了患者各种用药需求。各区县投入经费 1492 万余元。自 2013 年 11 月该项政策实施以来，全市新建档患者 2893 人，重性精神疾病患者规律服药率 67.65%，较全国平均水平高出 20% 以上。

（杨 扬）

学校卫生

【召开学校卫生工作会议】 3 月 4 日，市卫生计生委、市教委联合召开全市学校卫生工作会，会议由市教委体卫艺处处长王东江主持，市教委副主任郑萼出席。会议通报了《北京市中小学卫生防病工作规划（2011—2015）》中期评估结果，介绍了全市健康促进学校验收情况及下一步工作思路，正式启动了专家进校园大讲堂行动。市卫生计生委疾控处处长谢辉对春季学校传染病防控工作进行了部署；并对各区县、各学校从提高防控意识，加强组织领导，部门履职尽责 3 个方面提出要求。郑萼要求各学校做好规划的组织落实工作；加强中小学卫生保健机构建设；加强校医队伍建设；加强对学生的健康管理，开展有针对性的健康指导；加强传染病防控管理，组织做好免疫预防接种及查漏补种工作；进一步做好健康促进学校创建工作。

（王艳春）

【发布《北京市中小学生健康膳食指引》】 3 月 18 日，市卫生计生委和市教委联合举行新闻发布会，发布《北京市中小学生健康膳食指引》。针对中小学生主要的营养和健康问题，组织国家疾控中心、北医系统、北京市教育和卫生部门的学生营养专家编写并正式出版了《北京市中小学生健康膳食指引》，为中小学生、学校、家长和供餐企业提供膳食指导和饮食行为建议。全书包括中小学生健康膳食原则，中小学生每日摄入的食物量（量的要求）、食物种类（质的要求），不同健康状况下学生膳食指导，对家长、学校、餐饮管理者建议 5 个章节，以图文并茂的形式展现。通过列表和举例，重点介绍中小学生摄入食物量（吃多少）和质（吃什么、怎么吃）两方面要求。首次对肥胖、血脂偏高、血压偏高、血糖偏高、低体重营养不良学生和营养素缺乏学生等 6 类不同健康状况的学生进行了系统的膳食指导。

（李顺丽）

【举办中小学生膳食调查培训】 4 月 28 日，市卫生计生委联合市教委召开平衡膳食校园健康促进行动暨中小学生膳食调查培训。全市 16 个区县教委、疾控中心主管科室负责人，40 余家学生营养餐供餐企业负责人和专、兼职营养师，共计 130 余人参加了培训。市疾控中心营养与食品卫生所专家宣贯了《北京市中小学生健康膳食指引》，通报了 2013 年全市学生营养调查和学生饮食行为状况监测情况，对平衡膳食校园健康促进行动中小学校供餐单位膳食营养健康调查工作进行了部署和培训。

（李顺丽）

【平衡膳食校园健康促进行动】 5 月 20 日，在中国学生营养日，市卫生计生委、市教委联合召开"营"在校园——平衡膳食校园健康促进行动启动会。各区县卫生、教育行政部门，疾控机构、中小学卫生保健所的主管领导和相关负责人，以及部分平衡膳食校园行动专家参加了启动会。会议对《"营"在校园——北京市平衡膳食校园健康促进行动工作方案》进行了解读，对全市中小学生膳食营养与健康状况调查结果进行了通报，对中小学生平衡膳食校园健康促进行动监测方案进行了培训。为传播健康膳食知识，发布平衡膳食校园行动进展情况，平衡膳食校园行动的官方公众微信号同步上线，市民可通过扫描公众号二维码或搜索"营在校园膳食行动"进行关注。该公众微信号定期介绍学生健康膳食和营养知识，解读《北京市中小学生健康膳食指引》，与公众开展膳食点评等互动。此外，平衡膳食校园行动整合了市卫生计生委、市教委和市疾控中心等官方网站和微博群等相关资讯，传播学生健康膳食和营养知识。

（李顺丽）

【实施视力不良防控工作分级警示】 9 月，市卫生计生委与市教委联合制定并印发了《北京市中小学生视力不良警示级别标准》《北京市中小学生视力不良警示工作方案》。将建立市、区县、学校视力不良警示管理机制，完善视力不良防控工作评估方法，加强视力不良警示管理，逐步控制视力不良检出率上升的趋势等作为主要工作目标，全面推进中小学生视力不良警示工作。通过开展学生视力不良分级警示，督促各区县查找视力不良率增长迅速的原因，有效落实学生视力保护工作。

（王艳春）

【首个中小学校健康月活动】 9月中旬～10月中旬，市卫生计生委联合市教委开展中小学校健康月系列活动，包括中小学校"我锻炼，我健康"健康月主题宣传活动、小学一年级新生家庭健康管理行动和学校卫生标准普及活动。9月，制定并印发了《小学一年级新生家庭健康管理行动实施方案》，针对小学一年级新生及家长，要求学校以班级为单位指导家长开展家庭健康管理。强化家校联合共建学生防近视、控肥胖的工作机制，帮助家长了解孩子的健康状况，指导家长带领孩子做好每日健康作业、健康监测、膳食营养素测评和假期健康管理，养成健康的行为习惯。

（王艳春）

【专家进校园健康大讲堂活动】 年内，为贯彻落实《北京市人民政府办公厅转发市教委等部门关于推进中小学校体育工作三年行动计划（2013—2015年）的通知》，确保防近视、控肥胖工作有效实施，市卫生计生委联合市教委组织专家进校园，对全市中小学生及家长、教师举办了384场健康大讲堂，宣讲防近视、控肥胖科普知识。

（王艳春）

职业卫生

【开展职业病宣传周活动】 4月25日～5月1日为全国职业病宣传周，宣传主题为"防治职业病，职业要健康"。宣传周期间，市卫生计生委在全市范围内进行了职业病防治系列宣传活动。开展新闻报道、职业健康知识咨询、义诊、召开医务人员座谈会、专题讲座、印发科普读物、网站与微博宣传、群发短信等多种方式的宣传，主要针对用人单位和接触职业病危害的劳动者，特别是对中、小、微型用人单位负责人和劳动者开展职业病防治法律知识和科普知识的宣传。

（王艳春）

【开展职业病诊断医师培训】 6月5～7日，市卫生计生委委托北京朝阳医院对全市综合医院、专科医院及疾控中心等54家专业技术机构的104名医务工作者进行培训，提高职业病防治工作的整体水平。来自中国疾控中心职业卫生与中毒控制所、北京朝阳医院、北京市疾控中心和石景山区疾控中心的有关专家和专业技术人员，就职业病诊断的相关政策法规、职业病诊断的质量管理、职业病学科发展方向、职业病诊断专业技术技能等内容，进行了10个单元的专题讲座，并进行了专业考试。

（王艳春）

【规范职业病防治工作】 根据国家新修订的《职业病防治法》和《职业病诊断与鉴定管理办法》《职业病分类和目录》等，年内，市卫生计生委陆续印发了《北京市职业病统计报告管理办法》《贯彻落实〈职业病诊断与鉴定管理办法〉的通知》《北京市职业病防治和放射卫生技术服务机构管理办法》和《北京市职业病诊断资格证书核发管理办法》等4个规范性文件，规范职业病防治工作，确保职业病防治各项工作有序开展，保障劳动者的职业健康权益。

（王艳春）

健康城市与健康促进

【概述】 2014年，围绕《健康北京"十二五"发展建设规划》及《健康北京人——全民健康促进十年行动规划》，加强健康促进体系建设，同时利用计生工作力量补充健康促进宣传，逐步形成以健康教育所为主要技术支撑、卫生计生宣传网络为重要补充的健康促进宣传模式，稳步推进健康城市建设及健康促进工作。

发布《2014年度北京市卫生与人群健康状况报告》，首次公布了北京居民健康期望寿命指标，指导居民注重健康行为的转变；《健康大百科》第二辑出版发行，两辑《健康大百科》获得科技部2014年度全国优秀科普作品奖；完成第三届北京健康之星评选活动，并成为北京的健康品牌，入选全国优秀健康促进案例；在17家示范基地中组织开展了"一院一品"健康促进推广活动，打造优秀健康促进品牌；整合各类单位的健康创建工作，制定统一建设标准和考评体系，推动健康促进场所建设；与北京出版社共同策划出版《健康到你家——北京健康科普专家谈健康》一书，内容涉及 20 多个学科领域；加强媒体宣传，广泛开展健康巡讲和健康大课堂活动；部署完成"全民健康素养促进行动规划"项目（此项目 2014 年 8 月启动，2015 年 8 月结束并启动下一周期）；启动全国健康促进区县项目试点工作；完成健康素养监测。围绕公共场所控烟、病媒生物防治、农村改水改厕等开展爱国卫生工作，全面提升市民的健康素质和健康水平。

（周月娜　张　冲）

健康规划的制定与实施

【完成健康规划中期评估】　年内，市爱卫会办公室、健康促进工作委员会办公室启动了《健康北京人——全民健康促进十年行动规划》和《健康北京"十二五"发展建设规划》的中期评估，分别委托首都社会经济发展研究所和北京大学医学部对健康北京和健康北京人建设进行中期评估，先后组织相关委办局、16 个区县卫生计生委（卫生局）、市卫生计生委相关处室的会议和调研，制定完善评估方案。通过资料回顾、问卷调查、座谈调研等方式，对数据进行分析整理，于年底完成了评估工作。结果显示：北京市通过组织领导和政策、财政支持，开展了大量健康促进活动，市民食用盐和食用油摄入、婴儿死亡率、孕产妇死亡率以及人均期望寿命提前达到规划预期目标，市民参与运动、控烟、慢病管理取得了阶段性成果，但青少年肥胖仍缓慢增长。建议进一步完善部门协调机制，突出重点与难点，加强行为干预。

（周月娜）

健康北京建设

【连续 5 年发布人群健康状况报告】　《2013 年度北京市卫生与人群健康状况报告》（简称"健康白皮书"）编写工作于 2013 年 11 月启动。2014 年 1 月 17 日，北京市健康促进工作委员会在裕龙大酒店召开了成员单位及相关部门会议，研讨确定健康白皮书框架，部署撰写任务。北京市健康促进工作委员会办公室负责人及 15 个委办局、13 个市卫生计生委内相关单位的领导和撰写人员共 41 人出席了会议。6 月，健康白皮书以市政府名义正式对外发布。报告显示，北京市居民期望寿命达 81.81 岁，老龄化进程加快，恶性肿瘤和心脑血管疾病等慢病仍旧是居民面临的主要健康威胁。

10 月 29 日，市健康促进工作委员会办公室举办了健康白皮书培训工作会，并启动了 2014 年度健康白皮书编写工作。15 家委办局和 14 家相关单位负责人和撰写人员参加了培训。

（周月娜）

【健康中国行——科学就医主题宣传教育活动】　8 月，国家卫生计生委在北京启动 2014 年度"健康中国行"活动，主题为"科学就医"。为做好北京市相关工作，市卫生计生委、市科协共同下发《关于开展健康中国行——2014 年科学就医主题宣传教育活动的通知》，并于 10 月召开全市启动大会，总结 2013 年北京市"健康中国行"工作开展情况，启动 2014 年"健康中国行"工作。发动全市各级专业机构，以医疗单位为主体，发挥健康教育专业机构的力量，陆续推荐、组织科普专家利用媒体和讲座，围绕科学就医核心信息对百姓进行科学就医指导，培养科学就医行为和习惯。

（周月娜）

【烟草流行监测】　2014 年烟草流行监测的内容为成人烟草调查，现场调查于 6 ~ 7 月进行，此次监测涉及全市 16 个区县 57 个街道（乡镇），调查使用国际标准化调研方法，全面了解城乡居民烟草使用、二手烟暴露及尝试戒烟情况。调查结果将与国家和其他国内外城市进行横向比较，并作为本市即将出台的公共场所控烟立法的基线数据。

（周月娜）

【健康细胞工程建设】　市爱卫会、市卫生计生委决定从 2014 年起，逐步整合全市健康促进工作资源，规范各类健康创建活动，在全市统一开展健康示范单位建设。7 月，制定了《北京市健康示范单位标准》，并下发《2014 ~ 2015 年度健康示范单位建设工作方案》，全市爱国卫生红旗单位、全民健康生活方式示范单位以及其他类型的健康单位统称为健康示范单位，由市爱卫会和市卫生计生委组织专家组进行评估考核。全年共创建健康社区 73 个、健康促进示范村 46 个、健康示范单位 57 个。

（周月娜）

【健康促进示范区建设】　8 月，国家卫生计生委启动全国健康促进试点区县建设，倡导实施"将健康融入所有政策"策略。北京市确定石景山区和昌平区为首批全国试点区县，开展健康促进区建设。根据国家卫生计生委《全民健康素养促进行动规划（2014—2020 年）》和《国家卫生计生委宣传司关于做好 2014 年中央补助地方健康素养促进行动项目的通知》要求，市健促委、市卫生计生委联合制定下发《2014 年北京市创建全国健康促进区试点项目工作方案》。根据进度安排，石景山区和昌平区于 12 月下旬开展了基线调查并全面实施各项创建工作。

（周月娜）

【国家卫生区复审】 年内，顺义区、密云县接受全国爱卫会的国家卫生区复审。年初以来，市爱卫办对两个区县进行了现场检查、指导、暗访调查及考核检查。9月，两个区县顺利通过全国的复审检查。

（张 冲）

【国家卫生镇建设】 2014年是国家卫生乡镇评审权下放到省级的第一年，市爱卫办下发《关于创建国家卫生镇工作实施方案》和《创建国家卫生镇目标责任分解》。各创建镇成立了创建国家卫生镇小组，并列入镇政府为民办实事项目；各级政府加强了卫生基础设施建设；市爱卫办对每个创建乡镇给予不少于6次的具体指导，区县爱卫办随时进行业务指导，同时加大检查力度。10月，通州区张家湾镇、门头沟区斋堂镇创建国家卫生镇工作通过市级验收。

（张 冲）

【健康素养监测】 按照全国健康素养监测方案的要求，年内，西城区、朝阳区、石景山区、通州区、顺义区、大兴区、密云县和延庆县作为国家级监测点开展了居民健康素养监测调查，采用问卷调查的方式了解监测对象的健康素养水平，主要内容包括基本健康知识和理念、健康生活方式与行为、基本技能3个方面。为保证监测质量，按时完成数据上报，全市开展了调查员培训、入户调查、质量控制、数据录入分析等工作。截至年底，完成了区县2160个样本的数据收集。

（周月娜）

健康促进

【健康之星评选】 3月，第三届北京健康之星评选活动结束。活动历时5个月，覆盖全市各区县，经过区县初筛推荐、市级初赛、复赛、决赛几个过程，共评选出30名"北京健康之星"、121名"北京健康使者"、447名"北京健康先行者"和四类单项健康标兵17名，树立了一批京城百姓的健康榜样。健康之星评选活动成为北京的健康品牌，2014年入选全国优秀健康促进案例。

（周月娜）

【健康科普专家能力建设】 年内，举办2期健康科普专家健康传播技能培训班，培训专家776人次，中国疾控中心首席流行病学专家曾光、《北京日报》社会新闻部主任李学梅、北京大学医学部教授钮文异及腾讯政务事务部主管孙梅分别为培训班授课。培训后对专家培训效果进行了问卷调查和评估。

调查结果显示：99%的专家认为有时间参加政府、单位及有关社会团体组织的健康公益活动，并且愿意将自己的讲座经验与同道一起交流和分享；95.41%的专家认为从事健康科普传播工作与本职工作之间存在相互促进关系。4月起，在全市启动专家巡讲活动，全年共开展150场，其中区县巡讲100场、国家及市直机关巡讲10场、校园巡讲20场，参与专家142人次，受益约25000人。

（周月娜）

【"一院一品"健康促进活动】 2013年，全市在医疗卫生系统中评选出24家健康促进示范基地，2014年7月，市健康促进工作委员会办公室下发《关于在北京健康促进示范基地开展"一院一品"活动的通知》，在示范基地中启动"一院一品"健康促进推广活动。医科院肿瘤医院、西苑医院等17家北京健康促进示范基地参与此次活动。活动期间，17家示范基地利用单位资源优势，开展形式多样的健康促进活动。9月24日、11月15日，分别在北京鼓楼中医医院和北京回龙观医院开展北京健康促进示范基地经验交流，介绍各单位健康促进工作具体做法，展示"一院一品"健康促进品牌活动成果。

（周月娜）

【健康科普作品创作】 继2013年《健康大百科》第一辑出版发行后，2014年1月，市卫生计生委继续组织编写出版了《健康大百科》第二辑，两辑《健康大百科》均由主管市长作序，10位院士审定，1000余位医学专家参与编写，采取问答形式。12月，两辑《健康大百科》获得科技部2014年度全国优秀科普作品奖。

2013年起，市健促办在全市健康科普专家中征集科普文章，2014年精选93篇健康科普稿件，与北京出版社共同策划、出版《健康到你家——北京健康科普专家谈健康》一书，内容涉及心脑血管、内分泌、肿瘤、消化、神经、骨科、儿科、口腔、传染病、食品、运动、护理以及中医等20多个学科领域，9月，首批向全市机关、企事业单位、社区等场所免费发放1万册。

（周月娜）

【健康科普宣传】 根据全市卫生工作重点，配合重点卫生日、第三届健康之星评选、健康白皮书发布、一院一品等健康促进活动，全年共与电台、电视台、报刊、网络等媒体合作健康专题142期，在《北京晚报》、《法制晚报》、《健康》杂志、12320网站等媒体建立"健康北京""北京健康科普专家"专版或专栏，刊登科普稿件58篇；向媒体推荐健康科普专家78人次，采用率99%。同时，与北京电视台共同策划、制作 5 部"健康北京人——九大健康行动"电视公益广告，内容包括合理膳食、科学健身、保护牙齿、传染病防治及健康北京理念。

（周月娜）

爱国卫生

【开展群众性爱国卫生活动】 1 月 10 日，市市政市容委和市爱卫办联合下发了《关于组织开展全市环境卫生大扫除活动的通知》，确定了全年四次大扫除活动的时间和主题：第一季度（1 月 20～24 日），以"迎新春佳节，打造清新优美环境"为主题；第二季度（4 月 21～25 日），以"迎五一国际劳动节，创建干净整洁城乡环境"为主题；第三季度（9 月 22～26 日），以"迎建国六十五周年，净化美化市容环境"为主题；第四季度（12 月 22～26 日），以"迎接新年，清洁首都环境"为主题，开展环境卫生大扫除活动。活动期间，全市共动员单位 2 万余家，发动单位职工、社区居民和驻地部队官兵 114 万余人，清理各类垃圾 2.2 万余吨，清理小广告 50 万余张。

4 月，在全市开展了以"远离病媒侵害，你我同享健康"为主题的爱国卫生月活动。期间，各区县爱卫会制定了活动计划和工作方案，并布置到各街道（乡镇）。全市动员职工、居民、驻区部队官兵、志愿者 30 万余人次，集中清除卫生死角 1 万余处，清理户外违法小广告 40 万余张，清除垃圾 1 万余吨。

（张 冲）

【健康北京灭蟑行动】 9 月 15 日，全市启动了健康北京家庭灭蟑行动，从 10 月 16 日起，700 名专业技术人员组成 140 个小组，按照各区县爱卫办统一安排进入各街道、社区开始入户灭蟑。截至年底，全市累计完成 153.2 万户，同时对服务家庭进行满意度调查。

（张 冲）

【提高农村饮水质量】 年内，市改水办在农村开展了水厂现状摸底调查，收集和分析了 32 家水厂近 3 年的高氟水污染情况调查数据。实施"新型硅藻土除氟技术"项目，降低水质氟化物含量。截至年底，共完成水样检测 2600 余件，联合市疾控部门对 410 家 1600 余件次、40 余个项目水样，进行检测分析并形成检测报告。会同市水务部门，对 13 个区县农村小型和集中供水厂的卫生许可、取水许可证明、厂内厂外环境、卫生制度、人员管理和消毒设备运转

维护等情况进行专项抽查，提出改进意见措施，落实整改。全年完成区域水厂水质优化 6 座、卫生风险水厂管理项目 94 个、水消毒项目 102 个、水处理项目 47 个，使 298 个村 393421 人受益，项目完成总合格率达 96%以上。制作并发放以"健康生活从饮水卫生开始"为主题的宣传品近 6 万份。

（张 冲）

控烟工作

【提前完成无烟单位创建任务】 2013 年 5 月 28 日，北京市启动创建无烟单位工作，2014 年，市爱卫办为了贯彻落实中央办公厅、国务院办公厅《关于领导干部带头在公共场所禁烟有关事项的通知》精神，在原定 2014 年 9 月底以前实现的创建目标提前到 5 月底前实现。5 月上中旬，市爱卫办等联合组织专业人员进行了终期考核评估，其中 161 个单位达到无烟单位标准，达标率 91%。5 月 30 日，市爱卫会召开了世界无烟日暨首批创建无烟单位工作总结会，并通报表彰了 161 个无烟机关单位、23 个创建无烟环境工作优秀组织单位。

（张 冲）

【颁布新的控烟法规】 根据市人大常委会、市政府关于控烟立法的工作计划，年内，在立法立项论证的基础上，市卫生计生委组织撰写了《北京市控制吸烟条例（草案）》。6 月，市政府常委会议审议通过了该草案。11 月 28 日，北京市人大正式颁布了《北京市控制吸烟条例》，该条例于 2015 年 6 月 1 日生效，标志着北京市控制吸烟工作将从部分场所禁烟进入到全面禁烟的新时期。新条例坚持政府与社会共同治理、管理与自律相结合，是国内与《世界卫生组织烟草控制框架公约》最接近的控烟条例。

（张 冲）

【推进全面禁烟工作】 年内，市爱卫办组织相关专业机构采用重点检查与随机抽查的方法，对全市 202 家卫生计生及医疗机构的控烟工作进行抽查。检查结果表明：全市卫生计生机构无烟环境创建情况总体较好，平均 84.7 分（最低 33 分，最高 100 分），其中二级医疗机构得分最高（87.9 分），以下依次为公共卫生机构（86.1 分）、三级和一级医疗机构（均为 83.4 分）以及行政机构（82.4 分）；学校平均得分 94 分。

（张 冲）

基层卫生

【概述】　以西城区、平谷区为抓手，推进基层卫生综合改革；以家庭医生式服务为主线，促进社区卫生服务全面发展；以"十、百、千社区卫生人才"培养为重点，加快基层卫生人才队伍建设；以支付方式改革为突破，不断提高新农合管理水平；以执业再注册为手段，加强乡村医生管理和考核。同时还开展了系列基层卫生相关政策研究。

截至12月底，全市基层卫生机构共有9391个，其中社区卫生服务中心326个，社区卫生服务站1591个，村卫生室3114个，门诊部、诊所、医务室、卫生所等4360个。社区卫生机构承担重要的基本医疗和公共卫生任务。全市社区卫生服务机构全年诊疗5361.5万人次，较上年提高2.2%；其中门诊5160.1万人次、急诊156.6万人次、出诊44.8万人次。全市社区卫生服务机构诊疗总人次占全市医疗卫生机构诊疗总人次的23.3%。此外，完成孕产妇健康管理30.9万人，儿童健康管理90.3万人，免疫接种735.9万人次，传染病家庭访视10.3万次；健康讲座1.9万次，受益居民87.2万人次。

（李志敬）

社区卫生

【基层卫生综合改革】　年初，根据《北京市人民政府办公厅关于进一步推进基层医疗卫生机构综合改革的若干意见》精神，市卫生计生委制定了《关于进一步推进基层医疗卫生机构综合改革若干意见的落实推进工作方案》，提出推进基层卫生发展的政策措施，明确承办处室及职责。同时，按照国家卫生计生委和财政部的要求，确定西城区、平谷区为国家基层卫生综合改革重点联系点，旨在推进基层医改政策，巩固完善维护公益性、调动积极性、保障可持续的基层运行新机制，为完善基层卫生综合改革相关政策提供实践基础。创新基层卫生服务模式，包括以社区卫生服务团队为主体的家庭医生式服务全科诊疗模式，试点开展以医联体为抓手的分级诊疗和双向转诊模式，以西城区为主开展的全科医生执业方式和服务模式改革试点等；巩固完善基本药物制度，基本药物品种从519种增加到699种4000多个品规；深化基层卫生机构人事机制改革，包括增加基层卫生机构高级职称比例，高级比例从8%～11%提高到13%～18%、中级比例从50%提高到55%，重点人才培养首次设立全科专项，5名基层卫生人才入选全科医学骨干培养计划；加强基层卫生人才队伍建设，包括实施基层卫生人员能力提升计划，共90人参加全科医生规范化培训及转岗培训，2276人参加乡村医生岗位胜任力培训，为农村地区定向培养医学及医学相关专业学生740人。加强基层卫生信息化建设，颁布了《北京市公共卫生信息系统建设规范》和《公共卫生信息系统指标代码体系与数据结构》（地方标准），完成新农合系统硬件升级改造；继续探索新农合支付方式改革，将家庭医生式服务与按人头付费相结合，调动社区医务人员积极性，提高工作效率。

（李志敬）

【返聘退休医学专家】　全市返聘退休医务人员共计970人，其中高级职称552人、中级职称384人、初级职称34人。市级资金2300万元于5月底按比例转移支付到各区县财政局，各区县根据财力适度增加返聘退休医务人员劳务补助标准，其中顺义区最高，高级职称350元/工作日、6000元/满勤月，中级职称300元/工作日、5000元/满勤月。

（李志敬）

【社区卫生绩效考核】　结合2013年工作重点，组织专家对社区卫生服务绩效考核核心指标进行研究和修订，并征求市财政局、人力社保局、医改办相关部门及各区县的意见后，决定将2013年度社区卫生服务绩效考核与基本公共卫生服务项目考核一并进行。考核指标围绕社区卫生服务体系、服务模式、能力建设、社会评价和探索创新五个部分进行。考核方式采用现场考核和日常工作情况直接核分两种，其中现场考核49.5分，直接核53.5分，总计103分。5月，市卫生计生委联合市中医管理局，历时4天、分4个考核组、出动241人次对16个区县进行了社区卫生工作绩效考核，考核前三名为：西城区、东城区、昌平区。

（李志敬）

【开展京港社区卫生合作项目】 为加强北京和香港两地的基层卫生合作，促进社区卫生服务能力提高，由市卫生计生委和香港医院管理局、北京市社区卫生服务管理中心共同组织实施"社区医疗新世界"暨国家卫生计生委、香港医院管理局、香港郑裕彤基金会全科医学培训北京现场指导项目，于10月19～21日在丰台区方庄社区卫生服务中心挂牌成立"社区医疗新世界社区卫生服务培训示范中心"，同时邀请香港医院管理局3名资深家庭医生及2名护理专家，为北京市70余名社区医护人员授课，旨在加强和培养学员全科医学思维、临床应诊技巧及社区健康护理应用能力。

(李志敬)

【家庭医生式服务】 以西城区德胜和丰台区方庄社区卫生服务中心为模版，围绕方便签约居民、提升服务质量、改善诊疗秩序、优化服务环境，在全市推广家庭医生式服务全科诊疗服务模式。通过引导居民与全科医生团队签约，实现医患间固定、连续、一对一的诊疗和健康管理关系。截至年底，全市共建立社区卫生服务团队3461个，累计签约428.5万户924.5万人，同比增长2%，总签约率达42.97%；其中65岁以上老年人签约191万人，签约率89.9%。

(李志敬)

【社区慢病综合管理】 截至年底，全市共建立健康档案1600.8万份，建档率74.4%，其中电子健康档案1504.5万份，健康档案使用率37.9%。全市社区卫生服务机构高血压患者规范管理率75.5%，糖尿病患者规范管理率75.4%。为强化慢病患者自我管理和居家管理，全年全市共培养家庭保健员22045人，其中中医家庭保健员4928人，超额完成既定培养任务。

(李志敬)

【"十、百、千社区卫生人才"培养】 根据人才定位和应发挥的作用，分期分批对评选出的13名社区卫生首席专家、91名健康管理专家、908名业务骨干进行系统培训。培训内容侧重社区常见病的诊断治疗和健康管理，如老年高血压的诊断治疗、中国人群骨质疏松的防治、2型糖尿病管理指南及慢性阻塞性肺疾病的诊治指南等，聘请专家授课，并增加病例讨论环节。同时发挥社区卫生首席专家和健康管理专家的作用，以社区人培训社区人的理念开展人才培养。

(李志敬)

【转诊预约和延时服务】 继续推进社区转诊预约和延时服务。全年转诊预约1.83万人次，转诊预约成功率98.6%。双向转诊上转患者39.74万人次，下转患者2.3万人次；延时服务门急诊142.8万人

次，"健康通"等咨询34.7万人次。在延长服务时间内累计投入工作人员78.6万人次。

(李志敬)

【扩大功能社区卫生服务】 在原有8个试点功能社区累计进行健康宣传、健康大课堂29场，发放宣传材料2600余份，接种流感、乙肝疫苗109人次，预约挂号474人次，三伏贴贴敷6750人次。进一步扩大范围，在国家级、市级示范社区卫生服务中心均开展功能社区卫生服务，强化社区卫生服务内涵和功能，保障社区卫生服务的公平、效率和可及。社区卫生服务机构在223个功能社区推广工间操、中医养生八段锦、转诊预约、健康监测、中医三伏贴、家庭医生式服务等。

(李志敬)

【社区卫生服务第三方评价】 继续委托永润禾(北京)信息咨询有限公司开展社区卫生服务第三方评价，重点围绕社区居民对社区卫生服务的认知、使用和满意度开展调查。样本抽取以随机方式在全市社区卫生服务机构中进行，共随机抽取89个社区卫生服务中心、148个社区卫生服务站。16个区县共随机调查10225名服务对象，通过"社区卫生服务机构门口拦截调查＋小区随机拦截调查"的方式进行。社区卫生服务机构综合评价指数得分81.05分，较上年增加2.17分。其中，满意度前三位的区县分别为西城区、昌平区、密云县。

(李志敬)

新型农村合作医疗

【开展新农合大病保险】 3月31日，启动新型农村合作医疗大病保险工作。规定：北京市参合人员在享受当年新农合报销后(符合民政救助条件的在享受救助政策后)，个人自付医疗费用超过起付线的部分，由新农合大病保险资金再次给予补偿报销，一个参合年度结算一次。各区县于10月底完成2013年度符合条件参合患者的大病保险补偿。2014年各区县完成大病保险筹资12395.19万元，全市共计补偿15471人，补偿费用9249.96万元，大病患者实际补偿比例为56.3%，较未享受大病保险政策之前提高7个百分点。

(朱文伟)

【商业保险参与新农合经办】 继2013年在密云县、门头沟区采取"共保联办"("共保"即政府与保险公司共同承担基金超支风险，保险公司在相应的保险责任内自负盈亏、主动管控风险；"联办"即政府与保险公司共同管理新农合经办业务)形式开

展商业保险参与新农合经办业务后，年内，大兴区、怀柔区、顺义区也引入。截至年底，全市已有包括平谷区在内的 6 个区县引入商业保险机构参与新农合经办。

（朱文伟）

【提高新农合筹资标准及补偿水平】 2014 年，全市新农合统一人均筹资标准为年人均不低于 1000 元，较上年提高 320 元。其中个人缴费不低于 100 元，政府年补助不低于 900 元。全市共参合 242.59 万人，农业人口参合率 98.97%。全年总筹资 26.46 亿元，总支出 24.10 亿元，补偿 582.29 万人次，住院实际补偿比 49.30%，门诊实际补偿比 36.60%，15 类重大疾病实际补偿比达 60% 左右。

（朱文伟）

乡村医生管理

【开展乡村医生执业期满再注册工作】 根据《乡村医生从业管理条例》和《国家卫生计生委办公厅关于做好乡村医生执业证书有效期满再注册有关工作的通知》要求，2014 年需对乡村医生进行执业证书 5 年期满再注册暨换证工作。印发了《北京市卫生计生委关于做好乡村医生执业证书有效期满再注册有关工作的通知》，提出了时间进度安排和具体工作要求。13 个涉农区县将执业再注册工作与乡村医生年度考核和培训工作结合，按时完成了再注册工作，全市共为 4605 名乡村医生换发了《北京市乡村医生执业证书》。

（李志敬）

【开展村卫生室和乡村医生队伍建设研究】 为进一步加强村卫生室和乡村医生管理工作，明确村卫生室的功能定位和服务范围，更好地为农村居民提供基本公共卫生服务和基本医疗服务，市卫生计生委委托市社区卫生协会开展了村卫生室和乡村医生队伍建设研究——村卫生室检查指导和乡村医生政策调研。调研涉及 11 个区县 20 个村卫生室及 21 名乡村医生，对村卫生室的机构设置、人员配备、年龄学历、服务情况、药品管理、培训考核、补偿机制、存在问题等进行了调查，并提出了有针对性的对策建议，如建议将村卫生室建设纳入卫生行政管理体制内管理、合理配置村级卫生人力资源、将村卫生室纳入新农合定点、补充乡村卫生人才队伍等，为制定村卫生室和乡村医生管理政策及措施提供支持与帮助。

（李志敬）

中医工作

【概况】 全市共有中医类机构 985 个，占全市医疗机构总数的 9.76%。全市二级以上公立综合医院均设置了中医临床科室和中药房，46 家综合医院（其中含部队医院 12 家）成为"市级综合医院中医药工作示范单位"，24 家成为国家级示范单位。全市100% 的社区卫生服务中心设置了中医科，100% 的社区卫生服务站能提供中医药适宜技术服务。全市中医类别医师共计 1.6 万人，占全市医师总数的 18.6%，中医实有床位 18780 张，占全市总量的 18.26%。全年中医门急诊服务 5049.26 万人次，占全市门急诊总量的 26.45%。第五批国家级名老中医药专家 53 人，"3 + 3"工程二室一站 121 个，基层老中医传承工作室 63 个，在京建立国家名老中医药专家传承工作室40 个。

制定《北京市完善中医药发展政策和机制的若干意见》，初步确定改革区县资金支付模式，将专项转移支付模式变为资金奖励机制，通过对各区县完成中医药工作任务情况进行整体绩效评价来决定奖励资金的拨付情况。坚持并完善公立中医医院、中西医结合医院中医特色服务年度绩效考核及与财政补偿挂钩机制，共有 21 家医院参加绩效考核。

以延庆县为试点单位，开展县级公立医院综合改革，创新中医药服务整体化管理模式，构建中医药服务纵向管理体系。完成基层 83 个中医服务综合诊区示范单位建设任务，提高基层社区卫生服务机构和村卫生室的中医药适宜技术服务能力。年内，培养2000 名中医家庭保健员，累计培养 8000 人。编发《北京市民中医药健康素养及释义》，组织开展系列培训，推广中医药预防保健方法和中医药适宜技术。

加强中医药应急能力建设。对全市 12 家中医医院甲流防治工作进行抽查，并对 5 家国家中医药管理局传染病临床基地进行检查。

市中医管理局科研资金正式向社会办医疗机构开放，共有9家民营机构参加项目申报。以中医药健康服务、医改等重点工作为年度资助重点，开展中医药传统方法和技术防治慢病等研究，项目申报比上年增加21%。加强基层中医药科研能力和人才队伍建设。形成20个中医药基层学科团队，对区级基层医疗机构申请科研课题实行科研指导老师推荐制度，建立2个市级基层中医药科研指导中心，形成三级医院和科研院所对口帮扶机制，培养基层科研带头人。开展民间医药和传统知识的整理和研究，挂靠北京中医医院建立北京中医药特色技术和方药筛选评价中心，开展民间医药和中医药传统知识保护技术专项研究。

开办北京中医药复合型学科带头人培训班、中药骨干人才培训班，培养了近270名中医药学科未来潜在的带头人和骨干。

在全市建立了市、区和医院的分级传承制度，设立首都国医名师学术专辑整理专项，开展示范性学术整理工作。利用第四批市级师承项目，开展"双百工程"，即遴选100名市级老中医、为基层培养100名中医师，共有77名社区中医全科医师完成师承学习，成为社区中医服务骨干。开展1000名社区医生和乡村医生的轮训项目。

稳步推进中医住院医师规范化培训，完成230余人的结业考核。初步完成住院医师规培考核题库建设，完成了住院医师规培与学位衔接等相关制度的落实。在东直门医院开展中医临床教学示范病区建设试点。完成全市5489名全科医师以及综合医院部分学科的西医合理使用中成药培训，全科医师覆盖率达90%以上。试点完成2014年"回归扎根工程"，16个社区卫生服务中心95名中医全科医师完成转岗培训。全市开展国家级和市级继续教育项目近150个。

开展御生堂中医药博物馆等中医文化宣传基地和10个中医药文化旅游示范基地的文化内涵挖掘和科普能力建设，开展中医药文化科普优秀课件和资源库建设，形成中医药科普示范课件61个。依托社区卫生服务中心新建30个中医药文化科普基层团队，总数达到60个，覆盖60个街道约300万人。在东城等区县10多个中小学开展中医药校本课程建设，推进中医文化进校园活动。

商务部、国家中医药管理局确认北京为服务贸易市，以朝阳区为试点开展国家中医药服务贸易试点区建设，协助商委开展试点基地和试点项目建设。开设中医药服务贸易培训班，共有50多个机构100多人参加培训。与西班牙的加泰罗尼亚地方政府、巴塞罗那议会签订了《关于在西班牙巴塞罗那筹建欧洲中医药发展与促进中心的合作谅解备忘录》，开展海外中医药推广和产业拓展的探索。

（高　彬　张晓丹）

中医医政管理

【基层中医流动医院工作】　1月15日，市中医管理局召开全市中医流动医院院长工作总结会，房山、昌平、门头沟、密云、延庆、平谷、怀柔等区县对流动医院运行情况进行了总结和汇报，流动医院深入乡村，推广适宜技术，举办健康讲座，服务百姓，解决百姓看病难、看病贵的问题。截至年底，流动中医医院共计巡诊1675次，覆盖149个乡镇727个村，行程17.35万千米，总诊疗5.1万人次。开展健康讲座487次，培训乡村医生351人次。

（于千裕）

【中医药防治H7N9流感】　1月26日，市中医管理局开展中医医院H7N9流感防治工作检查。从全市传染科、急诊科、中医科抽调专家组成检查小组，对12家中医医院甲流防治工作进行抽查，并对相关单位进行现场业务指导。1月29日，在解放军第三〇二医院科训楼数字化模拟培训中心进行中医应急培训演练，提高了全市二、三级中医医院及民营中医医院中医药防治H7N9流感的能力和水平。

（王　欣）

【启动中医药预防保健及康复能力建设项目】
3月6日，市中医管理局召开中医药预防保健及康复能力建设项目会议。会议对项目建设及评估细则进行了解读，每个项目单位汇报了项目实施方案及工作情况，并请专家进行点评和工作建议，各单位按照要求进行整改。3月14日，市中医管理局组织朝阳、平谷、房山、门头沟、怀柔等区卫生局及中医医院，参加国家中医药管理局预防保健及康复能力建设备选单位项目现场评估会。该项目工作提高了治未病科室及康复科室建设，深入基层开展中医药预防保健及康复能力服务，培养了专业人才队伍，推动了北京中医药预防保健及康复体系建设。

（于千裕）

【综合医院示范中医建设单位验收】　4月14～25日，市中医管理局医政处组织军地专家共同组成评估验收组，分别对北京肿瘤医院、北京大学第三医院、北京博爱医院、大兴区红星医院、延庆县医院、门头沟区医院、北京市第六医院、垂杨柳医院、平谷区医院、西城区展览路医院、普仁医院、复兴医院等12个第4批综合医院示范中医建设单位进行验收。经过专家实地评估、集中审定，北京肿瘤医院等11个单位的建设项目完成了建设计划书的各项任务，达到建设要求。

（祝　静）

【基本公共卫生服务项目考核】　5月中下旬，市中医管理局医政处对全市16个区县2013年度基本公共卫生服务项目中医部分进行考核。各区县都能贯彻落实北京市基本公共卫生服务项目中医部分要求，强化一老一小的中医健康服务。通过考核，了解了各区县在开展基本公共卫生服务项目尤其是中医部分项目情况以及因地制宜的好做法，促进了基本公共卫生服务项目中医部分项目的深入开展。

（于千裕）

【召开中医护理专科培训基地建设研讨会】　5月22日，市中医管理局组织北京市中医护理质控中心及中医护理专科培训基地建设单位召开了中医护理专科培训基地工作研讨会。会议听取了各专科培训基地的工作汇报，各医院就下一步工作计划和存在的问题进行了研讨，并建议建立交流平台、加强沟通和优质资源共享，在护理帮扶工作中，发挥三级医院优势专科的辐射作用，提升二级医院护理水平，以项目带动长效机制的建立，促进全市中医护理质量整体提升。

（祝　静）

【举办中医护理技能竞赛】　6月14～15日，市中医管理局组织中医护理技能竞赛。全市31家二级以上中医、中西医结合、民族医医院共93名护士参加了竞赛。护理竞赛分护士长组和护士组。操作项目包括心肺复苏（CPR）技术、静脉留置针技术、中医拔火罐技术。最终，东直门医院、北京中医医院顺义医院等单位获得中医护理技能竞赛集体优秀奖；东直门医院翁志文、北京中医医院顺义医院乔秀顾获护士长组一等奖；东直门医院李晓明、袁海玲、北京中医医院顺义医院杨晶、中国中医科学院眼科医院梁颖获护士组一等奖。中医护理技能竞赛活动促进了中医医院临床护理工作强基础护理与突出中医特色共同发展的工作思路，规范了护理人员的技术操作。

（祝　静）

【冬病夏治三伏贴社区统一行动】　为提高基层卫生服务机构的中医治未病预防保健服务能力，6月25日，市中医管理局制定印发了《2014年北京中医药冬病夏治社区统一行动方案》，全市开展以"三伏贴、治未病、促健康"为主题的冬病夏治三伏贴社区统一行动。6月27日，举办全市社区卫生人员冬病夏治三伏贴师资培训，共培训609家社区医疗机构。同时开展了冬病夏治三伏贴治疗呼吸系统疾病基层回顾调查。653家医疗机构及社区卫生机构参加三伏贴工作，服务60余万人次。

（于千裕）

【第二届北京中医药专家宁夏行活动】　7月7～11日，由市中医管理局与宁夏回族自治区卫生计生委共同举办的第二届北京中医药专家宁夏行活动在银川、固原两地、6家地市以上中医医院启动。组织开展了京宁百名中医专家服务百姓大型义诊、拜师仪式，以及全区中医医院管理论坛、京宁回医药学术交流论坛等活动，还开展了点对点京宁6家中医医院业务交流、专家会诊、义诊等活动。宁夏回族自治区近5000名群众接受义诊服务。

（赵玉海）

【召开基层中医药服务能力评估部署会】　7月15日，市中医管理局召开北京市基层中医药服务能力提升督导评估部署暨中医药基本公共卫生服务项目研讨会。会议总结了上半年全市中医基层卫生工作，部署了基层能力提升工程评估工作，要求以评促建，注重顶层设计。来自各区县卫生计生委（卫生局）主管领导、中医科科长、社管中心主管主任、区属中医医院主管院长，以及各区县推荐提升工程评估专家、区内社区卫生机构儿童保健科医师和中医医师共计300余人参加会议。

（牧　童）

【应对埃博拉出血热疫情】　8月13日，根据国家中医药管理局要求，市中医管理局选派了19名援非医疗队的中医药人员，随时赴非参加埃博拉出血热医疗救治工作。8月22日，市中医管理局印发了《关于做好埃博拉出血热疫情防范和应对准备工作的通知》，要求各中医医疗机构增强防范意识和风险管理意识，完善中医防控相关预案和工作方案。加强与相关部门的沟通合作，强化组织领导、疫情研判和督导检查，确保防控工作执行到位。8月27日，市中医管理局组织中医医疗机构主管院长、急诊科和感染科主任以及19名援非人员参加了国家中医药管理局医政司举办的中医药防治埃博拉出血热专家指导意见视频培训会。

10月30日，市中医管理局举办中医药人员埃博拉出血热的防控培训，出台《中医药防控埃博拉应急预案》，开展了"三查"活动，组织中医药防控专家组，实施中医药物资储备，选派中医药专家到定点医院开展中医药救治工作，对高危人群采取预防干预措施。同时组织中国中医科学院和北京中医药大学开展埃博拉出血热预防治疗的相关系列研究。

（赵玉海）

【开展基层中医药能力提升工程中期评估】　8月14～15日、19～20日，市中医管理局会同市卫生计生委、发展改革委、财政局、人力社保局和食品药品监管局等相关委办局，对15个区县（海淀区因参加全国基层中医药示范区复审，未参加）开展基层中医药能力提升工程中期评估。市评估督导组在每个区县通过查阅相关文档并抽检走访该区县 3 家医疗机构进行现场督查评估，全面了解区县基层中医药能力提升工程的实施情况。

（赵玉海）

中医科教工作

【培训中医类别基层实践基地师资】 2013 年 12 月 24 日~2014 年 1 月 17 日，市中医管理局举办北京市中医类别全科医生规范化培训基层实践基地师资培训班。来自各区县 17 家基层实践基地的具有中级及以上职称的中医师 190 人参加培训。授课教师由高校教授及基层一线的中医全科医生担任，内容包括中医适宜技术开展及带教技巧、常用的教学方法及授课技巧、老年人的中医健康管理、慢病中医健康管理等。

（江 南）

【名老中医学术经验挖掘与论文写作培训】 1 月 3 日和 8 日，根据《第四批北京市级老中医药专家学术经验继承工作教学管理方案》有关要求，市中医管理局举办了 2 期名老中医学术经验挖掘与论文写作能力提升培训班。第四批北京市级及各区级老中医药专家学术经验继承人共计 300 余人参加，培训班设置了继承经验介绍、论文撰写要求、继承方法学介绍等内容，使继承人挖掘、整理和总结名老中医学术经验的能力得到提升。

（江 南）

【中医住院医师规范化培训补录】 2013 年北京市中医住院医师规范化培训补录工作于 1 月 13 日完成，此次补录主要针对入职较晚、未能参加第一批招录的应届毕业生。补录学员 90 人，其中中医内科 36 人、中医外科 8 人、中医妇科 4 人、中医儿科 2 人、针灸推拿科 10 人、中医骨伤科 4 人、中医五官科 1 人、中医全科 25 人。此次招录工作按照报名、报名资格现场审核、统一笔试、基地面试、录取、报到与签订协议、培训年限现场复核等程序进行，对社会人首次实行了差额择优录取。

（江 南）

【研讨视障人士参加住院医师规范化培训】 1 月 16 日，市中医管理局举行视障人士参加住院医师规范化培训研讨会。市残联、北京联合大学特殊教育学院、北京按摩医院，以及市中医管理局科教处、医政处领导及相关工作人员共 10 人参加了会议。自 2012 年 9 月实行新的住院医师规范化培训制度以来，历年均有一定数量北京联合大学特殊教育学院针灸推拿专业毕业生报名参加中医住院医师规范化培训，此次研讨会主要是为了进一步掌握该专业招生、就业情况，研究讨论公立医疗卫生机构中视障人员参加住院医师规范化培训可行性。会上，北京联合大学特殊教育学院针灸推拿系主任介绍了该专业的设置背景以及学生情况，市残联盲人按摩指导中心介绍了 2009 年由原卫生部、国家中医药管理局、中国残联、人力资源社会保障部联合制定的《盲人医疗按摩管理办法》以及 2013 年 2 月的《北京市盲人医疗按摩人员从事医疗按摩资格证书管理暂行办法》，北京按摩医院介绍了盲人医疗按摩在国内正规医疗机构开展模式及现状。与会人员针对盲人医疗按摩人员报考执业医师资格、职称晋升、如何进入社区卫生机构工作等问题进行了交流，并就完善住院医师培训工作提出了意见和建议。

（江 南）

【国家中医药管理局重点研究室年度考核】 1 月 26~27 日，按照国家中医药管理局关于重点研究室建设项目年度考核要求，市中医管理局组织专家到北京中医医院和宣武中医医院对脾胃病调肝理脾重点研究室、疮疡生肌理论及应用重点研究室、肠胃病辛开苦降法重点研究室进行实地考核。各研究室负责人对研究室年度进展情况、工作亮点和存在问题进行了汇报，专家组认为各重点研究室完成了 2013 年度建设的各项任务，阶段成果明确，并对突出研究重点、加强临床研究、提炼科学内涵等方面提出建议。

（刘骅萱）

【第二批中医类别全科医生培训基地现场评审】 为贯彻落实《国务院关于建立全科医生制度的指导意见》，推进中医类别全科医生规范化培训体系建设，市中医管理局于 3 月 24 日开展了第二批中医类别全科医生规范化培训基地现场评审。参加现场评审的共有 7 家单位，均为三级甲等中医或中西医结合医院。评审专家组由中医全科专科委员会委员和第一批临床培训基地管理专家组成，评审采取听取医院汇报、查阅自评报告和相关原始材料、实地检查的形式进行。在评审过程中，专家就教学培训制度、教学档案管理、师资队伍建设、教学设施和图书馆建设等方面存在的问题向申报单位提出了整改建议。经讨论，将东直门医院东区等 7 家单位纳入基地建设单位，同时要求各基地根据评审专家组反馈的结果做好基地内涵建设，加大教学设施硬件投入，建立健全教学体系。

（江 南）

【启动第二批基层中医药学科团队基地建设】 3 月，市中医管理局启动了第二批基层中医药学科团队基地建设申报工作，经过申报和实地评审，最终立项建设成熟类项目2个、扶持类项目2个、培育类项目1个。

（刘骅萱）

【第三批全国优秀中医临床人才研修项目年度考核】　按照国家中医药管理局要求，市中医管理局于3月对全市第三批全国优秀中医临床人才研修项目学员进行年度考核。为做到考核客观公正，市中医管理局从中国中医科学院、北京中医药大学聘请了3名管理专家为考官，分别从理论学习、临床实践、科研能力、医疗水平及社会评价等方面对30名学员进行打分和评价，优秀率47%，通过率100%。绝大多数学员较好地完成了年度学习计划，学员省部级以上科研课题中标20余项，培养研究生30余名。

（江　南）

【推出中医药养生文化旅游产品】　根据国家旅游局与国家中医药管理局签署的《国家旅游局和国家中医药管理局关于推进中医药健康旅游发展的合作协议》，使中医药通过旅游方式得以传播、让中医药服务得以创新和扩展，4月9～10日，市旅游委和市中医管理局联合组织中医药旅游专题调研，由市旅游委副主任王粤和市中医管理局副局长罗增刚带队，实地考察了同仁堂博物馆、同仁堂中医医院、北京太申祥和山庄（国际敬老院）等8家中医药元素和内涵突出的中医药企业、中医医院和提倡中医思想的养老院。调研结束后，市旅游委和市中医管理局达成共识，建立合作协调机制，推动旅游机构与中医药的全面合作。

8月6日，市政府发布北京中医养生文化旅游产品，市旅游委和市中医管理局签署了《关于推进中医药健康旅游发展的合作协议》，国旅、中旅、中青旅、康辉、凯撒、携程等推出了7条中医养生文化旅游产品。同时，《北京中医药文化旅游精品线路》中英文双语手册出版发行。全市有中医药文化旅游示范基地21家，示范基地建设单位8家。

（祁秋菊　孟　娟）

【第四批市级老中医药专家学术经验继承工作结业】　北京市第四批名老中医药专家学术继承工作自2011年8月启动，至2014年9月有255人进入结业考核阶段。4月15日，市中医管理局公布了《第四批北京市级老中医药专家学术经验继承工作结业考核方案》并下发到各带教单位。4月17日，市中医管理局在东方医院举办第四批市级老中医药专家学术经验继承工作结业论文培训会，来自全市各单位的继承人和管理部门负责人共计300余人参加了会议。会议邀请东直门医院孙嵩教授做了关于如何撰写结业论

文的学术报告，第四批国家级师承学员优秀论文获得者——东直门医院刘雁峰和世纪坛医院姜敏作了经验介绍。

7月24～25日，市中医管理局组织专家组对继承人进行继承工作实绩督查，共督查继承工作单位43家。北京中医药大学、北京卫生学校因暑假推迟督查；朝阳区中医医院因学生转至北京中医药大学跟师学习，未进行督查。应督查师承学员231人，实际督查199人，其中退学5人、延期5人、因故未交材料22人。督查中发现，少数学员存在学习资料记录不完整，格式不统一，学习资料对于导师学术思想、临床经验凝练不够，重点和优势特色不突出等问题。

9～11月，对符合条件的208名继承人开展结业考核，其中来自医疗单位继承人119人、中药类别10人、藏医继承人4人、基层社区继承人75人。结业考核包括临床能力检测、论文评阅、论文答辩等环节，共有199人通过考核，未通过的继承人和申请延期的38名继承人将参加2015年6月的补考。

（刘骅萱）

【全国名老中医药专家传承工作室中期督导考核】　4～5月，市中医管理局组织专家到北京市鼓楼中医医院等11家单位的35个传承工作室进行实地督导考核。参照国家中医药管理局《全国名老中医专家传承工作室评估验收工作方案（征求意见稿）》，各工作室负责人对工作室建设情况和存在问题进行了汇报，专家组审阅了相关资料，对工作室进行了实地检查，并从专业角度和管理角度针对管理制度、人才培养、传承内涵、信息系统建设等方面提出了意见和建议。通过实地考核，专家组也发现了工作室考核指标设定的一些问题，提出了修改完善的建议并反馈至国家中医药管理局。

（刘骅萱）

【举办第七届北京中医药文化宣传周】　由市中医管理局、东城区政府主办，东城区卫生局、东城区园林绿化局、北京中医药学会、北京中西医结合学会、北京中医药养生保健协会承办的第七届北京中医药文化宣传周暨第六届地坛中医药健康文化节于5月9～11日在地坛公园举办。以"弘扬传统文化，促进健康服务"为主题，通过义诊、科普讲座、文化宣传、家庭式中医体验等多种形式，践行"传播文化、服务百姓、促进健康"的活动宗旨。在地坛公园的方泽坛内分中医中药文创展示区，国医国学阅读区，中医名家大讲堂等文化传播区和人知识普及与鉴赏区，道地药材博览区，中医适宜技术体验区，名院、名科、名医义诊咨询区，老幼妇专题预防保健区，家庭式生活中医体验区等服务体验区；方泽坛外为中医

药科普知识长廊。文化节期间共举办科普专家讲座10场，听众2000人次；150位中医专家参加了义诊咨询；参与适宜技术及中医药现代诊疗仪器体验约8000人次；参观中药展区、图书展区均6000余人次；参观中医药文化养生园2000人次；发放中医药文化宣传手册4万多册。

（孟 娟）

【中医药科技项目年度结题验收】 5月18日，市中医管理局召开中医药科技项目结题验收评审会。此次评审会采用现场评审答辩方式，对2010年和2011年社区示范项目、2010年局基金项目、2011年局基金项目、2007年和2009年部分首发基金项目等共计217个科技项目进行结题验收。经过对项目执行情况、研究方法、创新点、科学价值、推广应用前景等进行审评，共有211个项目通过验收、6个项目未通过验收，并从211个验收合格项目中推选出示范项目17个。

（刘骅萱）

【欧洲中医药发展与促进中心建设】 为贯彻"鼓励和扶持优秀的中医药机构到境外开办中医医院、连锁诊所等，培育国际知名的中医药品牌和服务机构"相关精神，实现中医药"走出去"，市中医管理局拟在西班牙加泰罗尼亚自治区巴塞罗那知识经济产业园建立欧洲中医药发展与促进中心，此中心致力于成为以西班牙巴塞罗那为中心，集中医药医疗与保健、教育与培训、科研与发展、文化与传播、贸易服务与咨询为一体的欧洲中医药发展促进机构和国际贸易服务及咨询机构。

5月28日，加泰罗尼亚地区政府教育医疗外事部高级主管Montse Gaban女士一行4人来京考察。代表团参观了北京中医药大学、东直门医院国际部、同仁堂（亦庄）、北京中医医院，听取了相关单位的介绍，并就中医医生在西班牙的行医资质、学历认可、院内制剂等法律和政策性问题进行了探讨。

在第三届京交会期间，双方签订了《关于在西班牙巴塞罗那筹建欧洲中医药发展与促进中心的合作谅解备忘录》。

11月17～21日，由市中医管理局副局长罗增刚任组长，市商务委、北京中医药大学、北京中医医院、中国同仁堂集团等组成的中医代表团一行9人出访西班牙加泰罗尼亚大区，商谈在巴塞罗那市建设欧洲中医药发展促进中心事宜。中方代表团先后与加泰罗尼亚政府知识经济部部长Andreu Mas－Colell先生、商务与劳动部部长Felip Puig先生以及巴塞罗那市主管城市的副市长Antoni Vives先生和主管经济就业的副市长Sonia Recasens进行了会谈。并访问了巴塞罗

那大学医学院、西班牙超级计算机中心等，参观了巴塞罗那大学临床医院等4个医院和欧洲中医基金会、草药店等传统医药服务场所，拜访了萨马兰奇基金会。就中心建设和政策准入事宜，代表团与加泰罗尼亚政府各部门组成的工作小组进行了会商，就中医药发展促进中心建立的相关医疗、就业、学历认可、土地、中药准入、税收等政策问题进行了磋商。西班牙地方政府原则上同意在免费提供土地的基础上，对原有限制中医药的部分政策做出变通，以满足开办中医药发展促进中心的需要。

（祁秋菊 厉将斌）

【首届民族医药科学技术奖推荐工作】 6月10日，市中医管理局按照首届民族医药科学技术奖评选主办方——中国民族医药学会和中国民族医药协会要求，将中国中医科学院中国医史文献研究所、中国藏学研究中心北京藏医院、河北省石家庄藏诺生物股份有限公司、北京中医药大学共4个单位申报的5个项目进行推荐上报。最终4个申报项目获奖：北京藏医院冯岭申报的"藏医药古籍整理与信息化平台建设"获自然科学奖一等奖；北京中医药大学杜守颖等申报的"提高苗药仙灵骨葆胶囊安全有效的生产质量控制研究"获科学技术进步奖一等奖；中国中医科学院中国医史文献研究所梁峻申报的"论民族医药（医学类型和表达范式的比较研究）"获科学技术奖二等奖，蔡景峰、甄艳申报的"中国藏医学的国际传播与推广"获民族医药传承贡献奖一等奖；北京市中医管理局获得首届民族医药科学技术奖组织贡献奖一等奖。

（刘骅萱）

【召开中医药社区科普团队经验交流会】 6月20日，市中医管理局在北京金台饭店召开全市中医药社区科普团队经验交流会。会议介绍了中医药社区科普团队项目开展情况，并为第二批30个北京市中医药社区科普团队代表授旗；第一批团队代表（双榆树社区卫生服务中心、天坛社区卫生服务中心、金盏第二社区卫生服务中心、展览路社区卫生服务中心、西罗园社区卫生服务中心）做了经验交流；西苑医院衷敬柏、北京中医医院王国玮、东方医院付国兵就如何做好中医科普进行了讲座。各区县卫生局主管领导，第一二批北京市中医药社区科普团队负责人、骨干等100余人参加了交流会。

（孟 娟）

【召开第二届首都国医名师表彰暨中医药传承工作会】 6月30日，第二届"首都国医名师"表彰暨中医药传承工作会在北京国际会议中心召开。国家卫生计生委副主任、国家中医药管理局局长王国强出

席了会议，来自总后卫生部医疗管理局、北京市医管局、各区县卫生局、医学院校、医疗机构管理人员和中医药传承人员等近300人参加了会议。27位首都国医名师接受了表彰。传承工作会对既往中医药传承工作做了回顾，从1990年开展师承工作以来，全市已开展五批全国师承和四批市级师承工作，共遴选出443位师承指导老师和847位学术继承人，428位继承人顺利出师，12位成长为新一代师承指导老师；建立了166个老中医药专家工作室站，完成建设任务的有79个，同时，还提出了全员师承和分级师承的师承工作思路。

（刘骅萱）

【启动中医类别全科医生转岗培训】 7月1日，2014年度北京市中医类别全科医生转岗培训启动仪式在北京中医药大学举行，96名来自全市16个区县社区卫生服务中心的中医师将开展为期1年的中医全科转岗培训。根据培训计划，学员先在北京中医药大学接受为期1个月的全科理论培训，再在各三级中医医院轮转10个月，最后在各基层实践基地进行1个月的社区实践。

（江 南）

【启动中药资源普查试点】 7月11日，中药资源普查平谷试点启动会在平谷区卫生局召开，市中医管理局科教处处长厉将斌、平谷区卫生局局长金大庆、首都医科大学中医药学院书记王秀娟等领导出席了会议。首都医科大学普查队队长刘长利介绍了第四次全国中药资源普查工作情况，汇报了北京市中药资源普查试点区县的普查队的前期筹备工作。市中医管理局和平谷区卫生局完成对接工作。启动会后开始资源现场普查。

（祁秋菊 孟 娟）

【赴东方灵盾科技有限公司调研】 7月20日，市中医管理局副局长罗增刚、科教处处长厉将斌一行，前往北京东方灵盾科技有限公司进行调研。公司总裁刘延淮汇报了公司整体情况。作为东方灵盾的主要产品，世界传统药物专利数据库（WTM）收录了自1985年以来多个国家、地区及多个国际组织以中药为核心的所有传统药物及其提取物方面的专利信息，是世界上收录传统药物专利最全的中英文双语种数据库。2013年国家中医药管理局在东方灵盾公司成立了"传统药物专利信息资源重点研究室"，并建立了世界传统药物专利大数据交流基地。罗增刚希望有机会和东方灵盾合作，为医药企业开发海外传统药物资源，开拓国际市场提供信息支持。

（祁秋菊）

【"3＋3"工程第五批两室一站建设项目验收】 7

月22日，市中医管理局召开北京中医药薪火传承"3＋3"工程两室一站审评验收会，对第五批建设到期的两室一站共计5个建设项目进行验收。会议分别由郭士魁名家研究室、廖家桢名老中医工作室、郭维琴名医传承工作站、高忠英名医传承工作站、许彭龄名医传承工作站等5个室站负责人对室站建设做了汇报答辩。经过3年建设，室站均取得一定的建设成果，通过验收，其中郭维琴、廖家桢、郭士魁等3个室站成绩突出，获得优秀。

（刘骅萱）

【召开基层中医药学科团队基地建设年中考核培训会】 7月29日，由市中医管理局主办、西苑医院承办的基层中医药学科团队基地建设年中考核暨集中培训会在锡华商务酒店召开。来自各基层医院的领导、科教管理部门负责人及基层学科团队成员近80人参加。西苑医院唐旭东、高蕊，望京医院朱立国，北京中医药大学第三附属医院唐启盛作为评审指导专家参加了会议。各基层学科团队负责人分别汇报上半年项目建设情况，随后专家对各基层学科团队基地建设进行年中考核评审，并就基地建设过程中出现的问题进行指导。会议还就规范临床研究的法规和指南依据、临床研究设计与实施、研究质量控制要求以及研究质量的完善等对参会人员进行培训。

（刘骅萱）

【举办中药新药与中药制剂研发研讨班】 "十病十药"项目开展以来，虽然部分征集项目获得市科委、市经信委资金支持，部分征集项目转让给制药企业进行新药研发，但总体上征集项目距离成果转化差距较大。8月3日，市中医管理局组织二、三级中医医院，中西医结合医院，中西医结合研究所，名老中医工作室等相关人员近200人，举行中药新药与中药制剂研发研讨班，以期解决项目转化的短板问题。培训班从政策和技术层面，对中药新药与中药制剂研发进行了探讨。特别邀请了国家食品药品监管局药品注册司中药民族药处副处长王海南讲解中药新药研发注册现状与存在的问题，北京市药品审评中心中药天然药物科科长于震解读中药与医疗机构制剂注册相关要求，北京市知识产权局信息中心主任黄建军做北京市中医药知识产权保护调研报告；北京中医药大学倪健、望京医院胡荫奇等专家，从中医理论阐述、剂型与工艺、规范临床观察等角度进行授课。

（祁秋菊）

【流感中医预警体系获市科委绿色通道立项】 8月7日，市中医管理局结合《北京技术创新行动计划（2014—2017）》和《北京中医药事业发展"十二五"规划》，围绕首都市民健康需求和威胁居民健康的重大疾病，将北京朝阳医院和北京中医医院2个研究项目推荐至市科委，12月17日，北京中医医院"北京地区流感病症特征监测及中医预警体系建设"获得立项，资助经费299.97万元。该研究拟开展北京地区流感病例中医病证及传变规律研究，并探索中医物候学与流感流行之间的关系，建设中医预警体系。

（刘骅萱）

【中医住院医师规范化培训考核】 8月10日、8月22日，2014年度中医住院医师规范化培训结业考核笔试和临床技能考核分别在北京中医药大学及北京中医药大学东方医院、北京中医药大学东直门医院举行。来自全市9家培训基地的277名学员参加了考核，最终合格221人。

（江 南）

【建立金世元名老中医工作室北京中医药大学分部】 8月18日，薪火传承"3+3"工程金世元名老中医工作室建立了北京中医药大学分部，研究重点为中药调剂方向，对金世元教授学术思想和中药调剂技能进行系统整理，促进中药调剂学的继承和发展。

（刘骅萱）

【北京地区6人入选第二届国医大师】 8月19日，人力资源社会保障部、国家卫生计生委、国家中医药管理局发布通知，干祖望等29人被评为第二届"国医大师"，享受省部级先进工作者和劳动模范待遇。北京地区的陈可冀、刘志明、王琦、金世元、孙光荣、晁恩祥6位老中医药专家入选。

（刘骅萱）

【中医住院医师规范化培训招录工作】 8月19日，2014年北京市中医住院医师规范化招收录取工作启动。招录工作按照报名、报名资格现场审核、录取、报到与签订协议、培训年限现场复核等程序进行。继续实行培训年限现场复核、全市统一笔试，对临床实践经历证明要求从严掌握，及时在网络公示。至10月15日，招录工作完成，共录取学员458人，其中中医内科222人、中医外科27人、中医妇科14人、中医儿科14人、针灸推拿科69人、中医骨伤科30人、中医五官科9人、中医全科73人。

（江 南）

【中医药"十病十药"第六批项目专家审评】 8月25日，市中医管理局召开北京中医药"十病十药"第六批项目专家审评会议。此次评审项目，包括北京安定医院贾竑晓博士的治疗抑郁症、焦虑症的百合宁神颗粒在内的10个品种。参会专家包括组长中国中医科学院望京医院原院长胡荫奇、中国中医科学院中药研究所研究员冯青然等6人，从中医理论阐

述、剂型与工艺、规范临床观察等角度进行评审。结果有6个品种入选北京中医药"十病十药"第六批项目。

（祁秋菊）

【举办中医基层针灸推拿学临床科研规范培训班】 9月20~21日，市中医管理局主办、北京中医医院针灸中心承办了中医基层针灸推拿学临床科研规范培训班，来自16个区县的基层医师近70人参加培训。培训班邀请了西苑医院GCP中心主任高蕊、北京中医药大学循证医学中心副主任费宇彤、北京中医医院科研处处长刘存志、北京大学第三医院临床流行病中心曾琳和中国中医科学院中医药信息研究所副所长王映辉5位专家，就针灸推拿学临床科研过程中常见问题的分析与质控、临床研究方向选择及文献检索与利用、临床研究设计、研究数据的采集和处理、临床研究报告的撰写规范等五大模块进行讲解，并提出解决方案。学员来自基层二级医院及社区卫生服务中心，均为硕士及以上学历、有1年以上临床经验。

12月23日，北京中医医院针灸中心承办了北京市中医基层针灸推拿学临床科研规范培训暨科研项目申报书点评会，来自16个区县的基层医师近30人参加培训。会议邀请中国中医科学院针灸医院副院长赵宏、北京中医医院针灸中心主任王麟鹏2人作为点评专家，以上次接受培训的基层医师上交的近30份科研项目申报书为示例，就申报书撰写格式及注意事项、临床设计方案中的常见问题及规范撰写、RCT设计等方面进行点评，并提出具体解决方案。培训班结束后，将学员修改好的科研项目申报书纳入北京市中医基层科学研究申报项目数据库。

（刘骅萱）

【"3+3"工程新增两室一站18家】 9月29日，北京中医医院等10个单位申报的18个薪火传承"3+3"工程两室一站建设项目正式立项，至此，共建成两室一站121个。

（刘骅萱）

【中医药科技发展资金项目立项】 9月30日，市中医管理局发布《2014年北京市中医药科技发展资金项目申报指南》，重点资助领域有医疗护理、中药器械、政策管理等12个方向，申报类别有年度规划和青年研究项目2大类别，申报单位首次向民营机构开放。共收到289个申报项目，申报数量比上年度增长21%，包括青年研究项目74项、年度规划项目215项。申报单位有中央单位35项、北京市属单位254项，包括三级医院157项、二级医院82项、社区卫生服务中心7项、院校和科研院所32项、民营机构9项、其他2项。专业覆盖针灸、骨科、外科等30

个学科。11 月 15~16 日，市中医管理局召开中医药科技发展资金项目立项评审会，共有 94 家单位的 289 位课题申报人参加了评审。评审专家从选题、研究目标、研究内容、立项依据、科研设计、前期基础、预期成果、经费预算等 8 个维度进行评价，最后推荐出 96 个项目。11 月 21~27 日，市中医管理局对 96 个项目进行了公示，最终与 95 个项目签订了项目合同书和任务书，启动了项目研究。包括青年研究项目 24 项、学术创新项目 27 项、推广应用项目 20 项、自筹资金项目 24 项；其中二级及以上中医医疗机构 46 项，二级及以上综合、专科医院 35 项，院校和科研院所 9 项，社区卫生服务中心 1 项，企业 2 项，学会 2 项。

（刘骅萱）

【全国名中医药专家传承工作验收与督导】 10 月 22~23 日，国家中医药管理局组织专家组对 2010 年度全国名老中医药专家传承工作室建设项目进行了评估验收，同时对第五批全国老中医药专家学术经验继承工作进行了中期检查督导。专家组听取了市中医管理局关于全国传承工作室建设情况、第五批全国老中医药专家学术经验继承工作和 2010 年度立项的 9 个全国老中医药专家传承工作室的工作汇报；集中审阅了工作室建设档案及继承人的跟师笔记、每月心得、学习体会、医案等原始材料，对工作室条件建设、学术经验继承、人才培养、管理制度等方面进行了核查；实地抽查了北京中医医院、首都医科大学的传承工作室建设和第五批师承工作情况，与被抽查单位的管理人员、指导老师和继承人就相关工作进行了访谈。专家组对 9 个工作室建设成果给予了肯定，并对部分工作室存在的问题提出了意见与建议。

（刘骅萱）

【首届西学中高级研究班结业】 北京首届西学中高级研究班工作自 2010 年 12 月实施以来，按期完成了各项教学及临床学习任务，2014 年 12 月 16 日，市中医管理局召开结业论文答辩会。市中医管理局局长屠志涛、科教处处长厉将斌及相关工作人员，各带教单位主管领导、相关负责人及西学中人员，共计 50 余人参加了答辩会。通过学员汇报 3 年学习工作情况、报告结业论文、答辩委员会专家提问、答辩人答辩等程序，最终 27 位学员全部通过结业答辩。

（孟 娟）

【召开中医药服务贸易座谈会】 为贯彻落实商务部、国家中医药管理局等 14 部委联合发布的《关于促进中医药服务贸易发展的若干意见》精神，做好北京市中医药服务贸易先行先试重点区域建设，市中医管理局于 12 月 25 日邀请来自国家卫生计生委发展中心、国家中医药管理局国合司、国际交流中心、世界中医药学会联合会、市卫生计生委、市商务委、市旅游委、广安门医院的相关领导和专家 20 余人，召开中医药服务贸易座谈会，与会专家为开展中医药服务贸易工作建言献策。市中医管理局将与市商务委、市旅游委等部门加强沟通协作，推动中医药服务贸易工作发展。

（江 南）

【召开基层老中医传承工作室建设工作培训会】 12 月 26 日，市中医管理局召开薪火传承"3＋3"工程基层老中医传承工作室培训会议，来自 64 个基层老中医传承工作室的负责人及主要成员近 100 人参加了培训。会议邀请广安门医院王映辉介绍了传承科研方法学相关内容，东直门医院孙453结合考核重点介绍了学术传承内涵建设的相关要求，护国寺中医医院做了经验介绍。

（刘骅萱）

【中医服务百姓健康宣传周】 2014 年 12 月 29 日~2015 年 1 月 4 日，市中医管理局开展北京中医服务百姓健康宣传周活动。全市 60 个社区科普团队在所管辖服务街道、乡村范围开展以"学习中医、自我保健、防控慢病"为主题的宣传周活动，鼓励社区科普团队以机关、企业、养老机构等功能社区为重点，开展专家义诊、体质辨识、现场讲座、文化展示、发放宣传资料等活动，提升百姓健康意识、解答保健误区、纠正不良生活习惯，建立中医药慢病防控长效机制，并进一步提升中医在慢病防控中的作用和地位。

（孟 娟）

【新增 3 家中西医结合研究所】 年内，依托北京大学医学部、北京安贞医院、北京妇产医院，新建立了微血管、心肺血管疾病以及妇产科 3 家中西医结合研究所。全市共建立了 22 家中西医结合研究所。

（刘骅萱）

中医对外交流与合作

【第三届京交会中医药板块展览展示活动】 5 月 28 日~6 月 1 日，市中医管理局组织 68 家单位参加第三届京交会中医药板块展览展示活动，中医药服务板块以"传统文化，健康服务"为主题，突出中医药的卫生资源、经济资源、科技资源、文化资源和生态资源五大资源优势。展览分为特装展示区和标装展示区两部分，涵盖了医疗、教育、科研、制药、医疗信息、种植基地、健康旅游、养生保健、医疗设备等内容。展区及各项活动共接待 41 个国家和地区的国际友人及观展参会来宾约 4.50 万人次，较上届增加 18.40%；接受各项中医药服务体验 7000 余人次，较上届增长 40%。进行合作意向洽谈 93 场次，签订合作协议 18 项，签约额 2.80 亿元，较上届增长 33.30%。

京交会期间播放了坤展（北京）投资管理有限公司制作的《北京中医药服务贸易展示片》。5 月 31 日，在国家会议中心举办了由市中医管理局、国家中医药管理局传统医药国际交流中心主办的中医药双语养生讲座，包括"中医养生茶""穴位指压养生保健""中医食疗与健康"等内容，来自巴基斯坦、乌克兰、利比亚、摩洛哥等 14 个国家共 40 余位驻华大使、公使等高级外交官和媒体朋友与专家进行交流，巴基斯坦驻华使馆参赞泽米尔·艾赫迈德·阿万先生介绍了巴基斯坦的传统医药发展，与市中医管理局和朝阳区卫生局领导进行了交流，初步达成中巴传统医药合作交流的意愿。

（高　彬　张晓丹）

【协助举办中医药国际传播学研讨会】 5 月 30 日，市中医管理局协助北京中医药大学举办了中医药国际传播学研讨会。北京中医药大学、南京中医药大学等 5 所院校和北京地区中医医疗机构 100 余人参加了研讨会。国家中医药管理局国际合作司司长王笑频以"中国政府实施中医药'走出去'战略的重点领域"，北京中医药大学校长徐安龙以"教学、科研、临床的国际化思路"为主题进行了演讲。澳大利亚、新加坡、泰国、美国、英国、墨西哥、伊朗、德国、西班牙、韩国、巴西等国及中国台湾的学者，分别进行了大会交流，并对中医药教学、中医标准化、中医立法等方面的问题进行了研讨。

（高　彬　张晓丹）

【联合举办中医护理国际化推进会】 6 月 7～8 日，市中医管理局与广安门医院联合举办中医护理国际化推进会——国际科研交流。推进会以中医与护理、关注夜班护士健康为主题，旨在与国内外护理专家探讨如何减轻倒班对护士健康的影响，优化护士排班制度；学习和应用循证科研成果，在护理临床中科学制定倒班工作的对策和工具；寻求具有中医特色的国际合作科研机会，促进中医护理国际交流与合作。其中来自美国、加拿大、澳大利亚、马来西亚及汤加等国家的 35 名境外代表参会。

（高　彬　张晓丹）

【举办全国高等医学中医药英语教学研讨会】 7 月 5 日，市中医管理局首次与北京中医药大学人文学院共同举办全国高等医学中医药英语教学研讨会。来自国内 17 所高等医学院校的百名医学英语专家、学者和外宾参加研讨会。围绕"英语教学与中医药事业发展""英语教学在中医药对外交流及中医药服务贸易中的作用""中医药文化的英语传播""中医药英文翻译的规范化"等进行研讨。

（高　彬　张晓丹）

【华裔大学生文化参访团中医药主题日活动】 8 月 1～2 日，市中医管理局承办了"2014 优秀华裔大学生文化参访团——金辉北京营"中医药主题日活动。来自美国哈佛大学、哥伦比亚大学、麻省理工学院，加拿大英属哥伦比亚大学，葡萄牙波尔图大学，西班牙马德里理工大学等高校的华裔大学生和北京大学、中国人民大学、北京航空航天大学等国内高校的大学生和教师代表 50 人参加活动。

（高　彬　张晓丹）

【举办中医药外事管理人员培训班】 9 月 17 日，市中医管理局举办北京地区中医药外事管理人员培训班。培训以"沟通的艺术"为主题，旨在提高一线外事人员在实际工作中的沟通能力，提高涉外工作的沟通效率及效果。全市各级各类中医医院和部分中医药企业外事干部 60 余人参加了培训。

（高　彬　张晓丹）

【第八届"北京—意大利"科技经贸周活动】 10 月 12～17 日，市中医管理局应邀赴意大利参加第八届"北京—意大利"科技经贸周活动，加强与意大利 IDIS 基金会、科学城及相关高校之间的沟通与合作，参与北京市科协开展的企业创新服务，考察当地高新园区，并与当地工作人员交流了工作模式及经验。

（高　彬　张晓丹）

【第六届海峡两岸中医药发展论坛】 10 月 27 日～11 月 2 日，为加强两岸中医药合作，市中医管理局同北京中医药学会共同组织参加了第六届海峡两岸中医药发展论坛，52 人赴台参加论坛。首次由政府、卫生事业单位、专业协会、民营医疗企业人员共同组团。

（高　彬　张晓丹）

老年与妇幼卫生

【概况】 2014 年，北京市进一步完善老年管理机制，市卫生计生委成立了老年健康工作领导小组，印发了《关于加强老年健康服务工作的通知》，加强业务指导网络建设，明确市、区县两级共 17 家老年卫生指导中心职责；开展老年卫生服务资源调查，推广老年跌倒与痴呆防治适宜技术，培养老年医疗人才。印发了《关于进一步加强孕产期保健管理工作的通知》《关于进一步规范高危孕产妇转会诊工作的通知》《关于新形势下做好妇幼健康服务工作的意见》，建立监测预警机制，优化孕产期保健服务模式，强化妊娠风险预警评估和分类管理，完善危重孕产妇转会诊标准，建立三级产科质量管理网络，开展产科危重症评审，有效提高产科服务质量。加强妇幼保健网底建设，制定基层卫生服务机构妇女保健、儿童保健规范化门诊建设及人员标准，稳定基层妇幼保健队伍；开展区县妇幼卫生绩效考核和重大公共卫生督导评估，促进各项妇幼卫生工作落实。以妇幼健康服务年为契机，开展妇幼健康宣传，提升妇幼卫生服务能力；在爱婴医院复核基础上，率先开展爱婴社区创建；举办京津冀三地妇幼健康发展研讨会。探索开展妇女盆底功能障碍防治、孕产期抑郁干预、儿童生长发育迟缓防治等妇幼保健服务，在基层卫生服务机构开展 0～36 个月儿童中医药健康管理服务；在石景山区和大兴区完成残疾儿童筛查试点。推进康复护理体系建设，完善康复医疗服务体系建设指导意见。

2014 年，全市共有助产机构 126 家、妇幼保健机构 18 家，5 岁以下户籍儿童 677723 人、60 岁及以上老年人口为 301.0 万人，户籍居民平均期望寿命 81.81 岁，孕产妇死亡率 7.19/10 万、婴儿死亡率 2.33‰。

（金英楠）

老年卫生

【实施防治老年跌倒和痴呆项目】 6～10 月，市卫生计生委在全市范围内举行预防老年跌倒和痴呆的健康宣传，免费发放宣传手册和折页。10 月，对 16 个区县医护人员进行"老年跌倒和痴呆的评估与干预"适宜技术培训指导，组织专家免费为老年人进行跌倒和痴呆风险筛查并进行干预，普及老年人跌倒和痴呆预防知识，提升基层医护人员为老服务能力。

（蔡 俊）

【推动老年健康服务体系建设】 按照国家卫生计生委要求，10 月，成立市卫生计生委老年健康工作领导小组，进一步整合办公室、发展规划处、政策法规处、综合监督处、信息统计处、疾病预防控制处、健康促进处、基层卫生处、老年与妇幼健康服务处、医政医管处、计划生育基层指导处、计划生育家庭发展处、公众权益保障处、科技教育处、国际合作处、财务处、组织人事处等处室职责，并明确领导小组工作职责为协调相关部门，统筹组织开展老年健康工作；研究、审定老年健康工作重大事项；部署、督促、检查、指导全市老年健康工作等。10 月，市卫生计生委印发《关于加强老年健康服务工作的通知》，明确市、区县两级共 17 家老年卫生指导中心职责，强化老年卫生业务培训、业务指导、质量控制、督导考核等内容，初步形成覆盖全市各区县的业务指导网络。同时，加大老年医护人才队伍建设，加强老年医疗保健适宜技术的培训和推广，开展老年人长期照护、舒缓治疗和临终关怀适宜技术培训，实施防治老年跌倒与痴呆项目，提升为老服务能力。

（蔡 俊）

【探索老年连续医疗服务模式】 10 月，市卫生计生委开展探索老年病急慢分治、连续性服务模式。印发了《关于开展老年医疗连续服务模式试点工作的通知》，围绕老年中期照护、老年长期照护和临终关怀三种服务模式进行探索，以形成三种不同服务机构的功能定位、服务流程、标准规范、制度职责、适宜技术、服务特色及相互之间的转诊流程和资源共享方案等。截至年底，经过筛选和评估，选定北京老年医院、隆福医院、房山区人民医院、德胜门社区卫生服务中心、高碑店社区卫生服务中心作为试点单位，其中隆福医院和房山区人民医院作为中期照护试点，高碑店社区卫生服务中心作为长期照护试点，北京老年医院和德胜门社区卫生服务中心作为临终关怀试点。

（蔡　俊）

【加强老年健康保健工作宣传】　10月，以"敬老月"宣传活动为重点，在全市开展防治老年人跌倒与痴呆宣传、义诊，开展预防高血压、糖尿病、高脂血症、心脑血管疾病、骨性关节炎、骨质疏松、慢性阻塞性肺病、癌症等老年慢性病的宣传教育活动，探索建立长效宣传模式，增强老年人健康保健意识。

（蔡　俊）

妇幼卫生

【规范儿童保健服务】　推进儿童早期综合发展工作，加强人员培训和技术指导，提升服务内涵和质量。继续开展儿童生长发育迟缓干预项目，提高基层专业人员识别、筛查、干预能力。遵照国家《儿童早期发展示范基地标准（试行）》，推进北京市儿童早期发展工作。配合中医管理部门，在基层卫生服务机构开展0～36个月儿童中医药健康管理服务。4月，配合市体育局、市教委等九部门开展第四次国民体质监测，完成16个区县47家托幼机构6236名幼儿测试和信息上报等工作。

（金英楠）

【有效控制孕产妇和儿童死亡率】　为配合"单独二孩"政策出台，应对可能出现的生育高峰，市卫生计生委调研全市产科床位、人员、设施、设备及管理状况，制定保障完善生育政策的应对措施。4月，印发《关于进一步加强孕产期保健管理工作的通知》《关于进一步规范高危孕产妇转会诊工作的通知》，优化孕产期保健服务模式，确定孕6周后先建册（社区）再建档（助产机构）流程，促进有序就医；加强孕产妇全程动态管理，强化基层卫生服务机构对高危孕妇的初筛和规范转诊随访，强化各级助产机构对妊娠风险预警评估和分类管理，利用妇幼卫生信息系统，促进服务流程的无缝衔接，使高危孕妇尽早纳入孕产妇保健管理系统；搭建市、区县、助产机构三级产科质量管理网络，明确管理职责，提高产科服务质量；畅通转会诊通道，完善危重孕产妇转会诊标准，有效控制孕产妇死亡率；继续开展产科危重症评审，分析孕产期保健和疾病诊疗过程中存在的问题及原因，总结抢救成功经验，进一步提高产科危重症抢救技能；继续落实孕产妇5次产前检查和2次产后访视、农村孕产妇住院分娩补助政策。

同时，建立全市新生儿窒息复苏师资队伍，举办省级师资培训班，与区县合作举办7期新生儿窒息复苏培训班，培训相关专业人员358人。全市出生窒息

死亡率从上年的35.43/10万降至26.81/10万。继续做好5岁以下儿童生命监测，完善儿童死亡评审，控制儿童死亡率。全市5岁以下儿童死亡率2.89‰，与上年持平。

（金英楠）

【评选"最美妇幼人"】　为突出妇幼文化、弘扬妇幼精神、彰显妇幼健康工作内涵与意义，6月，市卫生计生委组织开展"最美妇幼人"典型事迹征集活动，在前期区县推荐"最美妇幼人"基础上，组织专家推选出20名优秀人选。11月，举办纪念《中华人民共和国母婴保健法》颁布20周年暨北京市"最美妇幼人"典型事迹报告会。

（金英楠）

【"妇幼健康中国行走进北京"活动】　7月，市卫生计生委承办中国疾控中心妇幼保健中心、中国妇女活动中心和中国妇女发展基金会联合主办的"妇幼健康中国行走进北京"活动，通过开展系列妇幼健康专题讲座、科普知识宣传和专家义诊、健康咨询等全面提升妇幼健康服务水平，提高群众健康意识。

（金英楠）

【世界母乳喂养周宣传活动】　8月，市卫生计生委与国家卫生计生委、联合国儿童基金会和WHO在京共同举办第23个世界母乳喂养周主题——"母乳喂养：致胜一球，受益一生"宣传活动，旨在促进社会和公众对母乳喂养重要性的认识，支持母乳喂养。

（金英楠）

【妇幼健康服务技能竞赛】　9月，按照国家卫生计生委、中华全国总工会《关于举办全国妇幼健康技能竞赛的通知》要求，市卫生计生委组织开展妇女保健、儿童保健、围产保健和计划生育技术服务岗位练兵与技能竞赛，推荐优秀专业人员参加国家比赛，并获团体一等奖。

（金英楠）

【出生缺陷预防宣传周活动】　9月，市卫生计生委联合市残联共同承办全国出生缺陷预防宣传周活动，旨在普及优生科学知识，提升群众优生意识和风险防范能力，营造重视和关注预防出生缺陷的良好氛围，推进出生缺陷综合防治工作，不断提高出生人口素质。

（金英楠）

【加强出生缺陷防治】　一级预防措施方面。规范婚检技术服务，完成婚前保健人员岗前培训及3家婚检机构的依法审核工作。9月，市卫生计生委联合市妇儿工委和民政局推进婚检、婚姻登记一站式便民

服务试点，进一步提高婚检率。加强孕前保健服务与管理，优化婚前保健与孕前保健项目流程，开展专题培训以提高技术人员服务能力。继续开展增补叶酸预防神经管缺陷项目，对全市31285名待孕妇女进行有关知识的健康教育，向31051名妇女发放叶酸。叶酸服药率及服药依从率分别为94.97%和75.28%。

二级预防措施方面。规范开展产前筛查与诊断，推进区域化管理。研究修订北京市产前超声筛查及诊断工作要求，推进孕早期超声筛查的规范管理。制定血生化筛查实验室评估标准。完成产前筛查与诊断人员的培训与考核，分期举办产前咨询培训及产前超声筛查培训班，全年培训400余人，并完成全市600余人次的考核取证工作。完成3家产前诊断机构的审核。开展出生缺陷监测督导，增加多囊肾、18-三体综合征等疾病的监测，完善全市出生缺陷监测病种，实现对35种出生缺陷的监测。修订出生缺陷卡片，进行出生缺陷评审。

三级预防措施方面。继续开展新生儿先天性疾病筛查基本公共卫生服务项目及新生儿耳聋基因筛查服务项目。在新生儿疾病筛查和儿童体检基础上，试点开展0~6岁儿童听力、视力、肢体、智力和孤独症5种残疾筛查，探索残疾儿童早期随报、干预、治疗和康复工作模式。对大兴区和石景山区两个残疾筛查试点区的初筛、复筛及诊断机构300余人进行技术培训、开展相关工作质控，接受国家督导和调研。试点期间共有25151名儿童接受残疾筛查，确诊残疾儿童28人。全市完成新生儿代谢疾病筛查245910人次，新生儿疾病筛查率98.59%，确诊先天性甲状腺功能减退151人，苯丙酮尿症40人。完成耳聋基因筛查检测223745份，检出常见耳聋基因阳性9296人（阳性率4.60%），先天性遗传性耳聋44人，药物性耳聋易感者459人。进行新生儿听力筛查240789人，最后诊断听力损失儿童349名；共有971436名0~6岁儿童接受了免费体检，185746名儿童接受了社区免费新生儿疾病筛查，其中确诊先心病976人、发育性髋关节发育不良221人、营养不良5323人、肥胖36055人、贫血23450人。

（金英楠）

【加强妇幼健康服务体系建设】 10月，市卫生计生委制定印发《关于做好新形势下妇幼健康服务工作的指导意见》，就落实组织领导责任、加强服务设施建设、加强服务能力建设以及提供便民优质服务等方面进行整体规划和部署。参照国家卫生计生委下发的《妇幼保健机构建设标准（草案）》，广泛征询妇幼保健机构意见。配合人事部门草拟《关于优化整合妇幼保健和计划生育技术服务资源整合的指导意见》，推进服务资源整合。

（金英楠）

【举办京津冀三地妇幼健康发展研讨会】 11月，市卫生计生委联合天津市卫生计生委、河北省卫生计生委举办京津冀妇幼健康发展研讨会，就妇幼保健机构功能定位、科室建设、质量安全与机构评审、妇幼保健院建设和信息化推进等内容进行探讨，共商妇幼健康事业发展新思路、新举措，促进京津冀卫生事业协同发展与整体水平提升。

（金英楠）

【加强行业监管】 做好全市新版《出生医学证明》管理，市卫生计生委与市公安局共同开展培训，进一步规范各签发机构印章及管理人员备案。调整更新北京市妇幼保健网络信息系统（二期项目）出生医学证明管理子系统，编写《北京市出生医学证明管理工作指南》，保证新版《出生医学证明》在全市的打印签发。依法开展产前诊断技术服务和婚前保健技术服务行政许可工作。

（金英楠）

【爱婴医院复核及爱婴社区创建】 加强爱婴医院监督管理，进行不定期抽查并通报，形成常态工作机制。巩固爱婴医院成果，推进爱婴社区试点工作，加强社区和家庭对母乳喂养的支持。全市16个区县共创建爱婴社区50家，围绕加强领导、广泛宣传、加强管理、组建队伍、重视培训、拓展内涵、创造条件、设立热线等8方面内容开展创建，并标化哺乳室配置，统一配置冰箱、沙发等设施，逐步形成爱婴服务"在医院、下社区、进家庭"的连续管理和综合促进的新模式。婴儿6个月内纯母乳喂养率71.22%，较上年上升1.21个百分点，超过国家要求达到60%的标准。

（金英楠）

【拓展妇女保健服务项目】 继续开展适龄妇女两癌筛查，完成宫颈癌筛查207351人次，乳腺癌筛查223238人次；检出宫颈癌癌前病变493人、宫颈癌19人，检出乳腺癌癌前病变22人、乳腺癌131人。在海淀区、通州区、顺义区、昌平区、密云县试点开展宫颈癌检查HPV检测服务，共检测2万人，高危型HPV阳性率7.6%，宫颈癌及癌前病变检出率343.7/10万。规范全市计划生育技术服务，加强监督指导和质量控制。

（金英楠）

【推进妇幼信息化建设】 继续做好妇幼卫生二期信息系统的运营和维护管理，加强应用培训与现场指导。完成国家级孕产妇死亡监测点、危重孕产妇医院监测的信息管理，以及全国妇幼保健机构资源与运营情况监测信息上报和数据分析工作。

（金英楠）

计划生育技术服务

【加强计划生育技术服务机构管理】　　年内，市卫生计生委通过调研和广泛征求意见，推进妇幼保健和计划生育技术服务资源有效整合，制订整合方案，发挥各自优势，促进机构、人员、技术有机融合，进一步提升计划生育服务水平。8月，按照《计划生育技术服务条例》关于每三年开展一次服务机构和人员校验的规定，开展计划生育技术服务机构校验工作，共批准了14家服务机构。

（蔡　俊）

【推进基本计划生育服务项目】　　加强避孕药具发放管理。加强机构和队伍建设，继续推进药具机构"参公"管理，稳定人员队伍，健全管理制度；提高免费药具自助发放机管理水平，做好数据分析，科学规划布局，根据需求新增618台自助发放机；加强免费药具综合服务平台管理，整合平台的查询和宣传等服务功能，提高平台点击率；促进基层药具服务规范化发展，组织学习《国家免费计划生育药具服务规范（试行）》，促进药具服务规范化发展；推进药具服务基层系列活动，做好基层岗位练兵、药具发放、网络建设、主题征文系列活动。加大对"实行长效节育的群众免费提供健康体检"项目的监督指导，确保该项政策落实到位。完善婚育服务包发放管理制度，严格发放情况汇总上报制度，共发放婚育服务包和相关宣传材料6万余份，规范婚育服务包招标采购，确保婚育服务包发放工作连续开展。动员基层计生专干参加国家生殖健康咨询师职业资格考试，不断提升基层计生专干服务水平，逐步提高持证上岗率，开展2期生殖健康师培训，共培训基层计生专干600余人。

（蔡　俊）

康复护理服务

【起草康复服务体系建设指导意见】　　年内，市卫生计生委继续推进康复医疗服务体系建设，探索人才培养和政策保障等有效机制；加强政策引导，鼓励多方面力量设置康复和护理机构。全年批准设置4家社会办康复医院，共600张床位。截至年底，全市开设康复医院、护理院和疗养院18家，开设康复医学科的医疗机构145家，开放床位2422张；康复患者门急诊159.9万人次，出院1.5万人次。8月，在康复护理体系建设试点和调研的基础上，起草《加强北京市康复医疗服务体系建设的指导意见》，明确了"以人为本、统筹发展，政府主导、社会参与；完善机制、提升能力，分类指导、协调推进，中西并重、创新发展"的基本原则，发展的总体目标为"加强具有首都特色的康复医疗服务体系建设，完善康复管理体制、运行机制和工作模式，满足广大群众日益增长的多元化康复医疗服务需求"。优化全市医疗资源配置，合理控制医药费用增长，提高资源整体利用效率和效果；加快将卫生工作从以疾病治疗为中心向以健康促进为中心转移，注重预防和康复，提高医务人员的预防和康复服务理念及服务能力，实现预防、治疗、康复三者有机结合。具体目标为"建立分层分级的康复医疗服务体系、建立有序转诊机制、加强康复学科和专业队伍建设、完善康复医疗事业发展的配套政策、建立健全康复医疗机构监管体系"。重点任务是：加快康复医疗服务体系建设，加强康复专业人才队伍建设，加强康复医疗服务技术和设备建设，建立康复医疗服务分工协作机制，加强康复医疗服务监督管理，加强康复医疗信息化建设，加强康复医学学科体系建设，完善配套支持政策。

（杨　凯）

【起草护理服务体系建设指导意见】　　9月，市卫生计生委起草了《北京市护理服务体系建设指导意见》，明确了基本原则为"坚持以人为本、深化体制改革、坚持创新驱动"；发展目标为"到2020年，基本建立覆盖整个疾病诊疗周期，内涵更加丰富、结构更为合理的护理服务体系，形成符合北京实际情况、可持续发展的体制机制，打造一批良性循环的护理服务专业队伍，基本满足北京市民的护理服务需求"；主要任务是"多措并举大力发展护理服务，不断完善护理服务的筹资和支付制度，建立更为灵活高效的护理人员培养和执业制度，形成科学公正的护理服务评价体制，促进护理服务业相关产业健康发展"。

（杨　凯）

【康复医疗服务能力调查评估】　　11月，为加快推进北京市康复医疗服务体系建设，了解和掌握各区县康复医疗资源、技术水平及康复专业技术人才队伍建设情况，为科学决策提供依据，市卫生计生委对全市公立、民营各级各类医疗机构开展了康复医疗服务能力调查评估。

（杨　凯）

医政管理

【概述】 2014年末，全市有医疗卫生机构10265家（含驻京部队医疗机构15家），其中医疗机构10107家（含三级医疗机构89家、二级医疗机构147家、一级医疗机构600家）。全市卫生人员304990人（含驻京部队医院15家），其中执业（助理）医师89590人，注册护士106167人。每千常住人口卫生技术人员11.29人，执业（助理）医师4.16人，注册护士4.93人，医疗机构编制床位5.28张、实有床位5.10张。全年全市医疗机构（含诊所、医务室、村卫生室和驻京部队医疗机构）共诊疗22967.01万人次，出院322.05万人次（含驻京部队医疗机构）。

2014年，北京市医政医管工作贯彻国家和北京市深化医改的决策部署，优化医疗资源配置，完善医疗服务体系建设。进一步推动全市医疗资源的结构优化和布局调整，促进医疗资源疏解；推进京津冀医疗协同发展；鼓励和引导社会办医疗机构发展；以医联体建设为抓手，建立完善分级诊疗服务体系。推进行政审批制度改革，加强和规范医疗机构、医务人员准入管理，先后发布《北京市医疗机构许可管理办法》《北京市卫生计生委中医管理局关于进一步加强和规范医师执业注册管理工作的通知》《北京市医师多点执业管理办法》。改进医疗服务，推进预约诊疗服务工作，完善双休日普通门诊预约诊疗服务；深化北京市城乡对口支援工作；开展优质护理服务评价，进一步落实责任制整体护理，规范并加强护理安全（不良）事件的上报及管理。加强医疗行业评价监管，完善DRGs医院评价指标体系，应用DRGs方法开展医院绩效评价；加强对医院的监督管理，建立完善医生评价监督体系，开展全市医师定期考核；开展"平安医院"建设，维护医患双方合法权益。推进血液管理工作，全年全市无偿献血38万人次，采集血液总量65.9万单位；实现了核酸检测覆盖率100%的目标，降低输血后传染病的风险；签订《京津冀协同发展采供血工作合作框架协议》，建立了京津冀三地采供血工作和血液保障的协同发展机制。按国家要求，组织做好埃博拉出血热等传染性疾病的防控及应急救治准备工作，组建3支援助西非医疗队并做好培训；同时，配合做好应对自然灾害、事故灾难和社会安全事件等各类突发事件的医疗救治和各类大型活动的医疗保障工作。

（陆 珊）

规划和体系建设

【开展京冀医疗卫生协同发展工作调研】 8月26日，为推进京冀医疗合作，市卫生计生委主任方来英、副主任毛羽会同河北省卫生计生委负责人赴河北省张家口市崇礼县开展调研。调研组先后到崇礼县正在建设中的崇礼县人民医院施工现场、为冬奥会医疗保障筹备的骨科专科医院建设预留地和张家口市第二医院（中西医骨科医院）实地考察，与河北省卫生计生委、张家口市和崇礼县领导，以及各级医院院长进行座谈。座谈会上，京冀双方就京冀协同发展工作开展以来的工作进展、两地医疗规划制定、重点项目合作和冬奥会医疗卫生保障工作进行了交流。双方议定，京冀两地将在医疗规划对接、建立工作协调机制、调动多种资源开展合作等方面开展研究；同时，北京将与河北省重点地区拟定并签署具体的医疗合作协议，明确合作目标，在重点项目上有所突破。

（陆 珊）

【推进京津冀医疗协同发展】 按照市委、市政府"疏解非首都核心功能"和推进区域协同发展的战略部署，统筹调整北京医疗资源布局，推动有条件的医疗机构向北京周边地区发展。以北京有关医院与位于燕郊的河北燕达医院的合作为突破点，探索两地医疗合作的有效模式，研究完善试点配套政策。北京朝阳医院、天坛医院先后与燕达医院签订合作协议，燕达医院被纳入北京市新农合定点医院，并可享受医保和医疗票据使用方面的试点政策，为在燕郊居住地患者就近就医提供便利。12月，医院门诊诊疗10911人次，同比增长130.82%；出院609人次，同比增长311.49%。根据医疗功能疏解和医疗需求情况，京冀两地其他医疗机构的合作也在逐步深入开展。河北省已有60余家三级医院与北京市有关医疗机构开展了多种形式的合作，合作范围涵盖北京辖区央属、市属和部队的约 50 家医疗机构。

（陆　珊）

【优化医疗资源配置】　市卫生计生委进一步推动全市医疗资源的结构优化和布局调整，提升资源使用效率。严格执行在五环路内不予批准建立政府办综合性医疗机构，不予批准增加政府办医疗机构床位总量的要求，推进城市核心区优质医疗资源向郊区资源薄弱地区的转移。截至年底，先后规划确定 11 家三级医院在城市人口大型居住新区和资源薄弱的郊区建立分院；同时，通过政府举办和鼓励社会资本办医等多种形式，在资源薄弱地区新建医院。

落实国务院《关于促进健康服务业发展的若干意见》，鼓励社会资本投向医疗资源稀缺及满足多元化服务需求领域。公布《社会办医疗机构指南》，筹建北京市非公立医疗机构协会，促进行业自律。社会办医院比上年增加 35 家，增长 9.4%，总数达 409 家，占全市医院总数的 62.3%；床位增加 3233 张，增长了 18%，床位总数占全市医疗机构床位的 19.6%；社会办医院总诊疗 1585 万人次，出院 29 万人次，分别比上年增加 21.1% 和 23.3%，高于全市平均增长水平。

（陆　珊）

【推进区域医疗中心医院级别核定工作】　根据国家深化医药卫生体制改革精神和《北京市医疗机构设置规划（2012—2015）》原则，根据相关区县发展定位及区域医疗中心基本建设规划布局，2013 年，市卫生局共完成 6 家规划为区域医疗中心的医院级别的重新核定，医院级别核定为三级。2014 年，市卫生计生委继续推进区域医疗中心医院级别核定工作。截至年底，完成北京市垂杨柳医院、北京市海淀医院、北京房山区良乡医院、北京市红十字会急诊抢救中心 4 家医疗机构的级别核定工作，明确医院为所在辖区区域医疗中心，并将医院级别核定为三级。通过医院级别提升，明确其功能定位，进一步完善区域医疗服务体系建设，保障辖区居民常见病、多发病、危急重症和部分疑难复杂疾病的诊疗服务需求，推进分级有序就医模式的实施。

（陆　珊）

准入管理

【召开规范医师执业注册行政许可工作会议】　1 月 16～17 日，市卫生局与市中医管理局，组织召开了北京市进一步规范医师执业注册行政许可工作会议。会议对进一步规范和统一全市医师注册行政许可事项名称及办理须知，加强医师执业注册管理等工作

进行了研究和部署。16 个区县卫生局医政科和审批科承担医师执业注册管理工作负责人等 60 余人参会。会上，组织学习了住院医师规范化培训、医师执业范围变更、全科医师注册管理、医师定期考核等国家和北京市的相关法律法规政策文件；对拟定的进一步加强和规范全市医师执业注册管理工作的文件进行了讨论；对医师执业注册、医师变更注册、医师重新执业注册、医师注销执业注册、补办医师执业证书、军队和地方医师变更执业注册、部队退休复员、退休移交地方、转业人员换领资格证书的办事流程和办事须知等内容进行了答疑；对外国医师、港澳台医师执业注册工作做了介绍和培训，对实现医师执业注册电子信息化和社会化、无纸化办公工作进行了探讨和论证，对医师多点执业、社会资本办医等医师管理问题进行了交流。市卫生局医政处、办公室、法监处、科教处、基层卫生处和市中医管理局医政处等处室负责人，北京医师协会、北京中医协会及负责医师执业注册信息化保障工作的北京民科有限公司等有关单位负责人参加了会议，并与各区县参会人员对医师注册工作存在的问题等内容进行交流。

（杨培蔚）

【医疗机构审批与管理】　为规范医疗机构审批和管理，提高医疗机构行政许可工作质量和办事效率，同时推进"医养结合"工作的落实，7 月 2 日，市卫生计生委召开北京市医疗机构许可管理暨"医养结合"工作会议。市卫生计生委医政医管处负责人及 16 个区县卫生计生委（卫生局）主管领导、医政科科长、审批科科长参加会议。市卫生计生委副主任毛羽出席会议。会议对《北京市医疗机构许可管理办法》进行了解读，对推进"医养结合"、加强养老机构和养老照料中心医疗资源配置工作进行了部署，对医联体等工作的推进情况进行了通报。毛羽要求各区县卫生计生委（卫生局）根据部门职责，配合民政部门推进"医养结合"工作；同时要求各区县按期完成医联体建设试点，统筹资源，搭建合理的医疗体系，规范就医秩序。

全年共批准设置医疗机构（市中医管理局设置的医疗机构除外）526 家，比上年增加 101 家。其中社会办医疗机构 472 家，占 89.7%，比上年增加 100 家。

（陆　珊）

【推进医师多点执业工作】　年内，市卫生计生委修订发布了新的《北京市医师多点执业管理办法》，进一步放开多点执业政策，取消对执业地点数量的限制；在办理多点执业注册的提交材料中，取消向行政部门提交单位同意证明的要求。加强医疗行为

监管，对开展多点执业的医师增加"按照医师定期考核管理的相关规定接受各执业地点的定期考核"等管理性规定，以保障医疗质量和医疗安全。新的《北京市医师多点执业管理办法》自8月实施后，申请办理多点执业的医师数量明显增长。8月1日～12月31日，全市共办理医师多点执业注册1170人次，是上年同期的近4倍。截至12月底，全市医师多点执业注册累计3386人。

（陆　珊）

【制定医疗机构许可管理办法】　为规范和加强医疗机构许可管理，市卫生计生委和市中医管理局对2010年4月21日原市卫生局、市中医管理局发布的《北京市医疗机构审批管理暂行办法》进行修订，制定了《北京市医疗机构许可管理办法》，自9月1日起施行。修订要点包括：调整和下放医疗机构审批权限，将100张床以下的专科医院的设置审批权限，以及医学检验所、中外合资、合作、香港和澳门服务提供者设置的门诊部或诊所的登记注册权限下放至区县卫生计生行政部门；缩短医疗机构审批时限，规定对于正式受理的申请材料，卫生计生行政部门应当在10个工作日内做出执业登记许可决定；强调鼓励社会资本办医及做好医疗机构设置规划的相关政策，优先支持举办非营利性医疗机构，鼓励社会资本举办中医类别医院、康复医院、护理院及特色专科医院，鼓励有资质人员依法开办个体诊所；统一审批材料和审批程序，对各级各类医疗机构办理设置审批、登记注册、变更、校验、注销登记程序时应提交的申请材料及程序进行了整合和统一规定。

（陆　珊）

【规范健康体检管理】　11月3日，制定下发了《北京市卫生和计划生育委员会关于进一步加强健康体检管理工作的通知》，要求严格履行健康体检审核登记程序，对健康体检申请提交、现场审核、登记和资质公示、变更备案等进一步明确，并简化程序以方便申请人；规范体检统计数据上报工作；认真抓好健康体检质量管理，强化属地管理和行业管理、强化医疗机构的主体和责任意识、发挥质控部门的辅助作用和行业协会的指导作用。

（杨培蔚）

【承接职业病诊断机构批准等三项许可事项】　依据市卫生计生委部门职责和处室分工调整，12月10日，医政医管处承接了职业病诊断机构批准、职业健康检查机构批准、职业病诊断人员资格证书核发三项许可工作。医政处重新梳理了许可申请表、办事须知及其他相关事项并对社会公示。拟成立职业病诊断机构质控中心和职业病健康检查机构质控中心，协

助对全市职业病防治机构进行质量控制和技术指导。

12月，完成了昌平区疾控中心等4所机构职业健康检查资质及北京大学第三医院职业病诊断资质的年检。针对《职业病分类和目录》中18项新增职业病，组织专家制定了考核标准，并于12月30日对北京朝阳医院职业病新增诊断项目申请进行了现场评估。

（杨　琴）

【市、区两级护士执业注册工作】　2013年7月，市卫生局制定了《北京市护士执业注册管理办法》，对护士注册工作进行了进一步规范和调整。办法实施后，办理延续注册、变更注册的，由申请人向执业地所在区县卫生局提交申请材料。年内，市卫生计生委办理护士首次注册和重新注册5103件，全市16个区县共办理护士延续注册22709件、变更9977件。

（杨　琴）

【救护车配置审查】　年内，依据《北京市救护车管理办法》，市卫生计生委共受理救护车申请66件，联合市公安局公安交通管理局、市小客车指标办共批准救护车指标75个，80辆医疗机构救护车完成登记上牌手续。

（杨　琴）

医疗服务

【春节期间燃放烟花爆竹致伤人员医疗救治情况】　2014年是北京市烟花爆竹燃放"禁改限"的第九年，北京市卫生局对2014年春节期间全市燃放烟花爆竹致伤医疗救治、信息统计和医疗服务保障等工作进行了全面部署。其中280家医疗机构和16个区县卫生局作为网络直报单位，将就诊伤员的信息实时上报。

1月31日（初一）～2月6日（初七），全市二级及以上医疗机构共安排36.53万人次医务人员在岗值守，其中医生8.99万人次，护士15.71万人次，副高以上职称医务人员2.94万人次；全市门诊45.42万人次，急诊15.41万人次，急诊抢救5743人次，急诊手术2654例；市血液中心采全血5610单位、机采血小板591单位，发出全血3172单位、机采血小板712单位。除夕0时到正月十六6时，共收治在市内燃放烟花爆竹致伤就诊人员149人，其中眼外伤14人、外伤（头面、躯干、四肢）28人、烧伤2人、复合伤105人、死亡0人；摘眼球0人、截肢5人（其中截拇指4人）、重度烧伤0人；累计住院治疗8人。在外埠燃放来京就诊人员95人，其中眼外伤6人、外伤13人、复合伤76人；摘眼球1人、截肢1

• 141 •

人（其中截拇指 1 人），重度烧伤 0 人；累计住院治疗 10 人。

（王同国）

【无锡、宁波市领导来京考察医联体建设】 3月 11 日，江苏省无锡市、浙江省宁波市领导分别来北京市考察医联体建设情况，市卫生计生委主任方来英、副主任毛羽会见了考察团，并介绍了北京市的医联体建设情况。

（王同国　齐士明）

【召开医政医管暨对口支援工作会议】 4月 10日，市卫生计生委召开 2014 年北京市医政医管暨对口支援工作会议。各区县卫生局，全市二、三级医疗机构，部分民营医院负责人，以及各采供血机构及相关行业协会负责人参加了会议。

会上，市卫生计生委副主任毛羽做 2013 年北京市医政医管工作报告，介绍了全市医疗资源和工作量现状以及应用 DRGs 方法对医疗服务工作进行评价的情况，回顾和总结了 2013 年医政医管工作进展，并对 2014 年全市医政医管工作要点进行了安排。

市卫生计生委党委书记、主任方来英出席会议并讲话，要求卫生计生行政部门严格依法行政，规范医疗机构审批标准，不得擅自设置审批门槛；加强医院监管评价，做好医疗监督；完善医疗机构设置规划和医疗服务体系建设，统筹规划各类医疗机构的功能定位和空间布局，做好辖区医疗资源配置。同时要求政府办医疗机构要完善学科建设，保障提供基本医疗卫生服务；三级医院要继续加强预约诊疗工作，做好社区转诊和院内转诊，合理引导需方，提高服务效率；各医疗机构管理者应结合医疗责任保险等工作，改革医师管理制度，保障医师合法执业权益。

（陆珊）

【医疗机构健康体检工作】 4～5 月，市体检质控中心联合市卫生监督所、医院感染管理质控中心、医学检验质控中心、医学影像质控中心对全市 198 家开展健康体检的医疗机构进行了一次全面的健康体检质量现场检查。通过检查，暴露出部分开展健康体检的医疗机构仍存在着比较突出的问题，例如：体检场所面积不符合标准要求，健康体检场所、设备与患者就医场所混用，医务人员执业地点未变更、超执业范围执业，放射诊疗场地、设备以及相关人员资质不达标等。

11 月 5 日，市卫生计生委召开全市医疗机构健康体检工作会。全市 16 个各区县卫生计生委（卫生局）主管局长、医政科科长，市体检质控中心专家委员及全市 204 家准予开展健康体检的医疗机构主管院长和体检中心主任近 500 人参加会议。会上，市体检质控中心主任张静波总结了全市开展健康体检工作的情况，通报了 2014 年全市健康体检质量检查工作情况；市卫生监督所副所长刘劲松通报了检查监督执法情况；市卫生计生委医政医管处处长路明解读了《北京市卫生和计划生育委员会关于进一步加强健康体检管理工作的通知》，强调在工作中要严格履行健康体检审核登记程序，规范体检统计数据上报工作，抓好体检质量管理。最后，市卫生计生委副主任毛羽强调要充分发挥卫生行政部门、体检质控中心和行业协会的作用，制定战略发展目标，提高体检质量和服务水平，加强行业自律。

（杨培蔚）

【毛羽调研朝阳区东部医联体建设】 5月 28日，市卫生计生委副主任毛羽带领市卫生计生委、财政局、人力社保局有关部门负责人员，到朝阳区东部医联体核心医院——中日友好医院和合作医院——安贞社区卫生服务中心进行调研。中日友好医院院长许树强、安贞社区卫生服务中心主任张楠分别汇报了医联体工作进展情况。调研组查看了中日友好医院医联体管理服务中心和安贞社区卫生服务中心医联体康复病区和神经内科病区的人员、设备及运行等情况。

朝阳区东部医联体于 2013 年 12 月 26 日正式成立。中日友好医院为核心医院，合作医院有 3 所三级医院、2 所二级医院、11 个社区卫生服务中心。服务范围覆盖常住人口 150 万左右，累计床位约 4460 张。实现了跨隶属关系、跨资产所属关系的有效联合。此项工作得到了朝阳区财政局、人力社保局等有关方面大力支持。中日友好医院担任朝阳区东部医联体核心医院以来，建立了责任主任制度，向所辖医联体合作医院派驻 9 名责任主任，初步形成双向转诊的内部循环；根据社区患者需求，向医联体内社区派出 23 名（含责任主任）具有专科诊疗特色的中青年专家，每周出诊半天，带教社区医生，为首诊在社区发挥引导作用；拓展对社区医务人员的培训，培训范围从医联体扩至朝阳区全部 42 家社区卫生服务中心；开展医联体内预约转诊，中日友好医院根据社区需求开放神内等 30 个科室每周 300 个专家号源；推动医联体内远程会诊，中日友好医院接通朝阳区卫生局信息中心卫生专网，建立了朝阳区医学影像的存储和传输系统（PACS）、心电图、24 小时心电监测远程会诊中心。安贞社区卫生服务中心医联体病区床位使用率达 90%，平均住院天数由 2～3 个月缩短至 17 天，次均费用由 1.5 万元减少至 0.75 万元。社区卫生服务中心实现了病房转型，逐步改为康复、神内、老年病特色的社区老年病医院，以病房的发展带动整个医院的业务建设，成为三级医院与养老机构的中间枢纽，搭建了安贞及和平街地区的老年康复网络；缓解了安贞社区居民到大医院挂号难、就诊难的问题，实现了分级分层诊疗。

调研后，毛羽希望中日友好医院医联体为北京市的医联体建设提供更好的经验。

（王同国　齐士明）

【推进医养结合工作】　"医养结合"是北京市发展养老服务业的重要举措，实现医疗资源与养老资源的有效结合，缓解养老压力。5月以来，市卫生计生委会同市老龄产业协会在东城、西城4家养老机构先期开展试点，协助建立了养老机构与就近医疗机构对口合作的工作机制，并完成了与999等院前急救机构的对接。

7月，市卫生计生委配合民政部门，推进全市养老机构和养老照料中心的医疗资源配置工作。召开工作会议，要求区县卫生行政部门指导和支持养老机构建立符合需求的医疗机构，并按照相应的审批标准和程序加快审批，解决养老机构中老年人的就医需求。鼓励社区卫生服务机构和医疗机构与社区托老所、养老机构加强合作，签订医疗服务合作协议，实现老年人在养老机构和医疗机构之间的医疗卫生服务便捷对接。同时，推进医疗机构对养老机构的支撑功能，支持养老机构与周边就近的医疗机构加强合作。

（陆　珊）

【召开医联体工作座谈会】　6月19日，市卫生计生委在中环办公楼召开医联体工作座谈会，市卫生计生委副主任毛羽、医政处负责人，朝阳区、海淀区、西城区、平谷区、房山区卫生局医联体工作主管局长及辖区内1~2家医联体核心医院的主管院长等20余人参加了会议。各单位围绕医联体模型、主要管理指标、基本标准、运行状况、效果等进行交流。朝阳区卫生局构建了朝阳医院、中日友好医院、安贞医院、垂杨柳医院等4个医联体，积极申请区级医联体工作保障经费、给予医联体医院适当补偿；对医联体核心医院及合作医院双向考核、评价，推进医联体工作。平谷区卫生局深入推进平谷区医院医联体工作，实现辖区内医联体社区的全覆盖，加强人才培养、学科建设，利用信息化平台调动优质医疗资源进入社区。毛羽强调，通过医联体工作将不同医院进行功能定位，大医院重在提升疑难重症的治疗能力，基层医疗机构重在治疗多发病、常见病；区县卫生局要积极开展医联体工作，落实属地责任。

（王同国　齐士明）

【召开医联体工作通报会】　7月10日，市卫生计生委在中环办公楼新闻发布厅召开北京市医联体工作通报会。市卫生计生委副主任毛羽及医政医管处、基层卫生处、药械处负责人，各区县卫生局主管医联体工作的局长及有关负责人、各区域医疗中心主管医联体工作的院长及有关负责人、医联体核心医院主管医联体工作的院长及有关负责人、每区县4家医联体合作医院主管医联体工作的院长或中心主任共计160余人参加了会议。

会上，医政医管处通报了北京市第一阶段医联体工作的基本情况，总结了医联体工作的亮点，指出了医联体工作需要改进的方面，部署了下一步工作。基层卫生处介绍了社区卫生服务中心的现状、在医联体建设中的定位、下一步工作重点，药械处介绍了与医联体关系密切的低价药品相关政策。

毛羽指出，医联体第一阶段工作总体发展形势不错，共成立22个医联体，12个区县已经完成医联体签约工作，其余4个区县也制定了规划，尽快完成签约。但已签约的医联体之间存在一些差距，需要加强管理，不断探索、不断完善，逐步实现基层医疗机构社区居民首诊率不断上升、核心医院首诊率逐步下降的总体目标。

（王同国　齐士明）

【参加第三届手语风采大赛】　7~9月，首都精神文明办、市残联、市卫生计生委、市交通委、市文化局、市公园管理中心、市商业联合会、市志愿者联合会共同主办"彩绘梦想 手传心声"——"安利杯"北京市第三届手语风采大赛，普及和推广中国手语，促进健全人与听力残疾人的沟通。

北京市各级医疗卫生机构选派医生、护士、导医人员共150余人参与此项活动。9月25~26日，市卫生计生委、市残联在北京市残疾人活动中心举办了北京市卫生系统手语参赛选手培训班。11月30日，北京市第三届手语风采大赛团体决赛及颁奖仪式在空军指挥学院礼堂举行。北京协和医院、昌平区东小口社区卫生服务中心等参加决赛，其中昌平区东小口社区卫生服务中心获团体三等奖。

（齐士明）

【加强医疗机构消毒供应管理】　8月，市卫生计生委印发《关于加强医疗机构消毒供应管理的通知》，要求医疗机构将消毒供应工作纳入各单位的医疗质量管理体系，建立严格的管理制度和标准的操作规程；合理配置具有相应资格的技术人员，不定期进行自查，持续改进手术器械的清洗消毒供应工作；通过对器械回收、集中清洗、消毒、包装、灭菌等环节的全过程监控，建立和完善信息化管理，及时发现安全隐患，分析危险因素，采取有效防控措施，保证消毒灭菌物品的质量合格。根据实际工作量及各岗位要求，合理配置必要的设施设备、耗材及防护用品；鼓

· 143 ·

励有条件的规范化的医院消毒供应中心为周边医疗机构提供消毒供应服务，逐步实现消毒供应工作的区域化管理。建立消毒供应人员岗位培训制度，正确掌握各类诊疗器械、器具和物品的清洗、消毒、打包、灭菌、职业安全等知识和技能，落实岗位培训，逐步实施全员持证上岗。

（杨 琴）

【"服务百姓健康行动"大型义诊活动周】 9月14～20日，是国家卫生计生委、国家中医药管理局、解放军总后勤部卫生部联合确定的"服务百姓健康行动"全国大型义诊活动周，市卫生计生委对全市义诊活动做出了安排，主要包括公共场所义诊活动、社区和乡镇义诊、医疗机构内义诊、开展健康大讲堂、注重中西医结合、医疗服务进军营等七个方面的内容。

（齐士明）

【推进预约诊疗服务工作】 年内，市卫生计生委进一步推进预约诊疗服务工作，完善双休日普通门诊预约诊疗服务，将周末普通门诊预约挂号服务纳入114预约挂号统一平台。截至12月底，全市共有146家医院接入平台提供预约挂号服务，预约挂号电话总呼入量4500余万个，日均呼叫量约4万个，高峰日呼叫量7万个；网站点击量日均10万余次；平台累计挂号1857万个。截至12月底，有93家医院将双休日普通门诊纳入预约挂号统一平台，两年来，累计在平台投放双休日普通门诊号源361.32万个。

（陆 珊）

医疗监管与评价

【开展住院医疗服务绩效评价平台启用培训】
市卫生计生委在应用DRGs方法开展医院医疗服务绩效评价的基础上，委托北京市医院管理研究所开发了BJ－DRGs（2014版）分组管理系统软件和北京地区住院医疗服务绩效评价平台，该平台向各区县卫生计生行政部门及有关医院开放，提供DRGs评价的有关数据，协助各部门进行辖区内医院医疗服务绩效评价和医院内科室绩效评价等管理。市卫生计生委于9月12日召开平台启动暨培训工作会，16区县卫生计生委（卫生局）、各三级医院和郊区县区域医疗中心有关负责人参会。会上，国务院参事、DRGs项目组组长邓小虹介绍了平台开发的背景和意义；北京市医院管理研究所对平台的应用和操作进行了培训。市卫生计生委副主任毛羽讲话时指出，通过DRGs等方式进行的医疗服务评价是医院管理的重要手段；医院管理者不仅要关注医院规模，更要注重医院的内涵建设，

关注医疗质量和服务效率。

（陆 珊）

【开展平安医院创建工作督导检查】 为促进首都平安医院创建，9月26日，市卫生计生委、首都综治办、公安局、民政局、工商局、城管执法局分管部门领导，以及从北京协和医院、人民医院、积水潭医院、安贞医院、友谊医院、儿童医院的有关医疗安全管理和医疗纠纷化解及安全保卫专家，分2组对西城区和朝阳区属医院以及积水潭医院、展览路医院、朝阳医院、五洲妇儿医院的平安医院建设工作进行了督导。2个督导组在听取区县卫生计生委（卫生局）、医院的汇报后，对医院创建和维持平安医院的组织领导、部门分工协作、医疗安全管理、医疗纠纷化解、医院治安秩序等5方面的工作进行了现场检查，抽查了相关工作人员对平安医院创建内容、消防安全知识了解情况，模拟事故报警以检验医院安保人员的快速反应。

在检查中也发现了个别医院在维持平安医院过程档案资料保存不完全、信息报告较少；部分建筑老化，楼内无消防喷淋系统，存在消防隐患；应急疏散通道标识不明显或不足等。

（罗培林）

护理管理

【启动护理安全（不良）事件网络直报】 为规范医院对护理安全（不良）事件的上报工作，促进提升临床护理质量和患者安全，7月，市卫生计生委医政医管处启动了全市二级及医院护理安全（不良）事件（压疮、管路滑脱、跌倒/坠床、用药错误、意外事件）非惩罚性网络直报工作，由北京市护理质控中心召开培训会，组织医疗机构实施，并对数据进行整理、汇总、分析，典型案例在上报机构之间分享，以完善医院管理，规避护理风险，保障患者安全。

（杨 琴）

【开展优质护理服务评价】 按照《国家卫生计生委办公厅关于开展优质护理服务评价工作的通知》要求，8月，市卫生计生委印发《关于开展优质护理服务评价工作的通知》，决定自2014年至2017年开展为期3年的优质护理服务评价。评价范围为辖区内各级各类医院，重点是二级以上开展优质护理服务的医院。要求各医院按照优质护理服务评价指标落实各项护理工作，并进行自查，市、区卫生计生行政部门进行抽查评价。评价工作委托市护理质控中心组织实施，共组织自查、抽查165所二级医疗机构。

（杨 琴）

【推荐第 45 届南丁格尔奖章候选人】 按照《中国红十字会总会关于推荐第 45 届南丁格尔奖章候选人的通知》要求，11～12 月，市卫生计生委联合市红十字会组织开展了第 45 届南丁格尔奖章北京地区候选人申报、推荐工作。经单位推荐、专家评定，确定北京世纪坛医院周苗为第 45 届南丁格尔奖章北京地区候选人，公示无异议后上报中国红十字会总会。

（杨　琴）

血液管理

【召开首都无偿献血工作会】 6 月 13 日，首都无偿献血工作暨 2012～2013 年度先进集体和先进个人表彰大会在北京会议中心召开。会议对荣获 2012～2013 年度首都无偿献血工作 100 家先进集体和 510 名先进个人进行了表彰。国家卫生计生委、总后卫生部医疗管理局、市卫生计生委、市红十字会、市人力社保局、首都精神文明办、市财政局和驻京部队献血办，以及市公民献血委员会委员单位的有关领导出席了会议。副市长杨晓超讲话时要求各区县政府建立多部门协调联动的工作机制，为无偿献血工作提供必要的经费和组织保障；卫生计生部门要加强对采供血、临床用血的监督管理，定期开展执法检查；教育、科技、宣传、规划、城管、公安等部门，要积极参与和支持无偿献血工作。

（杨培蔚）

【签署京津冀采供血工作合作协议】 12 月 15 日，北京市卫生计生委、天津市卫生计生委、河北省卫生计生委签署了《京津冀协同发展采供血工作合作框架协议》。三地将在战略合作协议框架下，本着"合作互补、互惠共赢、协同发展"的原则，建立完善协调联动新机制，携手创建区域化采供血保障体系，同保障、共发展；京津冀将在无偿献血宣传与招募、献血志愿服务、采供血信息共享、血液质量管理、血液保障与省际调剂，以及科研、教学、培训等 6 方面紧密合作。血液质量管理方面，推动各血站内部血液质量体系建设，逐步实现业务流程的一致性；建立三地共享的质量审核专家库，共同开展管理评审及内部审核，提高三地采供血机构管理标准化水平；在《北京市采供血业务过程监控指标（试行）》基础上确定区域采供血业务过程监控指标，实现区域内采供血机构指标数据的收集、比对和分析；建立区域内血液质量控制和评价机制，统一标准、统一质量。血液保障与省际调剂方面，建立区域间血液应急调剂和审批制度；利用三地信息联网系统，建立资源共享的

稀有血型血液信息、血型参比实验室及资料库，建立跨省市血液调剂应急演练机制。科研与教学、培训方面，建立区域内输血等专业高层次人才信息库；共同建立重点实验室，实现科技信息和科研仪器设备资源共享；在三地血液中心设立实习基地，接收三地输血相关专业学生和新入职职工的见习、实习和岗前培训；三地定期组织业务观摩、技能比武、文化建设交流等活动。献血志愿服务方面，逐步实现三地间互通的志愿者优先用血的照顾政策，逐步实现献血者、配偶及直系亲属血费异地报销、优先用血等互联互认。采供血信息共享方面，通过联网共享献血信息，在三地范围内实现避免不够间隔献血和不合格献血者屏蔽；共享血液筛查信息，实现应急调剂血液的计算机直接识别。

（杨培蔚）

【献血工作】 年内，为提升血液筛查检测水平，4 家血站全部纳入核酸集中化检测体系，提前两年实现了"北京核酸检测覆盖率 100%"的目标，输血后传染病的风险大大降低。

全年全市参加无偿献血 38 万人次，比上年增长 5.1%；采集血液 65.9 万单位，比上年增长 7.1%。按照血液品种统计：采集全血 57.4 万单位，同比增长 6.7%；机采血小板 8.5 万单位，同比增长 9.9%；采集 Rh 阴性血 3376 单位，同比增长 20.3%。按照血液招募方式统计：个人捐献血液 55.9 万单位，占采集血液总量的 84.8%，同比增长 12.8%；团体捐献血液 6.5 万单位，占采集血液总量的 9.9%，同比减少 10.1%；互助捐献血液 3.5 万单位，占采集血液总量的 5.3%，同比减少 26.4%。外进血 1.4 万单位，同比减少 43.1%。为临床医疗供血（全血、红细胞、机采血小板）66.3 万单位，同比增长 7.1%。

（杨培蔚）

质控中心建设

【召开医疗质控中心评估会】 1 月 21～22 日，市卫生计生委医政处召开 2013 年度医疗质控中心评估会，27 家医疗质控中心主任及专职人员 50 余人参会。各医疗质中心分别汇报了 2013 年度工作，9 名评委进行现场提问，并按照《2013 年度北京市医疗质量控制和改进中心考核评估细则》对成立超过 1 年的 21 家质控中心进行评估打分。护理、医院感染、口腔医疗、血液净化、心血管介入五个质控中心位列前五名，重症医学、病理、放射治疗、脑卒中、营养治疗五个质检中心位列最后五名。会上还对医政信息管理平台在医疗质控中心的应用进行了经验介绍。市

卫生计生委医政处处长路明讲话时希望各医疗质控中心要加强横向联系和合作；加强对基层单位的培训指导，加强对业内的监督检查；完善各项准入、审核机制，统一许可标准，不断提高整体质量管理水平。

（杨培蔚）

【加强质控中心管理】 年内，北京大学人民医院、北京友谊医院、北京朝阳医院分别被确定为新一任医院感染质控中心、血液净化质控中心、病案质控中心主任委员单位。质控中心任期4年。

年内，院感质控中心组织专家编写了《北京市医疗机构环境清洁卫生管理规范》；对《医院洁净手术部污染控制规范》等4项地方标准进行了复审；对北京市各监控医院"医院感染监控管理系统"的数据进行筛选、汇总分析，完成《北京市医院感染监测数据报告》等。病理质控中心应用远程会诊系统为区县医院会诊及培训，解决基层医院病理科诊断的问题；组织召开冷冻切片技术培训及质量控制学习班，传授冰冻切片制备要点、冷冻切片技术及质量控制，提高整体质量水平。

通过检查交流，发现各质控中心仍然存在着不足，如有些质控中心需加强科研建设，研究如何防范问题发生，如何对质量体系进行全面评价，为行政部门决策提供依据；有些质控中心在相关行业宣传有待进一步加强，需增加质控工作的新闻报道；新成立的质控中心需加快相关专业基础数据的采集，建立工作规范、检查考核评估标准等，开展质控范围内的医疗机构全面的检查和评估。

（杨培蔚）

对口支援

【深化城乡对口支援】 年内，市卫生计生委印发《北京市深化城乡医院对口支援工作实施方案》，要求城区82家二、三级医院与远郊区县150家医院建立2013～2015年对口支援关系；提出到2015年末，完成"四个一"工程（每年为受援医院解决一项医疗急需、新增一个服务项目、突破一个薄弱环节、带出一支技术团队），区域内就诊率提高到90%，10个郊区县的11家区域医疗中心达到三级医院服务水平，受援区县的中医医院、妇幼保健院建设分别成为区域中医医疗中心、辖区妇女儿童保健中心。全年城乡对口支援医院派出人员与接收人员共工作6.8万日，门急诊22.48万人次，手术3049人次，手术示教698台次，疑难病会诊5860次，开展新技术、新业务60项，义诊24459人次。

（罗培林）

【加强省际对口支援】 年内，按照国家卫生计生委和国家中医药管理局《关于进一步深化城乡医院对口支援工作的意见》和原卫生部、国家中医药管理局、总后卫生部《关于继续开展东西部地区医院省际对口支援工作的通知》要求，全市26所三级医院对口支援内蒙古自治区36所旗县综合医院。支援内容包括重点帮助受援医院打造符合当地群众看病需求，适合旗县医院发展的重点专科，促进受援医院达到二级甲等医院标准，对于规模小的医院，力争建设成规模适度、功能齐备、水平较高、特色明显、能够基本满足当地需求的医疗中心，帮助受援医院开展适宜技术和新技术、新业务，建立医疗卫生互联网信息通道，建立真正的双向转诊绿色通道。

根据《北京市—内蒙古自治区区域合作框架协议》，市卫生计生委与内蒙古自治区赤峰市、乌兰察布市卫生局达成对口帮扶协议，北京市17家医疗机构与赤峰市15家旗县级医院结成对口支援关系；北京首钢医院与乌兰察布市凉城县医院、丰镇市医院，北京丰盛骨伤医院与商都县中医医院形成对口协作关系。

（罗培林）

大型活动医疗保障

【北京国际长跑节医疗保障】 4月20日，举办2014年北京国际长跑节，共有2万余名长跑爱好者参与。市卫生计生委于4月16日召开赛事医疗保障会议，对赛事的医疗保障进行部署，要求120、999医护人员参与保障；北京友谊医院、天坛医院为赛事后备指定医院，开辟绿色通道救治患者。比赛期间，120、999共派出7辆救护车、4辆急救摩托车、29名医务人员负责现场保障。有1名参赛选手因突发晕厥，由999送至天坛医院救治，救治后生命体征稳定。

（王同国　齐士明）

【国际田联世界田径挑战赛北京站医疗保障】2014国际田联世界田径挑战赛北京站比赛于5月23日在国家体育场开赛，共有90余名国内外运动员参赛。此次比赛由120负责比赛期间运动员、官员、场内观众、工作人员及志愿者的现场急救，解放军第三〇六医院为赛事指定医院。比赛期间，共诊治组委会工作人员2人、运动员4人，转送1名运动员至天坛医院进行核磁检查后离院。

（王同国　齐士明）

【国际汽联电动方程式锦标赛医疗保障】 2014国际汽联电动方程式锦标赛（北京站）于9月13日在京举行。8月29日，市卫生计生委召开赛事医疗保障会议，对赛事的医疗保障进行了部署。比赛期间，120 在比赛线路沿途设立 5 个运动员救护车医疗急救站、2 个观众救护车医疗急救站，共派出 7 辆救护车、23 名医务人员负责现场保障。解放军第三〇六医院和北京积水潭医院为赛事后备指定医院。赛事期间共诊治组委会工作人员、车队工作人员、运动员、观众 14 人，其中转送 1 名突发心脏病的赛事裁判至解放军第三〇六医院，诊治后病情稳定出院。

（王同国　齐士明）

【中国网球公开赛医疗保障】　9 月 21 日 ~ 10 月 5 日，中国网球公开赛在北京国家网球中心举行。根据市卫生计生委、赛事组委会工作要求，120 派出 4 名医护人员、1 名司机承担比赛期间场内观众的医疗服务。赛事期间共接诊患者 119 人，其中 1 名患者头痛、1 名患者腰扭伤转送至解放军第三〇六医院，1 名患者心脏病转送至北京安贞医院。

（王同国　齐士明）

【环北京职业公路自行车赛医疗保障】　10 月 10 ~ 14 日，2014 环北京职业公路自行车赛在京举行，共有来自国际自行车联盟的 18 支职业队的 144 名赛车手参加比赛。为了保障比赛的顺利举行，市卫生计生委成立了由主任方来英任指挥长、副主任毛羽任常务指挥长的医疗卫生应急保障指挥机构，制定了医疗保障工作预案。120 派出 5 辆急救车和 17 名医务人员担负医疗保障任务，覆盖河北、北京比赛路线的全程

路段。赛事期间，共为 35 名运动员及工作人员提供了诊疗服务，其中 1 名工作人员重度颅脑损伤、1 名裁判员锁骨骨折、1 名摩托车手鼻骨骨折，转送至医院治疗。

（王同国　齐士明）

【北京现代·北京马拉松赛医疗保障】　2014 北京现代·北京马拉松赛于 10 月 19 日在京开赛，3 万余名中外运动员参加了半程和全程马拉松赛。市卫生计生委成立了马拉松赛医疗急救保障工作领导小组，制定了医疗急救保障工作方案。针对雾霾天气情况，增加了各车组氧气与平喘药配备量，并在终点增加 2 辆救护车和 2 组医护人员。市卫生计生委从 120 与 999 共抽调 110 余名医务人员、29 辆救护车与 6 辆救护摩托车参加救护，比赛全程线路共设立 25 个固定医疗站、4 个流动医疗站和 6 辆摩托车救护组。同时，指定北京协和医院（西院）、北京大学第一医院、北京大学人民医院、北京大学第三医院、北京同仁医院、北京世纪坛医院、北京安贞医院、北京市第二医院、海淀医院、中关村医院、航空总医院、解放军第三〇六医院等为赛事后备医院，并指派 120 培训部对 450 余名志愿者进行了医疗急救培训。赛事期间共为 1349 人次提供了救助、救治服务，其中 8 人送往解放军第三〇六医院治疗。

（王同国　齐士明）

药械管理

【概述】　2014 年，北京市发布了《关于建立和完善公立医疗机构医药产品阳光采购工作的指导意见》，基本实现了抗菌药物临床应用管理的全覆盖，初步实现处方点评工作全覆盖，全面放开社会资本举办医疗机构配置乙类大型医用设备。北京市基本药物集中采购系统建设项目完成初验，开始试运行。全年全市医疗机构药品网上订购 420.58 亿元，其中二级及以上医疗机构 348.65 亿元，基层医疗卫生机构基本药物 51.24 亿元。年内，北京市各级各类医疗机构获准配置甲类大型医用设备包括 PET-CT 21 台、PET-MR（正电子发射磁共振成像系统）1 台、头部伽玛刀 2 台、306 道脑磁图 3 台、射波刀 1 台、TOMO（断层放射治疗系统）3 台、达芬奇手术机器人 7 台；乙类设备包括 CT 348 台、MRI 201 台、DSA 176 台、SPECT（单光子发射型电子计算机断层扫描仪）62 台和 LA（医用电子直线加速器）59 台。北京市基本药品目录

共有 699 个品种。

（杨　旸）

药品及医疗器械集中采购

【医疗机构常用低价药品挂网】　为贯彻落实国家卫生计生委等八部门《关于印发做好常用低价药品供应保障工作意见的通知》，市卫生计生委于 11 月 26 日启动了低价药品挂网采购工作，挂网结果于 2015 年年初公示并执行。低价药品挂网采购的先试先行，为后期全部药品网上阳光采购奠定基础，同时完成了药品品种"上下联动"（即二、三级医院与基层卫生服务机构的供应目录联动）的初期任务。

（房　薇）

【发布公立医疗机构医药产品采购指导意见】　为规范药品和医用设备耗材等流通秩序，强化市场竞

争机制，预防和遏制药品购销领域腐败行为，推进破除以药补医综合改革措施，平抑医药产品采购价格，市卫生计生委通过搭建阳光采购平台，鼓励多方集团采购，完善公开透明机制，健全规范加强监管等措施，实现工作核心任务从参与市场运行到规范市场秩序的转变，工作机构职能从实际操盘到监督评价的转变。12月12日，北京市人民政府办公厅印发了《关于建立和完善公立医疗机构医药产品阳光采购工作的指导意见》。

（房　薇）

【启动全市药品价格联动】　年内，根据《北京市基本药物集中采购工作方案》等文件的要求，全市开展了医疗机构药品"左右联动、同城同价"工作，即基本药物在标期内选取同品种在全国省级药品集中采购（含驻京部队）中的最低中标价作为基本药物的中标价，非基本药物按照驻京部队和地方药品价格联动的要求，实现同一药品同城同价，进一步降低药品价格，让利患者。价格联动的开展，理清了网上阳光采购的工作标准和流程，完成了采购平台的升级改造，提升了药品价格信息公示、网上报价等方面的处理能力。

（房　薇）

医疗机构药事管理

【实现处方点评工作全覆盖】　10月、11月，印发了《北京市卫生和计划生育委员会关于推进社区卫生服务机构处方点评工作的通知》和《北京市卫生和计划生育委员会关于开展医疗机构处方集中点评工作的通知》，要求年底前各区县卫生行政部门在辖区内所有中心推广处方点评，组建辖区内社区处方点评专家组，开展处方集中点评，建立市、区、中心的三级点评体系。在原有二、三级医院处方点评基础上，初步实现了全市各级医疗机构处方点评的全覆盖。

（杨　旸）

【实现抗菌药物临床应用管理全覆盖】　从2011年4月开始，北京市开展了为期3年的抗菌药物临床应用专项整治，使抗菌药物临床应用趋向合理，全市细菌耐药程度得到有效控制。2014年与2011年相比，门诊抗菌药物处方比例从14.97%下降至7.41%，住院患者抗菌药物使用率从61.39%降至42.79%，抗菌药物使用强度从70.37降到37.02。年内，按照抗菌药物临床应用专项管理工作要求，将各医疗机构抗菌药物使用纳入常态化管理，并在原监管指标体系内，增加了对门、急诊抗菌药物静脉使用的监管指标，监测范围从二、三级医院扩大到基层医

卫生机构和民办医疗机构，逐步做到抗菌药物临床应用专项工作的全覆盖。

（唐红伟）

【开展基本药物临床应用指南和处方集培训】　依据《国家卫生计生委关于进一步加强基层医疗卫生机构药品配备使用管理工作的意见》，巩固基本药物临床应用指南和处方集培训基层全覆盖成果的要求，市卫生计生委开展了国家基本药物临床应用指南及处方集骨干培训。培训邀请了17位三级甲等医院的临床及药学专家，针对高血压、糖尿病、心脑血管疾病、呼吸系统疾病及中药合理应用等基层常见的问题进行授课，分14期培训了基层骨干2700余人。

（杨　旸）

医疗器械管理

【大型医用设备配置审批】　年内，市卫生计生委完成甲类大型医用设备中PET/CT总计3家、手术机器人总计2家和高端放疗设备总计1家医疗机构的初审。组织召开乙类大型医用设备专家评审会4次，审批了共计81家医疗机构的87份乙类大型医用设备的配置申请，其中通过了85份配置申请。

（王　喆）

【放宽社会资本举办医疗机构配置乙类大型医用设备准入条件】　12月，印发《北京市卫生和计划生育委员会关于调整社会资本举办医疗机构乙类大型医用设备配置管理工作的通知》，本着"宽准入，简流程，强管理"的精神，对社会办医配置乙类大型医用设备放宽准入条件，只审查诊疗科目、医技人员资质和医疗技术准入等安全性指标，对于年工作量、医院等级和阶梯配置等非安全性指标不作具体要求。同时简化申办流程，凡符合配置条件的，无须参加评审，不限制配置。至年底，共审批了27家社会办医机构的33份申请。

（王　喆）

【开展乙类大型医用设备和医用氧舱使用情况专项检查】　为巩固2012年和2013年的专项检查成果，第四季度，市卫生计生委对全市配备有乙类大型医用设备和医用氧舱的医疗机构开展了一次安全使用专项检查。各有关医疗机构均按时上报了自查报告，在用的乙类大型医用设备和医用氧舱总体状况良好，管理水平有所提升。针对仍然存在的问题，市卫生计生委要求各有关医疗机构立即整改，同时全面总结分析3年来在专项检查中暴露的问题和管理的经验，加强在用医疗器械使用管理，切实确保患者医疗安全。

（王　喆）

食品安全标准管理

【概述】　2014年，全市食品安全标准管理工作以建立食品安全标准管理体制机制为中心，加强制度建设、队伍建设、能力建设。成立了第一届北京市食品安全地方标准审评委员会，为制定食品安全地方标准、开展食品安全标准咨询提供了保证。按照《2014年北京市食品安全地方标准制修订立项计划》，有17项标准予以立项。食品安全企业标准备案工作采取区县卫生部门受理备案材料、市卫生部门备案，具体工作由市区两级卫生监督机构承担，全年共备案食品安全企业标准352份、修订22份、注销10份。同时，食品安全标准实施工作取得成效：全年召开标准培训班5期，培训人员涵盖北京市卫生计生系统、食品药品监管系统、农业系统、出入境检验检疫部门、各食品行业协会和大型骨干企业，覆盖了辖区内主要食品安全管理部门和技术服务部门，推动食品安全标准的全面实施；开通北京食品安全标准官方微博，成为首家开通的省级单位，为食品企业和公众提供了解标准知识的渠道和平台；开展《食品中污染物限量》《食品微生物学检验方法》《营养强化剂使用标准》和《发酵酒及其配制酒》4项食品安全国家标准跟踪评价；加强制度建设，逐步形成标准实施长效机制；加快完善食品相关部门间标准工作机制，逐步规范各系统各行业在标准培训、宣传方面的责任与义务。

（彭天雅）

地方标准管理

【食品安全地方标准制修订立项计划】　原市卫生局于2013年9～10月公开征集2014年度食品安全地方标准制（修）订立项建议，共收到49份立项建议。经市疾控中心对征集到的立项建议进行初审及征求食品安全国家标准审评委员会秘书处意见，2014年3月31日，市卫生计生委召开食品安全地方标准制（修）订立项审查会。根据审查意见，市卫生计生委制定了2014年食品安全地方标准制修订立项计划，并向社会公示。6月30日，发布了《北京市卫生和计划生育委员会关于印发2014年北京市食品安全地方标准制修订立项计划的通知》，计划立项17个

食品安全地方标准，年内完成制修订7项，其余项目于2015年底前完成。

（彭天雅）

【成立食品安全地方标准评审委员会】　12月29日，市卫生计生委召开北京市食品安全地方标准审评委员会成立会议。市卫生计生委副主任、市食品安全地方标准审评委员会主任委员雷海潮做工作报告，国家卫生计生委食品司副司长张志强、市卫生计生委主任方来英出席会议。会议表决通过了北京市食品安全地方标准审评委员会章程。

第一届食品安全地方标准审评委员会由39名委员和市食品药品监管局、农业局、质监局、经济信息化委、旅游委、教委、住房城乡建设委、北京出入境检验检疫局和消费者协会、卫生监督所等10个单位委员组成，主要职责是审评食品安全地方标准，审查食品安全地方标准立项建议，对食品安全标准工作的重大问题提供咨询意见等。设食品产品和生产经营规范、检验方法与规程两个专业分委员会和秘书处。专家委员来自国家食品安全风险评估中心、市疾控中心、国家食品安全相关技术研究机构、高等院校、市属食品安全专业机构等单位。秘书处设在市疾控中心，承担审评委员会的日常管理工作。

（彭天雅）

【食品地方标准清理】　原市卫生局承接食品安全标准管理工作后，市质监部门向市卫生部门移交了23个食品类地方标准，其中19个产品标准、3个生产规范、1个检测方法标准，均为2009年以前颁布实施。按照国家卫生计生委要求，市卫生计生委开展了食品地方标准清理工作，由市疾控中心（食品安全地方标准审评委员会秘书处）和6家标准起草单位具体承担标准清理工作。经清理专家组审定，《蔬菜初加工生产技术规程》（DB11/T 506—2007）不属于食品安全标准，废止《蜂产品制品卫生要求》（DB11/ 618—2009），暂时保留21个。暂时保留的标准中有3个标准没有与食品安全国家标准不一致的内容，不予紧急修改，根据《食品安全地方标准管理办法（试行）》适时直接修订为食品安全地方标准；有18个标准均存在与食品安全国家标准不一致的内

容，以修改单的形式进行了修改，并发布了《北京市卫生计生委关于发布〈薯类食品卫生要求〉等18个食品地方标准修改单的通告》。

（彭天雅）

食品安全企业标准备案

【组建北京市食品安全标准专家库】　2月，按照《北京市食品安全标准专家管理办法》相关条件和要求，市卫生计生委对各单位推荐的专家候选人进行资格审核。6月16日和7月11日分两期对符合条件的人员进行培训。培训内容包括学习《北京市食品安全标准专家管理办法》和《北京市食品安全企业标准备案办法（试行）》，新公布的食品安全国家标准，通报全市食品安全企业标准备案情况等。培训后进行考试，考试合格的104人被聘为北京市食品安全标准专家库专家。

（彭天雅）

【调研食品安全企业标准备案情况】　4月29日、6月18日、7月15日，市卫生计生委食品安全标准处分别参加了由北京市肉制品协会、蜂产品协会、茶叶协会主办的座谈会，就食品安全企业标准备案工作进行沟通，听取企业代表在食品安全企业标准备案过程中遇到的问题、意见和建议，在政策的制定、解读、落实上与食品生产加工企业进行沟通和探讨，以达到政策在规范企业经营行为的同时为企业服务的目的，也为下一步修订《北京市食品安全企业标准备案管理办法（试行）》奠定基础。

（彭天雅）

【调研食品安全相关工作】　7月24~29日，市卫生计生委食品安全标准处分别到东城区、西城区、海淀区、朝阳区、门头沟区和通州区卫生计生委（卫生局）就食品安全企业标准备案、食品安全风险监测和评估等有关情况进行调研，听取各区县相关工作的介绍、存在问题、难点和工作建议，为建立完善科学的工作体制机制奠定基础。

（彭天雅）

【举办食品安全企业标准备案培训班】　9月16日，市卫生计生委举办全市食品安全企业标准备案工作培训班。各区县卫生计生委（卫生局）相关科室负责人，卫生监督所主管所长、科长、承担企业标准备案的工作人员，市卫生监督所主管所长、科长及有关人员，市公共卫生热线（12320）相关人员等90余人参加培训。培训班通报了全市食品安全企业标准备案工作情况，分析了企标备案过程中存在的问题，邀请国家食品安全风险评估中心主任王君对《国家食

品安全标准食品中致病菌限量》（GB29921）进行了培训。之后，食品安全标准处处长郭子侠就落实"两规范一提高"（规范执法行为，规范政务服务，提高执法水平和服务水平）、提高服务水平提出了要求，要求明确市区卫生计生行政部门及备案机构的职责和工作程序；强化企业的主体责任意识，鼓励社会各方积极参与；增强服务意识，严格落实企业标准备案工作时限；实施电子化管理，启用食品安全标准管理系统；完善政务公开，加强备案后的管理；建立食品安全标准交流平台，加强对备案工作人员培训。

（彭天雅）

【召开食品安全企业标准备案座谈会】　12月25日，市卫生计生委召开食品安全企业标准备案座谈会。市食品协会、焙烤制品协会、调味品协会、豆制品协会及稻香村食品公司、同仁堂健康药业股份公司、三元食品公司、百花蜂业科技公司等企业代表参加座谈，市卫生监督所和大兴、顺义、通州、房山4个区卫生计生委（卫生局）及卫生监督所主管领导到会听取意见。

市卫生计生委食品安全标准处通报了企业食品安全标准备案的基本情况，食品相关协会和企业代表就优化备案流程、加强政策解读、简化备案材料、提高备案效率、加强企业自身建设等提出了意见和建议。市卫生计生委副主任雷海潮出席会议并讲话，对下一步继续做好食品安全企业标准备案管理工作提出了改进设想：进一步研究区县卫生计生部门参与备案管理工作的新机制，方便企业；加大企标备案培训指导力度，强化对食品安全标准专家的政策法规培训；建立食品安全标准社会监督员制度；规范备案工作流程。

（彭天雅）

【移送食品安全企业标准备案文本】　为做好食品安全企业标准备案工作与食品安全监管的衔接，依据《北京市食品安全企业标准备案管理办法（试行）》有关规定，市卫生计生委每季度向市食品药品监督管理局移交食品安全企业标准备案文本，共计移交407份，注销备案10份。

（彭天雅）

食品安全风险监测与评估

【食品安全风险监测体系建设】　年内，根据市卫生计生委的三定方案，食品安全标准处增加了食品安全风险监测职责，至12月，建成了以市疾控中心为龙头，各区县疾控中心、60所哨点医院参加的食品安全风险监测体系，监测内容包括化学污染物及有害因素监测、食源性致病菌监测、食源性疾病监测、

食源性疾病主动监测。

（刘　彬）

【食品安全专项监测】 2013年，北京市在全国率先开展了单增李斯特感染病例的监测，并证实了国内存在通过食源性途径感染单增病例。2014年，市卫生计生委协调市疾控中心与部分区县疾控中心推进单增李斯特菌和阪崎肠杆菌专项监测，通过流行病学与PFGE分析等检测手段，监测范围扩大到全市6个区12家哨点医院，新发现8例单增感染病例。同时，以北京同仁医院、北京中医医院、煤炭总医院等为代表的哨点医院，探索在临床实验室开展病原体监测，拓展了医院在食源性疾病监测方面的功能。

（刘　彬）

【完成食品安全风险监测任务】 年内，根据《国家卫生计生委下达的食品安全风险监测任务》，市卫生计生委制定了北京市食品安全风险监测计划，超额完成国家布置的监测任务。其中化学污染物及有害因素监测完成17大类199细类5381件食品，监测指标覆盖重金属、食品添加剂、农残、违禁药物、非食用物质等144项，完成率109%。食源性致病菌监测完成2331件食品，监测指标覆盖沙门氏菌、副溶血弧菌等8种病原体，完成率104%。全年完成食源性疾病病例信息和标本采集6660件，掌握了主要食源性致病菌的流行规律。

（刘　彬）

【食源性疾病负担调查】 为进一步加强食源性疾病监测力度，市卫生计生委选取东城、朝阳、石景山、密云、昌平和房山6个区县开展食源性疾病负担调查，初步推算全市每年有156万人罹患食源性疾病，为科学评价我国食品安全形势提供依据。

（刘　彬）

食品安全标准实施

【食品安全宣传周活动】 根据《国务院食品安全办等十七部门关于开展2014年全国食品安全宣传周活动的通知》要求，市卫生计生委于6月10~22日举办了以"尚德守法 提升食品安全治理能力"为主题的2014食品安全宣传周系列活动。

6月12日，召开全市各区县卫生监督系统座谈会，市卫生监督所、各区县卫生监督部门负责人参加。研究食品安全标准管理与宣贯工作，推动食品安全企业标准备案工作能力建设。

6月16日，召开食品安全国家标准专题培训班。邀请国家标准《食品中农药残留最大限量》的主要起草人、国家农业部农药检定所秦冬梅开展专题讲座，对食品行业协会、食品企业代表进行食品安全标准的宣传贯彻，提高食品安全标准工作能力和工作效率。

6月17日，组织"食品安全标准走进一线企业"主题活动。组织市食品安全标准专家库专家走进北京市蜂产品协会和大型蜂产品生产企业开展"送标准、送知识、送服务"行动。宣传食品安全企业标准管理制度，倾听企业呼声，做好标准宣传培训、信息公开和咨询答复，鼓励企业建立"从农田到餐桌"的全程追溯体系。

6月，开通"北京食品安全标准"官方微博。这是全国首家省级卫生计生部门开通的食品安全标准微博。通过微博加强食品安全热点问题的舆论引导，及时回应群众关注的热点问题，满足公众食品安全信息的需求。

（彭天雅）

【举办食品安全标准专题培训班】 12月2~5日，市卫生计生委联合市食品药品监管局、市农业局举办全市食品安全标准专题培训班。市卫生计生系统、食品药品监管系统、农业系统、出入境检验检疫系统、食品行业协会主管领导和相关工作人员等共180余人参加培训。国家食品安全风险评估中心主任助理、食品安全国家标准审评委员会常务副秘书长王竹天作了食品安全国家标准综述报告，系统介绍了国家食品安全标准体系、范围、框架、制修订原则、存在的问题，与国际标准进行了比较。另外7位老师分别对食品中农药最大残留限量、动物性食品中兽药残留、食品添加剂使用标准及标识通则、预包装食品标签通则、食品生产通用卫生规范、营养强化剂使用、预包装食品营养标签通则、预包装特殊膳食用食品标签、食品中污染物与真菌毒素限量、食品中致病菌限量及致病菌过程控制等国家食品安全标准进行了解读，结合全国各行各业对这些标准提出的咨询案例，讲解了标准使用过程中需要注意的问题和存在的误区，确保各项标准在监督执法、企业实施、地方标准制修订、企标备案管理、跟踪评价、监督抽查等方面正确运用。市卫生监督所和市疾控中心分别介绍了食品安全企标备案管理、食品安全地方标准制（修）订工作。

（彭天雅）

【食品安全标准跟踪评价】 年内，市卫生计生委开展《食品中污染物限量》《食品微生物学检验方法》《营养强化剂使用标准》和《发酵酒及其配制酒》4项食品安全国家标准跟踪评价，由市疾控中心负责制定具体工作计划并组织实施，该项工作得到相关食品生产企业、监管机构、检验机构等单位和人员

·151·

的配合。通过采用问卷调查、现场调查、指标验证等方式，分别完成了 2014 年跟踪评价指标验证结果分析报告及 4 个食品安全国家标准的跟踪评价报告。市卫生计生委根据跟踪结果做出了跟踪评价总报告并上报国家卫生计生委。

（刘 彬）

计划生育管理

【概述】 2014 年，北京市坚持计划生育基本国策，市长继续与各区县长签订计划生育目标管理责任书。市卫生计生委成立计划生育基层指导处（流动人口计划生育服务管理处）和计划生育家庭发展处，指导全市计划生育业务工作。2 月 21 日，北京市依法启动实施"单独二孩"政策，4 月 28 日，市委、市政府出台《关于调整完善生育政策的实施意见》。完善计划生育奖励扶助体系，出台针对计划生育家庭的奖励政策和面向计划生育特殊困难家庭的扶助政策，提高奖扶金、特扶金发放标准，推动相关部门在生活、就医、养老等方面出台帮扶措施。同时，加强出生人口性别比综合治理，搭建市、区两级打击"两非"信息平台，与相关部门加强沟通、合作，加大对"两非"的执法力度，促进出生人口性别平衡。进一步简化办事程序、缩短办事时限，依据信息系统和社区专干核实，解决"证明出具难"等问题，推动"户籍一孩"生育服务网上登记试点工作。完善流动人口计划生育服务管理，做好流动人口出生数据监测上报工作。推动建立流动人口计划生育管理区域协作机制，全市婚育证明电子化试点以及朝阳区、丰台区流动人口基本公共服务均等化试点等工作取得成效，在京农民工计划生育基本公共服务均等化工作得到国务院农民工工作调查组的肯定。

2014 年，北京市户籍人口已婚育龄妇女 2034274 人，户籍人口计划内生育 146903 人、计划生育率（政策符合率）97.98%。

（叶小敏 刘 颖 马艳丽）

计划生育基层基础工作

计划生育服务管理

【继续签订计划生育目标管理责任书】 年初，市长王安顺与 16 个区县的主要领导签订计划生育目标管理责任书，要求各区县户籍人口计划生育政策符合率达到 97%，下达区县户籍人口出生总数上限，确保计划生育财政投入增长幅度要高于经常性财政收入增长幅度，确保计划生育财政投入逐年稳定增长。

（周宏宇）

【《北京市人口与计划生育条例修正案》公布施行】 2 月 21 日，北京市人大常委会审议通过《北京市人口与计划生育条例修正案》，将第十七条第二款第二项修改为："夫妻一方为独生子女，并且只有一个子女的"，由夫妻双方申请，经区县级以上计划生育行政部门批准，可以生育第二个子女。北京市成为全国第 5 个实施"单独二孩"政策的省份。

（叶小敏）

【实施"单独二孩"政策】 2 月 22 日，市卫生计生委出台《关于印发〈北京市启动"单独二孩"政策实施方案〉等相关文件的通知》，本着"即来即审"的原则，简化审批程序，缩短办事时限，方便群众办理再生育审批事项。围绕政策实施，开展全市计生系统层级培训，印发 20 万份宣传折页和 5 万份工作手册。截至 12 月 31 日，北京市"单独二孩"申请数和办证数分别为 30305 例和 28778 例，生育水平未出现较大波动，政策落实进展顺利。

（蒋新宁）

【出台《关于调整完善生育政策的实施意见》】 4 月 28 日，市委、市政府出台《关于调整完善生育政策的实施意见》，提出要坚持计划生育基本国策，完善目标管理责任制，落实计划生育"一票否决"制度，促进人口长期均衡发展。

（况海涛）

【加强计划生育基层基础工作】 9 月 18 日，市卫生计生委转发了国家卫生计生委《关于加强计划生育基层基础工作的指导意见》，明确要求各区县卫生计生委（人口计生委）重视计划生育基层基础工作在坚持计划生育基本国策、促进人口长期均衡发展中的作用和地位，在机构改革和生育政策调整完善过程中，不断加强基层工作机构和人才队伍建设，扎实做好计划生育基层经常性工作。10月和12月，市卫生计生委举办了2期计划生育基层基础工作培训班，就人口形势、生育政策调整完善方向、依法行政等进行讲解，区县、街乡镇计生专干200余人参加培训。

（王星麟）

流动人口计划生育服务管理

【流动人口婚育证明电子化改革试点】 8月，北京市启动流动人口婚育证明电子化改革试点，制定实施方案，组织专题培训，采取入户核查、信息比对等形式，对全市流出的8000余名成年育龄妇女的信息进行了核查，并录入北京市流动人口信息系统，定期上传至国家电子婚育证明数据库。通过国家电子婚育证明管理平台与试点省市进行流入育龄妇女婚育信息查询与比对，方便流动人员办证。

（黄晶晶）

【流动人口卫生计生基本公共服务均等化试点】 市卫生计生委加强对国家卫生计生基本公共服务均等化试点区——朝阳区、丰台区的工作指导，举办专题培训，并先后投入468680元，印制均等化知识手册及宣传品，为流动人口图书角和流动人口子女学校配赠书籍。

（王虹）

【流动人口计划生育区域协作机制建设】 北京市发挥牵头省份作用，推进计划生育区域协作进程，通过建立完善"信息互通、联合执法、自我服务、交流互访"机制，推进违法生育处理、药具发放、内涵协作、部门合作。建立完善全员流动人口信息库，依托国家流动人口信息交换平台，及时完成省际信息交换；居住地和户籍地建立违法生育人员社会抚养费征收协调配合机制，共同控制流动人口异地违法生育行为；在京建立流动人口计划生育服务站，定期开展孕检等服务，服务外省在京育龄群众；建立双向联系的区、县、市定期开展工作交流，及时解决在服务流动人口育龄群众工作中遇到的问题，做好政策衔接。截至年底，全市16个区县与全国近400个市县建立了双向联系。

（潘涓）

利益导向及出生人口性别比综合治理

计划生育奖励与扶助

【开展计划生育特困家庭扶助工作督查】 为贯彻落实国家卫生计生委等五部门《关于进一步做好计划生育特殊困难家庭扶助工作的通知》精神，北

京市制定了经济帮扶、养老保障、就医、社会关怀等一系列具体政策措施并推动落实。7月，市卫生计生委就计划生育特殊困难家庭扶助关怀工作的开展情况进行督查，指导16个区县的计划生育特殊困难家庭扶助关怀落实工作，完成《北京市开展计划生育特殊困难家庭扶助关怀督查工作的总结》，上报至国家卫生计生委家庭司。

（葛纪军）

【落实计划生育特困家庭扶助工作】 为落实国家卫生计生委等五部门下发的《关于进一步做好计划生育特殊困难家庭扶助工作的通知》精神，7月，市卫生计生委家庭处草拟了《北京市关于进一步做好计划生育特殊困难家庭扶助工作的意见》，针对计划生育特殊困难家庭在经济扶助、养老、就医、社会关怀等方面提出了多项扶助措施。8月21日，召开市卫生计生委相关处室协调会；9月12日，召开专题会，征求市财政局、民政局、住建委、人力社保局等部门的意见；10月，完成征求意见稿，进入发文会签阶段。

（葛纪军）

【参加中国计划生育家庭发展追踪调查】 年内，国家卫生计生委在全国组织开展了"中国计划生育家庭发展追踪调查"，7月在北京市昌平区作了试调查。"中国计划生育家庭发展追踪调查"每两年开展一次，逢偶数年进行现场调查，奇数年进行调查结果分析研究，2014年为首轮调查。按照工作方案，东城、西城、朝阳、海淀、丰台、石景山、昌平、通州、顺义、怀柔等10个区县共1200户家庭被抽中参加调查，其中朝阳区、海淀区被抽中两次，各200户，北京市按照国家标准配备了调查资金。此次调查包括家庭问卷、个人问卷、社区问卷，涉及家庭成员婚姻状况、收入消费、住房、医疗、健康水平、育儿、养老等内容，共3类7份问卷。9月20～24日，连续举办2期计划生育家庭发展追踪调查入户问卷调查员培训班，并在石景山区开展试调查，10个区县的14名指导员、120多名调查员参加培训。11月30日前完成入户调查，12月进行数据清理、汇总，并形成报告，为开展家庭发展政策研究提供数据支持。

（王荣杰）

【提高计划生育家庭奖扶金、特扶金标准】 9月22日，市政府召开专题会议，要求按照国家要求和社会经济发展水平，建立城乡统筹的计划生育家庭奖励扶助政策，适当提高独生子女家庭奖励和扶助金标准。11月3日，市卫生计生委与市财政局联合下发《关于提高北京市计划生育奖励扶助金和特别扶助金标准的通知》。要求自2014年1月1日起，将农村计划生育家庭奖励扶助金发放标准由每人每月100

元提高到每人每月 120 元；将独生子女伤残、死亡的特别扶助金分别由每人每月 160 元、200 元提高到每人每月 400 元、500 元。并于 11 月底前全部发放到当事人账户，按期完成市政府为民办实事项目。

（葛纪军）

【举办计划生育利益导向及信息系统培训班】11 月 25～27 日，市卫生计生委举办计划生育利益导向及信息系统培训班，16 个区县卫生计生委（人口计生委）主管领导及负责法制、奖扶特扶的工作人员共 60 余人参加了培训。培训班就计划生育利益导向政策体系和拟出台的北京市卫生计生委等 5 部门《关于进一步做好北京市计划生育特殊困难家庭扶助工作的通知》进行了讲解、分析、通报了年度奖扶金、特扶金发放情况，并就奖扶特扶 PADIS 进行了培训及实际操作演练。

（葛纪军）

出生人口性别比综合治理

【举办"两非"案件信息系统应用管理培训班】8 月 8 日，市卫生计生委召开出生人口性别比综合治理工作会暨"两非"案件信息系统的应用管理培训会，16 个区县主管主任及具体工作人员共 36 人参加了会议。会议传达了全国出生人口性别比综合治理工作会议精神；部署了下半年工作，针对北京市综合治理出生人口性别比的形势和任务提出了纳入区县目标管理考核、加强部门沟通协调、强化基层基础工作、严格查处"两非"案件、信息共享、做好调查研究等具体措施；邀请国家卫生计生委有关专家就"两非"案件信息系统的应用管理进行了培训。

（肖利）

【开展出生登记及性别比统计数据质量调查评估】为分析研究出生人口性别比数据的形成机制和质量问题，8 月，市卫生计生委家庭处针对妇幼卫生二期信息系统平台、计划生育全员人口信息库、公安局和统计局四个来源的出生人口性别比数据进行研究，并选择人口规模较大、性别比偏高的大兴区青云店镇进行了出生人口调查，认为妇幼卫生二期信息系统平台的性别比数据较为准确，建议作为评估标准。8 月 31 日，撰写完成《关于开展出生登记及性别统计数据质量调查评估的报告》，报送至国家卫生计生委家庭司。

（肖利）

【开展出生人口性别比督查】为贯彻落实国家卫生计生委《关于开展出生人口性别比综合治理工作督查的通知》精神，10 月 17 日，市卫生计生委家庭处下发《关于开展出生人口性别比综合治理工作督查的通知》，联合综合监督处、老年妇幼处、基层指导处等相关处室对区县出生人口性别比综合治理工作开展督查。11 月 6 日，重点抽查了丰台区。通过督查，推动各区县不断加大出生人口性别比综合治理的工作力度，确保完成"十二五"规划目标任务。

（肖利）

公众权益保障

【概述】2014 年，围绕卫生计生发展改革重点，全市卫生计生新闻宣传工作按照"着眼全局、突出创新，围绕中心、展现成果，服务民生、回应关切"的思路，重点宣传在医疗卫生体制改革、实施"单独二孩"政策、社会资本合作办医、医联体建设、公共卫生服务、人才培养使用制度改革、强化卫生计生监管等方面采取的新举措，为实现卫生计生事业持续健康发展提供舆论支持。坚持用群众工作统揽信访工作，维护群众利益，全年市卫生计生委共接收各种途径来信 4428 件次，其中卫生 3021 件次、计生 1407 件次；接待来访 1586 批次，其中卫生 1206 批次、计生 380 批次。

（姚秀军）

新闻宣传

【组织媒体开展医疗机构岗位体验活动】6～10 月，为落实国家卫生计生委要求，市卫生计生委组织 38 家国家级媒体 52 名记者，深入北京市 28 家医院和医疗卫生机构进行岗位体验活动，包括急诊科、门诊、手术室、重症监护室、门诊纠纷接待室、普外科、骨科等 10 多个不同类型岗位。

（姚秀军）

【组织媒体联合报道医疗改革】 9月17日，市卫生计生委与市网信办联合组织新浪、千龙、搜狐等18家网站42名网络记者和编辑，对北京市医联体建设、社区卫生建设和疾病预防控制等工作进行系统宣传，推出"北京人的健康梦"5张3000套系列宣传画，同时在首都健康官方微博策划"共筑健康梦 - 2014"微话题，阅读量达186.9万人，7116人次参加讨论。

（姚秀军）

【举办医疗体制改革成就专场新闻发布会】 9月25日，市政府新闻办公室召开"辉煌65周年——北京市经济社会发展成就"系列新闻发布会医疗体制改革工作成就专场发布会，介绍了首都医疗体制改革工作近5年来取得的进展和成就，并回答了记者提问。25家中央和市属媒体以及3家港澳媒体记者参加发布会，并就北京市医改进程、医药分开、医师多点执业、"单独二孩"政策实施、医联体建设、支付宝预约挂号付费等问题现场提问。

（姚秀军）

【制定卫生计生新闻宣传工作制度】 年内，市卫生计生委先后制定了《新闻宣传联席会议制度》《新闻发布制度》《委领导出席活动和会议新闻报道制度》《接受新闻媒体采访制度》《委官方网站新闻宣传制度》《新闻宣传培训制度》《新闻宣传答问口径制作制度》《舆情监测制度》，使全市卫生计生新闻宣传工作进一步规范化和制度化。

（姚秀军）

信访工作

【召开卫生计生信访工作区县沟通会】 8月6日，市卫生计生委召开卫生计生信访工作区县沟通会，市卫生计生委副主任钟东波主持会议。会议旨在与区县统一思想，明确信访从信访部门独自接办转变为信访部门实施法定途径分离、业务处室给出意见、卫生计生委归口答复的调整，引导公众以法定渠道表达诉求，并指出信访工作纳入法制化轨道的迫切性和必要性。各区县信访、行政复议和卫生监督工作的主管领导参加会议。

（毕天琦）

【举办医院安全管理与医疗纠纷防范培训班】 10月23～24日，市卫生计生委、市司法局及市医管局，以市医疗纠纷人民调解委员会为依托，举办全市卫生系统医院安全管理与医疗纠纷防范工作培训班。各区县卫生计生委（卫生局）负责涉医突出问题专项工作的领导、相关部门负责人、全市各三级医院主管安保工作的院领导和保卫处处长、主管医患纠纷调解的院领导和医务处处长、医患办主任，共168人参加培训。培训班围绕医院安全问题现状与应对、医疗投诉与纠纷的预防和处理、如何加强医患沟通，防范医疗风险等问题进行交流、探讨。

（毕天琦）

【举办卫生计生行政部门信访工作培训会】 10月27～28日，市卫生计生委举办卫生计生行政部门信访工作培训会，来自市医管局、市中医管理局及16个区县卫生计生委（卫生局）分管信访工作的领导和业务科室工作人员共92人参加培训。此次培训邀请了国家卫生计生委、市信访办、市医调委会等领导进行授课。

（毕天琦）

【举办卫生计生信访干部培训班】 年内，市卫生计生委举办了3期卫生计生信访干部培训班，分别面向三级医院，16区县卫生计生委（卫生局），全市二、三级医院，共培训792人次。强化信访干部维护群众合理诉求的理念。

（毕天琦）

医学科研与教育

【概述】 2014年，全市医疗卫生机构承担新立项科研项目3870项，获得科研经费16.55亿元；获得国家科学技术奖励11项，北京市科学技术奖励27项；获批国家临床医学研究中心12个，市级以上重点实验室119个，市级以上工程技术研究中心19个；85人在中华医学会任主任委员或候任主委，占88个专科分会164名主委（候任主委）的40.2%。市卫生计生委与中关村管委会联合召开中关村促进健康服务业发展医企创新合作大会，双方签署《关于加快推进转化医学发展的战略合作协议》。首都卫生发展科研专项确定支持 90 家医疗卫生机构 230 个项目开展心脑血管、肿瘤、内分泌等 30 个学科领域的研究，审定项目资金总额 10403.94 万元，当年财政资助经费 4263.73 万元。北京市卫生计生委认可并经国家卫生计生委公布的住院医师规范化培训基地 29 个，协同医院 24 家。国家和市级继续医学教育项目 2042 项，完成埃博拉出血热防控和艾滋病防控知识全员培训；开展各类基层卫生人员培训 3 万余人次，以岗位胜任力为导向的毕业后教育体系和继续医学教育体系不断完善。

（宋 玫）

科研管理

科研项目管理

【2009 年度首发基金项目结题验收】 3 月，市卫生计生委组织完成 2009 年度首发基金 477 个项目的结题验收。其中资助资金在 20 万元及以上的 116 个项目由市卫生计生委组织验收；资助资金 20 万元以下的 361 个项目由各单位科研主管部门及区县卫生行政主管部门组织专家进行验收，其中 472 个项目如期完成研究任务，通过结题验收。

（司雪峰）

【首发专项立项】 年内，市卫生计生委依据《首都卫生发展科研专项管理办法》《首都卫生发展科研专项经费管理办法》及《2014 年度项目申报指南》，组织开展首发专项 2014 年项目评审立项。共收到 1024 项申报项目，经过专家函评、专家会评、预算评审和公示，最终支持 90 家医疗卫生机构 230 个项目开展研究，其中重点攻关项目 33 项、自主创新项目 85 项、普及应用项目 38 项、青年项目 74 项。审定项目资金总额 10403.94 万元，其中财政经费总额 8122.94 万元，分两年下拨，年内资助 4263.73 万元；单位匹配经费总额 2280.99 万元。

（司雪峰）

【开展首发专项项目执行情况检查】 年内，市卫生计生委组织对 2012 年在研首发专项项目开展年度执行情况检查。其中由市卫生计生委组织专家组对于承担重点攻关项目的 26 家单位 116 个项目进行现场督查，覆盖重点、自主项目的 62.03%，检查项目的经费占总资助经费的 60.24%。现场检查项目中综合评价优良项目 90 项，占检查项目总数的 77.59%。其余 198 个项目由单位自行组织年度考核。

（司雪峰）

科技奖励和成果推广

【签署转化医学战略合作协议】 12 月 26 日，市卫生计生委与中关村管委会在中关村国家自主创新示范区会议中心共同召开中关村促进健康服务业发展医企创新合作大会，并签署《关于加快推进转化医学发展的战略合作协议》。进一步落实国家和北京市关于促进健康服务业发展的意见精神，支持在京医疗卫生机构与中关村健康服务领军企业共同搭建首都转化医学研究平台，以临床需求为中心，统筹医疗、卫生、产业、金融等各类要素资源对接，共同推进首都生物健康领域重大科技成果产出、转化和产业化。合作主要包括：支持中关村企业与医疗卫生机构组建转化医学中心，制定并实施基础研发、成果转化、收益分配、人才培养、科技创业等先行先试政策；开展高通量基因测序、生物芯片、分子影像、微创治疗、细胞免疫治疗、干细胞、基因治疗等前沿技术临床示范应用研究；支持转化医学中心建立医学大数据中心，开展医学大数据开发利用研究；支持开展远程医疗、第三方医学影像诊断、病理诊断和实验室检测等新兴健康服务模式的试点研究；加快推动科技成果示范应用；开展科技成果利益分配试点，强化人员激励机制；共同培养转化医学急需各类专门人才等。

（王冯彬）

【获国家科学技术奖励 11 项】 北京地区医疗卫生领域共获 2014 年度国家科学技术奖励 11 项，其中国家技术发明奖二等奖 1 项，国家科学技术进步奖 1 等奖 1 项、二等奖 8 项，国家自然科学奖二等奖 1 项。

（王冯彬）

【获北京市科学技术奖励 27 项】 北京地区医疗卫生机构共获 2014 年度北京市科学技术奖励 27 项，其中获得北京市科学技术奖一等奖 4 项、二等奖 6 项、三等奖 17 项。

（王冯彬）

【推广 15 项医疗卫生适宜技术】 年内，市卫生计生委组织北京天坛医院"分子病理指导下的脑胶质瘤个体化诊疗"等 15 项成果和适宜技术向基层推广，项目涵盖心血管疾病社区防控、出生缺陷（先心病）筛查与救治、老年性疾病治疗、恶性肿瘤诊治、传染病诊断等领域，覆盖全市 16 个区县的 150 余家基层医疗卫生机构，对提高基层规范化诊疗水平、促进科技成果转化与向基层下沉、做好基本医疗和基本公共卫生服务起到促进作用。

（王冯彬）

知识产权和医学伦理管理

【加强人体研究管理】 3月，市卫生计生委制定下发《北京市人体研究管理暂行办法》，指导各类医疗卫生机构开展涉及人体的各种形式的生物医学研究及管理工作，规范人体研究申请和立项程序、登记和建档内容，信息公开和风险防范机制等，从而提高研究质量，加强研究管理，确保受试者和医疗卫生机构及其工作人员的合法权益。

（王 岩）

【加强知识产权管理】 12月，市卫生计生委制定下发《首都卫生和计划生育领域知识产权管理工作指南（试行）》，指导医疗卫生机构及相关人员了解知识产权管理工作方式及重点，增强知识产权保护意识，并对医疗卫生机构科技管理部门加强知识产权管理提出了要求。促进首都医疗卫生机构科技管理人员和科研人员提高知识产权创造、运用、保护和管理的能力和水平，促进卫生和计划生育领域的科技创新和成果转化。

（王 岩）

实验室生物安全管理

【埃博拉出血热防控相关生物安全防范】 为建立埃博拉疫情防范所需样本转运开辟绿色通道，加快样本运输程序，8月，市卫生计生委举办埃博拉出血热疫情防控实验室生物安全风险防范专项培训，参训学员近300人。培训内容包括埃博拉出血热疫情、实验室检验及防护要求，样本采集、包装、运输的关键环节等方面，并开展疾控中心与医疗机构进行样本交接、运输过程模拟和点评。

（司雪峰）

【实验室生物安全风险防范】 9月，市卫生计生委制定下发《国庆和亚太经合组织领导人非正式会议期间实验室生物安全管理工作方案》，对于APEC会议期间全市实验室生物安全管理提出要求，并分三个阶段在全市范围内采取自查督查、演练培训、减少活动等措施，确保实验室生物安全。10月，对中国疾控中心等重点涉源单位进行了实验室生物安全专项监督检查。

（司雪峰）

【依法行政审批】 年内，进一步明确运输高致病性病原微生物菌（毒）种或样本批准（北京市范围内）、高致病性或疑似高致病性病原微生物实验活动审批（权限内）两项行政审批事项及医用特殊物品办理准出入境证明（权限内）、人间传染的高致病性病原微生物实验室资格初审、运输可感染人类的高致病性病原微生物菌（毒）种或样本初审（由北京市出发跨省运输）等3项非行政许可审批事项办理范围、办理流程，依法做好各项行政许可及非行政许可事项的审批。全年共办理医用特殊物品入境证明2934件、出境证明43件，及市内高致病性病原微生物运输准运证733份、跨省运输准运证初审32份。

（司雪峰）

医学教育

毕业后医学教育

【开展公共卫生医师规范化培训】 12月，新招收2014级公共卫生医师规范化培训人员8人，在培医师31人。

（石菁菁）

【完善住院医师规范化培训体系】 年内，新设置10个培训专业（放射影像科、超声科、核医学科、口腔内科、口腔颌面外科、口腔正畸科、口腔修复科、口腔病理科、口腔颌面影像科、放射治疗科），至此，住院医师规范化培训专业共36个（其中公共卫生专业7个、临床医疗专业27个、技术类专业2个）。重新认定并报国家卫生计生委公布的住院医师规范化培训基地29个，协同医院24家（其中复兴医院全科为专业基地，其他专业为协同医院），专业基地273个（其中儿科6个、精神科3个、康复医学科7个、全科16个），3年培训承载能力达到10000人。新招收2014级住院医师2280人（其中自主培训人员92人、全科医师规范化培训人员85人），在培住院医师4400人。

（石菁菁）

【完成住院医师理论培训和临床技能考核】 年内，完成住院医师规范化培训（原第一阶段）理论考试和临床技能考核4442人次（理论考试23个专业2343人，临床技能考核21个专业2099人），及格3971人次（理论考试及格2209人，临床技能考核及格1762人）。第二阶段技能考核36个专业868人，及格676人。发放住院医师规范化培训合格证书（原第一阶段）1762个（累计7676个），第二阶段合格证书641个（累计8131个）。

（石菁菁）

【促进医教协同发展】 年内，住院医师规范化培训和临床专业硕士学位培养实现了出口衔接，即按照住院医师规范化培训要求培养的临床专业硕士研究生可参加住院医师规范化培训结业考核，考核合格者可获得《住院医师规范化培训合格证书》；本科学位住院医师在培训期间可以参加专业硕士学位课程学习，通过国家统一考试并符合学位授予要求的，可获得临床专业硕士学位。首批在 2012 级住院医师和研究生中实施，273 名住院医师开始在北京协和医学院、北京大学医学部和首都医科大学参加学位课程学习，首批 742 名北京大学医学部（334 名）和首都医科大学（408 名）的在读研究生按照住院医师规范化培训要求进行培养。

（石菁菁）

【开展住院医师指导医师培训】 年内，完成内科、外科、妇产科等 19 个培训专业指导医师培训，培训师资 1700 余人，实现了全部原住院医师培训专业的轮训。编制完成全科、口腔、神经内科等 7 个专业指导医师带教基本功规范手册，至此，住院医师规范化培训指导医师带教基本功规范系列手册丛书共编制 20 册。

（石菁菁）

【开展专科医师一体化培训试点】 年内，在医科院肿瘤医院和北京大学肿瘤医院启动肿瘤内科和肿瘤外科专科医师一体化培训试点，培训时间为 6 年（2 + 1 + 1 + 2 模式），首批试点人员 8 人。

（石菁菁）

继续医学教育

【继续医学教育项目和学分管理】 市卫生计生委分别于 1 月和 4 月公布 2014 年北京市第一、二批继续教育项目 2042 项，其中国家级项目 1140 项、市级项目 902 项。9 月，完成 2015 年继续医学教育项目的申报与评审，评审项目 1677 项，比 2014 年项目评审增加 217 项。对全国性社团组织在京举办的省级一类学分项目和在北京地区申报并许可发证书的备案项目进行核对、发布共计 639 项；审核并公布异地启动项目 4 项、临时项目 9 项。完成督查项目 118 项，其中国家级项目 84 项、市级项目 31 项，涉及 61 家单位，占批准项目单位总数的 55%，督查合格率 97.46%。学分审验 129 家医疗卫生机构（三级医疗卫生机构 48 家，16 个区县各抽 4～6 家区属医疗卫生机构和民、社办医疗卫生机构共计 81 家），抽审 7800 人，较 2013 年增加了 10.89%，其中医师 3804 人、护理 3092 人、医技 737 人、其他 167 人，审验合格 7494 人。

（冯 雷）

【开展艾滋病知识全员培训】 4 月 15 日～10 月 30 日，按市卫生计生委科教处和疾控处的要求，预防医学会与继续教育协会共同完成年度艾滋病全员培训任务。学员登录北京市继续医学教育必修课培训平台学习，首次实现全员在线学习，并将培训与继续

教育考核达标挂钩。共培训 196001 人，其中乡村医生 3754 人、住院医师 3212 人，持有 IC 卡医师 189035 人，占总体卫生技术人员 202376 人（不含军队医疗机构人员）的 96.85%。

（冯 雷）

【开展博拉出血热防控培训及督查】 根据《国家卫生计生委办公厅关于开展埃博拉出血热防控培训工作的通知》要求，8 月 13 日，下发《北京市卫生计生委关于开展埃博拉出血热防控培训的通知》。至 8 月 26 日，参加学习的各级各类医疗、疾病预防控制、卫生监督、院前急救的相关人员共 34142 人次，通过登录北京市继续医学教育必修课培训平台下载课件学习。培训内容包括疾病防控、医疗救治（含诊疗及院内感染控制）及急救转运等三方面。10 月 24 日，印发《北京市卫生和计划生育委员会关于进一步加强埃博拉出血热防治专业知识培训工作的通知》，要求各区县卫生计生委（卫生局）、各三级医疗机构、各直属单位落实培训工作，全市埃博拉出血热防治培训采取全员培训和重点单位、关键岗位强化培训相结合的方式进行，同时加强演练和督导，确保实效。11 月 4～19 日市卫生计生委对 16 个区县埃博拉出血热防控培训情况进行现场督查，结果显示，大部分区县组织开展的埃博拉出血热防控知识培训取得初步成效，但也存在技术不规范等问题。

（冯 雷）

基层卫生和计划生育专业技术人员培训

【开展全科医学师资培训】 8 月，市卫生计生委印发了《2014—2017 年北京市全科医学师资培训实施方案》，围绕社区卫生服务工作对全科医生的培养需求，根据全科医学培训师资的特点，通过开展系统性、规范化的培训，提高带教能力和培训水平，建设一支高素质的全科医学师资队伍，保证全科医学培训质量。到 2017 年，全科医学培训骨干师资全部接受骨干培训，建立一支临床能力过硬、教学能力突出的百人全科骨干师资队伍。全年在培 200 人。

（王凯峰）

【开展社区计划生育骨干医师培训】 12 月，市卫生计生委举办社区计划生育骨干医师培训班，全市 16 个区县从事计划生育技术服务的医师、计划生育生殖健康技术服务（指导）中心的技术人员 110 人参加了培训。培训内容包括：孕前优生咨询与指导、出生缺陷预防策略、复发性流产诊治等。

（王凯峰）

【开展以全科医生为主的基层卫生队伍培训】 年内，市卫生计生委组织开展以岗位需求为导向的各

类培训，全年共培训 3 万余人，其中全科医生转岗培训 49 人，全科医学师资培训 200 人，康复、口腔、放射、超声诊断、药学、检验和心电图等 7 个专业社区骨干培训 155 人；开展社区卫生人员继续医学教育必修课 100 个模块 162 个课程 462 学时的培训，参加培训 25438 人；全科医学研究生课程进修班培训 67 人。全市基本实现每个城市社区卫生服务机构和乡镇卫生院都有合格的全科医生。

（王凯峰）

【乡村医生岗位培训】 全年参加培训的在岗乡村医生共 2276 人（60 岁以下），全部接受不少于 80 学时的免费培训，培训重点内容是基本公共卫生相关知识和村卫生室人员合理用药。为解决乡村医生工学矛盾和适应培训的需求，年初，市医学教育协会完善了基层卫生人员培训教育平台，使具备网络条件的乡村医生可以通过远程教育参加岗位培训。

（王凯峰）

【面向农村定向培养医学生】 依托首都医科大学为农村地区培养卫生人才，全年全市共招收各类定向生 420 人，其中三年制临床医学专业（山区、半山区定向）200 人、五年制医学专业（远郊定向）100

人、三年制康复治疗技术（远郊定向）40 人、三年制医学影像技术专业（远郊定向）40 人、三年制医学检验技术专业（远郊定向）40 人。

（王凯峰）

【培养区县级医院学科骨干】 年内，继续安排区县级医院学科骨干到三级医院进行一对一的导师制培养，全年共招录 147 名学科骨干接受培训。开展区县级医院骨干医师培训效果评价与需求调研，对 2006～2014 年的培训数据进行统计学分析，总结现有培训模式存在的问题，明确研究任务和评价方法，实现培训的全程跟踪、管理、监督和评价。

（王凯峰）

【开展助理全科医师规范化培训试点】 年内，市卫生计生委安排通州、大兴、房山、平谷、怀柔、密云、延庆和昌平等 8 个郊区县的医学大专毕业生到经认定的助理全科医师规范化培训基地接受为期 2 年的规范化培训，培训内容包括临床能力培训、基层实践、全科医学基本理论与职业理念和综合素质课程培训等。全年在培 244 人。

（王凯峰）

国际和港澳台交流

【概述】 2014 年，市卫生计生委积极落实国家政府间各项合作协议，稳步推进中法、中捷、中泰等合作项目。首次派遣医疗队援助加勒比海地区。在埃博拉疫情肆虐西非期间，由北京安贞医院、友谊医院等单位组成的援外医疗队和地坛医院、佑安医院及市疾控中心组成的专家组坚持在几内亚、塞拉利昂等地履行国家使命，支援了受援国的疫情防控和治疗工作，得到国际社会和受援国的高度评价。举办第十八届京港卫生合作洽谈会，推动对台、对澳交流。参加中瑞、中荷、中意等交流活动，签署了一批新的对外合作协议。着力向境外推介传统医学。全年，卫生计生系统派出因公出国（境）团组 351 个 642 人次，在北京地区召开国际会议 4 次。

（鲍 华）

国际交流与合作

政府间交流与合作

【中荷卫生合作】 3 月 24 日，市卫生计生委与荷兰驻华使馆、国家卫生计生委卫生人才交流中心在京共同主办了中荷医院管理和改革研讨会。中荷两国卫生管理者和专家分别围绕"提高医疗服务质量，确保医疗安全""医院设计和建设""促进医疗创新""通过财务管理提高绩效"等 4 个主题开展研讨。

（刘 畅）

【中法医学合作】 3 月，中法急救医学培训中心在北京安贞医院揭牌，并续签了合作协议，继续整合两国的先进医学知识和技能，探索急诊和灾难医学的新思路。12 月，中心正式更名为"中法急救与灾害医学合作中心"。

10月9~10日，市卫生计生委联合北京中法急救与灾害医学培训中心和法国道达尔集团共同举办了2014年北京中法灾难医学培训班，由4名法国专家采用法国SAMU 94灾难医学培训模式，模拟建筑物倒塌后致多人受伤的现场急救过程，为120、999、相关医疗机构以及天津市与河北省急救系统专业及管理人员进行培训。

11月，市卫生计生委副主任毛羽率团赴法国就公立医院改革、医疗机构绩效考核等方面的做法和经验开展交流，并与法国巴黎公立医院集团（AP-HP）就签署合作协议事项达成共识。

（刘　畅）

【中捷卫生合作】　4月15日，在中捷两国政府间卫生合作协议框架下，北京市红十字血液中心与捷克舒迪安医药研发有限公司签署输血医学领域合作协议。双方议定共同研究制定用于细胞治疗的浓缩白细胞的相关制备标准操作规程和产品的治疗控制标准，联合举办相关培训等。

6月18日，市卫生计生委、市中医管理局在市政府中环办公楼举办中医推介和交流活动，捷克卫生部部长涅麦切克、市卫生计生委主任方来英出席活动；捷克卫生代表团还访问了北京儿童医院并出席了捷中友好合作协会为北京儿童医院捐赠病床仪式，捷中友好协会向捐赠了30张优质病床为血液病患儿提供服务，向北京扶助贫困儿童健康就医基金会捐赠了1.82万欧元用于儿童先心病、血液病和需要人工耳蜗植入的贫困儿童的救助。

（刘　畅）

【中瑞卫生合作】　6月10日，市卫生计生委与瑞典驻华使馆在京共同主办中瑞肿瘤诊疗管理高层论坛。论坛邀请了中瑞两国肿瘤治疗领域的专家和学者发言，主题涉及瑞典肿瘤治疗方案、展望瑞典肿瘤护理的未来，中国肿瘤免疫治疗现状及最新研究等。

（刘　畅）

【中泰卫生合作】　8月3~7日，在中泰政府间精神卫生合作框架下，市卫生计生委员郭积勇率团赴泰国出席第13届国际精神卫生年会，与世界各国约1500名参会人员分享精神卫生的知识和经验，与泰国卫生部精神卫生司座谈，并就下阶段北京市精神卫生重点工作与泰方和国际专家进行交流。

（刘　畅）

【中意卫生合作】　10月14~18日，市卫生计生委副主任雷海潮率团访问意大利，推动北京安贞医院与意大利圣多纳托医院集团签署心血管疾病研究合作协议。双方议定共同致力于心血管疾病青年医师的培养，以及心血管内外科新技术与治疗的研究。此活动是国务院总理李克强首次访意并出席的唯一的卫生合作项目，被看作是中意两国心血管疾病领域合作的一座里程碑。

（刘　畅）

国际组织交流与合作

【与WHO的合作】　10月31日，市卫生计生委主任方来英与WHO驻华代表施贺德一行就北京市埃博拉病毒防控进行了交流与座谈。施贺德了解到北京在防控埃博拉病毒方面所做的工作，表示相关经验值得WHO借鉴与共享。WHO专家一行还访问了北京地坛医院，了解了医院在发热筛查和接诊埃博拉疑似病例的工作流程，听取了医院的情况汇报。

年内，市卫生计生委积极推动北京红十字血液中心、北京佑安医院、宣武医院等单位申报WHO合作中心工作，进一步激活、发挥已有WHO在京合作中心作用，提升各医疗专业服务水平，培养专业人才队伍。

（刘　畅）

民间交流与合作

【成立中美心脏外科合作中心】　8月7日，中美心脏外科合作中心成立仪式在北京朝阳医院举行。该中心由北京朝阳医院和美国圣地亚哥Sulpizio心血管中心共同组建。与Sulpizio医院多年的合作与交流提升了朝阳医院在慢性血栓栓塞性肺动脉高压方面的诊治水平，双方拟在心脏外科其他领域开展合作，并进一步推广肺动脉内膜剥脱术的规范化治疗，提高手术成功率。此外，朝阳医院还聘请了Sulpizio医院心血管中心主任Madani教授为医院客座教授。

（刘　畅）

【北京急救中心加入ITLS理事会】　10月，作为国际创伤生命支持组织（ITLS）中国分部，北京急救中心派员赴美国参加了2014年国际创伤生命支持年度会议及学术委员会会议。北京急救中心陈志当选为ITLS理事会理事，将代表中国参与国际创伤生命支持组织全球发展重大决策的制定与管理。表明中国急救医疗培训工作得到了世界发达国家的认可。

（刘　畅）

【《现代信号传导治疗》杂志亚洲编辑部落户世纪坛医院】　为扩大在亚洲地区的市场和影响，美国 Current Signal Transduction Therapy（《现代信号传导治疗》）杂志成立亚洲编辑部，设在北京世纪坛医院，负责杂志亚洲地区的稿件处理。该杂志创刊于2006年，被SCI收录，影响因子0.5，主要刊登肿瘤相关论文，每年出版3期。

（刘　畅）

港澳台交流与合作

【对台湾交流】　　接待台湾来访重要团组 3 个 25 人次。2 月 19 日，市卫生计生委副主任毛羽在北京积水潭医院会见了由台湾医疗界高层率领的参访团。毛羽介绍了北京市医疗卫生服务基本情况以及台资设立医疗机构、台湾地区医师在大陆执业注册的相关规定，希望双方加强交流与合作。积水潭医院院长田伟简要介绍了医院情况。双方还就医疗专业技术、医疗保险、康复体系等问题进行了交流。随后，参访团参观了积水潭医院门急诊、病房、手术室和康复科等科室。

（宋晓霞）

【与香港合作】　　10 月 21 日，国家卫生计生委、市卫生计生委、香港医管局、香港郑裕彤基金会四方共同签署了"社区医疗新世界社区卫生服务培训示范中心"项目合作协议书，丰台区方庄社区卫生服务中心成为"社区医疗新世界社区卫生服务培训示范中心"。京港双方计划利用 4 年时间，将方庄社区卫生服务中心打造成融合香港和北京特色的示范中心。每年香港专家到京进行交流和指导，北京市 50 名社区医务人员赴香港参加全科医学专业进修培训。

11 月 25 日，市卫生计生委举办第 18 届京港洽谈会卫生合作专题活动。京港两地领导和专家就推进公共卫生应急体系建设与发展、防控突发新发传染病等方面进行了交流，分享了两地卫生改革与发展经验成果。同时，市卫生计生委、市医管局分别与香港医管局签署了 2014～2019 年合作备忘录。

（刘　畅）

【与澳门合作】　　12 月 15～19 日，为进一步做好派遣支援澳门医师工作，加强北京市医学专业人才培养和队伍建设，应澳门卫生局邀请，市卫生计生委副主任雷海潮率代表团与澳门卫生局进行合作交流。代表团了解了澳门 6 家日间医疗服务中心获得澳洲医疗服务标准委员会认证证书的有关情况，借鉴澳门通过该认证提升基层卫生服务中心的经验，有助于提升北京市社区卫生服务管理和评价水平。

年内，市卫生计生委推荐了 6 名相关专科医生赴澳门工作，支持澳门医院学科建设，落实双方谅解备忘录的内容。

（刘　畅）

卫生援外

【援助几内亚医疗队】　　3 月以来，埃博拉疫情在几内亚等西非国家暴发。北京市第 23 批援几内亚医疗队在完成常规医疗任务的同时，完成了心血管病流行病学调查等公共卫生项目，向受援国宣传防病知识，在当地疫情研判、防控措施制定等方面发挥了作用。此外，市卫生计生委组织派遣 6 批 12 人的临床和公共卫生专家赴几内亚、塞拉利昂等疫情国，开展大规模的公共卫生培训，加强当地的疫情防控能力。根据国务院统一安排，北京市在几内亚培训了近 2000 名社区医务人员、政府官员和驻外机构、中资机构人员。

第 24 批援几内亚医疗队队员接受了为期 8 个月的法语全脱产培训，并进行了埃博拉病毒防控知识培训和实操演练，以及"援外医疗队艾滋病防治及职业病诊断鉴定"等专题讲座；成立了队内防疫工作小组，重点落实各种预案。8 月 16 日，医疗队抵达几内亚首都科纳克里，开始执行为期 2 年的援外医疗任务。

8 月 29 日，第 23 批援几内亚医疗队在完成两年的援外医疗任务后，返回北京。

（刘　畅）

【首批援助特尼立达和多巴哥医疗队出发】　　为落实习近平总书记访问加勒比国家的承诺，8 月，北京市派遣首批援特尼立达和多巴哥医疗队。这是我国援外医疗队历史上第一支任期 6 个月的医疗队。医疗队定位为临床示教、指导和培训当地医务人员，形成医、教、研相结合的高端医学合作。医疗队制定了国家神经外科培训框架和诊疗规范，填补了加勒比地区多项空白。

（刘　畅）

外事综合管理

【国际会议管理与服务】　　利用举办国际会议的平台，促进系统内专家与国家专家在公共卫生、医疗技术的专业交流，推动国际合作项目的落地。同时按照"厉行节约、精简高效"的办会原则，审核系统内国际会议 4 场，规范系统内国际会议规模，压缩不必要的会议开支。主要举办的国际会议有：4 月，北京安贞医院主办了第八届北京五洲心血管病会议，市疾控中心主办了新发突发传染病应对经验交流国际会议；7 月，市红十字血液中心主办了 2014 年亚太血液联盟工作会议；10 月，北京儿童医院主办了第七届亚洲儿科感染性疾病会议。

（刘　畅）

【外事干部队伍建设】　　4 月和 10 月，市卫生计生委与外交学院合作举办了两期不同主题的首都卫生系统国际合作综合培训班，邀请教育部前新闻发言人王旭明、外交部礼宾司原司长等专家就突发事件与媒体应对、非政府组织管理等内容进行培训。为充实"首都医学外语人才储备库"，与北京语言大学合作举办了高端英语、法语和日语培训班，提高市卫生计生委系统外事干部和机关干部外语水平。

（刘　婧）

【因公出国（境）管理与服务】 落实中央八项规定和北京市相关规定，遵照"统筹协调、量化管理、突出重点、分类指导、注重实效"的总体要求，做到计划派遣、有序审批、规范管理。年内，卫生计生系统派出因公出国（境）团组351个642人次，其中党政公务员19人次。市卫生计生委在严格审核出访任务、杜绝一般性考察团的基础上，创新分类管理模式、探索优化审核审批程序、积极为基层单位提供合作平台和交流渠道。

完成市卫生计生委因公出国（境）信息管理系统二期建设，进一步完善出访管理与成果转化系统，提高出访成果资源共享的效率。增加了邀请外国人来华、国际会议审批模块，推动因公出入境管理工作的信息化、规范化。

6月，市卫生计生委下发了《关于贯彻落实〈北京市关于进一步规范局级以下国家工作人员因公临时出国的办法〉的通知》，进一步完善因公出国（境）制度，为系统内专家、学者因公出国（境）参加国际学术会议、进修学习等重点合作交流活动开辟绿色通道，优化审核审批程序，保证重点团组按时出访。

全年压缩出访经费近35万元。系统内证照收缴率100%。

（刘　婧）

【因公赴台管理】 年内，市卫生计生系统派出因公赴台团组34个176人次，其中交流访问团组8个、海峡两岸会议团组8个、国际会议团组3个、研修（培训）学习团组7个、随团（包括交流、参会等）任务7个，内容涉及传染病预防控制、临床医学、中医药、社区卫生服务、卫生管理等方面。

11月，市卫生计生委副主任钟东波带领卫生经济专家和财政、税收、社保等政府部门人员组成的卫生财经交流团赴中国台湾考察医疗机构财经政策、财经监管与经营管理情况。团组走访了多家不同经济性质的医疗机构，并与台湾地方卫生局和医院管理专家进行了交流，为北京市相关工作提供借鉴。

（宋晓霞）

【重要党宾国宾接待】 年内共接待副部级以上党宾国宾接待团组18批220人次。重要团组包括塞内加尔总统夫人一行、哈萨克斯坦下议院代表团、芬兰卫生部部长代表团和阿根廷卫生部部长代表团等。

（刘　畅）

【引智工作】 全年由市卫生计生委申办邀请来华外宾9批46人次。妇产医院聘请德国妇科内分泌及生殖医学学会主席为首都医科大学客座教授，聘请英国皇家妇产科医学院荣授院士TC Li教授为医院妇科微创中心名誉主任；回龙观医院邀请3名外国专家来华为医院举办的精神科和心理培训班授课讲学，与法国巴黎第七大学教授联合出版了《中法精神分析培训实务教程》（上下册）；天坛医院邀请比利时根特大学2位教授参与"颈椎运动学的三维分析"项目，促进核心技术转化；同仁医院邀请德国专家来院参与研究工作及技术交流，完善视功能重建技术。

（刘　畅）

财务与价格管理

【概述】 2014年，卫生计生系统财经工作坚持"改革为中心、发展为主题、管理为重点、能力为基础"的思路，以深化医药卫生体制改革和调整完善生育政策为重点，发挥"保障、服务、监管"工作职能，在继续完善和推进医疗服务价格和成本监测、卫生总费用核算、预算绩效管理、卫生计生人才队伍培养等重点工作基础上，加强支持医改的经济政策研究，推进医疗服务价格改革、提高科学精准的治理能力。市卫生计生委完成了2013年度北京地区卫生总费用筹资来源法和机构流向法核算，并就功能使用法做了初步核算，结果显示，2013年北京市卫生总费用持续增长，社会卫生支出增长速度持续快于卫生总费用增长速度；卫生总费用筹资结构继续优化，个人现金卫生支出占比进一步下降；基层医疗卫生机构的费用比重持续上升，卫生总费用机构配置日趋合理。2014年决算结果显示，市卫生计生委完成了年初预算确定的各项目标任务以及各项新增工作，各项主要经济指标均完成或超额完成。

（吕　程）

卫生总费用核算

【卫生总费用持续增长】　2013年北京市卫生总费用筹资总额1349.62亿元，按可比价格计算（下同），比上年增长11.99%，增长速度高于GDP的增长速度。2013年北京市卫生总费用占GDP的比重为6.92%，比2012年上升0.27个百分点，且该比重连续5年持续上升，说明北京地区全社会对卫生的投入水平逐步提高。2013年北京市人均卫生总费用6381.80元，人均筹资水平高于其他直辖市。社会卫生支出增长速度持续快于卫生总费用增长速度。2013年社会卫生支出增长速度为17.94%，增速较2012年有所下降，但仍高于卫生总费用的增长速度。社会卫生支出占卫生总费用比重达53.18%，比上年提高2.68个百分点。社会卫生支出占卫生总费用的比重逐年提高，符合经济发达地区特性，该指标的改善反映出北京市的经济持续发展促进了以医疗保险筹资为主的社会筹资能力的提高。

（谢　超）

【卫生总费用筹资结构继续优化】　2013年北京市卫生总费用筹资总额中政府、社会、个人现金卫生支出所占比重分别为26.41%、53.18%、20.41%。政府卫生支出占比基本保持稳定，社会卫生支出占比继续提高，而个人现金卫生支出占比进一步下降，比上年下降2.17个百分点，提前实现北京市"十二五"规划低于25%的目标及原国家卫生部提出的要在"十二五"末降到30%的目标，基本接近WHO提出的实现全民健康覆盖所要求的个人现金卫生支出占比降至15%~20%目标。

个人就医负担减轻，评价指标值全面下降。2013年北京市人均个人现金卫生支出1302.49元，扣除物价因素，比上年降低0.93%。城镇居民人均个人现金卫生支出占人均可支配收入、人均消费性支出的比重为3.28%和5.04%，农村居民人均现金卫生支出占人均纯收入、人均生活消费支出比重为6.36%和8.61%，分别比上年降低0.35、0.48、0.46、0.86个百分点，均为5年来最低值，但从整体上看，农村居民就医负担评价指标值高于城镇居民。

（谢　超）

【卫生总费用机构配置日趋合理】　从卫生总费用机构配置来看，2013年县医院和基层医疗卫生机构费用所占比重继续上升，分别比上年提高0.21、0.14个百分点，达8.09%、7.37%。基层医疗卫生机构中，社区卫生服务机构费用所占比重10年来一直保持增长趋势，2013年比上年增长0.19个百分

点，达5.82%，机构配置日趋合理。从药品费用机构配置来看，城市医院所占比重继续下降，县医院及社区卫生机构所占比重持续增长，分别比上年增长0.38和0.46个百分点。

（谢　超）

财务管理

【国有资产管理】　根据市财政局制定的《2014年北京市事业单位及事业单位所办企业国有资产产权登记工作方案》，8月，市卫生计生委开展所属44家事业单位产权登记及17家所办企业的产权登记。截至11月底，市卫生计生委所属各单位完成产权登记，并汇总报送市财政局。

（吕　程）

【预决算管理】　2014年决算显示，市、区县两级，包括医疗、卫生、科研、教育和行政机构在内的所有单位总收入840.52亿元，其中各项事业收入639.55亿元，占总收入的76.09%；财政基本经费补助收入109.91亿元，占总收入的13.08%；财政项目经费补助收入91.06亿元，占总收入的10.83%。总收入较上年增长10.91%，其中各项事业收入增长11.76%，财政基本经费补助收入增长13.7%，财政项目经费补助收入增长2.39%。全年总支出841.31亿元，其中各项事业支出630.80亿元，占总支出的74.98%；财政拨款支出210.51元，占总支出的25.02%。总支出较上年增长12.9%。

（李立国）

【建立疾病应急救助制度】　年内，市卫生计生委会同市财政局、人力社保局、民政局、公安局、编办和地税局等部门，起草《北京市疾病应急救助制度实施意见》，并以北京市政府办公厅名义印发了《关于建立北京市疾病应急救助制度的实施意见（试行）》，该实施意见于2015年正式实施。同时，市卫生计生委与相关部门，启动辖区内各级各类医疗机构2013~2014年疾病应急救助患者费用统计及核销工作，2013年共申报861人次，涉及金额1098万元；2014年共申报1062人次，涉及金额1674万元。

（吕　程）

【规范内控制度】　市卫生计生委组织委机关处室和直属单位梳理内控关键环节和流程，完善现有制度，建立缺项制度，完成《单位内部控制规范手册》，该手册涵盖预算业务控制、收支业务控制、政府采购业务控制、资产业务控制、建设项目业务控制、合同业务控制等方面，以各处室预算、收支、资金管理以及固定资产等常见的业务流程为主线，建立

健全内控制度。

（吕 程）

【全行业成本管理】 年内，市卫生计生委在 47 家市、区级医院开展科室成本核算，39 家市、区级医院开展医疗项目成本核算以及 21 家市级医院开展病种成本核算的基础上，挖掘成本数据，利用产出结果，加强医疗单位成本管理与控制。

（吕 程）

【6 人入选经济管理领军人才】 年内，根据《卫生计生行业经济管理领军人才培养计划实施方案》的要求，经过国家卫生计生委统一组织的资格审查、专业知识笔试和结构化面试等程序，北京市共有 6 名卫生系统财经管理人员入选第一批国家卫生计生委财经领军人才队伍。

（吕 程）

【预算绩效管理】 年内，市卫生计生委在全面完成市财政局对原市卫生局 2013 年度部门整体支出及 3 个重点项目绩效评价工作基础上，开展委机关、5 家所属单位整体绩效评价以及 17 个重点项目的预算绩效评价。

（吕 程）

价格管理

【医疗收费票据改革】 1 月 1 日起，北京市原各类医疗收费票据停止使用，全面使用新版医疗收费票据。8 月，根据新版北京市医疗收费票据改革实际运行过程中反馈出的问题，市卫生计生委印发《关于进一步加强医疗收费票据使用管理的通知》，从票据打印管理、政策解读宣传以及系统服务流程等方面提出要求。

（吕 程）

【医疗服务价格和成本监测】 年初，国家卫生计生委开展全国医疗服务价格和成本监测，建立全国医疗服务价格和成本监测与研究网络。2 月 27 日，市卫生计生委对全市 31 家纳入监测网络范围的医疗机构进行动员培训，确保全国医疗服务价格和成本监测工作的有序开展。

（吕 程）

【出台医疗服务项目成本核算办法】 6 月，市卫生计生委会同市财政局出台《医院医疗服务项目成本核算办法（2014 年版）》，结合医院医疗服务项目成本核算工作的实际情况，从医疗服务项目成本核算组织机构、医疗服务项目名称编码及分类、医疗服务项目成本核算方法及流程、成本分析、成本报表体系等方面规范了全市公立医院医疗服务项目成本核算工作。

（吕 程）

【医疗服务收费专项整治】 为整治医疗卫生、计划生育系统违规收费或变相收费问题，7 月，市卫生计生委联合市发展改革委印发《关于开展医疗卫生、计划生育系统违规收费和变相收费专项整治工作的通知》，成立专项整治工作领导小组。8 ～ 11 月，按专项整治工作方案的分工，市卫生计生委联合市医管局、各区县卫生和人口计生主管部门，完成了市属卫生计生机构、各区县属地医疗卫生计生机构的单位自查与抽查以及重点检查，并通过 12320 和 12358 收集、汇总群众对医疗服务行为和收费的投诉线索，进行解答和处理。12 月，研究并下发了《北京市卫生计生委关于对违规收费和变相收费问题线索开展调查处理的通知》，并将相关材料报送至市发展改革委。

（吕 程）

【医疗服务价格管理信息化】 年内，为提高医疗服务项目价格信息化管理水平，市卫生计生委在全市 40 家二级以上公立医院推广医疗价格信息平台建设项目，通过信息化手段，对医院医疗服务新项目申报审批、价格自查、价格执行、统计分析及辅助决策、物价文件管理、医疗服务项目价格信息发布与交流等内容进行管理，拓宽监管途径，促进规范管理。

（吕 程）

组织与人事管理

【概述】 2014 年，原市卫生局和原市人口计生委合并，成立市卫生计生委之后，委直属单位共 31 个。其中，原市卫生局所属单位 25 个，包括行政执法单位 1 个（市卫生监督所），公共卫生单位 4 个

（急救中心、血液中心、疾控中心、结核病控制研究所），高职院校 1 个（北京卫生职业学院），党校 1 个（市卫生局党校），研究机构 2 个（市预防医学研究中心、临床药学研究所），小中心 11 个（体检中心、信息中心、人才中心、宣传中心、药采中心、老干部中心、核算中心、后勤服务中心、社管中心、新农合中心、12320 中心），其他单位 2 个（医学会北京分会、改水办），自收自支事业单位 3 个（卫生技术发展服务中心、招待所、洗涤中心）；人员编制 3342 人，从业人员 3697 人（编内 2605 人，编外 1092 人）。原市人口计生委所属单位 6 个，包括计划生育协会、老干部活动站、信息中心、宣传教育中心、药具管理站、连心服务中心；人员编制 81 人，从业人员 61 人（编内 61 人）。年底，市卫生计生委系统处级以上干部 378 人。

（柴卫红）

精神文明建设

【宣传贾立群事迹】　1 月 3 日，市卫生局召开"首都卫生系统文明单位创建工作展评"暨"为民爱民服务创品牌"活动启动会。北京地坛医院的 ICU 主任、优秀青年医师刘景елло向首都医务界发出了"学习贾立群，为民爱民服务创品牌"的倡议。1 月，市卫生局与市委宣传部、市医管局组织编写了《贾立群 B 超——做人做出品牌来》一书，发行 1 万册，作为全市第二批党的群众路线教育实践活动教材。6 月，市卫生局再度组建贾立群先进事迹报告团，于 7 月 13～16 日、8 月 7～9 日、8 月 17～18 日，先后赴山东省淄博市、青岛市、重庆市和甘肃省兰州市，开展巡回报告活动，共报告 4 场，听众 6500 余人。7 月 28 日，中宣部通过中央电视台正式发布，授予贾立群为"时代楷模"荣誉称号。

（彭英姿）

【"最美北京人"主题宣讲活动】　4～10 月，市卫生计生委组织全系统开展"最美北京人"主题宣讲活动。共有 52 家单位 260 名宣讲员参加预赛，15 家单位参加决赛，从中评选出北京友谊医院、北京同仁医院、市卫生监督所等 10 支优秀宣讲团。市卫生计生委组建了由 48 人参加的 6 支宣讲团，围绕"最美北京人"主题，深入全市医疗卫生单位巡讲，累计宣讲 43 场。

北京市"最美北京人"宣讲评比活动中，市卫生计生委选送的基层单位宣讲团获北京市优秀宣讲团，北京同仁医院针灸科主治医师陈陆泉、北京友谊医院护理部护师郭嘉玥、中日友好医院重症医学科护士长申艳玲获北京市优秀宣讲员，煤炭总医院心内科护士王威、北京地坛医院红丝带之家护士长王克荣、北京天坛医院神经外科主任医师万伟庆获北京市优秀网络宣讲员。

（张正尤）

【"北京榜样"推荐宣传活动】　4～10 月，在全市卫生计生系统开展"2014 北京榜样"推荐宣传活动。经各单位宣传和推荐，全系统共推荐 50 多人，荣登"北京榜样"周榜和月榜人物 6 人，包括：北京电力医院重症医学科副主任阴凯、北京肿瘤医院超声科专家陈敏华、北京妇产医院产科主任医师黄醒华、北京地坛医院护师王克荣、煤炭总医院心脏外科主任医师屈正、中日友好医院原院长辛育龄。其中陈敏华被评为"2014 年十大北京榜样"。

（彭英姿）

【3 人入选"中国好人"】　经过基层单位选拔上报、市卫生计生委遴选并推荐，北京电力医院重症医学科副主任阴凯、北京大学第一医院肾脏内科副主任周德福、北京安贞医院普外科副主任医师曹广分别于 4 月、6 月、12 月荣登由中央文明办组织开展的"中国好人榜"。

（张正尤）

【2 人获"京华奖"和"特别荣誉奖"】　5 月 8 日，全市侨务工作会议暨首届"京华奖"颁奖大会在北京会议中心召开。首都儿科研究所钱渊获北京市华侨华人"京华奖"，北京友谊医院李桓英获北京市华侨华人"京华奖——特别荣誉奖"。"京华奖"是北京市为在首都经济社会发展中做出突出贡献的华侨华人、归侨侨眷和港澳同胞设立的奖项，是新中国成立以来的首次评选。

（张秀芬）

【第五届"首都十大健康卫士"评选】　2014 年 7 月～2015 年 1 月，首都卫生系统精神文明建设协调委员会、北京市思想政治工作研究会在首都卫生系统中开展了第五届"首都十大健康卫士"推选宣传活动。截至 11 月 20 日，央属、部队、高校企业、市属等医疗卫生机构共推荐 58 人参加评选。12 月 3 日，第五届"首都十大健康卫士"展示评选会在市卫生局党校召开。经现场打分，前 30 名被评为第五届"首都健康卫士"，并作为第五届"首都十大健康卫士"候选人。2014 年 12 月 20 日～2015 年 1 月 6 日，开展网络推选宣传活动。2015 年 1 月 28 日，召开评选活动领导小组专题会议，审议确认了第五届"首都十大健康卫士"名单。分别是："食疗大腕"、中国中医科学院广安门医院营养部主任王宜，"皮科大师"、北京大学第一医院皮肤病专家朱学骏，奋战在

·165·

一线的北京急救中心主治医师李贝，身患重病仍站在手术台上的医生、北京怀柔区医院李宏，在功能神经外科领域富有成果的宣武医院李勇杰，战斗在传染病疫情一线的北京地坛医院李鑫，创伤骨科专家、北京积水潭医院吴新宝，暖心医生、中国医学科学院阜外医院小儿心脏外科专家沈向东，心脏外科专家、北京安贞医院顾承雄，"眼科巨擘"、北京大学人民医院黎晓新。

（彭英姿）

【第六次全国民族团结进步表彰】 9月28日，中央民族工作会议暨国务院第六次民族团结进步表彰大会在京召开。北京朝阳医院吴东方获第六次全国民族团结进步表彰模范个人称号，并受到习近平、李克强等党和国家领导人的接见。

（张秀芬）

【首都卫生系统文明单位评选】 年内，市卫生计生委制定了《首都文明单位测评体系（卫生系统2014年版）》。10月，组织全系统57个单位开展首都文明单位在线申报。11月26～27日，在市卫生局党校召开全系统精神文明创建工作经验交流暨2012～2014年度首都文明单位展评会。全市50家三级医院和16个区县卫生计生委（卫生局）、12个委直属单位参加了展评。经首都文明委批准，市疾控中心等15家单位被评为2012～2014年度首都文明单位标兵、12320服务中心等42家单位为2012～2014年度首都文明单位。经中央文明委批准，市疾控中心、北京儿童医院、北京大学第三医院被评为第四届全国文明单位；经复核，北京协和医院、北京急救中心、北京天坛医院、北京地坛医院、北京佑安医院继续保留全国文明单位荣誉称号。

（彭英姿）

干部管理

【市卫生计生委机关干部定岗安置】 1月，原市卫生局和原市人口计生委合并为市卫生计生委。5月16日～6月27日，机关151名干部全部重新定岗。按照《机关正处职领导干部选任方案》，机关处长人选经过民主测评、自荐报名、拟任履职演讲评价、党委研究决定等程序确定。原卫生局和原人口计生委两个机关31名处长中，有24名任卫生计生委机关正处职领导，到部门管理局和基层单位任职的4名，改任机关非领导职务的3名。按照《机关干部定岗方案》，机关副处长及其他干部经过处长提名、双向选择、党委综合调配确定岗位。22名副处长全部安排实职。

（徐　佳）

【加强干部管理】 2014年起，市卫生计生委将以往由各单位党委自行开展测评并上报考核结果的模式，调整为统一委托第三方专业测评机构进行考核测评方式。年初，制定考核评价指标体系，并统一印制测评票，每家单位测评时派专人现场发放、回收测评票，最后统一录入测评结果，并进行汇总和分析。规范处级干部的考核标准和操作程序。

年底，完成了原卫生局和原人口计生委202名处级干部个人有关事项报告的申报工作，并按照中组部3%～5%的抽查比例要求，对8名干部的个人有关事项报告进行比对核实。同时，对卫生计生委机关全体退（离）休干部、直属单位退（离）休领导干部共300余人在社团兼职情况进行摸底调查，规范卫生计生系统退（离）休干部在社会团体兼职。

（徐　佳）

专业技术人才队伍建设

【引进13名海外高层次人才】 年初，推荐15名专家申报北京市"海聚工程"，10月，有13人入选"海聚工程"。累计有43人入选"海聚工程"。

（李传亮）

【接收应届毕业生】 市卫生计生委协调市人力社保局，细化远郊区县接收外地生源的政策，规范接收程序，拓宽接收渠道。7～12月，市属医疗卫生机构引进毕业生1434人，其中非北京生源应届毕业生448人。招聘的应届毕业生中，医药护技人员占91%，硕士研究生及以上学历人员占50.9%；引进的非北京生源应届毕业生中硕士研究生及以上学历人员占99.3%。

（刘琳琳）

【依托高校为农村地区培养卫生人才】 依托首都医科大学、北京卫生职业学院为农村地区免费培养定向医学生，扩大专业范围，提升培养层次，增加培养数量。9月，招生专业由医学专业扩大到医学相关专业（公共卫生、影像、检验、康复治疗），学历层次由专科扩大到本科，招生计划由原80名增加到420名。累计招收各类定向生824名，有671名医学生（488名专科生、183名本科生）完成学业回到农村基层医疗机构工作。

（刘琳琳）

【12人入选"百千万人才工程"】 10月，按照《北京市"百千万人才工程"实施方案》，市卫生计生委推荐71人申报北京市"百千万人才工程"，12人入选。

（李传亮）

【"215"高层次人才遴选与培养】 10~12月，市卫生计生委完成"215"高层次人才第四批培养对象的遴选评审，新增17名学科带头人和106名学科骨干，下拨培养专项经费3000万元。首次在该工程框架下设立全科专项，从各区县推荐的17名全科医生中遴选出5人，作为学科骨干列入培养对象。同时，做好已入选培养计划的专家的培养和考核。至此，工程总目标的前2个层次（领军人才和学科带头人）遴选全部完成。该工程累计投入1.66亿元，入选培养计划495人。

（李传亮）

【55人获市委组织部优秀人才资助】 12月，市卫生计生委对22个单位推荐的207名优秀人才资助的候选人进行审核，报市委组织部，经评审，共有55人获得资助，资助金额550万元。同时，加强往年受资助人才的跟踪培养，重点跟踪培养的对象中，33人成功申请国家自然基金，11人成功申请北京市自然基金，2人获得北京市科技新星称号；获北京市科技进步奖一等奖1项、三等奖3项、中华医学奖一等奖1项、三等奖6项、中华预防医学会科学技术奖三等奖1项，教育部高等学校科学研究优秀成果奖一等奖1项、二等奖9项。

（李传亮）

【第七批"人才京郊行"】 市卫生计生委将"人才京郊行"纳入后备干部队伍建设中统筹安排，12月，选派17人到10个远郊区县执行任务。累计选派76名干部参加"人才京郊行"，赴11个郊区县执行任务，带动了接收单位的人才培养和新技术的开展。

（李传亮）

【引进京外优秀人才】 年内，经市人力社保局审批，市卫生系统引进消化科、神经外科等领域京外优秀卫生技术人才5人。

（刘琳琳）

事业单位人事管理

【事业单位工作人员信息采集】 6~8月，按照市人力社保局关于采集事业单位工作人员信息工作要求，开展所属全额、差额、自收自支三类事业单位基本情况调查，采集所有在职和退休人员的工资数据等信息，完成数据审核、汇总，并报市人力社保局。

（孟 雪）

【事业单位公开招聘工作专项检查】 11月，市卫生计生委按照市人力社保局要求，对所属事业单位近5年来公开招聘工作进行专项检查。全系统共有单位53个，其中市中医管理局直属单位1个、市医管局直属单位21个、原市卫生局直属单位25个、原市人口计生委直属单位6个。53家单位2010~2014年公开招聘人员共计8599人，其中管理岗位346人、专业技术岗位8208人、工勤岗位45人、博士1595人、硕士2560人、本科1710人、专科2238人、中专484人、其他12人，正高级职称44人、副高级职称161人、中级职称578人、初级职称5186人、其他2630人。接收政策性安置人员206人，直接从事业单位调入人员712人。为规范所属单位公开招聘工作，市卫生计生委以规范发布招聘信息及严格核准制度为切入点，指导各单位开展新进人员公开招聘工作。

（王 宗）

机构编制管理

【清理规范培训机构】 7月，市卫生计生委对所属北京卫生干部培训中心、北京市血液质量检测技术培训中心以及北京市住院医师规范化培训服务中心进行核查，结合实际情况，取消了3个培训中心的牌子，其职责交由各自主体机构承担。

（王 宗）

【机构和人员编制核查】 7~10月，在市卫生计生委机关和直属单位开展机构和人员编制核查，主要包括机构设置情况、人员编制情况、实有人员情况、职数和领导人员情况以及编外人员使用情况。经过自查，市卫生计生委没有擅自设立机构、擅自改变机构设置形式、擅自加挂牌子、擅自变更机构名称等情况，未发现超编进人、超职数配备部门领导、超职数配备内设机构领导以及"吃空饷"问题。截至2014年3月31日，原市卫生局行政编制138名，实有人员115名；行政执法专项编制108名，实有人员92名；事业编制3229名，实有人员2448名。原市人口计生委行政编制62名，实有人员55名；事业编制81名，实有人员69名。

（王 宗）

【设立北京市第87职业技能鉴定所】 年内，市卫生计生委将原市卫生局技术工人考核委员会与原设在市卫生人才交流服务中心的第87职业技能鉴定所整合，在北京卫生职业学院设立北京市第87职业技能鉴定所，并通过市人力社保局审核验收，承办收银员、中药调剂、病案员、医用气体工、药剂员、实验动物饲养工、片剂压片工、制剂及医用制品灭菌工、医用污水处理工、洗衣师、护理员等十多个工种的鉴定工作。

（王 宗）

公务员队伍建设

【招考公务员】 按照市人力社保局关于2014年面向社会公开招考公务员工作要求，经过报名、审核、笔试、资格复审、面试等环节，最终市卫生计生委机关招录综合管理类公务员7名，市卫生监督所招录行政执法类公务员2名。

（孟 雪）

人员资格认定与评审

【提高医疗卫生单位高级职称结构比例】 年内，市卫生计生委会同市人力社保局提高了全市医疗卫生单位高级职称结构比例标准，全市高级职称指标数增加1/3。通过调整职称结构比例，发挥职称政策导向作用，促进高层次人才队伍建设和基层医疗人才队伍可持续发展。

（王 宗）

【卫生专业技术资格和护士执业资格考试】 2014年全国卫生专业技术资格考试北京考区共设10个考点，考生38363人（其中军队考生6359人），比上年增长9.06%；考生报考专业115个，包括43个纸笔考试专业和72个人机对话考试专业；纸笔考场27个、考生29479人，人机对话考场9个、考生8884人。2014年护士执业资格考试北京共设11个考点，考生5242人，比上年减少7.32%。采用纸笔考试形式，共用12个考场。

（王 宗）

【卫生系列高级职称评审】 年内，全市卫生系列高级职称评审按"淡化论文、侧重对申报人临床能力的评价"原则，组建内科、外科、全科医学、药护技、预防医学、中医、卫生科研等7个高级专业技术职务任职资格评审委员会，下设50个专业评议组，对2110人进行答辩评审（比上年增加400人），通过1714人，其中正高通过497人（通过率86%）、副高通过1217人（通过率79%），并全部通过了市人力社保局的审核验收。

（王 宗）

【卫生管理研究专业职称考评】 年内，首次将卫生管理研究职称评定扩大到全市，确定了22个卫生管理研究方向，完善申报条件以及评价标准。998人申请参加卫生管理研究专业职称考试，其中正高42人、副高172人、中级234人、初级550人。考试命题及判分由国家卫生计生委人才中心负责，考试采用机考形式，考试通过率71%。12月，组织答辩及评审，经专业考试及单位推荐，有448人符合申报卫生管理研究专业职称条件，其中申报正高28人、副高53人、中级69人、初级298人。经评审，正高通过26人，副高通过44人，初、中级全部通过。

（王 宗）

对口支援工作

【第七批援藏干部轮换】 8月4日，北京卫生系统第七批第二期援藏医疗队进藏。本期援藏干部共14人，分别来自宣武医院、北京积水潭医院、北京妇产医院、首都儿科研究所4家市属医院，以及东城区、丰台区、顺义区、房山区、怀柔区的9家区属医院，中高级职称占92.9%，在西藏一市三县（拉萨市、堆龙德庆县、当雄县、尼木县）开展为期一年的技术援藏工作。8月7日，第七批第一期援藏医疗队完成任务回京。

（柴卫红）

【接收南水北调对口协作单位干部来京挂职】 8月19日，按照市委组织部召开的南水北调对口协作会议精神，接收湖北省十堰市卫生计生委副主任严彬挂职北京市卫生计生委应急办副主任，挂职时间1年。

（胡 兰）

【1人获全国对口支援西藏先进个人】 经组织推荐，8月，北京卫生系统第五批援藏医疗队队员、市卫生计生委医政医管处处长路明荣获"全国对口支援西藏先进个人"称号。

（柴卫红）

2014年委管干部任免情况

姜礼才　免去北京市保健委员会办公室调研员职务（到龄退休）

李国珍　任市卫生局干部人事处（人才处）调研员

孙庆瑞　免去原市卫生局党群工作处调研员职务（到龄退休）

王和天　免去市中医管理局医政处（基层卫生处）副处长职务（调离）

边宝生　任市医管局党委常委

吕一平　任市医管局党委常委

刘建民　任市医管局党委常委

张　华　任市卫生计生委办公室主任

孙力光　任市卫生计生委发展规划处（首都医药卫生协调处）处长

李德娟　任市卫生计生委政策法规处处长
段　杰　任市卫生计生委综合监督处处长
臧萝茜　任市卫生计生委信息统计处处长
黄　春　任市卫生计生委卫生应急办公室（突发公共卫生事件应急指挥中心）主任
谢　辉　任市卫生计生委疾病预防控制处（公共卫生管理处）处长
刘泽军　任市卫生计生委健康促进处（市爱卫办）处长
邹建荣　任市卫生计生委基层卫生处处长
郗淑艳　任市卫生计生委老年与妇幼健康服务处（康复护理处）处长
路　明　任市卫生计生委医政医管处（社会办医服务处）处长
岳小林　任市卫生计生委药械处处长
郭子侠　任市卫生计生委食品安全标准处处长
叶小敏　任市卫生计生委计划生育基层指导处（流动人口计划生育服务管理处）处长
周新茹　任市卫生计生委计划生育家庭发展处处长
姚铁男　任市卫生计生委公众权益保障处处长
宋　玫　任市卫生计生委科技教育处处长
鲍　华　任市卫生计生委国际合作处（港澳台办公室）处长
高　坚　任市保健委员会办公室主任
罗香葆　任市卫生计生委财务处（审计处）处长
李乐华　任市卫生计生委机关党委专职副书记（正处级）
刘麦收　任市卫生计生委离退休干部处处长
禹　震　任市中医管理局副局长
洪　峰　免去北京结核病控制研究所党总支书记职务
周　峰　任北京结核病控制研究所党总支书记
王洪学　任市卫生计生委办公室副主任
谢　辉　任市卫生计生委发展规划处（首都医药卫生协调处）副处长
高　路　任市卫生计生委发展规划处（首都医药卫生协调处）副处长
张　涛　任市卫生计生委政策法规处副处长
王开斌　任市卫生计生委综合监督处副处长
曹　昱　任市卫生计生委卫生应急办公室（突发公共卫生事件应急指挥中心）副主任
杜　红　任市卫生计生委疾病预防控制处（公共卫生管理处）副处长、调研员

汤伟民　任市卫生计生委健康促进处（市爱卫办）副处长
梅红光　任市卫生计生委健康促进处（市爱卫办）副处长
荣志清　任市卫生计生委基层卫生处副处长
李君念　任市卫生计生委基层卫生处副处长
吴　娅　任市卫生计生委老年与妇幼健康服务处（康复护理处）副处长
齐士明　任市卫生计生委医政医管处（社会办医服务处）副处长
况海涛　任市卫生计生委计划生育基层指导处（流动人口计划生育服务管理处）副处长
王　虹　任市卫生计生委计划生育基层指导处（流动人口计划生育服务管理处）副处长
马艳丽　任市卫生计生委计划生育家庭发展处副处长
刘　艳　任市卫生计生委公众权益保障处副处长
刘　颖　任市保健委员会办公室副主任
谷　颖　任市卫生计生委财务处（审计处）副处长
智利平　任市卫生计生委组织人事处（人才处）副处长
季　红　任市卫生计生委组织人事处（人才处）副处长
彭英姿　任市卫生计生委组织人事处（人才处）副处长、调研员
刘　磊　任市卫生计生委办公室调研员
王文胜　任市卫生计生委办公室调研员
唐汉禹　任市卫生计生委办公室副调研员
高　星　任市卫生计生委发展规划处（首都医药卫生协调处）调研员
杨　辉　任市卫生计生委发展规划处（首都医药卫生协调处）调研员
马小荧　任市卫生计生委发展规划处（首都医药卫生协调处）副调研员
郭　林　任市卫生计生委政策法规处调研员
李朝俊　任市卫生计生委信息统计处调研员
蓝荣辉　任市卫生计生委卫生应急办公室（突发公共卫生事件应急指挥中心）副调研员
王艳春　任市卫生计生委疾病预防控制处（公共卫生管理处）副调研员
饶英生　任市卫生计生委健康促进处（市爱卫办）调研员

刘金华　任市卫生计生委健康促进处（市爱卫办）副调研员

于传江　任市卫生计生委健康促进处（市爱卫办）副调研员

宗保国　任市卫生计生委基层卫生处调研员

李志敬　任市卫生计生委基层卫生处副调研员

罗培林　任市卫生计生委医政医管处（社会办医服务处）副调研员

唐红伟　任市卫生计生委药械处副调研员

彭天雅　任市卫生计生委食品安全标准处副调研员

潘　湣　任市卫生计生委计划生育基层指导处（流动人口计划生育服务管理处）调研员

曹秀霞　任市卫生计生委计划生育基层指导处（流动人口计划生育服务管理处）副调研员

葛纪军　任市卫生计生委计划生育家庭发展处调研员

王荣杰　任市卫生计生委计划生育家庭发展处调研员

贾健民　任市卫生计生委公众权益保障处调研员

王凯峰　任市卫生计生委科技教育处副调研员

叶　纯　任北京市保健委员会办公室副调研员

王雪阳　任市卫生计生委财务处（审计处）调研员

陈　达　任市卫生计生委财务处（审计处）调研员

贺时浩　任市卫生计生委财务处（审计处）副调研员

李新平　任市卫生计生委组织人事处（人才处）调研员

胡　兰　任市卫生计生委组织人事处（人才处）调研员

张秀芬　任市卫生计生委组织人事处（人才处）副调研员

王　宗　任市卫生计生委组织人事处（人才处）副调研员

姜　丽　任市卫生计生委工会调研员

姜任果　任市卫生计生委工会调研员

严玉秋　任市卫生计生委工会副调研员

郭　洪　任市卫生计生委离退休干部处副调研员

刘永华　任市卫生计生委离退休干部处副调研员

孔京生　任市卫生计生委组织人事处（人才处）副处长

张　毅　免去北京市新型农村合作医疗服务中心主任职务（到龄退休）

李汝斌　任北京市新型农村合作医疗服务中心主任

张　杰　免去北京市红十字血液中心工会主席职务（到龄退休）

胥德琪　免去原市人口计生委办公室主任职务（到龄退休）

刘　念　免去原市卫生局党群工作处副处长职务（调离）

李　刚　任市卫生计生委纪委副书记（正处级）

兰建闻　任市卫生计生委综合监督处副处长（挂职一年）

严　彬　任市卫生计生委卫生应急办公室（突发公共卫生事件应急指挥中心）副主任（挂职一年）

马小荧　任市卫生计生委发展规划处（首都医药卫生协调处）调研员

彭天雅　任市卫生计生委食品安全标准处调研员

刘金华　任市卫生计生委健康促进处（市爱卫办）调研员

刘成宝　免去市人口计生委老干部活动站调研员职务（到龄退休）

张　骥　免去北京市农村改水领导小组办公室副调研员职务（到龄退休）

王克成　任市中医管理局规划财务处调研员，免去市中医管理局规划财务处处长职务

卫生界人物

王嘉麟

王嘉麟，男，北京人，1924 年 3 月 5 日出生。北京中医医院肛肠科主任医师、学术带头人。早年随父兄习医，师从名医赵锡武、陈慎吾。1947 年开始独立行医，1951～1953 年在卫生部为中医举办的进修学校学习，1956 年北京中医医院成立之初即来院工作，是北京中医医院肛肠科的创始人之一。曾任北京中医学会外科学委员会委员，北京中医学会肛肠分会副主任委员，北京中医肛肠分会顾问。全国首批名老中医药专家，第二届首都国医名师，第一至第四批全国老中医药专家学术经验继承工作指导老师，先后培养了 6 名国家级中医学术经验继承人。其治疗肛肠疾病的特点是注重对患者的整体治疗，形成一套独特的外病内治及术后调适的理、法、方、药体系；在推动中医枯痔、结扎、挂线法的改革方面，做出了突出贡献。

2014 年 4 月 8 日，因病在北京逝世，享年 90 岁。

刘志明

刘志明，男，湖南湘潭人，1925 年 10 月出生。

首都国医名师，首批全国 500 名继承老中医药专家学术经验指导老师，全国首批博士生导师、博士后指导老师，首批中医药传承博士后导师，中央保健专家。为中国中医科学院广安门医院主任医师、教授、资深研究员，中华中医药学会第六届理事会顾问；曾任多届中华中医药学会副会长，中国人民政治协商会议第六、七、八届全国委员会委员。

刘志明出身岐黄世家，自幼师承湘潭名师杨香谷，1954 年来京参加中医科学院建院筹备工作，是中医科学院第一批医疗科研人员。从事中医临床工作 70 余年，擅长治疗疑难重症，善用经方，师古而不泥古，形成了独特的学术思想。他对心脑肾系疾病、发热病、湿热病、老年顽疾等内伤杂病及外感热病穷源究委，敢于创新，另辟蹊径，疗效卓著。如治疗外感热病重视表里双解，善用石膏；治疗内伤杂病重视先天，强调补肾，同时注重祛诸邪，但补肾不专主地黄，补脾不必胶着参、术，活血化瘀分清虚实而后用等。

先后获得"中医药事业突出贡献奖"、"全国首届中医药传承特别贡献奖"、"同仁堂杯"中医药工作 60 年特殊贡献奖、"北京中医药薪火传承贡献奖"、"中医药学术发展终身成就奖"等多种荣誉。主持和指导国家级及省部级各项课题 14 项，发明专利 3 项，成果转让 1 项，科学技术奖 4 项，在国内外核心期刊发表学术论文 80 余篇，出版专著数部，培养博士后、博士及硕士研究生、师承徒弟等 60 余人。

2014 年获第二届"国医大师"称号。

金世元

金世元，男，北京人，1926 年 12 月出生。北京卫生职业学院主任药师。1942 年毕业于北平市国药业公会中药讲习所，新中国成立后，历任北京卫生学校教员、副教授、中药学科主任等，为中华中医药学会终身理事、中国药协会常务理事、国家科技部秘密技术中医中药审查专家，享受国务院政府特殊津贴。为北京市第四批老中医药专家学术经验继承指导教师，全国第一、二、五批老中医药专家学术经验继承指导教师，第一批中医药传承博士后合作导师，中国中医科学院"医药圆融"传承导师，北京中医药大学、首都医科大学客座教授，首届首都国医名师。从事中医药工作 75 年，立足于"中医、中药的基本理论是同一根源，必须密切结合"的立场，善于把握涉及中医药领域事物的内涵与规律，其学术思想体系在横向上涵盖中药鉴定、炮制、调剂、中成药四大主要领域，并善于将这四个方面融会贯通；在纵向上包含四层结构，包括源于实践一线的丰富技术经验，以

"五象七原论"为代表的理论观点，以"品质观、融通观、格致观"为主体的认识论，以"药道致诚"为核心的精神信念。其传承弟子遍布中药的科研、教学、医疗、经营、生产、管理等多个领域。

2014 年获第二届"国医大师"称号。

陈可冀

陈可冀，男，1930 年 10 月出生于福建。主任医师、教授、博士研究生导师，中国科学院院士。我国著名中西医结合内科、心脑血管科专家，享受国务院政府特殊津贴。1954 年 7 月毕业于福建医学院，任中国中医科学院首席研究员、西苑医院心血管病中心主任。

陈可冀教授是全国杰出专业技术人才，中国中医科学院终身研究员，香港浸会大学及澳门科技大学荣誉博士，长期从事心血管病与老年医学临床研究。为中国科协荣誉委员，中华医学会及中国医师协会常务理事，中国药典委员会执委，中国中西医结合学会名誉会长，中国老年学学会名誉会长，中国医师协会中西医结合医师分会会长。北京大学医学部兼职教授，首都医科大学中西医结合学系学术委员会主任，世界中医药学会联合会高级专家顾问委员会主席。为《中国中西医结合杂志》及 *Chinese Journal of Integrative Medicine* 杂志主编，*eCAM*（*Evidence - Based Complementary and Alternative Medicine*）杂志心血管专栏特邀主编；曾任中国科学院生物学部副主任、中国科学院学部主席团成员、WHO 传统医学顾问。曾获首届立夫中医药学术奖，国家科技进步奖一等奖、二等奖，吴阶平医学奖，何梁何利科技进步奖，首届世界中医药联合会首届中医药国际贡献奖，中华中医药学会终身成就奖等；是中国非物质文化遗产传统医药项目代表性传承人。主编的《清宫医案集成》获国家新闻出版总署颁发的中国出版政府奖等。

2014 年获第二届"国医大师"称号。

晁恩祥

晁恩祥，男，1935 年出生。主任医师，教授，博士研究生导师，中日友好医院中医肺病科专业首席专家，享受政府特殊津贴。1962 年毕业于北京中医药大学，1976 年参加全国中医高级研究班学习，擅长哮喘、咳嗽型哮喘及多种慢性咳嗽、慢性阻塞性肺病、肺间质病变等疾病诊治。曾承担国家"八五""九五""十五""十一五"攻关课题及省部级研究课题。多次参加卫生部、科技部、国家药监局、国家中医药管理局及国家自然基金等政府部门及学术团体关于中医规范、标准制定及成果、课题、标书评审等工

作。为全国第三、第四批老中医继承人工作指导教师，全国中医内科肺系学科带头人之一，兼任中华中医药学会理事、中华中医药学会肺系病专业委员会主任委员、世界中医药联合会呼吸病专业委员会会长等职，并被日本大学医学部附属光丘病院聘为客座教授。1996年被澳洲中医药学会聘为名誉顾问。曾应邀到国内15个省市及中国香港、中国台湾和日本、澳大利亚讲学并指导医疗。2006年获全国"中医药传承特别贡献奖"。承担2007年北京市中医药管理局"中医药薪火传承"项目"晁恩祥名医传承工作站"。

2014年获第二届"国医大师"称号。

孙光荣

孙光荣，男，湖南浏阳人，1941年11月生。主任医师、教授、研究员。为国家中医药管理局中医药文化建设与科学普及专家委员会委员，中华中医药学会常务理事，全国优秀中医临床人才研修项目培训班班主任；全国第五批、北京市第四批老中医药专家学术经验继承工作指导老师，全国名老中医药专家孙光荣传承工作室建设专家，北京中医药大学共建中西医结合三级医院和平里医院名老中医工作室建设专家，北京同仁堂中医大师工作室顾问。享受国务院政府特殊津贴。原任湖南省中医药研究院文献信息研究所所长，政协湖南省委员会常委。

孙光荣出身于中医世家，幼承庭训，继拜名师，1958年即开始执业中医临床，擅长中医内科、妇科等疑难杂症的治疗，对情志病及中医养生亦有精深研究；之后，又同时从事中医药文献研究及中医药文化研究；是我国中医药现代远程教育创始人之一。出版著作23部、发表论文158篇。先后获国家中医药管理局中医药科技进步奖二等奖1项，中华中医药学会科技进步奖二等奖1项，全国优秀图书奖二等奖1项，省级科技进步奖一等奖1项，全国首届中医药科普著作奖一等奖1项等。主编《中华经典养生名言录》；主持并完成科技部"十五"科技攻关项目《当代名老中医典型医案集》、全国名老中医学术经验数据库。

2014年获第二届"国医大师"称号。

俞光岩

俞光岩，男，浙江省诸暨市人，1952年3月出生。口腔颌面外科教授、主任医师、博士生导师。1979年毕业于浙江医科大学口腔系，1987年11月获北京医科大学口腔颌面外科医学博士学位。1990年和1995年先后以高级访问学者身份赴德国汉堡大学和英国爱丁堡皇家外科医师学院访问进修。先后任北京医科大学口腔医学院口腔颌面外科副主任、院长助理、党委书记、副院长、院长等职务，兼任国务院学位委员会口腔医学学科评议组召集人、中华口腔医学会副会长、口腔颌面外科专委会主任委员、中国抗癌协会头颈肿瘤专委会副主任委员、亚洲口腔颌面外科医师协会会长、中国医师协会口腔医师分会会长等。

俞光岩教授的主攻研究方向为口腔颌面部肿瘤和涎腺外科，在涎腺肿瘤的临床、病理、影像学诊断研究，自体血管化颌下腺移植治疗角结膜干燥症，面神经损伤的诊断及治疗等方面做出突出成绩。他带领的课题组创立了部分腮腺切除治疗腮腺良性肿瘤的新术式，提出了既保留功能又避免复发的腮腺沃辛瘤手术新方案、腮腺咬肌筋膜下翻瓣预防味觉出汗综合征的新方法、避免或减轻下唇麻木的腮腺深叶肿瘤手术新入路；建立了针对性强、个体化的涎腺肿瘤诊治规范，明显减少手术并发症，显著提高患者的生活质量。先后承担国家自然科学基金重点项目、科技部"十一五"国家科技支撑项目等30项课题，发表论文390余篇，其中SCI收录90余篇，出版专著及教材30余部。以第一完成人获得国家科技进步奖二等奖1项；获省部级科技进步奖5项，其中一等奖2项。1992年获"做出突出贡献的中国博士学位获得者"称号，1993年获"首届全国中青年医学科技之星"称号，2006年获"北京市突出贡献专家"称号。先后被香港牙科学院、英国爱丁堡皇家外科医师学院和英格兰皇家外科医师学院授予"Honorary fellowship"。

2014年获全国五一劳动奖章。

饶余波

饶余波，男，福建省长汀县人，1955年3月10日出生。骨科主任医师，北京市和平里医院院长。2002年毕业于北京大学医学部临床医学专业，任中华医学会创伤骨科学会北京分会委员、北京市东城区医学会医疗事故鉴定专家等职。曾任北京市隆福医院院长。

饶余波1978年毕业后分配到北京市隆福医院骨科，从医27年，从一名普通的医生成长为骨科专家，进而转型为一名专家型的管理者。他先后带领两家医院走上了良性发展的道路。尤其是2008年3月担任北京市和平里医院院长以来，借东城区作为"中医药文化综合发展改革试验区"的机遇，确立了和平里医院向中西医结合医院转型的战略目标。经过3年的建设，使医院成为北京中医药大学教学医院，北京中医药大学东直门医院、中日友好医院合作单位。

2012年获首都劳动奖章，2014年获全国五一劳动奖章。

吴 疆

吴疆，男，江苏宜兴人，1965年出生。1990年毕业于新疆医学院预防医学专业，2005年入党，任北京市疾控中心免疫预防所所长、主任医师，兼任中华医学会肝病学专业委员会委员、卫生部疾病控制专家委员会委员等。曾获首届中国优秀医师奖、首都劳动奖章等。在2003年和2004年两次"非典"疫情、2005年国企大厦霍乱暴发、2006年广州管原线虫感染、2009年甲型H1N1流感疫情等公共卫生事件中，都深入一线，寻找、追踪和堵截传染源，为控制传染病疫情做出了突出贡献。在科研上承担了科技部、市科委多项重大科研任务，在《新发传染病》《临床传染病》《中华流行病》《新英格兰医学杂志》等杂志上，先后发表论文十余篇。特别是"北京市甲型H1N1流感疫苗安全性和有效性评价"一文，影响因子达47.05。先后参与了《细菌痢疾和阿米巴痢疾诊断标准》《传染病防治法实施办法》等多项国家标准、方案和法律法规的制定与修订工作；主持完成了我国首支人用高致病性禽流感H5N1疫苗的临床观察工作以及北京市大规模的乙肝血清流行病学调查。

2014年获全国五一劳动奖章。

王耀献

王耀献，男，1966年2月22日出生于河南省登封市。医学博士，主任医师、教授，博士生导师，北京中医药大学东直门医院院长。1987年毕业于河南中医学院，1990年获硕士学位，1999年获北京中医药大学博士学位，于北京中医药大学东直门医院工作至今。国家卫生部中医肾病重点专科项目负责人，兼任世界中医药学会联合会肾脏病专业委员会副会长、中华中医药学会肾病分会副主任委员等职。长期从事肾脏病临床与科研工作，创建中医系统第一家集肾内科、透析、泌尿外科为一体的肾病中心，提出了慢性肾脏疾病中医一体化治疗战略思路、肾络微型症瘕聚散理论与和解聚散治法，研发肾炎防衰液等系列制剂。参与国家"七五""九五""十五"科技攻关计划。主持国家自然科学基金课题、国家中医药管理局课题等多项课题，并多次获奖。著有《中西医结合肾脏病诊疗学》等多篇专著，发表论文40余篇。2004年获首都劳动奖章，2012年被评为全国卫生系统先进工作者。

2014年获全国五一劳动奖章。

许 锋

许锋，男，主任医师，心血管内科主任医师，硕士研究生导师。1982年毕业于广州中山医科大学医疗系，分配至北京医院。曾于1985年在中国人民解放军总医院儿科进修心导管，之后赴美国加州罗玛琳达大学医学中心进修冠状动脉造影PTCA术一年，后又于1998赴新加坡国家心脏中心进修冠心病介入诊断及治疗一年。任卫生部北京医院副院长，中央保健委员会会诊专家，兼任中国医师协会心内科分会委员、中国医师协会急诊分会常委。

许锋曾四次赴西藏参加自治区庆典活动的中央代表团医疗保健任务；2003年赴老挝参加中联部组织的对其国家领导人的医疗诊治任务；曾带领急诊科党员通宵抢救64名可乐定中毒患者。担任副院长以来，参与并规划了北京医院的信息化系统改进工作和绩效考核方案的调研、制定、试运行等；同时仍坚持临床一线工作，每周门诊及心导管手术。

许锋擅长冠心病及外周血管介入治疗（如冠状动脉支架及外周血管支架治疗等），心脏危重症的抢救（如急性心肌梗死、心力衰竭、心源性休克、严重心律失常）和高血压、高脂血症、冠心病的防治，老年人心脏保健等。曾参加编写《实用老年医学小百科》《糖尿病实用诊疗手册》《心脏急症》《新编心血管疾病鉴别诊断学》等医学专著，发表医学论文10余篇。

2014年获全国五一劳动奖章。

柯 杨

柯杨，女，1955年7月出生于天津，教授，博士研究生导师。1982年毕业于北京医学院医学生物学与医学遗传学专业，1985～1988年在美国国立卫生研究院国家癌症研究所人类癌变研究室做访问学者。

柯杨自2004年起任北京大学常务副校长、医学部常务副主任，在北京大学分管医学部全面工作；并担任第十二届全国政协委员、国务院学位委员会委员，中华医学会副会长，中华预防医学会副会长，中国女医师协会副会长，全国医学专业学位研究生教育指导委员会副主任，国务院医改专家咨询委员会委员，国务院学位办研究生教育医药科工作委员会主任委员，教育部全国督学，中国高等教育学会医学教育专业委员会会长，中国环境诱变剂学会理事长，国际学术型医疗健康中心学会指导委员会委员等职。此外，柯杨还是中国参与国际医学教育改革与合作的主要领军人物，自2010年起担任21世纪全球卫生人才教育专家委员会委员。柯杨在医学教育教学、医疗体制改革方面，积极调查研究，建言政府，全面推进医学教育改革，强调将医学人文精神的培养贯穿始终。柯杨长期从事上消化道恶性肿瘤发病的环境及遗传因素研究，发表中、英文论文90余篇，其中管理研究论文20余篇，学术研究论文70余篇，引用率达1000多次；培养研究生50余人；申请国内外专利11项，获国家级教学成果奖等省部级以上奖项11项。

2014年入选美国医学科学院外籍院士。

王宁利

王宁利，男，教授，一级主任医师，博士生导师。北京同仁医院党委书记、副院长、北京市眼科研究所所长、北京眼科学院院长、中华医学会眼科分会主任委员、亚太眼科学会理事、国际眼科理事会委员、世界青光眼联合会常务理事等职。1987～1992年在广州中山医科大学硕博连读攻读青光眼专业，获博士学位。1998～2000年在美国加州大学眼科中心从事博士后研究工作。

王宁利教授从事眼科临床医疗、教学、研究和防盲工作30余年，致力于青光眼、白内障、屈光及遗传眼病等方面的基础和临床研究。完成各类眼科手术超过2万例；发表学术论文570余篇，其中SCI收录220余篇；获得发明专利24项，实用新型专利16项。王宁利教授作为眼科学国家教育部重点学科、卫生部临床重点专科、国家眼科诊断与治疗设备工程技术研究中心、眼科学与视觉科学北京市重点实验室等的学科带头人，主持"863"计划1项、"973"子课题1项，主持国家"十五"及"十一五"科技攻关项目3项，"十二五"国家科技重大专项、卫生行业公益项目、科技部国家科技支撑计划项目各1项，主持国家自然科学基金6项。获得国家科技进步奖二等奖2项，中华医学科技奖一等奖2项，被评为卫生部有突出贡献的中青年专家，全国优秀科技工作者，享受国务院特殊津贴。获得中美眼科学会金苹果奖、中美眼科学会金钥匙奖、中华眼科杰出成就奖、亚太眼科学会杰出科学成就奖、亚太眼科学会 Arthur Lim 奖以及世界青光眼学会颁发的杰出临床科学家奖，并被评为北京市卫生系统眼科领军人才和北京学者，获第七届中国医师奖。

2014年被评为国际眼科学院院士。

北京市卫生和计划生育委员会党政领导名单

方来英　党委书记、主任
封国生　党委委员、副主任
耿玉田　党委委员、副主任
李彦梅　党委委员、副主任
孟振全　党委委员、纪委书记
毛　羽　党委委员、副主任
雷海潮　党委委员、副主任
钟东波　党委委员、副主任
屠志涛　党委委员
施一公　副主任（挂职）
郭积勇　委员（正局级）
赵　涛　委员（副局级）
郑晋普　委员（副局级）
高小俊　委员（副局级）

北京市中医管理局领导名单

屠志涛　局长（副局级）
罗增刚　副局长（副局级）
禹　震　副局长（副局级）

北京市医院管理局党政领导名单

封国生　党委书记、局长
韦　江　党委副书记
于鲁明　副局长
李彦昌　党委常委、纪委书记
潘苏彦　党委常委、副局长
边宝生　党委常委、副局长
吕一平　党委常委、副局长
刘建民　党委常委、副局长
赵云山　副局长（挂职）

军队卫生工作

中国人民解放军总医院

基本情况 职工 8733 人，其中卫生技术人员 6175 人，包括正高级职称 404 人、副高级职称 761 人、中级职称 1629 人、初级师 1673 人、初级士 1708 人。

医疗设备总值 286300 万元。年内新购医疗设备总值 7142.95 万元，其中 100 万元以上设备 17 台。

改革与管理 医疗质量持续提升。严格落实核心医疗制度，开展医疗质量巡查、临床病例讨论、纠纷仲裁、科主任查房观摩、质量分析等"五个一"活动。狠抓再住院监测与围手术期管理，会诊、查房、病案书写质量明显改善。不良事件上报率提高，非预期再次手术发生率下降。

学科人才建设实现突破。完善人才评鉴和选拔办法，科学核岗定编，优化人才队伍。肾脏病国家重点实验室通过验收，13 个专科被确定为首批国家临床重点专科军队建设项目，6 个学科进入全军研究型学科，新增 3 个全军重点实验室，5 个北京市国际科技合作基地挂牌。1 人进入"百千万人才工程"领军人才计划，23 人被评为总后"三星"人才，3 人被评为全国优秀科技工作者，1 人获求是奖。

主题建院深化发展。健全完善"四个指南"标准体系，对全院 169 个科室进行标准考核验收，达标率 98%。出版《医院标准化管理体系建设与应用》等 4 部专著。医院获全国医院品管圈大赛一等奖，院长李书章获全国医院管理突出贡献奖。医院标准化建设经验得到中央首长肯定，国家卫生计生委、新华社等 30 多家单位来院考察参观。

核心指标达标优化。强化"十率"指标导航，加强信息化监控。平均住院日 8.76 天，药占比 34.3%，患者满意率 96.5%，感染现患率 5.32%，诊断符合率提高 6.02%，非预期再次手术下降

46.07%，会诊及时率提升 0.98%，诊断符合率提高 6.02%，病原学送检率达标。

医疗工作 门诊 3631710 人次，急诊 193725 人次；急诊危重症抢救 8324 人次，抢救成功率 98.11%。展开床位 4108 张。出院 150136 人次，床位周转 41.2 次，床位使用率 98.69%，平均住院日 8.76 天，死亡率 0.45%。住院手术 55606 人次。剖宫产率 50.49%，无孕产妇死亡，新生儿死亡率 1.35‰，围产儿死亡率 12.17‰。

临床路径管理。应用临床路径 10400 人次，涉及临床路径 130 条、33 个科室、110 个病种。完成 6909 例，完成率 66.43%。

预约挂号管理。预约方式共 11 种：银行网银、银行客服电话、银行网点自助终端、手机银行就医挂号 APP 客户端、医院自助挂号机、医院医生工作站、95169 网络预约平台、95169 客服电话、114 网络预约平台、114 客服电话、军队师干电话预约。所有专家号及普通号全部开放预约，号源开放比例 100%，其中 95169 预约平台 25%，114 预约平台 15%，银行端、院内自助机、医院人工窗口 60%。全年普通门急诊挂号 348.62 万人次，预约挂号 182.9 万人次，预约率 52.46%。

全年开展新技术、新疗法 6 项。

医院感染管理。医院感染发病率 2.29%，较上年降低 0.41 个百分点；医院感染现患率 5.32%，较上年降低 0.66 个百分点；现患调查实查率 100%。利用医院感染实时监控系统预警发现医院感染聚集性事件 20 余起，疑似医院感染暴发事件 5 起。因发现及时，防控措施落实到位，均得到迅速控制。

加强抗菌药物临床应用管理，严格落实抗菌药物检查常态化，每月抽查 200 例 I 类切口手术预防使用

抗菌药物情况，定期检查各专科抗菌药物使用合理性。全年发布监管通报18期，存在不合理问题的严格目标管理考评。组织抗菌药物知识培训和考试。调整医师抗菌药物处方权200余人次。全年住院患者抗菌药物使用率37.2%，比上年下降1.8%；微生物标本送检率32.9%，比上年上升4.1%；I类切口手术预防使用抗菌药物比例50.2%，比上年下降7.5%。

医保工作。参加北京市互联互通工作，每周节约医保基金2万余元。增加服务窗口，明确责任分工，确定科室医保联络员。促成海南分院医保并入北京市医保，实现医保管理一院两址。全年地方医保出院15415人次，总金额32767.50万元，次均费用21256.89元，自费比例13.96%。

医疗支援。定期与帮带单位沟通，及时掌握帮带需求，随时优化帮带方案，确保帮带效果。组派新疆、山东、湖北、福建等专家医疗队7批50余人次，与内蒙古自治区、山东、河北、四川等地新增的14家医院签订医疗技术帮带协议，截至年底共有22家帮带医院。派出6人赴利比里亚抗击埃博拉病毒。落实总后《军队卫生援疆工作框架协议》要求，派出医疗队开展帮带工作，由4名院常委参加的2支专家医疗队先后与新疆维吾尔自治区人民医院、玛纳斯县人民医院、吉木萨尔县人民医院、乌鲁木齐总医院等4家医院签订帮扶协议，并与新疆昌吉回族自治州10家县以上医院开通远程会诊平台。在疆期间，专家医疗队共接诊1180人次，手术及操作50人次，授课培训1100人次，有4项医疗新技术填补了当地空白。

护理工作 护士3155人，注册护士3155人，合同护士2141人。医护比1：1.5。ICU床位211张。

所有病区均开展责任制整体护理，创建实施"身心并护"护理模式，倡导护士月排班制度，推荐护理骨干签订无固定期限合同。开展延伸护理服务，为2个社区、3个干休所开展护理技术帮带。完善护理三级质控，修订护理质量检查评价及目标考评标准，规范不良事件上报、处理流程，完成临床护理信息化护理风险评估软件的开发及临床应用。

获批中国工程院、军队、北京市及院级课题共6项。获军队医疗成果二等奖1项、三等奖2项，解放军总医院医疗成果二等奖1项。获专利97项。主编出版专著22部。在统计源期刊发表论文347篇，SCI收录论文7篇。

成功申报北京市骨科、消毒供应专科护士临床实践基地。举办全军手术室、消毒供应、重症监护专科护士培训班，培训专科护士203人。完成333名中华护理学会、北京护理学会专科护士培训。选派17名护理骨干外出参加专科护士培训、181人参加各类学术会议。

医学教育 录取研究生598人，其中硕士生366人、博士生232人。接收进修1494人，外出进修20人。

科研工作 获批课题1537项，资助9.4亿元。获奖83项。签订技术合同10项、技术转让174项。发表科技论文3756篇，其中SCI收录论文661篇。出版著作65部。

陈香美院士、付小兵院士领衔的器官损伤与修复综合救治创新团队荣获国家科技进步创新团队奖。耳鼻咽喉头颈外科副主任医师刘明波的论文《全基因组关联研究鉴定出中国人群中喉癌的3个易感基因位点》在国际权威学术刊物 Nature Genetics 上发表。

学术交流 派遣436人次赴53个国家和地区参会、培训、学习和考察。邀请外籍专家学者506人次来院授课讲学和访问交流，接待12批次外军代表团顺访参观，承办15场大型国际学术会议，完成涉外医疗164人次。

信息化建设 新门诊大楼信息化建设由数字化和智能化两大系统组成，数字化由医疗业务、应急指挥、患者服务、信息安全支撑4个分系统31个子系统构成，智能化由27个子系统构成。急诊管理信息系统建设依据急诊流程的特殊性研发，功能涵盖预检分诊、急诊抢救、急诊留观。积极开展院省远程医疗政策试点项目，开通了与西藏、贵州、宁夏三地的远程医疗、远程教学、医疗帮带等服务项目。全年远程会诊7413人次，较上年增加2504人次，增长51%。6月9日，总医院远程医学教育平台正式上线运行，已有218家站点医院注册。

基本建设 10月26日，新门诊大楼投入使用。历时1年9个月，完成单体建筑面积31.8万平方米，工程质量获结构长城杯金奖。地下6层，地上15层，其中地下2层至地下6层为车库、设备和保障用房，地下1层至15层为门诊医疗及办公用房。楼内设置38个门诊和医技科室，53个候诊区，单独设置军人诊区，分别设置医护人员、病患人员通道和电梯，各层设置挂号、收费、抽血、咨询中心，缓解了看病难、就诊难、停车难问题。新院史馆投入使用，展厅上下两层，反映了医院成立60多年来的发展历史和主要成果。12月，完成玉泉新城安居工程，1600多名员工喜迁新居，并开通点对点通勤班车。

（解放军总医院）

中国人民解放军第三〇二医院

医疗工作 门急诊 70.08 万人次，较上年上升 12.94%；住院 4.4 万人次，较上年上升 6.8%。医疗设备总值 4.86 亿元，较上年增长 7.8%。医疗毛收入 22 亿元，较上年增长 9.73%。完成病案完整性检查 21728 份，运行病历检查 5961 份，终末病案检查 3345 份，评选优秀病历 77 份。全年发生医院感染 1587 人，感染率 3.6%；发生医院感染 2025 人次，感染例次率 3.7%；死亡 226 人，其中发生医院感染 84 人，感染死亡率 37.2%。完成地方传染病疫情报卡 2122 份、军卡录入 144 份。完成空气现场采样 605 份、物表现场采样 457 份、医务人员手现场采样 335 份、消毒灭菌器械与物品现场采样 36 份、口腔科器械与物品现场采样 30 份、外科手术器械现场采样 36 份、环氧乙烷灭菌生物监测 58 份、透析用水采样 155 份和食堂现场采样 390 份。完成死亡病例报告 226 份。

医疗管理 制定《业务工作安排质量指标和月绩效考核医疗指标调整的通知》《关于月绩效考核医疗指标调整的说明》，进一步加强绩效考评关联度。制定《关于进一步加强疑难、死亡病例讨论制度落实和死亡病例内涵质量检查的通知》，组织院级死亡病例讨论。制发《肝硬化合并上消化道出血规范诊疗要点》《结核病患者管理（暂行）规定》，规范诊疗行为，提高医疗质量。制定《〈军队医院管理若干规定〉落实情况院内自查实施方案》《〈军队医院管理若干规定〉院内自查问题整改落实方案》，着力解决为兵服务中存在的问题。制定《关于全军肝炎防治技术指导组 2014 年工作计划的报告》，推进全军肝炎防治技术指导组工作。修订《2014 年病历质量监控标准和要求》，进一步加大病历质量监管力度。

抓好环节质量的管理和核心医疗规章制度的监督检查。开展门诊病历质量和合理用药专项检查。每月进行不合格处方点评，定期通报讲评。每月检查抗菌药物合理应用情况，并在信息月报上公示。全年处理医疗投诉及纠纷 12 起，组织医疗缺陷专家讨论会 4 次。每季度评选医疗质量流动红旗科室。组织肝硬化合并上消化道出血和肝癌规范化治疗专项检查。

规范单病种临床路径管理，完成 48 个病种临床路径表单信息化录入和病种管理。入径管理 2055 例，其中完成 67 例、中止 299 例。

完成大型设备进口、配置谈判和放疗中心 DSA 进院相关准备工作。全年组织 10 万元以下医疗设备招标谈判会 10 次。对医用耗材准入管理、耗材品种品规数量控制、耗材遴选原则、耗材准入及淘汰流程和要求、材占比进行专题研究，进一步规范医院耗材管理。通过卫生部 GPP 认证，取得《军队医疗机构制剂许可证》，并承担军队用量小、临床必需的短缺药物品种定点生产任务。修订《军人合理医疗药品目录》。临检中心通过 ISO15189 复评审，艾滋病确证实验室通过了检查验收。每月检查合理用血情况，并在信息月报上公示，全年组织义务献血 110 人。

患者随访。随访中心坚持"真情暖语架起医患心桥"的核心服务理念，通过电话随访、预约挂号、咨询等服务项目为患者提供院前、院中及院后的全过程优质服务。随访出院患者 38987 人次，随访门诊退费患者 1743 人次，接听患者来电咨询 1352 人次，电话预约挂号 431 人次。发放《患者意见反馈单》29 份，《出院患者随访调查反馈单》310 份，《随访中心工作月报》10 期 120 份。

学科发展 感染性疾病学科首次获得军队科技进步二等奖。中医科获批第一批国家临床重点专科军队建设项目，并论证和启动建设计划。肝病生物治疗科、药学部、临检中心申报第二批国家临床重点专科军队建设项目。完成军队研究型医院建设试点工作总结，并获批军队研究型医院示范单位。针对 4 个中心 9 项技术开展专家准入评审，9 项技术获得医院临床准入。开展经颈静脉肝内门体支架分流术（TIPSS）42 人次、腹腔镜下肝脏微波固化切除术 53 人次、口腔种植类新技术 62 人次。

科研工作 立项课题 21 项，其中国家自然科学基金 8 项、首都医学发展专项 4 项、首都临床特色 5 项、北京市科委科技新星专项 1 项、北京市自然科学基金 3 项，获资助 675 万元。获科研成果 12 项，其中军队科技进步二等奖 1 项、军队医疗成果三等奖 11 项。开展国家自然科学基金 9 项、首发基金课题 4 项和 2012 年立项的院内课题 43 项的结题检查，组织

2013 年立项的 42 项院内课题的中期检查。制定医院临床科研计划，围绕三大临床科研方向，建立 PI 制，不断丰富和完善病种模块，为高质量文章和高等级成果打牢基础。初步完成生物标本库建设，引进先进生物标本管理软件，确定标本库建设时间表，为科研内涵建设提供支撑平台。

教学工作 举办临床基础知识培训 15 次，围绕肝病常见并发症开展专题讲座 6 次，超声诊断技术院内培训理论授课 6 次、实践操作培训 5 次，首次针对医师组织真实环境下的临床操作考核 22 次，举办英语沙龙 12 期，完成住院医师规范化培训 7 人，邀请樊代明院士、卞修武教授和美国国立卫生研究院奥玛阿萨尔教授等知名专家来院作专题报告。承办为期 3 个月的全军首届传染病专科护士培训班。开展机关人员及野战医疗所队员战创伤自救互救，第二批、第三批援塞医疗队防护技能，2014 年执业医师临床技能和进修，实习学员传染病防护理论技能等专项培训与考核。

完成北京大学医学部年度教学计划，通过了北京中医教学基地评估。招收研究生 24 人、实习生 36 人、进修生 148 人。作为国家临床药师培训基地，招收首批临床药师学员 4 人，并制定临床轮转计划。完成国家级继续医学教育项目 13 项、军队继续医学教育项目 5 项、北京市继续医学教育项目 1 项。与解放军医学院、海军总医院和世纪坛医院联合申报国家卫生计生委认证的住院医师规范化培训基地（内科）。增列博士生导师 1 人、硕士生导师 3 人，教学医院教授 1 人。另有 7 人申请增列解放军医学院、1 人申请增列北京大学医学部、4 人申请增列第四军医大学导师。毛远丽被评为解放军医学院教学先进个人，周志平、孟繁平、甄诚被评为北京大学医学部优秀教师，曾庆磊被评为北京大学医学部优秀毕业生，贾一琼获研究生国家奖学金，张学秀被评为北京大学医学部三好学生，张乃春获北京大学医学部学习优秀奖。

医保工作 医保门诊 20.92 万人次，比上年增长 26.1%；出院 3628 人次，比上年增长 15.91%；生育保险住院 441 人次，比上年增长 67.05%。全年抽查住院病历 500 余份，审核医保处方数据 5000 余条，合格率 99%。全年发生北京医保费用总额 2.72 亿元，医保基金总额预付 1.67 亿元。处理医保费用纠纷 21 起。通过外地医保费用核查系统，与 20 余个省 650 余家医保、新农合管理机构建立网络核查机制。

对口支援 完成对宁夏彭阳县人民医院和新疆第六人民医院的对口支援任务。新增 5 家协作医院，组织 24 批次 60 名专家到协作医院开展技术帮带，举办学术讲座 20 场，培训基层医务人员 2700 余人次，接

诊患者 800 余人次，教学查房 100 余人次，疑难会诊 70 余人次，手术带教 13 人次，电台直播 4 次，接收协作医院进修 130 余人次。开展"健康社区行，服务为人民"大型便民义诊活动 17 次，义诊群众 4000 余人次，发放药品价值 4000 余元，发放疾病预防宣传手册 10000 余份。入户贫困家庭 7 户，共免费赠送药品价值 8000 余元。开展社区大讲堂 4 次，免费测血糖 200 余人次。规范肝脏供体管理，积极开展人体器官捐献移植工作，配合移植外科完成肝移植手术 47 人次，成功完成本院首例人体多器官捐献移植手术。

新药及临床试验工作 修订《医院自制制剂研发管理办法》《自制制剂研发管理委员会组成》。完成国家 6 类中药新药黄芪片临床前研究，2 种自制制剂获得生产批件，2 种自制制剂获得临床研究批件，2 种自制制剂完成临床试验入组工作。启动药物临床试验研究 20 项，其中 I 期 5 项、II 期 6 项、III 期 3 项、IV 期 6 项，器械及试剂盒临床试验 31 项。完成临床试验质控检查 1200 例次，药品管理 2800 例次，标本管理 5200 份。临床试验随机化系统应用 15 项次，临床试验数据采集系统应用 20 项次，受试者就诊管理系统应用 32 项次。与国际大企业开展临床试验合作研究，引进包括 I 期临床、丙肝等国际多中心临床试验项目，通过国际临床试验稽查 3 次。医院伦理委员会通过亚太区 FERCAP 国际认证。召开伦理委员会审查会议 13 次，快速审查 21 次，审查 211 项次临床研究项目及 43 项肝脏移植手术。

信息化建设 完成内网交换机更新和军综网网络构架改造。实施机房 UPS 及空调扩容和医院服务器云平台建设。全年维修设备 10175 次、保障远程教学 55 次、远程会诊 24 次，完成高职评审答辩的网络保障任务。启动医院门诊电子病历建设，规范患者的 ID 号管理，实现患者 ID 统一化、门诊病历结构化和门诊系统集成化管理。率先在部分试点科室进行无线网络改造，优化无线医疗和护理信息系统应用。论证掌上医院和急诊电子病历建设方案，为下一步实施奠定基础。

经济管理 牵头启动医院精细化管理（ERP）系统建设。参编《研究型医院管理学》中关于经济管理的部分章节。完成胆道支架置入术、经颈静脉肝内门腔静脉分流术 2 项手术和穿刺血管外止血封闭器、食道直肠温度探头、可吸收组织加固材料 3 种耗材的价格备案。完成门诊收费 64.54 万人次，金额 6.87 亿元；出院结算 4.47 万人次，金额 12.42 亿元；药品服务部收费 6.82 万人次，金额 1.74 亿元；体检中心收费 1.13 万人次，金额 0.19 亿元，审核病历 4.5 万份。

学术交流 制定《外国人员来院管理办法》，修订《外事管理规定》《人才培养基金适用办法》。全年承办 27 批次 48 人赴外学术交流，接待 1 名美国进修生来院学习，邀请 2 名专家参与联合门诊，遴选第五批优秀中青年骨干出国培训。承办 3 支支援塞医疗队的外事任务。

（三○二医院）

中国人民解放军第三○六医院

基本情况 职工 1876 人，其中卫生技术人员 1487 人，包括正高级职称 37 人、副高级职称 97 人、中级职称 389 人、初级师 405 人、初级士 559 人。

医疗设备总值 52110 万元。年内新购医疗设备总值 958 万元，其中 100 万元以上设备 2 台。

机构设置 1 月 1 日，解放军第三○六医院航天城门诊部正式开诊，展开 14 个专科专业；5 月 1 日，航天城门诊部开通了医保定点单位资质。2 月 17 日，中医科新门诊开诊。5 月 30 日，正式组建总装心血管疾病介入诊疗中心和心血管疾病介入诊疗培训基地。8 月 1 日，心外科、胸外科、血管外科和内分泌科进行学科布局调整，血管外科独立，迁至原内分泌科二病区，核定床位 26 张，内分泌科核定床位 30 张，原心胸血管外科病区变更为心胸外科病区。9 月 1 日，中国健康促进基金会和中华医学会健康管理学分会授予医院全国健康管理示范基地，在体检中心正式挂牌。

改革与管理 实施科主任任期制考评，对 32 名科主任进行打分考评，免去考评不称职的 6 名科室主任，对 4 名考评排名靠后的科室主任进行诫勉谈话，对空缺岗位实行竞争上岗、择优任命，并签订任期目标责任书。创新高级专业职务评审办法，严格高级职称评审条件、标准和程序，对 3 名任期内无科研课题、无科研成果、无科研论文的干部不予续任。对 3 个总护士长和 22 个护士长岗位进行公开竞聘，1 名合同制人员、5 名文职人员竞聘为护士长。

医疗工作 门诊 1152426 人次，急诊 137018 人次，危重症抢救成功率 85.23%。编制床位 400 张，展开床位 1008 张。出院 26790 人次，床位周转 29.01 次，床位使用率 91.94%，平均住院日 12.58 天，死亡率 2.43%。手术 8909 人次。剖宫产率 30.3%。

预约挂号管理。主要通过 114 电话预约平台开展预约服务，开放号源 20%，预约挂号人次占门诊总人次 3.77%。口腔科、妇产科和皮肤科开展内部登记预约工作，号源 100% 开放。

新技术、新疗法。8 月 22 日，放疗中心四维影像引导容积旋转调强放射治疗系统试运行。10 月，开展首例脑立体定向手术。

医院感染管理。医院感染率 2.85%。修订消毒药械和一次性使用医疗器械、器具相关证明审核及管理规定，制定《呼吸机相关肺炎、导管相关血流感染和导尿管相关尿路感染的预防控制方案》，完善医院感染突发事件应急处置预案。100 人参加全军医院感染管理知识考试，96 人通过考试，取得合格证书。编印《法定传染病诊断标准及报告管理汇编》《临床科室医院感染监控记录手册》《细菌耐药性监测分析手册》《传染病防控通讯》。开展医务人员职业防护月活动。定期开展消毒灭菌质量监测和环境卫生学监测，全年采集各类标本 3000 余件次，消毒灭菌效果和病区环境卫生达标。通过医院感染监控信息平台对在院病例实时监控，有效预防了院内感染的发生。

抗菌药物使用及管理。继续落实《2013 年全国抗菌药物临床应用专项整治活动方案》中的各项指标和要求。全院抗菌药物常备品种为 50 种，落实抗菌药物分级管理规定。定期公示抗菌药物的使用排名情况，开展处方点评。根据各个临床科室的专业特点合理设定抗菌药物应用管理指标，培养抗感染专业临床药师 2 人。

医保工作。地方医保患者出院 10423 人次，总费用 25474 万元，次均费用 24440 元。年内，邀请外院专家授课培训，定期召开科室医保联络员例会，全面推行医保服务医师管理。

卫勤保障。军人门诊 237310 人次，出院 2574 人次，军人医疗总费用 1295.80 万元。3 月 7 日，组织专家医疗队赴装备学院协助三八妇女节体检，接诊 272 人次。3 月 9～13 日，12 人医疗队赴 26、32 基地开展团职干部体检及巡诊活动。7 月 3～4 日，组派两支专家医疗队分赴总装驻京体系单位通州综合仓库、后勤教导大队开展"送医送药送技术"活动，共为近700名官兵、家属进行健康体检、医疗咨询、心理咨询和血压检测，举办两场CPR专题培训。8月7～8日，分别组织两支专家医疗队赴20基地陆上应急救生大队和21基地技术室机载测控站开展健康军营行"三送"活动。8月19日～9月1日，派出全军糖尿病中心主任医师陆祖谦参加军队援疆专家医疗队，赴新疆和田地区5个县市开展为民医疗服务活动。9月1日，派出两名耳鼻喉科医生协助昌平士官学校新入学员体检，完成600余名新入学员的体检工作。9月19日，组织呼吸内科、普通外科、皮肤科、眼科、耳鼻喉科、口腔科、医学影像科、特诊科等专科共9名医生、2名护理人员赴后勤教导大队完成415名新兵体格复查工作。

医疗支援。8月6日，派6人医疗队赴宁夏泾源县人民医院开展第14次帮扶工作，组织全院讲课4次，教学查房12次，赴偏远乡村义诊和送医送药3次。医疗队在当地填补了技术空白：青光眼虹膜激光手术、电子肠镜检查和带教、腹部增强CT检查和阅片带教。成功抢救幼儿重症昏迷1例。CPR技术和呼吸机操作培训8课时60人次。8月10日，派6人医疗队赴西藏那曲地区索县人民医院开展第5次帮扶工作，无偿捐赠心电监护、除颤仪等大小设备百余台（件），捐赠图书千余本，在学科建设、人员培训、技术支持、管理经验等方面提出数十项合理化建议。医疗队分别组织义诊、巡检、教学查房和讲课等，累计诊治患者1800余人次，组织抢救和重症救治21例，开展教学查房4次，全院专业知识讲课6次。完成嫦娥五号T1任务航天城医疗保障，并派出医护人员分别参加远望五号、六号船海上保障任务。完成两会保障、国际航天员大会保障和环北京国际自行车赛、北京现代马拉松赛等重大会议、大型国际赛事保障任务。

护理工作 护士775人，注册护士775人，合同护士622人，医护比1∶1.34。ICU床位21张。

调整、健全护理质量管理委员会，成立临床护理质控专家组，初步建立护理质量专项小组，逐步规范三级质量管理，实施标准化质量评价体系，实行护理不良事件无惩罚性上报，上报率100％，护理质量持续改进率95％。

申请军队医疗成果三等奖1项、院级课题6项。在统计源期刊发表论文9篇。获发明专利1项。

医院护理专业招收实习生175人，全军糖尿病专科护士培训招收30人。选派23人外出参加全军专科护士培训，4人参加全军文职人员培训，32人参加全国、全军及知名医院专科、管理等培训。利用网络全军远程继续教育中心组织远程培训52次，700余人次参加。

医学教育 接收第三军医大学、第四军医大学、河北医科大学、安徽医科大学等院校实习生共70人次，接收北京大学医学部八年制早期接触临床课程2批次共70人。

录取研究生27人，其中硕士生25人、博士生2人。接收进修55人，接收北京市住院医师规范化培训4人。脱产攻读学位3人，到院外进修14人，在职攻读研究生5人，出国进修1人。

科研工作 申报国家、军队、省部级科研课题76项，中标国家级课题7项、军队课题17项、省部级课题9项，资助经费904.5万元。在研课题74项，结题17项。"航天环境对人体影响的医学影像学研究"获军队科技进步二等奖，"糖尿病足综合防治研究"获军队医疗成果二等奖，另获军队科技进步三等奖4项、军队医疗成果三等奖8项。

签订技术开发、技术咨询协议10项。发表科技论文225篇，其中SCI收录论文28篇，最高影响因子6.53，平均影响因子2.39。出版著作1部。

学术交流 外出参加全国、全军学术会议共224人次，其中全军会议66人次、中华医学会会议55人次。

信息化建设 新版全成本核算平台上线运行，签署四诊区分诊信息系统、病理信息系统、移动查房系统二期、影像存储系统、信息化设备等项目合同，人力资源网络版服务器上线。

（三〇六医院）

中国人民解放军第三〇七医院

基本情况 医疗用房面积 13.5 万平方米，展开床位 1500 张，医疗设备总值 6.5 亿元。在职 2854人，11 名专家享受国家政府特殊津贴，拥有 1 名全国二级学会主任委员、4 名副主任委员，全军专委会副主任委员 9 人、常委 8 人、委员 47 人。

机构设置 有 48 个三级学科，包括 37 个临床科室、7 个医技科室、4 个专业实验室。承建的国家药物临床试验机构 1 个、全军医学专科研究所 2 个、全军医学专科中心 5 个、全军重点实验室 3 个、军事医学科学院专科中心 2 个。

改革与管理 启动以微移植、中毒救治、乳腺癌、脑血管病、干细胞与再生医学为核心的 5 个转化医学分中心建设。11 个新专业获得 CFDA 公告，具有承担药物临床试验的资格。成功申报临床医学硕士专业学位授权点，为医院培养高层次军事医学复合型临床专业人才奠定了基础。医院被确立为全军研究型医院示范单位。

医疗工作 以月度质量分析为抓手，指导科室运用 PDCA 管理原则开展质控。严查术前准备，定期分析、讲评手术安全不良事件。修订输血管理流程。规范医疗器械申报流程，开展医疗设备使用率分析，医疗质量与经济效益共同提升。

医院获批第三类医疗技术 2 项。不断强化以放射病、中毒救治、血液病、造血干细胞移植、肿瘤、烟雾病及甲亢等单病种的医疗特色。全年门诊 1133465人次，较上年增长 10.2%。其中地方患者门诊1017646 人次，较上年增长 11.2%。住院 45640 人次，比上年增加 6574 人次，增长 16.8%；出院40925 人次，比上年增加 4977 人次，增长 13.8%。肿瘤患者出院 24971 人次，占出院患者总数的61.0%，比上年降低 5.9%。床位周转 32.8 次，平均住院日 11.1 天，平均术前住院日 5.2 天。2014 年首次住院患者比例增加，肿瘤以外学科知名度提高。手术 8820 人次，介入手术 2500 余人次。6 个科室的病案三日归档率 100%，15 个科室的甲级病案率 100%。

医疗支援。3 人次赴塞拉利昂防控埃博拉疫情，完成第一批和第二批赴西非抗埃博拉 70 余人体检和第一批回国人员复查体检。完成石家庄周边、河南境内日遗化武运输保障任务。派出专家执行 8 批次叙利亚化学武器销毁海运护航卫勤保障任务。完成北京APEC 会议、上海亚信峰会安保任务。与新疆塔城额敏县人民医院签署帮带协议。完成海军三亚综合保障基地所属部队及医院送医送药送技术下基层活动。

护理工作 有护士 1102 人，床护比 1 : 0.69，ICU 床护比 1 : 2.9。不断深化优质护理内涵，肿瘤微创治疗科被评为全军优质护理服务示范病房。逐步规范特色专科基地建设，获批北京地区供应室专科护士临床教学基地。举办第二届全军肿瘤专科护士培训班。

科研工作 陈虎团队历时 30 年开展的"成体干细胞救治放射损伤新技术的建立与应用"获国家科技进步一等奖。该项目成功解决了放射病所致不可逆骨髓衰竭的造血重建问题，发现间充质干细胞对辐射损伤后骨髓及重要脏器的保护与修复作用，首次采用造血干细胞与间充质干细胞联合移植治疗医源性骨髓型放射病，既促进造血重建和放射所致多器官损伤的修复，又降低移植排斥，开创了放射损伤救治的新途径。首次采用基因修饰方法，构建了放射损伤修复能力更强的二代间充质干细胞治疗新技术。是医院首个国家级一等奖，也是军事医学科学院 20 年来的首个军口国家科技进步一等奖。

获批科研课题 26 项，经费 3403.54 万元。其中国家自然科学基金支持 11 项。首次获批国家杰出青年和国际合作项目，其中刘兵获国家杰出青年科学基金，经费 400 万元，成为军事医学科学院第 20 位获得此项资助的科学家。获批全军后勤科研重大项目 1项、首都临床特色专项 7 项、北京市科技新星 1 人。在统计源期刊发表论文 199 篇，SCI 论文 36 篇，累计影响因子 100.137，其中最高 17.879。

为纪念诺贝尔奖获得者、法国医学家 Dausset J发现人类主要组织相容性复合体（MHC）又称人类白细胞抗原系统（HLA）60 周年，INTECH 学术共享平台邀请血液免疫学专家、解放军第三〇七医院奚永志教授为主编，组织国际上从事 HLA 基础和临床应用领域的专家，集其最新研究成果撰写 *HLA and Associated Important Diseases* 英文专著，在全球正式发行。

医学教育 制定 35 岁以下医师岗位练兵计划，

全年院内培训42次，经口气管插管和胸膜腔穿刺技能考核合格率99.36%。12个科室78人参加辐射安全培训并取得证书。召开第一届科技委员会成立暨全体会议，明确科技委员会的组成和职责，审议并通过了委员会章程。

学术交流　主办和承办第一届中国微创介入医学学术大会、第一届中国微循环学会学术大会、第三届微移植国际研讨会、第四届烟雾病国际研讨会、第六届全国中毒与危重症救治学术研讨会、肺癌多学科治疗高峰论坛等学术会议或继续教育培训班。杨武威当选中国抗癌协会肿瘤微创治疗专委会主任委员，樊双义当选中国微循环学会血液循环与治疗专业委员会主任委员。

信息化建设　启动以银医一卡通为代表的数字化医院建设。拟订银医一卡通项目需求书，并制定项目推行、整体解决、实施计划、建设实施和实施推进等一系列方案。完成医院感染系统升级，实现医生站和院内感染系统实时交互，降低了院内感染漏报率。启用门诊抽血处和胃镜中心排队叫号系统，减少患者等候时间。开通三防楼会议室军综网和远程网，实现远程会议和远程医疗功能。自主研发医院科研管理系统、医院三生管理系统、门诊毒麻药品登记管理系统、工作人员离岗报批系统。自主设计的急诊留观系统在急诊科试运行。

基本建设　三防医疗综合楼、后勤保障用房验收并投入使用。

（三〇七医院）

中国人民解放军第三〇九医院

医疗工作　门诊110.39万人次，入院3.96万人次，手术2.12万人次，平均住院日12.5天，病历合格率98%，处方合格率99%。

医疗管理。深化质量管理，建立健全三级质量管理网络，实行院级—科室—个人的自查自纠体系。开辟院内质量管理专项网页，及时公示质量管理规章制度、质控动态、答疑咨询等。编发《质量管理通报》，每月1期，及时通报发现的质量问题。修订病案书写规范，印制下发口袋书，做到人手一份。举办优秀病历书写展评，促进病历内涵质量提升。修订《医院检验标本外送管理规定》，对所有外送项目归口管理。组织临床科室针对《军队医疗机构临床用血考评细则》开展自查自纠，规范临床合理用血。

医疗支援。与北京老年医院、999急救中心、延庆县人民医院，以及河北、山西、内蒙古、辽宁等地10余家市、县级医院建立医疗协助机制，提供技术帮扶。与四川珙县人民医院、新疆察布查尔县人民医院签订第三个五年对口帮带协议，并抽调8名专家赴两地开展为期1个月的对口帮带工作。作为首家军队医院以核心医疗机构加入海淀区西北部医疗联合体，范围覆盖海淀区10余个乡镇，惠及30余万人民群众，促进医疗机构的资源共享，提高医疗资源的有效利用和区域医疗服务水平。

积极开展公民逝世后器官捐献（DCD）工作。协调相关部门成立医院DCD工作领导小组和院级器官获取组织（OPO），组建脑死亡判断小组和协调员组织。全年完成DCD11例，其中捐献肾脏15例、肝脏9例、眼角膜5例，挽救患者28人。

药品器械管理。申报国家药物临床试验机构。完成医院年度药品目录更新。加强合理用药，门诊和住院抗菌药物使用率均达到国家卫生计生委要求。严格执行年度医用设备预算，落实《医用物资采购信息公开办法》，检验流水线、3T核磁、伽马刀、CT、C型臂、呼吸机、碎石机、手术室设备、心脏康复设备、高科技牙椅等临床急需的设备，以优质低价甚至免费引入，改善医疗设备支撑条件。协调组织大型医疗设备计量与质控检测，确保运行可靠，临床安全。细化创新医用耗材监管手段，实施阳光采购"七公开"，邀请7名院外不同领域专家审议耗材使用目录，制定分科室、分专业、分使用级别的医用耗材使用指南，促进了临床合理使用，降低医疗成本。通过优惠让利方式为医院节约医疗设备购置费近3000万元。

学科建设　结核病研究所和移植研究所成功申报国家临床重点专科军队建设项目。7个总参医学专科中心通过中期考核。康复医学科、肿瘤科和麻醉科新晋总参医学专科中心。心内科与心外科合并，新建心脏康复室，形成集内科、外科、康复、诊疗、科研于一体的心脏病诊疗中心。依托γ刀开展颅脑肿瘤新技术诊疗项目，推动神经外科学科发展。引进学科带头人筹建辅助生殖中心，为建设总参计划生育优生优育中心奠定基础。

科研工作　创新科研管理理念和思路，狠抓科研方向凝聚、平台建设、资源整合和集智攻关，课题数质量显著提升，获国家、省部级课题17项。强化中青年科技骨干培养，首次获得国家自然科学基金青年基金课题4项。结核病诊疗新技术北京市重点实验室得到认定。与上海铭源数康科技有限公司签订成果转化协议，获转让经费300万元。

医学教育　有硕士生导师117人、博士生导师15人，培养研究生、进修生、实习生476人。通过远程教学系统为总参基层14个医疗机构授课，得到好评。通过全军远程信息网对全军273家医疗机构和医院进行远程教学7次，首次通过与海淀区卫生局洽谈、签订规范化培训帮带协议，免费为海淀区基层医疗卫生机构开放本院规范化培训平台。

信息化建设　建立总参远程医学中心，为保障单位提供运行可靠、性能优良、用途广泛、经济实用、多功能的远程医学技术支持网络平台。同时，为医院多媒体教学、学术交流、视频会议、手术视教、远程授课和中小型会议提供优质会议场所，并兼顾应急指挥功能，力争建设成为国家应急救援远程医学技术支持中心。推动新版电子病历的实施，在此基础上落实抗菌药物分级管理、手术分级管理、临床路径管理。银医一卡通项目的实施，实现了门诊自助挂号、自助缴费、检验单自助打印、医疗信息自助查询。完成供应室示踪系统、健康体检系统、数字化病案系统、局域网杀毒系统等相关业务软件系统的引进和主服务器升级、PACS存储升级、实验室/检验科信息系统（LIS）服务器升级等相关硬件项目的改造，优化相关部门的工作流程，提供更加智能化、科学化的管理模式。实施放射科、耳鼻喉科、妇产科等7个部门的智能分诊导医项目，规范就诊秩序，方便患者的就诊管理。

（三○九医院）

中国人民解放军海军总医院

医疗工作　医院占地面积156亩，总建筑面积28.9万平方米。医疗设备总值6.5亿元，引进现代化大型高压氧舱群、高低压两用舱、北京市第一台256层CT和国内最大最完善自动化检验流水线等一系列高端医疗设备。设置55个专业科室，展开床位1776张，其中内科大楼1013张、外科楼763张。全年门急诊163.79万人次，出院5.23万人次，手术1.33万人次，医疗毛收入18.22亿元。重点学科包括1个全军神经外科研究所，耳鼻咽喉科、高压氧舱治疗、航海航空医学和优生优育技术指导4个全军医学专科中心，以及脊柱外科疾病、结节病和视光学疾病3个全军专病中心。主要担负驻京海、陆、空军队人员和潜水、潜艇、航空兵等海军特勤人员的医疗保障任务，以及师以上干部医疗保健任务。

卫勤保障　核心卫勤保障能力不断增强。完成"科摩多－2014"多边海上人道主义救援与减灾联合演习、西太海军论坛年会医疗保障、"环太－2014"军演及"和谐使命－2014"医疗服务等。稳步推进舰载机加速度试验训练系统建设，派出专家医疗队保障16舰试验试航和兴城现场舰载机试飞，形成重大任务和重大装备试验伴随保障的新常态。提高为兵服务水平，出台加强为部队服务的18项措施，简化官兵就医流程。全年接诊军队伤病员28.96万人次，住院军人5877人次，补贴军人医疗费1.77亿元。继续开展为部队服务"百千万"医疗行动，冯理达专家医疗队分赴海军基层部队和体系单位巡诊，累计服务官兵及家属1.2万人次。全军"不孕不育症集中诊治"和海军"蓝馨服务"项目受到部队官兵好评，医院被评为全国计划生育优质服务先进单位。

科研与教学　以创建研究型医院为牵引，学科人才建设和科研创新成绩突出。神经外科、耳鼻喉科被评为军队第一批研究型学科建设示范单位；妇产科、超声医学科、儿科联合申报成功北京市产前诊断中心，成为北京市7家产前诊断机构之一。组织595名专业技术干部量化考评，进一步完善以军人为骨干、聘用人员为重要补充的用人模式。拥有全国优秀共产党员、白求恩奖章获得者冯理达，海军首位国际南丁格尔奖获得者、第三届全国道德模范王文珍等一批先进典型，拥有硕士以上学历的医务人员400余人。获批省部级以上课题35项，军队后勤科研课题申报立项居军队同类医院前列。获军队医疗成果和科技进步奖 12 项，其中医疗成果一等奖 1 项、二等奖 2 项。海战伤救治研究中心成功申报军队医学专业重点实验室。医院是第二军医大学、南方医科大学、安徽医科大学等多所高校的临床教学医院，拥有博士生导师 17 人、硕士生导师 69 人。

信息化建设 坚持把标准化建设、信息化管控作为医院管理的核心内容和重要抓手。以"标准深化年"主题建院活动为载体，医护质量内涵持续改进。新建以内部管理规定、安全服务流程和技术操作规范

为主要内容的科室 II 级标准 3638 项，通过制度约束，进一步规范医护诊疗行为。全面实施主诊医师负责制，加大核心医疗制度落实的检查力度，严格落实医疗质量讲评、不良事件上报和工作绩效考核等制度。大力推进管理平台创新，加快集成平台、数据挖掘系统建设，银医一卡通和新版电子病历系统进一步完善，新增部队网络医疗服务站点 35 个，开通军事综合信息网主页，为深化网络医疗、服务部队提供更加广阔的平台。

（海军总医院）

中国人民解放军空军总医院

卫勤保障 转变训练模式，加强训练针对性、实战性。9 月，抽组空运医疗队骨干赴朱日和参加卫勤使命－2014 演习。医疗队坚持实战导向、课题牵引，完成各项演训任务，得到中央军委委员、总后勤部部长赵克石的肯定。

为部队服务 突出抓好为部队服务职能，持续拓展基层巡诊帮带，累计行程 2600 余千米，诊疗 4000 余人次，举办多场健康教育讲座。开展白内障"光明行"活动，完成各类眼科手术百余例。完成全国两会、APEC 会议及节假日应急医疗保障任务。继续开展"心蕾工程"救治活动，救治先心病患儿 89 人，累计 1042 人。完成所属体系单位师以上干部健康体检，体检服务满意率 99% 以上。在总部组织的医院管理规定执行情况检查中受到通报表扬。

学科建设 坚持创新驱动模式，以创新的思路谋求学科发展新的增长点。在保持传统优势学科基础上，通过人才梯队建设、学科调整组合、选派进修等多种方式，以个人促科室，以科室促全院，实现医院整体学科建设均衡发展。获批全军后勤科研重大课题 1 项，国家、军队和北京市重点和面上课题近 30 项，获批上级科研经费超过 1 亿元，其中临床研究和军事医学研究课题经费超过 8000 万元。获军队成果一等奖、二等奖共 10 项，全年发表 SCI 论文 50 篇。主办国际、国家和军队学术会议 40 余次，被评为国家首批住院医师规范化培训基地、首批军队研究型医院建设示范单位。全年医疗设备投入 4135 万元，医疗设备总值 5.99 亿元。

医疗工作 医院以质量效益为根本，不断创新管理手段。通过加大门诊出诊质量，探索实行医师出诊基数管理。加快门诊信息化整体升级，持续论证新门诊布局流程，进一步细化完善病历、会诊、停诊、抗菌药物应用及临床路径等环节质量内容，组织医务人员参加各类医疗风险防范知识培训。医院门诊、收容、手术等主要医疗指标实现突破性增长，门急诊 208.59 万人次，比上年增长 10.73%，单日门诊量最高 8972 人次。出院 3.87 万人次，比上年增长 11.71%。完成各类手术及较大有创技术操作 19710 人次，比上年增长 9.95%。平均住院日 12.3 天，药占比降至 41.44%。

护理工作 持续开展优质护理服务示范工程活动，首次试行临时护理岗位工作模式，落实聘用护士人事代理制度，着力推进临床护理服务模式改革。狠抓以专科护士队伍为重点的人才配备培养，发挥先进典型示范引领作用，打造优质护理文化，护理工作取得新成效。普通外科被评为 2013 年度军队优质护理服务示范病房。9 人分别获海淀区 2014 年护理服务杰出贡献奖、优秀护理管理工作者、优质护理服务先进个人。

后勤保障 以模式创新为突破，从严控制行政消耗性开支，严格核算监管。强力推进新门诊楼建筑群和综合保障楼两项标志性工程建设，抓好医疗用房改造和营院综合环境整治，探索联合查房、标准餐等临床合作营养保障模式，后勤服务形象和保障效率明显提升。

（空军总医院）

中国人民解放军第二炮兵总医院

医疗工作　门急诊 133.7 万人次，比上年增长 14.64%；出院 2.8 万人次，比上年增长 3.27%；手术 7757 人次，比上年增长 4.18%；床位使用率 80.64%，床位周转 33.75 次，平均住院日 10.7 天。

持续推进医院三大学科群建设，建成并启用自体造血干细胞库，具备 10000 人份自体干细胞储存能力。启动辅助生殖中心建设，加紧产科和新生儿 ICU 改扩建，新生儿 NICU 展开床位增加到 80 张，形成辐射北京市西区危重新生儿转运及救治的平台。整合神经介入医学科、神经内科、重症医学科、医学影像科、内科楼手术室优势资源，成立脑血管病研究所，完成脑防委下达的 6000 人次筛查任务，占年度全国筛查总量的 15%，各项指标符合要求，进一步巩固全军脑卒中医疗救治研究中心优势地位。

加强特色优质技术培育。按照特色、优质技术和考评标准遴选 41 项特色技术、75 项优质技术。开展心脏死亡器官捐献（DCD）移植工作，完善 DCD 工作组织架构，完成 DCD 肝脏移植 5 例。肝胆外科、神经介入科被全军确定为研究型学科建设示范单位。

科研与教学　获军队医疗成果奖 18 项，发明专利 1 项。获批各类课题 11 项，其中国家自然科学基金项目 5 项。发表学术论文 327 篇，其中核心期刊 234 篇，SCI 收录论文 37 篇。医院临床药师培训基地获批设立心血管内科及抗菌药物 2 个专业。在美国俄亥俄州克利夫兰市举办第六届新纪元国际脑血管病多学科共享大会。全年接收临床和医技类实习生 166 人、护理实习生 250 人、进修生 41 人。在院研究生 102 人。

服务保障　修订完善《总医院为部队服务工作制度汇编》《总医院干部保健工作制度汇编》等 40 余项为部队服务制度措施，优化官兵诊疗和干部保健工作流程。不断拓展网络医疗服务范围，全年网络预约挂号 57 例，网上会诊 21 例，网上授课 5 课时。构建院前、院中、院后的立体化为部队服务模式。持续对基层部队开展"健康军营行"活动，受到基层部队官兵欢迎。举办临床医师高中级培训班 2 期，培训基层卫生骨干 66 人。

信息化建设　围绕建设数字智能型医院目标，坚持"军民融合、专家指导、全员参与、目标管理"的路子，稳步推进信息化工程建设。升级电子病历与一体化医护工作站，按临床需求改进功能 35 项，完成个性化需求开发 122 项。完成 123 个临床路径建设，入径患者 1000 余人次。银医一卡通建成上线，完成自助挂号 8157 人次。干细胞信息管理系统、数据库审计系统、重症监护系统等上线运行。医院门户网站通过采取 5 + 2 方式进行网上实时就医咨询和电话咨询，页面日均点击量 2000 余次，日均提供就医咨询服务 150 人次。同步开通微信公众服务号、微官网，进一步完善患者院前、院后服务平台。利用 3G 医学影像远程会诊系统开展会诊 732 人次。

（二炮总医院）

北京军区总医院

改革与管理　制定加强医院风气建设、战备建设、人才队伍、为兵服务 4 项措施及财经管理、药品采购 2 个规范，使医院建设重点更加聚焦。

坚持用先进典型引领医院风气建设，深入挖掘华益慰、胥少汀、张业胜、简文豪等老专家、老典型的先进事迹，大力营造见贤思齐的浓厚氛围。原副政委、"京城活雷锋"孙茂芳 2013 年被中央文明委评为"当代雷锋"，被总部评为全军助残先进个人。开展纪念"两高"批示8周年系列活动和"感动我身边人一件事"活动，不断汇聚正能量，激发新干劲。消化内科主任盛剑秋、骨科护士长刘秀梅被北京军区评为巾帼建功先进个人。

医疗工作 门诊182.81万人次，比上年增长11.01%；出院6.71万人次，比上年增长9.68%；手术2.3万人次，比上年增长14.44%；产妇1711人，出生婴儿1777人，其中双胞胎64例、三胞胎1例，剖宫产率53.95%，无孕产妇和新生儿死亡，围产儿死亡率2.8‰。对外医疗毛收入突破20亿元。在人员、设备、床位没有增加的情况下，通过严格落实医疗核心制度、积极开展新技术新业务、加强医疗纠纷处置力度、开展行政查房和周六查房督导、定期讲评医疗质量、加强成本和费用控制、启动"银医通"项目、稳定一线队伍等手段，使各项核心医疗指标有了新的进步。

预约挂号管理。医院开通了自助机预约、114电话预约、网络预约等多种预约挂号模式，开放号源比例为30%~40%。

规范新技术项目审批流程。制定《北京军区总医院新技术项目管理办法》，成立新技术项目领导小组，定期对科室申报的新技术项目集中评议，全年共评议通过、开展一类项目8项，二、三类各1项。

感染防控工作点面结合重点突出。运用医院感染实时监控系统，加强对住院病例的监测和目标性监测，强化血源性职业暴露和传染病疫情管理。对护理人员进行针刺伤防范和处置专题培训。医院感染率3.66%，较上年下降0.77个百分点。

医疗支援。践行人民军队"服务人民"的宗旨，积极投身社会公益事业，与边远艰苦地区少数民族医院结成帮建对子，从人力、物力、财力上给予支持帮助，提高了当地医疗水平。响应中华慈善总会、中国红十字会号召，参与先心病儿童救治活动，累计成功救治西藏、内蒙古、青海等贫困地区先心病患儿135人。

为部队服务 始终强化为兵服务理念，组织代职、巡诊人员讲体会谈感想，缩短与基层官兵的距离。细化"七项承诺"和"十条禁令"等为部队服务50条具体措施，开展护理"五个一"服务活动，

不断增进与官兵和老干部的感情。坚持提升为兵服务标准，全年接诊军队伤病员19万余人次，补贴医疗费用约1.8亿元。全力做好不孕不育诊治工作，全年诊治成功150余对。不断拓展为兵服务内涵，组织华益慰医疗队连续第六年赴边防巡诊，历时30多天，行程1.3万余千米，接诊官兵和家属2万余人次。主动作为，对边防官兵饮用水水质进行调研，投入50余万元为边防连队提供制水设备，进一步改善饮水水质。与30多个基层单位开展一体化帮建和挂钩帮带，让基层官兵和老干部足不出户就能享受到总院专家的服务。

科研工作 不断强化"结合临床写论文、围绕服务搞科研"思想，大力抓好学术研究和科研创新。发育生物学实验室获批全军重点医学实验室。全年获军队医疗成果一等奖1项、二等奖5项。获批各类科研课题46项，基金资助1400余万元。发表SCI论文122篇，统计源期刊956篇，在全军排名第二位。全年举办国家及军队学术会议19次，举办全军学术性活动30余次。新增博士生导师、硕士生导师17人，研究生导师超过110人。医院被国家卫生计生委授予国家脑卒中筛查与防治示范基地医院，神经内科张微微教授获国家脑卒中筛查与防治专家突出贡献奖。

医学教育 承担第二军医大学、第三军医大学、第四军医大学、解放军总医院、安徽医科大学、大连医科大学、山西医科大学等8所军地医学院校的研究生教育。2014年度共录取研究生71人，其中硕士研究生65人、博士研究生6人。

脱产博士、硕士研究生学习10人，到院外进修、短期培训40余人次，外派出国学习、进修17人。

基本建设 加快综合医疗大楼建设进度，大楼机电安装、弱电、医用气体和精装修工程进展顺利，市政电力、热力、燃气、自来水工程进入收尾阶段，其他配套建设按计划有序展开。启动附属保障楼建设，急诊楼、影像楼、训练队、综合服务楼、东区营院整治等13项维修改造工程全部完工。修缮营区道路，绿化营区环境，改造老化线路，更新消防设施，进一步规范营区秩序。

（易　蕊）

北京卫戍区

医疗巡诊　年内，北京卫戍区卫生机构完成各类体检15000余人次，下部队巡诊480余批次，为官兵开展卫生课堂、心理咨询800余课时。同时，邀请军区总医院康复理疗科专家对新训单位开展预防训练伤健康教育，医疗巡诊400余人次，理疗推拿195人次，发放训练伤防治手册500册、消炎止痛电极片3600套。9～12月，北京卫戍区组织132名伤病残人员参加军区病退和评残医学鉴定，8名官兵（干部2人、士官6人）通过了病退鉴定，为108名官兵办理了评残手续（干部86人、战士22人），为208名患病复员士官审批医疗补助共50余万元。

帮建卫生机构　投入经费45万元为机关门诊部购置500mA X光线机，并会同营房处对X线室进行工程改造。二季度，从医疗活动、疾病防控、战备训练、药材管理、伤病残管理、经费管理等6个方面对如何提高预备役部队卫生机构综合卫勤保障能力进行专题调研和探讨论证。对66400部队医院对外非营利性医疗服务试点进行审核，确定对外医疗服务诊疗科目，领取了总部核发的《部队卫生机构对外非营利性医疗服务许可证》。三季度，按照总后勤部《部队卫生机构开展对外非营利性医疗服务管理办法》，成立联合工作组，对66400部队、66055部队未经批准擅自开展医疗合作项目进行查处。

疾病预防控制　组织部队开展结核、肝炎等常见传染病和禽流感、腺病毒等突发传染病的预防控制工作。规范师团卫生机构发热门诊、隔离病房管理。修订完善各种卫生战备和应急预案3大类17种，重点对各种突发疫情的应急处置预案进行了细化。指导66055部队防疫所按照《军队急性呼吸道传染病病原监测技术规范》，对急性呼吸道传染病病原监测哨点建设与业务工作进行自查自改，并选派2人参加军区技术培训，下发采样盒14个、冷藏箱2个、运输箱3个。做好重点人群监测，落实"日报告"和"零报告"制度。邀请解放军第三〇二医院专家开展传染病防护、急救培训。5月，成功处置66329部队出现的多例发热疫情，避免了大规模扩散和暴发。

爱国卫生　4月，开展第26个爱国卫生月活动。围绕"卫生人人有责、健康人人共享"活动主题，

开展"进行一次卫生知识宣传普及活动、组织一次心理健康维护行动、开展一轮生活卫生设施检修维护、搞好一轮爱国卫生综合检查"为主要内容的"四个一"爱国卫生月活动。10月，组织机关公共服务和炊管人员对办公场所、仓库和饭堂等部位开展灭"四害"行动。年内，66397部队、66284部队、66477部队、66194部队被北京军区评为创建"健康营院"达标单位。

饮食卫生监管　组织饮食卫生安全检查，对伙食单位卫生资质进行抽查，对新训伙食单位饮食卫生安全进行普查，核发卫生许可证16个。成立专项工作组，重点对5个方向7个驻训点36个临时伙食单位进行饮食卫生安全督导，全年未发生集体食源性腹泻、食物中毒事件和肠道传染病的暴发流行。

全员健康管理　卫戍区后勤部以《北京军区健康管理暂行办法》为依据，以66429部队作为试点，继续摸索部队健康管理新模式。期间，召开试点工作碰头会2次，派出卫戍区、师、团三级管理人员赴上海学习，指导各师团全面运行军人电子健康档案管理系统，部队官兵体检率100%，建档率99.8%，基本实现了"退役所有官兵人手一份纸质和电子健康档案"的目标和要求。

新兵检疫和体格复查　8月，组织各师团卫勤领导学习新兵体格检查标准、办法和退兵鉴定工作等相关政策的调整。9～11月，完成新兵体格复查、免疫接种、健康教育等工作，新兵健康教育覆盖率100%，体格复查率100%，流脑、破伤风、乙肝疫苗适宜人群接种率100%，规定时限内体检不合格退兵11人。抽调2名兼职心理医生配合军区心理卫生服务组，为全区新兵进行心理测试并建立心理健康档案，培训心理骨干1279人，筛检出20名需重点关注的新兵，其中1人经解放军第二六一医院鉴定为强迫症，及时办理了退兵手续，其余19名有心理不适应表现的新兵进行有针对性的心理干预和治疗，建立了师团两级定期心理随访和长效跟踪机制。

干部保健　一季度，投入经费3万余元，为机关干部下发防雾霾口罩800个。二季度，投入经费9万余元，为机关处以上干部和退休军以上首长集中购买

并发放防暑保健药品，配备藿香正气胶囊、花露水等防暑药品共21种。年内，组织3批105户离退休干部和2批20户团以上在职干部分别赴北戴河、天津、承德集体疗养，分散组织10户退休军职干部赴区外疗养。继续指导干休所抓好医疗保健中心建设，进一步统一工作流程和相关制度。11月，依托总医院优势医疗资源和体检中心服务平台，分期分批组织卫戍区机关、直属单位在职干部的健康体检，建立并完善健康体检档案，建档率100%。

专业技术训练　3月，选派12名卫生技术干部分别到北京军区疾病预防控制中心、北京军区总医院二六三临床部、解放军第二五四医院进行为期11个月的"双向代职"。3月中旬，举办卫戍区卫勤领导干部暨防疫骨干集训班。4月，派6名2013年毕业的医疗专业干部到解放军第二六四医院进行为期1年的临床技能培训。5月，选送5名卫生专业技术干部到后方医院进行为期1年的进修学习。6月，选送13名卫生信息管理骨干到解放军第二六四医院参加北京军区卫生信息管理系统培训班。从卫戍区干休所选派6名卫生技术骨干分3批次参加全军举办的全科医学培训。8月，完成总后卫生部赋予66055部队迎接德国军医代表团卫勤综合演练现场观摩任务。

药材装备管理　6月，进行药品安全管理清查，共清理回收并集中销毁过期麻醉、精神药品14种，

其中针剂8种974支、片剂6种4602片。指导各单位依据《师以下部队战备药材基本标准》对战备药材进行轮换更新。督导各单位严格落实卫生装备管理制度，卫戍区部队卫生装备完好率全年保持在98.5%以上。

卫生装备比武竞赛　6月，开展全员、全要素的卫生装备训练考核，制订《卫戍区部队卫生装备训练考核实施方案》，整理下发考核标准和考核题库。10月，66400部队、66055部队在普训普考的基础上选拔出技术骨干组建集训队，围绕手术、特诊、防疫三大模块，有针对性地对14种卫生装备进行强化训练，为迎接军区考核奠定了基础。

献血工作　6月，66194部队承办驻京部队贯彻落实《军队血液管理规定》暨世界献血者日宣传活动。驻京部队各大机关、院校、医院及基层部队无偿献血志愿者代表近500人参加，中央电视台军事频道、战友报等新闻媒体进行专题报道。66168部队被北京市评为2012～2013年度首都无偿献血工作先进集体，卫戍区1名士官被评为2012～2013年度首都无偿献血工作先进个人。全年卫戍区无偿献血4491人份，其中一次献血300毫升332人，一次献血400毫升3412人，两者占献血总人数的83.37%。

（阚福泉）

中国人民武装警察部队总医院

医疗工作　门诊127.7万人次，其中武警患者13.6万人次、地方患者114.1万人次。入院4.7万人次，其中武警患者3200人次、地方患者43565人次。手术1.88万人次。总收入18.9亿元，其中对外医疗收入17.1亿元，为部队服务补贴医疗经费1.9亿元。

坚持"姓军为兵"根本方向，坚持走质量服务型内涵式发展道路，以质量建设、学科建设、信息化建设、为部队服务建设为重点，以绩效评价、学科评估为抓手，加快推进现代化综合性研究型医院建设。

制定临床和医技科室值班制度，规范值班岗位设备、人员资质和职责任务要求。制定《医疗减免费管理制度》，通过规范审批权限、缩小批免人员范围、加强就诊流程监控，堵塞经费漏洞，减少医院资源流失。制定《有创诊疗操作管理制度》《有创操作

过程中医疗风险应急处置流程》，扼制了有创操作存在的隐患和问题。制定和推广知情同意书制度，根据内外科专业要求，既统一标准和形式，又明确详细项目和内容，降低了医疗风险，减少了医疗纠纷的发生。修订《医疗纠纷管理规定》，对医疗纠纷的预警防范、问题处理、责任追究等各个环节进行细分划定，使医疗纠纷管理有据可依。制定《突发重大医疗纠纷事件应急处置预案》，建立由院首长牵头，医疗部门、保卫部门和警务部门多部门协同配合的快速反应机制，提高了应急防范处置能力。

推行院前检查、门诊手术、当日出院等诊疗环节管理措施，调整平均住院日标准，按标准严格奖惩。全年平均住院日9.98天，较上年的10.98天缩短1天。严格执行抗菌药物使用管理规定，建立科室药占

比、抗菌药物处方占比、抗菌药物使用品种、超范围开处方等相关信息监控系统，定期开展点评、通报、分析和讲评，及时对问题进行处理，降低了全院抗菌药物使用率。全年药占比41.45%，较上年下降0.65个百分点。抗菌药物平均占药比6.26%，较上年下降0.81个百分点。持续加大医疗文书培训、展示、检查、单项奖惩等规范化管理，新开发门诊电子病历，建立病历修改OA申报流程，门诊病历、申请单、处方书写质量明显提升。推广临床路径管理，建立路径表单，制定临床路径品管圈机制，并在部分科室试点成功。坚持推行病例讨论制度，并扩大病例讨论参加人员范围，在全院开展典型病例筛选，实现临床和教学并举。加强住院总机制建设，不断规范队伍管理，通过参与科系重大抢救、手术、会诊，以及"三生"教学和卫勤战备等任务，强化督察、医疗、教学、卫勤等临床管理职能，既提高了临床工作效率，又锤炼了年轻骨干队伍。举办医院感染预防监控知识和技能培训，不定期检查、督促和指导感染防控重点环节，及时反馈和整改，消除感染安全隐患，全年无感染安全事故。

加强医疗服务能力。推进门诊预约制度，与中国银行、114电话、95195电话建立预约平台，与健康之路、好大夫在线等网站协作，实现患者就诊预约、分时段就诊和院后随诊，门诊就医流程更加方便快捷。加强门急诊出诊制度管理，严格出诊请销假制度，加大对无故停诊、延迟到诊等问题的处理力度，提高了门急诊在位率和准确率。推进核磁共振科、CT科等医技科室检查"零预约"，开展晚间延时和周末检查服务，提高检查效率，防止病源流失。多次组织专家到大型社区开展"健康周周讲""义诊社区行"等便民服务活动，到签订协议的军休所定期开展上门医疗服务，与内蒙古、河北、山东省等多家医院和医保部门签订对口帮扶医疗合作协议，进一步拓展了医疗服务市场。发挥与中国红十字总会、中华慈善总会、中国红十字基金会、中央电视台等机构的合作优势，组织专家医疗队8批赴西藏、青海、云南等地义诊、巡诊。全年筛查先天性心脏病患儿4600人次，救治先心病患儿300余人，在青藏高原地区开展白内障手术近100人次。

规范医疗安全机制。坚持医疗安全例会制度，每季度召开1次，通报上季度医疗安全情况及存在的问题，研究制定解决方案，并督促相关科室抓好落实。发挥医疗缺陷鉴定专家委员会的作用，定期召开医疗缺陷评议会。通过专家评议，查找不足，分析原因，提出改进措施，防止问题再次发生。开展百日医疗安全活动，通过个人自学、专家授课、现场检查、集中

考核等方式，提高医务人员的法律意识、服务意识和沟通技巧，降低了医疗纠纷发生率。

护理工作 坚持走质量服务型内涵式发展道路，围绕研究型护理以护理人才建设、质量建设和学科建设为重点，推进护理质量系统管理。实行护理岗位管理，完善护理绩效管理，激发护理人员的奉献精神。全面提高护理质量。

加快护理专科建设，完善专科人才培养计划，深化护理专业内涵。举办国家级继续教育项目——灾害救援护理培训班。

建立心理护理支持系统。举办各级护理人员心理护理培训班，重点从发掘内在资源、提升心理能量、改进沟通策略、提升解决问题能力、识别人际模式、了解患者心理需求三大主题15个专题进行培训。

加强护理临床带教管理。完善教学管理网络，加强教学环节管理。护理部进一步加强师资队伍建设，每周组织1次带教老师专题讲课活动，每月举办1次师生座谈会和双向测评。实施护理带教老师绩效管理。成立实习学员科研小组，制定实习学员绩效考评细则。

为部队服务 狠抓"军人优先"、军人检查零预约、军人床位周转等措施，实现伤病员"零待床"。积极与预约伤病员所在单位沟通，提前预留床位，保证及时入院和治疗，提高伤病员服务质量。对危急重症、疑难病伤病员开展院内会诊、远程会诊、外请知名院士专家会诊，不断提高疑难病诊治水平。开展"问寒问暖到床头，关心关爱到个人"活动，定期召开伤病员座谈会，加强与部队伤病员沟通交流，及时掌握诊治进展情况，确保伤病员住院期间安心放心。组织体系单位干部年度体检。为部队团以下伤病员远程会诊1963人次，比上年增长36.7%。为部队伤病员手术1086人次，较上年的633人次增长71.6%。

优化首长保健服务流程，严格诊疗、用药、检查服务管理，并开展首长满意度调查，进一步提高了首长保健的服务质量和诊疗效率。完善师以上首长健康档案信息系统，首长药历管理进一步规范。严格批免权限和干部病床优惠管理，降低不合理成本支出，减少诊疗资源浪费。全年完成体系内师职以上干部体检672人次，承担会议保障17批次，累计派出巡诊47人次。

加大对西藏和贵州总队两家医院的援建工作。选派骨科、普外科、妇产科、泌尿外科、肾内科、眩晕病研究所等10余名副高级职称以上的专家长期代职帮扶，接收10余名总队医院业务骨干来院学习进修。购置援建腹腔镜、宫腔镜、关节镜、透析机、麻醉机、监护仪、膀胱镜、输尿管镜、气压弹道碎石系统、

眩晕治疗仪、耳鼻喉工作站、射频系统等各类设备和器械，总价值愈 1500 万元，医院硬件设备达到国内先进水平。援建成立的妇科、泌尿外科微创治疗填补了西藏地区空白，骨科微创关节镜手术开展例数和成功率位居藏区第一，眩晕病研究所西南分所、肾内科透析中心在当地形成特色优势，学科发展初具规模。

卫勤保障　完善和落实《中国人民武装警察部队战备工作规定》《武警总医院卫勤应急力量抽组实施办法》，制定《武警总医院战备值班管理办法》，促进卫勤保障和战备工作的制度化和程序化。开展"新春走基层，青海光明行"活动，深入高原边远艰苦地区，行程 8000 余千米，共为 2000 余名官兵巡诊、送医送药，受到基层官兵的热烈欢迎。开展联合国重型救援队复测工作，历时 15 天，举办现场急救技术、国际救援行动标准、物资编制筹备等培训，通过了联合国测试，受到国际专家好评。全年参加总部各类会议、军事训练比武等医疗保障任务 30 批次，累计保障 194 天，受到总部及各级领导的好评。

科研工作　申报国家自然科学基金项目 23 项、北京市自然科学基金项目 8 项、首都临床特色应用项目 11 项，获批国家自然科学基金 3 项、首都临床特色应用项目 4 项、北京市重点实验室资助项目 1 项，资助经费 430 余万元。获国家进步奖 1 项，北京市科技进步奖 1 项，中华医学科技进步奖 2 项，华夏科技进步奖 3 项，全军医疗成果二等奖 6 项，武警科技进步一等奖 1 项、二等奖 6 项。申报救援医学北京重点实验室，通过了认定并成为武警部队首个北京市重点实验室，获北京市资助 100 万元。

训练工作　年初，制定学科人才出国培养计划，召开学科人才座谈会，加强经费保障。全年出国培训 10 人次，投入经费 85 万元。举办岗位练兵活动，加强基础知识、基本理论、基本技能培训和考核，成绩与个人绩效评价、晋职晋级挂钩。年内，在机关门诊部开展 CPR、电除颤、气管插管、心电图操作及诊断的培训和考核，机关医务人员急救技能和服务能力明显加强。医院成为北京地区首批 28 个国家住院医师规范化培训基地之一。召开武警总医院第三届教学大会，提出今后教学工作思路和方向，提高全院医务人员教学积极性。全年获批国家和北京市等继续医学教育项目共 26 项，举办继续教育项目培训 23 项。

医学教育　招收硕士研究生 119 人，连续 4 年招生数量突破 100 人。组织导师后备人才申报遴选工作，加强已有导师队伍的培养和管理，促进导师队伍整体水平不断提升。新增博士生导师 1 人、硕士生导师 17 人。

编写《武警总医院临床医学专业实习生实习大纲》，制定完成临床 12 个专业的教学流程、实习内容和带教职责等。制订《武警总医院实习生出科考核实施细则》，加强教员和学员双向出科考核，确保临床实习质量。编写《武警总医院进修生培训大纲》，全面规范进修人员学习内容，着力提升进修人员专业技术水平，得到送修单位一致认可。全年接收新学员 329 人。

信息化建设　完成"银医通"项目一期工程，在门诊各楼层安放自助挂号缴费机，实现门诊自助挂号缴费机上通过身份证或银联卡进行自助建卡、自助挂号、自助打印检验报告单等功能。开发和完善 OA 办公系统功能，实现设备申购、远程医疗会诊、危急值报告、院内科间会诊、军免患者贵重药品申请等工作的网络化和信息化。继续推进 PACS 系统二期建设，重点解决部分临床科室医技图像不能实时共享问题。全年完成军队和地方会诊共 2504 人次，其中军队会诊 2155 人次，占会诊总量的 86%。医院互联网专科网站 43 个，累计发布医药时讯手机 83 期。加强网络管理和舆情监控，及时发现并处置与本院有关的网络舆情不良信息 418 条。加强图书借阅和上网查询管理，完善网上登记、预约、催还制度，开展纸质和电子书刊阅览、文献检索服务、检索业务培训，为科研教学工作提供支撑。

（柴　昶）

中国人民武装警察部队北京市总队

卫勤保障　坚持把卫勤应急保障能力作为建设重点紧抓不放，着眼遂行多样化卫勤保障任务需要，深化理论研究，完善保障方案，健全中队抢救组、支队救护所等卫勤组织，确保人员、药材和装备整体配套。落实《武警部队卫生专业岗位练兵指南》，抓好医院组织指挥、救护所开设、紧急创伤手术等训练。

卫生队抓好伤员检伤分类、紧急救治和收容后送训练，单兵进行战伤技术训练。进一步完善 APEC 会议、两会安保等卫勤保障方案，为"保打赢"提供能力支撑。进行拉动性检验，开展遂行任务能力评估，检验卫勤应急保障水平，确保关键时刻"拉得出、上得去、展得开、救得下、医得了"。

机构建设 以卫生机构综合整治为重点，深化两项机制（慢性病号综合干预和警地医疗对口支援），建强 3 支队伍（卫勤分队、基层军医和卫生员），完善 4 项制度（卫勤战备、优质服务、信息管理、就医秩序），扭住 5 个重点（应急保障、疾病预防、医疗保健、医院管理、医疗安全），在夯实基础、提升能力、优质服务、精细管理上抓落实，见成效。启动卫生机构综合整治，尽快扭转建设滞后局面。出台相关机制文件，抓建卫生队试点，加强卫勤分队训练，为推进医院升级转型、加强基层卫生能力建设和卫勤力量科学组训指明方向，明确标准。

医疗服务 强化"基层第一、官兵至上"理念，精心做好官兵医疗保障。抓好医德医风教育，落实"一票否决制"，推行官兵看病导医制度，加大经费和感情投入。落实"零预约、零待床、零距离"承诺，取消检查、用药审批手续，合作医疗项目对官兵免费放开。全年总队弥补基层卫生事业费、统筹大病外诊费、发放偏散远门急诊社会化保障经费累计 360 余万元，向市疾控中心争取各类疫苗 7.6 万只。为官兵及家属健康体检 6696 人次，筛查身体、心理不合格新兵，为复员老兵评定残情等级。

心理服务。落实心理工作 5 项机制，医院心理科主动牵头，承担体系卫生队心理医生和心理骨干队伍的培训，主动开展心理卫生知识宣传教育，常态开展咨询服务，跟进做好心理测查、治疗和干预工作，做好重大任务心理调适工作。

疾病预防 建立健全总队卫生监督体系，强力推进卫生防病制度末端落实。开展部队常见病、多发病、职业病的防治研究，加强综合干预，减少非战斗减员。开展健康警营达标创建活动和第 26 个爱国卫生月活动，邀请军地专家进行防病知识宣讲，提升官兵健康素养，官兵健康体检率 98% 以上。健全疾病防控体系，密切关注疫情动态，发挥疫情监控、预警和直报功能，有效防范传染病疫情、群体性不明原因性疾病等突发公共卫生事件。

医疗管理 推进精细化管理，提升卫生工作质量效益。强化法治思维，落实《军人抚恤优待条例》《军队医院管理若干规定》《卫生监督实施办法》《军队计划生育规则》等法规，做到办事依法、遇事找法、解决问题用法、化解矛盾靠法。组织新兵身体、心理复查，加大不合格条件退兵力度，从源头上控制病号产生。继续做好官兵健康档案建档工作，对慢性病号开展一对一指导，定期健康评估，跟进医疗保障，防止小病酿成大病。规范伤病残鉴定程序，搞好评残、基本丧失工作能力鉴定，加大移交安置力度，确保伤病残人员分流取得实效。逐级签订合作医疗项目管理责任书，清理合同到期合作医疗项目。稳妥处理卫生信访问题，主动化解矛盾，严防事态升级和议题复杂化。深入开展整顿医疗秩序专项活动，对聘用人员资质进行审核。

计生工作 适应国家和军队生育政策调整，继续坚持军政主管亲自抓、负总责和"一票否决"制，努力提升部队人口计生工作质量。依据新颁发的《军队计划生育条例》，抓好"单独二孩"政策的贯彻落实，加强政策法规教育，严格再生育审批条件，持续开展"两非"专项治理和育龄妇女孕情普查，确保不发生违法生育问题。深入开展"婚育新风进警营"、"三关爱"和"五好文明家庭"评比表彰活动，落实计划生育免费服务政策，做好不孕不育夫妇集中诊治和遭受意外失独家庭的扶助解困工作，进一步提高计生服务水平。

（杨　森）

中国人民武装警察部队北京市总队医院

医疗工作 门诊 388182 人次，收治危重症患者 2535 人次，抢救成功率 95% 以上。住院 13443 人次，出院 14710 人次，床位周转 34.73 次，床位使用率 98%，平均住院日 10.13 天，死亡率 4%。手术 7610 人次，无孕产妇、新生儿、围产儿死亡。经济收入 5.8 亿元。

医院感染管理。严格执行首诊负责、三级检诊、医疗查对、会诊等医疗制度，实现"日监控、周检查、月评估、季分析、年总结"。强化制度管理，规范医疗行为，狠抓岗位培训，不断提高诊疗水平。开展质量教育，强化医师业务培训与技术考核，注重内涵建设，不断增强医务人员的职业素养，切实提高医疗质量，有效防范医疗纠纷，保障医疗安全。医院感染率为0。

质控管理。加强机关和"六委一组"在医院管理中监督、指导和宏观调控的监控职责。组织专家进行百余次院级大查房，参与科室急危重症患者抢救近90批次，参与疑难病症会诊和大手术前讨论20批次，病例讨论80余次。针对出现的问题进行分析讲评，反馈科室。医疗查房的同时，突出教学查房的特点，针对科室一线医生从临床技能、病例分析、医德医风等方面进行重点辅导。医疗纠纷明显下降，患者满意率明显提高，回访满意率98%。甲级病历率100%。

医保工作。采取院控、科查、个人抓落实，层层把关，环环相扣的管理措施，完善《总队医院医保总质控制方案》。通过了朝阳区医保中心对医院门诊及住院医保工作的检查。

继续深化与北京急救中心、朝阳医院、协和医院、武警总医院、天坛医院等单位的协作关系，畅通绿色转诊通道，加深技术支持力度，在扩大医疗收治上取得明显成效。作为朝阳区社区对口支援单位、紧急医疗救援网络医院成员，特别是作为朝阳区11家医疗机构组成的朝阳医院医疗联盟成员，促进了医院整体建设良性健康发展，推进医院应急处突保障能力建设，为部队战斗力生成和遂行保障提供强有力的技术支撑。

护理工作 严格规范对外有偿服务，优化院科质控，达到全程控、时时控的目标。突出三级查房、疑难病例讨论等核心制度的落实，加强特殊人员、特殊时间、特殊操作的护理管理，医护质量进一步提高。全年门急诊处方合格率90%，治愈好转率97%，确保了"三甲"标准常态化、规范化、精细化。

科研工作 本着"以科技促发展，以质量求生存，向管理要效率"的理念，加大科研申报的环节质控，全院申报科研奖项21项。外投稿件100余篇，刊登论文90篇，其中在核心期刊或统计源期刊上刊登50篇，占刊稿总数的56%。全年投入科研经费30余万元，鼓励医护人员结合临床实际开展科研活动，并促进科研成果向临床应用的转化。

医学教育 强化学术氛围，增强医院核心竞争力。强化"引智"工作，坚持"突出重点、优势互补、注重实效"的工作方针。一是加强考核力度。全院有医疗骨干50人次外出参加军地学术交流活动，各项急救技能培训20批次，组织"三基"考试、急救知识、抗生素使用、技能考试、卫生法规知识考核及防病知识考核10次。二是聘请协和医院、朝阳医院、北京大学第一医院、天坛医院、宣武医院等专家来院共进行百余次会诊带教，提升了医务人员的知识内涵和临床诊治水平。

特色专科 医院坚持"院有重点、科有特色、人有专长"的学科发展思路，围绕特色专业，突出重点，发展强项，扶持特色。功能脑科的成就始终位居武警部队前列，手外科、创伤骨科逐步成为发展亮点，ICU、CCU、卒中病房、脑血管溶栓、介入治疗成为朝阳区急救医疗的亮点，脑血管、心血管、创伤、中毒、综合等5条朝阳区指定绿色通道得到地方卫生部门和专家考核的肯定。

硬件基础 以三甲医院科室配置和技术要求为标准，新医疗综合楼建成启用为契机，将科室硬件配齐，人员配足，进一步做大做强神经外科、创伤骨科、心胸外科、中医、神经内科、心内科等特色科室，深挖介入中心、普通外科、泌尿外科、妇产科、呼吸内科、老年病、皮肤科、口腔科、五官科、眼科等科室潜力，巩固并强化"两个中心"的综合实力。加强腔镜、血液透析、血液滤过、气管镜、膀胱镜、胃肠镜、肌电图、脑电图、肺功能、ERCP等特殊检查在临床中的应用。拓展核磁、CT三维重建、血管造影、检验科、病理科的功能。发展新技术，弥补临床空白，建立疼痛治疗中心，开展立体定向计划系统在疼痛临床治疗中的应用。建立肿瘤治疗中心，将肿瘤的单一治疗逐步向系统治疗深入。设立全自动叫号系统、门诊诊室电子公示系统、化验结果自动查询系统、自助缴费系统、自动摆药系统等服务设施，全面提升综合服务质量。

信息化建设 以信息化建设为突破口推进精细化管理。完成门诊一卡通改造工程，实现一人一卡一号一信息。实现全院HIS、LIS和PACS系统互通，形成患者就诊信息全程微机化。购置并应用药局、器械等各库条码管理系统，对药品、设备、耗材全程信息化管理。设立贵重医疗设备租赁中心，提升急救设备的综合利用率。加速军字信息系统的功能开发，实现信息数据网上共享与自动采集，全程实时自动分析的目标。加大远程会议会诊系统的利用。

（贺晶晶）

中国人民武装警察部队北京市总队第二医院

基本情况　医院开设 29 个科室 10 个病区 85 个二级分科，其中创伤骨科、介入治疗、微创外科、心脏外科、神经外科、颈肩腰腿痛为医院重点特色专科。有全军针刀医学临床教学中心、武警部队创伤骨科治疗中心。

医疗工作　门诊 264706 人次，住院 12665 人次，手术 10597 人次。严抓核心制度落实，注重收治质量安全，严格审批重大手术，有效降低了医疗风险。与积水潭医院、宣武医院、人民医院、阜外医院等长期协作，提高了临床技术水平，增加了收治量。完成远程医学信息网的升级，与解放军远程信息网实现顺畅连通。升级医保读卡器软件，保证患者顺利就医。深入社区、山区义诊。

为部队服务　严格执行《部队伤病员门急诊特殊检查及用药规定》，对大型仪器检查全部放开，简化就诊流程，畅通绿色通道。全年接诊部队病员 34031 人次，体检 3174 人次，伤病残鉴定 75 人。全年开设健康课堂 30 次，下部队巡诊 121 批次，心理测查 18900 余人。为住院官兵投入 1520.86 万元，为体系部队官兵报销外诊费 260 万元。按照实战化标准先后 3 次出动保障演习、考核等重大任务，6 个特殊敏感时段加强卫勤战备。

护理工作　始终把握为兵服务方向，倡导以患者为中心，提供"优质、高效、满意、放心"的护理服务。不定期进行优质护理满意度自查及出院患者随访，深受广大官兵和群众好评。严格落实岗位技术复训和基础护理轮训，全年参训 587 人次，训练成绩合格率 95.4％。加大继续教育力度，丰富专业理论知识，全年完成科级授课 432 次。

科研工作　聘请专家教授、学科带头人开展讲座 14 次，科级培训 253 次，参加院外交流 18 人次。全年发表论文 77 篇。获军队科技进步奖 3 项、医疗成果奖 7 项。开展"三新"（新项目、新技术、新业务）项目 67 个。承办武警部队骨科新技术研讨会、第十届驻京部队医院骨科学术论坛和北京中医专业委员会第 32 次针刀医学沙龙。

医学教育　接收山西医科大学、石家庄医学高等专业学校、承德医学院 31 名学生实习。举办院内学习 10 班次，1400 人次参加。派出 3 人到院外进修学习。

医院文化　开展"牢记强军目标，献身强军实践，永远做党和人民的忠诚卫士"主题教育，践行"姓军为兵、精医仁爱、谦廉和谐、求实创新"精神，传唱院歌"红十字方阵中的生力军"，拍摄制作医院组建以来全面建设录像片。全年编辑出版《武警二院院报》《医学检验通讯》《药学通讯》各 4 期。

（蔡火红）

中国人民武装警察部队北京市总队第三医院

基本情况　医院主要担负武警北京市总队第三师及所属单位的卫勤保障任务和人民群众医疗保健业务。医院拥有两个中心：武警部队中医经方中心和武警部队胆石症微创治疗中心。设门诊部、急诊科、内科、外科、妇科、儿科、口腔科、耳鼻喉科、眼科、中医科、肿瘤中心、重症医学科、皮肤科、心理科、麻醉手术科、保健科等 16 个临床一级科室，覆盖消化内科、神经内科、肾内科、内分泌、普外科、神经外科、肿瘤外科、胸外科、骨科、泌尿外科、烧伤整形、耳科、鼻科和喉科等 23 个二级临床学科，设药剂科、医学工程科、介入放射科、电生理科、超声科、检验科、经济管理科、信息中心、财经管理中心等 12 个医技和职能科室。正式编制职工 125 人，聘用职工 380 余人，其中主任医师 45 人、副主任医师 58 人、中级技术职称 200 余人。

医疗设备总值 11417 万元，拥有 MRI、DSA、16 排 CT、高端 CT、DR、直线加速器、伽马刀、大孔径 CT 定位机、弹性成像彩色多普勒超声、128 导神经电生理监测仪、钬激光仪和腔镜系统等大型设备，其中 100 万元以上设备 18 台。

医疗工作 展开床位 450 张。门急诊 327877 人次，入院 20725 人次，手术 10336 人次。入院三日确诊率 93.5%，平均住院日 9.3 天，治愈好转率 90%，门急诊处方、检查申请单合格率 97%。

普外科微创保胆取石术恢复快，创伤小，不留疤痕，全年手术 1200 余人次。神经外科开展颅脑损伤的急诊救治、颅内良恶性占位病变手术切除、脊髓病变的手术治疗、功能神经性疾病等的手术治疗，全年手术 360 余人次。利用 128 导脑电图进行癫痫、非癫痫性抽搐的监测和癫痫术前定位，全年监测 1300 余人次，其中阳性 98% 以上，手术治愈 100 余人次，药物控制 300 余人次。骨科开展关节置换、骨折固定、四肢创伤急救技术、手足显微技术断指（肢）再植取得良好效果，全年手术 820 余人次，已经成熟掌握断指再植、人工关节置换、椎间孔镜技术、关节镜技术等先进骨科治疗措施。胸外科开展胸部、肺部、纵隔良恶性肿瘤手术治疗，并与介入技术相结合，效果显著，全年手术 350 余人次。烧伤整形科的瘢痕修补术、外耳道改造术、歪鼻修补术、吸脂术、自体脂肪移植术、毛发移植术、隆胸术、面部精细整形术等技术成熟，全年手术 700 余人次。

年内，北京市中医管理局对医院胡希恕名家研究室进行考察验收，这是驻京部队的第三家。以介入放射、细胞免疫、传统手术、化疗及中医药治疗等为代表的肿瘤治疗技术全面铺开，实现了肿瘤治疗的综合优势。

医疗质量管理。医院重点抓科室主任和环节以上干部的管理能力，让科室主任主动管理科室。对科主任实行量化管理考评，颁发科室主任手册，实行岗位定责。以医院管理的 13 项核心制度为准则进一步规范医疗秩序，重点突出病历书写制度、知情同意制度、手术制度和危重患者管理制度的落实。完善医院奖惩制度，实行奖惩分明。完善质量控制措施，对门诊出诊、检查单、处方、检查报告单、病历书写、手术、危重患者讨论等制度督查规范。逐步建立绩效评估体系，对工作实行量化考评。

医保工作。医保住院 1256 人次，次均费用 7923元。门诊 108706 人次，次均费用 362 元。加强医保政策的宣传、培训和考核。对医保住院患者费用进行监控。

病历质控。甲级病历率 97%。由专人负责审核病历，加强重点环节的质量管理。强调入院告知书、授权书、各种诊疗知情同意书的规范书写。制订考核细则，做到日有检查、周有讲评、月有通报。发挥病案管理委员会和质控小组的作用，做到全程管理。

医院感染管理。成立院感管理小组，不定期检查规章制度的落实情况。落实医疗垃圾处理制度和消毒措施，多次邀请丰台区疾控中心到医院开展学术讲座并指导院感工作，选派院感医护人员到军地医院进修学习。

护理工作 坚持以患者为中心，加强主动服务意识，在进一步规范护理操作的基础上提高护患沟通技能。加强健康教育，保证基础护理落到实处，确保护理工作安全、有效。开展护理人员专业化培训，提高基础护理技能和临床护理质量。优化服务流程，改进服务质量。

卫勤保障 完成全国两会和十八届四中全会应急卫勤保障，完成 APEC 会议期间卫勤保障任务。始终着眼全面建设现代化应急保障机制，推进医院保障中心的应急卫勤建设。

强化应急卫勤战备意识。结合国际国内形势的发展变化和北京周边的敌社情动态，组织形势政策和战备纪律教育，引导官兵牢固确立"宁可备而不用、不可用而无备"的真打实备观念，自觉做到保障中心不动摇、居安思危不懈怠、战备标准不降低。定期请专家作形势分析报告，交流借鉴兄弟单位的应急保障经验，反思上级检查指出的问题，始终保持高度的戒备状态。

提高应急卫勤保障能力。依据总队赋予本院的 4 项应急保障任务，建立常备 4 人前指保障组，伴随师前指卫勤保障。成立 3 支由专业技术干部组成的 10 人机动救治组，24 小时轮流值班，及时跟进机动部队的应急卫勤保障。规范 30 人机动救护所编制，确保 40 分钟能集结完毕，并能有效履行维稳行动卫勤保障。修订完善应急卫勤保障预案，经常开展训练演练，真正做到"拉得出、上得去、展得开、救得下"，确保应急卫勤保障万无一失。

备足应急卫勤战备器材。坚持平战两用原则，及时补充和更新应急卫勤装备，按需求购置 1 台移动式彩色超声检查仪和指挥自动化装备、两顶野外手术帐篷及相关的医学救援器材，配齐个人野外防护装备和生活常用器材，及时更新医疗药品和现场抢救物资，建立应急物资社会购置点，确保生活有保障、救援有器材、指挥有网络。

继续完善为兵服务措施，落实军人门诊"一站式"服务和"五优先"措施，主动为小点官兵发放医疗卡，免费提供午餐，组织医疗专家组36批108人次覆盖式深入全师123个偏远执勤点为官兵送医送药送知识，为住院患者免费发放个人洗漱用品，免费就餐，并保证早上有牛奶、中午晚上有水果。全年共投入2000余万元用于为兵服务。

科研工作 年初，投入科研经费60万元，院内科研课题立项32项。医院鼓励各科室邀请军地学科带头人开展学术讲座，推广学习新技术、新理论。全年派18人外出进修学习，参加学术会议、短期培训80余人次，各科室举办小讲座380余课时。荣获武警总部医疗成果三等奖7项。全年发表医学论文68篇，其中中华级杂志6篇、核心期刊35篇。出版学术专著2部。

信息化建设 医院在用软件系统包含基础HIS、LIS、PACS、手术麻醉、自动化办公平台，内含各类子系统60余套，涵盖医院门诊、临床、检查检验、药品、统计、财务、管理等所有业务范围。

基本建设 新建、扩建医疗用房4000余平方米，并投入使用。

（武警总队三院）

区县卫生和计划生育工作

东城区

卫生工作

概况　全区设 17 个街道办事处、187 个居委会。常住人口 189.07 万人，其中户籍人口 97.97 万人。辖区有医疗卫生机构 564 个，其中医疗机构 541 个，包括营利性 230 个、非营利性 311 个。有卫技人员 24849 人（含中央、市属医院，不包括部队医院），其中执业（助理）医师 9460 人、注册护士 9972 人。实有床位 10930 张。每千常住人口拥有卫技人员 27.28 人、执业（助理）医师 10.38 人、注册护士 10.95 人，实有床位 12 张。

生命统计。户籍人口出生 10111 人，出生率 10.35‰；死亡 6893 人，死亡率 7.06‰；自然增长率 3.29‰。因病死亡 6680 人，占总死亡人数的 96.91%。死因顺位前十位依次为：恶性肿瘤，心脏病，脑血管病，呼吸系统疾病，损伤和中毒，内分泌、营养和代谢及免疫疾病，消化系统疾病，神经系统疾病，泌尿、生殖系统疾病，传染病。人口期望寿命 84.38 岁，其中男性 81.95 岁、女性 86.80 岁。

卫生改革　7 月 14 日，东城区卫生局与东城区人口和计划生育委员会整合，组建东城区卫生和计划生育委员会。筹建成立东城区卫生领域综合改革领导小组。建立联席会议制度，落实有关工作。推进公立医院改革，召开公立医院改革研讨会，举办深化医改专题培训，组织开展医改工作交流座谈等活动。完善公立医院补偿与绩效考核挂钩模式，修订考核指标体系，引入第三方测评，并依据考核结果将 5000 万元医改专项资金进行分配使用。完善医疗服务体系，新建运行 3 个医联体，北京市隆福医院医养融合探索取得进展。市医改办 2013 年度考核，东城区各项成绩

均获第一档。开展医师多点执业医疗单位 103 家，医师 100 人。

4 月 28 日，成立东直门医院医疗联合体，医联体包括东直门医院、北京市鼓楼中医医院、东城区社区卫生服务管理中心。5 月 19 日，北京市第六医院获市中医管理局第四批综合医院示范中医科称号。5 月 27 日，国家卫生计生委副主任孙志刚、副主任兼国家中医药管理局局长王国强等到北京同仁堂中医医院调研社会办中医医院。10 月 30 日，北京市和平里医院孙光荣教授在第二届国医大师表彰大会上被评为国医大师。12 月 9 日，市中医管理局批复同意和平里医院从综合医院转型为三级中西医结合医院。

社区卫生　运行 7 个社区卫生服务中心和 56 个社区卫生服务站，社区卫生服务人员 1228 人。157 支家庭医生式服务团队累计签约管理居民 533956 人，签约率 58.61%。推进社区卫生机构标准化建设，东花市和建国门两个社区卫生服务中心开诊运行。实现全部社区卫生服务机构网络互联互通、数据资源共享，成为全市唯一建立统一的社区卫生服务信息平台的区县。建立以"信息化支撑、责任制管理、预约式服务"为特色的家庭医生式综合诊疗服务模式。通过规范全科诊疗服务流程，启动家庭医生式全科诊疗综合服务信息系统，推行签约居民预约就诊，为签约居民提供健康档案的建立和更新、重点人群健康管理、开展互助式健康自助管理和居民健康预约提醒服务等个性化健康管理服务。完成中医药特色健康管理社区创建工作，实现全区 17 个街道 187 个社区全覆盖。加强区内医疗机构相互合作机制，社区卫生医疗机构同辖区 11 家二、三级医院，4 家中医专科医院签订分工协作协议。体育馆路和天坛社区卫生服务中心被评为全国示范社区卫生服务中心，龙潭和永定门

外社区卫生服务中心被评为北京市示范社区卫生服务中心。在 2013～2014 年度北京市对区县社区卫生工作考核中继续保持第一档，在北京市对 16 个区县社区卫生服务认知、使用和满意度调查中获得第二名。

疾病控制　成立以区长任组长的慢病综合防控工作领导小组、艾滋病综合防控示范区工作领导小组，以主管区长任主任的区卫生防病工作委员会、区全民健康促进工作委员会、区防治艾滋病工作委员会，统筹协调开展全区公共卫生工作，建立"政府主导、部门合作、专业机构支持、全社会参与的"工作机制。

传染病防治。法定传染病总发病率 507.34/10 万，其中甲、乙类传染病发病率 172.24/10 万、丙类传染病发病率 335.10/10 万；传染病总死亡率 1.60/10 万。乙类传染病发病前三位的是痢疾、梅毒、肺结核，丙类传染病发病前三位的是其他感染性腹泻、手足口病、流行性感冒。推进艾滋病高危人群干预向社区卫生服务机构下沉工作模式，扩大 MSM 志愿者队伍，开展唾液快检提高 HIV 检测覆盖率，落实医务人员主动提供 HIV 检测服务（PITC）工作，HIV/AIDS 综合管理指标均达到市级标准。完成性病诊疗机构主动提供梅毒咨询检测服务比例达 80%，梅毒患者接受规范诊疗比例达 80%，艾滋病咨询检测点受检者和社区药物维持治疗门诊服药者免费梅毒检测率达到 100% 的目标。参加北京市呼吸道和肠道传染病病原学监测 9 项。完成 104 起传染病聚集性疫情和少见病的调查处理和控制工作。开展中东呼吸综合征、肠道传染病、埃博拉出血热疫情等演练。全年无狂犬病、人禽流感等人畜共患病报告，手足口病报告 751 人次，报告发病率 74.94/10 万。

慢病防治。完成北京市成人慢病及危险因素调查 1040 人。开展城市五种癌症早诊早治项目，临床筛查肺癌 565 人、乳腺癌 448 人、肝癌 442 人、上消化道癌 264 人、结肠直肠癌 198 人。开展全民健康生活方式行动示范创建活动，完成示范创建 19 家，其中示范社区 7 家、示范餐厅 3 家、示范食堂 3 家、示范单位 6 家。培训健康生活方式指导员 460 人。管理高血压患者 75547 人，规范管理 51331 人；管理糖尿病患者 26110 人，规范管理 17335 人。在每个社区卫生服务中心建立高血压患者自我管理小组及糖尿病同伴支持管理小组，推广减重技术。开展适龄儿童免费窝沟封闭防龋及氟化泡沫防龋项目，窝沟封闭 7414 人 20564 颗牙，氟化泡沫防龋 20144 人次。

地方病防治。开展居民和集体单位碘盐监测，碘盐覆盖率 100%，对学龄儿童、育龄妇女、孕妇和成年男性等人群开展尿碘监测，结果均正常。

精神卫生。有精神障碍患者 5564 人，其中重性精神障碍患者 3619 人。重性精神障碍患者统一登记建档，贫困精神障碍患者免费用药 5215 人次，投入经费 62.07 万元。家庭护理教育 1740 人次；心理健康快车宣传讲座 17 场，600 余人次参加；精神卫生知识宣传讲座 18 场，5000 余人次参加；开展康复活动 2 次。开展面向各街道、社区居委会、公安民警及精防医务人员《精神卫生法》培训 2 次，受众 1000 余人次。

学校卫生。中小学在校学生 93591 人，体检 84504 人。贫血患病率 1.48%，其中小学生 1.03%、中学生 1.98%；沙眼患病率 0.09%，其中小学生 0.05%、中学生 0.15%；视力不良 73.45%，其中小学生 61.67%、中学生 87.08%；龋齿患病率 14.86%，其中小学生恒牙患病率 6.59%、中学生恒牙患病率 24.15%；营养不良 19.32%，其中小学生 18.15%、中学生 20.49%；肥胖率 20.74%，其中小学生 19.51%、中学生 22.30%。落实全区 104 所中小学校卫生工作视导，加强学校传染病早期监测预警系统管理和教学环境与学习生活环境卫生管理，完成 13 所中学、20 所小学 66 间教室的教学环境检测，实施"青少年健康相关行为"等专项调查 3 项。

计划免疫。预防接种建卡率 100%。乙肝、脊灰、百白破、白破、麻风、麻腮风、流脑 A 群、流脑 A＋C 群、乙脑、甲肝疫苗接种率 100%，麻疹、麻风、麻风腮、水痘应急接种 2800 人次，狂犬病免疫接种 3678 人次。完成 14790 名适龄儿童查漏补种工作，调查覆盖率 100%，无漏管、漏种儿童。流动儿童强化免疫调查外来儿童 5635 人，漏种儿童补卡、补证、补种率均为 100%。外来务工人员接种 9265 人。免费接种流感疫苗 61453 人，其中 60 岁以上老年人 21992 人，在校学生 39461 人。加强 AEFI 监测，报告 AEFI 41 人次，规范处置率 100%。

公共卫生监测与评价。完成公共场所监督抽检 269 户次，监测样品 66 户 1114 件，合格 1044 件。生活饮用水监测 424 户次，监测样品 612 件，合格率 100%。食品抽检共 17 类 34 大项，采样 1476 件，合格 1459 件。完成放射医用诊断设备状态检测 25 台。对辖区 130 家单位 1416 人次个人剂量检测，未发现超剂量照射。

健康教育与健康促进。开展健康大课堂 1536 场，受众 98284 人次。利用区内《生活与健康》《健康之声》季刊和"人人健康""崇文健康教育"网站开展健康知识普及。发布微博 743 条、微信 22 条，开展健康知识传播。通过"营在校园"、戒烟干预、"我的健康我做主"、"51S 轻币减重"等活动促进学校、医院及街道健康教育与健康促进。开展健康示范创建工作，2个单位、2个食堂、2个餐厅通过市级验收。开展北京市成人烟草调查等监测评价工作9项。对基层社区卫生服务机构及二、三级医院网络人员健康传播知识培训2场187人，落实辖区259家网络机构督导工作。

卫生监督 受理各项行政许可申请7276件，其中公共卫生766件，全部办结；医疗卫生6510件，准予6426件、不予72件、异常12件。

公共卫生专项检查。被监督单位4165户，监督检查20707户次，总监督频次4.9。行政处罚521户次，罚没款70.25万元，其中公共场所监督检查15390户次，处罚440起47.15万元；生活饮用水监督检查2008户次，处罚23起4万元；职业、放射卫生监督检查181户次，处罚3起2.6万元；学校卫生监督546户次，传染病与消毒卫生监督1107户次，处罚34起5.05万元；医疗服务执法监督检查1475户次，处罚21起11.45万元，没收药品50千克、器械44件。开展游泳场馆、公共场所控烟、美容美发场所、无证经营、地下空间、出租房治理、非法违法生产经营活动等专项整治。开展高中教学环境、学校课桌椅、黑板、教室采光、教室照明情况等专项检查。完成职业卫生技术机构（放射防护）、受检者防护、消毒产品经营单位、生产企业、现场制售饮用水机、涉水产品、供水设施卫生维护单位、居民住宅二次供水管理等专项监督检查。

医疗卫生专项检查。对57家医疗机构不良执业行为积分150分。完成"飓风行动"、互联网重点领域医疗广告及医疗保健服务信息专项行动，开展医疗机构卫生技术人员资质、超诊疗科目行医专项、《执业医师法》等法律法规落实情况等专项检查。加大打击非法行医工作力度，与相关部门开展联合行动18次，取缔22户，其中处罚无证行医11户，移送相关部门13件；开展11家医疗机构20个涉案网址调查，对12个涉案网址进行公示曝光。对医疗机构的预防接种、传染病疫情报告、疫情控制、医院感染管理、消毒隔离制度执行、医疗废物管理、病原微生物实验室生物安全进行全面检查。对12家肠道门诊进行定期检查，对12家发热门诊进行埃博拉出血热疫情防控专项检查。对流动采血车监督16户次，临床用血医疗机构监督23户次。开展血液安全专项监督检查1次，共抽查输血病历170份、核查输血记录90份。

公共卫生投诉举报。全年接到投诉举报174件，其中医疗服务占68.39%、公共场所25.86%、生活饮用水4.60%、传染病与消毒1.15%。投诉举报处

理率100%，回复率100%。

爱国卫生 病媒生物监测：蚊年平均指数0.51只/灯·时，蝇年平均指数7.67只/笼·天，蟑螂年平均密度0.05只/板·夜，鼠密度监测仅宾馆、饭店发现鼠迹4处。在社区中开展成人烟草调查，开展餐馆无烟法律遵守情况评估调查。

妇幼保健 妇女保健。管理孕产妇10792人，其中系统管理10429人；住院分娩率100%，孕产妇死亡1人，孕产妇死亡率11.01/10万。0～6个月母乳喂养率90.25%。完成10家计划生育技术服务机构的行政服务许可和45人次计划生育技术服务的审批项目，计划生育技术服务单位管理率100%。宫颈癌筛查2681人，无确诊的宫颈癌；乳腺癌筛查2785人，确诊乳腺癌2人。继续开展增补叶酸预防神经管缺陷工作，免费发放叶酸976人。婚前检查1525人，疾病检出率11.74%，婚检率4.63%。

儿童保健。新生儿死亡率1.48‰，围产儿死亡率3.93‰，婴儿死亡率2.27‰，5岁以下儿童死亡率2.77‰。新生儿疾病筛查率98.33%，出生缺陷发生率16.46‰，0～6岁儿童31874人，保健覆盖率99.37%，系统管理率95.37%。

医疗工作 全年门诊23365161人次，急诊1078061人次，出院363928人次，床位使用率84.56%，平均住院日9.11天，住院死亡率0.88%，住院手术209809人次。8家区属医院完成154个病种64个专业临床路径工作。拟定东城区医疗机构设置规划，组织辖区医院开展普通外科等8个专业内镜诊疗技术准入工作。

护理工作。开展辖区二级医疗机构护理员持证上岗基本情况调研和统计。组织100名二级医院临床护理骨干参加静脉输液规范化培训及考核。辖区二级医院共开展优质护理服务病房52个。完成护士延续注册5518人次、变更注册761人次，换领《护士执业证书》497人次。

对口支援。辖区7家二级医院分别对平谷区、昌平区卫生院进行对口支农工作，支援医师84人次，捐赠款项及设备共计6.5万元；门诊诊疗5749人次，疑难病会诊47次，学术讲座33次，业务培训351人次，健康查体7518人次，义诊1095人次，教学查房24次；接收医务人员进修4人，建立特色专科1个。

血液管理。辖区设固定街头采血点6个、临时采血点2个。全年自愿无偿献血122505人次，其中单位团体无偿献血3163人次、街头采血点无偿献血119342人次。6月25日，举办"血液安全管理与临床科学合理用血"专题培训班，驻区各级各类用血医疗机构医务处及输血科（血库）负责人参加。辖

区医疗机构临床用血59106单位。

特殊药品管理。对8家医疗机构的过期麻醉、一类精神药品进行现场监督销毁。对二级以下的18家医疗机构的麻醉和一类精神药品的保存使用和管理进行检查。印鉴卡相关项目变更11次,换发印鉴卡33家,注销3家。

医疗设备。万元以上设备总值666533万元,有万元以上设备34079台。完成10家医疗卫生单位26批次200余台医疗设备采购的审核。核销设备261件。

医学教育 共批准407项区级继续医学教育项目,举办继续教育项目3959场,培训503101人次,其中区1880场、培训280651人次。卫技人员继续教育达标率99.74%。区属医疗机构93人参加住院医师规范化培训,13人参加市卫生计生委区县级医院专业骨干培训,5名急诊骨干医师参加中法急救培训中心高级模拟专项培训,5人参加社区卫生服务康复等7个专业人员骨干培训,4人参加北京市中医全科医生转岗培训。永定门、龙潭及朝阳门社区卫生服务中心分别获批北京市中医科普团队建设项目共3项,每年资助6万元。鼓楼中医医院的马在山名家研究室和贺思圣名医传承工作站获批北京中医药薪火传承"3+3"工程室站,获资助8万元;王文友获批全国名老中医药专家传承工作室建设项目,资助50万元;蓝海冰获批国家级燕京赵氏皮科流派传承工作站(北站)。

科研工作 获批市、区级科研课题19项,资助60万元,其中市级7项、区级12项。其中鼓楼中医医院潘芳的"贺氏管针术传统技法规范化与传承推广研究"获首都医学发展基金(中医药)项目资助15万元;鼓楼中医医院、区第一妇幼保健院获批北京市金桥工程种子资金项目2项,资助2万元;鼓楼中医医院"基于数据挖掘方法的王文友主任医师临床诊疗经验研究"等4个项目获批北京市中医药科技发展资金项目资助11万元;第六医院等7家单位获批东城区科技计划项目10项,共资助25万元;区第二妇幼保健院获批东城区优秀人才资助项目2项,资助7万元。东城区社区卫生服务管理中心王建辉入选北京市第四批高层次卫生人才。区属各单位全年发表论文258篇,其中统计源期刊论文122篇。

财务管理 全年总收入32.94亿元,其中财政补助投入10.05亿元,包括离退休经费3.99亿元、卫生事业投入6.06亿元。总支出32.99亿元。

基本建设 建国门医院一期翻扩建工程完成四方验收,7月20日交由医院管理,12月底试运行,总建筑面积2784平方米,总投入3196.53万元。完成7家社区卫生服务机构的选址和标准化建设,总投入1400万元。

国家中医药改革试验区建设 5月9~11日,第七届北京中医药文化宣传周暨第六届地坛中医药健康文化节在地坛公园举办。200余名中医、中西医结合专家为市民提供义诊咨询及中医适宜技术体验等,累计接待游人3万人次,57个展位进行中医药相关产品的展示、展卖。在辖区中小学开展"中医药在你我身边"的主题演讲比赛,"小手拉大手,同游养生园"及"中医药文化创新人才培养协作体"中医药文化科普活动。5月28日~6月1日,改革试验区作为参展单位,携3家参展商参展第三届京交会中医药专题板块,接待5000余人次。5月30日,试验区支持项目——北京恒和中西医结合医院与英国皇家自由医院签署全面合作协议。6月27日,在区第一妇幼保健院建立全国首家妇幼保健研究机构——北京市中西医结合妇幼保健研究所,打造具有中国特色的妇幼保健的信息化服务平台、学术交流平台、人才培养平台、科研协作平台、文化展示平台,年内完成主体建筑及室内简单装修。

(撰稿:曹赫隽 审核:李莉莉)

计划生育工作

概况 2014年,东城区人口计生工作贯彻落实《中共东城区委东城区人民政府关于"十二五"时期统筹解决区域人口问题的指导意见》,以完善"统筹解决人口问题"工作机制为抓手,为推进"首都文化中心区、世界城市窗口区"建设创造良好的人口环境。

户籍人口出生10378人,计划生育率98.8%,出生人口性别比108.92。受理再生育子女申请3179例,审批2466例;其中"单独二孩"申请2216例,审批1786例。征收社会抚养费144例1439万元。育龄妇女221654人,其中已婚育龄妇女136092人,办理生育服务证11433个,办理独生子女父母光荣证3649个。流动人口259543人。全年人口计生经费总投入4109.56万元,其中流动人口计生经费投入141.72万元。

改革与管理 年内,调整了东城区人口和计划生育领导小组成员单位,签订了人口和计划生育工作综合治理责任书,明确各部门依法统筹解决人口问题的工作职责和任务目标。同时,调整《东城区2014年度人口和计划生育工作目标管理考核评估方案》,加强对街道计生岗位满编满岗、专人专岗、专款专用、预算管理、信访咨询、"单独二孩"、失独家庭帮扶救助等工作的引导。落实"单独二孩"政策，简化程序与材料，缩短办事时限，承诺期限缩短为 20 个工作日。

开展户籍人口一孩生育服务证网上登记备案试点调研，逐步推进网上办理生育服务证。组织北新桥、建国门、永外、崇外、体育馆等试点街道开展测试平台一孩审批案卷的录入工作，并及时反馈测试结果。

3 月 13 日，召开区人口和计划生育领导小组工作会，全区 44 个综合治理部门的主管领导、17 个街道主管主任、计生办主任，以及区人口计生委科级以上干部 100 余人参加。会上，副区长颜华提出要加强战略研究、政策统筹、工作协调和任务落实，要坚持和完善目标管理责任制，坚决落实"一票否决"，夯实基层工作网络和队伍。4 月 25 日，召开全区街道人口和计划生育工作部署会，通报了街道人口与计划生育工作考核评估方案修订情况，重新调整了工作权重和分值，加强对"单独二孩"、流动人口协管员队伍建设、计划生育经费预算及管理、群众信访矛盾调处等重点工作的引导。

5 月 28 日，东城区举行人口和计划生育系统执法人员资格考试，24 人参加考试。通过考试，确保依法行政人员执证上岗。

12 月 10 日，区卫生计生委在区卫生学校召开计划生育法制工作培训会，讲解东城区依法落实特别扶助政策、社会抚养费征收、信访、再生育子女等行政审批工作的程序及要求，17 个街道 50 余名法制干部参加培训。

流动人口管理　对北京市流动人口全员信息系统进行核查，共清理了 2.8 万条个案信息；与流管、公安、卫生等综治部门协作，开展信息核查、补录；对新增和变更的流动人口进行入户核查。开展"五个一"（一封信、一次慰问、一次送温暖、一次集中清查服务活动、一次集中宣传报道）流动人口计划生育"关怀关爱"专项行动。5 月 26 日，区人口计生委组织流动人口计划生育信息采集核查工作培训班，来自全区 17 个街道的 45 名计生干部参加学习。培训班上还与区人力社保局支付科就流动人口生育服务联系单相关社保政策进行了交流，同时对流动人口计划生育服务管理基础业务及工作中遇到新问题、新情况等相关业务进行了培训。

计生服务　新增免费药具发放网 21 处。有身份证式药具发放机 76 处，社区人工填充自取发放网点 191 处，物流配送自取发放点 12 处。

深化 0~3 岁婴幼儿早教工作，完成《东城区 0~3 岁婴幼儿早期教育促进项目评估报告》。与区教委合作，举办东城区"家和"早教师资培训班。依托家和社区早教指导中心，累计开展社区早教亲子活动 179 场次，4489 人次参加。

依托准妈妈俱乐部举办系列健康教育活动，举办讲座 27 次，4000 人次参加。

推进东城区计划生育生殖健康技术指导中心标准化建设，建设环境温馨、布局合理、设备一流、服务人文的综合性计划生育生殖健康技术服务阵地。年内，南、北两个中心相继迁入新中心，开始试运行。开展孕情环情监测 2917 例。

4 月 28 日，区人口和家庭发展中心竣工。该中心作为区政府开展人口和计划生育技术服务的窗口，承担着人口和计划生育公共服务职能，包括生殖健康综合服务区、青少年天地、儿童早期发展区、培训宣教区和辅助办公区 5 个功能区，以育龄人群为重点，以家庭为中心，以人的生命周期为基本，开展全程跟踪服务。

9 月 28 日，区卫生计生委在新落成的北京市首家家庭健康指导中心举办东城区计划生育事业回顾展暨东城区家庭健康指导中心揭牌仪式。

落实国家免费孕前优生健康体检，实施惠民工程。按照健康教育、建立档案、孕前体检、危险因素筛查、咨询指导、跟踪随访一条龙服务流程，开展国家免费孕前优生健康管理项目，计划为辖区 500 对准孕家庭（300 对户籍、200 对流动人口）开展 6 类 19 项检查，评估准孕夫妇发生出生缺陷的风险，开展必要干预，减少出生缺陷的发生。完成孕前体检 350 余对。

"单独二孩"政策实施后，针对高龄孕产妇数量激增和新生儿出生缺陷发生风险大幅提高的情况，启动东城区生殖健康大课堂暨高龄孕产妇优生优育系列培训。调整完善东城区生殖健康师资库。

计生关怀　加强计划生育特殊困难家庭帮扶力度，1 月 1 日起，独生子女意外伤残、死亡后对其父母的一次性经济帮助标准从每人 5000 元提高到 10000元，共审批 66 例。针对失独家庭的生活实际和需求，全区共投入 30 余万元，开展慰问活动。

依托体育馆路街道、和平里街道和东华门街道的"心灵家园"基地，开展心理辅导、健康讲座和文娱活动，为失独家庭提供系列关爱服务。拓展"生育关怀"工程，146 户特殊计划生育家庭与志愿者结成对子，营造幸福家庭氛围。

探索保险服务模式，为全区 542 户计划生育特殊家庭免费投保计划生育家庭意外伤害保险，开展"暖心计划"，914 人纳入保障范围，人均保费 2789元。为特殊困难家庭提供医疗服务，逐步建立特殊困难家庭社会关怀的长效机制。为 914 名特扶人员开展健康体检，依据体检结果，确定重点服务对象。

调查与研究 1月5日，区人口计生委主任林杉带队到东花市街道广外南里社区邻里服务中心和街道社区网格化管理平台调研，探索社区开展"创建幸福家庭"的有效途径。该中心作为全市首家社区邻里服务中心，向社区居民提供文化教育、养老助残等基本公共服务。林杉听取了社区开展0～3岁婴幼儿早教活动和社区对独生子女死亡家庭的特别扶助情况介绍，并与东花市街道工委书记李评修、办事处主任曹永军就区人口计生委和社区人口管理网格化，以及如何加强人口和计划生育工作进行了交流。

3月，农工党北京市委人口资源环境课题组一行10人，由农工党中央人口资源环境委员会副主任彭彧华带队，到东城区调研0～3岁婴幼儿早教工作开展情况。课题组专家参观了东城区第二妇幼保健院和区人口计生委共同兴建的东城区早教示范基地，该基地被市人口计生委授予北京市"宝贝计划工程"首家市级教学基地，承担东城区0～3岁婴幼儿早期教育促进项目会员制早教试点班的教学和课程研究。区人口计生委向课题组汇报了东城区早教项目的进展，东城区17个街道办事处全部建立了"家和"社区早教指导中心并投入运营，该项工作是区政府2012年为民办实事项目，从2013年1月1日起，通过各街道计生办服务窗口，向办理生育服务证的群众发放早教知识书籍，东城区对新增的户籍待孕家庭早教知识普及率达100%。

5月14日，区人口计生委主任林杉带队到作为建设标准化服务站的第一批试点单位的建国门街道大雅宝社区开展调研，与街道和社区计生工作者交流，听取基层工作者的意见。

7月3日，市卫生计生委副主任耿玉田到东城区调研人口和计划生育工作，市、区、街三级人口计生干部就政府机构改革、职能调整、依法行政、社会抚养费征收、婚育计生手续繁杂、流动人口服务与管理、计划生育家庭利益导向、目标管理考核、"一票否决"等问题及信访工作进行了座谈。耿玉田对东城区计生工作中的"生命蓝岛"和0～3岁早期教育等工作给予肯定。

对外交流 12月1日，布隆迪人口政策高级别考察团——外交部常务秘书萨尔瓦多·恩塔科巴马泽（Salvator Ntacobamaze）、内政部部长助理泰朗斯·恩塔希拉贾（Therence Ntahiraja）、第一副总统政治外交顾问阿波利奈尔·恩杜维马纳（Apollinaire Nduwimana）和第二副总统法律行政顾问威尔弗里德·恩萨宾波纳（Wilfrid Nsabimbona）一行4人到东城区家庭健康指导中心参观，观摩了东城区人口计生事业30年成就展，听取了东城区药具站站长、家庭健康指导中心主任韩颖关于东城区家庭健康指导中心职能架构和计生工作30年的介绍，并就有关人口健康服务管理、育龄人群生殖保健和老年人群养老服务等工作进行了交流与研讨。

协会工作 5月29日是全国计划生育协会第十六个会员活动日，东城区计划生育协会以"实施六大惠民工程，提升家庭发展能力"为主题，开展多种活动。开展关怀帮扶活动，入户宣传帮扶政策，了解特殊家庭、困难家庭的实际困难，协调相关部门给予解决。

（撰稿：王承岩 审核：冯巧云）

东城区卫生计生委领导名单

工 委 书 记	贾红梅
主　　 任	林 杉
工委副书记	张家惠
纪工委书记	杨效坚
副 主 任	冯巧云　徐工学　安　虹　吴礼九
	刘清华　林　刚

西城区

卫生工作

概况 全区设 15 个街道办事处、257 个居委会。常住人口 272.7 万人，其中户籍人口 142.5 万人。辖区有医疗卫生机构 603 个，其中医疗机构 595 个，包括营利性 220 个、非营利性 375 个。有卫技人员 32570 人（含中央、市属医院，不包括部队医院），其中执业（助理）医师 11300 人、注册护士 13796 人。实有床位 15354 张。每千常住人口拥有卫技人员 25.02 人、执业（助理）医师 8.68 人、注册护士 10.60 人，实有床位 11.79 张。

生命统计。户籍人口出生率 10.03‰，自然增长率 7.39‰。因病死亡 9490 人，占总死亡人数的 96.65%；死因顺位前十位依次为：恶性肿瘤，心脏病，脑血管病，呼吸系统疾病，损伤和中毒，消化系统疾病，内分泌、营养和代谢及免疫疾病，神经系统疾病，泌尿、生殖系统疾病，精神疾病。人口期望寿命 84.26 岁。

西城区选手参加了全国妇幼卫生健康技能大赛，获团体一等奖。

卫生改革 5 月 4 日，西城区医疗卫生体制改革专项小组召开第一次全体会议，审议通过《西城区医疗卫生体制改革专项小组成立方案》《西城区医疗卫生体制改革专项小组工作制度》《北京市西城区深化医药卫生体制改革 2014 年主要工作安排》，确定区卫生局为区医改专项小组办公室，西城区医疗卫生体制改革专项小组正式运行。

推进分级医疗体系建设。启动整合型医疗服务体系建设，明确了建立分工协作、资源共享和社区首诊、预约医疗和双向转诊、专科与全科有效对接、人才共建、考核激励等 6 个机制和一个统一的信息化平台的建设思路，通过资源共享和互通互容，建立社区首诊、分级诊疗体系。推进区域医联体建设，年内完成宣武医院、友谊医院、北京大学第一医院、人民医院、复兴医院 5 个综合医联体建设，实现辖区全覆盖。健全康复护理和老年医疗服务体系，实现"医养结合"的养老机构全覆盖。区展览路医院作为国家卫生计生委和北京市康复体系试点单位，牵头辖区康复护理服务体系建设，与全部社区卫生服务中心实施了对接，并与北京大学第一医院、人民医院建立了双向转诊程序，初步完善了三级医院、康复特色医院、社区卫生服务机构三级康复体系。

推进公立医院改革探索。护国寺中医医院、北京市第二医院等区属医院引入国际医疗质量管理标准，开展 JCI 认证实战经验的学习交流。加强医疗质量和医疗安全管理，急诊、病案、护理、血液净化、院内感染、药事管理 6 个质控中心对区属医院医疗质量施行精细化、常态化、动态化的监管与指导。加强中医药的传承与发展，加强护国寺中医医院骨伤科、针灸科，宣武中医医院脾胃病科、肺病科，肛肠医院肛肠科，丰盛医院骨伤科，回民医院民族医学科等中医重点专科建设，开展名老中医药专家传承工作室建设。

开展社区卫生改革，巩固和完善基层运行新机制。推进全科医生执业方式和服务模式改革试点，从加强全科医生团队建设、研究制定"签约服务包"、优化签约服务流程、构建全科医生协同服务模式、实施全科医生团队能力提升工程、建立服务导向的分配机制、健全质量监管和效果评估机制、发挥中医药在基层独特的优势等 8 个方面创新服务模式。开展国家卫生计生委基层卫生综合改革重点联系点工作，制定工作方案和工作计划，开展基层卫生综合改革重点联系点监测与调查、政府购买社区卫生服务相关政策研究和社区卫生服务项目成本测算等，完善长效的多渠道补偿机制、财政补助方式、收支管理制度和分级诊疗模式，稳固基层医务人员和居民契约服务关系。

加大财政投入补偿力度，建立区属医院大型医疗设备补偿机制，安排 3300 万元专项经费用于医疗机构购置医疗设备，这是首次在部门预算中安排医疗设备购置经费，并将成为长效机制。开展区域医保总额管理，建立包含总额控制、普通门诊费用管理、住院费用管理、综合管理和日常检查管理五大类 27 个子项目的"五位一体"考评体系，把总额控制细则纳入定点医疗机构补充协议管理，实施动态监测，165 家参加总额控制的定点医疗机构全年指标额度使用率 98.16%，低于全市平均水平。推进区域卫生信息化建设，完成了整合型医疗服务信息平台一期开发，开展驻区三级医院、全部区属医院与社区卫生服务机构的资源共享和协作。投入500万元专项资金，在区属医院全面启动电子病历建设。在新街口社区卫生服务中心进行社区卫生服务信息系统开发试点，逐步在各社区卫生服务中心推广应用。

区属医院发展呈现新格局。坚持"以评促建"的工作思路，推动区属医院提升品质、突出特色。推进肛肠医院、回民医院等级评审工作，与市、区各有关部门和北京中医药大学、中央民族大学等高等院校加强沟通协调，组织医院开展"西学中"培训班，加强医院重点专科建设和中医文化建设，推进医院与高等院校开展合作共建。年内，北京市肛肠医院（北京市二龙路医院）成功晋升三级甲等中西医结合医院，回民医院完成三级中西医结合民族医院等级评审。

社区卫生　全区规划设置社区卫生服务中心15个、社区卫生服务站83个，正式运行社区卫生服务中心15个、社区卫生服务站77个。社区卫生服务机构在岗人员2056人，其中在编1751人。推进社区卫生服务机构标准化建设，新改扩建社区卫生服务中心4个，改扩建社区卫生服务站7个，服务环境改造提升4个中心和4个站。区财政投入2000万元用于设备购置，改善社区卫生服务硬件条件。推进社区卫生服务信息化建设，完成社区卫生服务系统家庭医生模块升级改造，开通预约挂号和自动分诊等功能。各中心均配备了预约条打印机和叫号预约系统。在原有系统基础上，研发社区卫生服务新系统和区级平台。

修订《2014年北京市西城区社区卫生服务工作绩效考核评价标准实施细则》，考核频次从每年2次调整为每年4次，考核内容围绕核心工作指标，从机构管理、业务开展情况、居民满意度评价指标和专家暗访评价等多维度进行衡量。建立个人电子健康档案968989份，个人健康档案电子化率77.96%。管理高血压患者125595人，规范管理率76.48%；管理糖尿病患者53567人，规范管理率76.02%，管理人群血糖达标29297人；管理冠心病患者49876人，管理脑卒中患者22423人。培养家庭保健员1108人，其中中医家庭保健员220人。全区共组建264支家庭医生服务团队，累计签约27.91万户52.1万人，签约率42.3%。

疾病控制　传染病防治。法定传染病发病7858人次，发病率579.82/10万。无甲类传染病报告；乙类传染病发病2600人次，发病率191.85/10万；丙类传染病发病5258人次，发病率387.97/10万。新登记肺结核患者144人，其中本市87人、外地57人，患者系统管理率100%，患者家属筛查率100%。HIV哨点监测3124人，30个HIV初筛实验室筛查各类重点人群532751人，检出HIV抗体阳性252人；接待自愿咨询检测2300人次，检出HIV抗体阳性81人；开展高危人群和流动人口干预186490人次；随访辖区HIV/AIDS 798人，随访率97.74%，同时提供结核病转介筛查服务。共处理动物致伤患者13664人，无狂犬病病例。手足口病聚集性疫情100起，暴发疫情2起，手足口病重症病例1人，死亡1人。手足口病发病1473人次，发病率108.69/10万。

慢病防治。在慢病综合防控示范区的基础上，开展全民健康生活方式行动，7家示范社区通过验收，完成12家示范单位、食堂、餐厅的区级验收，继续在餐饮企业中倡导低盐少油菜品的研发与推广；在全民健康生活方式日、高血压日、联合国糖尿病日开展主题宣传活动，完成1280余人的北京市慢病及其危险因素现场监测；完成烟草控制政策评估项目（ITC）第五轮调查，监测对象92人。完成老年跌倒高危人群入户问卷调查及干预，社区脑卒中筛查、随访、干预，高血压患者自我管理小组及糖尿病同伴支持，5个癌种高危人群评估，北京市脑卒中高危人群随访7498人，市卫生计生委脑卒中高危人群筛查6010人、肿瘤随访3839人。在职业人群中开展高危人群干预。创建6个全民健康生活方式自我管理小组，120人参加。

地方病防治。在辖区设有产科的医疗机构针对孕妇每月进行碘缺乏病健康教育。为寻找造成甲状腺结节高发原因，特别是碘营养与甲状腺结节的关系，在两家健康体检中心开展研究，对253名调查对象进行调查采样。

精神卫生。在册精神障碍患者7107人，其中严重精神障碍患者5198人；人户分离患者1779人；社区管理患者4151人，全部为危险度评估0~2级。随访患者55505人次，为300名精神障碍患者提供居家与社区康复服务，进行个案管理。开展精神分裂症家庭康复精品课程培训，受众3685人次。为1306名精神障碍患者提供门诊基本药品免费治疗。开展健康教育与宣传，在精神卫生"五进行动"（进社区、进商场、进单位、进公园、进学校）中，精神卫生保健所下社区10次，受众616人次；各社区精神卫生科下社区79次，受众3979人次。

学校卫生。在中小学开展传染病、视力不良、肥胖、控烟监测，视力不良检出率70.39%，营养不良检出率20.33%，肥胖（BMI标准）检出率13.35%，贫血检出率1.75%，恒牙龋齿检出率25.24%，沙眼检出率0.32%。结合健康促进学校区级复验，开展学校卫生工作视导，覆盖率100%。开展健康体检质量控制工作、中小学校食堂及供餐情况调查、教学环境卫生学监测，以及中小学生传染病知信行调查。对355名学生进行骨密度和肺活量测量，在全区中小学开展肥胖防控宣传月专项活动、以"青少年近视眼防控"为主题的健康教育课、"中小学校晨午检报告管理系统"全区培训。开展以爱牙为主题的健康教育课，西城区儿童慢病早期干预项目，建立"我的视力我做主"微信群，开展专家进校园活动。联合区教委、宣武中小学卫生保健所，开展小学生营养健康教育项目。

计划免疫。常规免疫共接种194215人次，一类疫苗接种率均为100%。学龄前儿童建卡、建证51096人，建卡、建证率均为100%。加强流动儿童计划免疫工作，查漏补种，补卡率、补证率均为100%。继续开展流感疫苗免费接种，本市户籍60周岁以上老年人接种29250人，接种率46.5%；在校中小学生接种42351人，接种率47.3%。上报AEFI 5人次，发生率7/10万。

公共卫生监测与评价。全区共有23家接触毒害物质单位，接触职业危害因素职工1308人。采集检测样品181件，合格率100%。收到职业病报告24例，其中尘肺8例、石棉所致间皮瘤1例、石棉所致肺癌1例、汞及其化合物中毒1例、苯所致白血病1例、农药中毒12例，尘肺新病例回访率100%。开展空气污染（雾霾）特征污染物及人群健康影响监测。开发环境健康风险管理信息系统，完成数据库搭建和基础数据的录入。日常食品样品监测1465件，合格率97.68%；食品化学污染物监测210件，完成检测样品355件，均未见异常；食源性致病菌监测233件，异常26件。食源性疾病哨点医院主动监测样品741件，监测指标阳性样品114件。未接到疑似食源性异常病例/异常健康事件报告。

健康教育与健康促进。利用各种卫生宣传日，深入社区、学校、医院等开展宣传教育活动，发放各类宣传材料95种231184份；发布健康教育官方微博2005条，粉丝1988人；设计制作《健康与长寿》报6期，共16.5万份。全年在社区共举办健康大课堂1870场，受众114181人次；在学校、医院、机关、企事业单位组织疾控大课堂10场，受众2000人次；举办控烟讲座32场，开展"健康促进医院"试点，组织医院参加市级简短戒烟技术培训，协助市健教所开展医院简短戒烟干预实施情况调查；完成650户家庭成人烟草调查监测；开展健康体重传播行动，完成北京市健康素养监测、中医健康素养监测和健康素养补充调查共440份，在餐饮企业中进行减盐防控高血压的宣传。

卫生监督　结合职能划转，修订延续许可工作程序及管理规定，优化许可证交接程序，落实"精细化管理，人性化服务"。完成1237户延续许可，其中公共场所837户、二次供水单位400户。

推进电子化监管，完成辖区内27套室内空气质量及游泳池水质在线检测设备的选址、培训、设备安装调试及试运行。西城区学校饮用水电子监管试点项目完成项目招标，签订合同，确定安装方案。完善卫生监督协管服务，颁发卫生监督协管员证，对各社区卫生服务中心卫生监督协管服务工作进行考核，指导卫生监督协管员现场监督检查，提升协管服务能力。

公共卫生监督检查。完成公共卫生专项检查23项，包括美容美发场所专项执法检查、地下空间综合整治、暑期游泳馆专项检查、公共场所控烟专项监督检查、无证公共场所集中治理、涉及饮用水卫生安全产品专项监督检查、二次供水设备卫星定位及相关信息核实专项检查等。试行公共场所经营者违法行为积分管理，选取不同类别公共场所经营单位21户并开展积分管理23次。共计监督检查各类公共场所单位146户次，均未发现违法行为。4月和7月，对辖区大型、连锁、客流量大的美容美发场所开展专项整治，监督检查美容美发场所644户次，合格率96.74%。对21户美容美发单位责令改正，对13户进行了行政处罚，罚款1.39万元。对110家地下旅店开展地下空间综合整治，监督检查284户次，对存在违法行为的11家单位责令改正，行政处罚11户，罚款4.25万元。对50家游泳场馆开展暑期游泳馆专项检查，共督查100户次，监测采样游泳池水、浸脚池水样品共200件，行政处罚3起。对辖区内37所学校开展教学环境卫生监督检测，对17所学校《学校卫生工作条例》落实情况监督检查。开展饮用水卫生安全产品专项监督，对辖区5家输配水管材管件代理销售单位进行监督检查，均符合国家卫生标准。对北京市涉水产品数据库内登记在册的6家涉水产品生产企业进行监督检查、核实基本情况并建立监督档案。对55个家电商场、家居市场、超市等经营场所销售的20多个品牌共计220个涉水产品进行监督检查，索取相关资质1000份备案，抽检水质处理器1件送检，检测结果均符合国家卫生标准。对二次供水设备进行卫星定位，核查供水管材、供水设备储水量和消毒设施的资质等信息并备案登记，完成600套二次供水设备备案。

医疗卫生监督检查。10月27日～11月2日，开展"飓风行动"，与区工商局、公安局、食品药品监管局、城管、发改委等打非工作领导小组成员单位联合行动，对辖区内 8 家重点医疗机构进行督导检查。

公共卫生投诉举报。接到电话及工作平台转入的投诉举报共计 408 件，答复率 100%。接到区卫生局和市监督所的交办事项 71 件，均在规定时限内处理并回复。

妇幼保健 妇女保健。孕产妇 14059 人，系统管理率 97.19%，住院分娩率 99.99%，剖宫产率 43%，无孕产妇死亡。妇女病健康检查 128315 人，普查率 52.45%。检出良性疾病前五位依次是：乳腺增生（36.94%）、子宫肌瘤（11.98%）、阴道炎性疾病（5.67%）、宫颈炎性疾病（4.73%）和其他妇科良性疾病（4.11%）。宫颈癌筛查 5456 人，检出妇科疾病 2222 人，检出宫颈癌癌前病变 34 人、宫颈癌 1 人、宫颈细胞学阳性 91 人。乳腺癌筛查 5598 人，检出乳腺疾病 3712 人、乳腺癌 3 人。婚前检查 1989 人，疾病检出率 42.33%，婚检率 5.38%。

儿童保健。新生儿死亡率 1.90‰，围产儿死亡率 3.72‰，婴儿死亡率 3.09‰，5 岁以下儿童死亡率 3.65‰。0～6 个月母乳喂养率 89.78%。新生儿疾病筛查率 99.55%，出生缺陷发生率 236.14/万，出生缺陷前五位依次是：先天性心脏病（126 例）、外耳其他畸形（121 例）、隐睾（49 例）、多指（趾）（39 例）、尿道下裂（21 例）。0～6 岁儿童 49375 人，系统管理率 94.79%。儿童体检 48828 人。

医疗工作 全年门诊 31694959 人次，急诊 1533918 人次，出院 530950 人次，床位使用率 92.39%，平均住院日 9.28 天，死亡率 0.86%，住院手术 243125 人次。

护理工作。全区二、三级医院全部开展了优质护理服务。5 月 8 日，与区工会、北京海洋馆联合开展以"关爱白衣天使，弘扬社会正能量"为主题的"5·12"护士节纪念活动暨西城区专家义诊活动。

对口支援。区属医院向 20 余家受援医院开展了城乡医院对口支援，支援京郊医院 16 家，支援内蒙古地区医院 4 家、医疗研究机构 1 家。接收西藏拉萨堆龙德庆县 5 名医务人员进修。9 月 25 日，启动与河南省邓州市卫生系统的对口支援工作，先后派遣两批 10 余人的专家团队至邓州进行短期交流，接收邓州市 5 人来京进修。

血液管理。无偿献血 150526 人次，其中街头无偿献血 146106 人次、团体无偿献血 4420 人次。医疗机构临床用血 162129 单位。召开辖区医疗机构临床用血工作经验交流会，继续开展医疗机构输血科（血库）诊疗科目的设置及相关评审工作。

特殊药品管理。完成 2015～2017 年度《医疗机构麻醉药品、第一类精神药品购用印鉴卡》换发

38 家。

医疗设备。万元以上设备（包括医疗和后勤设备）总值 869503 万元，年内新增万元以上设备 626 台。

医学教育 继续教育。全年区级继续教育项目共 1051 项，培训 266017 人次。组织系统 45 人参加北京市继续教育委员会组织的管理干部培训班。首次启用必修课平台，对全员开展艾滋病防治知识必修课程。继续与北京大学医学部联合开展公共卫生管理硕士（MPH）培养，年内培养 3 人，拨付培养费 36000 元。组织全区 576 个二级及以下医疗卫生机构的相关临床医疗、医院感染控制、疾病预防控制和院前急救相关人员进行埃博拉出血热防控培训。送出 8 人参加区县级医院专业骨干培养，12 人参加北京市中医基层针灸推拿学临床科研规范培训。

住院医师规范化培训。组织二级及以下医疗卫生机构 61 名新入职卫技人员参加住院医师规范化培训。

社区医生岗位培训。社区卫生服务中心 10 人参加市卫生计生委组织的社区卫生服务康复等 7 个专业培训，5 人参加市中医管理局三年中医全科转岗培训。6 人参加市中医管理局与广安门医院合作开展的第三届社区中医专业老年心理培训班。

科研工作 区属医疗机构卫技人员发表 SCI 论文 15 篇，中国科技论文统计源期刊论文 260 篇。获得国家科技项目 3 项，获批经费 5 万元；省部级科技项目 68 项，获批经费 738 万元；区级及其他科技项目 72 项，获批经费 127 万元。

财务管理 全年卫生经费 444415.35 万元，其中财政拨款 114723.78 万元，财政专户管理资金 50594.87 万元。全系统拥有固定资产 151186.46 万元。区属医疗卫生单位医疗收入 323168.28 万元，支出 444362.66 万元。

基本建设 宣武中医医院二期改扩建项目通过市规委中心城区控规指标动态维护项目审核，进入控规调整程序；护国寺中医医院门诊楼项目，拟购置或租赁京都长春大酒店作为新门诊楼，开展前期研究；金融街 E1 地块丰盛医院项目完成用地性质调整，开展土地征收前期工作；完成广外医院上斜街老年病医院装修改造。月坛社区卫生服务中心改扩建项目完工，对 36 个社区卫生服务机构进行标准化改造。复兴医院西配楼和车库楼改扩建、区疾控中心实验室改造、区妇幼保健院装修改造、回民医院辅助楼及室外管线改造、广外医院本部改扩建、南线阁社区卫生服务站新建等项目均按进度推进。

（撰稿：马　蕊　审核：赵　刚）

西城区卫生局领导名单

工委书记 陈　新（至4月）
　　　　　李跃梅（自4月）
局　　长 安学军
副 书 记 安学军　徐建明　安　梅
副 局 长 宋　青　韩　宏　董杰昌（至10月）

计划生育工作

概况　流动人口300919人。户籍人口育龄妇女317350人，流动人口育龄妇女68197人；其中户籍已婚育龄妇女185837人，流动人口已婚育龄妇女50305人；户籍人口出生13498人，其中计划内生育13316人，计划生育率98.65%，一孩出生12440人，二孩及以上出生1058人，出生人口性别比107.34。办理北京市生育服务证16782个、《独生子女父母光荣证》5486个。全年人口计生经费总投入2858.14万元，其中流动人口经费总投入199.57万元。

改革与管理　年初，制定《北京市西城区2014年人口和计划生育工作要点》及职责分解、《北京市西城区2014年人口和计划生育目标管理考核评估方案》。年底，对街道进行考核评估，15个街道计划生育工作被评为良好，与市长签订责任书任务完成率100%。运用项目管理方式在街道开展适合街道区域发展特点的特色工作，审批确定29项街道特色工作，涉及0~3岁儿童早期发展、流动人口服务管理、特扶家庭帮扶、幸福家庭促进、青春期性健康教育等内容，拨付经费272.3万元。根据《北京市人口与计划生育条例修正案》，启动实施"单独二孩"政策，完善再生育子女审批制度，缩短办事时限。审批再生育子女3835例，其中"单独二孩"3003例，比上年增长193.6%。征收社会抚养费134例共2438.5万元，全部上缴国库。审核通过1390名独生子女死亡特别扶助对象和2372名伤残特别扶助对象。发放独生子女意外伤残、死亡的一次性经济帮助120人60万元。

年内，西城区被确定为全国计划生育家庭养老照护试点区，什刹海街道柳荫街社区被确定为全国新家庭计划——家庭发展能力建设试点社区。

宣传教育。年内，联合北广传媒在移动公交上播出《孕前优生》《儿童早期发展》等动漫宣传短片；在120条公交线路近4000辆公交车宣传"创建幸福家庭"六大工程。举办"用照片讲述家的幸福"摄影作品网络征集评比活动，从15个街道征集摄影作品111张，评选出一等奖1幅、二等奖2幅、三等奖3幅、纪念奖10幅。举办西城区"幸福家庭"主题演讲比赛，评选出一等奖1人、二等奖2人、三等奖5人、纪念奖10人。制定《西城区0~3岁儿童早期发展测评指导志愿者补贴发放办法》。制作并向0~3岁儿童家庭免费发放1万套儿童发展指导大礼包（内含《生命头三年》光盘、《0~6岁儿童体格–智能发育监测图》和《0~3岁家庭科学育儿指南》图书）。与区教委联合开展青春健康家长学校，举办20场青春健康大课堂，共计13000多名家长参与。启动国家卫生计生委"新家庭计划——家庭发展能力建设"项目，指导项目试点社区——什刹海街道柳荫街社区开展人员培训、群众需求调查。全年宣传工作经费投入476万元。

流动人口管理　制定《西城区2014年流动人口计划生育工作要点》。开展流动人口执法检查4次，查验婚育证明1200个。区计划生育生殖技术指导中心优化服务流程，设南北两个孕检点为流动人口免费孕检。深入社区，为流动人口提供孕检服务，全年近万名流动人口育龄妇女接受了免费孕情、环情检查。组织1900名有生育意愿的流动人口参加健康生育快乐园讲座，为560对流动人口夫妇提供免费孕前优生健康检查，为480对流动人口夫妇提供免费生殖健康检查。为流动人口免费发放避孕药具117.1万支。承接国家卫生计生委流动人口婚育证明电子化改革试点，组织4个街道8个社区参加全国流动人口动态监测抽样调查。开展流动人口全员信息系统培训。开展西城区流动人口计划生育示范场所创建评选，通过两年的创建活动，有17个流动人口比较聚集的经营场所被评为示范场所。印制《致来京流动人口的一封信》15万张、宣传折页3万套，发给辖区流动人口。办理流动人口生育服务联系单2244份、户籍流出人员婚育证明102份。区内10家有接生资质的医院共监测流动人口出生4279人，其中男孩2196人、女孩2083人，计划内4057人、计划外222人。

计生服务　对辖区单位计生干部和街道计生办药管员进行避孕药具知识培训。为街道社区、辖区单位安装避孕药具智能发放机280台，全区避孕药具免费发放点402个。为基层配送免费避孕药具54车2800件，超额完成市拨计划。

生殖健康　作为国家免费孕前优生健康检查项目试点，投入90余万元，为1208对计划怀孕的困难家庭待孕夫妇提供免费孕前优生健康检查，并进行随访。开展社区家庭健康生命全程服务工程，为新婚夫妇发放"健康生育服务包"5819个，普及孕前优生知识；为困难独生子女家庭的2237位母亲、2122位父亲进行免费生殖健康检查。开展健康生育快乐园活动，深入社区开展个性化讲座，指导有生育意愿的夫妻掌握科学的生育知识，共开展 150 期，受益 7939 人。

计生关怀 按照每人每月 5 元的标准，为档案关系在街道办事处的计划生育家庭无业人员 19084 人发放独生子女奖励 100.2 万元；按照独生子女父母年老一次性奖励（每人一次性发放 1000 元）标准，为档案关系在街道办事处的计划生育家庭无业人员 5246 人发放奖励 524.6 万元；按照独生子女意外伤残或死亡的父母每人一次性 5000 元经济帮助标准，为 135 人发放经济帮助款 67.5 万元。为 60~64 岁的独生子女死亡特扶家庭办理公园年票 665 张，为 65 岁以上有需求的独生子女死亡特扶家庭办理具有急救、报警等功能的移动"小帮手"19 部。

调查与研究 完成市政府重点工作——天桥演艺区"重大项目人口影响评估"试点，采取"物－人－物"技术路线，对天桥演艺区进行人口变化评估和人口影响评估，形成《天桥演艺区重大项目人口自评估报告》及《天桥演艺区重大项目第三方评估报告》。参与中国家庭发展追踪调查，在 5 个街道社区摸底调查 7000 余户，其中 100 户参与国家卫生计生委的专项调查。配合市卫生计生委完成国家卫生计生委启动实施"单独二孩"政策工作指导组的调研。

信息化建设 印发《2014 年度全员人口信息系统建设工作方案》，开展孕情普查，完善全员人口库信息，完成全员人口信息系统数据审核。加快法制工作信息系统建设，社会抚养费征收、一孩生育服务证、盖章登记、一次性告知等模块正式投入使用。承接北京市生育服务证网上申报系统试点工作，先后 3 次参加市卫生计生委信息处的调研，并完成生育服务证网上申报系统的测试。完成特扶数据向国家系统的导入录入工作。西城"幸福 e 家"网站项目完成设计，进入测试阶段。

协会工作 区计生协共有基层计生协会 1083 个，会员 199579 人。为全区特扶家庭 1341 人办理"暖心计划"保险，支出资金 3860739 元；为有需求的特扶家庭 1190 人办理安康保险，投入资金 22890 元。开展"生育关怀"活动，元旦、春节期间，走访、慰问计划生育困难家庭 231 户，发放慰问金 22 万元。"9·25"纪念日，利用计划生育困难家庭专项经费，对全区计生困难家庭进行综合救助，通过社区申报、街道把关、区里审批的程序，对全区计生特扶特困家庭（84 户，每户 2000 元）、社区困难计生家庭（192 户，每户 1000 元）、中国计生协会项目家庭（911 户，每户 500 元）进行经济帮扶。关爱什刹海街道计划生育家庭白血病女孩胡娜，先后发放救助款 20000 元。落实中国计生协计生特殊家庭帮扶模式探索项目工作，10 月分 4 批组织项目家庭成员到爨底下村参观学习，11 月分 3 批组织项目家庭成员参加茶道养生文化讲座，12 月组织全区项目家庭成员参加在湖广会馆举行的新春联谊会。

（撰稿：蔡　辉　审核：窦淑龄）

西城区人口计生委领导名单

党组书记　陈　新（至 4 月）李跃梅（自 4 月）
副 主 任　窦淑龄　李爱香
纪检组长　王美玉

朝阳区

卫生工作

概况 全区设 24 个街道办事处、200 个居委会、19 个地区办事处、155 个行政村。常住人口 392.2 万人，其中户籍人口 204.2 万人。辖区有医疗卫生机构 1337 个，其中医疗机构 1317 个，包括营利性 738 个、非营利性 579 个。有卫技人员 42840 人，其中执业（助理）医师 16572 人、注册护士 18189 人。实有床位 19053 张。每千常住人口拥有卫技人员 10.92 人、执业（助理）医师 4.23 人、注册护士 4.64 人，实有床位 4.86 张。

生命统计。户籍人口出生 23912 人，出生率 11.79‰；人口自然增长率 6.56‰。因病死亡 12670 人，占总死亡人数的 97.76%；死因顺位前十位依次为：恶性肿瘤，心脏病，脑血管病，呼吸系统疾病，内分泌、营养和代谢及免疫疾病，损伤和中毒，消化系统疾病，神经系统疾病，泌尿、生殖系统疾病，传染病。户籍人口期望寿命 82.10 岁，其中男性 79.94 岁、女性 84.38 岁。

卫生改革 12 月 23 日，朝阳区卫生计生委正式成立，撤销原朝阳区卫生局和朝阳区人口计生委。东坝、望京、垡头、常营地区引进大医院建设前期手续和资金安排取得实质进展。在来广营地区拟建立 450 张床位以非营利性质为主的老年病医院和 350 张床位的区妇儿医院北院区，开始设计建设方案。4 月 3 日，垂杨柳医院获市卫生计生委批复为三级综合医院。4 月 15 日，经市中医管理局考察，同意朝阳区第二医院转型为中西医结合医院；8 月 29 日，经区编办批复，区第二医院更名为北京市第一中西医结合医院。启动北部（安贞医院）、南部（垂杨柳医院）医联体，实现区域医联体服务全覆盖。启动儿童（首都儿科研究所）医联体，儿研所专家进社区开展门诊带教。研究制定养老机构和养老照料中心医疗资源配置方案，鼓励医疗机构设置分支养老机构、养老机构内设医务室或社区卫生服务站。引导社区卫生服务中心与养老机构合作，由社区卫生服务中心对入住老年人群提供医疗、康复等服务。区紧急医疗救援中心增加医疗救护员编制，并将医疗救护员纳入编制外用工专业技术岗位管理，通过公共卫生经费购买系统外社区卫生服务中心急救服务，增加 2 名社区卫生服务中心院前急救专业技术岗位编制。支持社会办医疗机构发展，在职称评定、监督管理、人才评定等方面给予社会办医疗机构与公立医疗机构平等待遇。社会办医疗机构数量、床位数、诊疗人次和卫生技术人员分别占全区总量的 62.78%、25.46%、13.72%、31.18%。推动区域卫生信息化建设，14 个社区卫生服务中心实现与朝阳医院、中日友好医院的 PACS 远程会诊，35 个社区卫生服务中心实现与大医院动静态心电图远程会诊。在全区 80 个点位实现电子实时监控水质、空气质量。实现区级数字化流行病学调查系统与国家大疫情系统对接。

社区卫生 建成社区卫生服务中心 46 个，运行社区卫生服务中心 45 个、社区卫生服务站 200 个。新建和平街、麦子店、潘家园第二、双井第二社区卫生服务中心，崔各庄社区卫生服务中心分中心。在 10 个社区卫生服务中心内开展了诊疗服务流程再造。引进 60 名非京籍本科毕业生，选拔全科医生、社区护士实用人才各 100 名。选派 20 名全科医师赴新加坡参加全科医师能力提升专项研修。全年投入公共卫生经费 1.10 亿元。在全部社区卫生服务中心推广预约就诊。高血压健康管理 282672 人，糖尿病健康管理 98591 人。全区共培养家庭保健员 1357 人，其中中医家庭保健员 321 人。全年总诊疗 942.94 万人次，

新建健康档案 8.90 万份，高血压规范管理 28.27 万人，糖尿病规范管理 9.86 万人。

农村卫生 运行村卫生室 1 个。享受乡村医生基本待遇 11 人，补助标准为每人每年 19200 元。建立了 2 个乡医管理小组，对全区 22 名乡医进行片区化管理。

新型农村合作医疗。参合 99255 人，参合率 99.78%，人均筹资标准 1205 元，共筹集资金 1.20 亿元。门诊报销 75.51 万人次 5578.48 万元，住院报销 8162 人次 7417.89 万元；恶性肿瘤、急性心梗等 15 类重大疾病报销比例 75%，补偿 2065 人次 2125.56 万元。实施定额定次低自付血液透析治疗救助政策，救助 157 人次 73.57 万元。大病统筹基金结余 3103.34 万元。

疾病控制 传染病防治。报告甲、乙、丙类传染病 28 种 24413 人次，报告发病率 639.22/10 万，比上年上升 22.44%；报告死亡率 0.97/10 万，比上年下降 24.63%。甲类传染病报告 1 人，为霍乱，较上年减少 4 人。乙类传染病报告发病率居前三位的依次为：痢疾（1456 人次，发病率 38.12/10 万），梅毒（1436 人次，发病率 37.60/10 万），肺结核（1295 人次，发病率 33.91/10 万）。属地肺结核网报 1821 人次，发病率 47.68/10 万。结核病登记管理 409 人，其中肺结核 408 人、结核性胸膜炎 1 人。408 名肺结核患者（涂阳 167 人）中本市 125 人（涂阳 60 人）、外地 283 人（涂阳 107 人），初治 389 人（涂阳 159 人）、复治 19 人（涂阳 8 人）。上年新发涂阳肺结核 173 人，治愈 161 人，其中本市 65 人中治愈 57 人、外地 108 人中治愈 104 人。产房新生儿活产 60826 人，卡介苗接种 58708 人，接种率 96.52%；新生儿卡介苗监测 30 人，接种成功 29 人。大学生 PPD 监测 23189 人次，其中强阳性 1037 人，发现活动性肺结核 1 人。报告 5 种性病 2450 人，其中梅毒、淋病、尖锐湿疣、生殖道沙眼衣原体感染和生殖器疱疹分别为 1480 人、259 人、439 人、231 人和 41 人。报告 HIV/AIDS 病例 997 人，比上年增长 10.5%；新发病例以同性传播为主，占 78.7%。报告人感染狂犬病病例 12 人，均为外地来京就诊病例。确认人感染 H7N9 禽流感病例 1 人。报告手足口病 8398 人，比上年增长 45.6%；其中重症病例 19 人，死亡 1 人。调查埃博拉出血热留观病例 38 人，经实验室检测全部排除。

慢病防治。开展全国慢病综合防治示范区工作，完善疾控中心—街（乡）、社区卫生服务中心—居（村）委会、社区卫生服务站的三级慢病防控网络。开展慢病防控培训 8 期，培训 300 余人。追访 11000 名肿瘤患者；对 20000 人开展脑卒中高危人群筛查，

对 12266 名高危人群建立档案并实施干预措施。建立高血压、糖尿病患者及肥胖自我管理小组 81 个。33 家单位成为北京市全民健康生活方式行动示范单位，培养健康生活方式指导员 698 人。培养个性化减重技术骨干和师资 38 人；开展社区预防老年人跌倒干预，完成 4231 人次的干预活动；对 12285 人进行肿瘤筛查，筛查出高危人群 5350 人。建立朝阳区慢病及危险因素监测体系，监测 7000 余人。

地方病防治。开展居民食用盐碘含量监测，抽检 300 件盐样，碘盐覆盖率 98.33%，碘盐合格率 98.98%，合格碘盐食用率 97.33%。完成 209 名孕妇和 204 名育龄妇女尿碘含量检测，孕妇组和非孕期育龄妇女尿碘中位数分别为 125.2μg/L 和 150.5μg/L；204 名学龄儿童尿碘中位数为 211.4μg/L，216 名成年男子尿碘中位数为 173.7μg/L。结果显示孕妇组尿碘中位数明显低于 WHO 标准。地方性氟中毒监测，分别在枯水期和丰水期对 60 口自备井采集水样 120 件，其中枯水期在黑庄户乡定辛庄村采集的 1 件自备井水样品氟含量（1.33mg/L）超标。对王四营乡的官庄和李罗营两所小学的 890 名学生进行氟斑牙患病率调查，患病率 2.58%，氟斑牙指数 0.05，氟斑牙流行强度属于阴性。

精神卫生。精神障碍患者建档 13759 人，其中 6 类严重精神障碍患者 9619 人。检出率 2.6‰，管理率 83.72%，规范管理率 81.14%，病情稳定率 96.38%。为 5107 名重性精神障碍患者免费体检，为 2470 名患者报销药费 115.71 万元，为 2341 名贫困患者补助诊疗费 130.19 万元，区第三医院收住院 407 人次。143 名社区医务人员取得国家心理咨询师职业资格证书。全区居民精神卫生知识知晓率 75.65%。

学校卫生。学生发育评价分析：身高受检 160016 人，其中上等 44940 人、中等 110576 人、下等 4500 人；体重受检 160016 人，其中上等 54991 人、中等 101295 人、下等 3730 人。学生营养评价分析：受检 154731 人，其中轻度营养不良 26519 人、中度营养不良 3508 人、重度营养不良 122 人、极重度营养不良 21 人、超重 18292 人、肥胖 28626 人。学生疾病监测：视力受检 160024 人，检出视力不良 93659 人；贫血受检 159374 人，检出贫血 2796 人；沙眼受检 159430 人，检出沙眼 40 人；龋齿受检 156851 人，龋齿患者 34179 人。

计划免疫。儿童常规免疫 1244635 人次，其中基础免疫 828453 人次、加强免疫 416182 人次，各疫苗报告接种率均在 99% 以上。四苗全程及时接种率 95.24%，五苗全程合格接种率 99.52%。接报 AEFI 788 人次，其中一般反应 571 人、异常反应 181 人、偶合症 35 人、心因性反应 1 人，AEFI 监测率 56.41/10 万。开展应急接种 836 次，完成应急接种 24296 人次。完成 137176 名学龄前流动儿童强化查漏补种。对 881 所学校、托幼园所进行入托、入学儿童预防接种证查验和疫苗补种，查验 86144 人。外来务工人员接种麻疹疫苗 57821 人次、流脑疫苗 55879 人次。免费接种流感疫苗 216648 人次，其中老人 86246 人次、接种率 39.6%，中小学生 129840 人次、接种率 74.1%，APEC 会议人员保障 562 人次；自费接种流感疫苗 18229 人次。

职业（放射）卫生。有职业病危害因素企业 381 家，职工 55300 人，接触职业病危害因素 11625 人。职业健康体检 10360 人。上报职业病 42 人，其中尘肺 21 人（疑似病例 1 人）、其他职业病 21 人（疑似病例 10 人）。开展职业卫生健康教育培训 3 次，培训 270 人。放射卫生完成状态检测、验收检测及场所防护检测 213 台次，个人剂量监测 290 家 5090 人次；完成建设项目评价报告 75 份；完成医用辐射防护检测网点工作、医用辐射危害控制现场调查及天然本地放射物质采样监测工作。

健康教育与健康促进。开展理论知识培训 6 次，培训 628 人次。健康科普讲师团 401 人，完成健康教育知识讲座 1264 场，受众 96570 人次。出版《朝阳健促工作信息》6 期。开展大型健康教育公众咨询活动 196 场。完成 12 家北京市健康社区中期评估督导及市级验收，累计通过健康社区、健康示范村 98 个。新创建健康促进学校 39 所，累计有 167 所健康促进学校。开展世界卫生日、世界无烟日、科学就医、科学减重等活动。

卫生监督 全年完成行政许可 4642 件，其中公共场所 2930 件（新办 903 件、延续 1719 件、变更 217 件、注销 91 件），生活饮用水 1173 件（新办 226 件、延续 899 件、变更 33 件、注销 15 件），放射诊疗 539 件（新办 33 件、校验 272 件、变更 12 件、设计审查 108 件、竣工验收 112 件、注销 2 件）。补发证 10 个。

公共卫生专项检查。公共场所卫生监督检查 25020 户次，合格率 98.14%，监督覆盖率 98.91%，处罚 622 起，罚款 93.15 万元。有普通大、中、小学 355 所，监督 3481 户次，合格率 99.77%，监督覆盖率 100%。生活饮用水监督检查 10353 户次，合格率 99.84%，监督覆盖率 99.1%，处罚 133 起，罚款 45.1 万元。有职业卫生服务机构 8 家，监督检查 16 户次，合格率 100%。有放射工作单位 363 家，监督检查 1351 户次，合格率 97.56%，监督覆盖率 100%，处罚 34 起，罚款 10.4 万元。公共场所应量化单位 5347 家，已量化 5249 家，完成率 98.17%，其中 A 级 1542 家、B 级 3505 家、C 级 198 家、不予评级 4 家。

医疗卫生专项检查。医疗机构卫生监督检查 7195 户次，合格率 94.98%，监督覆盖率 99.72%，处罚 55 起，罚款 45.21 万元，吊销医疗机构执业许可证 1 户次。涉及临床用血单位 36 家，监督检查 89 户次，合格率 100%，监督覆盖率 100%。传染病防治监督检查 6598 户次，合格率 99.46%，监督覆盖率 100%，处罚 31 起，罚款 10.10 万元。消毒产品生产经营单位监督检查 446 户次，合格率 100%，监督覆盖率 100%。

公共卫生投诉举报。受理案件 1539 件，处理及时率 100%，其中医疗卫生 1018 起、公共场所 394 起、生活饮用水 124 起、其他 3 起。

妇幼保健 妇女保健。孕产妇 18591 人，系统管理率 98.84%，住院分娩率 100%，剖宫产率 45.31%，孕产妇死亡率 4.39/10 万。婚前医学检查 2456 人，疾病检出率 7.94%，婚检率 5.00%。乳腺癌筛查 5918 人，宫颈癌筛查 5661 人。

儿童保健。活产儿 22755 人，新生儿死亡率 1.54‰，围产儿死亡率 3.58‰，婴儿死亡率 2.33‰，5 岁以下儿童死亡率 2.99‰。0～6 个月母乳喂养率 91.98%，新生儿疾病筛查率 98.48%，围产儿出生缺陷发生率 21.96‰。0～6 岁在册儿童 134130 人，保健管理 128566 人，保健覆盖率 95.85%；系统管理 122673 人，系统管理率 91.46%。访视新生儿 5.96 万人次，开展先天性髋关节脱位筛查 30.35 万人次，先天性心脏病筛查 3.33 万人次；分别为 5.45 万名、5.44 万名新生儿进行听力筛查和疾病筛查。

医疗工作 总诊疗 38950563 人次，急诊 2228340 人次，家庭卫生服务 120260 人次；急诊观察 98029 人次；出院 525865 人次；平均住院日 10.13 天。区级医疗机构门诊 10297694 人次，急诊 388632 人次，家庭卫生服务 73141 人次；急诊观察 7674 人次；住院 41389 人次，出院 41257 人次，平均住院日 10.54 天，床位使用率 79.83%，床位周转 21.89 次，死亡率 1.96%；住院患者手术 17747 人次。

护理工作。每季度开展院际间护理业务查房，228 人次参加。继续开展护理共建工作，二级医院共外送学习 282 人次 1216.5 天。继续举办护士长管理培训班、护理安全（不良）事件管理培训班及护理专业培训班等。在二级医院中试行护理不良事件上报管理，修订和完善护理质控标准。开展优质护理服务示范病区的二级医疗机构 17 家，占 59%。编印《2011—2013 年护理文件汇编》下发至辖区一、二级

医院和社区卫生服务中心。在一、二级医院及设有床位的其他医疗机构中统一使用 3 项 19 种常用的护理安全标识。

中医工作。获批为北京市中医药服务贸易试点区。为 43 个街乡 0～6 岁儿童家长开展中医儿童保健知识巡回讲座。继续开展第三批中医药专家下基层和学术经验继承工作，培养 200 名中医家庭保健员。开展基层临床全科医师中医药适宜技术规范培训。承办第三届京交会中医药服务贸易活动，组织区内 8 家涉外医疗服务的中医医疗机构参加贸易展览。

急救工作。全面推进急救社区化建设，新增 32 家社区卫生服务中心急救站，运行 65 个急救车组，形成以朝阳区紧急医疗救援中心—分中心—社区急救站三级网络构架的院前急救网络，救治转运患者 44749 人次。

对口支援。增加河南省淅川县为新的对口支援地区。安排 4 名淅川县人民医院的医护人员在垂杨柳医院和煤炭总医院进修。协调驻区医院向内蒙古自治区丰镇市中蒙医院派出 5 批 15 人的专家医疗队开展临床诊疗、学术专题讲座、教学查房及危重病例抢救等，接收 37 名丰镇进修医务人员。向丰镇市中蒙医院捐赠 1 套价值 38.97 万元的高清远程会诊设备。

医政管理。编印《朝阳区医疗机构行政许可办事指南》。完成 43 家平安医院及 5 家申请平安医院的复核和现场验收。对区内 9 家涉医突出问题单位进行专项整治。受理医疗事故鉴定申请 7 件，其中 1 件被鉴定为三级丙等医疗事故、1 件医疗损害。注销 43 家医疗机构，其中有效期届满未申请延续的 24 家。受理医疗机构拟设置 93 家，颁发医疗机构设置批准书 84 家，医疗机构备案 11 家；受理医疗机构执业登记注册 70 家，颁发医疗机构执业许可证 68 家，其中社会资本办医 60 家，注册资金 10030 万元。完成 306 家医疗机构变更，1276 家医疗机构校验许可。办理医师执业注册和变更 3903 人，其中新注册 577 人、变更注册 3326 人。办理执业医师多点执业 558 人，其中西医 266 人、中医 276 人、中西医结合 16 人。

医院感染管理。制定、修订《基层医疗机构院感检查标准》等 6 项标准，出版《实用医院感染管理指南》。组织开展医院感染管理知识培训，培训 1407 人次。开展甲流、埃博拉出血热等督导检查 6 次，检查医疗机构 351 家。开展辖区内 16 家二、三级医院中央空调系统管道中军团菌的污染情况调查。辖区内一级以上医院院内感染发生率 1.25%。

病案管理。制定区域病案管理标准，建立病案例会制度，强化病案重点环节和重点部门的督导检查。

血液管理。全年自愿无偿献血 53195 单位，其中

街头自愿无偿献血 38677 单位、单位团体自愿无偿献血 14518 单位。招募无偿献血志愿者 45397 人。驻区 41 家医疗机构临床用血 105807 单位。成分输血 105778 单位，成分输血率 99.97%。自身输血 40063 单位，自身输血率 27.5%。

特殊药品管理。对 106 家医疗机构的 376 人开展麻醉药品处方权培训，考试合格率 97.5%。新办麻醉药品、一类精神药品印签卡医疗机构 5 家，变更 36 家。

医学教育　参加继续医学教育 6566 人，达标率 99.9%。参加住院医师规范化培训 84 人，二级医院参加区县级骨干培训 16 人，24 名社区医师参加中医类全科医师转岗培训。完成 4457 名社区专业技术人员继续教育必修课培训，4203 人次参加全科医师合理用药培训。22 名乡村医生全部通过北京市乡村医生岗位培训技能操作培训和考核。

科研工作　新立项地方科技项目 23 项，经费 277.23 万元；其他科技项目 13 项，经费 78.7 万元。获市科学技术奖三等奖 1 项。发表论文 58 篇，其中 SCI 论文 6 篇，总影响因子 18。出版专著 2 部。

财务管理　全年业务收入 456648 万元，其中财政拨款 119827 万元、事业收入 305143 万元、其他收入 31678 万元；业务支出 439307 万元。事业基金增加 8964 万元，专用基金增加 698 万元。

基本建设　年内，完成高杨树社区卫生服务站 370 平方米、北辰福地社区卫生服务站 266 平方米、麦子店社区卫生服务中心 3295 平方米、双合社区卫生服务站 489 平方米、垂杨柳医院东院区装修改造工程 7484 平方米。垂杨柳医院改扩建房屋征收完成 96%。完成区疾控中心二期工程主体结构施工。继续推进区疾控中心二期工程建设、和平医院扩建工程前期工作、大望京 616 地块社区卫生服务中心前期工作。

（撰稿：姚　雯　韩　静　审核：师　伟）

计划生育工作

概况　原区人口计生委行政编制 24 人，内设 5 个科室。下设 2 个事业单位，事业编制 18 人。户籍育龄妇女 50.05 万人，其中已婚育龄妇女 28.70 万人。流动育龄妇女 29.58 万人，其中已婚育龄妇女 18.06 万人。户籍人口出生政策符合率 97.27%，出生性别比 108.4。流动人口出生 21631 人，出生人口性别比 128。办理一孩生育服务证 20195 个，独生子女父母光荣证 7913 个。全年人口计生经费总投入 6045 万元，人均计生经费 29.74 元，流动人口经费总投入 750 万元。

改革与管理　出台《朝阳区征收社会抚养费自由裁量权指导意见》，不断规范执法行为。简化外来人员生育服务联系单等办事程序，将 7 项材料简化为 3 项。将独生子女父母一次性奖励、一次性经济帮助金由年度发放改为即时发放。简化办证程序，实现即来即审，提高办证效率。开展单独夫妇信息核查工作，对 25 万余条人员信息进行核查，探索建立出生人口预警机制。全年审批再生育一个子女 6544 人，为上年的 3 倍，其中单独 4544 人、双独 665 人。

完成市级绩效任务，实现常住人口增量、增速"双下降"。常住人口 392.2 万人，比上年增加 8.1 万人，增速为 2.1%；较上年增量下降 1.5 万人，下降 0.5%。其中常住外来人口 179.8 万人，比上年增加 3.7 万人，增速为 2.1%；较上年增量下降 2.9 万人，下降 1.8%。截至年底，全区流动人口规模调减 35.6 万人，下降到 175.5 万人，完成年度任务的 118.3%。

宣传教育。在将台、高碑店、八里庄新建人口文化园、宣传长廊 4 处。举办"朝阳区婚育新风进万家，走进郎辛庄村文艺晚会"，开展第二届"幸福家庭"主题 DV 作品大赛，创作人口计生题材话剧。完善早教服务网络建设，举办成长快车亲子手印画活动，在全区早教项目点开展"创意环保周"活动。

流动人口管理　推进全国流动人口基本公共服务均等化试点工作，制定了《朝阳区流动人口卫生和计划生育基本公共服务均等化试点实施工作方案》。开展"温暖之春""清凉之夏""美满之秋"和"关爱之冬"四季主题专项活动。关注流动人口生存发展现状，开展社会融入与心理健康专题调查，完成问卷 4000 份。5~8 月，以为流动人口办实事、办好事为主旋律，为流入已婚育龄妇女提供服务。开展"情系异乡姐妹"活动。办理外来人员生育服务联系单 12110 份、流动人口现居地婚育生育情况证明 814 份、一孩生育服务登记表 2372 份。投入资金 85.8 万元，免费为 5048 名流动已婚育龄妇女进行生殖健康体检。

计生服务　提升避孕药具服务管理水平，推动避孕药具免费发放社区全覆盖，新增 230 台第二代身份证自助发放机，有各类免费药具发放网点 2248 个；药具种类包括避孕套、避孕药、宫内节育器及其他。加强药具质量安全管理，完善智库功能，实现全区药具库房智能化。年内投入经费 29 万元用以发放药具及智库维护。98 名村居专干取得生殖健康师资格。

生殖健康。开展免费孕前优生健康检查项目，设置免费孕前优生健康检查医院 7 个，为 1023 对待孕夫妇进行免费孕前优生健康体检。发放新婚礼包

6423 个。为 846 名村居专干、流动人口协管员进行免费健康体检。完成"生育后期关爱行动"体检 1616 人、更年期取环 322 例。完成农村长效避孕措施免费体检 8000 人。实施免费计划生育手术 2020 例。

对 0~3 岁婴幼儿开展新生儿家庭关爱项目，发放早教礼包 4 万余个。

计生关怀 新进入农村部分计划生育家庭奖励扶助人员 1245 人，比上年增长 16.36%，全区共计 4369 人享受奖扶政策；新进入伤残独生子女特别扶助政策人员 262 人，共计 3136 人享受伤残特扶；新进入独生子女特别扶助政策人员 219 人，共计 1979 人享受特别扶助。享受北京市计划生育家庭奖特扶政策 9484 人，共计发放奖特扶金 3321.82 万元。落实独生子女父母一次性奖励费 1228.8 万元；审批、发放独生子女发生意外伤残或死亡者给予其父母一次性经济帮助金 754 万元；审批、发放献出第二个子女生育规划 50 例，落实一次性奖励费 1.15 万元；落实 48008 人独生子女父母奖励费，共计 283.11 万元。将 1156 户计划生育特殊家庭慰问金标准提高 1 倍。共计发放各项奖励、扶助金 5588.87 万元，惠及近 5.75 万人。

有失独父母 1979 人，依托"向阳花坊""爱心居""大爱之家"3 所区级心灵家园，为特殊家庭的老人提供互相交流及活动场所，引导特殊家庭在自助、互助的活动中走出阴影。开展志愿者帮扶结对工作，以邻里互助为主、社区志愿者帮扶为辅，为计划生育特殊家庭和困难家庭解决日常生活中的困难。通过每年的"情暖万家"慰问活动、"送月饼暖空巢"活动、安康保险等，关怀失独家庭。完成区政府为民办实事项目——计生家庭安康计划保险工作，投入 19.8 万元为 6620 余户符合低保、特扶条件的计生家庭免费投保。

调查与研究 与首经贸大学合作，启动区域人口综合问题分析及对策研究；配合区规划局开展规划修编前期调研，与北京国际城市发展研究院合作，开展朝阳区人口发展与优化调控研究。参与《建设宜居城区，促进人口资源环境协调发展行动计划（2014—2016 年）》起草工作。加强人口工作的交流，代表朝阳区分别接待了市政协、人民日报社等单位关于人口管理的调研、采访、交流工作。

协会工作 有团体会员单位 420 个，流动人口计生协会 217 个，理事 47 人，会员 20.9 万人。积极开展两节慰问、关爱女孩及 0~3 岁儿童早教项目等活动。

（撰稿：马金玲 审核：肖志锋）

朝阳区卫生计生委领导名单

党委书记 苏 民

主　　任 师 伟

副 书 记 师 伟　刘元春

纪委书记 王东胜

副 主 任 苏 民　冻小林　陈开红　肖志锋
　　　　　　杨 桦　王乃峰　张 瑞

海淀区

卫生工作

概况 有 7 个镇、22 个街道办事处、568 个社区居民委员会、84 个村民委员会。常住人口 367.8 万人，其中户籍人口 238.5 万人。有医疗卫生机构 1036 个，其中医疗机构 1032 个，包括非营利性 536 个、营利性 496 个。实有床位 11374 张。卫技人员 28646 人，其中执业（助理）医师 10594 人、注册护士 12342 人。每千常住人口拥有卫技人员 7.79 人、执业（助理）医师 2.88 人、注册护士 3.36 人，实有床位 3.09 张。

生命统计。出生 21601 人，出生率 9.12‰；死亡 9835 人，死亡率 4.15‰；自然增长率 4.97‰。因病死亡 9545 人，占死亡总数的 97.05%。死因顺位前十位依次为：恶性肿瘤，心脏病，脑血管病，呼吸系统疾病，消化系统疾病，损伤和中毒，内分泌、营养和代谢及免疫疾病，神经系统疾病，泌尿、生殖系统疾病，传染病。户籍人口期望寿命 82.41 岁，其中男性 80.34 岁、女性 84.62 岁。

卫生改革 建立海淀医院法人治理结构，成立理事会、院务会、监事会。鼓励和促进社会办医，联合六部门下发《加快发展海淀区社会资本举办社区卫生服务机构实施方案》，在2个社区卫生服务站开展试点；制定《社会资本申办社区卫生服务机构的条件（草稿）》《社会资本举办社区卫生服务机构的房屋租赁等费用拨付制度》。已注册多点执业医师933人。

医联体建设。制定《海淀区区域医疗联合体工作实施方案》，建立了航天中心医院西南部医联体、世纪坛医院东南部医联体、海淀医院中西部医联体、北京大学第三医院中东部医联体，共有15个医院和36个社区卫生服务中心成为医联体成员单位，初步形成资源共享、协调互动的整合型医疗卫生服务体系。

信息化建设。在基础设施建设方面，"智慧卫生"项目一期完成了3个医联体项目三级医院（北京大学第三医院、人民医院和世纪坛医院）、2个区属二级医院、16个社区卫生服务中心、3个公共卫生机构及4个联网机构的政府光缆专网铺设。在应用系统建设方面，海淀医院院内信息系统部分上线运行；中关村医院院内信息系统开发完毕；花园路社区卫生服务中心作为社区试点，信息系统从本地部署模式改为全区集中部署模式，架构从C/S改为B/S，基本医疗相关的HIS、LIS等部分改造后上线测试。在区域卫生信息共享方面，海淀区区域卫生信息平台完成设计和开发。

社区卫生　运行社区卫生服务中心50个，其中区政府办27个、社会办23个。运行社区卫生服务站167个，其中区政府办108个、社会办59个。已建立居民个人健康档案307.4万份，建档率86.03%；建立电子个人健康档案284万份，电子化率79.58%。截至年底，全区共建立社区卫生服务团队502支。生活社区签约161.65万人，重点人群中65岁以上老年人签约34.19万人，慢病患者签约57.96万人；功能社区签约62.63万人。免费为年满80周岁户籍居民安装康乐通智能电话，提供一键式家庭医生服务和一键急救服务，签约家庭可通过智能电话与签约团队建立语音通话，获得由签约团队为其提供的健康管理服务，年内有3.93万人申请加入。

委托第三方开展社区卫生服务机构满意度调查，结果显示居民满意度总体状况良好；医务人员的服务态度和专业水平得到社区居民的认可；但各类机构之间满意度存在很大差异，需要平衡发展；新型服务模式还需要政府的支持与引导。

提高社区卫生基本公共卫生服务经费，区属机构由6元/人·年提升到8元/人·年，非区属机构由30元/人·年提升到40元/人·年。补偿社区卫生服务机构65岁及以上老年人体检支出（50元/人·年），全年共免费体检10万名老年人。

农村卫生　运行村卫生室30个，均为村委会办。乡村医生240人，享受市级乡村医生基本待遇51人，全年共发放乡村医生基本待遇补助金95.55万元。54名乡村医生参加培训和技能考试，合格率100%。8名乡村医生参加北京市乡村医生骨干人员师资培训。

新型农村合作医疗。全区参合69339人（其中148人为新生儿和断保人员），参合率97.18%。人均筹资1100元，其中区财政补助900元、个人和村集体分别出资100元。全年共筹集住院资金1.14亿元。住院总费用1.37亿元，住院补偿7506人次6858.5万元；门诊总费用1.23亿元，补偿51481人次5760.9万元。对2013年新农合医疗费用进行大病保险补偿，补偿989人667.88万元。在上庄社区卫生服务中心、海淀医院开展新农合即时结报试点。

疾病控制　传染病防治。甲、乙类传染病发病5004人次，发病率142.73/10万。发病率前三位的疾病是痢疾（1831人次，发病率52.22/10万）、肺结核（1017人次，发病率29.01/10万，死亡1人，病死率0.10%）、猩红热（790人次，发病率22.53/10万）。丙类传染病发病11177人次，发病率318.8/10万。报告结核病1366人，新登记管理肺结核654人（含外地患者318人），纳入社区管理289人。非结核病防治机构疑似肺结核报告1978人，比上年2121人下降6.74%；综合医疗机构肺结核报告率和转诊率均为100%；高校登记肺结核患者系统管理率100%。综合医疗机构痰结核菌检验结果误差率5%以下。为27400名本地新生儿和22682名外地新生儿接种卡介苗，新生儿卡介苗接种和补种率96.0%。本区涂阳38人，流动人口涂阳60人，监化率均100%。完成29所高校新生PPD筛查55065人，筛查率98.5%，复查率99.6%，共筛查出强阳性学生1519人，强阳性率2.8%，强阳性学生免费拍片率100%。发现活动性肺结核19人，学生预防性服药380人。成功创建全国艾滋病综合防治示范区，全年新报告HIV/AIDS 459人。美沙酮门诊累计治疗379人，在治238人。暗娼人群累计干预37520人次，其中9560人次进行HIV检测；MSM累计干预87703人次，其中12295人次进行HIV检测。人畜共患疾病防治，对上庄村西郊一场、西郊二场养牛场及周边个体散户进行血清学检测46人，检出抗体阳性者3人，其中新发抗体阳性感染者2人。报告手足口病5286人次，发病率150.77/10万，无死亡；聚集性发病92起，重症病例14人。

慢病防治。完成海淀区成人慢病及危险因素监测。开展全民健康生活方式行动，完成示范社区、示范单位、示范餐厅、示范食堂的创建，23家机构当选北京市全民健康生活方式行动健康示范机构。国家脑卒中高危人群筛查及干预试点项目，完成脑卒中初筛9773人，其中科研型筛查5383人、非科研型筛查4390人，颈动脉彩超检查1266人，体格检查和生化检查2469人，发现卒中患者197人、短暂性脑缺血发作233人、高危人群836人，经过初筛后将评估为高危人群的居民分别纳入到慢病规范管理和高危人群高危因素干预中，在筛查中发现的197名卒中患者均转入患者医保定点医院进行进一步诊治。北京市脑卒中筛查、管理及干预项目，全区共完成随访19117人次，其中含有1~2项危险因素脑卒中高危人群随访4328人。癌症早诊早治项目，城市人群癌症筛查共发现乳腺癌高危人群402人、肝癌高危人群408人、上消化道癌高危人群300人、肺癌高危人群611人、结肠癌高危人群300人，确诊恶性肿瘤2人、良性肿瘤75人、结肠息肉127人、胃腺息肉3人、不明确胃腺上皮异型增生1人、胃炎47人。农村人群癌症筛查，完成随访749名肺癌高危人群，随访率74.9%。新增筛查肺癌高危人群251人。户籍人口肿瘤社区随访工作，接到市肿瘤防办下发有效病例9984人，其中非京籍327人，失访309人，失访率3.2%，低于市肿瘤防办15%的要求。组建248个高血压自我管理小组，全部完成6次小组活动，居委会覆盖率41%。慢病督导、指导共502人次。

地方病防治。居民户碘盐监测300件，碘盐覆盖率96.67%，碘盐合格率94.48%，合格碘盐食用率91.33%；对200名育龄妇女、200名成年男性及216名孕妇进行尿碘监测，尿碘中位数分别为152.7μg/L、177.8μg/L、115.5μg/L；对250名8~10岁儿童进行甲状腺触诊和尿碘含量检测，甲状腺触诊均为阴性，尿碘中位数为184.0μg/L。对西北旺镇、苏家坨镇、上庄镇共13口历史高水氟井（部分村因拆迁无法进行采样）的末梢水进行水氟监测，枯水期、丰水期分别采集22件及28件水样，监测结果均符合国家标准，水氟含量≤1.2mg/L。检查7~12岁学生809人，未发现氟斑牙。

精神卫生。精神障碍在档患者9882人，其中正常管理患者7694人，死亡669人。在所有精神障碍在档患者中，严重精神障碍患者5900人，正常管理4925人。新建档案291人。迁入16人、迁出30人、死亡168人。精神分裂症正常管理患者中疾病期18人、波动期18人、缓解期2040人、慢性或衰退期3500人。治疗4619人、未治疗3075人。审批精神障碍患者2570人，平均每人每年享受免费服药1100

元。精神防治康复经费增加到人均1.50元。与区残联合作开展精神残疾家庭康复基本课程培训，受益人群500人。29个社区精神卫生康复站为1226名患者提供日间康复，20个社区居住式康复站容纳95名患者进行康复，建立23个社区心理咨询室。

学校卫生。有中小学校208所，在校学生250661人，体检239450人。肥胖检出率20.76%，营养不良检出率14.80%，视力不良检出率66.63%，贫血检出率0.32%，恒牙患龋率18.20%，恒牙充填率52.47%。

计划免疫。全区共设立98个预防接种门诊，其中AAA级4个、AA级13个、A级46个，95个实现信息化网络化管理。免费疫苗接种934227人次。0~6岁户籍儿童137091人，非京籍儿童65138人。计划免疫调查建卡率100%，四苗接种率100%，流脑疫苗、乙脑疫苗接种率100%，乙肝疫苗接种率99.38%。报告麻疹发病287人，发病率8.2/10万；狂犬病发病1人，百日咳发病8人。儿童预防接种强化免疫建证率99.8%，麻风腮疫苗补种率98.9%，流脑疫苗补种率93.5%，百白破疫苗补种率96.3%，乙脑疫苗补种率94.0%，乙肝疫苗补种率95.9%。全区60岁及以上老人免费接种流感疫苗74045人，报告接种率44.44%；学生免费接种流感疫苗110869人，报告接种率64.10%；APEC会议保障人员流感疫苗接种913人。

职业（放射）卫生。辖区内接触有毒有害物质单位247家，职工60074人，接触职业病危害因素9041人。全年完成26家单位职业病危害因素监测与评价。监测样品463件，超标样品12件，主要超标危害因素为噪声。职业健康检查964人，查出职业禁忌证1人、可疑职业病1人。对接触有毒有害物质单位管理人员培训78人。放射设备影像质量及防护检测58台次，检测合格52台，不合格设备主要出现在摄影设备、透视设备等。完成4次个人剂量笔的更换工作，监测1052户次4331人。

健康教育与健康促进。在61个区级健康促进医院开展2A+R技术（门诊简短戒烟干预技术服务）推广工作。开展健康教育宣传活动22次，受益2万余人次，发放宣传品70余万份。与北京大学公共卫生学院共同开展"基于社区卫生服务体系的居民健康教育及医生培训计划"项目，持续完善医疗机构健康视频播放系统。

卫生监督　公共卫生监督检查。全区各类公共场所4133个，经常性监督检查57150户次，监督覆盖率99.71%。审批卫生许可证1942个，其中新办704个、延续1019个、变更218个、注销1个。有自备井290个，新办证监测16户，复验办证监测78户，变更办证监测 28 户，经常性监测 662 户次。高层建筑生活饮用水新办证监测 140 户，复验办证监测 572 户，变更办证监测 187 户，经常性监测 6587 户次。发生生活饮用水污染事故 1 起。

医疗卫生监督检查。检查 1043 个单位，监督覆盖率 99.71%，有效监督 5082 户次，合格率 99.17%。行政处罚 56 户次，其中警告 23 户次，罚款 33 户次 8.6 万元。取缔非法行医点 85 个，罚没款 60.64 万元。对辖区医疗机构监督 5182 户次，其中三级医院 10 家 89 户次、二级医院 15 家 189 户次、一级医院 49 家 432 户次、无级别医疗机构 972 家 4472 户次。开展打击非法行医、母婴保健、医疗广告整治、消毒产品、传染病防治、医疗卫生重点监督、卫生技术人员资质超诊疗科目行医、预防接种、人感染 H7N9 禽流感防控、肠道门诊、幼儿园周边手足口病、麻疹防控、埃博拉防控、流感疫苗预防接种、重点地区整治等专项检查。开展临床用血监督检查，共监督检查市血液中心、各临床用血医疗机构 27 户次，合格率 100%。对 800 余人次进行了依法行医、医疗广告、传染病、放射卫生等内容的培训。传染病防治检查 3471 户次，合格 3442 户次。

投诉举报。全年公共场所卫生投诉举报 898 起，受理 882 起，结案率 100%。医疗卫生投诉举报 513 起，受理 506 起，结案率 100%。

爱国卫生 在农村开展健康教育大课堂讲座 16 场，社区健康知识专家巡讲 17 场；创建北京市健康社区 21 个，建立社区健康指导员机制；培养健康指导员 11 人，开展健康知识讲座 102 次，受益 3000 余人次；开展城乡环境卫生整治清洁，41.3 万人次参加爱国卫生月、城市清洁日活动，清理蚊蝇滋生地 1725 处、垃圾杂物 2766 吨。

病媒生物防制。病媒生物防制 5 次，居民家庭蟑螂密度监测 2400 户；新建固定鼠站 1.4 万个，布放鼠药 11.2 吨、粘鼠板 2.4 万张、喷洒、投放灭蚊蝇蟑药物 16.3 吨；政府投资 600 万元招标专业病媒生物防制公司对 209 个老旧小区进行 4 轮"四害"专业防制。开展健康北京灭蟑行动，入户灭蟑 33.8 万户。

控烟。13 家机关、单位通过了北京市创建无烟机关、单位验收。举办烟草与疾病知识讲座 18 场，发放控烟标识 30 万张；在 50 个机关单位举办控烟知识巡展；督导检查单位 495 家，自查互查 2886 家。

妇幼保健 妇女保健。孕产妇 21319 人，系统管理率 95.13%，住院分娩率 100%，剖宫产率 35.45%，孕产妇死亡率 4.63/10 万，母乳喂养率 92.36%。两癌筛查 25565 人，确诊乳腺癌 18 人，乳腺癌癌前病变 2 人；宫颈癌 1 人，宫颈癌癌前病变 57 人。婚前医学检查 5175 人，疾病检出率 13.66%，婚检率 8.12%。

儿童保健。新生儿死亡率 1.67‰，围产儿死亡率 3.87‰，婴儿死亡率 2.36‰，5 岁以下儿童死亡率 2.92‰。新生儿遗传代谢性疾病筛查率 98.57%，听力筛查率 94.99%。0~1 岁儿童神经心理发育迟缓筛查率 85.17%。0~6 岁儿童 141637 人，系统管理率 94.63%。

医疗工作 全年门诊 3017.37 万人次，急诊 138.93 万人次，留观 365184 人次，入院 344138 人次，出院 343853 人次，床位使用率 82.16%，平均住院日 9.03 天，病死率 0.89%。住院手术 130037 人次。

护理工作。医护比 1:1.16。区属二级医疗机构全部开展优质护理示范工程，优质护理病区 55 个，覆盖率 50%~100%。举行"5·12"国际护士节表彰活动，评选护理服务杰出贡献奖 20 人、优秀护理管理工作者 104 人、优秀护士 203 人。

对口支援。支援内蒙古敖汉旗、湖北省丹江口市、北京市密云县三地医疗工作。接收进修 12 人，派出 278 人；建设特色专科 3 个，培训当地医护人员 818 人，开展学术讲座 24 场；开展义诊和健康教育，发放书籍、材料等 400 余份，惠及群众 3000 余人次。捐款、捐物共计 21.79 万元。

血液管理。完成无偿献血 66242 单位，其中街头献血 52897 单位、单位团体无偿献血 13345 单位。临床用血 100% 来自自愿无偿献血。全年用血 78708 单位。

质量管理。加强临床路径、抗菌药物等的管理，对北京大学第三医院、世纪坛医院等 6 家医院，32 家医疗美容专科医院、门诊部、诊所进行了专项检查。

医学教育 审核继续教育学分 18096 人，达标率 84.47%。参加艾滋病、埃博拉病毒感染专项培训 19492 人，合格率 88.5%。参加社区必修课 3604 人，合格率 98.5%。参加社区骨干培训 15 人，全部合格。补录 2013 年住院医师规范化培训 10 人，参加北京市中医类别全科医生转岗培训 20 人，报名住院医师规范化培训 56 人，参加区县级医院专业骨干培养 11 人。

完成两年一次的医师定期考核。报名 6252 人，实考 6022 人，合格 6013 人。

科研工作 科研项目 40 项，其中国家级项目 7 项，经费 179.81 万元；地方科技项目 33 项，经费 215 万元。在中国科技论文统计源期刊/中国科技核心期刊发表论文 220 篇，SCI 论文 7 篇。出版专著 6 部。

财务管理 总收入441017.13万元，其中财政拨款133364.94万元、事业收入305120.44万元、上级补助收入85.66万元、其他收入2446.09万元。总支出431047.08万元，其中基本支出368813.79万元、项目支出62233.29万元。卫生事业专用基金本年增加3127.76万元，结余11786.92万元。

基本建设 完成中关村医院基坑土方施工，羊坊店医院基坑垫层混凝土、防水挡墙施工，中西医结合医院业务用房周转、老旧建筑拆除、土方招标，海淀医院老旧建筑拆除、场地平整。完成八里庄社区卫生服务中心周转房建设及东升社区卫生服务中心的新址迁入。

（撰稿：张 炜 审核：马向涛）

计划生育工作

概况 7月15日，海淀区政府下发《北京市海淀区人民政府关于设立北京市海淀区卫生和计划生育委员会的通知》，设立海淀区卫生和计划生育委员会，不再保留海淀区卫生局、海淀区人口和计划生育委员会。8月19日，召开海淀区委卫生工委、海淀区卫生和计划生育委员会、海淀区公共委干部大会，宣布区委区政府关于组建区委卫生工委、区卫生和计划生育委员会的决定，以及卫生工委、卫生计生委、公共委领导任职决定。原海淀区人口计生委下属事业单位——北京市海淀区人口和家庭宣传服务中心纳入规范管理事业单位。

户籍人口出生政策符合率98.25%，出生人口性别比108。流动人口出生20405人，政策符合率92.8%，性别比113。户籍育龄妇女623106人，其中已婚育龄妇女334970人。流动育龄妇女184594人，其中已婚育龄妇女108045人。办理一孩生育服务证21431个，再生育子女审批7141例（含"单独二孩"审批4943例）。办理独生子女父母光荣证9147个，领证率42.7%。征收社会抚养费423例，共9591万元。全年计生经费区级财政投入6949.54万元，其中流动人口经费投入517.85万元。

改革与管理 年初，制定《海淀区2014年人口和计划生育工作要点》和目标管理评估方案。3月18日，召开海淀区2014年加强人口计生工作统筹解决人口问题工作会，部署全年工作任务。年内，完成区长与市长签订的计划生育目标管理责任书各项任务。积极应对"单独二孩"政策出台后生育申请高峰，增加审批人员，提高审批效率。坚持计划生育"一票否决"制。坚持综合治理工作机制，与宣传、公安、民政等部门配合，开展打击"两非"、日常征收审批等联合执法专项整治行动。

探索信息化管理新手段，利用互联网思维，解决群众办事办证难题。在西三旗街道、八里庄街道、青龙桥街道和东升镇4个街镇试点利用海淀区智慧政务综合服务平台开展"三级联动，同区通办"工作的基础上，推广至全区29个街镇，第一批8项（独生子女特扶家庭养老帮扶金审核及发放，独生子女伤残家庭特别扶助金审核及发放，独生子女死亡家庭特别扶助金审核及发放，部分独生子女父母年老时一次性奖励费审核及发放，计划生育困难家庭帮困金审核及发放，独生子女意外伤残、死亡后对其父母的一次性经济帮助审核及发放，部分独生子女父母奖励费审核及发放，农村城市困难育龄夫妻享受免费计划生育基本技术服务）计生服务事项纳入到联动通办系统中，全年共产生3021件办事记录。群众通过网络平台的联动通办审批系统，可就计生服务事项就近、在线、跨街镇办理。梳理完成19个事项的业务办理《工作手册》，配发全区计生办事窗口，形成标准化工作模式。推进一孩生育服务证网上申办工作，在3个街道试点基础上实现全区覆盖。计生服务实施项目管理，"健康甘家口"手机APP软件和微信服务号上线使用，为方便群众办事提供了新的服务管理模式。

宣传教育 投入100余万元，开展"单独二孩"、奖励扶助、免费孕检等政策宣传。举办第三届海淀家庭人口文化周，组织开展"生育关怀携手行"书画作品展、"健康青春"大学生创意简笔画大赛、"美丽海淀幸福的家"DV大赛、"幸福家庭"故事征文、"听妈妈讲故事"亲子阅读、"人口计生政策法规及生殖健康知识"网络答题等活动。北京市"幸福家庭大讲堂"走进西北旺镇，永定路人口文化学校、中关村"生命·旅程·家"人口文化中心温馨服务社区家庭，甘家口"樱花节"、香山"红叶节"及"曙光亲情树"等活动形成地域品牌。新建成永定路"宝贝计划"基地，与花园路、西北旺等10余个"宝贝计划"及"流动儿童宝贝计划"基地，组织开展千余场活动，组织数百家庭在专业早教机构免费体验早教活动。在曙光街道居民区建成海淀第八个人口文化景观"梦之园"，在海淀公共安全馆建设"人口安全"专题展区，为600个居村人口文化活动室统一增配计算机等宣教设施，为1.3万对新婚夫妇发放婚育健康服务包。

流动人口管理 协助户籍地计生部门掌握流动人口在京生育信息情况，向协作地发出流动人口在京生育信息3500条。对24例流动人口违法生育人员进行联合执法。探索流动人口服务管理新模式，与安徽省六安市在中关村街道建立流动人口计划生育区域协作服务站。会同中关村街道分别在河北省阜平县城厢小学和安徽省金寨县杨桥希望小学举办"协作点对面关爱手拉手"、"幸福书屋"捐赠活动。向全员流动人口信息系统上传孕检信息10661条。梳理流动人口办事流程，印发3万份办事指南。办理外地来京人员生育服务联系单12062份。参加全国流动人口卫生计生动态监测调查，全区完成60个样本点1200名被调查对象的入户调查及问卷录入。开展流动人口婚育证明电子化改革。为1053名计划生育困难家庭流动人口妇女进行"两癌"筛查。海淀区人口和家庭宣传服务中心、北京老年医院和北京上地医院3家流动人口避孕节育检查定点医疗机构及流动服务车下基层巡回服务，为流动育龄妇女提供免费孕情检查20542人次。在10个社区青年汇开展生殖健康知识讲座。

计生服务 增加药具发放网点720个，其中药具自取箱500个、网络版药具发放机220个，主要分布在村（居）委会、市场、机关单位、流动人口聚集地。已建成各类发放点3705个（其中"易得工程"发放点1684个），发放免费药具20多种1000余万个2632883元。29个街镇自查202个性保健店（成人用品店），未发现大量销售免费药具行为。开展以"服务新市民、促进均等化"为主题的"流动人口计划生育药具服务年"及"计划生育药具服务基层"系列活动，通过培训、印发宣传折页、壁报、网站等渠道宣传免费药具发放政策和避孕节育知识，受益群众9万余人次。完成海淀区计划生育避孕药具管理与服务发放平台升级改造，并将此系统延伸至89个试点村（居）委会，实现了区—街镇—居（村）三级联网，于2015年1月1日正式启用。

生殖健康 完成国家免费孕前优生健康检查949对，完成孕前优生及早孕咨询指导1176次，并为其中159对高风险人群提供针对性指导。免费孕前优生健康检查项目在原有1家（北京市上地医院）定点医疗机构的基础上，增加海淀区妇幼保健院及北京世纪坛医院为定点医疗机构。完成4027名农村户籍采取长效节育措施育龄群众及720名社区（村）计生干部健康检查，为20542名流动人口提供生殖保健检查服务。海淀区预防意外妊娠宣传指导中心为育龄群众提供生殖健康宣教2.4万人次，发放宣传资料1.2万份，提供生殖健康面对面咨询1400人次。

计生关怀 符合计划生育奖励扶助政策151088人，奖励总金额40627020元。享受独生子女父母奖励67485人，发放金额11843820元（其中62072人领取独生子女父母奖励3724320元，5413人领取独生子女父母年老时一次性奖励8119500元）。农村部分计划生育家庭奖励扶助对象4000人，标准为每人每

年1440元，共发放576万元。独生子女伤残家庭特别扶助对象2009人，标准为每人每年4800元，共发放964.32万元。独生子女死亡家庭特别扶助对象1460人，标准为每人每年6000元，共发放876万元。失独父母1460人，帮扶措施包括建立独生子女特扶家庭养老帮扶机制，为75周岁以上特扶对象发放每人每年5000元、65~74周岁特扶对象每人每年2000元养老帮扶金，并提供多项养老服务。为784人发放独生子女特扶家庭养老帮扶金共222万元。为特殊家庭发放"暖心卡"1460份。协调民政局，将特殊困难独生子女家庭老年人纳入社区（村）养老院服务范畴。继续做好计划生育家庭意外伤害保险工作，为44635户计划生育家庭的12万余人投保家庭意外伤害保险，投保费用总计1339050元，其中区级财政投入706680元。联合中国人保寿险北京分公司为1460位独生子女死亡家庭父母提供养老、疾病身故、意外伤害身故、意外伤害医疗、女性重疾保险5种保险和健康关爱服务。

10月，完成"对罹患重大疾病或因突发性、不可抗拒性因素导致家庭特殊困难的计划生育低保、领取生活困难补助或低收入家庭按每个家庭5000元标准一次性发放帮困金"的区政府实事督查办理，为213户家庭发放帮困金106.5万元。

调查与研究 5月，区级调研课题报告《海淀区落实"单独二孩"政策面临的形势及建议》在《海淀研究》刊发。5月16日，组织召开委内调研论文交流会暨课题评审会，北京大学、中国人民大学和市委党校人口学领域的专家及区研究室、发改委的领导参会并进行点评。利用专家库开展区域人口规模、协调发展情况等问题研究，完成《海淀北部地区重大产业项目人口评估》调研报告。通过下发调研参考课题、召开论文交流会等形式，促进调研成果的交流和转化。6月13日，区人口计生委作为3个全市人口评估试点之一，调研报告《海淀北部地区研发服务和高新技术产业聚集项目人口评估研究》获得评审通过，并获区优秀成果奖。

11月21日，市卫生计生委副主任耿玉田、家庭发展处处长周新茹等到万寿路街道翠微北里社区，对海淀区开展的"2014中国计划生育家庭发展追踪调查"工作进行实地调研。

对外交流 首都青少年性健康教育基地接待津巴布韦新希望基金会、农工党北京市委人口资源环境课题组等国内外团体及群众参观8000余人次。5月5~10日，完成对内蒙古敖汉旗人口计生局的对口帮扶工作，对50余名干部进行理论知识和计划生育服务技能培训。

信息化建设 加强市、区、街镇、社区（村）四级全员人口信息系统建设，维护户籍人口信息123.4万余次，新建个案信息12.7万余条。完成结婚信息分发3.2万条。海淀区全员人口管理信息系统总户数118万户，总人口247.4万人，其中独生子女户52.5万户，户籍总人口217.2万人。流动人口信息录入3.1万条。

协会工作 有计生协会组织1374个，会员16万人。在高新企业、高档小区、高等院校和流动人口聚集地开展新型协会组织建设。与中国计生协会合作推进大学生性与生殖健康同伴教育项目，组织青春健康骨干主持人培训班，培训驻地13所高校主持人30人，在高校开展大学生生殖健康讲座25次。与海淀区教委联合举办《海淀区小学高年级青春健康教育学生读本》专家评审会，启动小学用书校内试点工作。协助做好首都青少年性健康教育基地的维护运营，累计接待首都青少年、教师、计生干部、社会人士等8000人次的参观交流。开展第五批全国基层群众自治示范村居创建及评估，共有5个村（居）争创国家级示范单位。向29个镇街失独家庭发放"暖

心卡"和保险手册1460份。西三旗街道"心灵家园"基地落成启用，占地200余平方米，辐射28个社区，服务100余名失独老人，被北京市计生协会授予北京市心灵家园示范基地。建成区、镇街、居村三级"心灵家园"示范基地。

（撰稿：关　欣　审核：牛光鑫）

海淀区卫生工委及卫生计生委领导名单

卫生工委书记　张希俊（至10月）

　　　　　　　杨剑飞（自10月）

公共委主任　杨剑飞

工委副书记　杨剑飞（常务，至10月）

　　　　　　　甄　蕾　雷玉梅

纪工委书记　雷玉梅

卫生计生委主任　甄　蕾

卫生计生委副主任　刘　平（调研员）

　　　　　　　曹玉明　刘永泉　刘希利

　　　　　　　张宇光　桂小海

　　　　　　　田　耘（挂职）

丰台区

卫生工作

概况 全区设16个街道办事处、303个居委会，5个乡镇、65个行政村。常住人口230万人，其中户籍人口112.75万人。有医疗卫生机构549个（不含3家军队医院），其中医院70个、基层医疗卫生机构467个、专业公共卫生机构5个、其他机构7个，非营利性医疗机构396个、营利性146个。有卫技人员17063人，其中执业（助理）医师6267人、注册护士7348人。实有床位9347张。每千常住人口拥有卫技人员7.42人、执业（助理）医师2.72人、注册护士3.19人，实有床位4.06张。

生命统计。 出生10913人，出生率9.74‰；死亡7915人，死亡率7.06‰；人口自然增长率2.68‰。因病死亡7531人，占总死亡人数的95.15%；死因顺位前十位依次为：恶性肿瘤，心脏病，脑血管病，呼吸系统疾病，内分泌、营养及代谢及免疫疾病，消化

系统疾病，损伤和中毒，神经系统疾病，传染病，泌尿、生殖系统疾病。户籍人口期望寿命82.11岁，其中男性80.42岁，女性83.85岁。

卫生改革 建成了以丰台医院、铁营医院、丰台中西医结合医院、南苑医院为枢纽，以23家社区卫生服务中心为成员，以市级医院为核心的医联体网络。继续推进应用DRGs医疗服务绩效评价项目，促进医疗服务管理科学化和规范化。鼓励和引导社会资本办医，制发《丰台区社会资本办医指导意见》，年内审批12家社会办医机构。有87家医疗机构开展医师多点执业，医师多点执业612人。

社区卫生 有社区卫生服务中心23个、社区卫生服务站147个（实际运行136个）。社区卫生工作人员3504人，其中卫技人员2830人，包括医疗岗位1122人、护理岗位904人、公共卫生岗位280人。全年门诊703.63万人次，比上年增加1.8%。医疗总收入19.08亿元，比上年增加11.19%。社区卫生服务机构和农村卫生所共销售零差率药品8.62亿元。区

财政对政府购买服务单位所减少的合理收入6060.75万元（除外收支两条线管理单位的补助经费6843.44万元）给予补偿。

组织社区卫生机构2275人报名参加北京市社区必修课学习，培训合格率99.8%。选送8人参加北京市康复、口腔等7个专业骨干培训，选送2名临床医师参加北京市全科医师转岗培训（全科医师骨干培训），7名中医医师参加北京市中医全科医师转岗培训。160人参加家庭医生式服务培训。组织各社区卫生服务机构开展28场社区全科医生公益性培训及社区继续教育培训，培训4600人次。370人参加北京市社区卫生服务岗位练兵活动，方庄社区卫生服务中心代表丰台区参加市级决赛和全国城市对抗赛，获得京津城市对抗赛第二名。

建立社区卫生服务团队256个，家庭医生签约317375户700867人，服务158053人次、上门服务14758人次。建立家庭健康档案55.76万份、个人健康档案180.15万份，建档率79.68%。其中电子健康档案150.53万份，电子健康档案建档率66.58%。开展社区青少年心理健康促进工作，完成26场青少年团体心理咨询、102场青少年心理健康知识讲座、1000份青少年心理健康筛查问卷。

23个社区卫生服务中心分别与14家上级对口支援医院续签对口支援协议书，对口支援医院累计选派专家支援社区卫生服务中心1085人次，诊治患者111263人次，疑难病会诊2585人次，带教医务人员371人次；开展健康大课堂讲座112场次，受益居民4876人次。上转患者3815人次，下转患者1037人次。

农村卫生　有乡级医疗机构5个、村级医疗机构68个、村卫生室26个。为286名在岗乡村医生换证。全区60岁以下在村卫生室执业的156名乡村医生参加北京市乡村医生岗位培训，组织乡村医生到乡镇卫生院和区直属医院实习、见习，127名乡医参加理论考试，153名乡医参加技能考核。

新型农村合作医疗。参合103847人，参合率99.7%。低保人员参合707人，重残参合1289人。人均筹资标准1270元，其中个人缴费150元；总筹资13188.57万元。报销补偿187931人次14219.56万元，其中门诊补偿175024人次4659.70万元，住院（含特病）补偿12907人次9559.86万元。2013年新农合大病保险报销补偿1421人次1048.45万元。

疾病控制　传染病防治。报告法定传染病23种17379人次，发病率760.13/10万；死亡30人，死亡率1.31/10万。其中甲类传染病1人，发病率0.04/10万。乙类传染病15种4721人次，发病率206.49/

10万，比上年下降1.37%；死亡27人，死亡率1.18/10万，比上年下降41.29%。丙类传染病7种12657人次，发病率553.60/10万，比上年上升9.95%；死亡3人，死亡率0.13/10万。发病率居前三位的依次为：其他感染性腹泻、手足口病、痢疾。开展霍乱、手足口病等多种传染病监测，共监测43697人次，采集4577件病原相关标本进行相关实验室检测。做好埃博拉出血热防控工作，下拨39.28万元经费为各医疗机构配备埃博拉出血热防控物资，开展4次埃博拉出血热区级师资培训，完成4例埃博拉留观病例的流调和标本运送及35人的健康监测。以流感、集中发热疫情处理为背景开展2次大型实战演练。肠道门诊共开诊214天，自11月1日起，保留东方医院及南苑医院冬季继续监测，门诊14760人次，比上年下降13.12%；其中初诊12598人次、复诊2162人次。结核病报告发病881人，其中涂阳297人、菌阴388人、未痰检病例176人、仅培阳病例20人。辖区登记管理结核病患者153人。上年登记管理的结核病患者206人中，新涂阳患者37人（治愈8人）；治愈165人，治愈率80.10%。申报为第三轮全国艾滋病综合防治示范区。新增HIV/AIDS 469人、梅毒584人、淋病117人、尖锐湿疣196人、生殖器疱疹22人、生殖道沙眼衣原体感染94人。完成HIV/AIDS流行病学调查739人。完成拘留所、看守所高危人群HIV抗体筛查163人，筛查率100%，检出HIV抗体阳性22人。报告本地狂犬病1人、输入性病例6人，7家人狂犬病免疫预防门诊接种人狂犬病疫苗13740人次。报告手足口病5283人次，发病率231.07/10万，占丙类传染病总数的41.74%，无死亡，1～5岁患儿占85.95%。

慢病防治。创建国家慢病综合防控示范区。新增10个社区高血压患者自我管理小组、13个糖尿病患者自我管理小组，累计建立患者自我管理小组181个，覆盖全区50%的居（村）委会。开展全民健康生活方式行动，新创建健康社区3个、健康单位5个、健康食堂1个、健康餐厅3个、健康步道2条。新培养200名健康生活方式指导员。开展丰台区全人群慢病发病及危险因素监测，样本量3900人。

地方病防治。对小井、槐房及樊家村3所小学的210名8～10岁儿童进行尿碘监测，尿碘中位数为111.5μg/L；其中150人进行甲状腺B超检测，儿童甲状腺肿大率3.3%。孕妇与育龄妇女尿碘监测401人份，尿碘中位数分别为128.1μg/L和136.2μg/L；成年男性监测200人，尿碘中位数为144.1μg/L。居民户碘盐监测300户，碘盐覆盖96.0%，碘盐合格率94.8%，合格碘盐食用率91.0%。对19名养殖行业从业人员进行血清布氏杆菌抗体检测，无阳性病例。

精神卫生。有 6 类重性精神障碍患者 4230 人，均规范化建档。患者检出率 1.89‰，发病率 0.02‰；在档患者管理率 81.70%、规范管理率 78.48%，规范治疗率 69.64%、病情稳定率 74.56%。贫困患者免费服药 359 人，住院补助 18 人；患者免费健康体检 986 人；精神科门诊基本药物使用补助 518 人。发生在档精神障碍患者社会危害事件 5 起。

学校卫生。中小学生应体检 100243 人，实体检 90273 人，体检覆盖率 90.05%。视力不良检出率 52.98%，肥胖检出率 16.07%，营养不良检出率 16.12%，贫血检出率 0.95%，沙眼检出率 0.017%，龋齿患病率 10.72%，恒牙龋均 0.14，龋齿充填率 37.08%。

计划免疫。建卡 69022 人，建卡率 100%，基础免疫接种 358402 人次，加强免疫接种 186591 人次。抽查 210 人，建卡率、建证率、卡证符合率均 100%，五苗全程合格接种率 97.1%。应急接种麻疹疫苗 8668 人、水痘疫苗 661 人。为 770 家企业、建筑工地、医疗机构等外来务工人员用工单位免费接种流脑疫苗 16316 人、麻疹疫苗 16737 人。调查学龄前流动儿童 71827 人，目标儿童的入户摸底调查率 98%，针对无卡、无证儿童，补卡补证率均 100%。免费接种流感疫苗 60 岁以上老年人 56747 人、中小学生 65296 人。报告 AEFI 122 人次，发生率 1.75/万。长辛店镇社区卫生服务中心通过北京市规范化免疫预防门诊基本标准 3A 级门诊验收，安装了智能冷链监测设备。

职业（放射）卫生。接触职业病危害因素单位 238 家，职工 45780 人，其中接触职业病危害因素 10540 人。对 5 家单位开展了职业病危害现状评价。完成 9 家单位职业病危害因素检测，采集 88 个作业点 416 个样品，超标点 5 个，超标率 5.68%。北京航天总医院、北京电力医院和北京国济中医院 3 家职业健康检查机构对 2535 家单位 27571 人进行职业健康检查，检出职业禁忌证 289 人、疑似职业病 20 人。新报告尘肺病 10 人、职业性肿瘤 1 人、噪声聋 2 人。开展职业卫生知识培训 1 次，87 家单位 146 人参加。有放射诊疗的医疗机构 112 家，诊疗设备 253 台（不含部队医院）。进行外照射个人剂量监测的单位 139 个，其中医用诊断 X 射线单位 105 个，工业探伤 32 个，工业其他射线装置 2 个。放射工作人员 659 人，其中医疗卫生机构 484 人、工业探伤 159 人、工业及其他射线装置 16 人。完成放射工作人员个人外照射剂量监测 4 批次 2565 人次，完成大剂量核查 10 家单位 15 人次。医用辐射防护监测网监测 13 家单位 15

台摄影机和 5 台透视机。

健康教育与健康促进。新创建健康促进示范社区 10 个、健康促进医院 2 个，累计创建健康社区 189 个、健康促进示范村 44 个、健康促进学校 117 个、健康促进医院 12 个、健康促进工作场所 6 个。开展流感、结核病、艾滋病、高血压、糖尿病等重点传染病和慢病的健康教育及世界无烟日、计划免疫日、健康生活方式日等主题日宣传，干预人群 5 万余人次。承接国家、市、区级健康教育相关成人烟草调查、体重管理、公园露天大课堂项目，干预、调查人群 2000 余人次。

卫生监督 审批行政许可 1678 件，其中公共场所 1164 件、生活饮用水 504 件、放射卫生 10 件。注销 20 件，其中公共场所 19 件、生活饮用水 1 件。受理企业标准备案登记 141 件。

公共卫生监督检查。公共场所 2662 户，监督检查 9926 户次，监督覆盖率 99.55%，监督频次 3.75。开展公共场所控烟、游泳场馆、集中空调通风系统等 8 项专项检查。试行公共场所经营者违法行为积分管理，选取游泳场馆、影剧院、宾馆饭店、歌舞厅 4 类业态共计 36 家单位试点。继续推行公共场所量化分级管理，住宿、娱乐场所、沐浴场所、美容美发场所、书店量化率分别为 92.97%、90.44%、96.04%、93.45%、97.30%，游泳场馆、展览馆、博物馆、美术馆、图书馆、商场（店）、候车（机、船）场所量化率均为 100%。生活饮用水单位 873 户，监督检查 2689 户次，监督覆盖率 99.43%，监督频次 3.10。对 145 家供水单位和 5 家涉水产品生产企业进行生活饮用水卫生知识培训。开展现场制售饮用水机专项监督检查，接收备案材料 461 份，初步建立起现场制售饮用水机监管台账。开展涉水产品专项监督检查，对 49 家单位进行全面检查。

医疗卫生监督检查。监督检查医疗卫生机构 1585 户次，监督覆盖率 99.82%，监督频次 2.90。开展医疗机构标牌清理整顿、基因测序临床应用、预防接种检查等专项监督检查。10 月 31 日～11 月 6 日，联合公安、工商、食药、城管等六部门开展整顿医疗服务市场秩序专项行动——"飓风行动"，对 14 家重点医疗机构进行了全面检查。开展多项打击非法行医专项工作，立案处罚无证行医案件 80 起，罚款 91 万元，没收药品 95 箱、器械和工具 341（台）件。向公安部门移送无证行医人员 11 人。

公共卫生投诉举报。受理举报投诉 664 起，回复率、办结率均为 100%。

妇幼保健 妇女保健。孕产妇 10778 人，系统管理率 98.3%，住院分娩率 100%，剖宫产率 44.42%，无孕产妇死亡。0~6个月纯母乳喂养率71.01%。妇女病普查42143人，患病22910人，疾病检出率54.36%。乳腺癌筛查11310人，查出乳腺癌高危410人、乳腺癌11人；宫颈癌筛查10524人，查出宫颈癌高危223人、宫颈癌1人。婚前检查1828人，疾病检出率17.45%，婚检率7.47%。

儿童保健。新生儿死亡率1.19‰，围产儿死亡率2.97‰，婴儿死亡率2.01‰，5岁以下儿童死亡率2.19‰。新生儿疾病筛查率98.6%，出生缺陷发生率16.17‰。0~6岁儿童64845人，体检64472人，保健覆盖率99.42%，系统管理率98.18%，听力筛查率98.56%。

医疗工作　门诊15586189人次，急诊989212人次，留观392597人次，出院180854人次，床位使用率78.76%，平均住院日13.68天，急诊死亡率0.05%，住院死亡率2.23%，住院手术46479人次。

护理工作。医护比1∶1.17。推动二、三级医院开展优质护理服务示范工程。组织医院参加临床护理骨干静脉输液规范化培训、护理标准与护理安全（不良）事件管理培训。举办6场有关护理服务质量、护理管理提升的专项培训，2场民营医疗机构护理管理交流沙龙。丰台中西医结合医院王艳红、731医院郑为红被评为第三届北京市优秀护士。制发了丰台区护理安全十大目标。

中医工作。通过市中医管理局基层中医药服务能力建设项目中期督导考核。启动中医药预防保健及康复服务能力建设项目，印发《丰台区中医药预防保健及康复服务能力建设项目实施方案》。开展中医药适宜技术培训21次，培养中医家庭保健员350人。组织传统医学师承和确有专长考核，2名师承人员申请参加出师考核，1名师承人员通过出师考核。冬病夏治三伏贴贴敷67782人次。开展中医药健康知识讲座70场。开展以中医药研究机构名义实施非法诊疗活动的专项整治。

对口支援。开展对房山区12家乡镇卫生院的对口支援义诊活动，74人次支援759天，诊疗2768人次，培训170人次。完成南水北调对口协作专项任务，接待湖北省十堰市张湾区卫生系统来丰台区参观交流基本医疗服务工作，安排南水北调对口协作单位4名学员到丰台医院进修。

血液管理。11月，北京电力医院的街头采血车升级改造成献血方舱。7个街头献血点采血52296单位，比上年上升17%；300家单位应急献血5352单位；临床用红细胞36417单位，成分输血率100%，采供差21231单位。完成丰台中西医结合医院血库备案登记验收。接待无偿献血者本人及直系亲属报销

48人，还血总金额38767元。

特殊药品管理。受理7家医院印鉴卡审核报批，换发印鉴卡46家。医师麻醉药品处方权资格备案244人次。

医疗设备。全区万元以上设备总值316356万元，本年度新增万元以上设备1167台。

医学教育　27个继续教育基地申报区级继续医学教育项目513项，批准院内自管项目621项。参加继续医学教育14324人，参加率99.60%；达标14144人。加强区继续教育师资库建设，对入库师资进行教育理论及教学方法培训。全区卫技人员通过网络学习，完成6学时艾滋病防治知识培训。开展埃博拉出血热师资及全员培训，培训13478人，参加考试11958人。

选送78名新招收的医学专业毕业生参加北京市住院医师规范化培训。组织急诊医师参加北京中法急救培训，5名二级医院急诊医师参加北京市高级模拟人培训。选派3名学科骨干到三级医院参加北京市区县级医院骨干医师培养。

通过转岗培训、在岗培训及规范化培训方式培养275名全科医师。8人参加社区骨干培训，48人参加社区全科医师"三基"师资培训，370名社区人员参加岗位大练兵培训。举办全市第三期社区中医心理培训班，培养54名社区心理医师。组织丰台区中医师承年度考核。

科研工作　科研立项168项，获资助3389.2万元。其中国家级项目9项，获资助391万元；市级项目30项，获资助1634.17万元；区级项目23项，获资助45万元；其他项目106项，获资助1319.03万元。科研成果获奖15项，其中获丰台区科学技术奖8项。医务人员在核心期刊发表论文602篇，其中SCI收录32篇。

财务管理　总收入249349.06万元，总支出199297.65万元。送审基建项目75项1486.30万元，审定金额1404.89万元，审减金额81.41万元。

（撰稿：吕媛媛　审核：于晓莉）

计划生育工作

概况　全区常住育龄妇女484655人，其中户籍育龄妇女230244人；常住已婚育龄妇女300838人，其中户籍已婚育龄妇女151710人。户籍人口计划生育率98.53%。办理生育服务证12677个、独生子女父母光荣证4814个，独生子女父母领证率32.75%。人户分离33.1万人。

全年区级财政人口计生经费总投入2646.35万

元，其中流动人口经费总投入 139.62 万元。

改革与管理　完成计划生育责任指标。实施"单独二孩"政策。年内，再生育指标申请 2831 例，其中"单独二孩"申请 2445 例。依法征收社会抚养费 253 例 4389 万元。

11 月 6 日，市卫生计生委出生人口性别比综合治理工作督查小组到丰台区进行专项督查。督查内容包括组织领导、宣传倡导、利益导向、全程服务、整治"两非"、统计监测等。督查组通过查阅基础资料、听取汇报，并对 B 超诊室和手术室的工作规范进行了专项查验，对丰台区出生人口性别比综合治理工作给予了肯定。

宣传教育。利用元旦、春节"三下乡"活动，为农村群众进行健康指导，宣传政策，免费发放健康图书及药具等。"5·29"计生协会员活动日，各街、乡（镇）开展政策宣传和健康服务。举办第三届丰台人口文化周活动。开展第六届丰台"幸福家庭之星"评选活动。通过各类媒体，及时发布人口计生政策和政策解读、健康知识及服务举措等。丰台有线《人口与家庭》电视栏目播出 6 期。"北京丰台人口计生"政务微博成为政民网络互动的渠道和平台，微博数和微博粉丝数在全市 16 个区县中排名第四。

流动人口管理　制定《丰台区流动人口卫生和计划生育基本公共服务均等化试点工作实施方案》，启动均等化试点工作。开展试点工作基线调查，完成花乡新发地、大红门集美家具城大型集贸市场流动人口计划生育服务管理基本情况调查。完成 50 个国家抽样项目点 1000 名流动人口的调查。免费为流动人口进行孕情检查 15277 人次（含 2080 人免费生殖健康检查），出具孕检证明 14984 张。免费发放宣传资料 12 万份、避孕工具 71 万只、宣传品 3 万余份。督办婚育证明，发放限期补办通知单 30447 份。召开流动人口健康知识讲座 300 余场。为 25 个流动人口图书角配发 10 万元图书。

开展流动人口宣传服务系列活动。1 月 14 日，在新发地客运长途汽车站开展"关怀关爱流动人口，纳福还乡宣传服务"。9 月 25 日，在马家堡街道时代风帆大厦组织以"共建北京、共享健康"为主题的流动人口宣传服务活动。11 月 24 日，在蓝天丰苑打工子弟学校召开流动人口家长特色课堂，邀请中国人口宣教中心健康科普讲师团为家长讲授如何对孩子开展性知识教育。

计生服务　全区调入口服药及外用药具 130 件、避孕套 1775 件、宫内节育器 2080 支；调出口服药及外用药具 125 件、避孕套 2095 件，为 20 家医院提供免费宫内节育器 1507 支。为落实"药具易得工程"，

推进"一刻钟药具服务圈"，新增 150 台药具自取箱、15 台药具自助机，增设 16 个免费药具发放网点。为 222 名采取长效节育措施的农村群众发放长效措施奖励费。

生殖健康　承担国家免费孕前优生健康检查项目，共有 676 对有生育意愿夫妇参加健康检查，其中目标人群 213 对、城镇人口 463 对。发出风险评估建议告知书 650 份，其中高风险病例 173 份。农村长效节育户籍已婚育龄群众健康检查项目是北京市重点惠民项目，全年对 7009 人进行免费体检，主要体检项目包括一般项目检查、妇科 B 超及肝胆肾 B 超、妇科检查（生殖道感染筛查、TCT 检查）、血尿常规及生化检查、乳腺红外线检查，同时发放避孕节育宣传卡片。

与区民政局合作，在婚姻登记处发放市卫生计生委制作的婚育健康服务包，为新婚夫妇提供生殖健康和优生优育知识，共发放 6080 个。通过街、乡（镇）计生办，配发由中国人口宣教中心特别为准备怀孕和已经怀孕的夫妇编制的《好孕宝典》宣传手册，共发放 14000 册，确保健康知识及时宣传到目标人群。

计生关怀　为计生特扶家庭提供救助和温情服务，将独生子女伤残、夭折家庭列入特困人群救助范围。新进入农村计划生育家庭奖励扶助对象 867 人，全区累计享受奖励扶助对象 2845 人，每人每年 1440 元，共计发放 409.68 万元。新进入独生子女伤残家庭扶助对象 149 人，累计享受 1684 人，每人每年 4800 元，共计 808.32 万元。新进入独生子女特扶家庭扶助对象 139 人，累计享受 1095 人，每人每年 6000 元，共计 657 万元。4003 人享受独生子女父母年老一次性奖励，每人 1000 元，共计 400.30 万元。55129 人领取独生子女父母奖励费，共计 163.16 万元。一次性经济帮助 119 人，共计发放 59.50 万元。

1 月 24 日，区人口计生委、区计生协开展以构建"幸福家庭、和谐人口"为核心，以关注家庭成员和谐健康为基础的六大惠民工程，借助市"暖心计划"推出了丰台区"真情关怀暖心行动"，由区政府出资 193.2 万元，为 966 名计划生育特别扶助人员每人送上 2000 元的慰问金。1 月 27 日，市卫生计生委副主任耿玉田、区人口计生委主任李小娟到卢沟桥街道长安新城和京铁家园社区慰问失独家庭、计生贫困家庭和计生工作者。

对外交流　完成德国卢森堡基金会考察组对流动女青工社会公平促进项目。共同建立安徽省合肥市驻丰台区流动人口计划生育服务联络站。

协会工作　下设基层计生协会 709 个，会员 116374 人。区政府投资 134.379 万元，为 1～18 岁

户籍独生子女家庭办理保期 1 年的意外伤害保险，有 44793 户家庭受益，其中农村 13591 户、城镇 31202 户。

幸福家庭工程。开展婴幼儿早教指导，建立健全 0 ~ 3 岁婴幼儿早期发展教育管理机制，形成"管理专业，家长配合，宝贝体验"的工作格局。开展"宝贝计划"进社区活动，4 月，与"红黄蓝"亲子教育机构合作，在方庄园和草桥园举办社区流动亲子课；6 月，举办第三届"幸福宝宝"活动，105 名婴幼儿参加比赛。开展青春健康教育，举办第五届青春健康项目师资培训，邀请台湾心理专家王淑媛博士进行"从临终关怀展望生命之旅"专题讲座，30 余名

中小学心理老师参加培训。开展生育关怀行动，1055 名志愿者与 630 个计生特殊家庭结成亲情帮扶"对子"，开展"一对一"的亲情服务。

（撰稿：闫　超　宋新华　审核：曹　苁）

丰台区卫生计生委领导名单

党委书记　毕永丰

主　　任　张　杨

副 书 记　张　杨　赵　勇

纪委书记　李　伟

副 主 任　曹　苁　肖立新　谷守贺

石景山区

卫生工作

概况　设 8 个街道办事处、1 个街道级社区行政事务中心、142 个居委会。常住人口 65.0 万人，其中户籍人口 38.0 万人。有医疗卫生机构 217 个，其中医疗机构 212 个。有卫技人员 8067 人，其中执业（助理）医师 3031 人、注册护士 3536 人。实有床位 4736 张。每千常住人口拥有卫技人员 12.53 人、执业（助理）医师 4.71 人、注册护士 5.49 人、实有床位 7.35 张。

生命统计。全年出生 3761 人，出生率 9.96‰；死亡 2403 人，死亡率 6.36‰；自然增长率 3.60‰。死因顺位前十位依次为：恶性肿瘤，心脏病，脑血管病，呼吸系统疾病，内分泌、营养和代谢及免疫疾病，损伤和中毒，消化系统疾病，神经系统疾病，传染病，泌尿、生殖系统疾病。人均期望寿命 82.10 岁，其中男性 80.39 岁，女性 83.97 岁。

卫生改革　完善区属公立医院管理委员会工作机制，稳步推进公立医院改革。制定《石景山区医疗机构设置规划（2013—2015）》。探索康复医疗体系的建设。至年底，医改工作在稳步推进公立医院改革、积极支持社会办医、继续深化基层医疗卫生机构综合改革、完善医疗保障体系、完善医疗服务体系及加快推进信息化建设等 7 个方面的 26 项重点工作任务基本完成。医疗资源规划和布局调整整体推进，基

本药物制度实施范围涵盖规划内所有政府办及非政府办社区卫生服务机构，在年中、年末对区属公立医院改革情况实施考评。完善社会办医绿色通道，社会资本举办医疗机构 116 家。6 月 13 日，北京大学首钢医院医联体启动；6 月 24 日，石景山医院医联体启动；6 月 30 日，北京朝阳医院西院医联体启动；9 月 1 日，召开辖区 41 家医联体各成员单位会议，医联体建设初步形成。三级康复医疗服务体系不断完善，进一步完善药品供应保障体系，推进区域卫生信息平台建设，提升公共卫生服务均等化水平。全年投入医改资金 26525 万元。在全市 2013 年度医改工作考核中，石景山区医改责任书完成情况、医改工作推进情况为第一档，全市排名第一；医改创新情况为第二档，全市排名第六。

社区卫生　实际运行社区卫生服务中心 9 个、社区卫生服务站 41 个。全年总诊疗 1937691 人次，比上年增加 12.44%；医疗收入 50066.80 万元，药品收入 43575.18 万元。年内共举办 32 场培训，6027 人次参加。共组建 98 个社区卫生服务团队，累计签约 157818 户 403642 人，签约率 62.7%。年内预约转诊 3049 人次，双向转诊 13074 人次。

孕产妇保健 17601 人次，比上年增长 30.02%；年内，46 家社区卫生服务机构实行基本药物零差率销售，另有首钢矿山水厂、红卫路、滨和园西社区卫生服务站等 9 家社区卫生服务站已具备零差率药品销售资格。

疾病控制 报告法定传染病 18 种 5082 人次，报告发病率 761.77/10 万。报告死亡 4 人，均为乙类传染病，包括麻疹、乙肝、丙肝、艾滋病各 1 人；报告死亡率 0.60/10 万，报告病死率 0.08%。甲类传染病无报告。乙类传染病 12 种 1296 人次，报告发病率 194.27/10 万，其中细菌性痢疾 598 人次、肺结核 179 人次、梅毒 152 人次、猩红热 152 人次、病毒性肝炎 87 人次、麻疹 76 人次、艾滋病 26 人次、淋病 20 人次、百日咳 2 人次、布病 2 人次、疟疾 1 人次、伤寒 1 人次。丙类传染病 6 种 3786 人次，报告发病率 567.51/10 万，其中其他感染性腹泻 2084 人次、手足口病 1456 人次、流行性感冒 173 人次、流行性腮腺炎 67 人次、风疹 4 人次、急性出血性结膜炎 2 人次。流感样病例监测累计监测门急诊就诊病例 1775071 人次，其中流感样病例 19712 人次，流感样病例占监测人数的 1.11%。全年无脊灰野病毒病例发生，接报处理 AFP 4 人，其中本地 2 人（排除 1 例）、异地 2 人（转外区 1 人）。无乙脑、白喉、新生儿破伤风、流脑、狂犬病病例发生。

结核病防治。全年门诊 2392 人次，免费查痰抗酸染色涂片 1356 份，其中涂阳 223 份；培养 785 份，其中培阳 110 份。登记管理 91 人，其中本市 45 人、外地 46 人，监化率 100%，发放免费药品 21520 人次，继续执行直接督导短程化疗策略防治结核病。对大学新生 5440 人进行结核菌素监测，其中强阳性 211 人，免费胸片检查 211 人，未发现结核病患者。对 937 名学校肺结核患者密切接触者进行筛查，未发现结核病患者。新生儿卡介苗补种 950 人次，PPD 接种 161 人次，卡介苗复查 3255 人次。

艾滋病防控。全年新增 HIV 感染者 161 人，其中 AIDS 患者 26 人。HIV/AIDS 358 人，有 235 名 HIV 感染者参加国家免费抗病毒治疗，抗病毒治疗覆盖率 98.8%，全年新增抗病毒治疗 102 人，死亡 2 人。筛查检测 HIV 抗体 127770 人，阳性者 190 人，HIV 抗体检出率 0.15%；艾滋病哨点监测调查各类人群 1230 人，检出 HIV 抗体阳性者 9 人，阳性率 0.7%。艾滋病高危人群干预 56643 人次，抗体检测 12289 人，阳性者 146 人，检出率 1.2%。3 个艾滋病自愿咨询检测门诊共接待艾滋病咨询检测 1218 人，检出 HIV 抗体阳性者 108 人，检出率 8.9%。根据实际情况，社区药物维持治疗第八门诊累计治疗 493 人，在治 280 人，维持治疗率 86.0%，在治人数与上年基本持平，石景山区社区药物维持治疗门诊连续 4 年被评为国家优秀门诊。开展 MSM 动员检测项目、十二五吸毒人群队列调查及北京市高危人群干预及动员检测项目等艾滋病防治项目，落实全区"三位一体"艾滋病防治工作模式，加强艾滋病实验室建设，开展艾滋病确证检测及 CD4 淋巴细胞检测。对各级各类医疗机构性病艾滋病防治情况进行督导检查及提供技术支持。

手足口病防控。开展手足口病原学监测，全年累计采集检测手足口病咽拭子标本 116 件，阳性率 66.4%。访视手足口病 1457 人次，完成个案调查、随访工作。对学校、托幼机构及保健科人员培训 3 次，共 300 余人次。

全年发生突发公共卫生事件 20 起（1 起 IV 级、19 起未分级）。发生传染病暴发疫情 13 起，其中流感样病例暴发疫情 6 起，麻疹暴发疫情 4 起，手足口病暴发疫情 2 起，水痘暴发疫情 1 起。全区发生沙门氏菌食物中毒事件 1 起，涉及病例 12 人。突发、暴发等疫情及时报告率和规范处置率均为 100%。制定《埃博拉出血热疫情防控工作方案》及相关各项工作方案。撰写各类传染病与突发公共卫生事件监测周报 51 期、月报 12 期。

慢病防治。高血压管理 48544 人，规范管理 39002 人；糖尿病管理 16704 人，规范管理 14117 人。冠心病管理 8122 人，脑卒中管理 3657 人，其他慢病管理 19072 人。居民个人纸质健康档案 513987 份，电子化健康档案 459402 份，健康档案建档率 79.8%，电子健康档案建档率 71.3%。在 3 个社区卫生服务中心开展脑卒中高危人群随访 3641 人次，现场督导 15 次。成立 64 个高血压自我管理小组，组织开展授课及活动 280 余次；成立 10 个糖尿病同伴支持小组，共计干预糖尿病患者 120 人。全民健康生活方式行动区级人员培训覆盖率 100%。开展高血压日、糖尿病日等宣传活动 21 次，发放宣传材料 22 种 13 万份，发表健康科普文章 141 篇。城市癌症早诊早治工作累计完成问卷调查和高危人群评估 5599 人，各类肿瘤临床筛查 1259 人次。肺癌早诊早治工作累计完成问卷调查和高危人群评估 14000 人次，肺部低剂量螺旋 CT 检查 3822 人次。完成北京市户籍肿瘤患者社区随访 2099 人。

精神卫生。在册重性精神障碍患者 2730 人，其中住院治疗 329 人、社区管理 2401 人。在全区开展疑似精神障碍患者的早期线索筛查，筛查 1000 人。新发现建档重性精神障碍患者 88 人。有 299 名患者享受免费服药政策，免费为 1088 名精神障碍患者进行健康体检，全部符合条件的重性精神障碍患者均纳入门诊免费服药政策。选派精神康复者参加北京市第五届精神康复者职业技能大赛，获得优秀组织奖。

学校卫生。全年对中小学校校医进行二级培训 9 场 700 余人次，发放宣传品 3.4 万份。对区内全部中小学的 33626 名学生进行健康体检。对 26 所中小学进行教学物质环境监测。在全区学校开展"6·6"爱眼日活动、"爱眼护眼，从小做起，从我做起"的预防近视眼专题活动 30 余场。"5·31"无烟日活动期间，在学校中开展学生控烟活动，在中小学校开展控烟宣传 16 场，签名横幅十余幅，5000 余名师生参与。开展专家进校园科普讲座 12 场。

计划免疫。免疫接种 190344 人次，比上年减少 3.71%。应急接种麻疹疫苗 1644 人、麻风疫苗 677 人、麻风腮疫苗 1604 人、水痘疫苗 663 人。年内，儿童免疫规划疫苗接种 165793 人次，其中基础接种 110781 人次、加强 55012 人次，接种率在 99% 以上。学校、托幼园所接种证查验 13741 人，补种疫苗 10 种（不含水痘），补种 2378 人次，补种率 95% 以上。接种免费流感疫苗 33574 人，其中 60 岁以上老年人 14419 人、学生 18692 人、其他保障人员 463 人。外来务工人员接种麻疹疫苗 1348 人，接种率 42.64%；接种流脑 A+C 群疫苗 1276 人，接种率 40.10%。补种疫苗 7 种 437 人次，其中脊灰疫苗 149 人次、麻风疫苗 36 人次、麻风腮疫苗 105 人次、流脑疫苗 67 人次、百白破疫苗 28 人次、乙脑疫苗 45 人次、乙肝疫苗 7 人次，补种率 97%~100%。报告 AEFI 54 例，无死亡，无群体性接种反应，无接种差错事故。

公共卫生监测与评价。检测职业危害场所 5 家，检测样品 30 件，合格 30 件。网络直报尘肺病、职业病、疑似职业病和农药中毒 28 例。开展医院直报人员培训 2 次，对部分医院开展职业病网络直报绩效考核。

健康教育与健康促进。开展 6 场北京健康科普专家团巡讲活动。加强健康大课堂师资队伍建设，共举办 10 场疾控系统健康大课堂。开展社区健康讲座 833 场，受众 37103 人次，覆盖全区 9 个街道 143 个居委会。开展北京市健康素养和成人烟草调查，获市疾控系统优秀组织奖。开展各类卫生主题日宣传活动 9 次，发放宣传品 30 种 25 万份，咨询 10000 人次。在《石景山报》刊登健康教育科普文章 50 篇，石景山电视台播放健康知识 45 次，石景山卫生信息网发表科普文章 30 篇，开辟户外电子显示屏 5 块、广告宣传栏 37 块。区健康教育所全年发微博 1500 条，粉丝 19600 人。

卫生监督 监督执法。开展生活饮用水、公共场所、学校、职业放射及医疗安全卫生监督检查 6547 户次，行政处罚 103 起，其中一般程序 62 起、简易程序 41 起，处罚 12.7 万元。处理举报投诉案件 85 件，全部办结，群众满意率 100%，其中医疗卫生 47 件、传染病消毒 2 件、生活饮用水 18 件、公共场所

16 件、其他 2 件。全年未发生生活饮用水污染事件，未发生传染病疫情突发事件。区卫生监督所被评为首都文明单位，通过全国巾帼文明岗复审，李秋圆在"最美卫生监督员·最美北京人"宣讲活动中被评为十佳宣讲人。

公共卫生监督检查。监督检查 3202 户次，监督合格率 99.60%。对全区持证公共场所进行量化分级 402 户，其中 A 级 37 户、B 级 350 户、C 级 15 户次。行业量化比例：旅店业 91.87%，文化娱乐场所 71.88%，公共浴室 90.91%，美容理发 81.19%，游泳场馆 77.78%，商场 96.67%。全区供水单位 229 户，其中集中式供水 26 户、二次供水 203 户。监督检查生活饮用水 803 户次，合格 775 户次，需改进 28 户次，覆盖率 100%。监测自备井和二次供水 80 件，合格 69 件；监测末梢水 122 件，合格 111 件；检测地下水 10 件，合格 8 件。完成食品委托检测 174 件，除大肠菌群检测方法与卫生标准不符无法评价外，其他指标合格率 100%。现场抽检食品样品 300 件，合格 300 件；餐具现场抽检 100 件，合格 98 件。开展食品安全风险监测，其中食源性致病菌监测样品 158 件，合格 149 件；食品污染物监测 270 件，合格 270 件。对 789 户公共场所进行办证和审证监测，监测 24802 件，合格 24562 件。

医疗卫生专项检查。重点开展人感染 H7N9 禽流感防控、埃博拉疫情防控、两次"一法四规"专项检查及预防接种门诊、肠道门诊、消毒产品生产企业及消毒产品、大型医用设备、临床用血、打击非法行医等专项监督检查。对医疗机构和传染病疫情防控监督检查 2861 户次，合格 2699 户次。检查医疗机构许可 421 户次、卫生技术人员执业许可 873 户次、传染病防控和疫情报告 550 户次、消毒隔离 341 户次、医疗废物 299 户次、消毒产品 315 户次、预防接种 24 户次、实验室安全 25 户次、医疗广告 8 户次、母婴保健 18 户次、血液安全 7 户次。受理投诉举报及信访 47 件。全区 206 家医疗、预防、保健机构全年日常监督检查覆盖率 100%。对全区医疗机构依法执业进行监督检查，医政执法共监督检查 586 户次。打击非法行医 59 户次，收缴药品约 400 千克、器械 17 件、牙椅 2 台、广告牌匾 42 块。

动物卫生监督。采取日常监督与专项整治相结合的方式，检查各类场所 1236 户次；立案查处违法经营案件 6 起，纠正违规经营 6 起。对具备资质的 24 个单位进行量化监督，其中达到 A 级 14 个、B 级 10 个。办理动物诊疗机构执业兽医注册及备案 31 人次。开展春、秋季集中免疫，口蹄疫、禽流感免疫率 100%。

妇幼保健 妇女保健。产妇 5468 人，活产 5446 人，其中剖宫产 2109 人，剖宫产率 38.73%。围产儿死亡 25 人，围产儿死亡率 4.57‰。监测围产儿 5468 人，其中本市户口 3734 人；发生出生缺陷 72 人，其中本市户口 39 人，本市出生缺陷发生率 10.44‰。户籍出生 3771 人，产妇 3718 人，活产 3761 人，无孕产妇死亡，孕产妇系统管理 3647 人，孕产妇系统管理率 98.09%。围产儿死亡 15 人，死亡率 3.98‰。妇女病体检 11772 人，患病 2942 人。全区 16 个医疗机构为育龄妇女提供叶酸免费发放和咨询指导，免费发放叶酸 328 人份。开展预防艾滋病、梅毒和乙肝母婴传播项目，发放乙肝免疫球蛋白 95 支，为 58 名乙肝表面抗原感染孕妇所生婴儿进行注射。

儿童保健。儿童免费体检 49519 人次。新生儿疾病筛查 5363 人次，筛查率 98.48%；新生儿死亡率 2.13‰；听力筛查 32917 人次，筛查率 96.36%；婴儿死亡率 3.19‰；5 岁以下儿童死亡率 3.46‰。6 个月内婴儿纯母乳喂养率 69.69%，儿童保健系统管理率 96.59%，1～6 岁儿童听力筛查率 97.79%，高危儿智力监测覆盖率 100%，0～1 岁神经心理测查率 88.49%。新生儿访视 8678 人次。新生儿智力筛查 5087 人次、视力筛查 9484 人次、口腔检查 31825 人次、血色素检查 25124 人次。5 月，启动 0～6 岁儿童残疾筛查试点工作，并通过国家卫生计生委和国家残联联合督导评估，共筛查 11115 人，筛查率 99.6%，阳性病例 217 人。

医疗工作 门诊 6670018 人次，急诊 357057 人次。入院 103049 人次，出院 103159 人次。住院手术 41903 人次；门诊次均费用 358.64 元；住院次均费用 18233.66 元。药占比 53.42%。二级以上医院门诊 4150832 人次，急诊 335676 人次，出院 100439 人次，住院手术 41558 人次，门诊次均费用 429.49 元，住院次均费用 18264.22 元。药占比 47.06%。平均住院日 13 天，实有床位使用率 80.87%，床位周转 22.67 次。

准入管理。全年办理医疗机构许可 258 件，审批医疗机构 16 家，其中护理院 1 家、社区卫生服务机构 5 家、门诊部 1 家、诊所 8 家、医务（卫生）室 1 家；医疗机构变更登记 44 家 62 项；注销 8 家；医疗机构校验登记 185 家；停业 5 家。完成医疗机构医疗广告初审 8 件。制定石景山区医疗机构设置审批、执业登记注册、变更登记注册、校验、注销等 5 类许可事项办事指南。办理执业医师首次注册 52 人次、变更注册 457 人次，办理护士延续注册 1074 人次、变更注册 610 人次。

医院感染管理。对全区 6 家二级以上医疗机构的发热门诊、急诊科、呼吸科和预检分诊工作开展人感染 H7N9 禽流感防治情况专项督导检查 3 次。8 月 15 日，对各级各类医疗机构进行消毒供应技术应用培训。12 月，对基层医疗机构进行院感管理培训，共 2 期 700 余人。

护理工作。医护比 1∶1.17。举办石景山区护理专业论坛 1 次。举办石景山区护理论文交流会，评选区优秀护理论文。举办神经系统疾病康复护理新进展培训班。区护理质控办组织质量管理工具培训。4 家三级医院、3 家二级医院的优质护理服务病区覆盖率达 100%。

对口支援。石景山医院 2 名医师和清华大学玉泉医院 1 名医师赴新疆对口支援 1 年。接收湖北省十堰市竹山县 5 名医疗卫生骨干进修，指定石景山医院、朝阳医院西院、中国中医科学院眼科医院和区疾控中心接收进修医师。

血液管理。组织无偿献血 12947 单位，其中团体无偿献血 2638 单位、街头献血 10309 单位。医疗用血 8543 单位。

医疗设备。万元以上设备总值 116066 万元，万元以上设备 6532 台。本年新增万元以上设备 1856 台。

医学教育 举办继续医学教育国家级项目 1 项、市级 20 项、区级 352 项。全区卫生人员传染病防治知识培训 5716 人，全部合格。辖区二、三级医疗机构卫生人员继续医学教育达标率 98.53%，区属单位继续医学教育学分达标率 99.42%。

科研工作 二级医疗机构申报科研课题 23 项，其中国家级 1 项、市级 4 项、其他科技项目 18 项。获区科技进步奖三等奖 1 项。区属单位全年发表论文 293 篇，其中 SCI 收录 14 篇，在核心期刊发表 116 篇。

财务管理 上年结余 8121.43 万元。全年收入 139636.33 万元（含基本建设拨款 4100 万元），其中财政拨款 26524.78 万元、事业收入 111548.7 万元、其他收入 1562.84 万元；总支出 137970.83 万元，收支结余 9786.93 万元，事业弥补收支差 549.82 万元；结余分配 2028 万元，年末结余 8308.67 万元。

基本建设 妇幼保健院扩建工程竣工。北京工人疗养院 1 号楼加固改造及园林绿化工程开工。完成石景山区精神病专科医院建设工程选址，该项目位于五里坨黑石头抱隆安，占地 2 万平方米，建设面积 2.4 万平方米。8 个社区卫生服务站点的标准化建设竣工。

（撰稿：刘媛媛　审核：刘　喆）

计划生育工作

概况 全区户籍育龄妇女 80719 人、流动育龄妇女 66780 人，其中户籍已婚育龄妇女 54789 人、流动已婚育龄妇女 40562 人。户籍人口计划生育政策符合率 98.71%，出生人口性别比 106.59。办理一孩生育服务证 3019 个，独生子女父母光荣证 1331 个，独生子女父母领证率 36%。全年人口计生经费总投入 1549.39 万元，其中流动人口经费投入 90 万元。

改革与管理 加强依法行政，优化审批环节，提高工作效率。加强与公安、民政等部门的协调配合，加大对婚育证明、出生证明等申请材料的审核力度，确保审批工作的准确性和公平性。全年受理再生育申请 913 例，比上年增长 148.09%；审批单独二孩 500 例，因单独二孩政策出生 123 人。征收社会抚养费 56 人。

人口形势分析。全区常住人口比上年增长 0.93%，低于全市 1.7% 的增速。常住外来人口 21.2 万人，比上年减少 0.2 万人，低于全市外来人口增速 2.0% 的水平。常住人口出生 5547 人，出生率 8.57‰；死亡 3239 人，死亡率 5.01‰；自然增长率 3.56‰。

流动人口管理 以流动人口计划生育服务站建设为抓手，推进"四种模式"全覆盖，选取符合条件的八角杨中、八宝山玉泉西里南、古城特钢和老山东里北 4 个社区作为建站单位，配置健康图书和健身器械，建立社区流动人口图书角和健康屋，为周边流动人口和社区居民提供图书借阅、健康指导等服务。以流动人口关爱行动为重点，推进流动人口卫生计生基本公共服务均等化，开展两节期间留京流动人口关怀关爱活动，组织 500 名流动适龄妇女免费两癌筛查，为 1918 名打工子弟学校学生免费健康体检，为 3658 人次流动育龄妇女提供免费孕情、环情检查。强化服务手段，完善流动人口"一盘棋"工作机制，加强与重点牵手地区的交流合作，联合开展流动人口服务管理，实现流动人口信息异地协查，提高流动人口服务管理水平。

计生服务 计划生育药具全覆盖，为街道、社区居委会、社区计生（卫生）服务中心、服务站、社会单位、流动人口市场等计生服务场所配备了 145 个药具自取架，方便育龄群众领取避孕药具。推广人机互动自助式计划生育药具服务管理新模式，新安装 23 台第二代身份证免费避孕药具自助发放机，实现了 24 小时提供自助式产品，提高了免费药具发放公共服务的社会化和信息化水平。全区共有 195 个避孕药具发放点，全年发放避孕套 2021800 只、宫内节育器 1800 套、壬苯醇醚膜 3000 张、壬苯醇醚凝胶 2000 只、壬苯醇醚栓 5200 盒、复方左炔诺孕酮片 1000 板、左炔诺孕酮炔雌醇（三相）片 600 板、醋酸甲地孕酮片 500 板，总金额 51 万元。为育龄妇女举办避孕节育知识健康知识讲座，宣传普及妇科常见病防治、不同时期避孕方法、更年期保健等避孕节育生殖健康知识。

孕前优生健康检查项目。组织区妇幼保健院项目技术人员参加国家卫生计生委举办的项目培训班，提高技术人员业务水平和服务能力。在社区、机关、社会单位广泛宣传免费孕前优生健康检查项目，提高群众知晓率；街道工作人员在办理生育服务证时进行宣传，引导育龄群众自觉自愿参与免费孕前优生健康检查；向楼宇、市场、出租楼房地下室及社区的流动人口宣传免费孕前优生健康检查的有关知识，鼓励流动人口政策内怀孕的夫妇积极参与。通过入户摸底，将符合生育政策计划怀孕的育龄夫妇确定为免费孕前优生健康检查项目的重点宣传服务对象，有针对性地开展优生健康检查宣传、咨询、引导、督促和组织目标人群自愿接受孕前优生健康检查。全年为 376 对待孕夫妇提供免费孕前优生健康检查服务。

0~3 岁婴幼儿早教项目。深化以区"非童凡响"婴幼儿早期发展指导中心为主体，以街道科学育儿基地为分支，以社会专业早教机构为支撑的"三位一体"早期教育工作体系。由区人口计生委主办、9 家社会早教机构承办，免费为 0~3 岁婴幼儿家庭提供 4 次、总价值 600 元的早教课程体验服务，近 400 个家庭参与活动，发放早教服务包 2500 个。利用区、街、居服务网络资源优势开展早教活动，通过组织家长和宝宝开展亲子游戏，提高婴幼儿的适应能力、交往能力和创造能力，提升家长科学育儿意识。组织街道早教骨干参加市级师资培训，提高早教服务能力和服务水平。

计生关怀 全面落实国家计划生育家庭奖励扶助政策，健全独生子女伤残、死亡家庭社会扶助制度。全区独生子女伤残、死亡特扶家庭共 1050 人的特别扶助款全部发放到位，共发放各项奖励费、经济帮助款 310.89 万元。投入 50 余万元开展计划生育特别扶助家庭系列帮扶工作。

4~11 月，区人口计生委联合区社会公益组织，对 651 户 1049 名计划生育独生子女伤残、死亡家庭父母开展计生特扶家庭帮扶项目。项目包括便民服务、发放爱心包、健康检查和京郊一日游等，向特扶家庭发放爱心包，以及价值 120 元的便民服务卡，共计 125880 元。为 155 名失独老人进行免费健康检查。

调查与研究 组织开展户籍育龄妇女"单独"夫妇信息核查、2014年中国计划生育家庭发展追踪调查。加强人口问题研究，完成区长主持的区重点协作课题的子课题——"关于破解我区人口难题，推进人口与资源环境协调发展的对策研究"，以及《关于石景山区人口出生及自然增长情况分析》《关于石景山区计划生育特扶家庭伤残子女调研报告》等4篇调研报告。

信息化建设 与区经信委共同完成区人口综合信息平台二期开发建设及测试验收。二期平台增加了统计分析、人口电子地图、人口综合信息和辅助决策等功能，实现了人口信息与地理信息融合对接，强化了查询统计功能。同时梳理人口信息相关指标体系，发布相关人口数据、调研成果，并完成系统内数据的清洗比对。通过半年的试运行，系统运行稳定，各项功能及性能指标符合设计要求，对领导决策、人口调控和各部门业务应用起到辅助作用。

协会工作 各级计划生育协会组织160个，团体会员125个，个人会员39926人，八角街道新成立"两新组织"计生协。

幸福家庭创建活动。 5月25日~8月21日，举办第三届石景山区幸福家庭文化节，各街道、社区围绕"幸福家庭·和谐人口"的主题，先后组织60多场文体宣教活动，参与群众2万多人次，包括宝宝大赛、文艺演出、趣味运动会、幸福家庭博物馆日、主题夏令营、知识讲座、宣传一条街、亲情服务等系列活动。

（撰稿：王 芹 审核：徐振男）

石景山区卫生计生委领导名单

党 委 书 记 张 帆
主 任 葛 强
副书记兼纪委书记 张明华
副 主 任 朱昌领 李凤芹 杨晓红

门头沟区

卫生工作

概况 全区设4个街道办事处、103个居委会，9个镇、178个行政村。常住人口30.6万人，其中户籍人口24.9万人。辖区医疗卫生机构260个，其中医疗机构251个，包括营利性31个、非营利性220个。卫技人员3282人，其中执业（助理）医师1120人、注册护士1388人。实有床位2859张。每千常住人口拥有卫技人员10.73人、执业（助理）医师3.66人、注册护士4.54人，实有床位9.3张。

生命统计。 户籍人口出生2561人，出生率10.29‰；死亡1953人，死亡率7.85‰；自然增长率2.44‰。因病死亡1871人，占总死亡的95.80%。死因顺位前十位依次为：恶性肿瘤，心脏病，脑血管病，呼吸系统疾病，损伤和中毒，消化系统疾病，内分泌、营养和代谢及免疫疾病，传染病，泌尿、生殖系统疾病，血液及造血器官疾病。户籍居民期望寿命81.32岁。

卫生改革 不断完善公立医院改革。进一步整合区域医疗卫生资源，将区妇幼保健院纳入区医院集团管理。制定《关于进一步加强政府购买服务医院监管体系建设的实施意见》，加大对政府购买服务医院监管力度。探索建立适应行业特点、体现医务人员技术劳务价值的绩效考核分配制度，加紧完善区医院薪酬制度改革方案。区医院、区中医医院改革成效持续显现。在全市医改综合考核中，连续3年获得创新考评第一档；深圳市等13个市县先后前来参观、考察、学习。

推进医师多点执业注册工作，调整、完善多点执业行政许可对外公开事项，保证医师多点执业注册合法合规，促进优质医疗资源平稳有序流动和科学配置。全年共办理8名医师到区医院多点执业注册。

社区卫生 有社区卫生服务中心10个（不含斋堂医院）、社区卫生服务站29个。以"4+N"（其中"4"为基本公共卫生服务、常见病和多发病诊治、中医药服务、急诊急救，"N"为各单位开展的特色服务）能力建设为重点，强化资源和要素配置。在新建居住区增设临时服务站2个，老旧小区迁扩建服务站1个。推进脑卒中防治一体化管理，推进对口支援、预约转诊、分级诊疗，8 名社区医生完成规范化进修。经第三方调查显示，门头沟区职工满意度全市排名第四位，居民满意度排名第六位。通过慢病防治一体化完善家庭医生式服务模式，家庭医生签约率29.12%。完善双向转诊机制，开通转诊绿色通道，大医院对基层医疗机构转诊患者优先。

农村卫生 有村卫生室 140 个，均为非营利性集体办，在岗乡村医生 163 人。强化村卫生室管理，调研辖区村卫生室运行情况，制定《关于加强门头沟区村卫生室管理的意见》，明确有关部门的职能任务，保障农村居民获得公共卫生和基本医疗服务。规范乡村医生执业管理，完成 187 名乡村医生执业证书有效期满再注册工作。制定《2014 年门头沟区乡村医生岗位培训实施方案》，按计划组织乡村医生理论培训率和临床实践。乡村医生岗位培训率 100%。

新型农村合作医疗。参合 44040 人，参合率99.87%，年人均筹资由 680 元增至 1000 元（其中个人缴费 100 元），全年筹资 4183.8 万元。参合年度内门诊报销封顶线由 400 元提高到 800 元。在清水卫生院开展门诊实时报销试点，简化区外就医报销流程，进一步方便山区参合农民。全年新农合受益 16622 人次，基本医疗支出 4062.03 万元，结余 121.77 万元。大病保险支出 339.11 万元，479 人次受益。进一步完善与商业保险机构共保联办、风险共担的经办机制，建立完善对经办机构的考核和满意度测评机制，保护参合农民利益，保障基金安全，提高基金使用效率。

疾病控制 法定传染病报告发病率 622.77/10万，无甲类传染病报告；乙类传染病报告发病率282.93/10 万，死亡率 1.90/10 万；丙类传染病报告发病率 339.84/10 万，无死亡。发病率前三位的疾病为：其他感染性腹泻（181.77/10 万）、手足口病（138.78/10 万）、痢疾（104.01/10 万）。开展肠道传染病防控培训及肠道门诊技术指导。进行霍乱弧菌检测，累计监测采样 315 件（其中外环境 55 件，水、海产品 158 件，熟食品 102 件），结果均为阴性。在哨点医院开展流感监测，累计监测门急诊病例1068804 人次，发现流感样病例 4874 人次，占就诊人数的 0.46%，比上年下降 20.69%。全年流感病原学监测采样 674 人次，阳性 109 人次，阳性率 16.17%。其中甲型 H3N2 流感 54 人次、甲型 H1N1 流感 25 人次、乙型（Yamagata）流感 30 人次。结核门诊接诊患者 767 人次，新发肺结核病例 44 人，卡介苗门诊补种 555 人次。对校医进行结核病防控知识培训；发现学校结核病患者 4 人，按工作规范进行处理；密接筛查 73 人，未发现后续病例。对大峪中学新疆班、职高等入学新生 159 人进行结核病筛查。在 6 处公交车站设置宣传广告，开展世界防治结核病日宣传活动，向医疗、教育系统单位发放通知及宣传品。对医疗机构进行结核病督导检查 3 次。对 3 家狂犬病免疫预防门诊进行督导检查和现场业务指导。

艾滋病防治。区医院、妇幼保健院、疾控中心 3家自愿咨询检测门诊对 628 人进行咨询、HIV 抗体、梅毒抗体检测，检出 HIV 抗体阳性 4 人、梅毒抗体阳性 9 人。区医院性病门诊、京煤集团总医院泌尿外科2 个艾滋病监测哨点共监测 276 人，检出梅毒抗体阳性 12 人，未发现 HIV 抗体阳性。对 406 名监管场所被监管人员进行 HIV 抗体检测，检出丙肝抗体阳性 4人、梅毒抗体阳性 6 人、HIV 抗体阳性 1 人。对现居住在本区的 45 名感染者和患者进行定期随访、CD4细胞检测，6 人进行配偶检测，为 9 人发放生活救助款，全部进行结核病筛查，31 例病例予以免费抗病毒药物治疗。加强高危人群监测，对 143 名娱乐场所女性工作人员、401 名煤矿工人进行采血和问卷调查。针对 MSM、暗娼、吸毒等高危人群开展干预。与教委联合开展"舞动红丝带，呵护青少年"——艾滋病知识宣传校园行巡讲活动。

慢病防治。开展社区高血压患者自我管理小组95 个，管理 1425 名高血压患者；糖尿病同伴支持 5组，管理糖尿病患者 75 人；功能单位慢病健康管理4 个单位 80 人。推进全民健康生活方式行动，开展示范创建活动，大峪中学、京西建国餐厅等 4 类 12家单位通过验收。实施农村癌症早诊早治项目，继续开展社区脑卒中筛查与防控、户籍居民肿瘤患者社区随访及监测。作为新增国家级监测点，完成 600 人慢性病及其危险因素监测。

地方病防治。碘盐监测采样 300 份，其中合格碘盐 276 件，不合格碘盐 6 件，非碘盐 18 件。碘盐覆盖率 94%，碘盐合格率 97.9%，合格碘盐食用率92%，非碘盐率 6%。完成育龄妇女、孕妇、8～10岁儿童及成年男性人群尿碘监测工作。开展孕妇碘营养状况队列研究、孕妇碘营养状况甲状腺 B 超检测项目。在斋堂小学开展了学生甲状腺 B 超监测。

精神卫生。在册重性精神障碍患者 2151 人，其中疾病期、波动期 229 人，稳定期、慢衰期 1314 人，重点患者 80 人。上报重性精神障碍报告卡 245 例，重性精神障碍患者出院信息 149 例，新建精神卫生健康档案 67 份。重性精神障碍患者在册管理率 93.7%，在管患者规范管理率 83.91%，规律服药率 68.64%，患者检出率 5.4‰，在管患者病情稳定率 86.2%。开展重性精神障碍患者免费健康体检，完成体检 929人，体检率 62.8%。开展门诊免费基本药品治疗严重精神障碍工作，增加免费服药品种，扩大免费服药人群，全年免费投药 5455 人次，523 人长期享受免费服药，投药金额 46.56 万元。继续开展精神分裂症社区康复适宜技术。成立精神卫生扁平化管理小组，定期指导基层工作，提高基层医务人员的服务能力。

学校卫生。全年中小学生应体检 18789 人，其中视力不良检测 18017 人，检出率 43.48%；营养不良检测 17468 人，检出率 13.84%；肥胖检测 18009 人，检出率 18.01%；恒牙龋齿检测 17958 人，检出率 19.06%。

计划免疫。第一类疫苗基础和加强免疫报告接种率均为 100%。0~6 岁儿童预防接种建卡 16597 张，建卡率 100%，第一类疫苗接种率 100%。接种不良反应发生率 27.04/10 万。开展水痘、麻疹、麻风等疫苗应急接种 744 人次。开展外来务工等流动人员麻疹和 A+C 群流脑疫苗接种 1614 人次。全区共免费接种流感疫苗 23146 人，其中学生 9604 人、60 岁以上老年人 13542 人。

职业卫生。职业危害单位 112 家，进行职业危害检测单位 41 家；接触职业病危害劳动者应体检 7468 人，实际体检 4980 人。全年确诊职业病 767 人，全部为尘肺病。对有毒有害用人单位 27 家共 50 人进行职业卫生知识培训。

健康教育与健康促进。在落坡岭社区、大台湿地标识了 2 条健康步道；在水闸西路社区、峪园社区、蓝龙家园社区建设健康知识宣传栏 10 组；在 14 个社区、街道建设了 14 套健康自测小屋系统。3 人当选北京市健康使者。开展全民健康生活方式示范创建活动，12 个单位通过了示范单位、示范社区、示范食堂和示范餐厅的考核验收。开展健康知识讲座 400 余场。开展北京市健康促进示范村、北京市健康社区创建活动，4 个社区成功创建北京市健康社区。邀请 4 名市级健康科普专家进行常见病知识宣教。选出 3 名社区指导员参加全市性的培训。

卫生监督　接待群众咨询 2123 人次。接到食品安全企业标准备案申请 29 件，全部受理，备案成功 13 件。接到公共卫生与放射申请 210 户，受理 190 户，其中放射卫生审查 9 户、竣工验收 10 户。发放卫生许可证 171 个，其中公共场所 110 个、生活饮用水 38 个、放射卫生 23 个。医政办结 648 件，其中医师 113 件、医疗机构 308 件、麻卡 1 件、护士注册 226 件。

公共卫生监督检查。7 月，对辖区 5 家游泳场馆进行专项监督检查，包括石英砂等过滤材料的更换情况，游泳池水余氯、酸碱度、浑浊度，水循环量，每日补水量，以及消毒剂卫生批件、浸脚池卫生状况、禁泳标示牌等。5 家游泳场馆其中 2 家未营业，检查

的 3 家游泳场馆总体情况良好。对辖区 30 户公共场所（住宿场所 10 户、沐浴场所 6 户、游泳馆 3 户、美容美发 6 户、商场超市 5 户）进行监督检查，检查结果总体情况良好。在全区范围内开展现场制售饮用水机的监督检查，共检查 69 台现场制售水机，针对检查中发现的制售水机消毒灯不亮、未按要求对水质进行检测、涉水产品卫生许可批件过期等问题，督促有关单位改进。年内，对全区中小学和托幼机构开展饮用水安全专项检查，全区校园内共有自备水源 3 处，供水设施运行正常。检查了 64 所中小学及托幼机构的 360 台饮水机，其中电开水器 225 台、温开水器 135 台，发现个别学校（幼儿园）使用桶装水未按要求分批次索要卫生合格证明等问题。开展饮用水专项卫生监督检查，共监督检查全区农村自备水源 66 处，针对问题向各镇政府下发了关于农村饮用水安全问题的告知函。对 10 户二次供水单位进行检查，均能按照《二次供水设施卫生规范》要求对储水设备进行定期清洗消毒，相关证照齐全，应急预案及检测资料齐全，未发现明显违法行为。

医疗卫生专项检查。对辖区 26 家民营及个体医疗机构和 6 家二级以上医疗机构进行监督检查，并对全区内流动人口密集的工地、集贸市场、早市、乡镇街道、城乡接合部等地区的非法行医活动进行专项打击和取缔。对辖区中医药研究机构进行排查，共排查中医药研究机构 12 家，其中 5 家在区工商局注册，7 家为中医药研究机构。辖区内无血站，由北京市红十字血液中心负责辖区内的血液采集工作，未发现存在冒名顶替、非法组织他人献血等行为。

公共场量化分级管理。截至 12 月 10 日，全区公共场所共有 244 个，其中理发店、美容店 147 个，旅店业 53 个，公共浴室 16 个，文化娱乐场所 9 个，商场（店）、书店 14 个，游泳场（馆）5 个。住宿、游泳场馆、沐浴场所、大型商场超市卫生监督量化分级管理达到 100%，美容美发场所 50%，文化娱乐场所 20%。

公共卫生投诉举报。全年卫生监督所共接到群众投诉举报 63 起，其中公共场所 5 起、生活饮用水 28 起、医疗卫生 28 起。处理 63 起，处理满意率 100%。

爱国卫生　下发《关于进一步加强机关单位无烟环境建设的通知》，要求全区各机关单位开展无烟环境建设，发放公共场所禁烟标识 2200 块。1~5 月，对各镇街环境卫生状况进行打分排名，对环境脏乱点实行销挂账管理，每月在政府常务会上通报。在 5 个社区开展居民家庭蚂蚁、蟑螂密度监测，每月监测 100 户。制定《门头沟区 2014 年爱国卫生工作要点》，从完善爱国卫生组织机构、扎实推进健康促进

工作、完成爱国卫生日常任务 3 个方面确定年内 10 项重点工作任务；成立新一届区爱卫会。对斋堂镇国家卫生镇创建工作进行 12 次创建工作指导和《国家卫生镇标准》培训，于 10 月通过了市级综合考核验收。4 月 7 ~ 18 日，开展全区春季统一灭鼠活动。4 月，开展爱国卫生月活动，清理积存垃圾和卫生死角。5 月，开展全区无吸烟家庭评选活动，评选出无吸烟家庭 2000 户，并发放无吸烟家庭标识牌；在新桥路中学体育馆前开展以"提高烟草税"为主题的第 27 个世界无烟日主题宣传活动，发放控烟宣传海报 2400 张，控烟手提袋 500 个，各类宣传折页 8000 余份。6 ~ 10 月，开展全区夏秋季统一灭蚊蝇活动。9 ~ 12 月，组织实施健康北京灭蟑行动，对全区 35011 户有蟑螂家庭进行入户消杀。

妇幼保健　妇女保健。孕产妇 2548 人，系统管理率 97.49%，住院分娩率 100%，剖宫产率 50.37%，无孕产妇死亡，围产儿死亡率 5.06‰。共为 203 人提供免费婚前保健服务，婚检率 3.69%；查出疾病 18 人，患病率 8.87%。妇女病体检 26019 人。

儿童保健。新生儿死亡率 1.56‰，婴儿死亡率 1.95‰，5 岁以下儿童死亡率 3.12‰。新生儿疾病筛查率 99%，出生缺陷发生率 11.28‰。0 ~ 6 岁儿童 12720 人，系统管理率 94.55%。6 个月内婴儿纯母乳喂养率 69.31%。

医疗工作　全年门诊 2534832 人次，急诊 141962 人次，留观 20352 人次，出院 30831 人次，病床使用率 82.97%，平均住院日 21.8 天，死亡率 2.04%，住院手术 7163 人次。

护理工作。医护比 1∶1.25。ICU 床位 7 张。组织二级医院开展优质护理服务评价，落实责任制整体护理，实施护士分级岗位管理，推进优质护理服务持续、深入开展。组织二级医院 40 名护理人员参加北京市千名临床护理骨干静脉输液规范化培训。二级医院共发生护理不良事件 62 例，上报率、整改率均为 100%。

对口支援。开展第八期第二批援疆干部选派工作，选派区医院骨科、妇产科 2 名高年资主治医师赴新疆和田洛浦县人民医院开展专业技术援助。通过带教出诊、讲座培训、疑难病例讨论、引进新业务新技术等方式，提升辖区二级医院、社区卫生服务中心医疗服务能力和管理水平。

血液管理。辖区 3 家用血医疗机构均制定了年度临床用血计划，开展互助献血，推行成分输血，检查中未发现应急采血，未发现血液来源存在问题和未经批准向其他医疗机构供应血液现象，未发现违规开展脐带血采集或保存业务。全区医疗用血 1554 单位，成分输血率 100%。

特殊药品管理。全区共有 10 家医疗机构持有《麻醉药品、第一类精神药品购用印鉴卡》，完成对 10 家医疗机构 2015 ~ 2017 年度印鉴卡换发工作。组织专项检查，确保麻醉药品、第一类精神药品的安全管理和使用。

全区二级以上医院药品集中招标采购 12993.46 万元，社区卫生服务机构零差率药品采购 6910.06 万元。

医学教育　举办继续医学教育项目培训 354 项，培训 5.1 万人次。派出 10 人到上级医院进修学习，组织 2954 人参加继续医学教育学习，达标率 100%。组织乡村医生参加临床见习、实习和理论培训，提高乡村医生的技术水平。加强社区医务人员岗位培训，组织社区卫生人员参加继续医学教育必修课、全科医师中成药合理使用、社区慢病防治、全科医学诊疗常规等各项培训，推荐 1 人参加专业骨干培训，4 人参加全科医师骨干转岗培训。

科研工作　获北京市中医药科技项目立项 2 项；承担科研项目 27 项，其中国家级项目 1 项。

"8＋1"行动　"8＋1"行动是北京市各民主党派重点支持门头沟区发展行动。通过各民主党派组织市级医院专家到辖区帮扶建设重点科室、举办专业讲座、开展业务培训、成立名医工作室等，建立开展常见病、多发病、慢性病管理的协作机制，提升受援单位的医疗卫生服务水平。

财务管理　总收入 94527.4 万元，其中财政拨款 31074.8 万元。总支出 91001.1 万元，其中基本支出 78754.8 万元，项目支出 12246.3 万元，比上年减少 3094.58 万元。

（撰稿：张　莹　审核：野京城）

计划生育工作

概况　全区户籍育龄妇女 58553 人，其中已婚育龄妇女 39275 人。户籍人口计划生育率 98.10%，出生人口性别比 103。户籍人口独生子女累计领证 19509 人，独生子女父母领证率 68.66%。办理生育服务证 2288 个，其中办理一孩 1782 个、二孩 506 个。

全年人口计生经费总投入 816.17 万元，人均计生经费 74.08 元；流动人口计生经费总投入 33.1 万元。

改革与管理　2 月 21 日，北京市"单独二孩"政策正式启动，全区计生部门做好审批工作，对符合条件的夫妇，本着"即来即审"的原则进行审核，提高办事效率。年内，"单独"申请再生育子女296人，占再生育审批总数的59%。

全面完成目标管理责任书，户籍人口出生总数控制在2600人以内，户籍人口计划生育政策符合率达到97%以上。

宣传教育 7月17日~10月24日，在大台街道湿地公园举行第九届京西人口文化节暨大台街道首届社区文化节。区人口计生委及大台街道办事处主要领导、主管领导、区属相关部门及各镇街主管领导、计生办负责人、大台街道辖区单位、地区15支志愿者代表队共计300多人参加了开幕式及千米健步走活动，与会领导为大台街道志愿者联合会揭牌，并为0~3岁独生子女困难家庭代表颁发了"百名山里娃人生第一照"相册和相框。文化节以"心系百姓·服务万家"为主题，以大台街道首届社区文化节为载体，举办"感悟青春"征文活动。区人口计生委为部分村居配备宣传设备，在上清水村公园内建设健康乐园，为区早教基地配备婴幼儿游泳设施，在妙峰山镇神泉峡风景区建设幸福人生路主题公园及农耕儿童乐园，为550个符合条件享受奖励扶助和伤残特别扶助的家庭投保了计生家庭意外伤害保险，实施"暖心计划"，向187个符合条件的失独家庭提供养老、疾病身故、意外伤害等保险，建设青春期健康教育基地，为符合条件准备怀孕的夫妇提供免费孕前优生健康检查，在王平镇吕家坡村建立"心灵家园"基地等一系列服务活动。

8月13~14日，按照北京市"六型社区"（干净社区、规范社区、服务社区、安全社区、健康社区、文化社区）创建标准，区人口计生委深入9个镇街13个社区对于"健康型"社区中涉及计划生育的11项内容进行检查指导，对照标准逐条查看社区计生基础资料整理情况、宣传服务设施是否齐全有效、社区居民领取避孕药具是否方便快捷、育龄妇女计划生育生殖保健知识知晓率、计生信息档案微机管理，以及为流动人口提供计划生育法律法规、政策咨询、宣传教育、避孕节育、生殖保健等方面的综合服务情况，帮助社区完善"健康型"社区创建工作。

8月18日、19日，举办两期人口计生系统村（居）专干培训班，邀请国家人口宣传教育中心主任张汉湘、北京经济管理干部学院心理健康教育中心负责人徐晓沄老师授课，各镇街计生工作主管领导、计生工作负责人、村居专干及区人口计生委全体人员共350余人参加培训。为了提高全区0~3岁婴幼儿早教水平，聘请"红黄蓝"早教机构师资深入大台地区举办"宝贝计划"0~3岁婴幼儿早期教育活动，普及儿童早教知识，并请专业幼教老师到社区中开展

系列亲子教育活动。

流动人口管理 有流动成年育龄妇女6521人（其中已婚育龄妇女5539人），持婚育证6190人，持证率94.9%。参加孕检3675人次，其中免费孕检3047人次。查实流动人口出生252人，其中符合政策出生228人，符合政策出生率90.48%。

计生服务 有免费药具社会对外发放网点335个、单位对内发放网点200个，发放免费避孕药具10余种共334422.3元，新增网络版免费药具自助发放机25台。

生殖健康 继续开展国家免费孕前优生健康检查项目，选定区医院和妇幼保健院为定点医院，超额完成市卫生计生委下达的300对指标。开展"生殖健康知识六进"（进工地、进机关、进军营、进社区、进市场、进农村）活动，生殖健康宣讲团深入机关单位、镇街、村居巡回授课，采取课上互动交流、课后健康咨询等形式，讲授优生优育、生殖保健、更年期保健、科学育儿等知识，开展讲座26场，惠及群众1936人次。发放优生优育、女性保健、更年期保健、知情选择等知识折页2500余份。为城子街道"心灵家园"基地培训家庭保健员。科技周期间，以"科技生活创新圆梦"活动为载体，开展"生殖健康伴你行"系列宣传服务及体检活动。

计生关怀 发放独生子女父母奖励费20438人1283620元，奉献二孩生育规划奖励61人30500元，独生子女父母年老时一次性奖励1616人1616000元，农村部分计划生育家庭奖励扶助610人878400元，独生子女伤残家庭特别扶助303人1454400元，独生子女特别扶助187人1122000元。落实区利益导向文件精神，发放独生子女意外伤残、死亡对其父母的一次性经济帮助20人20万元；发放独生子女未满18周岁，独生子女父母发生意外伤残、死亡一次性家庭救助20个家庭10万元；发放区级农村部分计划生育家庭奖励扶助配套资金221200元。

协会工作 有各级协会组织302个，会员26181人。加强示范村（居）建设，3个村居被评为全国人口计生基层群众自治示范村（居）。按照市计生协会统一部署，完成"暖心卡"发放工作，全区共发放"暖心卡"187张，惠及119户家庭。继续开展"暖心卡"帮扶人员情况调查，对2014年以前领取"暖心卡"的失独人员进行基本情况、收入、住房、医疗、健康等方面的调查，根据调查数据更新"暖心卡"帮扶人员情况电子档案。继续开展计生家庭意外伤害保险工作，全区投保总额52万元。同时，投入33000元为550户符合条件的奖扶、特扶人员投保，惠及1424人。落实失独家庭亲情牵手机制，区

人口计生委、区计生协会全体干部职工与清水镇的失独家庭牵手。

（撰稿：陈伟静　审核：崔燕玲）

门头沟区卫生计生委领导名单

工 委 书 记　王锡东

主　　　任　野京城
工委副书记　野京城　宋利宁
纪工委书记　杨桂芬
调 研 员　谢春雪
副 主 任　齐桂平　王俊义　王 辉　杨立新
　　　　　　李 超

房山区

卫生工作

概况　全区设 8 个街道、6 个乡、14 个镇、459 个村，有村民委员会 459 个、社区居委会 130 个。常住人口 103.6 万人，其中户籍人口 79.4 万人。有医疗卫生机构 980 个，其中医疗机构 976 个，包括营利性 169 个、非营利性 807 个。实有床位 6173 张。卫技人员 8757 人（不包括部队医院），其中执业（助理）医师 3315 人、注册护士 3578 人。每千常住人口拥有卫技人员 8.45 人、执业（助理）医师 3.2 人、注册护士 3.45 人，实有床位 5.96 张。

生命统计。户籍人口出生 8019 人，出生率 10.15‰；死亡 5540 人，死亡率 7.01‰；自然增长率 3.14‰。因病死亡 5252 人，占总死亡的 94.80%。死因顺位前十位依次为：心脏病，脑血管病，恶性肿瘤，呼吸系统疾病，损伤和中毒，内分泌、营养和代谢及免疫疾病，消化系统疾病，神经系统疾病，传染病，泌尿、生殖系统疾病。户籍人口期望寿命 79.16 岁，其中男性 77.45 岁、女性 80.89 岁。

卫生改革　公共卫生服务均等化覆盖全区，基本和重大公共卫生服务项目全部落实。探索引入社会资本参与公立医院改革，完善工作方案。实施医疗机构与 37 家养老机构对接，提供日常巡诊服务，开辟急救绿色通道。推进区域医联体建设，东部以良乡医院为核心医院、16 家合作医院，西部以房山医院为核心医院、11 家合作医院，于 7 月 9 日签订两大医联体协议；9 月 30 日，良乡医院与长阳社区卫生服务中心紧密型医疗联合体运行新模式；同时，还建立了以房山区中医医院为核心医院、11 家合作医院的医联体。试行医师多点执业，有 3 家二级及以上医院在

8 家乡镇卫生院开展医师多点执业，共有 15 名医师参与。区级医院推进总额预付支付方式，实行全成本核算管理，推行与经济收入脱钩的绩效考核办法。

3 月 10 日，房山区良乡医院被核定为三级综合医院。12 月 29 日，成立房山区卫生和计划生育委员会。12 月 31 日，房山区卫生和计划生育委员会揭牌。

社区卫生　运行社区卫生服务中心 24 个、社区卫生服务站 183 个，在岗人员 1848 人（不含燕山地区）。1 月 14 日，组织房山区家庭保健员知识竞赛，有 21 个家庭 63 人报名参赛，年龄最大 72 岁、最小 10 岁。4 月 16 日，韩村河社区卫生服务中心被评为北京市基层中医药综合服务诊区建设单位。4 月，印发《房山区开展功能社区卫生服务工作方案》，确定在琉璃河、大石窝、韩村河、长沟、阎村、城关街道、燕山地区 7 家社区卫生服务中心开展功能社区卫生服务，每家中心选择 1 个功能社区（单位）开展健康管理服务。自 10 月 1 日起，全区 22 家社区卫生服务中心与房山公安分局联合建设"警务卫生功能社区"。全年培养家庭保健员 1691 人，其中中医保健员 345 人。累计培养家庭保健员 11400 人，其中中医保健员 800 人。共成立 318 个社区卫生服务团队，与 20.39 万户 46.32 万人签订家庭医生式服务协议，签约率 45.86%，其中签约重点人群 20.32 万人、65 岁以上老年人 7.66 万人、慢病人群 13.85 万人。建立家庭电子健康档案 34.06 万份、个人电子健康档案 73.82 万份，电子健康档案建档率 73.09%。

农村卫生　建立乡村医生执业注册、定期考核、继续教育等制度。村卫生室（集体办）531 个、卫生服务站（乡、镇卫生院设点）186 个，乡村医生 698 人。

新型农村合作医疗。参合 311365 人，参合率 99.9%。人均筹资 1000 元，其中个人缴费 100 元。共筹资 31192.76 万元，其中市、区、乡三级财政补贴 28022.70 万元、个人缴纳 3113.65 万元、利息收入 56.41 万元。共为 1263913 人次补偿 26885.75 万元。其中普通门诊 1205045 人次，总费用 19169.13 万元，补偿 8011.28 万元；普通住院 28117 人次，总费用 32833.49 万元，补偿 14461.91 万元；特病门诊 1366 人次，总费用 1082.09 万元，补偿 582.91 万元；大病保险补偿 1155 人次，补偿 569.59 万元；二次补偿 28230 人次，补偿 3260.06 万元。

疾病控制　传染病防治。法定传染病报告 20 种 7165 人次，发病率 701.78/10 万；死亡 8 人（梅毒 1 人、肺结核 1 人、狂犬病 1 人、肝炎 3 人、艾滋病 2 人），死亡率 0.78/10 万。其中乙类传染病发病率 202.45/10 万、死亡率 0.78/10 万，丙类传染病发病率 499.32/10 万、无死亡。发病率居前三位的疾病为：手足口病（238.20/10 万）、其他感染性腹泻（226.84/10 万）、痢疾（46.82/10 万）。确诊登记活动性肺结核及胸膜炎 239 人，其中菌阴肺结核 157 人、菌阳肺结核 55 人、结核性胸膜炎 27 人。免费痰涂片检查 3273 人次，痰结核菌培养 1541 人次，胸部 X 线免费检查 1769 人次。肺结核患者密切接触者体检 376 人，无活动性肺结核；学校密切接触者体检 368 人，PPD 强阳性反应 29 人，预防性用药 6 人。对 6 所学校大一新生 PPD 监测 8877 人，其中强阳性拍片 349 人，痰涂片检查 18 人次，痰培养检查 12 人次，发现活动性肺结核 3 人。新报告 HIV/AIDS 52 人，其中 HIV 感染者 35 人、AIDS 17 人。性病门诊监测 319 人次，HIV 抗体阳性 1 人，梅毒抗体阳性 83 人，梅毒非特异性梅毒血清学试验（RPR）阳性 75 人。暗娼人群监测 134 人次，无 HIV 抗体阳性，梅毒抗体阳性 7 人，梅毒 RPR 阳性 3 人。吸毒人群行为监测 383 人次，HIV 抗体阳性 9 人，梅毒抗体阳性 43 人，梅毒 RPR 阳性 21 人，丙型肝炎病毒（HCV）抗体阳性 67 人。免费自愿咨询 648 人次，接受 HIV 抗体检测 641 人次。手足口病发病 2432 人，暴发疫情 4 起，重症 4 人。猩红热聚集性疫情 2 起 6 人。布病 5 人。肾综合征出血热输入病例 1 人。

慢病防治。成功创建健康餐厅、健康食堂、健康单位各 5 家，健康社区 23 家，累计创建健康机构 67 家。创建健康示范园 1 家（房山新城滨水森林公园），健康步道 1 条（房山新城滨水森林公园内健康步道）。培训健康生活方式指导员 204 人。继续开展北京市脑卒中患者规范化管理，在韩村河镇、周口店镇、琉璃河镇、窦店镇、河北镇和青龙湖镇共筛查

6345 人，查出 3 项及以上危险因素人群 1865 人、1~2 项危险因素人群 3028 人，卒中患者 869 人。完成对 3 项及以上危险因素人群的每年 4 次随访、1~2 项危险因素人群每年 1 次随访。国家脑卒中筛查及干预项目点在长阳镇，任务量 1000 人。完成北京市成人慢病及其危险因素监测项目 960 人。创建高血压自我管理小组 107 个。在城关、石楼、韩村河、燕山 4 个社区开展"社区糖尿病患者自我管理干预效果及成本－效果研究"项目。创建糖尿病自我管理小组 34 个。各社区完成存活肿瘤患者 2653 人的随访工作。直肠癌筛查，共完成问卷初筛 3404 份，便潜血检查 2161 人、结直肠镜检查 626 人，发现患病 85 人（其中伴中、重度异型增生的其他病变 1 人，早期癌 3 人、中晚期癌 1 人），其中早期患病 84 人，患者均得到及时治疗。

地方病防治。采集 5 个乡镇居民户食用盐样 300 份，碘盐覆盖率 96.67%，居民合格碘盐食用率 96.67%；检测育龄妇女 222 人、孕期妇女 221 人、学龄儿童 242 人、成年男性 223 人的尿样，其中低于尿碘标准的 85 人；完成 50 名学龄儿童甲状腺容积检测，发现 2 人甲状腺肿大。

精神卫生。有精神障碍患者 4139 人，其中 6 类重性精神障碍患者 3836 人，发病率 3.749‰，管理率 95.49%，治疗率 78.76%，稳定率 99.11%。为 1849 名患者提供免费基本药品。

学校卫生。中小学生体检 67328 人，其中营养状况检查 62594 人，肥胖检出率 16.02%，营养不良检出率 5.43%；检查视力 62510 人，视力不良检出率 44.54%；沙眼检查 62359 人，沙眼检出率 0.04%；口腔检查 61946 人，龋患率 9.70%，龋齿充填率 52.64%；缺铁性贫血检查 62349 人，贫血检出率 0.99%。

计划免疫。常规接种疫苗共计 356094 人次，其中一类疫苗接种 285379 人次、二类苗接种 70715 人次。一类疫苗接种率分别为：乙肝疫苗 99.66%、卡介苗 99.47%、脊灰疫苗 99.98%、百白破疫苗 99.97%、白破疫苗 99.95%、麻风疫苗 99.97%、麻风腮疫苗 99.97%、麻疹疫苗 100%、流脑 A 群疫苗 99.96%、流脑 A＋C 群疫苗 99.95%、乙脑疫苗 99.97%、甲肝疫苗 99.98%。流动儿童一类疫苗共接种 83700 人次，接种率在 99.21% 以上。对外来务工人员共接种流脑 A＋C 群疫苗 3377 人次、麻疹疫苗 5220 人次，医务人员接种麻风疫苗 335 人次。应急接种 222 次 5472 人次，其中麻风疫苗 114 次 1981 人、麻风腮疫苗 23 次 527 人、水痘疫苗 85 次 2964 人。累计接种流感疫苗 86338 人（不含燕山地区），其中

免费接种 85367 人（学生 37414 人、接种率 67.16%、60 岁以上老年人 47398 人、接种率 60.07%，警察 27 人，医务人员 528 人），自费接种 971 人。狂犬病免疫预防门诊处置犬咬伤 10074 人次。

职业（放射）卫生。共检测 123 家单位 1733 件样品，合格率 100%；体检 164 家单位 2781 人，检出职业禁忌证 67 人，无疑似职业病。接报职业病病例 723 人，其中尘肺 719、其他职业病 4 人，全部进行了访视。共检测 10 台 X 射线机，合格率 100%；个人剂量检测 40 家单位 341 人 1335 人次，大剂量核查 2 家单位 6 人。

健康教育与健康促进。组建房山区健康教育讲师团 261 人，开展医院、学校、社区健康教育网络培训 5 场，培训 730 余人次。在房山健康教育官方微博发布微博 3965 条。开展健康大课堂 830 余场。创建北京市健康促进示范村 3 个、健康社区 2 个、健康示范单位 2 个。在房山电视台《今日卫生》栏目中播放宣传片 15 期，在《房山报》进行防病知识宣传 24 期，印发卫生防病宣传信息简报 26 期。完成西潞街道、新镇街道、佛子庄乡 600 人的中央补助地方烟草调查项目。

卫生监督 全年共受理公共场所许可 385 件，其中新办 116 件、延续 235 件、变更 29 件、注销 5 件；生活饮用水许可 97 件，其中新办 38 件、延续 46 件、变更 12 件、注销 1 件。行政处罚 175 户次，罚款 15.09 万元，其中公共场所 102 户次 6.28 万元、生活饮用水 30 户次 3.2 万元、医疗卫生 16 户次 3.61 万元、传染病与消毒 7 户次 1.1 万元、放射卫生 11 户次 0.9 万元、学校卫生 9 户次。

对安装电子监管系统的游泳场馆实施经常性、不定时在线监督。完成公共场所、生活饮用水、打击非法行医、消毒产品生产企业、埃博拉防控、"一法四规"、放射防护、学校卫生等各种专项检查 27 项。抽检公共场所 56 户 305 件样品、生活饮用水 3 件、涉水产品 4 件、学校 27 户。全区公共场所应量化 775 户，已量化 763 户。

受理公共卫生投诉举报 244 件，其中生活饮用水 163 件、公共场所 7 件、学校卫生 4 件、医疗机构及非法行医 70 件，处理和回复率均 100%。

妇幼保健 妇女保健。户籍孕产妇 7957 人，系统管理率 94.46%，住院分娩率 100%，剖宫产率 47.46%，孕产妇死亡率 37.41/10 万，6 个月内纯母乳喂养率 75.12%。宫颈癌筛查 38199 人，筛查率 26.82%，确诊宫颈癌 4 人、癌前病变 94 人；乳腺癌筛查 40955 人，筛查率 28.76%，确诊乳腺癌 22 人、癌前病变 27 人。婚前检查 701 人，疾病检出率

8.70%，婚检率 3.59%。

儿童保健。户籍新生儿死亡率 2.62‰，围产儿死亡率 5.96‰，婴儿死亡率 3.87‰，5 岁以下儿童死亡率 4.47‰。新生儿疾病筛查率 98.40%，出生缺陷发生率 12.84‰。户籍 0～6 岁儿童 39192 人，系统管理率 92.91%。

医疗工作 新审批医疗机构 7 家，注销医疗机构 26 家。全年门诊 8373305 人次，急诊 460604 人次，出院 120559 人次，床位使用率 78.2%，平均住院日 13.3 天，死亡率 0.98%，住院手术 24334 人次。建立由区综治办、卫生局、公安局、司法局等部门组成的房山区涉医突出问题专项治理联席会议，形成多部门联动机制。

护理工作。医护比 1:1.08。ICU 床位 38 张。全面实行优质护理，深化"以患者为中心"的服务理念，注重护理服务内涵建设，提高医疗护理服务的连续性、整体性和协调性，为患者提供全程、全面、专业、优质的身心责任制整体护理。建立并完善护理管理组织体系，实行非处罚性护理不良事件上报制度，上报率 90% 以上，并针对上报的不良事件进行分析、整改，制定防范措施。

对口支援。全区共有 22 家医疗机构接受城区 15 家医疗机构对口支援，共派出副高级职称以上医师 88 人，支援 1017 天；主治医师以下医师 201 人，支援 2004 天。门诊诊疗 14960 人次，急诊 18 人次，手术 159 人次，疑难病会诊 278 人次，教学查房 1917 人次，健康查体 99 人次，学术讲座 100 次，业务培训 2814 次，捐款及物品价值 16800 元。受援单位共派出 19 人外出培训，共培训 1418 天。

血液管理。检查临床用血及血库建设 4 次，现场检查、指导 2 家，组织单位自查 8 家。全年共开展大型献血活动 12 次，有无偿献血单位 2098 个。5 月，北京理工大学 30 名学生捐献成分血；9 月，启动自愿无偿献血者招募工作，截至 12 月底共有自愿无偿献血者 24 人。区属医疗机构临床用红细胞悬液 6824 单位、血浆 2682 单位、血小板 335 个治疗量。

特殊药品管理。全区共有 39 家医疗机构持有麻醉药品和第一类精神药品印签卡，其中到期申请更换的有 34 家。

区属单位医疗设备总值 154033 万元，有万元以上设备 7314 台，本年新增固定资产 22053 万元。集中采购零差率药品 1.46 亿元、非零差率药品 0.62 亿元、饮片 0.57 亿元。

人才队伍建设 区级医院引进外埠硕士及以上学历毕业生 25 人，社区卫生机构引进外埠本科应届毕业生 38 人、公开招聘 93 人。推荐社区首席专家 1

人、社区卫生业务骨干 60 人、社区健康管理专家 6 人，返聘 9 名高级职称、29 名中级职称退休医务人员到社区工作。选送区第一医院、良乡医院的 5 名医生赴奥地利进修学习，涉及呼吸内科、心内科、神经外科、创伤骨科、放射科等学科。

医学教育 完成继续医学教育国家级项目 4 项、市级 39 项、区县级 427 项，培训覆盖率 100%，学分达标率 99.68%。开办医学大讲堂 48 场，其中医疗 19 场、护理 10 场、医技 7 场、公共卫生 12 场，共培训 8005 人次。组织小班教学 32 场，培训 1607 人次。对社区卫生服务中心全科医师和防保医师的"现场救护新进展"培训 7 期，培训 168 人。

科研工作 6 家科研单位共发表论文 196 篇，其中核心期刊 95 篇。申报各类市级科研项目 20 余项，获批 8 项；区级科研项目批准立项 5 项；二级医院与其他医院开展合作项目 31 项。市级科研项目结题 5 项。

信息化建设 向区财政申请专项资金 136 万元，建设房山区区域医疗专网，将区属医疗机构接入光纤，为区域卫生应用提供"横向到底、纵向到边"的网络支撑环境。实现全部医疗卫生机构网络接入，其中 4 家区属二级及以上医疗机构接入 1000M 光纤，38 家社区卫生服务中心和公共卫生机构 100M 网络接入，170 家社区卫生服务站及其他单位 10M 网络接入。

财务管理 卫生事业费上级拨款 84187.37 万元，其中专项经费 47855.02 万元、中医事业费 643.57 万元、社区卫生服务机构补助费 25552.23 万元。卫生事业费总收入 332268.65 万元、总支出 333864.96 万元，其中医疗单位收入 288680.71 万元、支出 290543.53 万元。

基本建设 区疾控中心及卫生监督所业务用房项目完成主楼主体工程，进行室内外装修、通风空调、电梯、消防、强电等施工。良乡医院外科综合楼工程地上 9 层、地下 2 层，总建筑面积 46040 平方米，项目概算总投资 31217 万元，其中安排国家预算 1000 万元、市政府固定资产投资 20851 万元、区自筹 9366 万元，通过招投标确定了招标代理公司，编制了施工、监理招投标文件。

（撰稿：侯 婧 审核：张卫新）

计划生育工作

概况 2014 年，区人口计生委围绕"一区一城"新房山建设任务和"三二一"（即三大城市组团、两条城市发展带、一个城市发展环）空间布局的构建，以促进人口长期均衡发展为目标，坚持计划生育基本国策，稳定低生育水平，以做好相关政策的衔接为重点，巩固和加强基层计划生育工作网络，建立出生人口监测和预警机制，实施"单独二孩"政策，完善计划生育利益导向政策体系，提升人口计生服务管理水平。

全区户籍育龄妇女 20 万人，其中已婚育龄妇女 14 万人，一孩已婚育龄妇女 10.4 万人，领取独生子女证 6.8 万人。户籍人口计划生育率 98.04%，出生人口性别比 108.05。办理一孩生育服务证 7530 个，办理独生子女父母光荣证 4760 个。年末，全区流动人口 26.7 万人。全年人口计生经费总投入 3109 万元，常住人口人均计生经费 30 元。

改革与管理 全年户籍人口出生控制在 9500 人以内，完成计划生育率大于 97% 的目标。围绕"单独二孩"政策的实施，加强依法行政，加大培训力度，提高基层执法人员的能力，规范计划生育行政执法行为，落实再生育政策，有 999 对夫妇提出申请，批准 974 例。规范审批程序，调整再生育审批领导小组成员和病残儿鉴定专家库，保障再生育审批工作及时规范运行。全年共审批再生育申请 1572 人，组织 2 次病残儿专家鉴定，22 人参加了鉴定。

宣传教育。以"836"（即八个字：以"幸福家庭，和谐人口"作为新时期人口计生工作的主线；三句话：以建设家庭人口文化为理论引领，以关注家庭成员和谐健康发展为基础，以关注民生为目的；构建以六大惠民工程为平台的公共服务体系）工作思路为依据，以"幸福家庭，和谐人口"为主线，开展计生宣传教育活动，做到"区级有统筹，乡镇有特色，村（居）有活动"。与区文委联合开展了以"新城、新业、新生活"为主题的第三届人口文化节，送文化、送计生服务到乡镇村（居），历时 3 个月走完全区 25 个乡镇 100 个村（居），宣传人口和计划生育知识。实施"宝贝计划"工程，开展"家庭会伤人"大型育儿公益讲座和"宝贝计划"亲子日活动。两节期间开展关爱计生困难家庭、特殊家庭及 20 年以上的计生专干走访慰问活动。

流动人口管理 推进全员流动人口信息系统建设，发挥信息平台作用，做好流动人口信息录入，补充完善全员流动人口信息系统信息，确保流动人口基础数据的真实性和准确性。深化流动人口"一盘棋"管理，加强区域协作，分别与流入辖区人口较多的河北、山东、河南、安徽等省市签订双向管理协议书 72 份，定期向户籍地通报监测的流动人口出生及孕检信息，强化双方协作交流责任，形成流动人口服务管理无缝隙覆盖、无漏洞管理的工作格局。推进基公共服务均等化，在全区推广西潞街道安庄村"流动人口温馨家园"示范点工作经验，开展为流动人口育龄群众办实事活动。与乡镇沟通协调，及时解决流动人口办理生育服务联系单、计划生育手术报销等合理诉求。在流动人口聚集处成立流动人口计划生育协会，为流动人口提供咨询、宣传、体检等全方位服务。

计生服务 宣传药具及避孕节育知识，统一印制发放村居级《基础避孕药具服务实用手册》1200本，规范药具免费发放的对象、服务内容、管理方式、服务流程和标准，提高群众对国家免费避孕药具政策和知识的知晓率及育龄人群使用药具的有效率。全年发放短效口服避孕药14270板（含紧急避孕药1160板）、注射液3盒、避孕套3721650只、宫内节育器2675套、外用药42箱。强化对现有服务网点的管理与监督，增强育龄群众的健康自律意识，对原有的129台自动发放机进行检查、维修与维护，确保正常使用。新增二代身份证自助发放机30台，完善药具自取15分钟服务圈，全区自助发放机共133台，随时掌握药具发放、人员使用数据，更好地为育龄群众服务。

生殖健康 继续为农村长效节育户籍已婚育龄群众免费健康体检，区内4家医院完成22110人的健康体检并建立电子健康档案。开展免费孕前优生健康检查，制定统一的服务流程、制度及内容，全年完成孕前优生健康检查858对，健康体检服务23617人次，在体检中查出主要异常3881人次，完成风险评估858对，咨询指导1600余人，发放孕前优生健康检查相关宣传材料5万余份，完成早孕随访669人次。开展门诊生殖健康咨询服务1300余人次，流动人口开孕检证明2981人，发放宣传品2500余份，避孕工具3500余盒，为外省市计生部门提供孕检信息查询600余人次。继续与区民政局合作，免费发放"婚育健康服务包"，全年发放5880个。开展"三优"（即优孕、优生、优育）工程，提高育龄夫妇预防出生缺陷的意识，丰富孕期保健和科学育儿知识，每周日在区人口文化学校开展优生优育知识讲座，全年开展47期讲座，听课2000余人次。

计生关怀 继续做好农村部分计划生育家庭奖励扶助、特别扶助工作，严格把握政策，核实上报扶助对象，做到政策条款清、调查摸底全、确认对象严和工作程序明。加强对社会抚养费征收政策的宣传力度，严格依法行政，利用多种形式宣传计划生育政策。新增奖励扶助人员615人、伤残特扶人员47人、死亡特扶人员63人，全区共有奖励扶助对象3515人、死亡特扶对象402人、伤残特扶对象377人。落实《北京市人口与计划生育条例》规定的各项奖励政策，各乡镇街道共兑现独生子女父母奖励256万元、一次性奖励109万元、退二孩生育服务证奖励3.8万元。审核一次性经济帮助材料20人，兑现一次性经济帮助10万元。独生子女父母奖励兑现率100%。

调查与研究 高端制造业基地项目作为"北京市重大规划、重大政策、重大项目人口评估"首批3个试点之一，成立了由常务副区长任组长、主管副区长任副组长的领导小组，协调15个相关单位参与；由北京大学首都发展研究院院长李国平牵头，组建专家队伍，承担此次人口评估工作。8月，评估工作完成，为辖区空间布局规划、增强人口和功能承载力提供科学数据支撑。

依据"单独二孩"政策，结合人口出生规律和人口年龄结构等特点，编制《"单独再生育政策"对房山区人口生育情况影响的研究报告》和《房山区2014年出生人口预测》。完成《房山区2013年人口与计划生育形势分析》的专题报告。根据人口信息资源共享平台数据，撰写《房山区2013年人口状况及人口调控措施》报告，完成房山区2013年人口和计划生育形式分析和数据汇总工作。

协会工作 全区共有596个计生组织机构，会员59382人。以创建幸福家庭为目标，以服务群众为主线，以基层工作为重点，以深化"生育关怀行动"为核心，发挥计生协会的作用。推进意外伤害保险工作，有5.8万个计生家庭参保，收缴保费176.57万元。办理2013年度出险理赔166.2万元，2014年度出险理赔74.6万元，理赔率42%。配合人保公司做好"暖心计划"，为402名失独老人办理了"暖心卡"。自"暖心计划"实施以来，房山区共有15名失独老人出险，其中1人为医疗理赔，有14人完成全部理赔153382元。临时救助项目作为保险工作的补充，为11个困难计生家庭提供临时救助49000元。"幸福工程"项目的资金回收、滚动和新项目的运作工作，续签资金15万元，新增受助对象10人，回收了8个项目点的101万元项目款。

年内，"暖心工程"为84名独生子女死亡和伤残的特别扶助对象办理养老保险补贴，补贴资金67500元。此项工作实施6年来，累计补贴资金35万元，帮助解决400多名计生特别扶助对象的养老问题。

（撰稿：李 伟 审核：邱珍国）

房山区卫生计生委领导名单

主 任 杨冬立
工委书记 吴卫星

工委副书记 李秀梅
纪工委书记 穆甫元
副 主 任 杜国栓 张金兵 邱珍国 张文艳
       郑红蕾

通州区

卫生工作

概况 全区设 1 个乡、10 个镇、475 个行政村、4 个街道办事处、111 个居委会。常住人口 135.6 万人，其中户籍人口 70.6 万人。有医疗卫生机构 615 个，其中医疗机构 608 个，包括营利性 63 个、非营利性 545 个，三级医疗机构 3 个、二级 6 个、一级 30 个。有卫技人员 8081 人，其中执业（助理）医师 3034 人、注册护士 3092 人。实有床位 3216 张。每千常住人口拥有卫技人员 5.96 人、执业（助理）医师 2.24 人、注册护士 2.28 人，实有床位 2.37 张。

生命统计。户籍人口出生 8795 人，出生率 12.56‰；死亡 4570 人，死亡率 6.53‰；自然增长率 6.03‰。因病死亡 4401 人，占总死亡人数的 96.3%。死因顺位前十位依次为：心脏病，脑血管病，恶性肿瘤，呼吸系统疾病，损伤和中毒，内分泌、营养和代谢及免疫疾病，消化系统疾病，神经系统疾病，泌尿、生殖系统疾病，传染病。户籍人口期望寿命 80.10 岁，其中男性 78.42 岁、女性 81.86 岁。

卫生改革 建设和完善以区域医疗中心为龙头、以专科医院为补充、以乡镇卫生院（社区卫生服务中心）为基础、以村卫生室和社区卫生服务站为网底的新型三级医疗服务网络架构。继续发挥潞河医院龙头作用，壮大综合医疗实力；打造中医综合医院，发挥市级优质医疗资源；打造综合医院特色专科，探索医院带社区的医疗服务模式。

完成潞河医联体协议签署，建立妇科、口腔医联体。5 月 9 日，成立全市第一个中医医联体——通州区中医医联体，以区中医医院为核心医院，区老年病医院、张家湾卫生院等 9 家一、二级医院为成员单位；6 月 23 日，正式派驻专家到合作医院出诊，基本达到影像及检验结果互认。

推进中医药特色服务。完善治未病、康复科硬件建设，提高专业技术人员服务技能。成立中医预防保健专家指导组，规范指导基层业务。

引进副高级以上职称专业技术人员 5 人，接收应届毕业生 495 人，其中北京生源 293 人、非北京生源 202 人。与首都医科大学合作，定向培养临床医学专业学生 16 人，全部充实到基层。

社区卫生 有社区卫生服务中心 18 个、社区卫生服务站 84 个，在岗人员 1800 人。全年诊疗 1767048 人次。组建 157 个社区卫生服务团队，成员 907 人。累计签约 188640 户 438625 人，占全区常住人口的 33.2%；其中慢病累计签约 143485 人，占慢病患者的 89.3%；65 岁（含）以上老年人累计签约 107708 人，占老年人总数的 94.5%；功能社区累计签约 501 人，离休干部累计签约 84 人。培养家庭保健员 1600 人，其中中医家庭保健员 320 人。

建立家庭健康档案 328763 份，个人健康档案 1030907 份，建档率 78.1%。更新完善健康档案 444988 份，活档率 43.2%。转诊预约 75 人，成功率 100%。

管理高血压患者 107643 人，规范管理 67126 人，规范管理率 62.4%，血压控制率 33.3%；管理糖尿病患者 37778 人，规范管理 23339 人，规范管理率 61.8%，血糖控制率 36.7%。65 岁及以上常住老年人健康管理 33532 人，管理率 30.7%；60 岁以上无保障老年人免费体检 8762 人次，体检率 75.8%。

全年销售药品 28676 万元，其中基本药物 18352 万元，让利百姓 2752 万元。

建立 19 个健康自测小屋，为 900 余人提供健康自测服务，其中动态心电图检测 300 人次、电子血糖监测 200 人次、体重体质分析 350 人次、全自动血压监测 500 人次。

农村卫生 有村卫生室 344 个，其中村办 334

个、其他 10 个。全年诊疗 716101 人次。完成 569 名乡村医生再注册及基本待遇统计与经费发放。组织 525 名乡村医生参加规范化培训并进行技能和理论考试。落实村卫生室零差率药品补助,依据使用量对前 200 名进行奖励。

新型农村合作医疗。参合 317682 人,参合率 99.7%。人均筹资 1000 元,其中市、区财政补助 630 元,乡镇财政补助 270 元,农民以户为单位缴费,每人 100 元。筹资总额 31844.02 万元。全年报销 231717 人次 31740.58 万元,其中门诊 195503 人次 7298.03 万元,门诊特殊病 2451 人次 1501.29 万元,住院 31175 人次 21242.99 万元,大病保险补偿 2588 人次 1698.27 万元。基金结余 103.45 万元。2 月 27 日,居民健康卡北京首发启动会在永乐店镇召开;8 月,在永乐店和于家务卫生院实行新农合刷卡实时结算;发放居民健康卡 25 万张。

疾病控制 传染病防治。报告法定传染病 22 种 11671 人次,发病率 913.35/10 万;死亡 8 人,死亡率 0.63/10 万。其中乙类发病 1983 人次,发病率 158.71/10 万,发病率居前三位的为肺结核、肝炎、梅毒;丙类发病 9688 人次,发病率 775.38/10 万,发病率居前三位的为手足口病、其他感染性腹泻、流行性感冒。24 家医疗机构发现疑似/确诊肺结核及结核性胸膜炎 484 人,转诊到位 354 人。登记管理肺结核 160 人,监化治疗率 100%;系统管理 158 人,管理率 98.8%。完成 15 所学校 27 名肺结核患者密切接触者结核病筛查(对 2811 名密切接触者进行 PPD 筛查,2648 名密切接触者进行胸部 X 线检查),检出肺结核/结核性胸膜炎患者 20 人,单纯 PPD 强阳预防性抗结核治疗 175 人。开展性病患者干预 1429 人,发放性病服务包 1434 份,检测 1284 人。报告 HIV 阳性 127 人,全部进行流行病学调查并上报国家专网。艾滋病自愿咨询检测 773 人次,检出 HIV 阳性 59 例。手足口病病原学监测 252 人次,阳性 143 人次,混合感染 1 人次,阳性率 56.75%,其中肠道未分型病毒 51 人次、EV71 病毒 21 人次、COX16 病毒 64 人次、CA6 病毒 7 人次。

慢病防治。开展高血压自我管理、糖尿病同伴支持、伤害监测、脑卒中高危人群规范化管理、全民健康生活方式行动及北京市癌症早诊早治项目筛查等工作。230 人参加 19 个高血压自我管理小组活动。伤害监测一级医院全覆盖,收集病例 31091 例,审核数据信息超过 35000 条。申报健康示范单位 12 个,其中示范单位 2 个、示范社区 7 个、示范食堂 2 个、示范餐厅 1 个。

地方病防治。完成碘盐及碘缺乏病、水氟含量、自然疫源性疾病的监测。采集居民碘盐样本 300 份,合格 295 份,碘盐合格率 98.3%,合格碘盐食用率 98.3%,无非碘盐。完成 100 名孕妇碘营养状况及主要影响因素调查问卷。开展历史氟病村丰水期和枯水期水氟含量监测及儿童氟斑牙调查,均无异常。

精神卫生。全区有精神障碍患者 2638 人,系统管理 2408 人,管理率 91.3%。免费服药 808 人,随访 9989 人次。

学校卫生。学生营养状况监测 71112 人,肥胖率 22.20%;身高等级监测 73343 人,下等率 3.24%;沙眼监测 73196 人,患病率 0.28%;视力监测 73376 人,不良率 53.90%;乳牙患龋监测 28743 人,患龋率 64.91%;恒牙患龋监测 73107 人,患龋率 8.72%;肺活量等级监测 73267 人,下等率 29.89%;贫血监测 73328 人,检出率 0.63%。青少年健康危险行为监测调查问卷 2510 份,其中初中 1119 份、高中 953 份、职高 141 份、大学 297 份。

计划免疫。常规疫苗接种 792648 人次,其中一类疫苗 655349 人次,包括 11 种免疫规划疫苗常规接种 518802 人次,强化查漏补种接种 2407 人次,外来务工人员麻疹、A+C 群流脑疫苗共接种 28077 人次,各类应急接种 12179 人次;二类疫苗 137299 人次,包括乙肝疫苗 3438 人次、四价流脑疫苗 162 人次、B 型流感嗜血杆菌疫苗 5055 人次、水痘疫苗 30175 人次、轮状病毒疫苗 3153 人次、流感疫苗 2711 人次、23 价肺炎疫苗 2899 人次、7 价肺炎疫苗 3309 人次、狂犬疫苗 67455 人次、狂犬病免疫球蛋白 6707 人次、狂犬病血清 7427 人次、气管炎疫苗 675 人次、灭活脊灰疫苗 307 人次、五联苗 3826 人次。

职业(放射)卫生。接受 48 家用人单位委托进行粉尘、臭氧、锰等 15 项职业病危害因素现场采样和检测,检测 322 个点 1168 件样品,超标 78 件,超标率 6.68%。完成建设项目职业病危害放射防护预评价 36 个,其中预评价项目 18 个、控制效果放射防护评价项目 18 个。

健康教育与健康促进。举办健康大课堂 597 场,受益 41718 人次。有健康示范村 108 个、示范社区 21 个、健康促进学校 61 个、国家健康促进医院试点 2 个、北京市健康促进医院 6 个、无烟医院 23 个、北京市健康之星 3 人、健康大使 5 人。

卫生监督 完成卫生行政许可 859 件,其中公共场所、生活饮用水、消毒产品生产企业新增 487 件,延续 306 件,变更 56 件,注销 10 件;放射卫生许可 64 件;受理医疗机构申请材料 384 件(变更、校验 323 件,设置申请 61 件),医师注册变更 1543 件,护士注册变更 1864 件。

公共卫生监督检查。有公共场所 1725 户，监督 5960 户次，合格率 98.89%，监督覆盖率 96.17%；量化分级 1312 户。生活饮用水供水单位 300 户，监督 1012 户次，合格率 99.9%，监督覆盖率 98.67%。在 3 家公共场所安装电子监测设备，实现实时监控；完成美容美发、游泳场馆、集中空调、控烟及无证挂账村等 8 个专项检查及 4 项抽检，未发现问题。完成涉水产品生产经营企业等 4 个专项监督。对全区 86 家单位饮用水砷含量调查采样，对 17 家不合格单位监督复检直至合格。

医疗卫生监督检查。各级各类医疗机构 599 个，监督 2634 户次，合格率 99.46%，监督覆盖率 98.66%。传染病消毒单位 619 个，监督 2722 户次，合格率 99.52%，监督覆盖率 97.09%。打击非法行医联合执法 48 次，取缔非法行医 133 户次，向公安机关移送案件 10 件，申请法院强制执行案件 19 件。

投诉举报。受理举报投诉 279 件，办结率 100%。

爱国卫生 落实创建"健康通州"各项任务，以"六个一"（即一条主线、一个契机、一个平台、一个成果、一大特色、一个活动）为主线，投入 30 余万元，以"宣传健康知识，倡导健康生活"为主题，建成健康文化楼门近千个，购置小型健身器材 2 万余件。开展灭蟑等除四害活动，入户灭蟑消杀 69394 户，发放灭蟑药品 9500 份；发放鼠药 1860 桶、鼠站 9850 个、粘鼠板 6000 个；消杀蚊蝇面积近 1000 万平方米；组织防治蚂蚁知识讲座及指导等。

投入专项资金 300 万元，完成农村饮水健康行动 19 项，包括单村水厂水处理 5 项、水质消毒 10 项、风险管理 4 项，达到 GB5749-2006 饮用水卫生标准，受益 27 个村 43408 人。

张家湾镇成功创建国家卫生镇。创建北京市健康社区 3 个、健康促进示范村 11 个。

印发《通州区公共场所控烟工作实施方案》，区爱卫会与区内委办局、乡镇政府、街道办事处签订《控烟工作承诺书》。

妇幼保健 妇女保健。户籍孕产妇 8795 人，管理率 99.37%，住院分娩率 100%，剖宫产率 43.5%，孕产妇死亡率 11.37/10 万。20~65 岁妇女病普查及两癌筛查 65837 人，检出宫颈癌 6 人，卵巢癌 1 人，其他妇科恶性肿瘤 2 人，癌前病变 164 人；乳腺癌 23 人，癌前病变 5 人。婚前检查 545 人，婚检率 3.23%。

儿童保健。新生儿死亡率 1.66‰，婴儿死亡率 2.25‰，5 岁以下儿童死亡率 3.08‰。新生儿疾病筛查 98.33%，出生缺陷发生率 10.43‰。0~6 个月婴儿纯母乳喂养率 75.52%。0~2 岁儿童神经心理发育筛查率 91.54%。0~6 岁儿童 48682 人，儿童保健系统管理率 96.62%，免费体检 351840 人次。1~6 岁儿童听力筛查率 95.06%。

医疗工作 门诊 7791761 人次，急诊 799351 人次，留观 193210 人次。入院 90427 人次，出院 90154 人次，床位使用率 79.2%，平均住院日 9.26 天。死亡率 1.27%。住院手术 33090 人次。完成 8 家机构设置审批，11 家机构登记注册，其中二级医院 1 家、一级医院 3 家、门诊部 3 家、社区卫生服务站 1 家、村卫生室 1 家、医务室和卫生所各 1 家。机构校验 580 件，变更登记注册 79 件，实地验收 900 余户次。

护理工作。重新修订《通州区护理质控标准》及《通州区护理技术操作考核标准》。组织卫生院 200 余名护士进行为期 3 天的急救理论知识及操作技能培训。

对口支援。市级 3 家医疗机构与区内 2 家医疗机构保持对口支援关系，支援医院派出专家 78 人，诊疗患者 41000 余人次，指导查房 450 余次，疑难病例会诊 65 次，业务培训 2500 余人次，协助手术 85 人次，手术示范 13 人次，接收进修 18 人。辖区 6 家二、三级医院与 18 家乡镇卫生院有对口支援关系。

血液管理。区中心血站设立采血点 12 个，分布在朝阳区、通州区、大兴区、顺义区、平谷区。全年采血 138254 单位，其中全血 118571 单位、成分血 19683 单位，全部为自愿无偿献血。供成分血 250083.5 单位，其中红细胞类 115450 单位、机采血小板 19600 单位、新鲜冰冻血浆 115033.5 单位。检验血液标本 85313 份，合格 83223 份。制备血液 239605 单位，其中红细胞类 121362 单位、新鲜冰冻血浆 118243 单位。

特殊药品管理。完成区内 28 家医疗机构（一级 20 家、二级 5 家、三级 3 家）的 2015~2017 年《麻醉药品、第一类精神药品购用印鉴卡》的换发工作。对持有印鉴卡医疗机构进行医师处方权培训。

病原微生物实验室生物安全管理。开展病原微生物实验室生物安全岗位培训，经考核颁发生物安全合格证。对区内病原微生物实验室监督检查 2 次。

医学教育 举办区级继续医学教育项目 458 项，64000 余人次参加，参与率 100%，达标率 98%。专业技术人员在职学历/学位教育 649 人，其中在读博士 13 人、硕士 69 人、本科 338 人、大专 229 人。525 名乡村医生参加规范化培训并进行技能和理论考试。16 人参加为期 1 年的专科骨干医师规范化培训，13 人参加为期两年半的北京市助理全科医师规范化培训，3 人参加为期 1 年的北京市中医类别全科医生转岗培训，6 人参加为期 1 年的北京市第八期全科医师骨干暨 2014 年西医类别全科医生转岗培训，32 人参加国医大师学术经验传承研究班培训，91 人参加骨干及学科带头人培养，15 人向 13 名国家级名老中医拜师，193 人参加西医、中医及中西医结合专业住院医师规范化培训。举办为期 5 天的第二届西医全科医师中成药合理使用培训班，19 家一级医疗机构 167 人参加培训，全部通过考核。

科研工作 全年获批科研课题 25 项，结题 14 项，在研课题 34 项，参与课题 73 项。其中国家级课题主持 1 项、参与 6 项，省部级课题主持 10 项、参与 1 项，市级及市局级课题主持 17 项、参与 4 项，区级课题主持 34 项。获区级科学技术奖 15 项，其中一等奖 2 项、二等奖 6 项、三等奖 7 项。发表论文 304 篇，其中 SCI 收录 14 篇、核心期刊 240 篇。

完成 30 个区级重点学科的评审评估。重点学科人才梯队 667 人，其中主任医师 75 人、副主任医师 168 人、主治医师 220 人、住院医师 204 人；博士后 3 人、博士 28 人、硕士 265 人、学士 337 人、其他学历 34 人。开展新技术 108 项，其中达到国际级 2 项、国家级 25 项、市级 51 项、填补区内空白 30 项。举办学术交流 30 场，其中国际级 1 场、国家级 2 场、市级 15 场、区级 12 场，近 4000 人次参加。参加学术交流 147 场，其中国际级 18 场、国家级 61 场、市级 68 场，2400 余人次参加。主办学术讲座 66 场，其中国家级 2 场、市级 8 场、区级 56 场。

财务管理 区属财务管理单位 34 家，其中行政单位 2 家、卫生单位 6 家、医疗单位 26 家。全年总收入 380482 万元，其中财政补助 126840 万元（含一般预算财政拨款 112535 万元，政府性基金预算拨款 14305 万元），上级补助 3256 万元，事业收入 247564 万元，其他收入 2822 万元。总支出 397750 万元，其中财政补助支出 144776 万元（含一般预算拨款支出 122859 万元，政府性基金财政拨款支出 21917 万元），医疗卫生事业支出 252974 万元。

基本建设 潞河医院门诊综合楼工程完成主体结构、二次结构、外幕墙施工、粗装修施工，新华医院工程完成主体结构施工，东直门医院东区二期工程完成主体结构 1~4 层施工，中西医结合医院建设工程完成基础底板施工，妇幼保健院工程开始办理可研性报告审批，公共卫生服务中心工程完成规划选址意见书、土地预审，潞河医院分院（含郎府卫生院）工程完成项目建议书代可研性报告审批手续。

（撰稿：田剑韦 审核：孙 莹）

通州区卫生局领导名单

党委书记 马月明
局　　长 白玉光
副书记 许华芳
副局长 蔡力凯　李凤苹　陈长春　李文龙
　　　　　纪智礼

计划生育工作

概况 户籍育龄妇女 20.41 万人，其中已婚育龄妇女 14.92 万人。户籍人口计划生育率 97.68%，出生人口性别比 109。常住人口较上年增长 2.3%。全年人口计生经费总投入 4238.52 万元，其中流动人口经费总投入 83.74 万元。

改革与管理 落实"单独二孩"政策，开辟审批绿色通道，做到快接、快审、快批，全年共办理再生育审批 2473 例，其中"单独二孩"审批 1915 例。创新行政审批制度，简化审批程序，执行首接责任制、一次性告知和限时办结等便民制度，全年接待群众来访 1800 余人次、来电咨询 9500 余人次。推进依法执法，规范行政执法程序和执法文书制作，开展社会抚养费清理清查征收工作。处理违法生育 289 例，征收社会抚养费 5190 万元，全部上缴国库。

与山东省阳信县、安徽省桐城市、江西省瑞昌市签订《流动人口计划生育服务和管理双向协作协议书》，推进信息互通、服务互补、管理互动、责任共担，实现两地的双向协作和资源共享。开展省际配合相互协作，同江西省余江县、安徽省长丰县等地计生部门联手开展流动人口出生监测和打击"两非"案件工作，防止"两非"案件的发生。

加强培训，提升基层人口计生干部的综合服务能力和水平。邀请专家对 300 余名计生专干开展生殖健康咨询师相关业务培训；组织专干参加国家生殖健康咨询师考试，170 余人通过考试。

开展财务责任审计，加强对基层计生经费使用、社会抚养费征收的清查，实行大额资金主任办公会通报，防控廉政风险。

宣传教育。区人口计生委与玉桥街道办事处联手在万春园开展以"弘扬婚育新风，促进家庭幸福"为主题的"7·11"世界人口日宣传活动，发放政策法规折页、好孕宝典等宣传资料 2000 余份，发放避孕药具 200 盒，宣传品围裙、提袋、小方巾共计 600 余份。为纪念第十五个世界男性健康日，在梨园镇开展以"关注男性健康，创建幸福家庭"为主题的男性健康日宣传活动，发放避孕套400余盒、健康书籍及宣传折页500余份，推广男性健康理念，普及健康知识。办好通州电视台"聚焦人口"栏目，播出反映孕前优生健康检查、0~3岁早教、计生工作先进村居等专题片14期。发布政务微博9000条。根据各乡镇街道情况，投资150余万元制作宣传文化墙2689平方米、文化楼门展板3027块、宣传栏橱窗59组。举办第三届创建幸福家庭活动。

流动人口管理 为流动人口办理生育服务联系单，使持合法婚育情况证明的流动人口享受到本地计生优惠政策，全年共办理生育服务联系单6337份。完成国家和市卫生计生委流动人口动态监测任务，完成49份村（居）调查问卷和1000份个人调查问卷的网上录入。落实均等化服务，深入村（居）、企业、工地开展关怀关爱流动人口系列服务。完善流动人口图书角，为15个流动人口图书角配发图书1200余册。为流动人口孕检8082人次，免费体检3884人，免费两癌筛查406人。

计生服务 围绕"健康通州人"的工作目标，开展避孕药具进机关、进社区、进高校、进医院、进超市、进集贸市场、进工厂、进工地等活动，畅通免费避孕药具发放渠道。按照"强体系，扎网底，保基本，全覆盖"的要求，以现代信息网络为手段，完善药具自取15分钟服务圈，建立计划生育药具服务管理信息平台，计生药具免费发放点987个。药具种类包括口服短效避孕药、外用药、避孕套、宫内节育器等11种，总金额69.9万元。新增发放点17个，新增发放机876个。

生殖健康 实施健康生育工程，推进免费孕前优生健康检查项目，区妇幼保健院和京通医院两家免费孕前优生健康检查定点医院为1057对新婚夫妇提供免费孕前优生健康体检，发放婚育健康服务包4400余个。继续开展"生殖健康伴你行"活动，为农村已婚采取长效措施的育龄妇女免费体检2.1万人，城市无业已婚育龄妇女免费体检680人。举办优生优育大课堂39期，为10000余名新婚夫妇免费提供优生优育培训。举办"百场生殖健康进村（居）"专题讲座96期，为6800名育龄妇女提供生殖健康知识。

计生关怀 实施生育关怀工程，关心关爱困难计生家庭。落实奖励扶助政策，坚持困难计生家庭帮扶救助长效机制，审核发放奖励扶助金1030.20万元、伤残扶助金82.20万元、特扶扶助金209.80万元。符合计划生育奖励扶助政策9450人，奖励总金额1322.20万元。计划生育家庭奖励826.80万元。推进意外伤害保险工作，为全区64130户计生家庭投保意外伤害保险，保费192万元；办理出险492户，理赔

102万元。实施节日走访关怀，走访慰问特殊困难计生家庭、失独家庭。实施健康关爱行动，各乡镇、街道协调京通医院、区妇幼医院、乡镇卫生院，为380名失独父母免费健康体检，并建立健康档案，提供跟踪服务。发挥600余名志愿者作用，关爱身边特殊计生家庭，为特殊计生家庭送去生活照料、亲情陪伴、应急救助、健康养生、文化娱乐等多方面关怀。开展"生育关怀·情暖通州"募捐活动，共募集善款20万元，为失独家庭发放救助款17万元。

调查与研究 开展以人口发展为主要内容的调查研究。组建市人口研究所、区委党校两个专家组，分别以"京津冀一体化发展形势下，北京城市副中心人口规模调控策略研究"和"在经济转型发展中优化通州人口结构"为主题，开展调查研究，形成《通州区人口规模调控的思路及对策》《通州区合理调控人口规模优化人口结构问题研究》两个报告。依托宋庄、玉桥等乡镇街道前期调研成果，在全区范围内开展失独家庭生存、生活情况等的调研，形成《通州区失独家庭现状与对策分析》报告。围绕提高家庭发展能力，在全区8000户家庭中开展致富发展、健康促进、宣传倡导等方面需求的调查。加强人口信息化建设，配合区经信委初步建立了全区人口数据库，加大人口数据统计分析，完成《2014年通州区人口发展情况报告》。

协会工作 有基层协会15个，会员3000人。开展系列幸福家庭创建活动，包括"幸福家庭·美好梦想"征文活动，收到征文300余篇，评出优秀征文39篇；"幸福家庭·美好梦想"演讲比赛，有8名选手获奖；"幸福家庭·美好梦想"摄影比赛，收到作品50余幅，评选出优秀摄影作品13幅；幸福家庭评比，按照"婚育文明型""健康向上型""和睦和谐型""善育重教型""创业发展型""奉献社会型"的标准，开展幸福家庭表彰活动，共评选出幸福家庭585个；通州区第三届幸福家庭创建活动，以百姓演讲和幸福家庭表彰等形式展现了幸福家庭创建工作的成果。通过挖掘典型、树立榜样、宣讲带动，形成"上下齐动、共创幸福家庭"的氛围。

宝贝计划。举办以"改变家庭教育模式，成就孩子成功一生"等为主题的系列早教讲座，为婴幼儿家长讲授早期教育、家庭教育模式知识。到各乡镇、街道幼儿园开展走访慰问活动，并实地考察早教机构基础设施建设、师资力量等情况，为打造早教基地项目点、形成婴幼儿早教工作网络奠定基础。

推进青春健康工程，为通州区青少年发放青春健康系列图书共计5000余册。

（撰稿：王 锐 审核：谭 丽）

通州区人口计生委领导名单

顺义区

卫生工作

概况　全区设 12 个镇、7 个地区办事处和 6 个街道办事处、426 个村、85 个居民委员会。常住人口 100.4 万人，其中户籍人口 60.9 万人。辖区内有医疗卫生机构 651 家，其中医疗机构 629 家，包括营利性 236 家、非营利性 393 家。实有床位 2827 张。卫技人员 6678 人，其中执业（助理）医师 2873 人、注册护士 2396 人。每千常住人口拥有卫技人员 6.65 人、执业（助理）医师 2.86 人、注册护士 2.39 人，实有床位 3.6 张。

生命统计。户籍人口出生率 13.67‰，死亡率 6.52‰，人口自然增长率 7.15‰。因病死亡 3756 人，占总死亡人数的 95.19%。死因顺位前十位依次为：脑血管病，心脏病，恶性肿瘤，呼吸系统疾病，损伤和中毒，内分泌、营养和代谢及免疫疾病，消化系统疾病，泌尿、生殖系统疾病，神经系统疾病和传染病。

卫生改革　按照区级做优、镇级做强、网底做实的理念，推进医疗资源优化配置，完善医疗服务体系建设。区级层面，借助外力带动，强化自身提升，打造区域医疗中心；巩固北京中医医院顺义医院托管成果，深化治理结构改革；深化区妇幼保健院与北京大学肿瘤医院合作关系，探索实施北京儿童医院与区妇幼保健院合作共建。镇级层面，全面推进后沙峪镇、杨镇、牛栏山镇、李桥镇和木林镇 5 个镇级医疗机构的建设，通过与三级医院建立协作关系、建立医联体等多种方式，增强基层医疗机构整体服务能力。网底层面，加快新城中心区范围空白社区的机构建设，试点农村地区乡村医生进驻规划设置"空巢"社区卫生服务站；建立中、西医体系双轨制并行的医联体运行模式，构建起"三甲—二级—社区"一体化的中医药服务网络。

社区卫生　全区有 25 个社区卫生服务中心、169 个社区卫生服务站。统一为 7 个社区卫生服务中心配备中药柜、药斗、调剂台等设备。完成 23 个社区卫生服务中心的标准化中药房建设。建立健康档案 682571 份。在天竺等 5 个社区卫生服务中心试点推行全科诊疗模式，形成"预约就诊、定向分诊、集中候诊、单独接诊、预约复诊"的有序就医格局。全区共有家庭医生式服务团队 256 个，签约 18.4 万户 52.9 万人，其中重点人群签约 21.4 万人，总体签约率 53.8%。

农村卫生　全区有村卫生室 180 个，乡村医生 317 人。在 15 个教学点共有 181 名乡村医生参加岗位培训，其中 171 人参加技能考核，考核合格率 100%。男性低于 60 周岁、女性低于 55 周岁的 128 名乡村医生参加岗位培训理论考核，考核合格率 97.65%。有 171 名乡村医生参加了见习、实习培训。

新型农村合作医疗。人均筹资标准提高到 1000 元，其中个人缴费 100 元，市、区两级财政补助 675 元，镇级财政补助 225 元。将 10 家远郊区县的区县级医院纳入顺义区定点医院范围。新增 11 家门诊实时结算试点医院。全区参合 26.84 万人，参合率 99.9%。当年筹集总额 2.68 亿元。报销支出 2.55 亿元，其中住院及特殊病门诊支出 1.71 亿元、普通门诊 8433.11 万元。参合人员获得补偿受益 37.05 万人次。领取报销金万元以上 4161 人，其中 1～5 万元 3698 人，5～10 万元 398 人，10 万元以上 65 人（含 18 万元封顶 9 人）。

疾病控制　传染病防治。报告乙类、丙类法定传染病 18 种 7625 人次，发病率 807.44/10 万；死亡 11 人，死亡率 1.16/10 万。乙类传染病报告 12 种 1005 人次，发病率 106.42/10 万；死亡 11 人，死亡率 1.16/10 万。丙类传染病报告 6 种 6620 人次，发病率 701.02/10 万；无死亡病例。共报告 5 种性病 359 人次，发病率 38.02/10 万。新增艾滋病患者 62 人

（HIV 感染者 43 人，AIDS 19 人），累计艾滋病患者 198 人（HIV 感染者 137 人，AIDS 61 人），其中户籍 46 人（HIV 感染者 27 人，AIDS 19 人），同性传播占 78.26%，异性传播占 21.74%；随访调查 439 人次，CD4 检测 185 人次；完成结核病现场筛查 32 人，申请抗病毒治疗 38 人。区结核病防治中心新登记管理肺结核患者 197 人，其中外地患者 84 人；新发涂阳患者 85 人（含外地 32 人）、涂阴 94 人（含外地 44 人），复发涂阳 3 人（含外地 1 人），结核性胸膜炎 15 人（含外地 7 人）；对登记治疗的 416 名患者的家庭成员进行接触者检查，患者家属筛查率 100%，筛查出肺结核患者 3 人。全区 4 家接生医院新生儿活产 11924 人，接种卡介苗 10532 人，结防中心补种 1138 人，共接种 11670 人，接种率 97.79%。全年共接诊动物致伤 7376 人，其中 Ⅱ 级致伤 2394 人、Ⅲ 级致伤 4963 人，暴露前免疫 19 人，被动免疫制剂使用率 27.31%，完成疫苗注射 30810 人次；接诊一犬多伤 3 起，致伤 10 人，全部注射了被动免疫制剂。

慢病防治。开展慢病及危险因素监测，10 月底完成现场工作，共调查、体检居家人口 80 人，职业人群 801 人。完成"十二五"中国重要心血管病患病率调查及关键技术研究，调查覆盖 3 个乡镇 1900 人。在 5 个健康社区、7 个健康单位、6 个健康食堂、6 个健康餐厅和 5 个健康超市共计 29 家健康示范点开展全民健康生活方式行动，并通过市级验收。建设健康支持性环境，全年共建设 1 个健康主题公园、1 条健康知识一条街、2 面健康文化墙、3 条健康步道。全年组建 5 个糖尿病自我管理小组和 166 个高血压自我管理小组，覆盖所有社区卫生服务站。

地方病防治。定量检测居民户食盐 300 件，碘盐覆盖率 92.3%，碘盐合格率 97.5%。对 200 名 8~10 岁学龄儿童、208 名孕妇、200 名育龄妇女和 200 名成年男性尿碘进行监测，碘中位数分别为 170.0ug/L、132.5ug/L、212.8ug/L、193.6ug/L。除孕妇外，其他人群碘营养状况良好。完成 54 口改水井水氟含量监测，合格率 100%。对北务中心小学 38 名 8~12 岁儿童进行调查，发现氟斑牙患者 10 人，患病率 26.3%。

精神卫生。全区有在档重性精神障碍患者 3864 人。为 58 名贫困精神障碍患者每人免费发放价值 1000 元新型药物，为 30 户贫困精神障碍患者家庭送去营养品等慰问品。全区共有免费服药患者 903 人，其中新办理免费服药患者 331 人，发放药品价值近 84 万元。

学校卫生。全区有中小学生 64912 人，体检 62468 人，视力不良检出率 61.55%，肥胖检出率

23.20%，营养不良检出率 15.51%，缺铁性贫血检出率 17.67%，恒牙患龋率 13.03%，恒牙龋均 0.23，恒牙龋齿填充率 36.74%。

计划免疫。免疫接种 514660 人次，基础免疫、加强免疫报告接种率均在 98% 以上，户籍儿童出生 1 个月内和流动儿童居住 2 个月内建卡、建证率分别在 98% 和 95% 以上。全年报告 AEFI 200 人次，发生率 39.03/10 万，其中一般反应 159 人次、异常反应 28 人次、偶合症 13 人次。流感疫苗接种 92420 人次，其中免费接种 87368 人次。

公共卫生监测与评价。辖区有机溶剂企业 87 家，接触苯及苯系物作业人员 2214 人，检测哨点企业车间 54 家，体检 1036 人，完成调查问卷 1036 份。涉及铬和砷两类金属企业 4 家，重金属接触人员 121 人，对 3 家企业进行职业病危害因素检测（1 家企业停产，未检测），其中 2 家涉及铬的重金属企业结果在正常范围、1 家涉及砷的企业结果超标；重金属接触人员接受职业健康检查 116 人（其中女工 24 人），体检率 98.4%，未见职业相关异常。对全区 67 家单位 398 人进行个人放射剂量检测和剂量笔更换，换发剂量笔 1223 人次，发现 15 人次剂量超标。

健康教育与健康促进。针对机关干部开展肿瘤防治健康知识普及，全年完成专题讲座 30 场，直接受众 6500 余人次。全区累计开展健康大课堂 1349 场，直接受众 7 万人次。围绕世界卫生日、世界无烟日等主题宣传日开展宣传咨询活动。开展成人烟草流行监测现场调查，在 2 个乡镇 10 个村委会进行调查，完成调查问卷 395 份，问卷完成率 98.75%。全年向学校、街道、社区、医院、社区卫生服务中心等部门提供有关疾病防治的宣传印刷资料 43 种 38 万份，其中慢病相关宣传印刷资料 42 种 37 万份。

卫生监督 咨询各类卫生许可事项 1800 余件，受理 480 件，办结 476 件。公共场所卫生许可办结 331 件，其中注销 12 件；生活饮用水发证 125 件，放射卫生发证 20 件。

公共场所卫生监督。全区有公共场所 1949 户，监督 7133 户次，监督覆盖率 99.95%，合格率 98.97%。公共场所抽检 492 件，合格 483 件，合格率 98.17%。发放公共场所卫生许可证 263 个。公共场所行政处罚 103 起，其中罚款 41 起，共罚款 7.41 万元。

生活饮用水卫生监督。生活饮用水供水单位 415 户，监督 412 户 1420 户次。生活饮用水抽检 7 件，合格率 100%；涉水产品抽检 4 件，合格率 100%。实施生活饮用水卫生行政处罚 40 起，其中罚款 13 起，共罚款 20.5 万元。未发生生活饮用水污染事故。

医政执法。开展放射诊疗活动并取得《放射诊

疗许可证》的医疗机构 27 个，放射工作人员 178 人，在册机器 62 台，检测设备 62 台。全年共实施行政处罚 23 起，其中一般行政处罚 2 起、简易行政处罚 21 起。有医疗机构 643 个，监督检查 638 个；有效监督 2683 户次，合格 2680 户次。全年实施行政处罚 19 起，共罚款 17 万元。开展血液管理各项监督检查 19 户次，合格率 100%；开展母婴保健专业监督检查 120 户次，合格率 100%。

行政处罚。年内共做出行政处罚 278 起，共罚款 20.65 万元；申请法院强制执行 10 起，移交公安机关 3 起。无行政复议和行政诉讼案件发生。

爱国卫生 有 6 个村和 2 个社区通过了市爱卫会的检查验收，获得北京市健康促进示范村和健康社区称号。6 月，通过了市级检查团对顺义区创建国家卫生区的复审。

在爱国卫生月活动期间，出动 15000 余人次，车辆 500 余台次，清除垃圾、渣土 70 余吨，捡拾白色垃圾 800 余千克，清除非法小广告 3000 余处。全年开展统一灭鼠活动 2 次、灭蚊蝇活动 1 次、灭蟑活动 1 次，共发放灭鼠蜡块 15.5 吨、粘鼠板 450 箱、鼠盒 1.2 万个、灭蟑套餐 1 万余套、高氯菊酯 9 吨、喷雾器 200 台，总计投入 500 余万元。

5 月，6 家单位通过了国家控烟办对申报"无烟单位"的验收，成为北京市无烟单位。完成 16 个镇 48 个村 52 个改水工程。

妇幼保健 妇女保健。户籍产妇 8196 人，孕产妇系统管理率 96.17%；产妇建册 8187 人，建册率 99.89%，产后访视率 96.78%，住院分娩率 99.99%；户籍孕产妇死亡 1 人，死亡率 12.09/10 万；监测高危孕产妇 4445 人，高危孕产妇发生率 54.23%，高危妊娠管理率 99.94%。全区适龄妇女两癌筛查宫颈癌筛查 55868 人，宫颈细胞学阳性 1144 人，阴道镜检查 800 人，病理检查 511 人，检出宫颈癌癌前病变 75 人，检出率 134.25/10 万，宫颈癌 3 人，检出率 5.37/10 万，原位癌 1 人。乳腺癌筛查 59291 人，钼钯检查 1472 人，检出乳腺癌 15 人，检出率 25.30/10 万，乳腺癌癌前病变 4 人，检出率 6.75/10 万。完成婚前医学检查 1045 人，婚检率 8.01%；检出疾病 172 人，疾病检出率 16.46%。

儿童保健。户籍新生儿 8270 人，访视 8124 人，访视率 98.23%。出生低体重儿发生率 3.07%；围产儿出生缺陷 97 人，缺陷发生率 13.24‰；0～6 个月母乳喂养率 90.21%。上报高危儿 936 人，合格管理 910 人。户籍围产儿 8297 人，死亡 34 人，死亡率 4.10‰；早期新生儿死亡 7 人，死亡率 0.85‰；新生儿死亡 10 人，死亡率 1.21‰；婴儿死亡 20 人，死亡率 2.42‰；5 岁以下儿童死亡 25 人，死亡率 3.02‰。

医疗工作 全年门诊 717.20 万人次，急诊 60.03 万人次，留观 9.52 万人次，入院 5.51 万人次，出院 6.07 万人次，床位使用率 69.41%，平均住院日 9.55 天，住院死亡率 0.93%，住院手术 1.81 万人次。

护理工作。全区共上报护理不良事件 70 例，其中管路滑脱 11 例、用药错误 2 例、跌倒 6 例、意外事件 3 例、皮肤压疮 48 例。举办 2 场以"让心灵充满阳光"为主题的心理疏导减压讲座，500 余人次参加。

对口支援。区医院、妇幼保健院与中日友好医院，区中医医院与北京中医医院，空港医院与北京天坛医院签订了市级对口支援关系。三级医院支援顺义区管理人员 10 人共 99 天，副主任医师及以上职称人员 58 人共 1531 天，主治医师及以下职称 36 人共 1928 天。门诊诊疗 11667 人次，急诊 116 人次，送出进修 11 人次共 706 天。完成手术 112 人次，手术示范教学 68 人次，疑难病会诊 211 人次，教学查房 196 次，健康查体 238 人次，新技术、新业务讲座 13 次，学术讲座 44 次，业务培训 1048 人次，义诊 132 人次。

血液管理。全年共采集血液 19712 单位，其中街头自愿无偿献血 17022 单位、团体无偿献血 2690 单位。医疗机构共使用悬浮红细胞 6801 单位、血浆 4125 单位、血小板 439 单位。

特殊药品管理。新增印鉴卡管理医疗机构 2 家，参与销毁过期毒麻药品 2 次。完成 37 个医疗机构的换发证工作，对医疗机构特药管理制度、填报记录、人员资质及使用情况进行复核，确保医疗机构毒麻药品使用安全。

在巩固抗菌药物专项整治活动成果的基础上，二级综合医院平均住院、门诊、急诊患者抗菌药物应用比例分别为 50.41%、13.2% 和 20.18%，达到目标要求；一类切口手术预防使用抗菌药物比例为 28.05%，微生物标本送检率 37.35%，抗菌药物使用强度为 24.23DDD。

医疗设备管理。开展乙类大型医用设备和医用氧舱使用情况的专项检查，涉及 8 个医疗机构。检查过程中，对医疗机构存在的工作落实不到位、不规范的情况进行现场纠正及指导，保障患者医疗安全。对二级医疗机构单次采购 30 万元以上、一级医院单次采购 10 万元以上的医疗设备实行审批管理，全年共完成 24 个单位 150 余项设备的程序审批，其中包括全自动生化仪、CT、心电监护仪、彩色超声多普勒、呼吸机等医疗辅助设备。

医学教育 区医院等 6 家区级继续医学教育基地

共举办继续医学教育项目 505 场，培训卫技人员 86252 人次。其中市级项目 13 场、区级项目 317 场。全区参加继续医学教育 6043 人，参加率 99.92%，考核合格率 99.77%。

科研工作 科研立项 7 项，其中首都临床特色应用研究 1 项、北京市中医药科技项目 1 项、顺义区科技计划项目 5 项。获得科研经费 43.5 万元。全年共发表论文 451 篇，其中 SCI 论文 1 篇，中国科技论文统计源期刊、中国科技核心期刊 195 篇。

财务管理 财政投入 97051 万元，其中中医 8632 万元。业务收入 205627 万元，业务支出 197052 万元，本年收支结余 8575 万元。固定资产（折旧后）60384 万元，其中房屋 13183 万元、专用设备 340621 万元。

基本建设 完成各社区卫生服务中心业务用房达标工程，建设业务用房 5770 平方米，总投资 1740 万元。完成空港医院体检中心工程，建筑面积 3481.8 平方米，地热机房工程建筑面积 65 平方米，总投资 2340.32 万元。

（撰稿：王凤忠　审核：高士伟）

计划生育工作

概况 全区常住育龄妇女 27 万人，其中户籍人口 15 万人、流动人口 12 万人。常住已婚育龄妇女 18.4 万人，其中户籍人口 11 万人、流动人口 7.4 万人。常住人口出生 11184 人，其中户籍人口 8925 人、流动人口 2259 人。户籍人口计划内出生 8737 人，计划生育率 97.9%。户籍人口出生性别比 110.9。办理生育服务证 6285 个、独生子女父母光荣证 3670 个。办理收养手续 5 人。育龄妇女人户分离 96427 人。

区级人口计生经费总投入 3330.4 万元，人均计生经费 33.37 元；流动人口经费总投入 230 万元。

改革与管理 2 月 21 日，召开镇街计生办主任培训会议，传达北京市"单独二孩"政策并开始实行。年内，全区再生育审批子女 1873 人（比上年增加 3 倍），其中"单独二孩"审批 1492 人。下发社会抚养费征收决定书 179 人，其中非婚一孩 37 人、违法生育二孩 117 人、违法生育三孩 17 人、生育间隔不够 8 人，征收社会抚养费 2653 万元。

人口形势分析。全区常住人口比上年增长 2.1 万人，人口出生率 11.83‰。增长速度明显下降。

1 月 9 日，顺义区举办流动人口计划生育服务管理示范村（居）命名大会，命名表彰全区第一批 25 个流动人口计划生育示范村（居）。6 月，区计划生育协会向国家计生协申请创建全国计划生育基层群众

自治县级示范项目。通过强化"六个一"工作，围绕优生优育、生育保健、避孕节育、方便办证、奖励兑现等内容，规范村居计划生育群众自治工作，提高群众自我教育、自我管理、自我服务、自我监督水平。

11 月 4 日，顺义区第四届人民代表大会常务委员会第十八次会议决定，董杰昌任顺义区卫生和计划生育委员会主任，免去秦士友顺义区人口和计划生育委员会主任职务。

宣传教育。年内，计划生育宣传投入经费 150.1 万元。在北石槽、仁和等 7 个镇街建立了生殖健康科普园及人口文化宣传阵地，为全区 524 个村居的计生专干办公室制作安装了工作规范展板。与区广电中心合作，开办《绿港人口》和《人口文化》专题栏目；市级以上报刊发表人口计生新闻稿件 70 余篇。7 月，开展"幸福家庭风采"摄影作品征集及"幸福就在我身边"征文活动，共收到征文 148 篇、摄影作品 125 幅，评选出优秀摄影作品 25 幅、优秀征文 19 篇，获奖征文在《绿港人口》广播栏目中播出。参加国家卫生计生委"最美在基层"评选活动，摄制了北小营镇前礼务村的"百合家园"和牛栏山镇计生办主任王雁的专题片。

流动人口管理 完成国家卫生计生委流动人口动态监测样本点监测工作。4 月，全区 6 个镇 12 个村 240 人被国家卫生计生委抽选为流动人口动态监测样本点；5 月 19 日起，动态监测工作调查员进行入户问卷调查，包括流动人口的基本情况、家庭消费支出情况、子女情况、社会保险状况、健康与计划生育服务情况、居住情况、生活情况等；至 7 月，完成监测工作。

全员流动人口信息平台正常运转。利用全员流动人口信息平台，掌握流动人口育龄妇女的婚育信息，强化沟通和反馈。全年共为 20 余个省市提交各项信息 16525 条，核实反馈各类信息 7045 条，通报环孕情（环指妇女宫内节育器，孕指是否怀孕）监测 5884 条，联合执法 25 次。流动人口享受计划生育均等化服务。

开展"融入绿港幸福相伴"系列活动。在流动人口较多的企业、农村举办流动人口健康知识大讲堂 26 次，受益 7000 人次；春节期间对流动人口进行走访、慰问；为流动人口示范村（居）配备书柜、图书等设备设施；为流动人口计生家庭提供免费健康体检 12683 人。

试点流动人口电子婚育证的办理、核查工作。对 25 个镇（街）计生办主任和负责流管工作人员进行业务培训；村（居）重新入户核实摸排流出地成年

育龄妇女基础信息，并进行登记，由镇（街）将流动人口信息库跨省流出的 18～49 周岁成年育龄妇女人员名单导出，并把名单发到各村（居），村（居）将重新摸排核实的信息与镇（街）反馈的信息进行比对、更新、注销，做到人员信息准确无误；全区共办理电子婚育证 379 个，通过 PADIS 查询试点省市电子婚育证 13157 个，查到 5932 个。

加强流动人口计划生育区域协作。年内，与河北省保定市、邢台市、张家口市、三河市、承德市，山东省德州市，河南省南阳市、信阳市，安徽省阜阳市 4 省 9 市的 133 个县建立了区域协作机制，实现了流出地与流入地之间的良性互动和协调发展；与协作地区建立联络员制度，互通信息；协助户籍地计生部门开展联合执法；每月汇总区内 4 家助产医院的流动人口出生名单，向协作地区进行通报。年内共向区域协作单位反馈出生信息 699 条，与户籍地联合执法 25 次。

计生服务　制作免费药具发放政策宣传公益广告，张贴在全区 11 条热点公交线路的 25 辆公交车上。在人员集中的候车站、购物点增设 2 个免费药具发放政策宣传栏，新安装 5 台凭身份证领取药具的药具自取机。全区在各村居、医院、卫生院等公共场所共设立药具发放点 1021 个，设二代身份证刷卡领取的药具自取机 122 台。全区网络版自助发放机发放药具 7960 盒，医疗机构发放 5074 盒。为全市药具入库 39952 件，出库 35339 件，入库药具质量抽检 184 批次。

药具发放信息管理从区、镇（街）延伸至村（居）。与北京科轩公司共同开发的顺义区药具信息管理系统年内正式上线使用，实现三级药具管理信息联网后，对药具管理、发放进行实时管理和监控，为计生药具管理的决策提供快捷、准确、有效的数据信息。区药具站利用药具信息管理系统对镇（街）计生办、村（居）调入与调出、库存进行监管，防止药具过期浪费和国家免费药具流入市场销售。

开展计划生育药具专项整治，各镇街计生办与食品药品监督部门联合执法，重点查处辖区内药店、成人保健品商店、私人诊所等是否有销售国家免费提供的计划生育避孕药具行为。

生殖健康　为 1.3 万名农村户籍采取长效避孕措施的群众提供免费健康检查。为 202 名当年放置宫内节育器人员进行了意外妊娠干预随访。7 月 9～10 日，举办妇女健康知识讲座，全区 25 个镇街 534 名计生专干参加。为育龄夫妇提供免费孕前优生健康检查被列为年度政府为百姓办的重要实事之一，顺义区妇幼保健院为免费孕前优生健康检查定点医院，完成 1000 对夫妇的免费孕前优生健康检查。宣传关口前移，在未婚适龄男女青年中开展优生优育知识宣传。

开展"青春健康"工作，聘请专家教师在学校、社区为青少年开展了 10 讲"青春期健康教育"讲座。与"红黄蓝"早教机构联合开展婴幼儿早期教育，为辖区 0～3 岁婴幼儿提供 480 人次的亲子课程。投入 83 万元，为全区 520 个村（居）人口学校配备包括健康、亲子育儿、旅游、人文社科等六大类 49 种图书。

计生关怀　全区共有奖励扶助对象 4933 人、伤残特别扶助对象 207 人、死亡特别扶助对象 342 人，奖励扶助金额提高到每人每年 1000 元，伤残（死亡）特别扶助金提高到每人每年 2000 元。5 月 29 日，计生协会会员活动日，为 225 个失独家庭和 123 个独生子女伤残家庭购买慰问品，在全区范围内开展走访慰问活动。投入 68.4 万元，按照每人 2000 元的标准，通过家政服务公司为全区 342 名独生子女死亡特扶家庭成员提供理发、家政、用餐、旅游等服务。9 月和 10 月，组织部分失独老人参观了鲜花港、七彩蝶园。80 名失独老人享受了修脚、按摩、理发、用餐等服务。

兑现各种计生家庭奖励政策。有独生子女低保家庭 938 户，每户每年 500 元，兑现 469000 元。兑现独生子女费和 1000 元一次性奖励 42.71 万元。兑现独生子女意外伤残或死亡 1 万元一次性经济帮助 25 人，共计 25 万元。全区农村计生家庭养老补助金发放 3100 余万元，惠及 18000 余人；后沙峪镇枯柳树村发放额度最高，每人每年 13200 元。

举办 2 场计生家庭劳动力全员就业工程专场招聘会，1200 人进行了现场登记。

调查与研究　3 月，根据 2013 年的数据，分析整合完成《2013 年顺义区人口发展状况报告》。报告从人口规模、人口素质、人口结构和人口分布 4 个方面阐述了顺义区人口发展的基本态势，分析人口调控面临多重压力等方面的问题，并提出对策，为领导决策提供数据支撑。

7 月，通过座谈和调查问卷的形式，完成了《新形势下顺义区村（居）计生专干队伍建设现状、问题与对策研究》区委研究室专项课题报告。

对外交流　市计生协会在顺义区举办基层群众自治项目培训班。12 月 22～23 日，北京市计划生育基层群众自治项目培训班在顺义区财会培训中心开班，全市 16 个区县计生协会秘书长及工作人员共 100 余人参加了培训。顺义区作为全市唯一一个全国计划生育基层群众自治县级示范项目试点做了经验介绍。22 日，培训班一行人考察了南彩镇河北村的计划生育工作。

信息化建设 全年信息化建设总投入 46 万元。顺义区全员人口数据库已储存 93.5 万个人基本信息，其中户籍人口 60.3 万、流动人口 33.2 万。年内，对各镇街全员人口数据质量进行了测评，通过与公安、卫生等部门比对户籍信息、出生信息及家庭子女信息、婚姻史、妊娠史、避孕史等信息，提高信息准确率，全员人口数据库覆盖率、项目完整率和信息准确率均达到 95% 以上。

协会工作 失独家庭暖心卡保险，由市计生协会出资为 2012 年享受死亡特扶的家庭投保 3 年期医疗及意外伤害保险；计生家庭意外伤害保险，全区各镇共承保计生家庭 5 万余户，镇财政出资占 89.9%，年内理赔 113 万元；女性两癌险，群众投保 109 万元。

"关爱女孩行动——扶助女孩成长"活动，扶助 100 名成绩优秀、家庭困难的在读高中女孩，为每人发放 1000 元扶助金和学习用品。

实施"心灵家园"项目，区计划生育协会与顺义区真理想居家养老综合服务中心合作，在义宾北社区建设了 200 平方米"心灵家园"，为 6 个街道的 39 户失独家庭建设活动场地。

8 月 25 日，区计划生育协会出台《顺义区基层计生志愿服务工作方案》，规范了计生志愿者的条件、权利、义务、服务对象和志愿服务内容。同时，制作了印有计划生育图标的宣传品，发放给全区 2500 名计划生育协会志愿者。

"宝贝计划"亲子阅读活动。年内，市计生协会在全市各区县建立了首批 10 个"宝贝计划"亲子阅读站，顺义区光明街道绿港家园社区是其中之一。市计生协会为每个阅读站配备了 600 本婴幼儿绘本及借阅系统、扫码器等设备。

（撰稿：张红蕊 审核：黄建柏）

顺义区卫生计生委领导名单

党　　组（工委）书　记	单德智
主任、党组（工委）副书记	董杰昌
副　　　　　主　　　任	万学志　黄建柏
	黄建江　陈雪清
	于宝鑫

大兴区

卫生工作

概况 全区设 6 个街道办事处、14 个镇、180 个社区居民委员会、527 个村民委员会。常住人口 154.5 万人，其中户籍人口 63.93 万人。有医疗卫生机构 762 家，其中医疗机构 754 家，包括营利性 271 家、非营利性 483 家。有卫技人员 10046 人，其中执业（助理）医师 3678 人、注册护士 4069 人。实有床位 6675 张。每千常住人口拥有卫技人员 6.50 人、执业（助理）医师 2.38 人、注册护士 2.63 人、实有床位 4.32 张。

生命统计。户籍人口出生 9218 人，出生率 14.32‰；死亡 3745 人，死亡率 5.82‰；自然增长率 8.50‰。因病死亡 3621 人，占总死亡人数的 96.69%。死因顺位前十位依次为：心脏病，脑血管病，恶性肿瘤，呼吸系统疾病，内分泌、营养和代谢及免疫疾病，损伤和中毒，消化系统疾病，神经系统疾病，泌尿、生殖系统疾病，传染病。户籍人口期望寿命 80.49 岁，其中男性 78.73 岁，女性 82.29 岁。

卫生改革 启动基层卫生院托管，由区人民医院、北京市仁和医院分别托管榆垡镇、礼贤镇中心卫生院，挂牌成立大兴区人民医院南院区、北京市仁和医院南院区。依托二、三级医院的学科、技术和管理优势，实现医疗资源共享、一体化管理，推进基层卫生院实现"三不变两提升"（即：医院公益性不变、提供基本医疗卫生服务内容不变、财政投入机制不变，管理水平提升、服务能力提升）；使当地群众不出镇就能享受到区级专家的服务，为新机场建设提供更好的医疗卫生保障。

启动中、西医两个区域医疗联合体系建设，西医体系以区人民医院为核心医院，西红门医院、榆垡镇中心卫生院、安定镇中心卫生院、金星卫生院为合作医院；中医体系以广安门医院南院区为核心医院，瀛海镇中心卫生院、青云店镇中心卫生院、孙村卫生院为合作医院。通过医院托管、对口支援、成立区域医学影像中心等多种模式，促进体系内资源共享、有效互动、优势互补。年内，两家核心医院共派出医疗、护理专业人员支援1900余人次，接收合作医院进修人员5人；体系内上转患者271人次、下转患者25人次。

启动新农合"共保联办"模式，9月4日，区政府与中国人民健康保险股份有限公司北京分公司及中国人民财产保险股份有限公司北京市分公司签订协议，开展新农合"共保联办"工作。政府通过购买服务，引入商业保险机构与新农合管理部门以联合办公的形式开展新农合管理和服务。将住院直报范围扩大至二、三级医院，方便参合农民就医；成立审核室，通过专业人员审核减少错报、漏报，确保参合农民利益及基金安全；加强医疗行为监管，建立驻点核查和定期巡查两支队伍，全面规范医疗行为，该模式惠及全区近30万参合农民。

社区卫生　全区共有社区卫生服务中心20个、社区卫生服务站124个，在岗工作人员2264人。完成河西区、北臧村等社区卫生服务中心主体工程建设，引入社会资本建成首家社会办社区卫生服务中心。完善社区卫生服务站布局，新建保利茉莉、艺苑桐城、大庄、赵庄子4个社区卫生服务站。将郁花园由兴丰中心下属站调整为清源中心下属站，富强西里和黄村西里由林校中心下属站调整为兴丰中心下属站，林校北里由清源中心下属站调整为林校中心下属站，车站南里由结控中心下属站调整为林校中心下属站。

推广家庭医生式服务全科诊疗模式，社区卫生服务团队新签约5.83万户11.26万人，健康评估10.41万人次，提供主动服务9.47万人次；累计签约20.27万户45.17万人；注册全科医生签约率29.98%；预约复诊5605人次，服务55.5万人次。为1.62万人次提供健康自测服务，与自测居民签订家庭医生服务协议0.69万份，更新居民健康档案信息1.04万份。制定《大兴区功能社区推进社区卫生服务工作实施方案》，在魏善庄、亦庄和瀛海3个示范社区卫生服务中心开展功能社区试点。分别选取1个敬老院、3个学校和1个公安分局开展功能社区试点，进行健康干预管理。利用信息化手段完善居民健康档案管理，全区共建立居民电子健康档案110.34万份，常住人口电子健康档案建档率73.07%。开展慢病防治家庭保健员培养，培养家庭保健员1600人，其中中医慢病防治家庭保健员320人。组织大兴区首届中医家保员讲师选拔赛，选拔出5名优秀讲师组建讲师队伍，切实提高中医家保员培养质量。管理高血压患者11.06万人，管理率21.72%；管理糖尿病患者3.58万人，管理率26.7%；登记管理冠心病患者3.17万人、脑卒中患者1.18万人。开展老年人优待和老年人健康管理，发挥中医优势，为3114名65岁以上老年人进行体质辨识。社区卫生服务机构共接诊老年患者97.07万人次，为老年人出诊0.39万人次，免收门诊挂号费78.38万人次39.19万元，免费体检3.40万人。落实区政府实事工程，自2013年起，每年筛查1.5万名高血压患者，对H型高血压患者进行系统的干预和管理，预防脑卒中的发生，累计筛查4.6万人。

继续落实16家社区卫生服务中心与同仁医院南区、大兴区人民医院和仁和医院3家医院转诊预约工作，全年社区卫生服务机构转诊预约534人次，转诊成功522人次。返聘高级职称医务人员61人、中级职称34人，参与社区卫生服务。返聘医务人员出门诊21.1万人次，会诊1001人次，查房152人次，带教757人次，培训129人次，健康宣教1803人次，咨询16397人次。

农村卫生　有村卫生室236个，乡村医生247人。乡村医生岗位培训374人，乡村医生岗位培训工作综合考评获全市第一。

新型农村合作医疗。参合280499人，参合率99.7%；人均筹资1000元（其中个人缴费100元），总筹资28049.90万元。住院报销36827人次24619.58万元，门诊报销44270人次1764.68万元，大病保险补偿1190人次728.01万元。基金结余1184.13万元，其中标准筹资结余265.20万元、大病保险结余672.42万元、利息收入246.51万元。

疾病控制　传染病防治。报告法定传染病19种10957人次，发病率728.82/10万。其中乙类传染病报告13种2343人次，发病率155.85/10万；丙类传染病6种8614人次，发病率572.97/10万。乙类传染病发病率前三位的是：肺结核、痢疾、梅毒；丙类传染病发病率前三位的是：手足口病、其他感染性腹泻和流行性腮腺炎。报告性病527人次，发病率35.05/10万；HIV感染者128人，AIDS 40人，发病率2.66/10万。处理犬咬伤12912人次，接种狂犬病疫苗和抗狂犬病血清/球蛋白89457人次。针对人感染H7N9禽流感，开展区内普通人群H7N9禽流感病毒监测，共采集血清标本240件，检测均为阴性。对辖区3家禽类养殖屠宰场、4家规模化猪养殖屠宰场和11家个体猪养殖场从业人员开展职业人群H7N9禽流感病毒监测，采集血清标本337件，检测均为阴性。对辖区22个公园开展野禽H7N9禽流感病毒携带状况监测，采集野禽新鲜粪便标本 220 件，检测均为阴性。开展流感病原学监测，共采集标本 1040 件，阳性标本 78 件。开展手足口病病原学监测，采集标本 131 件，阳性 66 件。处理手足口病聚集性疫情 147 起，未发生手足口病暴发疫情。全年新登记报告活动性肺结核患者 319 人，登记新涂阳肺结核患者 71 人。开展大学新生 PPD 监测 11358 人次，发现学校肺结核及结核性胸膜炎 34 人，对 1382 名师生开展筛查，筛出结核病患者 2 人，预防性服药 9 人。

慢病防治。完成成人慢病及其危险因素监测 1360 人；落实国家脑卒中高危人群筛查项目，完成社区人群筛查 3360 人，筛出高危人群 746 人；开展北京市脑卒中社区人群随访 3950 人；完成结肠直肠癌早诊早治项目社区筛查 6733 人，肠镜检查 681 人；建立高血压患者自我管理小组 20 个、糖尿病患者同伴支持小组 5 个；完成肿瘤患者社区随访 2454 人。

地方病防治。开展碘盐监测，在托幼机构、学校、餐饮配送企业、大型企事业单位等重点单位碘盐监测采样 61 件，合格率 100%；居民户碘盐监测采样 300 件，合格 292 件，合格率 97.33%。开展育龄妇女、孕妇、成年男性及学龄儿童的尿碘含量监测，尿碘中位数分别为 214μg/L、214μg/L、216μg/L、223μg/L。开展枯水期、丰水期水氟含量监测，共采样 72 件，合格率 100%。开展氟斑牙调查，调查 8～12 岁学生 256 人，发现患病 15 人，氟斑牙流行强度为阴性。

精神卫生。全区登记在册精神障碍患者 3841 人，其中重性精神障碍患者 2885 人，新建档管理重性精神障碍患者 126 人。随访 15553 人次，全年未发生重性精神障碍患者肇事肇祸事件。落实门诊使用免费基本药品治疗严重精神障碍患者 1047 人，开展在册患者社区个案管理 115 人，重性精神障碍患者免费体检 2502 人。

学校卫生。中小学生 82991 人，视力不良监测 66438 人，视力不良检出率 55.12%；营养状况监测 64868 人，营养不良检出率 9.36%，肥胖检出率 25.86%；口腔卫生状况监测 66492 人，恒牙龋齿患病率 17.12%，恒牙龋齿充填率 21.09%。

计划免疫。适龄儿童接种第一类疫苗 554157 人次，AEFI 报告率 3.53/10 万，预防接种建卡 37592 人，建卡率 100%。免疫规划疫苗接种率：脊灰、百白破、麻疹、风疹、流腮、乙脑、流脑疫苗均 100%，乙肝疫苗 99.92%。针对麻疹、风疹、流腮、水痘 4 种疾病开展应急接种 13327 人次。对 443 家用工单位外来务工人员开展预防接种，共接种麻疹疫苗 19625 人次、A＋C 群流脑疫苗 18804 人次。落实户

籍 60 周岁以上老年人和在校中小学生免费流感疫苗惠民政策，完成免费流感疫苗接种 87092 人。

公共卫生监测与评价。全年对 46 家单位开展职业病危害因素检测，共检测 826 件，合格 793 件。完成职业健康体检 195 家单位 3457 人。完成重点职业病（苯、甲苯、二甲苯）哨点和重金属（铬、砷、铅）监测。接报职业病 57 例，其中尘肺 2 例。对辖区 85 家单位 463 名放射工作人员进行个人剂量监测，共监测 1948 人次，大剂量核查 5 人。食品安全风险监测，完成 906 件样品的采集和 638 件样品的检测。开展哨点医院监测，采集粪便标本 448 件，检出致病菌 49 件。公共场所监测 141 件，合格率 95.7%；游泳场所水质监测 27 户，泳池水 189 件，合格率 92.1%；集中空调通风系统卫生状况监测 56 件，合格率 100%；室内空气质量监测 108 件，合格率 100%；生活饮用水水质监测 296 件，其中市政末梢水监测 120 件，合格率 98.3%；二次供水监测 80 件，合格率 100%。对 35 个农村地区联村供水厂水质进行采样监测 140 件，其中枯水期水质 70 件，合格 69 件；丰水水质 70 件，合格 69 件。完成 $PM_{2.5}$ 典型地区监测采样，3 个监测点共采集样品 840 件。

健康教育与健康促进。继续推进全民健康生活方式行动，完成示范单位、示范社区、示范食堂/餐厅等创建 23 个、支持性环境建设 4 个，健康指导员培训 285 人。对 83 所学校开展健康促进学校工作指导，新申报健康促进学校 21 所，其中 3 所通过区级验收。推荐区妇幼保健院、亦庄医院创建国家健康促进医院。官方微博发布各类健康、防病知识 2887 条；开展宣传咨询活动 33 场，发放宣传材料 7.2 万份，受益 1.5 万余人次；开展健康教育专兼职人员业务培训 8 次，829 人次参加；以基层单位、社区站医生为主要师资开设健康知识讲座 1132 次，受众 46056 人次。

卫生监督 受理卫生许可共计 539 件（新办 292 件、延续 164 件、变更 67 件、注销 16 件），发放卫生许可证 456 件（生活饮用水卫生许可证 246 件、公共场所卫生许可证 210 件）。受理食品安全企业标准备案申请 47 件，完成备案 44 件，标准修订 3 件。

公共卫生监督检查。辖区有公共场所经营单位 1192 个，已量化分级 1130 个。全年监督各类单位 3473 个，监督 1.41 万户次，监督覆盖率 99.88%，监督频次 4.06 次。对违法行为立案处罚 349 起，罚没款 80.7 万元。完成公共场所、生活饮用水抽检 366 件，合格率 96.99%。

医疗卫生监督检查。开展大兴区打击非法行医春季行动等专项整治行动，开展 4 轮医疗机构依法执业培训，培训 600 余人次；查处无证行医 113 户次，移

送公安机关 4 户；医疗废物查处 15 户次；继续做好对临床用血医疗机构的监管。

投诉举报。共受理投诉举报事项 189 件，其中公共场所 17 件、饮用水 13 件、放射卫生 1 件、医政 158 件，处理及时率 100%，反馈率 100%。

爱国卫生 开展爱国卫生月和城市清洁日活动，出动车辆 750 台次，清理垃圾 200 余吨、非法小广告 30000 多张，清洁绿地 3 万多平方米，整治卫生死角 150 余处；集中开展统一病媒生物控制活动，投放鼠药 4 吨，配发鼠站 29000 个；统一开展灭蚊蝇活动，发放药物 40 箱；配合健康北京灭蟑行动，全区共完成 64042 户，发放灭蟑套餐 18120 套。成蚊密度 0.87 只／（灯·时），蝇密度 3.25 只／笼，鼠密度 0，蟑密度 0.02 只／张。改扩建联村水厂 3 座、单村改造项目 20 个村。创建北京市健康社区 5 个、健康促进示范村 3 个、无烟单位 6 家。

妇幼保健 3 月，区人民医院、区妇幼保健院、红星医院、北京仁和医院、北京同仁医院南区、亦庄医院等 6 家助产机构获得爱婴医院称号。

妇女保健。管理孕产妇 9088 人，系统管理率 99.44%，住院分娩率 100%，剖宫产率 45.72%，孕产妇死亡率 10.85/10 万，新生儿母乳喂养率 97.83%。妇女病普查 36811 人，患病率 38.19%。婚前检查 812 人，疾病检出率 14.29%，婚检率 4.71%。

儿童保健。新生儿死亡率 1.63‰，围产儿死亡率 4.11‰，婴儿死亡率 2.17‰，5 岁以下儿童死亡率 2.93‰。新生儿疾病筛查率 98.34%，出生缺陷发生率 18.49‰。管理 0~6 岁儿童 73146 人，系统管理率 97.64%，儿童免费体检 77415 人。

医疗工作 门诊 8793052 人次，急诊 661479 人次，留观 21182 人次；出院 140998 人，床位使用率 70.27%，平均住院日 9.39 天，住院死亡率 0.88%，住院手术 46582 人次。

护理工作。医护比 1：1.1，共有 ICU 床位 82 张。举办大兴区护士理论技能竞赛，评选出亦庄医院等 8 个获奖单位。评选、表彰 2013 年度大兴区先进护理集体 18 个、优秀护士 75 人。选派 60 名护理骨干参加北京市静脉输液规范化培训。推进优质护理服务，区人民医院探索应用品管圈促进护理专业发展，亦庄医院率先在一级医院中启动优质护理服务。

对口支援。北京同仁医院、儿童医院、肿瘤医院、佑安医院、广安门医院、首钢医院对口支援辖区内广安门医院南区、区人民医院、红星医院和区妇幼保健院。全年专家出诊 222 人 4152 天，门诊诊疗 4 万人次，疑难病例会诊 265 人次，教学查房 717 次。

启动新一轮区内对口支援，引入国家康复辅具研究中心附属医院、兴业口腔医院资源，形成政府办与非政府办机构共同参与，综合、专科医院优势互补，医疗、公共卫生统筹兼顾的多元化支援格局，以重点科室建设、专家团队巡诊和多元合作相结合综合支援模式，带动基层业务发展，年内累计支援 9157 人次 5.77 万天。选派龙峻标、张永亮、付士武、赵劲松 4 人参加第八批第一期援疆到新疆和田地区进行为期 1 年的对口支援。5 月 16 日，区人民医院与湖北省十堰市茅箭区医院结成南水北调对口"一对一"医院。

血液管理。全年街头无偿献血 24090 单位、团体无偿献血 2396 单位；全年临床用血 23435.5 单位。继续做好对火神庙购物中心、工商银行兴丰街支行、旧宫物美（临时）、亦庄上海沙龙（临时）4 个街头采血点的维护与管理。

特殊药品管理。完成麻醉药品和第一类精神药品处方权、调剂权资格培训 400 人次，授予处方资格 276 人。按照《麻醉药品管理办法》，完成印鉴卡审批 1 家、变更 11 家 62 项、换发 37 家。开展过期、报损麻醉药品和第一类精神药品集中销毁，销毁注射剂 605 支、片剂 416 片、贴剂 31 贴。

医疗设备。医疗设备总资产 71119.26 万元，年度新增万元以上设备 445 台。

医学教育 选派学科带头人及业务骨干 112 人到上级单位进修。完成继续医学教育培训 392 项，达标率 99.27%。乡村医生岗位培训 374 人。参加北京市社区卫生服务康复、口腔、放射、超声诊断、药学、检验和心电图 7 个专业骨干人员培训 7 人。

6 月 26 日，区卫生局召开大兴区名医工作室建设启动会，并举行授牌和拜师仪式，正式成立胡元会、马秀华、贾国庆、曹树军、赵留庄、肖宝军、张永祥、马力等 8 个名医工作室，共有带教专家 24 人、学员 27 人。

科研工作 申请并获批科研项目 42 项，其中国家自然科学基金 5 项、北京市自然科学基金 2 项、北京市科委首都特色课题 2 项、首都临床特色应用研究 2 项、市中医管理局基金课题 3 项、区级科研项目 28 项。一线基层单位与上级单位合作科研项目 7 项。

财务管理 总收入 319716.14 万元，其中财政拨款 78598.10 万元、事业收入 236663.16 万元、其他收入 4454.88 万元；总支出 307163.79 万元，其中基本支出 261808.29 万元、项目支出 45355.50 万元。

基本建设 完成鹿圈、北臧村社区卫生服务中心主体工程建设，两个中心建筑面积共 31181 平方米。北京大学第一医院南院区项目，取得国土部门土地预审文件和规划部门选址意见书，完成规划设计方案。

北京儿童医院大兴院区项目，2月7日，市卫生计生委批复同意大兴区引进社会资本，设置妇儿专科医院；6月5日，签订补充合作框架协议，对土地出让价格、医院公益性质等内容进行了补充；10月11日，完成北京清源儿童医院医疗投资有限公司注册。

（撰稿：施春杰　审核：李爱芳）

计划生育工作

概况　户籍育龄妇女15.94万人，其中已婚育龄妇女11.96万人；户籍人口计划生育率97.7%，出生人口性别比111。年内，办理生育服务证6434个，独生子女父母光荣证3629个。全区累计领取独生子女父母光荣证58457个，户籍人口领证率68.67%。流动成年育龄妇女12.66万人，其中已婚育龄妇女7.84万人；流动人口出生9042人，其中计划内生育8700人，计划生育率96.2%。全年人口计生经费总投入4564.46万元，人均计生经费29.54元，其中流动人口经费总投入212万元。

改革与管理　8月28日，将区卫生局职责和区人口计生委计划生育管理和服务职责整合，组建大兴区卫生和计划生育委员会。

坚持计生工作一把手负总责和目标管理责任制，完成北京市计划生育目标责任书相关任务。2月21日，北京市实施"单独二孩"生育政策，针对再生育审批工作量增加情况，将审批时限由60个工作日压缩为30个，缩短办证时间，提高工作效率。从3月1日起正式受理再生育申请，至年底，共受理再生育申请并办结1418例。

9月23日，国家卫生计生委对大兴区进行中央转移支付卫生计生项目督导检查，其中对大兴区计划生育避孕药具专项补助项目、药具的发放工作和药具库房的使用情况进行现场督导检查，并给予肯定。11月20日，全国人大、政协代表和北京市计划生育药具管理站领导一行6人对黄村镇新兴家园社区服务站、火神庙社区D座乐购超市、北京印刷学院的避孕药具自助机使用情况进行调研，对大兴区药具管理与发放工作给予了肯定。

推进"两校一基地"建设。通过推进青少年健康人格教育工作中的两所试点学校（北京十四中安定分校、大兴四小）和大兴区青少年健康教育基地（大兴区中小学综合实践活动基地）建设，推进青春健康工程。4月14日，在区青少年健康人格教育基地举行讲解教师培训及座谈会，标志着区青少年健康人格教育基地正式投入运行。5月，在全区范围内进行原创自护童谣征稿活动和青春健康教育故事征文活动。6月，以"学校自愿、家长支持、学生受益"为原则，通过实地考察，区人口计生委决定投入项目经费90.24万元，用于大兴四小、庞各庄中学等5所学校开展青少年健康人格教育项目和区青少年健康教育基地建设。

宣传教育。全年印制《大兴人》杂志4期32万册，免费发放至辖区家庭。通过《北青社区报（大兴版)》《大兴报》和其他报刊、网站加强计生政策宣传报道。在北京市家庭人口文化节中，区人口计生委与大兴电视台共同制作的《百岁老人的幸福经》和《彭进娥和她幸福的葫芦》获幸福家庭DV大赛优秀奖。

流动人口管理　完善居住地与户籍地区域协作机制。巩固与外省市区域协作关系，畅通流动人口管理渠道，建立双向管理机制，与23个市、区县签订《流动人口计划生育双向管理协议书》，利用北京市全员人口管理信息系统发送协查信息12571条，接收户籍地反馈信息10114条；通过人口管理信息系统实时通报流动人口基本情况、避孕节育检查情况等计生基本信息，协助做好宣传教育、孕期随访等服务，实现流动人口管理不断层、服务不空缺。办理外地来京人员生育服务联系单等9611份。

加强出生监测，控制政策外生育。与全区各助产医院合作，定期汇总新生儿出生报告联系单，分类、下发到各镇、街道计生办；入户核实，核实结果和相关数据录入北京市全员人口管理信息系统。

依托"村庄社区化"管理模式，实行网格化管理。依据3种责任书（流动人口务工单位、经营场所、出租房屋责任书）实行责任管理。强化流动人口登记制度，做到"来有登记，走有注销"。

开展流动人口抽样调查。4月，参加市卫生计生委组织的流动人口抽样调查培训；5月12日，在区政协活动中心组织流动人口动态监测工作培训，各镇、街道120余人参加。此次流动人口抽样调查涉及12个镇、街道，共49个村居50个样本点，填报问卷1050份。

推进"蓝天工程"。建立"蓝天家园"6个，提供生殖健康、避孕节育、政策宣传等服务4.3万人次，推进流动人口基本公共服务均等化。

启动国家卫生计生委流动人口婚育证明电子化改革试点工作，8月，组织各镇试点启动培训会，截至12月底，为流动人口查询电子婚育证明1.11万人。

计生服务　推广药具自助机，完善计生药具服务网络，新安装避孕药具自助机20台，全区共投入使用自助机139台。计生药具服务网络基本实现城区居民步行10分钟内、村（居）级居民步行15分钟内可到达药具发放网点的目标。育龄群众通过刷二代身份证即可每隔20天领取一盒避孕工具。全年通过自助机发放避孕药具33200余盒。

推进免费药具发放公共服务全覆盖，有规范的药具免费发放点250个，发放药具5类11种1755箱，共投入94.8万元。采取长效措施的育龄妇女33665人，采取短效措施的70894人。

生殖健康 落实健康生育计划，完善出生缺陷一级预防，强化优生咨询宣传。强化新婚关口宣教，利用新婚登记平台向4400对新婚夫妇免费发放新婚健康服务包，进行新婚保健、优生优育等相关知识宣传。利用人口学校对新婚夫妇进行优生优育、出生缺陷知识培训；利用准妈妈培训班，向新婚夫妇讲解叶酸在预防神经管畸形中的作用，免费向新婚妇女发放叶酸预防神经管畸形。

落实农村长效节育户籍已婚育龄群众免费健康体检项目，提供免费健康体检1.9万余人。

开展"生殖健康伴你行"活动。镇、街道计生办开展妇女病普查、生殖健康大课堂、发放生殖健康知识手册等多种活动，为10万余人次育龄群众提供生殖健康服务，为近2000名流动育龄妇女进行健康体检及孕情监测。

落实国家避孕药具不良反应/事件监测项目。大兴区作为国家试点区，利用计划生育服务网络和卫生服务网络进行监测，做到发现即报，监测上报国家避孕药具不良反应/事件120余例。

推进国家免费孕前优生健康检查项目。大兴区作为国家试点区，于2013年全面启动该项目，实现目标人群全覆盖。区妇幼保健院作为体检医院，为1066对新婚夫妇免费提供19项免费孕前优生健康检查服务，并完成体检后的跟踪随访。

计生关怀 享受市级奖励扶助2830人，奖扶金额407.52万元；伤残扶助387人，扶助金额185.76万元；特别扶助258人，扶助金额154.8万元。享受独生子女父母一次性奖励813人，奖励金额81.3万元。

完善区级特别扶助政策。针对独生子女伤残死亡家庭，2012年区政府出台《关于独生子女伤残死亡家庭特别扶助办法》，2013年出台《关于对独生子女伤残死亡家庭进行特别扶助的办法（试行）的说明》，并在全市率先建立"一个突破、两项帮扶、三大保障"的区镇村上下联动的特色计生家庭帮扶体系。"一个突破"指突破"女方年满49周岁"年龄的界限；"两项帮扶"指精神抚慰和经济救助帮扶相结合；"三大保障"指对享受独生子女伤残死亡的父母，在一方死亡后，另一方享受双倍补偿保障。失独

家庭再生育或合法收养一个子女的，给予5万元的一次性再生育（收养）补偿金保障；对于符合特别扶助条件的，在其达到退休年龄后，给予每人每月200元的养老补助保障。区级特别扶助方面，伤残扶助、死亡扶助、伤残对象一方死亡存活方享受双份，死亡对象一方死亡存活方享受双份标准为350元/月，其中伤残扶助发放770人，共计316.68万元；死亡扶助发放368人，共计145.36万元；伤残对象一方死亡存活方享受双份发放5人，共计1.37万元；死亡对象一方死亡存活方享受双份发放2人，共计3850元。伤残对象养老补助、死亡对象养老补助为200元/月，其中伤残对象养老补助发放262人，共计61.32万元；死亡对象养老补助198人，共计45.18万元。死亡对象家庭抚慰标准为3万元/户，发放9户，共计27万元；死亡对象家庭再生育补偿标准为5万元/户，补偿3户，共计15万元。区级综合特别扶助合计612.29万元。镇（街）级特别扶助方面，有5个镇（街道）出台了本级帮扶政策，扶助标准基本与区级持平或略高。

引入北京京安公益基金帮扶因交通事故失独计生家庭，由基金会出资，区人口计生委负责扶助家庭资格审核，对因交通事故死亡的独生子女家庭给予每月1560元的最低生活保障救助金（扶助金额根据北京市最低工资标准每年进行调整）。2013～2014年，全区帮扶因车祸造成子女或父（母）死亡的独生子女家庭72户，帮扶资金224.92万元。

调查与研究 开展"落实中央八项规定精神、纠正'四风'的阶段性成果和有益经验"课题，作为"阳光新区"建设的专题调研。

8月，大兴区作为国家卫生计生委2013年出生人口性别比抽样入户调查（包括户籍人口出生和流动人口出生）抽样地区，区人口计生委组织镇、村计生工作人员逐村逐户入户调查，对青云店镇2013年度出生登记个案信息进行核实登记。据统计，核实出生婴儿950人，其中户籍541人、流动409人。

信息化建设 投入13.75万元，建设全员人口信息系统。1月、8月，对区划代码进行变更及维护，对900多个社区、村的名称及代码进行调整，根据北臧村镇和天宫院街道行政区划变化进行拆分与合并，共增加25个社区，合并3个社区（村）、拆分2个社区。

协会工作 有基层计生协组织机构688个，会员61744人，会员之家667个；其中流动人口计生协33个，会员1160人。会员之家开展各种健康知识培训和独生子女家长座谈会等活动，4.93万人次参加。春节前夕投入资金34.15万元，慰问计生家庭320

户。按照"一镇一品""一街一品"原则，投入 405 万元，扶持 19 个镇、街开展计生优质服务。开展"生育关怀"工程，区、镇、村出资 163.62 万元，为计生家庭办理意外伤害险和女性两癌险 4.12 万户 11.69 万人，理赔 260 笔 65 万元。为 258 名失独父母落实"暖心计划"项目养老和医疗保障。推进"心灵家园"工程，发挥西红门、旧宫、观音寺、礼贤、安镇 5 个镇（街道）"心灵家园"示范引领作用，为独生子女特殊家庭提供倾心交谈、心灵慰藉、休闲娱乐等服务，全年帮扶失独家庭 110 户次 150 余万元。

（撰稿：周海清 陈 云 审核：李爱芳）

大兴区卫生计生委领导名单

党 委 书 记 张 浩
主任、党委副书记 李爱芳
纪 委 书 记 刘国英
副 主 任 焦 昕 白剑波 马燕珠
牛祥君 金 鹏

昌平区

卫生工作

概况 全区设 10 个镇、5 个地区办事处、5 个街道办事处和 1 个以企代镇行政单位（北企公司），有 192 个社区居委会、303 个行政村。常住人口 190.8 万人，其中户籍人口 58.5 万人。有医疗卫生机构 865 个，其中医疗机构 862 个，包括营利性 294 个、非营利性 568 个。卫技人员 12063 人，其中执业（助理）医师 4302 人、注册护士 5302 人。实有床位 11110 张。每千人常住人口拥有卫技人员 6.32 人、执业（助理）医师 2.25 人、注册护士 2.78 人，实有床位 5.82 张。

生命统计。出生 6338 人，出生率 10.95‰；死亡 3340 人，死亡率 5.77‰；自然增长率 5.18‰。因病死亡 3217 人，占总死亡人数的 96.32%。死因顺位前十位依次为：心脏病，恶性肿瘤，脑血管病，呼吸系统疾病，内分泌、营养和代谢及免疫疾病，损伤和中毒，消化系统疾病，泌尿、生殖系统疾病，神经系统疾病，传染病。户籍人口期望寿命 80.14 岁，其中男性 78.15 岁、女性 82.27 岁。

卫生改革 8 月 18 日，昌平区卫生和计划生育委员会挂牌，昌平区卫生局和计划生育委员会合并工作正式启动。

推进医联体建设，制定了《昌平区区域医疗联合体系建设工作方案（试行）》。7 月 24 日，昌平区卫生局在区医院举行区域医疗联合体系签约仪式，作为核心单位的区医院与 24 家区属医疗机构正式签约，构成医联体总体框架，通过对不同等级医疗机构实施资源纵向整合，提高医疗服务体系整体效率，增强医疗服务核心竞争力。成立医院感染管理、康复治疗等 9 个质控中心。

积极引进域外优质医疗资源，清华长庚医院和北大国际医院分别开始运行，辖区三级医院数量增至 9 家。

开展多点执业医疗机构 43 家 204 人，其中年内开展多点执业医疗机构 33 家 116 人。

与人力社保及财政部门联合出台《关于社区卫生服务机构在编内使用的合同制社区医生与编内正式医生实行同工同酬的意见》，在编制范围内，对社区卫生服务机构临时聘用卫技人员实行同工同酬。

社区卫生 注册运行社区卫生服务中心 16 个、社区卫生服务站 101 个。全年社区卫生医务人员参加培训 9873 人次，其中社区卫技人员市级社区必修课网上报名 1608 人次、全科医生公益性培训 400 人次、百万医师巡讲大课堂 600 人次、继续教育必修课 7200 人次、阳光长城计划 30 人次、康复等 7 个专业社区岗位骨干培训 3 人次、执业助理医师以上职称乡村医生继续教育 32 人次。

建立家庭医生式服务团队 135 个，累计签约 397180 户 899588 人，签约率 47%，其中老年人及 4 种慢病人群的签约率均达 80% 以上。建立居民电子健康档案 134 万份，电子健康档案完成率 70.9%。创建 2 个国家级社区卫生服务中心示范中心和 3 个市级示范中心。培养家庭保健员 1600 人，其中中医家庭保健员 320 人，为慢病患者提供健康指导服务。

农村卫生 注册村卫生室 286 个，均为集体办，正常运行 277 个。注册乡村医生 316 人。

新型农村合作医疗。参合 185572 人，参合率 98.35%；扣除参加其他医疗保险人员后，参合率 99.5%。年人均筹资 1000 元，其中中央、市、区 800 元，镇街 100 元，个人 100 元。筹集新农合基金 19074.33 万元。报销补偿 513423 人次 18335.51 万元。区内 36 家新农合定点医疗机构除小汤山医院外，全面推行出院即报和随诊随报，共报销结算 457928 人次 9771.12 万元。

疾病控制 传染病防治。报告乙类、丙类传染病 21 种 10655 人次，发病率 597.68/10 万。发病率前三位的疾病是：手足口病、其他感染性腹泻和肺结核。传染病死亡 9 人，死亡率 0.50/10 万。落实现代结核病控制策略，登记管理患者 398 人，进行学校密接筛查 63 起；对 31 所高校的 4 万名新生进行免费结核病监测，监测人数居全市第二。发现 HIV/AIDS 236 人，其中 170 人为新报告病例，新发感染率 6.54/10 万，其中本区检出感染者 45 人。完成 11 个哨点监测人群 8 类 7431 人次，其中检出 HIV 4 人、梅毒 74 人、HCV 24 人。836 人自愿进行艾滋病和梅毒免费检测，检出 HIV 阳性 30 人，阳性率 3.59%。完成 20824 名孕产妇母婴阻断筛查，未发现阳性病例。完成被监管人员 HIV 及梅毒抗体筛查 2526 人次，HIV 检出率 0.24%（6/2526）、梅毒检出率 1.19%（30/2526）。1 家中心初筛实验室、11 家初筛实验室共完成 HIV 初筛检测 82416 人次，其中检出 HIV 阳性 70 人。9 家狂犬病免疫预防门诊接诊动物致伤者 15031 人次。16 家社区卫生服务中心开展禽流感高危人群主动搜索，2 家社区卫生服务中心开展流动人口流感样病例监测，共监测禽流感高危人群 1382973 人次、流动人口 169979 人次，无流感、禽流感、不明原因肺炎病例报告。24 家监测单位共报告流感样病例 12001 人次，流感样病例占就诊总人数的 0.57%。全年手足口病发病 5367 人次，无死亡。8 月，制定埃博拉出血热疫情应对方案，开展埃博拉出血热疫区来华人员健康监测，共监测 48 人。

慢病防治。成功创建北京市慢病综合防控示范区，建立了多部门的合作机制和工作模式，并以社区诊断为依据，开展健康教育与健康促进、全民健康生活方式行动、高危人群发现与干预、患者管理等工作。继续开展北京市社区脑卒中高危人群综合管理项目，全年 3 项及以上危险因素者随访 975 人，随访率 98.0%；1～2 项危险因素者随访 1977 人，随访率 84.6%。国家脑卒中筛查及防控项目完成 6000 名高危人群筛查。辖区内村（居）委会高血压自我管理小组覆盖率 35%，全年完成 125 组 700 余次活动。糖尿病同伴支持小组完成 16 组 60 余次活动。

地方病防治。采集居民户碘盐样品 300 件，碘盐覆盖率 98.67%，合格碘盐食用率 98.67%。完成育龄妇女、孕妇、哺乳妇女、学龄儿童、成年男子等人群碘营养状况监测 856 人，除孕妇（尿碘中位数为 118.5μg/L，低于 WHO 推荐的 150～250μg/L 的适宜范围）外，其他监测人群尿碘水平均达到国家标准。枯水期和丰水期共采水 34 件，枯水期水氟含量均正常；丰水期德胜口村、后白虎涧村水氟含量为 1.27mg/L 和 1.75 mg/L，其他水氟含量均正常。对小汤山镇马坊小学和后白虎涧小学的学生进行氟斑牙检查，共检查 205 人，氟斑牙患病率 2.93%。

精神卫生。在册重性精神障碍患者 5521 人，其中 6 类严重精神障碍患者 3179 人，发病率 1.6‰。在册严重精神障碍患者随访 16000 余人次，在册严重精神障碍患者管理率 87%，在管患者规范管理率 98%，稳定率 87% 以上，均高于全市平均水平。3 月 28 日，昌平区卫生局与区财政局、人力社保局等单位联合出台了《北京市昌平区门诊使用免费基本药品治疗严重精神障碍管理办法》，并将此项工作纳入昌平区重大公共卫生服务项目。至年底，全区申请建册领药的患者 1030 人，门诊基本药品目录增加至 42 种，累计发放精神科药物 8000 人次。

学校卫生。中小学生健康体检 62169 人。贫血检出率 3.11%，沙眼检出率 0.14%，营养不良检出率 13.07%，视力不良检出率 61.09%，肥胖检出率 17.72%。其中贫血、沙眼检出率达到控制目标，营养不良检出率比上年下降 1.80 个百分点，肥胖以及视力不良检出率分别比上年上升 1.43 和 1.45 个百分点。对 36 所中小学校的教室环境卫生检测 72 件，结果显示，教室环境噪声、课桌面照度合格率有所上升，教室墙壁反射及黑板反射符合率较低，黑板照度达标率也较低。

计划免疫。全区接种一类疫苗 831802 人次，接种率 100%。入托、入学儿童接种证查验疫苗补种 5776 人次，补种率 99.43%。外来务工人员接种麻疹疫苗 43817 人、流脑疫苗 33959 人。调查学龄前流动儿童 97974 人，其中无卡 470 人、无证 63 人，补卡、补证率 100%；强化查漏补种 97974 人次，补种率 100%。应急接种 28936 人次。接种流感疫苗 122615 人，其中免费接种 112266 人（学生 80208 人，接种率 96.63%；户籍 60 周岁以上老人 32058 人，接种率 60.39%），自费接种 10349 人（学生 17 人，老人 783 人，其他人群 9549 人）。

公共卫生监测与评价。开展职业病危害因素检测

33 个单位 423 件样品，合格率 92.9%。职业健康检查 53 个单位 1159 人，检出职业禁忌证 6 件、其他异常 536 人，未检出疑似职业病。医用辐射防护网点监测 11 个单位 15 台设备，首次监测合格率 73%。完成 70 个单位 342 人 1253 人次的个人剂量检测。各类生活饮用水检测 726 户 904 件样品，合格率 79.87%。公共场所卫生检测 7298 件，合格率 98.88%。食品微生物及其致病因子监测样品 144 件，检出食源性致病菌 8 件。化学污染物及有害因素监测样品 410 件，其中 1 件熟肉制品亚硝酸钠含量超标，1 件蔬菜样品腐霉利和甲拌磷超标，1 件水果样品氯氟氰菊酯超标。

健康教育与健康促进。开展包括世界卫生日、世界无烟日、全民健康生活方式日、精神卫生日等大型卫生日主题健康教育宣传活动。与《昌平报》联办《关注健康，创造美好生活》专栏，刊登科普文章 59 篇。在昌平电视台《百姓话题》栏目中举办"健康昌平"专题节目 26 期。在新媒体"昌平健康教育"官方微博中发送相关信息 1721 条，关注人群达 2 万人。

卫生监督　共办理公共卫生许可 637 件（新发 338 件、延续 117 件、变更 87 件、注销 95 件），放射诊疗许可新办 9 件、变更 16 件、校验 43 件、卫生审查 40 件、竣工验收 22 件。

公共卫生监督检查。对日供水千吨以上城市集中式水厂、日供水千吨以上自建集中式水厂、日供水百吨以上自建集中式水厂、居民住宅区二次供水开展专项检查。对各出厂水消毒剂余量进行快速检测，共检测样品 16 件，结果均符合国家卫生标准。检查 174 家二次供水单位，对 2 家存在 2013～2014 年度未对所供水水质进行检测的违法行为进行了行政处罚。对辖区内自动售水机监督检查 456 台次、行政抽检 2 台次，出水样品结果均合格。对辖区内 39 个公共场所的禁烟情况，13 个学校自备水源供水设施、教学环境卫生情况、传染病防控，16 个涉水产品生产企业以及 57 个涉水产品销售企业进行全面监督检查。

共有公共场所单位 2188 户，其中旅店业 497 户，已量化 487 户；文化娱乐 109 户，已量化 89 户；公共浴室 134 户，已量化 128 户；理发店、美容院 1294 户，已量化 1269 户；游泳场（馆）71 户，已量化 66 户；体育场（馆）1 户，展览馆、博物馆、美术馆、图书馆 5 户，商场（店）77 户，全部量化。

医疗卫生监督检查。对辖区内 9 个临床用血医疗机构、3 辆流动采血车及 200 余个非临床用血医疗机构进行全面监督检查，未发现问题。取缔黑诊所 95 户，罚款共计 46.1 万元，没收非法所得 9 万元、药品 1000 千克、医疗器械 200 件。向公安分局移送涉嫌非法行医 7 人。

公共卫生投诉举报。接报并受理各类卫生监督信访事项 518 件，办结率 100%。

APEC 会议专项保障。会议期间共检查单位 3208 户，查处隐患单位 164 户，其中处罚黑诊所 11 户，移送公安机关 1 人。

爱国卫生　创建北京市无烟单位 8 家。通过北京市医疗卫生机构控烟暗访，总分排名全市第四。对辖区内 1925 个单位进行控烟检查，合格率 95.3%。开展春、冬季灭鼠，下发鼠药 610 箱。开展夏、秋季灭蚊蝇，下发灭蚊蝇用药 402 箱。开展"健康北京灭蟑行动"，共完成居民家庭灭蟑 74997 户。开展爱国卫生月和城市清洁日主题活动，发动群众 1.85 万人次，清理垃圾 1200 多吨。选拔健康北京社区指导员 5 人，全区指导员增加至 9 人。创建健康示范单位 4 家。组织 2014 年昌平区家庭健康素养知识竞赛，200 人参加。

妇幼保健　妇女保健。孕产妇 6285 人，系统管理率 98.09%，住院分娩率 100%，剖宫产率 41.65%，孕产妇死亡 15.78/10 万，0～6 个月婴儿母乳喂养率 92.29%。妇女病普查率 41.74%，治疗率 100%。婚前检查 2055 人，疾病检出率 17.32%，婚检率 15.94%。宫颈癌筛查 23196 人，筛查率 36.08%；乳腺癌筛查 25543 人，筛查率 39.73%；确诊乳腺癌 28 人、宫颈癌 3 人、子宫内膜癌 1 人。

儿童保健。新生儿死亡率 1.26‰，围产儿死亡率 5.50‰，婴儿死亡率 3.47‰，5 岁以下儿童死亡率 4.58‰。新生儿疾病筛查率 98.04%，出生缺陷发生率 11.86‰。0～6 岁儿童 114177 人，儿童保健覆盖率 94.48%，系统管理率 85.93%。

医疗工作　门诊 10358897 人次，急诊 661520 人次，留观 247174 人次，出院 76803 人次，床位使用率 72.7%，平均住院日 19.8 天。急诊死亡率 0.03%，观察室死亡率 0.01%，住院死亡率 1.39%，住院手术 19484 人次。

护理工作。医护比 1∶1.23。在全区二、三级医院持续开展优质护理服务，其中区医院开放 11 个病区，优质护理病房覆盖率 65%。举办第三期护理管理高级研修班，培训 20 名具有主管护师以上职称的护理人员。区属 8 家二、三级医院均开展了不良事件上报工作。

对口支援。8 家市级医院派遣医疗技术人员 129 人次对口支援区内医疗机构，门诊 8875 人次，急诊 106 人次，疑难病会诊 142 次，教学查房 118 次，义诊 2073 人次，手术 26 人次，健康查体 6972 人次，开展学术讲座 60 次，业务培训 1568 人次；接收进修 2 人次。区内二、三级医院对口支援 14 个社区卫生服务中心，社区卫生服务中心对口支援 5 个偏远山区、半山区社区卫生服务中心；向受援医院捐助一次性输液器 2400 支、心电监护仪 3 台。5 家医院自行与市级医院建立了对口支援关系。

血液管理。自愿无偿献血 37540 单位，其中 5 处街头采血点采血 31757 单位。全区 9 家医疗用血单位共计用血 4047 单位（红细胞类）。市卫生计生委组织专家对医疗用血单位开展了临床用血安全督导检查，对病历书写不规范、信息系统利用不充分等问题提出了整改意见。

特殊药品管理。有麻醉药品、第一类精神药品购用印签卡的单位 16 家。

医疗设备总资产 89133.35 万元，本年度新增万元以上设备 1133 台。

医学教育　3183 人参加医师定期考核，12 人参加了 2014～2015 年度北京市区县级医院骨干医师培训，25 人进入住院医师规范化培训基地培训，22 人进入助理全科医师规范化培训基地培训，8000 余人参加市区级继续教育。聘请市级专家开展艾滋病、高血压、冠心病等专题讲座 13 场。举办适宜技术推广培训 4 场。

科研工作　获批 5 项首都十大疾病科技成果推广项目：甲型 H1N1 流感临床诊疗方案、腰椎间盘突出症诊断标准、心律学国际指南、子宫颈癌及癌前病变防治规范、脑血管病康复技术。

2012 年区卫生局承接了国家基本公共卫生服务中医药服务项目——高血压和糖尿病患者中医健康管理试点工作，对 4000 名高血压和糖尿病患者进行为期 1 年的健康管理。此项目于年初结题，患者通过中医药健康指导，躯体化症状、生理症状、睡眠状况、人际关系、焦虑均有所改善。

财务管理　全年总收入 336746.2 万元，其中财政拨款 68241.4 万元、事业收入 253216.2 万元；卫生事业专项经费 37929.4 万元。全年总支出 313360.3 万元，其中财政拨款支出 66095.2 万元。

基本建设　区中医医院改扩建一期工程医疗用房 2282 平方米。城区社区卫生服务中心西关社区卫生服务站改建租赁医疗用房面积 780 平方米。

（撰稿：张　颖　审核：孙树军）

计划生育工作

概况　2014 年，昌平区计划生育工作以稳定低生育水平、提高出生人口素质和促进人口长期均衡发展为主线，以构建和谐人口、创建幸福家庭为目标，以机构改革为契机，实现职能任务的转型升级。全区常住人口育龄妇女 360789 人，其中户籍育龄妇女 151544 人、流动人口育龄妇女 209245 人，已婚育龄妇女 248167 人。常住人口出生 16110 人。户籍人口计划生育率 97.41%，出生人口性别比 110.3。办理生育服务证 7657 个。投入人口计生经费 5096.5 万元，人均 32.11 元，其中流动人口经费投入 422.8 万元。

改革与管理　落实计划生育管理责任，区委区政府与 21 个镇（街）和 24 个职能部门签订《计划生育目标管理责任书》，纳入镇（街）绩效考核评价体系，纳入评定干部、基层选举、精神文明、社会综合治理等考核中，严格一票否决制。通过依法行政、宣传倡导、利益导向等综合措施，推进"单独二孩"等各项政策措施的执行，完成年度计划生育目标管理任务，市长责任书完成率 100%，户籍人口出生低于全年计划出生 9000 人的控制指标。全年审批"单独二孩"申请 2336 例，其中"单独二孩"申请 1858 例、审批办证 1828 例。全年处理违反政策生育 233 例，征收社会抚养费 3547.6 万元。认真排查调处信访矛盾，与镇街共同研究化解方案，清理积案和历史遗留问题。接待各类信访 1377 件。

宣传教育。推进"文明倡导"工程，投入计划生育政策、服务宣传教育经费 1650.6 万元。集中开展以"幸福家庭，和谐人口"为主题的家庭人口文化系列活动。突出弘扬新型家庭人口文化的主线，举办第三届家庭人口文化节活动。其中投资 289.7 万元打造特色人口文化景观，新建 7 个特色人口文化园、13 条人口文化街，在昌平城区 12 条大街设置 82 个人口文化公益广告灯箱、9 个电子显示屏。开展幸福家庭大讲堂，深入农村、社区、企业、机关、部队、院校，共举办 96 场，受众 3400 余人次；在计生系统内评选出 100 名"最美计生人"。"人口文化图书进村居"活动投入 47.8 万元，为 80 个村（居）和企业配备了人口文化图书及书柜。投入 588.7 万元，为镇街、村居和企业配发政策宣传索取架、人口文化宣传橱窗、计生宣传品和《优生优育服务指南》《好孕宝典》《昌平区计划生育家庭实用手册》等书籍。

流动人口管理　加强流动人口调控，加强流动人口验证、出生监测，做好与流出地区的跨地区协作，加强信息核查通报，开展均等化服务。查验《流动人口婚育证明》6.4 万本，发放限期补办通知单 1.2 万份，向流出地通报反馈信息 1.3 万条。与 22 个省、直辖市、自治区，72 个市（区、县）开展跨地区合作，开展流动人口违法生育联合执法 19 例，征收社会抚养费 56.9 万元。设立 3 个流动人口定点孕检医院，办理外地来京人员生育服务联系单 9252 份，流动人口孕检 11555 人次，孕检率 83%。

3 月起，区人口计生委在全区所有企业开展人口计生进企业"菜单式"服务，在 30 家企业开展授课培训、咨询 30 余场次，受益企业职工 1500 余人次。在 18 家流动人口聚集企业建立流动人口会员之家，为 65 家企业提供计划生育法律援助服务。

计生服务 坚持推进优生促进工程。发放婚育大礼包 4600 余个、宣传品 12 万余册、人流手术干预关爱礼包 1.5 万个。在 13 所高校开展避孕药具进校园服务，为大学新生发放《避孕药具知识走进大学生》4 万余本，发放避孕套 8 万余只。加强避孕措施指导，采取长效避孕措施 2 万人、短效措施 7.2 万人。3 月，区人口计生委在东小口镇、霍营街道、城北街道等 13 个镇街的公共卫生间、社区卫生服务站、商场和公园新安装 60 台用二代身份证刷卡领取的免费避孕药具自助发放机，全区共安装 140 台，累积发放药具 60 万只。全年新增避孕药具发放点 100 个，全区 1130 个发放点免费发放 4 类 14 种避孕药具 401 万余只（板），总金额 92.34 万元。4 家定点医院开展免费孕前优生健康检查 1624 对，出具评估报告 1495 人份，早孕和出生缺陷随访 4000 余人次。免费技术服务和不孕不育诊治咨询服务 1.1 万余人次，报销手术费、诊疗费 110 余万元；开展免费长效避孕体检 1 万人次，已婚育龄妇女免费生殖健康体检 5.8 万人次。

计生关怀 1 月，区人口计生委开展计生困难群众走访、慰问活动，共走访慰问 5 类困难群众 600 多户，包括困难计生家庭 302 户、失独家庭 248 户、困难计生专干 39 人、机关党员结对共建帮扶困难家庭 12 户、计生家庭孤儿 2 户，送去节日慰问品及慰问金共 50 余万元。

坚持计划生育利益导向，落实奖扶、特扶政策和政府为民办实事项目。确定奖励扶助对象 3651 人、特别扶助对象 1042 人，共发放市、区两级奖扶、特扶金 1566.9 万元。计划生育奖励标准：市级每人每年 1440 元、区级每人每年 360 元（其中深山区女儿户每人每年 600 元）；特扶标准：伤残特扶市级每人每年 4800 元、死亡特扶每人每年 6000 元，区级每人每年再发放 1200 元。审核发放独生子女伤残死亡一次性经济帮助 35 人共 35 万元，独生子女父母年老一次性奖励 338 人共 33.8 万元。为 5.2 万人发放独生子女父母奖励费 306 万元。办理计划生育家庭意外伤害保险和女性两癌保险共 16.07 万份，投保金额 536.4 万元，财政补贴 269.8 万元，完成为民办实事项目任务数的 123.8%。为 240 余户计生困难家庭发放 30 余万元慰问金和慰问品，为 75 个当年独生子女

伤残或死亡家庭发放慰问金 22.7 万元。

8 月底，区人口计生委资助 112 名计划生育困难家庭独生女孩，发放"关爱女孩·阳光助学金"55.6 万元。自 2005 年开展"关爱女孩·阳光助学"行动以来，累计资助 10 批 1230 人，发放助学金共 407.55 万元。

调查与研究 完成国家"中国计划生育家庭发展追踪调查"。针对社会转型中区域计划生育公共服务情况进行调研。以转变机关作风作为切入点，就区、镇（街）两级人口计生部门办证和服务工作的群众满意度情况，进行为期 10 个月的电话随访 1000 例，以及选择性实地调研，从群众满意度调查分析地区人口计生工作状况，完成了《当前人口计生工作存在的问题及对策》调查报告。

信息化建设 在政府网站发布 2013 年出生人口形式分析报告和人口计生动态信息 120 余条；督查全区近 500 个村（社区）人口计生网络（即北京市全员人口管理信息系统）的运行与维护工作。收集整理结婚信息 5535 条、医院出生信息 16579 条，录入一孩生育服务证信息 5007 条、独生子女领证信息 2554 条、入户信息 6656 条，核实修改个案错误信息 7.4 万余条，核实反馈户籍和婚嫁、出生信息 6989 人，其中违法生育 187 人。

上半年，区人口计生委投资 8 万元，与北京智教通联科技有限公司合作开发昌平区再生育审批网络管理平台，包含审批材料在线录入、提交区县审批、数据信息查询、审批情况统计等功能模块。平台的开发运行提高了生育审批的工作效率和透明度。

协会工作 区计划生育协会有 5 万余名会员，年内开展了系列服务活动。实施青春健康工程，投资 34 万元新建 4 个青春健康教育基地分支机构。举办青春健康和妇女常见病知识讲座 240 余场，培训 1 万余人次；开展青春健康电话网络咨询和面询 520 余人次；投资 87 万元，为初中生制作发放"青春健康服务包"1.35 万个、《为青春护航》知识读本 2000 余册。实施"宝贝计划"工程，投资 30 万元在北七家镇和城北街道建设 2 个镇（街）级"宝贝计划"早教基地，投资 20 余万元为新生儿家庭发育育儿宣传品 9000 份，举办第二届昌平宝宝大赛和"宝贝计划"亲子课进社区活动。实施"心灵家园"工程，投资 30 万元新建 4 个"心灵家园"关爱互助活动中心（站、室），组建 4 个"心灵家园"关爱互助活动小组，为 15 个"心灵家园"活动中心（站、室）下拨活动经费 93 万元，组织 300 余个失独家庭参加各种活动，投资 70 余万元为 450 余名失独人员制作发放"心灵家园"关爱服务包，为 290 余名失独人员进行免费健康体检。联合区慈善协会，为 181 个失独

家庭、254 名失独人员发放慈善救助金 56.1 万元。

（撰稿：张金华　审核：董亚卿）

昌平区卫生计生委领导名单

党委书记　石彩红

主　　任	杨冬泉
副书记	杨冬泉　左　晨
纪委书记	郝春月
副主任	沈茂成　董亚卿　谭光剑　杨　杰
	王红珍

平谷区

卫生工作

概况　全区设 2 个街道办事处、30 个居委会、14 个镇、2 个乡、272 个行政村。常住人口 45.5 万人，其中户籍人口 40.08 万人。有医疗卫生机构 430 个，其中医疗机构 426 个，包括非营利性 412 个。卫技人员（含中央、市属医院，不包括部队医院）3621 人，其中执业（助理）医师 1461 人、注册护士 1403 人。实有床位 2001 张。每千常住人口拥有卫技人员 8.56 人、执业（助理）医师 3.45 人、注册护士 3.32 人，实有床位 4.76 张。

生命统计。出生 5123 人，其中男性 2617 人、女性 2506 人，出生率 12.81‰；死亡 2835 人，死亡率 7.09‰；自然增长率 5.72‰。死因顺位前十位依次为：脑血管病，心脏病，恶性肿瘤，呼吸系统疾病，损伤和中毒，内分泌、营养和代谢及免疫疾病，消化系统疾病，神经系统疾病，泌尿、生殖系统疾病，先天异常。人均期望寿命 79.09 岁，其中男性 76.35 岁、女性 82.08 岁。

卫生改革　全区 18 家社区卫生服务中心全部与平谷区医院签订平谷区医联体协议书，10 月 21 日，与医科院肿瘤医院签约建立肿瘤疾病防治学科医联体。北京医院、友谊医院、朝阳医院、天坛医院等北京市三甲医院与平谷区医院，平谷区医院与平谷区中医医院、妇幼保健院以及全部社区卫生服务中心间实现三级医学影音互通。北京市平谷岳协医院由一级甲等医院核定为二级医院。全区开展医师多点执业医疗机构 25 家，医师多点执业备案 107 人次。

农村卫生　乡村医生 272 人，13 人取得《执业助理医师证书》。村卫生室 204 个，全部为非营利性医疗机构。共有 125 人在社区站工作。全区卫生室中，乡镇办 2 个，联合办 95 个，私人 63 个，其他 44 个；覆盖全区 174 个行政村，覆盖率 64.1%。全区家庭医生共签约 13.4 万人，家庭医生签约率 31.8%。

岗位培训。聘请专家举办 12 期讲座，培训 1500 人次，培训率 100%，经过市级考核，合格率 100%。安排全区 60 岁以下 115 名乡医到所辖社区卫生服务中心进行为期 3 周的见习或实习。

新型农村合作医疗。参合 191971 人，参合率 99.70%。人均筹资标准 1000 元，累计结余 783.83 万元。报销补偿 384079 人次，参合农民医疗支出 41679.98 万元，新农合基金基础补偿支出 18258.21 万元。住院补偿人员中符合 15 类重大疾病补偿 2208 人次，补偿支出 2652.05 万元，重大疾病政策范围内补偿比例为 75%。新农合基金合计结余 1064.14 万元，其中大病保险基金结余 271.81 万元、风险金结余 792.33 万元。

疾病控制　传染病防治。报告法定传染病 17 种 3584 人次，报告发病率 776.73/10 万。其中乙类传染病报告 11 种，发病 959 人次，发病率 207.84/10 万；丙类传染病报告 6 种，发病 2625 人次，发病率 568.90/10 万。发病前三位的病种依次是：其他感染性腹泻 1362 人次、手足口病 1079 人次、痢疾 526 人次。非结防机构报告肺结核或疑似肺结核患者 350 人次，转诊到位 131 人，追踪 99 人，总体到位率 96%；新登记管理结核病患者 101 人；肺结核密切接触者筛查 240 人，筛查率 100%。新增 HIV 阳性报告 5 人，其中 HIV 携带者 3 人、AIDS 患者 2 人。管理 HIV 携带者 12 人，AIDS 患者 7 人，按要求进行规范化管理，首次随访率、随访率、CD4 检测率、配偶抗体检测完成率均 100%，抗病毒治疗率 92.3%。报告手足口病 1079 人次，无重症病例，共采集 61 件手足口病标本，检测阳性 40 件；聚集疫情 32 起，采集标本 83

件。禽流感监测18家监测点、9种高暴露职业人群、491290人次，监测流动人口1258155人次，未发现可疑禽流感病例。野禽H7N9禽流感病毒携带状况监测，采集粪便标本50份，未检测出阳性样本。

慢病防治。通过电子档案系统筛查，全区筛查出高血压64593人、糖尿病18269人、脑卒中11205人、冠心病17659人、肿瘤180人。高血压病占成人18.4%，糖尿病占5.22%。慢病筛查检出率比上年提高1倍（全区成年人350166人），高血压患者管理41577人，高血压患者健康管理率35.1%；规范化管理26577人，规范管理率63.9%；糖尿病患者管理12731人，糖尿病患者健康管理率40.9%；规范化管理8454人，糖尿病患者规范管理率66.4%。

地方病防治。对5个乡镇20个村300户的居民食用碘盐进行常规检测，碘盐覆盖率95%，碘盐合格率96.8%。对232名高危人群开展布病血清学监测，阳性9人。

精神卫生。全区在册精神障碍患者2699人，检出率4.3‰，在册管理率96.71%，规范管理率90.32%，在管规范管理率95.72%，在管患者稳定率93.06%。全区精神病医院门诊13215人次，免费体检867人次。收治入院17人次。免费发药8046人次。

学校卫生。有中小学生32038人，体检率100%，沙眼检出率0.97%，视力不良检出率59.83%，恒牙龋齿患病率24.58%，恒牙龋均0.41，恒牙龋齿填充率45.24%，缺铁性贫血检出率1.32%，营养不良检出率8.99%，肥胖检出率27.43%。对学生沙眼、视力不良、口腔疾病、营养不良、肥胖等常见病干预覆盖率100%。

计划免疫。计划免疫建卡、建证率均100%。18个免疫预防门诊全年接种一类疫苗99221人次，报告接种率100%，水痘等二类疫苗37464人次。5个狂犬病免疫预防门诊共处理犬咬伤3592人，接种疫苗17960人次，未发生狂犬病。外来务工人员应种A＋C群流脑疫苗1414人次，实际接种1324人次；应种麻疹疫苗1414人次，实际接种1324人次。接种流感疫苗50287人次。全区共报告AEFI 34人次，其中一般反应25人次、异常反应4人次、心因性反应2人次、偶合反应3人次，全部进行了处理。

职业（放射）卫生。对28个放射工作单位中从事放射的人员进行个人剂量监测819人次。职业卫生监测20家企业492件样品492件，合格330件。有机溶剂哨点监测：对13家企业的1126名员工进行职业健康体检；完成11家哨点企业苯系物生产环境检测，采集苯系物样品120件，合格率56.7%。

健康教育与健康促进。全年举办健康大课堂1013场，受益4.8万人次。利用世界卫生日、世界无烟日、全民健康生活方式日等宣传日，结合H7N9人感染禽流感、埃博拉出血热、科学就医等主题宣传活动开展多种形式卫生防病知识宣传，向社区居民、企事业单位发放海报、折页、小册子等宣传材料65种65万份，区健康教育所通过"北京平谷健康教育微博"传播卫生防病知识，发布微博18036条，微博阅读量72万人次。在平谷电视台《卫生之窗》制作15期专题节目。向平谷广播电台《卫生与健康》栏目投稿20篇，在《平谷报》刊登慢性病、健康生活方式等健康知识13期。利用"健康提示"短信平台定期发送健康信息。区医院、区中医医院作为北京市创建国家健康促进医院的试点医院，于11月17日通过了区级评估验收。新创建健康促进示范村10个、健康促进示范社区2个。

卫生监督 受理卫生行政许可申请345件（其中公共场所169件、生活饮用水124件、放射诊疗52件），依法准予行政许可309件，不予行政许可24件；公共场所发证152件（其中新发卫生许可96件、变更21件、注销35件）；生活饮用水发证105件（其中新发卫生许可31件，延续66件、变更7件、注销1件）；放射诊疗许可52件（其中新办1件、建设项目审查14件、建设项目竣工验收2件、校验19件、变更16件）。共受理94个食品备案标准，正式通过备案的有49个企业标准。

公共场所卫生。全区共有各级各类公共场所795户，其中旅店142户，文化娱乐场所27户，公共浴室26户，理发店、美容店588户，游泳场所4户（其中3户在宾馆许可内），商场、书店11户。对公共场所经营单位做到了一户一档，建档率100%。监督检查3072户次，共处罚30起，其中一般程序28起，罚款4.5万元；警告2起。继续开展公共场所量化分级管理。

饮用水卫生。有卫生许可的供水单位187户，其中市政供水5户、二次供水26户、自备水源154户、供水设施维护2户。对生活饮用水经营单位做到一户一档，建档率100%。监督检查供水单位781户次，合格771户次。处罚10起，其中一般程序处罚9起，罚款9.5万元，对1户供水单位给予警告的行政处罚。未发生生活饮用水污染事件。

医疗卫生。全区共有医疗机构432个，其中一级（含）以上24个、未定级408个。血液管理4个，母婴保健13个，放射卫生20个。共检查医疗机构1367户次、母婴保健50户次、血液管理14户次、放射卫生71户次。医政执法处罚11起，罚款6.94万元，没收违法所得 1.27 万元。

公共卫生投诉举报。监督平台共受理投诉、举报案件 37 起（其中医政 19 起、生活饮用水 10 起、公共场所卫生 7 起、传染病与消毒 1 起），上级交办案件 10 起，涉及举报监督员案件 2 起，收到平谷区工商行政管理局告知函移转案件 4 起，办结率 100%。

爱国卫生　开展"远离病媒侵害、你我同享健康"为主题的爱国卫生月活动，动员辖区 120 个单位 12000 余人次，清除小广告 2 万张，清运各种垃圾、堆物堆料 520 吨，清理绿化带杂草 22360 平方米，清理卫生死角 632 处，设立宣传栏 18 个。完善病媒生物防制长效管理机制，完成春冬灭鼠、夏季灭蚊蝇工作。对峪口、马坊、夏各庄新区开展"健康北京灭蟑行动"，全区 16571 户参与灭蟑。各级爱卫组织出动 1 万余人次参与病媒生物滋生地整治工作，投放灭蚊蝇药品 6 吨、鼠药 8 吨、粘鼠板 3000 余张。全年完成创建北京市健康促进示范村 10 个、北京市健康社区 2 个。截止到年底，全区创建完成北京市卫生镇 4 个、卫生村 111 个、健康示范村 52 个、健康社区 19 个、健康促进示范村 18 个。

妇幼保健　妇女保健。产妇 5075 人，系统管理率 96.81%，住院分娩率 100%，剖宫产率 45.56%。活产 5123 人。高危产妇 2483 人，管理 2481 人，2 人为人户分离漏管。无孕产妇死亡。产后访视率 96.89%。婚检 2630 人，其中男 1321 人、女 1309 人，婚检率 25.96%，检出疾病 99 人，疾病检出率 3.76%。

儿童保健。新生儿访视率 96.17%。围产儿死亡 20 人，围产儿死亡率 3.89‰。新生儿听力筛查初筛 4570 人，初筛率 97.57%。足血筛查率 98.36%，确诊先天性疾病 8 人（先天性甲状腺功能减退 6 人、苯丙酮尿症 2 人）。耳聋基因筛查率 98.36%，耳聋基因区级追访 14 人。5 岁以下儿童死亡 16 人，死亡率 3.12‰。婴儿死亡 13 人，死亡率 2.54‰。0~6 岁在册儿童 21133 人，儿童健康管理 20841 人，系统管理 20333 人。

医疗工作　全年门诊 4017810 人次，急诊 239898 人次，留观 96783 人次，入院 56349 人次，出院 56626 人次，床位使用率 85.2%，平均住院日 10.7 天，住院死亡率 0.61%，住院手术 16858 人次。

护理工作。医护比 1：0.96。ICU 床位 25 张。开展优质护理服务示范工程，区医院、中医医院全覆盖，妇幼保健院覆盖率 50%。不良事件上报率、整改率均为 100%。

对口支援。城区医院对口支援平谷区 16 家医院，包括 1 家三级医院、3 家二级医院、12 家卫生院。

2013~2014 年累计派驻 398 人次，其中医师 345 人次、管理人员 32 人次；累计派出人员 92 人次；派驻人员总诊疗 37224 人次、手术 279 人次、会诊 497 人次、培训县医院医务人员 4705 人次；区县医院受援后新建临床科室 3 个、开展新技术 5 个、开展新项目 4 个。

血液管理。无偿献血 1183 人，献血 1699 单位。全年使用悬浮红细胞 4073 单位、机采血小板 533 单位、血浆 2733 单位、全血 1 单位。街头采血点设在和美购物广场东门外，每周由通州区血站派采血车采血 2 次。

特殊药品管理。每季度组织专家对各医疗机构抗菌药物临床应用进行督导检查，每月进行抗菌药物使用监测、点评，促进抗菌药物合理使用。严格麻醉药品处方权管理，首次使用麻醉药品、第一类精神药品的患者要签署《知情同意书》。药库药房的麻醉药品账目清楚，每月上旬上报库存及使用情况。过期麻醉药品及时处理。

医疗设备。总资产 88738.95 万元，其中固定资产 33941.95 万元。本年度新增万元以上设备 326 台。

医学教育　平谷区作为 6 个试点区县之一，2013 年首都医科大学毕业的 12 名定向大专生参加了"3+2"和"3+X"规范化培训（在全科培训基地培训 2 年并同时接受专升本学历教育），2014 年 4 名毕业学员报名参加临床医学（专升本）成人学历教育与助理全科医师规范化培训。区妇幼保健院、区中医医院、区医院共有 44 名当年接收的本科生及研究生全部报名参加住院医师规范化培训。

全区 4 家公立二、三级医院送出 46 人到北京市三级医院进修学习。区医院、中医医院、妇幼保健院共接收 12 名基层医务人员进修学习。

"好医生网站"为 3600 多名卫技人员办理了继续教育上网学习卡（包括系统外人员），继续教育达标率 98.88%。培训基地共申报区级认可项目 365 项，举办各类区级认可项目培训班 100 余场。每位学员参加区级项目培训 5 次以上。

科研工作　区医院、中医医院、妇幼保健院共申报科研课题 17 项，其中市级 3 项（包括合作项目）、区级 14 项。结题 9 项，获奖 1 项（市级）。

财务管理　4 家二级医院总收入 118908.97 万元，其中财政补助收入 10971.33 万元；总支出 122233.01 万元。18 家社区医院总收入 29755.8 万元，其中财政补助收入 17260.56 万元；总支出 29484.33 万元。卫生单位总收入 29733 万元，其中财政补助收入 26284.33 万元；总支出 27578.9 万元。

基本建设　区疾控中心综合业务楼工程完成主体

施工，建筑面积 9415 平方米，批复总投资 5586 万元。中医、老年病综合楼建设工程主体完工，新建总面积 27013 平方米，批复总投资 14913 万元。精神病医院工程完工，新建 11692 平方米，批复总投资 5550 万元。18 家社区卫生服务中心维修改造工程开始招标。妇幼保健院迁建工程办理前期手续。

（撰稿：胡仕龙　审核：艾　丽）

计划生育工作

概况　全区户籍育龄妇女 105521 人、流动育龄妇女 7993 人，其中户籍已婚育龄妇女 72176 人、流动已婚育龄妇女 5149 人。户籍人口计划生育率 97.02%；流动人口出生 538 人，计划生育率 94.6%。办理一孩生育服务证 3599 个，独生子女父母光荣证 2857 个，独生子女父母领证率 79.4%。全区人户分离 11000 余人。出生人口性别比 104。

全年人口计生经费总投入 3537.33 万元，其中市级投入 1274.66 万元、区级投入 1849.67 万元、镇级投入 413 万元，人均计生经费 85 元；流动人口经费总投入 40 万元。

改革与管理　坚持联席会制度，建立了"职能部门抓总、其他部门协同、分工明确、有序联动"的人口服务管理新机制。坚持人口与发展综合决策，与各乡镇（街道）、辖区单位签订目标管理考核责任书，并将计划生育工作列入五个乡镇党委考核，实行"一票否决"。户籍人口出生控制在 5000 人以内，完成人口规模调控指标，市长责任书完成率 100%。2 月 26 日，召开全区"单独二孩"政策培训会，制作并印发 10 万册《平谷区人口和计划生育政策解读》，全面落实"单独二孩"政策。年内，全区共计审批二孩 909 例，其中"单独二孩"审批 633 例，占全年二孩总审批量的 69.6%。

年末户籍人口 400812 人，比上年增加 1646 人。

10 月 20～23 日，区卫生计生委走访检查了 113 家机关、企事业单位人口计生工作开展情况，并征求各单位意见和建议。11 月 2～17 日，区卫生计生委启动农口人口和计划生育工作检查，重点对 18 个镇乡（街道）的目标管理责任制完成情况进行考核评估，于 11 月 19 日召开农口检查总结会，汇总乡镇考核情况。计划生育财政投入增长幅度高于经常性财政收入增长的幅度，确保计划生育财政投入逐年稳定增长。

宣传教育。推进桃乡计生小剧团建设，利用人口日、男性健康日等，开展家庭人口文化宣传活动，全年演出 300 余场。开展"幸福家庭一帮一互助""十大孝星、百对恩爱夫妻"评选等活动，倡导健康文明的生活方式。

流动人口管理　落实《流动人口计划生育条例》，流动人口参加居住地计生部门组织的健康体检。为流动育龄妇女免费孕检 3763 人、免费发放避孕药具 24469 盒，查验流动人口婚育证明 1897 人。将孕前 19 项优生检测、婴幼儿早期教育覆盖流动人口。建设流动人口幸福驿站 20 个，定期组织读书演讲、文艺演出等活动，推进公共服务均等化。加强流动人口服务管理，提高网络协作化水平，向外省市反馈各类信息 545 条。

计生服务　计生药具免费发放点 550 个、9 类药具发放站点 2108 个，24 小时全天候药具服务站点 79 个，发放药具 11 种 56 万元。在平谷镇、滨河、兴谷、峪口等乡镇街道中心卫生院和社区卫生服务站等地新安装刷卡式免费避孕药具箱 20 个，并对损坏的自助发放机进行维修。创新药具发放管理机制，签订发放管理协议 1600 份，发放义务发药员补贴 2 万余元。实施"五步干预法"（即：一是开展婚前性教育，减少婚前性行为；二是普及避孕节育知识，确保药具领取方便易得；三是提供紧急避孕服务，减少意外妊娠；四是落实长效避孕措施，提高避孕有效率；五是人流术后及时避孕，降低重复性人流发生），加大避孕节育宣传指导，做好围绝经期后取环和 35 岁以下采取长效避孕措施人员的服务，新报告避孕药具不良反应 300 例，均进行了妥善处理。

生殖健康　3 月 24 日开始，区人口计生委继续在全区开展"健康关爱计划"，免费为长效避孕节育户籍已婚育龄群众健康体检及两癌筛查。体检内容包括血压、乳腺彩超、肝胆脾肾子宫附件 B 超、妇科检查、宫颈细胞学防癌检查、血尿常规、肝功、肾功等多项检查，全区共计 3.4 万名育龄妇女享受此项服务。

开展生殖健康知识、避孕节育知识培训 300 余场，服务近 3 万人次。推进"爱我宝贝"工程，确定区妇幼保健院为孕前优生检查定点医疗机构，体检前由接诊医生做好优生健康教育，全年为 1817 对夫妇实施免费 19 项孕前优生健康检查，完成早孕随访 611 人。为 2157 人进行孕前风险评估，发放"优孕通"上网卡 594 张、"孕事通"上网卡 547 张、育婴通 862 张、育儿通 1 岁 526 张、育儿通 2 岁 422 张、《0～3 岁婴幼儿家庭育儿指南》275 本、《0～6 岁儿童体格智能发育监测图》460 张、"婚育健康服务包"2500 多个、"幸福家庭通"1029 个。对 0～1 岁婴幼儿开展体格智能测评 800 余人次，开展亲子活动 200 余场，促进婴幼儿健康发育。邀请幸福泉儿童发展研究中心开展婴幼儿测评师培训，9 名志愿者参与。

计生关怀 符合计划生育奖励扶助政策 1525 人，奖励总金额 2196000 元；符合计划生育特别扶助政策 208 人（其中残扶 102 人、死亡特扶 106 人），扶助总金额 1125600 元（其中残扶 489600 元、死亡特扶 636000 元）；享受独生子女父母奖励 46135 人，总金额 3462135 元。独生子女奖励扶助金标准为每人每月 120 元，特别扶助金标准为残扶每人每月 400 元、死亡特扶每人每月 500 元。全区共有失独家庭 67 户 121 人，发放生活补助金 82.7 万元，为 68 位失独父母进行健康体检，与计生特殊家庭结"帮扶对子"，开展亲情关怀和精神慰藉等志愿服务。

1 月 20 日，区计生委开展计生特殊困难家庭走访慰问活动，共慰问困难计生家庭 34 户，送出慰问品价值 4.7 万元。

信息化建设 2013 年，投资 295 万元为全区镇村两级配备 319 台计算机和打印机。每年举办信息化建设培训班，提高信息员工作能力。2014 年，全区信息平台及专网维护总投入 8.8 万元。

协会工作 区计生协会下设 16 个乡镇、2 个街道、274 个村及 27 个居委会计生协会组织，组织机构 361 个（其中区协会 1 个，乡镇、办事处协会 18 个，企业协会 5 个，流动人口协会 38 个），会员总数 46452 人，其中企业流动人口会员 2270 人。发挥协会组织作用，完善 52 个村级家庭服务中心建设，为失独家庭和计生家庭老年人提供免费早餐、娱乐健身、日间托管等服务。建立独生子女年老父母入住养老院补贴制度，全区 80% 以上的村为独生子女父母提前发放养老金或提高养老金发放标准。为独生子女家庭办理意外伤害保险 6230 份，理赔 144 万元。与区红十字会合作，启动"亲情助困"工程，给 99 户因患尿毒症、乳腺癌计生特困家庭送去慰问金 9.2 万元。

（撰稿：杨海金　审核：艾　丽）

平谷区卫生计生委领导名单

党委书记 王如生
主　　任 金大庆
副 主 任 张玉国　张　友　赵海燕　孔祥增
　　　　　　崔瑞刚
纪检书记 雷卫东

怀柔区

卫生工作

概况 全区设 2 个街道办事处、34 个居委会、2 个乡、12 个镇（包括 3 个地区办事处）、284 个行政村。常住人口 38.1 万人，其中户籍人口 28.1 万人。辖区内有医疗卫生机构 484 个，其中医疗机构 481 个，包括营利性 127 个、非营利性 354 个。有卫技人员 3235 人，其中执业（助理）医师 1406 人、注册护士 1106 人。实有床位 1596 张。每千常住人口拥有卫技人员 8.49 人、执业（助理）医师 3.69 人、注册护士 2.90 人、实有床位 4.19 张。

生命统计。户籍人口出生 3271 人，出生率 11.68‰；死亡 1882 人，死亡率 6.72‰；人口自然增长率 4.96‰。因病死亡 1750 人，占总死亡人数的 92.99%。死因顺位前十位依次为：脑血管病，心脏病，恶性肿瘤，呼吸系统疾病，损伤和中毒，消化系统疾病，内分泌、营养和代谢及免疫疾病，泌尿、生殖系统疾病，神经系统疾病，传染病。户籍人口期望寿命 79.67 岁。

卫生改革 制定了《怀柔区新型农村合作医疗管理委员会关于规范定点医疗机构部分诊疗项目补偿范围的通知》《怀柔区家庭医生式全科诊疗综合服务新模式推行工作方案》《怀柔区区域医疗联合体工作实施方案》等一系列指导医改的文件。与中国人民健康/财产保险股份有限公司北京分公司签署合作协议，开展新农合"共保联办"。"居民健康卡"全部发放到位，覆盖全区 14 个镇乡，采集信息和发卡约 12 万张，居民持卡可在区内公立定点医疗机构使用。

8 月，成立了第一个区域医疗联合体，以区医院为核心医院，市级三甲医院为指导医院，区中医医院、妇幼保健院、安佳医院（精神专科）、2 家民营医院、6 家社区卫生服务中心（卫生院）为合作医院。实现了不同级别医疗机构间横向联合、上下联动，为群众提供分级、连续的医疗服务。

社区卫生 全区 16 家社区卫生服务中心共诊疗 933551 人次，其中门诊 895102 人次、急诊 26543 人次、出诊 11906 人次，免费测血压 286728 人次，住院 120 人次，双向转诊患者上转 14949 人次、下转 60 人次，65 岁以上老年人体检 27370 人次。培养家庭保健员 1400 人。社区卫生服务机构基本用药共有 3251 个品规，其中西药 2010 个品规、中成药 1241 个品规。16 家社区卫生服务中心药品销售总额 9640 万元，其中零差率药品 7168 万元；村卫生室药品销售总额 207 万元，其中零差率药品 73 万元。

5 月，开展中心门诊、入村巡诊及乡医服务为一体的家庭医生式服务新模式，社区团队巡诊 968 次，覆盖 264 个行政村。全区家庭医生式服务签约 191477 人，重点人群签约 92225 人，重点人群签约率 83.5%。

全年组织各类培训班 10 期，参加培训 1172 人次。对 175 名全科医师进行定期考核。714 名社区卫生技术人员完成市级 15 学时必修课学习及区级 5 学时必修课培训，参培率、合格率均 100%。

农村卫生 有村卫生室 280 个，其中村办 270 个、乡卫生院设点 3 个、私人办 2 个、其他 5 个。乡村医生 294 人。组织 206 名乡医参加规范化培训并进行了技能和理论考试。

新型农村合作医疗。参合 124151 人（包括参合新生儿 254 人），参合率 99.34%。人均筹资 1000 元，其中农民个人缴费 100 元。总筹资 14111.25 万元。补偿 102471 人次 14075.07 万元，其中首次补偿 101564 人次 13449.01 万元。包括普通住院补偿 13433 人次 9120.21 万元、门诊特殊病补偿 1134 人次 725.27 万元、普通门诊补偿 86997 人次 3603.54 万元；2013 年大病保险补偿 907 人次 626.06 万元。截至年底，新农合基金累计结余 1371.16 万元。

疾病控制 传染病防治。全年无甲类传染病报告，报告乙、丙类法定传染病 18 种 3074 人次，死亡 2 人，报告发病率、死亡率、病死率分别为 749.43/10 万、0.49/10 万、0.07%。其中乙类传染病 12 种 666 人次，死亡 2 人，报告发病率、死亡率、病死率分别为 162.37/10 万、0.49/10 万、0.30%；丙类传染病 6 种 2408 人次，发病率 587.07/10 万。传染病报告发病率居前三位的依次为：其他感染性腹泻（273.79/10 万）、流行性感冒（182.85/10 万）、手足口病（116.05/10 万）。报告肺结核和结核性胸膜炎 108 人，收治 89 人，全部给予监督化疗，系统管理率 100%。报告 HIV 感染者及 AIDS 各 3 人，报告梅毒、淋病、尖锐湿疣、生殖道沙眼衣原体、生殖器

疱疹等各类性病 223 人次。

慢病防治。管理高血压患者 39425 人，规范管理 25655 人；管理糖尿病患者 10611 人，规范管理 6444 人。6 个社区卫生服务中心对 1904 名脑卒中高危人群进行规范化管理，完成国家级脑卒中高危人群筛查 1520 人。创建全民健康生活方式行动示范社区 2 个、示范单位 2 个、示范餐厅 2 个、示范食堂 2 个，建设健康主题公园 1 个、健康步道 3 条。建立 36 个高血压自我管理小组、5 个糖尿病同伴支持小组。完成国家级成人慢病及危险因素监测 600 人的问卷调查；完成北京市成人慢病及危险因素监测 300 人现场调查；完成结肠直肠癌筛查初筛 1040 人，肠镜检查 625 人。完成 1055 例肿瘤患者随访。完成 16 个街道、镇（乡）1600 人中国居民膳食指南推广评估，新增健康生活方式指导员 255 人，完成辖区国家慢病与营养重点工作进展季度网报工作。

地方病防治。检测居民户食盐样品 300 件，碘盐覆盖率 99.7%，碘盐合格率 100%，合格碘盐食用率 99.7%。采集孕妇、育龄妇女、学龄儿童、成年男性尿碘标本各 200 件，尿碘中位数分别为 173.0ug/L、184.0ug/L、191.2ug/L、190.6ug/L。继续对地方性饮水型氟中毒病区改水后的 5 个乡镇 8 个自然村进行饮用水丰水期、枯水期水氟含量监测，监测水样 36 件，其中水氟含量 >1.0mg/L 4 件，涉及 2 个村。对 250 名学龄儿童进行氟斑牙检查，未发现患病儿童。

精神卫生。精神障碍患者登记在档 2060 人，发病率 0.56%；6 类重性精神障碍患者 1496 人，管理率 95%，规范管理率 90%；在管患者病情稳定率 84%。为 960 名重性精神障碍患者进行免费体检，为 816 名精神障碍患者办理免费服药手续。

学校卫生。有中小学生 27658 人，营养监测 25532 人，肥胖率 23.91%；视力监测 26411 人，视力不良率 53.14%；恒牙患龋监测 26448 人，龋患率 11.23%，龋齿充填率 42.13%；沙眼监测 26441 人，患病率 0.07%；贫血监测 25565 人，阳性率 0.8%；蛔虫卵检查 202 人，阳性 1 人。教学环境卫生学监测 23 所学校 46 间教室，覆盖率 54.05%；在 37 所中小学校开展卫生视导，覆盖率 100%；因病缺课监测系统学校运行覆盖率 100%。监测 1490 名学生健康危险行为因素；开展防近视、控肥胖 2 个健康月共 9 项宣传活动；视力不良分级警示学校 37 所，覆盖辖区 100%学校；在 1 所学校新创建 1 个健康食堂。

计划免疫。一类疫苗应接种 94433 人次，实接种 94428 人次；二类疫苗接种 15910 人次；应急接种麻风腮、麻风、水痘疫苗共 6586 人次。报告 AEFI 41 人。接种流感疫苗 38387 人次，其中 60 岁以上老人

20344 人次，接种率 64.84%；学生接种 17212 人次，接种率 68.77%。开展学龄前外来儿童疫苗查缺补漏，调查 6335 人，其中无卡 57 人、无证 2 人，补卡、补证率均 100%。流动人口接种 A＋C 群流脑疫苗 94 个单位 4823 人次，接种麻疹疫苗 5019 人次。

职业（放射）卫生　对 45 家企业重点职业病哨点进行监测，共检测 61 个苯系物作业点，采集样品 708 件，超标 8 件；体检 526 人，检出职业相关异常 12 人，检出率 2.3%。对 9 家企业（铅 8 家、铬 1 家）进行重金属污染监测，工作场所监测 13 个作业点 46 件样品，周边环境监测样品 74 件，食物样品监测 36 件，均合格；体检 165 人，检出职业相关异常 1 人，检出率 0.6%。接受 25 家企业委托，检测样品 349 件，超标企业 7 家，超标样品 69 件。对 159 家用人单位 3563 人进行职业健康检查，检出职业禁忌证 80 人，应复查 65 人，职业相关异常检出率 4.1%。新发职业病 7 人（疑似噪声聋 1 人、尘肺 6 人）。农药中毒 13 人次，死亡 5 人；非职业性一氧化碳中毒 108 起 152 人次。完成"怀柔区职业性放射性疾病监测与职业健康风险评估"项目，监测辖区土壤、空气和水体放射性本底样本 13 件，均正常。监测 6 家医疗机构 9 台医用诊断 X 射线机，其中 2 台设备存在相关项目不合格。对 37 家用人单位从事放射工作的人员进行剂量监测，共 703 人次，合格率 100%。

健康教育与健康促进　举办公民健康素养大课堂师资培训，完成北京市疾控系统健康大课堂 4 场次。全年开展社区大课堂 1848 场次，受众 10 万人次。在校举办健康知识讲座 148 场次，直接受众 6 万人次。为辖区 16 个乡镇政府、街道办事处职工举办大课堂 64 场次，直接受众 5000 余人次。完成并统筹全区各医疗单位同时开展全民健康生活方式日的大型主题宣传活动 4 场。全年录制《健康伴你行》《健康有约》广播及电视专题节目 61 期。完成北京市成人烟草调查 193 人份，完成北京市无烟餐馆调查 44 家；首次开展公民健康素养监测 3800 人次。

卫生监督　全年发放、校验各类许可证 1085 件，其中公共场所卫生许可 484 件（发证 355 件、延续 104 件、变更 25 件）、注销 10 件，生活饮用水卫生许可 88 件（发证 51 件、延续 32 件、变更 5 件），放射诊疗许可证 34 件（变更 9 件、校验 24 件、新办 1 件），医疗机构许可 479 件（其中首次注册登记许可 5 件、校验 434 件、变更 40 件）、注销 4 件。办理民俗旅游接待户住宿卫生许可 400 件。执业医师许可 734 人（首次注册 106 人、变更 628 人），医师多点执业注册 6 人，执业医师注销 1 人；护士注册 1788 人（变更 1588 人、延续 200 人）。

接收 24 家食品加工企业标准备案材料 92 件次，其中不予受理 1 件，受理 49 件，实际备标 38 件。

公共卫生专项检查　共有各类经营网点 2584 户，其中公共场所 1279 户、生活饮用水供水单位 179 户、职业卫生机构 1 户、学校 109 户、传染病消毒 489 户、放射诊疗单位 28 户、医疗机构 485 户、血液管理 4 户、母婴保健机构 10 户。共监督检查各类网点 2580 户 7761 户次，有效监督 7284 户次。其中公共场所监督 4075 户次，有效监督 3991 户次，合格 3878 户次；生活饮用水监督 660 户次，有效监督 641 户次，合格 577 户次；职业卫生监督 4 户次，合格 4 户次；放射卫生监督 129 户次，有效监督 118 户次，合格 117 户次；学校卫生监督 479 户次，有效监督 466 户次，合格 465 户次；医疗机构监督 1377 户次，有效监督 1200 户次，合格 1198 户次；传染病防治与消毒监督 987 户次，有效监督 814 户次，合格 791 户次；母婴保健监督 36 户次，合格 36 户次；血液监督 14 户次，合格 14 户次。开展游泳场所卫生监测，监测泳池水 111 件，合格 105 件；监测室内空气 119 件，合格 119 件。生活饮用水监测，共采集监测 284 户次 324 件水样，合格 319 件，其中市政末梢水 120 件和二次供水 80 件，均合格；农村集中式供水 112 户次 112 件，合格 107 件；农村学校内自建设施供水 2 户次 2 件，均合格；非市政水源水 10 户次 10 件，均合格。量化分级公共场所 890 户，其中 A 级 79 家、B 级 794 家、C 级 16 户、不予评级 1 户。

医疗卫生专项检查　以自行处置医疗废物和医疗废物暂存设施不合格的医疗机构为重点，开展医疗废物处置情况监督执法检查，共监督检查医疗机构 484 家，对不合格的 22 家医疗机构给予警告。开展"美丽盾牌"、在中医药领域打击非法行医、打击"医托"、以中医药研究机构名义实施非法诊疗活动、互联网重点领域医疗广告及医疗保健服务信息、打击非法行医回头看、超诊疗科目行医等专项行动的监督检查，共监督检查 475 户次，其中医疗机构 235 户次、生活美容机构 217 户次、医疗美容机构 2 户次、药品经营企业 21 户次，未发现有以黑诊所、游医及地摊诊所等形式出现的非法行医行为。发现 7 家医疗机构分别存在《医疗机构执业许可证》到校验期逾期不主动申请校验、使用非卫生技术人员、使用执业助理医师独立执业等行为，未发现有非法发布医疗广告现象。整治"两非"专项行动，对区第二医院、宝山镇卫生院等 100 家医疗机构进行了监督执法检查，未发现有"两非"行为。血液管理专业监督覆盖率 100%，监督 14 户次，监督频次 3.5 次/年。区内共有临床用血机构 4 家、流动采血车 1 辆。对流动采血车监督 3 户次，对公民无偿献血现场监督 22 户次，均未发现组织冒名顶替者献血的违法行为。

公共卫生投诉举报。共受理投诉举报 26 件，其中医政 10 件、生活饮用水 5 件、公共场所 11 件。经调查核实，与事实相符 7 件、无法查证 1 件、与事实不符 18 件。对举报属实的 7 件，4 件责令改正，3 件给予警告并罚款 500 元。

行政处罚。共做出行政处罚 246 户次，罚款 6.25 万元，其中简易行政处罚 215 户次，警告 215 户次，罚款 4 户次共 2500 元；一般程序行政处罚 31 户次，警告 18 户次，罚款 31 户次共 6 万元，其中医政罚款 18000 元、传染病与消毒 10000 元、放射卫生 1000 元、公共场所卫生 18000 元、生活饮用水卫生 13000 万元。

大型活动卫生保障。11 月，APEC 峰会在怀柔区召开，区卫生监督所制定了 APEC 会议保障工作方案，成立了卫生巡查组，以参会人员居住地、雁栖、怀北、城区等为重点巡查区域，全面开展公共卫生巡查；11 月 3 ~ 11 日会议期间，区卫生监督所共出动监督员 434 人次、执法车辆 47 车次，监督检查 183 户次，给予警告行政处罚 5 户。

爱国卫生 爱国卫生月和城市清洁日期间，共出动 7 万人次，清刷小广告 18 万处，清除道路两侧、村庄河套、花池绿地等地垃圾、废弃物，清除垃圾渣土、废物 2500 吨，捡拾白色垃圾 1020 千克，发放宣传资料 10800 份。开展病媒生物消杀活动，使用投放溴敌隆毒饵 18.4 吨、粘鼠板 4200 余张、增设毒饵站 950 个，灭蚊虫悬浮剂 2320 千克、杀虫颗粒剂 1100 千克，为区内 21608 户居民家庭提供免费灭蟑服务。对 2 个街道的 12 个社区、14 个镇乡的 65 个村庄的投药灭鼠情况进行了检查。监督检查公共场所控烟，检查机关单位 80 家，不合格 20 家；五小单位和公共场所 502 家，不合格 50 家。创建无烟单位 4 家。

整合健康促进工作资源，卫生村和健康促进示范村合并创建，6 个村成功创建北京市健康促进示范村，累计有 114 个村成为健康促进示范村，2 个街道的 24 个社区全部成为健康示范社区。

妇幼保健 妇女保健。有孕产妇 4112 人，系统管理率 98.12%，住院分娩率 100%，剖宫产率 52.45%，无孕产妇死亡；6 个月内母乳喂养率 89.46%。婚检 414 人，疾病检出率 13.53%，婚检率 6.20%。妇女病普查 14411 人，其中妇科常见病患病 6726 人，检出率 46.67%，无宫颈癌；乳腺患病 5956 人，检出率 41.33%，乳腺癌 2 人，检出率 13.88/10 万。宫颈癌筛查 15366 人，筛查率 40.53%；筛查出宫颈癌癌前病变 60 人，无宫颈癌；乳腺癌筛查 15759 人，筛查率 41.57%，查出乳腺癌 19 人。

儿童保健。新生儿死亡率 1.53‰，围产儿死亡率 4.56‰，婴儿死亡率 2.14‰，5 岁以下儿童死亡率 2.14‰。新生儿疾病筛查率 99.35%，出生缺陷发生率 20.87‰。0 ~ 6 岁儿童 12151 人，保健管理 11942 人，保健覆盖率 98.28%；系统管理 11682 人，系统管理率 96.14%。免费为 0 ~ 6 岁儿童健康体检 24824 人次，免费新生儿访视 5886 人次，免费听力筛查 13730 人次、智力筛查 7981 人次、血色素检查 13019 人次、视力检查 6191 人次、口腔检查 8090 人次、新生儿先心病筛查和髋脱位筛查各 5886 人次。

年内，雁栖医院、龙山社区卫生服务中心、庙城卫生院 3 家试点单位通过北京市爱婴社区验收，成为爱婴社区单位。

医疗工作 门诊 3062875 人次，急诊 234600 人次，留观 119139 人次，入院 32968 人次，出院 32823 人次，床位使用率 80.91%，平均住院日 11.7 天，住院死亡率 0.3%，住院手术 9063 人次。

护理工作。医护比 1∶1.32。ICU 床位 31 张。全面落实责任制整体护理。不良事件上报率 98.3%，整改率 100%。

对口支援。4 月，朝阳、怀柔两区卫生局组织所辖对口支援单位签署了《北京市城乡医院对口支援协议书》及补充协议。全年对口支援完成门诊诊疗 8435 人次，急诊 74 人次，进修学习 10 人，手术 42 人次，手术示教 1 人次，疑难病会诊 160 人次，教学查房 33 次，健康查体 1038 人次，学术讲座 34 次，业务培训 494 人，义诊 1261 人次。继续对口支援内蒙古四子王旗，对受援单位相应科室进行传、帮、带，并接收四子王旗进修人员 10 人。落实南水北调对口支援协作工作，组织区医院、中医医院、妇幼保健院主要领导前往河南省卢氏县调研，与卢氏县卫生局和有关医院就对接工作、派驻医务人员、创新医院发展理念等达成共识，确定了在人才培养、提高技术水平、专科建设、改进医院管理等方面对卢氏县进行全面支援。年内，接收卢氏县进修人员 6 人。

血液管理。街头采血点 1 个（商业大厦南口）。全年团体无偿献血 950 单位、街头无偿献血 209 单位，医疗用血 2304 单位。对区内 4 家临床用血机构监督检查，未发现违法行为。

特殊药品管理。各医疗机构严格执行麻醉处方的发放和管理，严格执行麻醉药品使用查对及签字制度。组织各医疗机构开展麻醉药品和精神药品相关知识培训。组织区内 19 家医疗机构换发了 2015 ~ 2017 年《麻醉药品、第一类精神药品印鉴卡》。

医疗设备管理。区属卫生机构万元以上设备

3216 台，万元以上设备总值 71038 万元。新增万元以上设备 545 台。

医学教育 启用北京市医师定期考核管理系统和怀柔区卫生人才在线考试系统，通过网络信息化及时完成考核人员确定、考核信息上报、考核等工作。有 1449 名医师报名参加考核。对区级继续医学教育项目实行网络申报，批准 170 个项目为区级继续医学教育项目。加强对助理全科医师规范化培训管理，对学员进行综合考评，并将考评结果反馈到所在单位。全面推行住院医师和专科医师规范化培训、学科带头人和专业技术骨干培养、乡村医生规范化培训等。选送 46 名本科以上学历新入职医师参加北京市为期 3 年的住院医师规范化培训，选送 5 名专业技术骨干参加北京市为期 1 年的学科带头人和专业技术骨干培养；对选送的 16 名将在社区卫生服务机构（包括乡镇卫生院）服务的临床医学专业专科应届毕业生，开展规范化培训。组织 206 名乡医参加规范化培训并进行了技能和理论考试。

科研工作 开展市级科研课题 7 项，与三级医院协作课题 5 项，市科委推广项目 2 项；获首发专项 1 项，怀柔区组织部资助 4 项；申报区级科技进步奖 38 项。

财务管理 卫生医疗机构总收入 173348 万元，总支出 148394 万元。其中医疗收入/事业收入 107547 万元、医疗业务成本/医疗支出/事业支出 119266 万元、公共卫生支出 1637 万元。

基本建设 投资 12818 万元新建医用房，其中区医院 81215 平方米、区医院特护中心 4743 平方米、安佳医院 16282 平方米、疾控中心检验楼 9651 平方米。投资 900 万元，对 7 个社区卫生服务中心和 11 个社区卫生服务站进行房屋修缮和改造，并对泉河、桥梓、琉璃庙 3 个社区卫生服务中心中医诊区进行标准化建设。

（撰稿：王利东 审核：沈玉玲）

计划生育工作

概况 全区户籍育龄妇女 7.2 万人，其中已婚 5.2 万人；流动育龄妇女 4.1 万人，其中已婚 2.8 万人。户籍人口计划生育率 97.39%，出生人口性别比 107；流动人口出生 563 人，符合政策生育率 97.6%，出生性别比 119.9。办理生育服务证 3563 个，独生子女父母光荣证 806 个，独生子女父母领证率 51.95%。

改革与管理 加强违法生育立案和历史案卷清理，加大社会抚养费收缴力度；规范、落实再生育审批责任追究、公示监督审批程序三核实及三把关制度。全年户籍人口出生控制在 4300 人以内；计划生育财政投入 3346.4 万元，比上年增加 251.4 万元，增幅 8.1%，高于全区经常性财政收入 8% 的增长幅度。完成市长与区长签订的计划生育责任书。实施"单独二孩"政策，做好政策解读，利用"两台一报一网一微博（怀柔电视台、电台、怀柔报、人口计生委网站、人口计生政务微博）"进行政策宣传及解读；简化服务流程，缩短办证时限，按照"即来即审"原则优先进行审核。再生育审批 1097 人，其中"单独二孩"审批 842 人，出生 135 人。

宣传教育 投资 250 万元制作年历画、人口文化宣传展板、遮阳帽、雨伞等宣传品，加大宣传、发放力度。区委宣传部、文明办、妇联、人口计生委等 14 家单位联合开展创建幸福家庭活动，打造"幸福怀柔人"特色品牌。开展幸福家庭、幸福怀柔人"双百双千"评选表彰活动并制作电视纪录片。构建人口文化传播网络，利用区、镇（乡）街道、村（居）三级人口文化学校，开设新婚、准爸爸妈妈、育儿、婆媳、幸福家庭和中老年保健六大计生流动课堂，进行健康知识零距离传递服务。完善人口文化阵地建设，推进宣传环境"十百千"工程，共建成人口文化园 13 座、人口文化街（胡同）135 条、宣传牌 1151 块，建成市级新家庭人口文化屋 22 个，区镇村三级人口学校 317 个。同时，区人口计生委对人口文化宣传展板进行清查，对不合时宜的、破损的内容进行清理。宣传新型家庭人口文化，先后开展"婚育新风进万家活动"、"幸福家庭大讲堂走进桥梓镇"、"迎接国际盛会，弘扬婚育新风，共建幸福怀柔"、"走群众路线，促计生发展"书法摄影作品征集活动，营造和谐人口文化氛围。

流动人口管理 推进流动人口卫生计生基本公共服务均等化进程，为符合条件的流动人口提供便捷、高效的生殖健康服务。贯彻落实《流动人口计划生育条例》和《流动人口计划生育服务管理规范》，推进流动人口全国一盘棋建设，加强流动人口动态监测，落实双向管理责任制。落实国家规定的避孕节育免费技术项目和计划生育、生殖健康检查等服务。开展"爱在第二故乡"主题宣传活动，关爱流动人口身心健康。

计生服务 全区采取长效避孕措施 16299 人、短效避孕措施 38179 人，在各镇乡、街道开展优生优育培训。在镇（乡）街道、村（居）委会、社区卫生服务中心、机关、企事业单位、宾馆、大专院校、旅游景点、民俗接待户和流动人口较密集的市场等地设立了避孕药具免费发放点，新增发放点 37 个，共有免费发放点 495 个；免费提供宫内节育器 3210 套、口服避孕药 13224 板、避孕套 1539 箱、外用避孕药 16092 盒，投入总金额 517108 元。

生殖健康 依托区医院和妇幼保健院 2 家定点医疗机构，为 3500 余人提供了孕前优生宣传、咨询服务；为 16 个镇（乡）、街道的 580 对待孕夫妇进行免费孕前优生健康检查并提供评估建议，为有高危因素的 598 人提供咨询指导。

计生关怀 按照规范操作、严格把关、认真核查的程序，完成市级奖励扶助 2134 人、特别扶助 218 人、伤残扶助 243 人的资格审核。落实市卫生计生委、市财政局《关于提高本市计划生育奖励扶助金和特别扶助金标准的通知》要求，按照市、区两级财政分级负担扶助金的调整方案，及时与区财政协调联系，做好区级资金预算和落实发放渠道。落实《怀柔区独生子女家庭特别扶助制度实施意见》，为特扶对象每月发放 200 元扶助金；在独生子女死亡当年给予其父母每人不低于 2500 元的一次性安抚金；对入农村养老保险的独生子女死亡的夫妻，按当年规定的入保底线数额的 50% 对其进行补贴。全年区级特扶制度共兑现资金 62.73 万元，惠及 342 人。落实《怀柔区关于在农村社区股份合作制改革中设立独生子女父母奖励股的意见》，在产权制度改革中为独生子女父母每人增加 25% 的奖励股，全区共 255 个村设立了奖励股，共兑现奖励股资金 2092 万元。

调查与研究 加强政策调研，完成《关于控制人口过快增长的措施及建议》《"单独二孩"政策实施后我区户籍人口出生形势分析》和《"单独二孩"政策启动实施后我区户籍人口出生预测及相关工作方案》，为领导和部门决策提供参考。

协会工作 全区共有各级计划生育协会组织 334 个，会员 31268 人。开展"安康计划——计划生育家庭意外伤害保险"及妇女两癌保险工作，共收缴保费 192 万元，惠及 4.1 万个计生家庭 8.15 万人，866 人获保险理赔，共计 123.23 万元，以增强计生家庭抵御风险能力。获得中国计划生育协会特殊家庭帮扶项目资金 26 万元，为失独家庭提供精神慰藉、经济关怀、家政服务等帮助。开展"暖心计划"保险工作，为 218 个失独家庭成员发放"暖心卡"，保险内容包括养老保险、疾病身故保险、意外伤害身故保险、残疾保险、烧伤保险、女性重疾保险、意外伤害医疗保险等，年内共有 13 人获得保险赔偿 8.7 万元。

（撰稿：王利东　审核：沈玉玲）

怀柔区卫生计生委领导名单

主任、党委副书记 高永革
党　委　书　记 解金明
副　　书　　记 张武力
纪　委　书　记 于永武
副　　主　　任 王爱军　谢公芬　王月军
　　　　　　　　　杜秉利　周金芝

密云县

卫生工作

概况 有 18 个乡镇、2 个街道办事处、334 个行政村、65 个居委会。常住人口 47.8 万人，其中户籍人口 43.3 万人。辖区内医疗卫生机构 610 个，其中医疗机构 603 个，包括营利性 104 个、非营利性 499 个。县属医疗卫生机构 31 个，民营医院 10 个。卫技人员 3431 人，其中执业（助理）医师 1573 人，注册护士 1104 人。编制床位 1891 张，实有床位 1696 张。每千常住人口拥有卫技人员 7.18 人、执业（助理）医师 3.29 人、注册护士 2.31 人，实有床位 3.55 张。

生命统计。 全年出生 4634 人，出生率 9.66‰；死亡 2876 人，死亡率 6.6‰，自然增长率 3.06‰。死因顺位前十位依次为：脑血管病，恶性肿瘤，心脏病，损伤和中毒，呼吸系统疾病，消化系统疾病，内分泌、营养和代谢及免疫疾病，神经系统疾病，泌尿、生殖系统疾病，传染病。户籍人口期望寿命 79.11 岁。

卫生改革 3 家二级医院全年预约挂号 4991 人次，所有临床诊疗科室均开展双休日门诊。3 家二级医院全部病区均实施优质护理工作，临床路径拓展到 35 个病种。建立了以县医院检验科为中心的临床检验中心，负责检验各基层医疗机构送检的各项标本，自 3 月运行，至年底共接收检验各基层医疗机构送检标本 5352 例，送检金额 72 万元。

执行国家基本药物制度。在全县公立医疗机构、新农合定点村卫生室全部配备使用国家基本药物目录内的药品，并列入新农合报销目录。药品采购全部实现网上招标采购，形成以国家基本药物使用为主体、其他药物为补充的用药模式。社区使用药品 637 种 872 个品规，其中零差率药品 418 种 606 个品规，占药品品种的 65.6%。

社区卫生　采取选派相关工作人员参加短期培训、邀请专家进行专题讲解等方式推动家庭医生式全科诊疗综合服务模式。以鼓楼、西田各庄镇、河南寨镇和新城子镇社区卫生服务中心为试点开展家庭医生式服务。4 家试点单位自 7 月正式开展工作，门诊有效签约 894 人，门诊预约 946 人次，按预约时段就诊 672 人次，医疗质量、医疗秩序和健康管理效果初现。

对全县居民健康档案进行全面梳理，规范居民健康档案，包括重复档案合并、死亡人员档案标记等。截至年底，合并重复健康档案 21573 组，标记死亡健康档案 10556 份，健康档案总数为 413289 份。

培养家庭保健员。年内，完成对县内 1400 名家庭保健员的培训与基础信息收集，并核发了慢性病防治家庭保健员合格证书。

农村卫生　村卫生室 430 个，其中村办 255 个、私人办 173 个、乡镇卫生院设点 1 个、其他 1 个，在岗乡村医生 461 人。全年共接诊患者 50.38 万人次。制定《关于 2014 年乡村医生聘任的实施意见》，在 224 个行政村的 254 个卫生室聘任 276 名乡村医生，承担零差价药品销售、公共卫生、基本医疗和新农合门诊报销等职能。依据《乡村医生从业管理条例》的有关规定，开展乡村医生的考核、再注册及换证工作。换发乡村医生执业证书 564 人，变更注册 83 人，注销 35 人。

新型农村合作医疗　共有 264553 人参加新型农村合作医疗，参合率 99.94%。年内，参合人员全部持卡就医，15 种重大疾病按照一级医院 75%、二级医院 80%、三级定点医院 75% 的比例报销。实现 19 家社区卫生服务中心、精保院、结防所与新农合管理中心数据共享。继续推行"共保联办"模式，强化新农合基金风险管理。全年筹集基金 26447 万元，报销 90.92 万人次 15376.79 万元，基金支出比上年增长 5.4%。

疾病控制　全年无甲类传染病发生，共报告乙、丙类传染病 17 种 4303 人次，发病率 909.54/10 万。其中乙类传染病 11 种 822 人次，发病率 173.75/10

万；丙类传染病 6 种 3481 人次，发病率 735.79/10 万。强化结核病的发现、转诊工作。全年确诊和疑似肺结核患者 333 人，全部进行了追踪，总体到位率 93.28%。其中本辖区报告 169 人，报告与转诊率 100%，转诊到位率 84.56%；新建档肺结核患者 127 人，全部纳入社区系统管理。加大艾滋病防治知识宣传和培训力度，举办宣传活动 6 次，发放宣传品 10000 余份；举办培训班 8 次，332 人参加。做好艾滋病重点场所和高危人群干预工作，共干预暗娼 2125 人次（HIV 抗体检测 184 人）、流动人口干预 70303 人次；进行病例监测，新报告现住址为本地的 HIV 感染者 9 人。全年手足口病发病 759 人，其中重症病例 4 人，按要求进行了流调和管理。采样 352 件手足口病标本，阴性 172 件；处理聚集性疫情 45 起，无暴发疫情。监测禽流感高危人群 1463995 人次，未发现人禽流感及不明原因肺炎疑似病例。开展全县流感样病例监测和禽流感高暴露人群主动搜索监测，全县 21 个监测点共监测内科、儿科门急诊病例 2033699 人次，其中流感样病例 8467 人次，占 0.42%，比上年上升 7.96%。累计采集流感样咽拭子标本 645 件并检测，阳性 90 件。接待动物致伤 3915 人次，接种抗狂犬病血清 218 人次、抗狂犬病球蛋白 568 人次。

慢病防治。全年规范化管理高血压患者 26395 人，规范管理率 68.3%；管理糖尿病患者 7814 人，管理率 84.7%。加强脑卒中高危人群管理，选取 7 个乡镇，随访 3 项以上危险因素高危人群 1006 人，随访 1 ~ 2 项危险因素高危人群 1825 人。

地方病防治。加强地方病管理，对溪翁庄镇等 5 个乡镇进行居民户碘盐监测，共检测居民食盐样品 300 件，碘盐覆盖率 98.33%。检测幼儿园、学校等重点单位食盐样品 51 件，合格碘盐食用率 100%。开展孕妇和育龄妇女尿碘检测 413 件，合格率 91.77%。

精神卫生。全年累计检出严重精神障碍患者 2330 人，患者检出率 4.89‰。在册 2179 人，在管 2098 人，规范管理患者 1962 人，拒访、失访 136 人，在册患者管理率 96.3%；在册患者规范管理率 90%，在管患者规范管理率 93.5%。最后一次访视病情稳定患者 1643 人，在管患者病情稳定率 78.6%；正在治疗 1273 人，正在住院 107 人，死亡 36 人。为辖区在档重性精神障碍患者开展自愿免费健康体检，全年共体检 819 人。截至年底，共有 1061 人办理免费服药手续，投药金额 41.46 万元。全年无肇事肇祸案件发生。

学校卫生。完成中学青少年健康相关危险行为调查，发放问卷 972 份，回收有效问卷 963 份。在密云县小学 2 ~ 3 年级 6600 余名学生中开展学生家庭自测视力记录及爱眼日记，督促学生及家长养成爱眼护眼的卫生习惯。2013 年 9 月 ~2014 年 6 月，共完成 34509 名中小学生健康监测数据统计分析，其中视力不良检出率 53.83%，肥胖检出率 14.98%，恒牙患龋率 19.45%，贫血患病率 3.70%，沙眼患病率 0.06%，未有蛔虫感染报告。

计划免疫。对 11 家 A 级、1 家 AA 级免疫预防接种门诊规范化门诊建设情况进行复验，均一次性达标。全年接种 208198 人次，其中常规接种 105932 人次、外来务工人员接种 6498 人次、应急接种 1991 人次、第二类疫苗接种 36248 人次、免费流感疫苗接种 57529 人次。根据《疫苗流通和预防接种管理条例》，调查县内 21 家免疫预防门诊 363707 户次，覆盖率 98.04%；调查适龄儿童 43710 人次，未发现无卡、无证及需要补种儿童。强化查漏补种，共调查外来儿童 6087 人，其中无卡 204 人、无证 4 人、漏种 138 人次，及时进行补卡、补证、补种，补种率 100%。对 418 家用工单位外来务工人员进行流脑、麻疹疫苗接种。共完成外来务工人员 A + C 群流脑、麻疹疫苗接种 6498 人次。接报 AEFI 61 人次，报告率 40.49/10 万，均及时进行了调查处理。

公共卫生监测与评价。公共卫生从业人员体检 31538 人，外埠人员体检 16024 人，发放健康合格证 30709 个，发放培训证 9041 个。共对 223 个单位 6150 人开展接触粉尘、噪声等 11 个项目岗前、在岗、离岗职业健康体检，对 115 个用人单位的职业健康体检结果做出了职业健康检查结果评价报告，对 1080 名药品从业人员进行健康体检并发放了健康体检证明。新办《放射工作人员证》10 本，完成放射工作人员复训 174 人。全年接办放射诊疗许可 82 件（新办 5 件、校验 23 件、变更 12 件），放射诊疗许可的建设项目卫生审查 27 件，竣工验收 15 件。完成 2 期放射工作人员复训班，每期培训 2 天，全县 40 家医疗机构共计 202 人参加培训，全部通过了考试。

健康教育与健康促进。开展健康大课堂讲座 406 场，受众 22270 人次。与县教委共同在中小学开展"营"在校园——北京市平衡膳食校园健康促进行动，促进儿童青少年健康水平的提高。开展社区、学校、医院、企事业单位等健康教育与健康促进工作，"北京市成人烟草调查"项目完成 250 户居民的调查；"北京市居民健康素养监测"项目完成各个监测点的绘图、列表及前期入户人口信息登记；完成"北京市居民中医素养监测"项目，在 2 个村级监测点对 80 户居民进行入户调查。"密云县健康教育官方微博"发布防控信息 426 条。

卫生监督　受理各类卫生行政许可材料 686 件，发放卫生许可证 663 件，其中公共场所 510 件（新办 226 件、延续 243 件、变更 21 件、注销 20 件），生活饮用水 71 件（新办 34 件、延续 31 件、变更 6 件），放射诊疗许可 82 件（新办 5 件、校验 23 件、变更 12 件、卫生审查 27 件、竣工验收 15 件）；不予许可 23 件。注销卫生许可证 20 件，办结率 100%。

公共卫生监督检查。公共场所应监督 1001 户，实际监督 962 户。监督检查 3463 户次，合格 3448 户次。量化分级管理，已累计完成量化分级 921 户，其中 A 级 65 户、B 级 839 户、C 级 6 户、不予评级 3 户、无等级 8 户。根据市卫生监督所要求，对 56 家公共场所进行抽检，共完成监督抽检 402 件，其中游泳池水和浸脚池水抽检 48 件，宾馆饭店、商场超市集中空调通风系统卫生状况抽检 80 件，公共用品用具消毒抽检 172 件，室内空气质量抽检 102 件，合格 352 件。辖区共有生活饮用水持证单位 122 户，涉及生活饮用水卫生产品生产企业 6 家；监督检查 327 户次，合格 326 户次。全年接待办理食品安全企业标准备案的企业 16 家，报送食品安全企业标准 40 件，准予备案 17 件，不予备案 2 件。

医疗卫生专项检查。对县内医疗机构执业资质、人员资质、医疗广告等监督检查，共监督检查 1209 户次，合格 1203 户次，监督覆盖率 97.12%。共对 19 家医疗机构进行不良执业积分，其中 1 家民营医院积分达 12 分，对其做出暂缓校验的决定。重点开展对医疗机构传染病防治、疾控中心、消毒产品生产及经营单位、医疗机构的医疗广告发布情况和采供用血机构的监督检查，共监督检查 824 户次，合格 812 户次，监督覆盖率 98.54%。

公共卫生投诉举报。全年受理 42 起投诉举报案件，其中公共场所卫生 15 起、生活饮用水卫生 3 起、医疗卫生 24 起，办结 42 起，办结率 100%。全年实施行政处罚 92 起，罚款 74 起 14.63 万元，没收违法所得 1.22 万元，包括公共场所 44 起，罚款 61300 元；生活饮用水 5 起，罚款 24000 元；医政 25 起，罚款 48800 元；警告 18 起。全年无移送司法案例。

妇幼保健　妇女保健。孕产妇系统管理率 98.97%，住院分娩率 100%，剖宫产率 31.9%，高危孕产妇管理率 100%；孕产妇死亡 1 人，为不可避免死亡，孕产妇死亡率 21.58/10 万。启动 2013 ~ 2014 年两癌筛查工作，完成乳腺癌筛查 40938 人，宫颈癌筛查 36829 人，钼靶检测 3245 人，阴道镜检查 351 人，送病理 351 人，筛查出宫颈癌 4 人、乳腺癌 24 人。继续落实农村孕产妇住院分娩补助项目，共补贴 1128 人，补贴金额 66.6 万元。免费发放叶酸 1022 人，共 6132 盒。

儿童保健。全年活产 4634 人，儿童系统管理率 92.46%。5 岁以下儿童死亡率 1.29‰，婴儿死亡率 1.08‰，新生儿访视率 98.17%。免费为新生儿进行先天性疾病筛查，为 0~6 岁儿童进行健康体检。0~6 岁儿童健康体检 36547 人次，新生儿甲低、苯丙酮尿症筛查 4390 人，新生儿听力筛查 4412 人。全年 0~6 岁在册儿童 24248 人，保健管理 23793 人。年内，在 21 家单位开展儿童智力筛查，筛查覆盖率 100%，共转诊 49 人。0~1 岁发育筛查 3624 人，阳性 135 人，筛查率 85.29%。开展儿童氟化泡沫预防龋齿、窝沟封闭等口腔公共卫生项目，全年实施氟防龋 10027 人次，完成窝沟封闭 3348 人 6168 颗牙。对托幼园所在岗工作人员进行体检 1668 人，检出传染性疾病 8 人、肝功异常 16 人，对工作人员体检异常者督促其离岗治疗和休息。

医疗工作 门诊 379.97 万人次，急诊 53.89 万人次，留观 9.96 万人次。入院 32433 人次，出院 32399 人次，床位使用率 63.94%，平均住院日 10.62 天，死亡率 1.57%。住院手术 9103 人次。

护理工作。全年共办理护士延续注册 175 人、变更注册 115 人。加强护理管理者能力建设，组织 29 名护理管理者参加市级专项培训。强化二级医院护理人员新技术培训，选派 40 名护理骨干系统学习 PICC 护理操作技能。采取理论与实操并重的原则，开展 45 岁以下护理人员的理论闭卷考试，考核 243 人，考试合格率 74.5%。针对基层护理人员开展 CPR 实操培训与考核，考核 21 人，合格率 100%。

对口支援。配合市卫生计生委完成对口支援医院调整工作，签订市 23 家医疗机构与县内 21 家医疗机构间为期 2 年的对口支援协议。支援医院共派出专家 354 人次，门诊诊疗患者 18642 人次，举办学术讲座 169 次，义诊患者 2883 人次。向受援医院捐赠医疗仪器设备，价值 16.37 万元。密云县医院与湖北省竹溪县医院建立对口支援关系，接收竹溪县医院人员培训 4 人。

血液管理。采集全血 2320 单位、血小板 7868 单位。临床供应红细胞 4807 单位、血小板 372 单位、血浆 2519 单位。积极推进自体输血，全年自体输血 144 单位。

特殊药品管理。加强麻醉药品、第一类精神药品管理，全年完成医师处方权备案 19 人次，变更处方权 1 次，销毁过期麻醉药品、第一类精神药品 1329 支（片）。规范开展麻醉药品、第一类精神药品购用印鉴卡的换发工作，完成换发单位 23 家。

医疗设备。医疗设备总资产 48827 万元，万元以上医疗设备 2875 台。

医学教育 参加继续医学教育培训 3697 人。在 6 家继续医学教育基地举办县级继续教育讲课 212 场，听课 54122 人次，学分达标 3640 人，合格率 98.46%。参加住院医师规范化培训 36 人，参加"3+2"助理全科医师规范化培训 26 人。安排 24 名基层医务人员到 6 个进修基地学习，安排 29 名医生到市级医院进修学习。接收实习生 83 人。开展乡医岗位培训，内容包括基本公共卫生知识、基本医疗相关知识、应时传染病防治、中医适宜技术及心电图识别等，培训结束后，对参加培训的 332 名乡医进行技能考核，全部通过考核。

科研工作 县中医医院申报北京市中医药科技发展资金项目 5 项，县医院申报首都十大疾病科技成果推广项目 5 项，获得项目推广资金 40 万元。

信息化建设 完成区县卫生信息平台建设的硬件设备招标。筹资 1400 余万元用于各医疗机构卫生信息平台系统建设。投入 68.6 万元用于 25 家社区卫生服务站网络铺设及新农合实时结算系统建设，25 家社区卫生服务站硬件采购、网络铺设和系统安装工作基本完成。建设了 LIS、PACS 等新的临床应用系统，为实现医院数字化打下基础。

财务管理 完成对各单位财务工作的监督检查，内审率 100%。全年财政补助收入 35424.3 万元，上级补助收入 342.2 万元，医疗单位业务收入 66987.8 万元，业务支出 136719.1 万元。

基本建设 县医院新址建设工程于 2011 年 4 月 28 日开工，2014 年 10 月 17 日竣工，10 月 20 日正式运营投入使用。医院总建筑面积 138672 平方米（含地下建筑面积 36021 平方米），占地 11.2 万平方米，设置床位 940 张。县精神卫生保健院工程于 2 月 28 日开工，至年底完成工程总量的 59%。穆家峪卫生院新建工程于 2013 年 3 月开工，2014 年 9 月竣工，工程总建筑面积 3611.19 平方米，其中综合楼 3125.71 平方米、附属用房 388.32 平方米、发热门诊 97.16 平方米。密云镇社区卫生服务中心迁入新址，新址建筑面积 1780.68 平方米，新增慢病科、中医理疗科、妇科、心电图室、检验科、X 光室、B 超室。对 15 家社区卫生服务中心进行房屋修缮，修缮资金 485.13 万元。

（撰稿：邢　颖　审核：张鹏冲）

密云县卫生局领导名单

局　长 任向宏

副书记 任向宏　王文平

副局长 毛久成　张　利　郑　春

计划生育工作

概述 全县户籍育龄妇女114249人，其中已婚育龄妇女83217人；计划内出生4284人，计划生育率97.01%；出生人口性别比104。非京籍育龄妇女26426人，其中已婚育龄妇女15698人；出生481人，计划生育率95.63%。人户分离人员县域内流出12553人，市域内流出4713人；县域内流入10138人，市域内流入1500人。

全年人口计生经费总投入5572.55万元，人均计生经费116.58元，流动人口计生经费总投入23.2万元。

改革与管理 人口形势保持稳定，市长责任书完成率100%。审批二孩1629例，是上年的3倍，其中"单独二孩"审批1130例，占审批总数的69.37%。下达社会抚养费征收决定书217例，应征收1744.25万元，已征收1486.95万元。受理信访件965件，其中乡镇、街道计生办受理745件，县人口计生委受理220件；包括求决类信访172件、咨询类信访761件、举报类信访32件。信访总量比上年增加336件，信访结办率99.90%。

落实系统内激励机制，开展基层队伍年度考核。评选表彰优秀村（居）计生专干84人、优秀计生宣传员310人，表彰奖励从事人口计生工作满10年、15年、20年及以上计生专干和宣传员120人。

宣传教育。组织领导干部学习人口理论280场次，召开各类座谈会400多次。开展各类宣传咨询3600余次，文艺演出635场，发放各类宣传品近10万份。针对元旦春节期间人员集中、人户分离人员大量返乡的契机，开展走访慰问活动，共走访计生家庭17878户，其中女孩户5781户。利用走访之机，开展知识答卷近万人次。4月29日，举办果园新里北区首届科学养生文化节开幕式，开展计生政策法律法规宣传咨询活动，发放宣传品900多份，咨询100多人次。5月29日，中国计生协会成立34周年纪念日，各镇、街计生协会通过宣传培训、入户走访、集市咨询等形式，开展协会知识、计生知识、科技知识、生殖健康知识、婚育新风的宣传活动。

流动人口管理 截至年底，持原籍《流动人口婚育证明》19872人，查验注册婚育证19304人次；已婚育龄妇女应孕检10343人，实孕检9196人；应免费孕检9846人，实免费孕检8993人；流出市域外成年育龄妇女605人，其中已婚育龄妇女566人。

新增63个流动人口计划生育图书角，配齐文学、艺术、法律、百科等类图书，解决部分流动人口

"买书难""借书难""看书难"问题。

计生服务 采取长效避孕措施33469人、短效避孕38113人。建立各类免费药具发放点680个，发放药具13种，包括复方左炔诺孕酮片11080板32132元，复方醋酸环丙孕酮片40板560元，三相片170板737.8元，左炔诺孕酮片460板320元，复方庚酸炔诺酮注射液114支1596元，炔雌醇片175板105元，壬苯醇醚栓2130粒27621.3元，壬苯醇醚凝胶2385支7155元，壬苯醇醚膜9600片10944元，避孕套1857550只390051.3元，宫内节育器2255套16605元，紧急避孕药1663板9146.50元，纳米隐形避孕套5800瓶99876元。年内，新安装10台二代身份证智能自助发放机，24小时全天候供货。

生殖健康 各镇街（地区）共投入200余万元，为7.5万名已婚育龄妇女进行B超、乳腺、妇检等生殖健康检查，体检率91%，治疗率83.4%。查出早孕35人、环位下移547人、环丢失19人，均给予指导并进行了跟踪随访。完成采取长效措施奖励性健康体检16965人。为新婚夫妇发放健康服务包1546个。为544对夫妇进行免费孕前优生健康检查，对筛查出的风险人群给予咨询指导、治疗和转诊等服务。

计生关怀 新增奖扶对象639人，退出44人，发放奖励2496人360万元；独生子女死亡家庭特别扶助对象新增24人，退出3人，发放扶助208人124.8万元；独生子女伤残家庭特别扶助对象新增35人，退出2人，发放扶助201人96.48万元。为县属行政、事业单位符合一次性奖励1000元的独生子女父母发放一次性奖励469人；审核献出二孩生育指标140人，发放奖励7000元。落实一次性经济帮助和县政府制定的独生子女家庭特别扶助办法，为21人发放扶助金205000元，村居和工作单位独生子女父母月奖励费全部落实。

调查与研究 完成与首都经济贸易大学人口经济研究所合作开展的"密云县人户分离计生服务管理状况调查与分析"研究，并完成3万字的课题报告。通过定性与定量研究方法，对全县人户分离育龄人群、小城镇、城乡接合部建设开发农转非等人口总量、规模、结构、分布、职业类型、计生服务管理状况等进行调查，提出人口计生公共服务管理对策建议，为决策服务。编辑印制了15万字的《密云县2010～2013年度人口和计划生育调查报告选编》，其中县级重要课题6篇、一般性课题和镇（街）优秀调查报告10篇。

协会工作 全县有基层计生协会组织408个，共有会员44481人。参加家庭意外伤害保险的计划生育家庭4.8万户，其中独生子女家庭3.5万户，共收集

保费 280 万元。县人口计生委对新参保的特扶家庭、伤残家庭和独生子女困难家庭给予每户 29 元补贴。自 2011 年开展计划生育家庭意外伤害保险工作以来，全县共有 21.6 万户次计生家庭参保，其中独生子女家庭参保 15.5 万户次，共缴纳保费 912 万元；截至年底，共赔付 9600 笔 1200 余万元。

（撰稿：代秋菊　审核：郑艳菊）

延庆县

卫生工作

概况　有 11 个镇、4 个乡、3 个街道办事处、376 个行政村、46 个居委会。常住人口 31.6 万人，其中户籍人口 28.2 万人。有医疗卫生机构 254 个，其中医疗机构 247 个，包括非营利性 206 个、营利性 41 个。卫技人员 2119 人（不含部队医院），其中执业（助理）医师 892 人、注册护士 731 人。实有床位 982 张。每千常住人口拥有卫技人员 6.71 人、执业（助理）医师 2.82 人、注册护士 2.31 人，实有床位 3.11 张。

生命统计。出生 3105 人，出生率 11.04‰；死亡 1995 人，死亡率 7.09‰；人口自然增长率 3.95‰。因病死亡 1858 人，占总死亡人数的 93.13%。死因顺位前十位依次为：脑血管病，恶性肿瘤，心脏病，呼吸系统疾病，损伤和中毒，内分泌、营养和代谢及免疫疾病，神经系统疾病，消化系统疾病，泌尿、生殖系统疾病，肌肉、骨骼和结缔组织疾病。人均期望寿命 79.29 岁，其中男性 77.62 岁、女性 81.09 岁。

卫生改革　12 月 28 日，县医院医药分开改革正式启动，取消药品加成和诊疗费，设立医事服务费，其中门诊主治医师 30 元、副主任医师 50 元、主任医师 70 元、知名专家 90 元，急诊医事服务费 50 元，住院医事服务费每床每天 60 元；医疗保险和新农合基金定额支付门诊医事服务费 28 元、急诊医事服务费 48 元，住院费用按比例支付。年内，有 5 名医师申请开展多点执业。

社会办医 45 个，从业人员 70 人。新设置审批社会力量办医 13 个，其中 1 个一级综合医院、11 个诊所、1 个医务室。新申请执业登记 6 个，其中 1 个口腔门诊部、1 个医务室、4 个个体诊所。对社会办医机构校验 1 次、监督检查 1 次，集中培训每人平均 25 次。

公开招聘医务人员 20 人、首都医科大学定向生 39 人、非北京生源 10 人，共 69 人。其中硕士学历 8 人、本科学历 21 人、大专学历 40 人。县卫生监督所招聘录用公务员 4 人。续聘退休专家 56 人，其中初级职称 7 人、中级职称 27 人、高级职称 22 人。

社区卫生　建立社区卫生服务团队 95 个，累计签约 4.9 万户 7.4 万人，总签约人数占辖区常住人口的 23.44%。共建立居民个人健康档案 29.2 万份，其中居民个人电子健康档案 22.5 万份，健康档案电子化率 71.06%。

健康管理自助服务覆盖 15 个乡镇，累计为 10548 人提供自助健康服务，其中动态心电监测 7750 人次、电子血糖监测 3602 人次、体重体脂分析仪监测 5111 人次、全自动血压监测仪监测 11609 人次。

年内，开展家庭保健员培训 125 次，新增家庭保健员 1400 人，考核发证 1400 人，家庭保健员总数达 10117 人。

农村卫生　有村卫生室 169 个，均为非营利性集体所有制；农村社区卫生服务站 58 个，均为非营利性全民所有制。村卫生室和农村社区卫生服务站覆盖率达到 60.6%。注册乡村医生 279 人，开展乡村医生理论培训和技能培训 46 次 126 学时。

新型农村合作医疗。参合 164474 人，参合率 99.53%。人均筹资 1000 元，总筹资 16447.4 万元，其中财政补助资金 14802.66 万元、个人筹资 1644.74 万元。为 567030 人次报销医药费用 14521.07 万元。

疾病控制　传染病防治。报告法定传染病 14 种 1417 人次，发病率 442.87/10 万。其中乙类传染病报告9种519人次，发病率162.21/10万；丙类传染病报告5种898人次，发病率280.66/10万；无甲类传染病。报告死亡1人，死亡率0.31/10万。发病率前三位的疾病是手足口病、细菌性痢疾、其他感染性腹泻，分别发生703人次、159人次、127人次，发病率分别为219.72/10万、49.69/10万和39.69/10万。新发结核病87人，监化督导率100%，治愈率97%；新生儿卡介苗接种率100%；大学生PPD监测1694人，结核菌感染73人，结核菌感染率4.3%，未检出肺结核。新发性病、艾滋病137人次，发病率42.82/10万，其中艾滋病新发11人，规范治疗9人。开展性病门诊哨点监测200人份，社区暗娼问卷调查和血清学检测106人份，接受自愿咨询623人次，开展暗娼、农民工、MSM、吸毒人群、性病就诊者5类人群的行为干预18062人次。接报动物致伤1946人，接种狂犬疫苗11445人次、血清544人次、免疫球蛋白6498人次。开展禽流感高危人群主动搜索监测和不明原因肺炎病例监测79.95万人次。对野禽H7N9禽流感病毒携带状况进行监测，共采集9个公园、3个湿地野禽粪便标本150份。处理手足口病聚集性疫情23起84人次，其中重症病例3人。采集手足口病患者咽拭子标本95件，阳性72件。

慢病防治。糖尿病管理小组新增15个。规范化管理慢病患者29629人，其中高血压23139人、糖尿病6490人。完成脑卒中高危人群随访1404人。

地方病防治。对300份居民的碘盐进行监测，完成201份育龄妇女、202份孕妇、200份成年男子和201份小学生尿碘监测，掌握全县人群碘缺乏状况。开展水氟监测、学生氟斑牙患病情况监测。全县无地方性氟中毒、碘缺乏病。开展鼠疫监测，未发现鼠间鼠疫和人间病例。监测发现布病隐性感染者3人，新发病例22人。

精神卫生。全县有在档重性精神障碍患者1790人，发病率4.49‰，其中6种重性精神障碍患者1471人、其他精神障碍患者319人。系统治疗816人，间断治疗565人，未治疗409人。随访精神障碍患者8560次，发放免费药品4300人次；重性精神障碍患者规范管理率95.49%，在管患者规范管理率90.12%，在管患者病情稳定率74.81%，检出患者管理率90.18%。

学校卫生。有中小学生24465人，体检23495人。视力不良检出率63.30%，营养不良检出率12.78%，超重检出率13.22%，肥胖检出率20.29%，恒牙龋齿检出率13.25%，贫血检出率4.65%，沙眼检出率0.16%。

计划免疫。预防接种建卡3140人，建卡率100%。应接种脊灰、百白破、白破、麻风、麻风腮、流脑、流行性乙脑、乙肝、甲肝等疫苗63706人次，实种63611人次，接种率99.85%。AEFI发生率63.26/10万，调查处理66人次，其中一般反应43人次、异常反应3人次、偶合14人次、心因性反应6人次。应急接种麻疹、麻风、麻风腮、水痘疫苗共计217人次。外来务工人员接种麻疹疫苗和A+C群流脑疫苗各808人次，接种率均为90.18%。开展脊灰监测21.69万人次，麻疹监测25.06万人次。60岁以上老人免费接种流感疫苗15114人，接种率50.35%；高中及以下在校学生免费接种流感疫苗8673人，接种率44.31%。

健康教育与健康促进。参加北京市第三届健康之星评选，1人获"健康之星"称号，2人获"健康形象大使"称号。开展健康知识大课堂185场，宣传咨询活动20次，发放宣传品5万份。培训健康指导员8人。利用短信发送传染病、职业卫生、食品卫生等常识，累计发送短信22万条。

卫生监督　年内，共办理承诺件383件，其中医疗机构设置7件，医师多点执业注册4件，新审批、办理各类卫生行政许可102件，变更84件，校验47件，延续118件，注销21件。

公共卫生专项检查。全县有各类公共场所466户，监督检查1423户次，监督覆盖率98.18%，合格率93.73%。有生活饮用水单位454户，监督覆盖率100%。完成涉水产品采样7件，其中输配水管材管件2件、水质处理器5件，合格率100%。对现场制售饮用水进行常规指标监督抽检，检测项目34项，全部合格。

医疗卫生专项检查。监督检查医疗机构596户次，查处无证行医案8件，取缔8户，没收非法所得0.85万元、药品2箱、器械309件，罚款4户次1.51万元。有临床用血单位4家，均未设置独立的输血科或血库，给予4家单位行政警告处罚，并责令改正。有医疗废弃物管理相对人249户，针对医疗废物处置情况监督检查250户次，处罚17户次，其中警告16户次、一般程序处罚1户次，罚款500元。

公共卫生投诉举报。全年共接到各种举报投诉16件，其中医政类14件、公共场所类2件。处理率100%。其中查证属实5件、不属实11件。对查证属实的举报投诉案件实施行政处罚3户次，其中警告1户次、罚款2户次，罚款0.62万元，没收违法所得0.4万元。

爱国卫生　八达岭镇通过了国家卫生乡镇复审。大庄科乡霹破石村、慈母川村获"北京市健康促进示范村"称号。实施夏季灭蚊蝇、冬季灭鼠活动，累计投放鼠药 1.5 吨、腊块 6 吨、鼠盒 500 个。城市鼠密度 0.26。检查 200 家食堂、餐饮单位，无蝇无蟑达标率 95% 以上。为居民免费入户灭蟑 11805 户。县卫生局、县疾控中心、县第二小学和县第三中学成功创建 "无烟单位"。开展无烟学校、无烟医院督导检查。

妇幼保健 妇女保健。有孕产妇 3082 人，孕期建卡管理 3082 人，产前检查 3081 人，早孕检查 3068 人。产后访视 3065 人，孕产妇系统管理 3051 人，住院分娩率 100%。高危产妇 1372 人，管理率 100%，危重孕产妇抢救 13 人次，无孕产妇死亡。6 个月纯母乳喂养率 68.20%，母乳喂养率 85.32%。妇女病普查 13296 人，普查率 26.29%，患病率 36.42%。婚前检查 280 人，疾病检出率 4.64%，婚检率 3.99%。

儿童保健。活产 3105 人，筛出高危新生儿 230 人。新生儿死亡 7 人，死亡率 2.25‰。婴儿死亡 8 人，死亡率 2.58‰。新生儿疾病筛查率 98.08%，出生缺陷 26 人，出生缺陷发生率 9.38‰。出生低体重儿 120 人，发生率 3.86%。0～6 岁儿童 14694 人，管理 14565 人，保健覆盖率 99.12%，系统管理率 97.31%。贫血检查 13802 人，患病 369 人，其中中重度贫血 22 人，贫血患病率 2.67%。5 岁以下儿童死亡 12 人，死亡率 3.86‰。

医疗工作 门急诊 234.97 万人次，其中门诊 224.56 万人次、急诊 10.41 万人次，留观 10.09 万人次，次均门诊费用 228.51 元；入院 20230 人次，出院 21247 人次，次均住院费用 8589.35 元。门诊危重症抢救 1630 人次。二级医院床位使用率 82.88%，平均住院日 9.03 天，急诊死亡率 0.3‰，住院死亡率 1.14%，住院手术 5646 人次。

处置传染病疫情、疑似水污染等各类突发情况 74 起。开展传染病疫情控制、食物中毒处理、鼠疫相关知识培训 16 期，共 624 人次参加。组织突发公共卫生事件应急处置和各类突发公共事件紧急救援应急演练 3 次。

护理工作。医护比 1∶0.87。有 ICU 床位 6 张。全县 3 家二级医院中有 2 家开展责任制整体护理工作，其中县医院开展率 100%。护理不良事件上报率 100%，整改率 100%。

对口支援。派出 15 名医疗专家对口支援河南省内乡县人民医院，为期 10 天。完成腔镜下胆囊结石全切手术 1 人，左侧胫骨远端粉碎骨折手术 1 人，开展教学讲座 10 场，参加医生 1000 人次。县医院接收内乡县南水北调对口协作单位医疗卫生骨干培训 5 人。

血液管理。自愿无偿献血 406 人次 562 单位，其中团体无偿献血 72 人次 83 单位、机采血小板 129 人次 230 单位、街头自愿无偿献血 195 人次 235 单位、互助献血 10 人次 14 单位。临床共用悬浮红细胞 1709 单位、悬浮少白细胞红细胞 230 单位、血小板 110 单位、血浆 256 单位，成分输血占临床用血总量的 100%。12 月 11～12 日，对县内 4 家医疗用血单位进行安全用血管理质控的监督检查，未发现用血安全事故。

特殊药品管理。全县有麻醉药品、第一类精神药品购用印鉴卡医疗单位 9 个，其中二级医院 3 个、一级及以下医疗单位 6 个。全年共销毁患者退回的毒麻药品 1706 支、1524 片，过期药品 287 支、508 片，空安瓿瓶 66683 支、废贴 116 贴。

医疗设备。医疗设备总资产 22785.61 万元，新增万元以上设备 143 台，实有万元以上设备 1033 台。

医学教育 开展继续医学教育项目 138 项，其中医疗 90 项、护理 48 项（含必修课 18 项）。开展医疗教育讲课 82 次，6749 人次参加；护理教育讲课 43 次，3638 人次参加。临时安排培训 10 项，652 人次参加，培训率 100%，学分达标率 98.15%。社区卫生专业技术人员必修课学习应参加 632 人，实际参加 595 人，合格率 100%。埃博拉出血热和艾滋病防治知识培训参加率 100%。开展乡村医生理论培训和技能培训 46 次 126 学时。参加毕业后教育 89 人，医务人员进修 77 人。

有 15 名医学专业本科及以上学历毕业生到认定的培训基地接受以提高临床实践能力为主的 3 年培训。有 31 名定向大专毕业生进入 2 年助理全科医生规范化培训。2 名执业（助理）医师参加为期 14 个月全脱产培训。遴选 12 名县医院、县中医医院具有临床医学本科以上学历的主治医师及以上职称的医师参加为期 12 个月的培训。5 名卫生专业技术人员参加市卫生计生委中法高级模拟急救培训。43 人参加中法急救相关知识培训。

科研工作 开展和承担科研项目、课题 7 个，发表论文 100 篇，其中核心期刊 70 篇。

财务管理 卫生事业财政拨款 44826.62 万元，其中一般专项拨款 22335.8 万元（含新农合统筹金 14838.85 万元），基本建设拨款 3947.67 万元。卫生事业收入 68314.05 万元，其他收入 231.48 万元。卫生事业支出 114297.79 万元，其中一般专项支出 22942.64 万元（含新农合统筹金支出 14838.85 万元），基本建设支出 5951.97 万元。

（撰稿：龚 伟 审核：刘凤云）

计划生育工作

概况 常住育龄妇女 79465 人，其中已婚育龄妇女 58933 人。户籍育龄妇女 73770 人，其中已婚育龄妇女 53307 人。户籍人口计划生育率 97.53%，出生人口性别比 120。办理二孩生育服务证 621 个，独生子女父母光荣证 26884 个，独生子女领证率 72.03%；符合条件收养 4 人。人户分离 8096 人。全县人口计生经费总投入 1380 万元。

改革与管理 完成市长责任书任务。自 2 月 21 日实施"单独二孩"政策，做到即来即审，至年底，"单独二孩"申请 318 人，审批 318 人，实际出生 34 人。

宣传教育。以"改革惠百姓、计生送温情"为主题，开展了新春两节主题宣传，慰问乡镇村居计生干部 36 人、贫困独生子女家庭 18 户、特困独生子女家庭 19 户、意外死亡家庭 5 户。发放慰问金 34400 元，宣传品 80 份，米面油 80 份。以"我的梦中国梦——新时期最美计生人"为主题，开展全县计划生育系统演讲比赛，18 个乡镇、街道和 100 多个村居参与。以"妫川大地歌嘹亮，唱响人口'好声音'"为主题，开展延庆县人口计生文艺演出活动，全县演出上百场。以"法制妫川、和谐计生"为主题，举办街道计生干部业务培训，100 多名新上任的计生专干、宣传员、协管员参加。设计制作《单独二孩》折页 5 万份，投入资金 1.9 万元。

流动人口管理 有流动人口 2.2 万人，其中育龄妇女 5940 人，已婚育龄妇女 3978 人。流动人口出生 271 人，其中本县居住 157 人，非本县居住 114 人，人口出生政策符合率 87.9%。为流动人口，累计孕检 13576 人次，服务中心免费为流动人口已婚育龄妇女查孕查环 249 人次。

计生服务 全县采取长效避孕措施的育龄群众 17019 人、短效避孕 34153 人。通过重要节日主题宣传活动、开办知识大讲堂及知识竞赛对育龄群众进行避孕方法知情选择的宣传指导，药具使用有效率 98.39%。全县有避孕药具人工发放网点 446 个，新增二代身份证自助发放机 7 台，共有二代身份证自助发放机 12 台。下发各乡镇及县直企事业单位、各驻延部队口服药 18759 板、外用药 11294 盒、避孕套 1018 箱，总计 53 万元。

生殖健康 稳步推进免费孕前优生健康检查项目，有 401 对待孕夫妇参加检查，发放婚育健康服务包近 3000 个。3 月、9 月，为育龄群众提供规范的 4 种或以上的生殖健康技术服务，服务育龄群众近 10 万人次。对 6000 多户新婚、孕产、术后、新入户等重点人群进行上门服务，服务率达 96% 以上。完成北京市农村长效节育户籍已婚育龄群众免费健康体检 9084 人，患病率 38%，并给予健康指导。

计生关怀 落实农村和城镇居民独生子女父母各项奖励扶助政策：审核一次性奖励对象 582 人，兑现奖励金 58.2 万元；审核一次性经济帮助对象 2 人，给予一次性经济帮助 1 万元；审核献出再生育一个子女指标 61 对，兑现政策奖励 12.2 万元；审核奖励扶助对象 1063 人，年人均享受奖扶金 1440 元；审核享受独生子女伤残特别扶助对象 62 人，年人均享受特扶金 4800 元；审核享受独生子女意外死亡特别扶助对象 70 人，年人均享受特扶金 6000 元。共计 220 多万元。

调查与研究 原人口计生委副主任林永生完成调研报告《我县实施"单独二孩"生育政策及对策研究》。副主任薛亚春根据年度保险相关问题，撰写《关于开展计划生育保险的调查报告》。

协会工作 有县级计生协会 1 个、乡镇街道协会 18 个、村居协会 371 个、流动人口计生协会 1 个，会员 2.5 万人。永宁镇小庄科村、珍珠泉乡八亩地村、千家店镇红石湾村被评为第五批全国人口计生基层群众自治示范村。

实施"心灵关爱"工程，为计生家庭共投保三险 20489 份，共计 708840 元。县计生协会协调政府财政出资 80100 元，为 801 名独生子女父母办理农村独生子女父母养老保险补贴。落实"宝贝计划"工程，开展 0～3 岁婴幼儿早期教育。落实"青春健康"工程，以"花样年华——你我同行"为主题，开展青春健康教育进课堂活动。"幸福工程"项目滚动至 4 期 22 个项目点，累计项目资金 120 万元，6 个"幸福工程"项目点进入良性运作，先后救助贫困母亲 296 人。

（撰稿：张自禄 审核：林永生）

延庆县卫生计生委领导名单

党委书记	杨东海
主 任	王丽敏
副书记	王丽敏 林永生
副主任	林永生 薛亚春 鲁金芳 韩永祥 王留忠

三级医院工作

北京医院

（东城区东单大华路 1 号）

邮编：100730　　电话：85132266

网址：www.bjhmoh.cn

基本情况　职工 2653 人，其中医生 682 人、护士 1043 人、医技人员 245 人、其他技术人员 256 人、行政人员 250 人、工勤人员 177 人。有正高级职称 186 人、副高级职称 222 人、中级职称 1008 人、初级职称 810 人。

医疗设备总值 136672.64 万元。年内新购医疗设备总值 10072.57 万元，其中 100 万元以上设备 22 台。

9 月 9 日，医院更名为北京医院。

副院长许锋获全国"五一劳动奖章"，急诊科获中央国家机关"五一劳动奖状"。

改革与管理　继续缩短平均住院日。通过增置检查设备、调整工作时间、改进奖金分配方式等，缩短胃肠镜及影像检查的预约等候时间；通过对网上会诊系统的有效监督，确保院内会诊的及时性；通过上线电子签名，取消检验科、病理科纸质报告递送环节，减少检查结果等待时间。医院平均住院日由 2013 年 10.2 天下降为 9.6 天。

持续推进电子病历维护及升级改造工作，全面上线新版临床路径系统。开展临床路径病种 85 个，覆盖 23 个临床科室，入径率 57.2%，完成率 75.8%，累计完成万余例。继续推进门诊自助服务系统的建设，自助服务系统打印功能开始试运行。

通过市卫生计生委和东城区政府安排，与普仁医院、东城区龙潭社区卫生服务中心和东花市社区卫生服务中心签订合作协议，成立东城区首家医疗联合体——北京医院医疗联合体。实现双向转诊绿色通道、临床专家资源共享、高年资医师联合查房和会诊、手术示范、共享医学设备等。

落实《北京医院人才队伍建设实施意见》，开展专业技术职务聘任、岗位设置工作，加强专业技术和管理人才梯队的培养。拓宽对外交流渠道，加强与美国霍普金斯大学医学院等医疗机构的交流合作。

患者门诊满意度 93.7%，病房满意度 91.9%，医疗工作整体满意度 95.5%。

医疗工作　门急诊 1917166 人次，日均门诊 7855 人次，其中急诊 120385 人次，急诊危重症抢救 7202 人次，抢救成功率 96%。入院 37260 人次，出院 37337 人次，床位周转 39 次，床位使用率 95.5%，平均住院日 9.6 天。住院手术 17653 人次。剖宫产率 33.7%，无孕产妇、围产儿死亡，新生儿死亡率 0.13‰。

继续强化"三基三严"，加强培训考核，规范临床诊疗行为。加强医疗技术管理，准入医疗新技术 14 项，完成 2012 ~ 2013 年新开展医疗技术中期汇报。在 2011 ~ 2013 年度全国 44 家部属医院社会评价工作中，北京医院总体满意度排名第六。

继续强化门诊量指标管理，弹性调整诊室，扩展内外科诊区空间。完善应急管理工作制度，组织突发事件应急演练。继续严格监管抗菌药物临床应用，开展专项处方点评，抗菌药物管理的各项指标均达到上级要求。医院感染率 1.40%。

加强应对埃博拉出血热、人感染 H7N9 禽流感等传染病的防控，开展健康宣教活动。加强各类医疗不良事件和隐患缺陷上报管理，应对和化解医患纠纷。

组织医疗队赴山西省吕梁市开展第 21 次"服务西部"活动。坚持对西藏、新疆、内蒙古、四川和河北等省、自治区的对口支援帮扶。全年派遣援藏干部 1 人、援疆干部 3 人。派出 11 批医疗队共 54 人次高年资医务人员参加对口支援帮扶，同时派遣短期医疗小组赴平谷区中医医院支援帮扶。无偿接收受援单位进修 54 人次。

医保工作。医保住院 15446 人次，总费用 3.46 亿元，次均费用 22400.60 元，自费比例 7.54%。强化医保指标管理，开展医保核心指标的过程监控，落实医保管理的考核奖惩。

医疗纠纷处理。全年接待、处理医疗纠纷 160 余件，其中较大纠纷 48 件。通过医疗纠纷人民调解途径，顺利解决部分纠纷。

护理工作 以落实医院等级评审指标和国家 2 项卫生行业新标准为契机，修订专科护理质量评价标准，规范诊疗计划与静脉治疗。继续加强国家临床重点专科建设，开展延续性护理服务、老年护理专科建设与人才培养，并完成项目的审核验收。年内，新增血液净化、静脉治疗专科护士培训基地，医院专科护士培训基地达 12 个。

完成院内 13 项护理科研课题结题审核，首发基金"护理工作量标准化校正方法的研究"完成年度检查与专家现场检查。全年发表核心期刊论文 40 余篇。

承担中华护理学会、北京护理学会共 179 人的专科护士培训。承担北京大学、首都医科大学、北京中医药大学、山东大学等高等院校 60 余名护理实习生的带教，以及对口支援医院和其他医院进修护士 30 人的带教。

选送 21 名护理骨干参加中华护理学会、北京护理学会举办的急诊、静脉治疗、危重症等 9 个专科护士培训，选派 100 余名护士参加学术会议。

科研工作 重新申报国家老年医学中心，国家呼吸疾病临床医学研究中心正式运行，被评为市科委 2010～2014 年贡献突出药物临床试验机构。

获各类院外牵头科研项目 48 项，经费 2534 万元。其中国家科技重大专项 1 项，经费 1300 万元；"973"项目子课题 1 项，经费 200 万元；国家自然科学基金 14 项，经费 618 万元；省部级 8 项，经费 203.89 万元；社团项目 24 项，经费 212 万元。完成

医院学术委员会的换届。

在中国科技论文统计源期刊上发表论文 540 篇，论文被引 3031 次；科学引文索引扩展版（SCIE）收录 80 篇，论文被引 121 次。在研课题 353 项，结题 167 项。获国家级成果奖 3 项、省级奖 1 项。CSI 论文影响因子最高为 39.207，平均影响因子为 3.201。

医学教育 17 个临床专业基地通过了国家级住院医师规范化培训基地评审，并成为全国第一批全科医师规范化培养基地项目建设单位，获建设资金 500 万元。加强住院医师培训专项经费的管理与使用，对临床技能模拟培训中心进行二期建设。

继续开展北京大学医学部器官系统为中心的"新途径"教学改革，强化师资队伍建设，完善教学质量评估系统，加强教学质量监控。

在校研究生 143 人，其中北京大学医学部八年制学生 20 人。在培住院医师第一阶段本院住院医师 88 人，第二阶段住院医师 71 人，代培协和医学院研究生 31 人。接收来院学习和进修 115 人，在院学习共 670 人。

到外院脱产学习进修 4 人。

学术交流 接待外国团组 7 个 112 人次专家来访。派出 187 人次出国学习、交流，其中长期出国学习 20 人次。

信息化建设 组建医院信息中心。升级信息系统平台，更换相关网络设备，改造机房环境，提高信息系统的安全性。

基本建设 完成北楼 A 座二层手术室、北楼 B 座新 DSA 导管室、南楼中心空气压缩机房、门诊三层心电图室、门诊四层口腔科手术室、门诊五层肺功能室、诊疗楼磁共振设备更换机房和放疗科新加速器机房等的装修改造。完成院内通信网络建设二期工程，完善设备和后勤管理信息化系统相关功能的应用。

（撰稿：孙　可　审核：马　燕）

领导名单

党 委 书 记	王建业			
院　　　　长	林嘉滨			
副书记兼纪委书记	田家政			
副 院 长	汪 耀　奚 桓　许 锋			
	杜元太　孙 红			
总 会 计 师	王 洁			

中日友好医院

(朝阳区樱花园东街 2 号)
邮编：100029　电话：84205566
网址：www.zryhyy.com.cn

基本情况　职工 3478 人（在编 2480 人、合同制 998 人），其中卫生技术人员 2568 人，包括正高级职称 210 人、副高级职称 222 人、中级职称 938 人、初级师 964 人、初级士 45 人、未定级 189 人。

医疗设备总值 107631.68 万元。年内新购医疗设备总值 10440.49 万元，其中 100 万元以上设备 16 台。

机构设置　中医糖尿病科更名为中西医结合糖尿病科，中医消化科更名为中医脾胃病科。

改革与管理　调整医院领导班子。9 月 16 日，任命王辰为医院院长、党委常委，免去许树强院长、党委副书记职务，任命丁晶宏为副院长、党委常委。

与北京航空航天大学围绕"医教协同"和"医教研产"一体化开展结构性合作。双方将在办学特色与学科优势方面强强联手，建设具有实际转化意义的临床研究平台建设，成为医教协同、医工协同的典范。

启动由临床研究样本库、临床研究中心、实验平台、动物室构成的临床医学研究平台建设，打造医院现代临床研究体系。

优化门诊管理，创新服务内容。开展分时段就诊，缩短患者等候时间。实现医生工作站的检查预约。启用自助挂号系统，实行 24 小时自助挂号。开设微信预约挂号、支付宝付费。

5 月 19 日起，A 栋病房楼试行封闭管理模式，病房内闲杂人员明显减少。

朝阳区东部医联体以中日医院为核心医院，联合 17 家医疗机构，覆盖人口超过 150 万，累计床位超过 4460 张。年内，派遣 9 名业务骨干到社区担任责任主任。2014 年是医联体成立的第一年，以推进分级诊疗模式为第一目标，着力提升基层医疗服务能力，打通双向转诊通道。与机场医院、安贞社区卫生服务中心等合作建设病房，与和平里医院探索共建共赢模式。累计出诊 691 次，诊治患者 6300 人次，举办健康讲座 48 次，开展业务指导 175 次。开通网络预约转诊平台，打通疑难危重患者上转与康复患者下转渠道，全年上转 601 例，其中网络预约 417 例；下转 72 例，以住院患者为主。开展远程会诊疑难病例 400 余例。培训医护人员 564 人次，累计超过 8000 学时。接收进修 77 人次，累计时长 140 周。

发挥国家卫生计生委远程医疗管理与培训中心的带头作用，逐步将远程会诊及远程教育常态化。开展公益远程培训 196 期，培训 8000 人次，疑难病会诊近 2000 人次，正式运行心电图远程会诊。

医疗工作　门诊 2463749 人次，急诊 218118 人次，急诊危重症抢救 12687 人次，抢救成功率 98.02%。出院 59308 人次，床位周转 38.63 次，床位使用率 96.99%，平均住院日 9.1 天，死亡率 0.86%。住院手术 35497 人次。剖宫产率 34.8%，孕产妇死亡率 57/10 万，新生儿死亡率 1.71‰，围产儿死亡率 4.55‰。

增加新技术、新项目 91 项。

临床路径管理。临床路径试点病种扩大到 34 个科室 123 个病种。入径率 79.54%，完成率 85.49%。

预约挂号。开放 100% 号源用于预约，实际预约比例 51%。产科复诊预约率 100%，口腔科复诊预约率 100%。

医院感染管理。共检查出院病历 26853 份，其中院内感染 187 例，报告 175 例，漏报率 6%。一类切口手术患者预防使用抗菌药物比例为 31%。

医保工作。城镇职工医保出院 24579 人次，总费用 45901.49 万元，次均费用 18675 元；城镇居民医保出院 1591 人次，总费用 2265.49 万元，次均费用 14239 元。

医疗支援。落实援藏、援疆、援青、中组部博士服务团、陕西吕梁地区、京蒙省际、顺义城乡、陕西神木-府谷、中组部西部之光人才培养、国家医疗队巡回医疗、友好协作帮扶等工作。全年派出对口支援159人次，接收受援单位进修250人次。

医疗纠纷处理。处理医疗纠纷40件，其中院内协商11件、法院诉讼结案14件、第三方调解15件。

护理工作 完善护理管理制度，在每月一次的全院护士长会上对质控标准进行修订并培训。护理部质控科对日常质控的11项标准进行修改、细化、完善。针对移动护理制定《移动护理配套规范》《移动护理系统作业指导》，首次规范电子病历书写。启用新版手术患者转交接记录单，病房、麻醉恢复室、手术室护士交接内容更明确，更加体现专业评估。护理差错事故12例。

获批院级护理课题11项、中华护理学会课题1项。在统计源期刊发表科研论文44篇，其中SCI论文2篇。

继续承担中华护理学会、北京护理学会专科培训任务，其中手术室基地培养专科护士28人、急诊专科基地培养20人、血液净化中心专科基地培养72人、糖尿病健康教育专科基地培养11人、ICU专科基地培养57人、骨科专科基地培养2人。按计划完成北京大学、北京中医药大学等重点大学实习、见习护生139人的带教。接收青海、内蒙古等16个省市自治区16家对口帮扶医院的90名护士进修，接收陕西、河北等14个省市自治区65名护士进修。全年举办国家级继续教育项目2项、市级23项、区级30项、单位自管54项，合计培训12677人次。145名新护士经过法律法规、护理理论、操作、沟通技能等岗前培训成为责任护士。举办院内各类新技术、新业务等培训讲座109次，共培训院内外护士12677人次。邀请北京大学护理学院、北京大学人民医院、安定医院的护理专家，以及加拿大、日本、韩国等国家和中国台湾地区护理专家对护士长、护理骨干培训7次，派护士长、护理骨干外出参加业务进修、培训、学术研讨会及高层论坛等44人次。

科研工作 建立医院学科评价系统平台。医院青年科研英才立项21项。

有省部级以上课题57项，参与国家科技支撑计划课题、"863"课题及国家科技传染病重大专项子课题各1项，科技部国际合作课题2项，资助经费总额3907.25万元。出台横向课题管理办法，并立项15项，金额1974.67万元。

贾立群主任等的"中医外治法治疗常见癌性疼痛的临床和基础研究及推广应用"获北京市科学技术奖三等奖。院长王辰教授主持的"首次确定腺病毒55型是成人社区获得性肺炎的新病因（Chinascan研究)"获首都十大疾病科技攻关创新型重大科技成果奖，主任医师张凌主持的"不同甲状旁腺切除术式治疗难治性肾性继发甲状旁腺功能亢进症的随机对照临床研究"获惠民型重大科技成果奖。

免疫炎性疾病实验室及中医药防治过敏性疾病实验室被认定为市科委重点实验室。

在核心期刊发表论文698篇，SCI收录99篇，总影响因子201.53。

医学教育 接收进修学习58人。住院医师规范化培训390人，培训专科医师77人。在读硕士生133人、博士生59人，在职硕士生5人、博士生12人。

成为全国首批全科医师培训示范基地，获专项拨款500万元。5月27日，成为国家中医药管理局首批中医住院医师、全科医师规范化培训（培养）基地。

出科考核311场，725人次住院医师参加考核。举办院内公共课程86场次。依托医院的美国心脏协会（AHA）心血管急救中心，对在培住院医师进行基础生命支持（BLS）培训792人，对内科、麻醉科、急诊科专业住院医师进行高级生命支持（ACLS）培训36人。

完成继续医学教育项目316项，其中国家级继续医学教育项目46项。全院传染病专项培训14场，4500余人次参加。

承担北京大学医学部六年制留学生教学29人、八年制教学63人，北京中医药大学七年制教学457人。191名临床医师承担授课任务，完成理论授课4156学时、见习带教3980学时。完成医技专业实习教学22人次。北京中医药大学七年制学生论文答辩33人，7人转博，其余全部就业。北京大学医学部2008级24名留学生毕业考试技能考试全部通过，22人毕业，2人结业。招收研究生90人，其中硕士生69人、博士生21人。毕业57人，其中博士生19人、硕士生38人。

来院进修学习530人，其中对口支援单位200人。

分层次开展管理技能培训8场次，累计培训超过5000人次。

学术交流 举办各类国际学术研讨会45次，邀请国外专家、学者42人次来院讲学、交流及手术演示，聘请国外专家学者为名誉教授、客座教授3人。201人次赴国（境）外学习与参加国际学术会议，其中中长期学习37人次。

确立医院人才培养基地有：英国剑桥大学艾登布鲁克医院（基本外科、急诊、心血管疾病、医院管理），德国洪堡大学夏里特医学中心（急诊、创伤骨科），法国国立亨利蒙多医院（关节骨科），美国梅奥医学中心（神经内科），美国约翰霍普金斯医学中心（手术麻醉科、皮肤科、神经内科），美国哈佛大学附属医院（病理、胸外科、手术麻醉科、妇产科、消化内科），美国达拉斯儿童医院（儿科、信息技术），美国匹兹堡大学医学中心（耳鼻喉科、基础医学），美国宾夕法尼亚大学医学中心（手术麻醉科、病理科、妇产科），加拿大渥太华总医院（关节骨科、护理），日本东京大学（基本外科、胸外科），日本京都大学（基本外科、胸外科）。

聘请德国罗斯托克大学医学中心教授 Christian Virchow 为呼吸内科客座教授，加拿大麦克马斯特大学医学院教授 Gerard Cox 为呼吸内科名誉教授，美国南加州大学医学院教授钟瑞坤（Zhongcong Xie）为血液科客座教授。

信息化建设 远程医学中心完成全国各学科领域专家库的初步建立，包括北京协和医院、北京朝阳医院、北京积水潭医院等医院相关专家共计 399 人。利用远程医疗信息系统进行实时交互式培训，利用公益性远程医疗教育培训平台面向全国各县级医改示范医院和合作医疗机构在线直播教育培训讲座，开展远程教育培训课程 95 期，共计培训 3 万余人次；远程会诊 1575 例，其中内科 453 例、外科 226 例、中医 153 例、医学影像 524 例、病理 163 例、其他 56 例。

9 月，完成临床数据文档库的研发并在临床投入使用。临床数据文档库以患者为单位、以时间为轴集成每名患者在医院门急诊、住院历次就诊信息。截至 12 月 31 日，完成 68 个病区移动护理系统的推广使用，利用无线网络借助 PDA、移动护理电脑一体推车实现床旁采集患者体征、医嘱执行扫描实时记录、护理病历信息录入等功能，实现了医疗流程闭环管理。

利用物联网技术开展低值耗材追溯管理探索，在重症医学科、耳鼻喉科试点，利用 RFID 技术实现医疗耗材主动配送及科室二级库实时库存管理。

结合有线及无线网络，不同岗位利用不同的终端信息设备（PC 机及 PDA）实现配液中心实时工作信息记录及流程传递。

10 月，借助医院网站对外平台，根据医务部药学需求完成新药遴选系统的初步建设。

推广门诊导诊系统，完成 CT、核磁、核医学、超声等医技检查的导诊系统建设，方便患者的同时，实现 CT、核磁、内镜等检查门诊及住院医生诊间预约，减免患者排队预约等候环节。利用自助机及微信开展自助挂号服务，日自助挂号量逾 2000 人次。

30 周年院庆系列活动 10～12 月，举办庆祝建院 30 周年"而立论坛"系列活动。论坛以"回顾、思考、展望"为主题，以"振奋精神、启迪心智、统一思想、谋划发展"为宗旨，设立文化、学科、管理、人才四大专题。21 个科室/学科、10 个职能部门共举办学术活动 39 场。共邀请 143 名国内外各学科领域的专家演讲，其中诺贝尔奖得主 1 名、两院院士 7 名、国（境）外专家 22 名、院外专家 116 名、院内专家 27 名。

（撰稿：朱文赫　审核：郭丽萍）

领导名单

党委书记　李　宁
院　　长　王　辰
副 院 长　李　宁　姚树坤　王云亭　高海鹏
　　　　　彭明强　李赵城　丁晶宏
纪委书记　李赵城
总会计师　董立友

中国医学科学院北京协和医院

（东院：东城区帅府园 1 号）（西院：西城区大木仓胡同 41 号）
邮编：100730　电话：69156114　邮编：100032　电话：69156114
网址：www.pumch.cn

基本情况 职工 4205 人，其中专业技术人员 3854 人（卫生专业技术人员 3543 人、其他专业技术人员 311 人），包括正高级职称 261 人、副高级职称 408 人、中级职称 1316 人、初级职称 1786 人；其他

434人。院士5人，省部级以上"突出贡献"专家15人，享受政府特殊津贴专家131人，"百千万"人才国家级人选6人，全国政协委员3人。

医疗设备总值205314万元。年内新购医疗设备总值12911万元。

机构设置 党委综合办公室和院办公室合并重组为党政办公室，西院综合办公室更名为西院事务管理处，新闻宣传中心更名为宣传处，撤销北区综合办公室，成立医学皮肤美容中心。

改革与管理 召开全院医疗质量与安全会议、各科质量安全专题分析会共54场。推广手术风险分级管理。启动不良事件哨点预警，鼓励主动发现与上报，由事后整改转变为提前介入、主动干预。构建个人、科室、医院三级质控体系，以公示和绩效考核为抓手，促进医疗质量持续改进。

完成中层干部换届工作，新提任干部占44%，45岁及以下人员占40%。成立协和智库，增设主任助理岗位，组建梯次合理的管理队伍。院领导分组带队深入52个临床医技科室，全面征求各级人员对学科现状及发展的建议。加强聘后管理，各科室制定学科发展规划，完善议事决策制度，开展个人岗位量化考核。

在与四大银行合作的基础上，又与农行、邮政储蓄银行合作，全面推行预约挂号。推行分时段就诊，合并建卡、收费窗口，缩短检查预约时间，提高服务效率。加大患者满意度考核权重，定期公示与点评，患者综合满意度95.03%。

改进职称晋升的资格审核，改革评委抽选方式。从指标核定、选人标准、组织方法、招聘流程方面改革新员工招聘工作。规范科室增人需求审核流程，建立辞职人员分析制度，改进博士后招录考试工作，优化新员工入职培训流程。全面启动岗位设置工作，在院周会宣讲、解读人事新政策。全年外派"百人计划"学员57人。

出台《综合绩效考核办法（2014年修订稿）》《关于完善科室二次分配的指导意见》。加强内部控制制度建设，建立全过程预算绩效管理机制，探索定额管理制度。推进试剂管理专项工作。开展医院内部控制规范执行情况自查。梳理基建工程审计流程，审核经济合同538份，完成科研经费管理自查。

规范制度流程，推进器材设备精细化管理。建立设备运行和维护电子档案数据库，开展器材信息动态追踪分析。制定生命支持类设备全生命周期管理计划，实行厂家专业维保人员与本院人员联合工作模式。

落实党委主体责任和纪委监督责任，修正、完善

权力明晰表和流程图，加强权力运行监控。

开展"协和百年内涵"大讨论，总结出"学术协和、品质协和、人文协和"的表述。举办纪念中国现代基本外科奠基人曾宪九教授、名中医祝谌予教授、儿科学奠基人周华康教授诞辰100周年系列活动，举办住院医师读图大赛、技能大赛。

医疗工作 门诊3056076人次，急诊208536人次，急诊危重症抢救3411人次，抢救成功率89.9%。入院86960人次，出院87105人次，床位使用率92.96%，平均住院日7.71天。院内危重患者多科会诊527次，接受院外会诊414人次，其中京内会诊298人次、京外会诊116人次。手术47257人次。剖宫产率45.8%，孕产妇死亡率110/10万，新生儿死亡率14.9‰，围产儿死亡率14‰。

年内，发布《医院环境清洁与消毒管理规定（试行）》《术中紧急用血补充管理规定》等24项新制度，制定《省院合作远程医疗政策试点工作方案》。完成院内会诊互评系统、手术风险评估信息系统的开发，升级用血安全监测预警系统，建立品管圈活动信息系统，建设死亡证信息化系统。启动技术项目数据库梳理工作。完成两年一度的医师定期考核，抽查临床35个科室71个诊疗单元743人资质。申请新技术、新项目12项，完成审批3项。临床重点专科增至29个。举办重大安全事件全院培训。通过ISO 9001质量管理体系评审。

医院感染管理。全年报告传染病2588例。医院感染率5.7%。举办埃博拉出血热诊疗及防控知识培训2场，霍乱、埃博拉出血热实体演练3次，接受上级部门演练、暗访2次。为175名工作人员免费接种麻风腮疫苗、17名医务人员接种水痘疫苗。

医疗支援。组织国家医疗队赴江西、安徽等地义诊，实施"菜单式"帮扶计划，服务1200余人。在院区开展各类义诊、健康大讲堂130余次，服务2万余人次。全年派出医护人员44人，完成援蒙、援藏及平谷区、本市社区对口支援。选派专家参与昆明暴恐事件、云南鲁甸地震、昆山爆炸事件、海南校车翻车事故的医疗救治及西非埃博拉疫区的防控。承担APEC会议期间多国元首保健和3个医疗点保障任务。参加援非"光明行"，接诊1000余人次，手术200余人次。

医保工作。医保指标额度使用率94.16%。开展医保互联互通试点。启动工伤保险患者持卡结算。医保住院22157人次，总费用3.45亿元，次均费用15554元。

医疗纠纷处理。发生医疗纠纷8件，通过第三方处理完毕5件。

护理工作 修订护理工作制度 24 项，建立 15 大类护理质控考核评价敏感指标。配合药剂科推进 PIVAS 工作，医院化疗药集中配置。成立糖尿病、疼痛两个专科护理小组。培训、落实国家卫生计生委《护理分级》和《静脉治疗护理技术操作规范》2 项护理行业标准。完成全院护理人员 22 项护理技术操作考核。新增药物外渗上报追踪项目。加强出院前健康指导与出院后随访，出院患者电话回访率超过 30%。拓展延伸护理服务项目，如儿科智护训练、准妈准爸培训等。

选送护理骨干参加中华护理学会、北京护理学会专科护士培训 46 人，参加国内学术会议和交流 104 人。通过了北京护理学会 4 个专科培训基地认证。组织全院护士继续教育讲座 44 次，全院护理大查房 4 次。实现科室内护士分层在线考试。临床带教各类学生 1547 人、进修护士 787 人。举办国家级继续教育项目 5 期，招收学员 863 人。申报 2015 年国家级、市级、区级继续教育项目 21 项。制定并落实护士素质工程系列活动计划，如举办护士职业素质系列讲座 3 次、举办护士静脉输液技能大赛、临床护理教学授课大赛、首届英语护理情景剧大赛、门诊优质护理服务评比等活动。

组织科研组活动 6 次，2011～2013 年护理科研项目进展汇报会 1 次。编发《2013 年度全院护理论文汇编》。举办全院护理论文报告会。召开护理科研开题报告会，通过 18 项课题，获医院资助 26.1 万元。申报国家卫生计生委 2015 年度公益性行业科研专项 1 项、中华护理学会科研基金 1 项、北京协和医学院协和青年科研基金 1 项、北京协和医学院教学改革项目 2 项、北京护理学会科技进步奖 2 项。2 名护士参加北京市科协青年学术演讲比赛。编辑《协和护理之音》4 期。在核心期刊发表论文 215 篇、SCI 论文 2 篇。

接待国内外及港澳台参访护理人员 1260 人。选派护理骨干赴国外交流 13 人，护理管理骨干赴台湾交流学习 4 人，护理教学骨干赴港澳台湾学习 2 人。与美国纽约大学医学中心签署合作协议，互派护理人员交流学习。与英国南威尔士大学护理学院协商双方交换合作项目。

科研工作 申报纵向课题 476 项，中标 109 项，共获资助经费 18252 万元。其中国家级课题 74 项，17149 万元；省部级课题 20 项，950 万元；其他级别 15 项，153 万元。获教育部一等奖 1 项、二等奖 2 项，北京市科技奖二等奖 1 项、三等奖 1 项，中华医学奖三等奖 5 项。申报北京市重点实验室 3 项。获妇产疾病国家临床研究中心、北京市国际合作基地项目。获长江学者称号 1 人。

转化医学国家重大基础设施项目通过国家卫生计生委评审，进入由国家发展改革委组织的实地考察论证阶段。完善临床生物资源标本中心基本设施建设，共收集 35 个病种 3 万余套标本及临床信息。初步完成临床遗传学实验室建设。建立中心实验室生物统计平台、北区手术室组织标本处理室。与清华大学达成战略合作共识，实行双聘教授制度。与诺华公司、GE 公司和上海联影等开展科研合作。

完成 143 项中青年科研基金项目中期评审和汇报。组织 CTSI 临床研究设计第三期和第四期课程，60 名学员获得结业证书。举办全院科研讲座及研讨会 10 余次。组织实验室生物安全常规培训 6 次，培训 1000 余人次。培养动物实验资质 80 余人，通过北京市实验动物许可证年检。在中文核心期刊发表论文 1300 篇，SCI 收录 456 篇，最高影响因子 54.42。

医学教育 有在职博士生导师 136 人、硕士生导师 255 人，博士点 16 个、硕士点 29 个。有 6 个国家级继续医学教育基地、18 个二级学科住院医师培养基地、15 个三级学科专科医师培养基地。在院学习八年制医学生 344 人（共 4 个年级，含"七转八"学生、清华医学院八年制学生），研究生 566 人。组织研究生毕业论文答辩 171 人次。

组织医院第四届青年教师基本功比赛。组织职业素养培育项目展示会、研究生创新基金评审。举办第二届协和医学生创新论坛和首届协和医学生暑期夏令营。编译出版《卡尔曼医学教育史》。招收研究生 193 人，其中硕士生 122 人、博士生 71 人。落实外院临床轮转研究生培养 58 人。招收进修生 1116 人。接收新疆特培生 7 人、区县骨干医师 16 人。获评首批国家住院医师规范化培训基地。与美国芝加哥大学联合举办中美住院医师培训国际论坛。

申报和备案 2015 年国家级继续教育项目 108 项、区级继续教育项目 54 项。全国各省市参加培训共计 75440 人（含国家级、区级项目）。为本院职工举办学术讲座 315 次，5 万余人次参加。

学术交流 出国学习、考察、参加学术会议 998 人次。接待院级外事参观 13 批次 211 人。执行科室外事预算 4 人次。聘请客座教授 7 人。派出国际交换培训项目住院医师 4 人，接收医师 4 人。澳门仁伯爵医院合作项目派出 5 人，归聘 8 人；香港大学郑裕彤博士奖助金推荐 9 人。申报国家外专局 2015 年度外国文教专家聘请计划项目 12 个；获批国家外专局 2014 年度外国文教专家聘请计划项目 12 个，总经费 161.5 万元。

信息化建设 新上线院级 PACS 系统，整合放射、超声、内镜、病理、核医学等影像资料供临床使用。研发应用新版住院电子病历系统、病房移动护理（PDA）系统和协和卫士报警系统。完成无线网络建设与 Pad 医生移动查房试点。建设呼叫中心系统、运行监控系统、防病毒系统、入侵检测系统等安全防护系统。实现基于标准化的信息共享与互联互通。实施布线工程 5 项，增补信息点 452 个，增加备件库存。启动人力资源系统建设调研。处理环境监控系统报警事件 47 起，提交系统分析报告 2 份。

基本建设 西院区中楼、北楼及附属建筑外墙瓷砖翻新清洗共 8896 平方米，阳光厅地面翻新 390 平方米，更换标志 120 处，增加绿植 1400 株。完成东院区内科楼病房装修改造、老楼消防楼梯安装、明日大厦办公室改造、西院区修缮粉刷等 95 项工程。建成职工健身中心、值班公寓。

（撰稿：王子妹 审核：杨敦干）

领导名单

党委书记	姜玉新
院　　长	赵玉沛
副书记	陈 杰
副院长	王以朋　柴建军　李冬晶　张抒扬
总会计师	向炎珍

国家心血管病中心
中国医学科学院阜外医院

（西城区北礼士路 167 号）

邮编：100037　电话：88398866

网址：www. fuwai. com

基本情况 职工 3078 人（在编及在编待遇 1818 人、其他用工形式 1260 人），其中卫生技术人员 2581 人，包括正高级职称 132 人、副高级职称 187 人、中级职称 707 人、初级师 832 人、初级士 447 人、其他人员 276 人。

医疗设备总值 91376.92 万元。年内新购医疗设备总值 20358.18 万元，其中 100 万元以上设备 21 台。

9 月，根据国家卫生计生委关于医院机构编制调整的通知，经中编办批准，中国医学科学院阜外心血管病医院更名为中国医学科学院阜外医院。

机构设置 3 月，成立麻醉中心、体外循环中心、放射影像中心、超声影像中心和核医学影像中心；将麻醉科拆分为成人麻醉科、小儿麻醉科、北楼麻醉科；将体外循环科拆分为成人体外循环科、小儿体外循环科、北楼体外循环科；将超声科拆分为门诊超声科、成人超声科、小儿超声科；将放射科拆分为放射影像科、核磁影像科、放射介入科。3 月，成立医疗新技术伦理分委会。6 月，成立无输血心脏外科中心。

改革与管理 推行"双轨制"工作体系改革。新组建麻醉中心等 5 个中心，负责各专业的建设与发展。中心下设具体负责医疗工作的科室，加强临床医疗质量与安全的管控。

开展无输血手术。继续实施输血管理委员会－医务处－输血科管理模式，制定节约用血操作规程。

方便患者就医，增开周转病房，缓解一部分择期住院患者在院外等待时间过长的问题。

加强护理团队建设，修改护士行为与语言规范并加强督查。完善护士长绩效考核方案并落实（设立护士长任期内"一票否决"项目）。完善质量安全考核体系，重点对患者身份识别、管路管理及药品管理等进行督查并改进。加强临床护理信息系统及护理管理信息的建设，简化工作流程。

制定《医学科研诚信和相关行为规范》手册，养成良好科研行为习惯。修订《科研经费管理办法》，加强实验室生物安全管理。制定《关于鼓励和促进阜外医院科研成果转化的条例》。加强对临床试验项目跟踪管理的执行力度，保护受试者权益。

建设科研工作管理信息化平台。以"资源共建与信息共享"为管理模式，建立数据采集与审核的规范化流程以及论文数据的规范化标引，客观记录全院科研数据。

落实医院"十二五"人才发展规划。注重人才项目选拔与推荐，获得"国家特支计划"百千万工程领军人才、"百千万人才工程"国家级人选、国家自然科学基金优秀青年科学基金项目等15项国家级、省部级、院校级人才项目。设立专项基金，制定"树人计划"，选派医、护、技、研、管理人才出国（境）进修学习。

修订财务管理制度，实行"一把手"工程，做到事前充分论证、事中严格控制、事后分析考核。

成立绩效考核工作小组，优化考核指标体系。初步建立"按劳动量、按贡献、按责任"的薪酬评价与分配制度。

成立高值耗材管理小组，制定高值耗材采购流程，明确高值耗材的遴选和审批程序，加强高值耗材的调控。

有1名医师多点执业。

实现"规模与品质"双增长。在复旦大学医院管理研究所2013年度中国最佳专科声誉排行榜评比中，第五次蝉联心血管病全国第一名、心外科全国第一名；在中国医学科学院、中国科学报社组织评选的中国医院科技影响力排行中，获2014年度中国医院科技影响力（心血管病）排行榜第一名。

医疗工作　门诊609825人次，急诊27245人次，急诊危重症抢救15778人次，抢救成功率99.3%。出院52017人次，床位周转53.7次，床位使用率110.3%，平均住院日7.5天，死亡率0.3%。住院手术24551人次。

临床路径管理。实施临床路径的科室34个，病种21个，入径11920例，入径率60.2%，完成率98.3%。

预约挂号管理。有窗口预约、114电话平台预约和北京市挂号网络平台预约，开放号源比例50.99%，预约挂号188270人次，占门诊60.52%。

新技术、新疗法。年内，开展经导管二尖瓣钳夹术、肺动脉狭窄支架植入术、皮下植入式心脏除颤器（S-ICD）植入术、经心尖途径介入生物瓣膜（TA-VI）应用于高手术风险的严重主动脉瓣狭窄患者技术、CT动态负荷心肌灌注新技术量化评价心肌缺血的临床应用以及经皮心室辅助系统（Impella）临床应用技术。

5月27日，医院成功开展国内首两例经导管肺动脉支架植入术。以胡盛寿院士领衔的研究团队，自主研发了一款适合中国人群且价格低廉的人工瓣膜产品，该技术避免了患者接受再次或多次开胸手术植入新的人工肺动脉瓣的手术风险。

6月3日，由高润霖院士组织实施的国家"十二五"科技支撑计划——经导管主动脉瓣置入项目，入选的80例患者全部完成手术，术后30天病死率5%。

医院感染管理。医院感染率0.53%。借助电子病历系统程序功能，对预防用药时机、治疗用药选择及应用时间等进行监测与管理。住院患者抗菌药物使用率40.61%，门诊患者抗菌药物处方比例为1.45%，急诊患者抗菌药物处方比例为8.47%，手术患者抗菌药物处方比例为44.46%，抗菌药物使用强度为41.11DDD，接受抗菌药物治疗的住院患者微生物样本送检率54.81%。

医保工作。医保出院8649人次，总费用36861万元，次均费用42619元。连续7年保持全市拒付费用最低。

医疗支援。8月，派出7人赴西藏自治区人民医院，帮助其重新开展以先心病治疗为主的心脏外科手术。援藏期间，共筛查心脏病患者25例，完成先心病患儿手术3例，并为自治区医院的学科发展、人员培养及设备设施配置等提出意见与建议。

医疗纠纷处理。参加医疗责任保险2243人，保费194.65万元。发生医疗纠纷54件，其中法院诉讼3件、诉前调解29件、医调委调解22件，年度赔付154.95万元。

护理工作　护士1446人，其中注册护士1442人，合同护士894人，医护比约1:2。ICU床位204张。

实行"以患者为中心"的责任制整体护理，由责任护士全面履行基础工作，优质护理服务覆盖率100%。制定与修订临床护理预案及应急流程、护理流程、静脉输液管理规范等9项。完善临床护理及护理管理信息系统，共上线与改进7个项目。落实护士长绩效考核，提高护士长队伍管理水平。全年上报护理不良事件202件（其中压疮上报率87.3%）。召开护理不良事件分析会4次，对不良事件及原因进行分析及系统整改，整改率100%。

在护理核心期刊发表论文18篇，外投护理论文40余篇。获批协和青年科研基金1项、院所青年科研基金2项。完成2013~2014年度协和青年科学基金1项、院所青年科学基金1项。申报实用新型专利3项和外观专利1项。

完成护士长管理培训14次，外派护士长参加各项管理培训141人次。举办护理骨干培训班，培训91人。完成N0层级护士培训314人次，N1层级护士培训187人次，N2及N3层级护士培训116人次。外送培养ICU、PICC、急诊、手术室等专科护士共25人。

选派护理管理者及护理骨干 256 人次外出参加 63 项心血管护理及相关专业的培训。完成 767 名护士的临床带教任务。

科研工作 申报课题 151 项，中标 75 项。其中国家级课题 36 项，经费 6840 万元；省部级 10 项，经费 319 万元；院所级课题 27 项，经费 150 万元；其他课题 2 项，经费 16 万元。在研课题（纵向）151 项，结题 61 项。

获奖课题 5 项，其中北京市科学技术奖三等奖 2 项，中华医学科技奖二等奖 1 项、三等奖 1 项，华夏医学科技奖三等奖 1 项。获专利 8 项，其中发明专利 6 项、实用新型专利 2 项。

国家级重点实验室 4 个：心血管疾病国家重点实验室、卫生部心血管药物临床研究重点实验室、卫生部心血管病再生医学重点实验室、国家心血管疾病临床医学研究中心。市级重点实验室 1 个：心血管植入材料临床前研究评价北京市重点实验室。全年各实验室开展各类课题研究 20 余项。重点专科建设项目中，心内科、心脏大血管外科、护理 3 个临床重点专科建设项目达到国家卫生计生委的要求；9 月，心内科完成国家卫生计生委中期检查的数据网报；11 月，医院 2010 年项目临床重点实验室通过了国家卫生计生委科教司实验室管理处的验收。

发表科技论文 512 篇，其中 SCI 收录 211 篇，最高影响因子 39.207，平均影响因子 3.047。由蒋立新及其团队在国内牵头组织实施的"冠心病医疗结果评价和临床转化研究"（China PEACE）急性心肌梗死回顾性研究结果于 6 月在 *The Lancet* 先期在线发表，入选 2014 年国内医学十大新闻并荣获第二名。5 人出版著作 5 部。

医学教育 承担北京协和医学院研究生教育培养工作。录取研究生 140 人，其中硕士研究生 75 人、博士研究生 65 人。

外送 54 名住院医师赴协和医院等 9 家培训基地参加北京市住院医师规范化培训，外出在培共 91 人。16 名内科医师赴北京协和医院进修学习 1 年，1 名内科医师、2 名检验技师和 1 名 ICU 医师赴协和医院及外省市医院进修学习。出国进修学习 7 人次。

学术交流 接待美国、德国、捷克等国大学教授来院参观 4 批 9 人次。外国专家近 90 人次来院参观讲学，讲学 50 余次。出国参加国际学术会议 184 人次。获外专局项目 11 项，项目资金 57 万元。

举办中国心脏大会 2014，内宾注册 7076 人，外宾注册 96 人。设立 1 个全体大会、10 场心血管病热点峰会、42 个分论坛、1169 个专题发言及 23 场卫星会。举办北京·西山发育与再生生物学研讨会和优秀

大学生夏令营。接待台湾高血压学会 7 名医师为期一周的参观学习。

信息化建设 信息化建设总投入 3625 万元。完成数据分析平台的开发，新版门诊医生站系统上线，重建输血信息系统，检验检查报告系统数字签名，检查报告电子化，检验科知识库系统平台，患者信息综合查询移动平台及开发心脏移植移动应用 App 等。完成西山园区信息化基础设施建设和随访管理系统的开发。上线阜外官方微信平台。医院被国家卫生计生委医院管理研究所、中国医院协会信息管理专业委员会评为电子病历系统功能应用分级评价六级医院。

基本建设 重点做好国家心血管病中心（阜外医院）扩建工程和国家心血管病中心预防研究部建设工程（西山工程）。年初，扩建工程通过精装修方案和布局调整方案，完成二次结构砌筑、幕墙外檐封闭及水电气暖管道敷设等，按期实现冬季供暖计划。完成西山园区小市政建设，同时开工建设植入材料研发中心；完成西山园区国家重点实验室、防治中心、国际合作中心和后勤服务中心建设并投入使用。

国家心血管病中心工作 中心正式挂牌运行的第一年，制定了中长期发展规划并报国家卫生计生委备案。开展"三定"工作，健全以阜外医院为依托、由 13 个职能及业务部门组成的组织机构体系。8 月，成立全国心血管专家委员会。开展社区高血压规范化管理，形成覆盖 23 个省、直辖市、自治区近 2600 个社区卫生服务中心（站）参与的高血压规范化管理行动，接受干预管理的 300 余万名高血压患者的血压控制率从基线时期的 18.7% 提升到 76.6%，逐步构建起"中心医院－网络医院－社区"的全国心血管病防治工作体系。启动全国 4 省（浙江、广西、辽宁、吉林）参与的"心血管病高危人群早期筛查与干预管理"项目。发布《中国心血管病报告 2013》。开展第五次全国高血压流行病学调查。实施云南省和河南省两个部省共建项目，云南共建项目完成医院平面功能设计，局部开始动工，初步完成运营管理体制框架设计；河南共建项目完善项目相关配套文件，并报国家卫生计生委、中国医学科学院审批。

（撰稿：赵 越 胡 洋 审核：胡盛寿）

领导名单

党委书记　李惠君

院　　长　胡盛寿

副 书 记　王 峥

副 院 长　李惠君　杨跃进　王希振　顾东风

中国医学科学院肿瘤医院
中国医学科学院肿瘤研究所

（朝阳区潘家园南里 17 号）

邮编：100021　电话：67781331

网址：www. cicams. ac. cn

基本情况　职工 2049 人（含合同制 503 人），其中卫生技术人员 1506 人，包括正高级职称 123 人、副高级职称 128 人、中级职称 516 人、初级职称 739 人。

医疗设备总值 79844.60 万元。年内新购医疗设备总值 11431.01 万元，其中 100 万元以上设备 10 台。

机构设置　4 月 17 日，成立总务处，撤销行政处和后勤管理处。

改革与管理　国家癌症中心建设。完成国家癌症中心规划及预算编制，完成癌症防控近 3 年行动计划。在全国 16 个省份建立集疾控中心/社区、肿瘤医院/综合性医院、研究所/高等院校于一体的癌症早诊早治项目工作网络，建立以高危人群评估软件、网络化癌症筛查数据库、卫生经济学现场调查网络版为主体的信息化平台。

扩大发展空间。10 月 21 日，与北京市平谷区政府签署建立肿瘤防治医联体的合作框架协议，为平谷区提供肿瘤防治科普宣传和人群筛查。与深圳市洽商合作建立当地第一家肿瘤医院。

科学管理，民主决策。年内，召开院所工作会，对 23 个职能处室、20 个科研研究组、24 个临床科室进行绩效考评。召开第四届五次职工代表大会，领导班子全体成员现场接受职工代表问询。

医疗工作　门诊 735596 人次，急诊 14109 人次，急诊危重症抢救 152 人次。出院 53333 人次，床位周转 37.75 次，床位使用率 98.01%，平均住院日 8.98 天。手术 17861 人次。

医疗质量与安全。完善国家肿瘤质控中心组织结构和工作制度，完成 6 个单病种质控指标的编写，制定《手术管理办法》《病历管理规定》《临床用血管理反馈单》等。通报临床抗菌药物使用情况，规范综合查房，强化三级查房制度。通过了辐射安全示范单位创建验收。获准入新技术 12 项。

临床路径管理。实施临床路径的科室 12 个，病种 82 个，入径率和完成率均在 90% 以上，实施路径管理的患者占出院患者的 70%。

医院感染管理。加大医院感染防控和抗生素合理使用培训力度，开展手卫生依从性监测，规范保洁公司工作流程，加强督查，规范环境监测，医院感染率 0.70%。

预约挂号管理。完善门诊预约挂号管理制度，加强周六出诊医生的管理，依托"银医卡"项目，开展自助挂号机挂号。开放号源比例 76.58%，预约挂号人次占门诊的 37.05%。

医保工作。城镇职工基本医疗保险住院 17488 人次，总费用 37936.06 万元，次均费用 21692.6 元。

医疗支援。派出 4 名医师完成援疆、援藏任务。6 名医护人员组成抗震救灾医疗队赴四川雅安工作。

医疗纠纷处理。全院 1292 名医务人员参加医疗责任保险，参保率超过 90%。

护理工作　护士 710 人，全部为注册护士，其中合同护士 310 人，医护比 1 : 1.43。ICU 床位 10 张。全院病房实施责任制整体护理，住院患者综合满意度 98.0%，无护理事故发生。

获批北京协和医学院协和青年科研基金项目 1 项，院级在研课题 9 项。发表护理论文 17 篇。完成肿瘤专科护士临床教学任务。举办国家级、市级继续教育项目 4 项，区级继续教育项目 12 项，共计 2000 余人次参加。接待全国肿瘤专科护士培训实习 125 人。

科研工作　申报院外科研课题 233 项，立项 68 项。在研课题 284 项，到位科研经费 10411.15 万元。院内科研课题立项 38 项，总经费 217.47 万元。匹配首都临床特色应用研究、首发基金合计 12 项，经费 110.63 万元。

发表论文 524 篇，SCI 收录 176 篇，总影响因子 620.982。获专利授权 8 项。获联合申报国家奖 1 项、省部级奖 4 项、高等学校科学研究优秀成果奖 2 项、中华医学科技奖 2 项、求是杰出青年学者奖 1 项。

新增肿瘤登记处 59 个，登记处总数 308 个，覆盖 3.0 亿人。出版《中国肿瘤随访登记工作报告 2014》，撰写《2014 中国肿瘤登记年报》。举办淮河流域癌症早诊早治技术培训班、全国肿瘤登记随访技术省级师资培训班等。编制 2014 年及 2015 年国家卫生计生委慢病项目预算报告，共申请经费 14719 万元。

医学教育 招收研究生 144 人，其中硕士生 77 人、博士生 67 人。授予学位 76 人。在岗博士生导师 67 人、硕士生导师 112 人。研究生发表第一作者论文 65 篇，其中 SCI 论文 31 篇。接收进修生 236 人。完成国家级继续教育项目 31 项、北京市级继续教育项目 1 项、区级继续教育项目 23 项。讲座 68 场，院内讲座 275 场，听课 16807 人次。获批首批国家卫生计生委住院医师规范化培训基地。

学术交流 主办国际学术会议，包括第 31 届国际肺癌筛查大会、中韩癌症预防研讨会、中美癌症防控网络建设研讨会，与美国德州大学安德森癌症中心联合举办姊妹医院年会、与美国国家癌症研究所和国际癌症登记协会共同举办肿瘤登记方法培训班等。参加美国临床肿瘤学会年会、欧洲临床肿瘤协会年会、亚洲临床肿瘤学会年会、世界癌症大会、世界护理会议等。接待国际原子能机构副总干事、主任等高级别外宾及代表团来访 9 次。选拔 6 名临床医生赴美国德州大学安德森癌症中心进修。本年度立项国际合作项目 2 项，到位经费 131 万元。

主办第八届中国肿瘤内科大会暨第三届中国肿瘤医师大会、第八届中国老年肿瘤学大会暨中国老年学学会老年肿瘤专业委员会年会、第二届乳腺癌个体化治疗大会、第四届中国肺癌个体化治疗大会、肿瘤分子诊断技术和靶向治疗培训班、GCP 中心临床研究培训等。

信息化建设 完成银医自助查询、报告打印与自助挂号系统，完成医院网站更新改版，完成细胞学与医生站集成互联，更新移动护理服务器，优化医生工作站，完成医生通用随诊模块新建与调试，完成院感系统环境卫生学管理模块，更新传染病管理模块，完成供应室、手术室无菌物品追溯，病区无菌物品离线回收试运行，完成辅助科室发药流程调整，实现手术麻醉系统统计和权限优化，启动数据库升级测试等。新药临床研究平台建设获中国药学会一等奖。

基本建设 胸四病区装修改造工程、核素病房改造工程、旧病房楼东段及科研楼人防通风工程、神骨外科办公用房装修工程、腔镜中心改造工程、门诊楼诊断楼二层连接通道、放疗科模拟二室防护工程、放疗科加速器五室改造工程等竣工。

文化建设 4 月 14～19 日，举办肿瘤防治宣传周，开展肿瘤专家现场咨询、防癌健康查体、健康大讲堂等活动，共有 6131 人次参与。9 月 13 日，举办第十六届北京希望马拉松——为癌症患者及癌症防治研究募捐义跑活动，5000 余人参与。9 月 14 日，参加国家卫生计生委组织的大型义诊活动。坚持开展"志愿服务在医院"活动，注册志愿者 2400 余人，志愿服务总计 2.7 万余小时。

（撰稿：高　菲　昌　盛　审核：付凤环）

领导名单

院　　长 赫　捷
党委书记 董碧莎
副 书 记 付凤环
副 院 长 石远凯　王明荣　王绿化　王　艾
　　　　　　蔡建强

中国医学科学院整形外科医院
整形外科研究所

（石景山区八大处路33号）
邮编：100144　电话：88964826
网址：www.zhengxing.com.cn

基本情况　职工783人（在编499人、派遣制284人），其中卫生技术人员582人，包括正高级职称37人、副高级职称69人、中级职称196人、初级职称260人、未转正20人。

医疗设备总值10962.46万元。年内新购医疗设备总值1667.125万元，其中万元以上设备135台。

改革与管理　成立国家临床重点专科项目实施组织机构，制定临床重点专科实施计划。院长与科主任签订《2014年抗菌药物应用目标责任书》，抗菌药物合理使用14项指标全部达到国家卫生计生委规定标准。全年有9个病种2388例入组临床路径，入径率87.8%，完成率96.3%。

制定《医患双方不收和不送"红包"协议书》，并将签署后的协议纳入病案管理。

迎接国家卫生计生委，市、区两级卫生局、卫生监督所，药监局等政府部门对医院进行依法执业、创建国家卫生应急综合示范区、公共卫生绩效考核及病案、统计、放射、检验、医疗废弃物等综合或单项检查18次。完成医院血库增项申请，成立三维数字模拟中心和瘢痕综合治疗门诊。

参加北京市住院医师规范化培训10人。

选拔第五批"优青计划"人选，28名青年医师报名参加选拔，11人获"优青计划"人选资格。派出30名青年医师出国进修学习，有27名医师学成归国。选拔的五批"优青计划"人选共49人，出国率61.22%，学成回国率90%。

医疗工作　门急诊126482人次，比上年110181人次增长14.79%；入院12782人次，比上年增长12.04%；床位使用率63.35%，平均住院日5.93天；门诊手术30605人次，住院手术10525人次。

医院感染管理。监测出院病历12862份，病历抽检率100%。医院感染率0.85%。无菌手术切口感染率0.68%，无菌手术切口甲级愈合率99.8%。送检

细菌培养437件，其中无菌生长（无致病菌生长）229件、有菌生长208件，阳性检测率52%。对28个科室进行院感检查55次。考核医生无菌技术操作23人次。对医护人员进行医疗废物管理、院感规章制度、多重耐药菌、抗菌药物管理等知识培训43次。制定《呼吸道传染病应急处置操作规程》《传染病异常信息应急处置制度》。监测传染病58例，网络直报47例，既往监测病例11例。组织埃博拉出血热、人感染H7N9禽流感、呼吸道传染病等重点传染病知识培训7409人次，考核2624人次。

医疗支援。举办结核病防治知识公益宣传和健康饮食与慢病防治等大型义诊及讲座。接收进修医师67人。

护理工作　为东院区开院前的人员储配达到1∶0.4的床护比标准，合理调配临床人力和招聘合同护士。举办男护士职业生涯规划论坛和低年资护士拓展训练。定期组织护理风险预案的应急演练，强调患者压伤评估和跌倒、坠床等风险评估管理，加强护理安全管理意识。对急救物品、危重患者以及输血、抗生素等质量重点环节监控，提高了制度的执行力。实行护理质控例会制，护理不良事件24小时无惩罚上报制。护士长等管理人员每月进行PDCA案例报告，从根本原因分析、分享管理方法和效果。培养护理实习生23人，接收进修4人。

科教工作　中标国家自然科学基金面上项目5项，获经费256万元；中标北京协和医学院协和青年科研基金项目10项，经费75万元；中标研究生创新基金项目8项，经费35万元；中标研究生社会实践项目1项，经费3万元；中标市科委首都医疗特色项目4项，经费130万元；中标国家卫生计生委公益行业专项课题1项，经费640万元；中标人力社保部留学回国人员基金项目1项，经费3万元。外国文教专家项目7项，经费39万元。完成国家自然科学基金、

北京市自然科学基金、高校博士点专项基金、北京市科委首都医疗特色项目、首发基金的中期考核及结题。

举办国家级继续教育培训班 6 期，培训 943 人次。举办区级继教培训班 1 期，培训 160 余人次。举办医院自管项目讲座 21 次，培训 2600 余人次。

发表 SCI 论文 101 篇，核心期刊论文 94 篇。新增博士生导师 2 人、硕士生导师 1 人。获批北京市科普基地。申报新型专利 1 项，维持新型专利 24 项。

毕业博士研究生 19 人、硕士研究生 29 人。招收研究生 79 人，其中博士研究生 40 人、硕士研究生 39 人。经国家建设高水平大学公派研究生项目派出国 3 人。

学术交流 举办第六届国际美容整形外科高级研讨会暨第六届宋儒耀青年医师论坛，中国、美国、韩国近 500 名医师参会，7 名专家进行 7 场专题发言。接待来院外宾 5 批 7 人次。办理出国参加学术会议和进修 7 人次，组织和安排外事学术讲座。

信息化建设 完成教育部手术录播项目实施、中央单位门诊住院发票改版升级以及博思财政票据电子化管理系统与 HIS 系统对接，将 HIS 系统内门诊、住院发票数据定时导出并自动导入博思财政票据电子化管理系统。对医院运营、使用的网络与信息系统开展定级、备案、安全建设整改及等级测评，明确医院网络与信息安全工作职责和任务，制定医院信息安全应急预案。完成对 OA 系统整体升级，实现体温单电子化。

基本建设 完成《医院改扩建工程可行性研究报告补充资料》的编制和报审，并获国家发改委批复，进入初步设计阶段。完成国家卫生计生委整形外科疑难手术治疗系统项目和整形外科国家临床重点专科建设项目、自筹资金项目的标书及设备采购，以及东院区所需设备的招标、议价及采购。完成医院改扩建工程安全技术防范系统项目、磁共振成像技术平台建设项目、改扩建后膳食科设备购置项目的编制上报。

（撰稿：郝亚利　审核：王建国）

领导名单

党委书记 王建国
副 书 记 王晓芳
副 院 长 祁佐良　吴　念　赵振民　赵唯萍

中国中医科学院西苑医院

（海淀区西苑操场 1 号）
邮编：100091　电话：62875599
网址：www.xyhospital.com

基本情况 职工 1446 人，其中卫生技术人员 1124 人，包括正高级职称 112 人、副高级职称 146 人、中级职称 317 人、初级师 221 人、初级士 328 人；其他人员 322 人。

医疗设备总值 34244.5 万元。年内新购医疗设备总值 2098.2 万元，其中 100 万元以上设备 4 台。

改革与管理 探索医院管理改革与创新，深化绩效管理与分配制度改革。规范科室奖金分配的管理。优化人员结构，完善人才梯队建设。健全财务制度，细化资金管理，规避风险。加大固定资产管理，推进科研经费管理，上线经费管理平台，保障科研经费的合理使用。配合门诊收费形式的多样化增设多种财务报表，为精细化管理提供支持。

加强医疗服务质量与费用的综合管理。优化门诊服务流程，以服务促发展。推动挂号收费一体化。加强高峰时段挂号服务，实行诊间预约服务，推进分时段就诊，缓解就诊高峰压力。完善门诊自动化药房建设，提高药学服务水平。

深化临床路径管理，规范诊疗行为。制定《关于推进中医临床路径临床应用工作方案》，对临床路径开展情况进行梳理分析，并将临床路径管理纳入综合目标考核。全院 15 个临床科室 22 种疾病纳入路径管理。

医疗工作 门急诊 2406311 人次，急诊危重症抢救 2865 人次，抢救成功率 96.4%。住院 16163 人次，出院 16144 人次，床位周转 27.5 次，床位使用率 109.8%，平均住院日 14 天，死亡率 2.1%。住院手术 10637 人次。

加强过程质量和终末质量管理。强化危重患者管理，实时监测，保证安全。对手术、输血、危重症、死亡 4 类重点病例进行互查，促进病历质量的持续改进。中治率（含手术）86.15%。继续开展抗菌药物管理，门诊抗菌药物处方、住院医嘱点评，监测指标均有明显改善。

"三基"培训 41 次，气管插管实操 6 批次，监测上报各类传染病 945 例。加强医院感染管理，医院感染率 2.04%，无漏报。

医保工作。医保门诊 1629601 人次，住院 9958 人次，出院 9914 人次，医疗费用 63013.07 万元。医保出院总费用 19115.50 万元，人均费用 19196 元。

整合资源，提升中医治未病服务能力。9 月，体检科通过北京市认证，并由健康体检转向健康管理。加强冬病夏治"三伏贴"技术应用管理，通过伦理审查并报市中医管理局备案；研发"三伏贴"随访软件，开展"三伏贴"疗效评价，全年"三伏贴"治疗 13737 人次。举办第五届膏方养生文化节，并承担北京市及国家中医药管理局的膏方培训。坚持利用仲景大厅开展义诊咨询、中医养生保健讲座等，全年开展健康教育大课堂、义诊咨询 40 余次，提供健康教育材料 137 种。

护理工作 推进优质护理服务，制定优质护理绩效考核办法，加强质量管理。开展满意好护士评选活动、护士岗位练兵活动，举办"中国梦，劳动美"护理技能竞赛。深化优质护理服务"春风"工程，坚持举办门诊健康宣教系列讲座。加强护理管理与信息化建设，对重新聘任的科护士长、护士长进行培训。获批全国中医护理骨干培训基地。

科研工作 科技成果获国家科技进步二等奖 1 项，北京市科技进步一等奖 1 项、二等奖 1 项，中国中西医结合学会科技进步一等奖 1 项。

全年中标国家自然科学基金 9 项、"973"项目 3 项、北京市自然科学基金 3 项、北京市科委"十病十药"项目 3 项、北京市科技新星 1 项。纵向科研经费新增 4587 万元，到位经费 2091.4 万元；横向课题经费新增 705.5 万元，到位经费 665.3 万元。

发表论文 443 篇，其中 SCI 收录 37 篇。出版专著 17 部。

通过了国家食品药品监督管理局药物临床试验机构资格复核检查。

医学教育 录取研究生 66 人，其中中国中医科学院硕士生 27 人、博士生 11 人，北京中医药大学硕士生 22 人（含外籍 1 人）、博士生 6 人。建立以科室主任－导师－答辩专家组为主体的原始资料溯源和审核体系，保证研究生论文的真实性。毕业博士生 19 人，其中中医科学院博士生 14 人、北京中医药大学博士生 5 人；毕业硕士生 74 人，其中中国中医科学院硕士生 32 人、北京中医药大学硕士生 21 人、台港澳五年制本硕连读研究生 21 人。获中国中医科学院优秀博士论文 2 篇。

共举办各类学术讲座 40 余次，1000 余人次参加。

派出医技人员专科专病短期学习或专科进修 47 人次，其中临床医师专科进修 29 人次。

参加住院医师规范化培训 85 人，分阶段参加北京市住院医师规范化培训的认证考核。

接收全国各省市进修 75 人。西苑医院"西学中班"第 17 期开班，有学员 32 人，其中本院 10 人、外院 22 人。

学术交流 与澳大利亚西悉尼大学共同建立的国家级国际联合研究中心——中澳中医药国际联合研究中心揭牌。服务"一带一路"国家战略，与澳大利亚西悉尼大学、波黑创伤管理协会、中国香港东华三院等新签合作协议 6 份。召开中医药防治经空气传播传染病的应用国际研讨会。承办商务部援外培训 3 期：上海合作组织成员国中医药养生保健文化官员研修班、土库曼斯坦中国传统医学研修班、非洲英语国家中医药官员研修班，共有学员 71 人。

信息化建设 制定信息化建设 3 年规划，排查医院 IT 基础架构和软件情况。建设覆盖全员的有线和无线网络设备及相应的机房与设施。门诊"京医通"自助机上线，改造挂号通柜。新的 PACS 系统测试，并上线培训。无线护理工作站上线。推进医院远程会诊中心建设，完善电子病历系统。

基本建设 调整医疗用房，原 ICU 改造为肺病科病房并投入使用，原手术室改造为心血管病房，原行政楼改造为病房楼，全部改造完成将增加床位 164 张。加快医院改扩建工程三期规划建设的调整，提前做好家属区搬迁准备工作。

（撰稿：陈　晋　审核：夏海萍）

领导名单

党委书记　何　军
院　　长　唐旭东
副 院 长　刘建勋　史大卓　陈振西　段　玲

中国中医科学院广安门医院
中国中医科学院第二临床医药研究所

（本部：西城区北线阁 5 号）（南区：大兴区黄村镇兴丰大街 138 号）
邮编：100053　电话：83123311　邮编：102618　电话：60283658
网址：www.gamh.com.cn

基本情况　本部职工 1443 人（在编 943 人、合同制 500 人），其中卫生技术人员 1210 人，包括正高级职称 115 人、副高级职称 174 人、中级职称 354 人、初级师 337 人、初级士 230 人。南区职工 754 人（在编 507 人、合同制 247 人），其中卫生技术人员 635 人，包括正高级职称 12 人、副高级职称 46 人、中级职称 175 人、初级师 180 人、初级士 153 人，其他 69 人。

本部医疗设备总值 35563 万元，年内新购医疗设备总值 6000 万元，其中 100 万元以上设备 8 台。南区医疗设备总值 9632.18 万元，年内新购医疗设备总值 1141.18 万元，其中 100 万元以上设备 4 台。

机构设置　6 月，成立血液病科。9 月 22 日，南区成立皮肤科病房。10 月 8 日，南区成立新农合办公室。10 月 23 日，大兴区卫生计生委将郁花园社区卫生服务站划归南区管理，同日成立保利茉莉社区卫生服务站。11 月 1 日，南区成立脾胃病科病区。

改革与管理　制定医师定期考核实施方案，组织医师接受道德考核评定、工作量评定及业务水平测试，全员通过医师定期考核。

驻中央纪委监察部机关、审计署、中国石化、公安部等门诊部全年诊治患者 10022 人次，中国科学院、中国工程院院士医疗保健绿色通道接诊院士 116 人次。接诊保健对象 1000 余人次，保健病房收治住院患者 73 人次。6 月 11、12 日，承办由中央保健委员会办公室举办的中医常见慢性病防治与养生保健培训班。组织专家参与编写《健康年卷》丛书。

分别与北京外企人力资源服务有限公司（FESCO）、平安健康保险股份有限公司、安援救援管理服务（北京）有限公司签署战略合作协议，开拓涉外医疗服务市场。医院成为首批中医药服务贸易"先行先试"骨干单位，参与解决医疗服务贸易的行业标准及准入和考核问题、医疗签证和国际药品递送

问题、医疗服务项目及价格问题等。全年接待国际医疗患者 8500 人次，来自 17 个国家和地区；国际会诊 1 例；梅奥医院转诊 1 例。与中国网络保健院协作完成西部远程医疗 70 余例。

医院在第七届中国健康年度总评榜中被评为北京最受欢迎三甲医院。

医疗工作　本部门诊 2795728 人次，急诊 52987 人次，急诊危重症抢救 868 人次，抢救成功率 88.48%。入院 16147 人次，出院 16217 人次，床位周转 27.1 次，床位使用率 100.6%，平均住院日 14.0 天，死亡率 1.5%。住院手术 3555 人次。南区门诊 1343898 人次，急诊 32522 人次，急诊抢救 611 人次，抢救成功率 98.36%。床位 407 张。出院 9836 人次，床位周转 25.77 次，床位使用率 96.73%，平均住院日 13.62 天，死亡率 1.32%。

承担国家中医药管理局"十二五"重点专科建设项目 14 项，包括肿瘤科、内分泌科、肛肠科、心血管科、皮肤科、风湿病科、急诊科、针灸科、肾病科、妇科、肝病科、心理科、重症医学科、脾胃病科（南区）；重点专科培育项目 2 个，包括护理学和预防保健科。

临床路径管理。各科室成立实施小组，负责本专业相关病种临床路径的实施、资料收集和整理、效果评估与分析、信息统计、上报等。实施临床路径科室 16 个，病种 37 个，入径 2809 例，入径率 74.69%，完成率 90.57%。承担北京市中医临床路径与诊疗规范质控中心工作。

预约挂号管理。除 114 预约、复诊预约、诊间预约等预约挂号方式外，协助建立工商银行预约挂号联系人制度，促进工商银行系统支持外地患者预约；扩展增加支付宝预约，建立黑名单制度。全年投放预约号 1154957 个，占门诊号源 44.64%；预约成功 631935 人次，占门诊 24.43%。

新技术、新疗法。开展6项新技术、新疗法，分别为凝血酶原时间检测试验、无痛胃肠镜检查、森田治疗法、特殊工娱治疗、心理治疗（团体心理治疗）及血栓弹力图试验，共涉及4个科室。

医院感染管理。重点防范突发公共卫生事件及医院感染的暴发流行，应对埃博拉出血热、人感染H7H9禽流感等突发疫情。开展ICU耐药菌主动筛查及干预，控制耐药菌传播。引进院感监控及医疗废物管理软件，推进医院感染信息化管理水平。医院感染率2.39%。

医保工作。医保出院10926人次，总费用2.1亿元，次均费用19234元，平均住院日14.41天。作为北京市8家试点医院之一，率先在全市开展医保就诊信息共享，通过信息化技术约束参保人员不合理就医行为，跨院重复开药和跨院提前开药的费用大幅下降。执行市人力社保局"总控预付"规定，完成66511.28万元，占市医保所下达基金的92.58%。

医疗支援。接收内蒙古自治区、宁夏回族自治区部分医院共13人进修，派出11人赴当地义诊。接收本市进修医师3人。为西城区7个社区卫生服务站提供诊疗服务，全年接诊1500余人次。接收培养河北省中医药临床人才17人次。

医疗纠纷处理。参加医疗责任保险565人，总费用66.90万元。接待患者来访437件，医疗纠纷44件，向调解中心报案39件，其中有责案件17件（15件为轻微责任，2件为对等责任）、无责3件、未决12件。在法院审理案件11件，结案4件，其中调解2件、无责1件、撤案1件。赔付114.65万元，其中保险公司负担52.86万元、医院负担61.79万元。

护理工作 护士397人，均为注册护士，其中合同护士254人，医护比1:0.8。ICU病床8张。完成中医专科护理检查426人次，合格率100%；压疮发生率0；专科护士科间会诊39次；不良事件上报率100%，整改率100%。优质护理病房19个，开展率100%。开展中医护理技术12项192935人次。医院获市中医管理局中医护理技能竞赛集体三等奖。

医院护理学作为国家临床重点专科获财政专款150万元。配备多项中医特色设备、移动推车、PAD、启动护理管理系统的开发与应用。继续培养专科护士，加大护士在国内外的进修培训。

应用29个国家中医药管理局推广的中医护理方案5534例。作为中华护理学会肿瘤专科护士临床教学基地、市中医管理局中医护理专科（肿瘤）培训基地，完成对护国寺中医医院、广安门医院南区肿瘤科帮扶工作。接收13个地区43名护士进修、实习。主办全国中医护理学术会议3次、论证会2次、研讨

会2次。承办国家级、市级培训班各1次。接收8所护理院校78名护理实习生。接待世界灾害护理协会主席、中华护理学会理事长及53名国际护理同仁来院参观。

承担国家级课题1项、中国中医科学院课题1项、所级课题12项。获批北京市级课题1项、中国中医科学院课题5项。在核心期刊发表论文4篇。

组建中国南丁格尔志愿护理服务总队中国中医科学院广安门医院分队，开展服务4次。开展"预防跌倒、关注安全"护理安全月宣传活动。组织第26期护士长学习班。协助中国中医科学院完成中医护理学二级学科论证。

科研工作 医院本部申报课题26类182项，中标70项。其中"十二五"国家科技支撑项目3项、中医药行业专项2项、国家自然科学基金22项（包括重点项目1项）、科技部重大新药创制子课题1项、国家科技支撑计划子课题1项、国家卫生计生委课题2项、人事部留学项目2项、国家中医药管理局政策法规司项目6项、国家体育总局1项、教育部中国博士后基金2项、市科委首都临床特色项目1项、2014年市科委"十病十药"项目1项、2015年市科委"十病十药"项目3项、北京市自然科学基金2项、市卫生计生委首都卫生专项2项、市中医管理局基金5项、市中医管理局"十病十药"项目1项、市食药局1项、中国中医科学院自主选题12项，总计批准经费4088.93万元。

在研所级以上课题242项，其中国家级课题117项、部局级40项、市级42项、中国中医科学院自主选题43项。结题28项，其中国家自然科学基金14项、国家中医药管理局1项、国家质监局1项、北京市自然科学基金3项、市中医管理局7项、中国中西医结合学会2项。

获各级科技成果奖15项，其中北京市科学技术奖1项、中华中医药学会科学技术奖6项、中国中医科学院科学技术奖3项、中国中西医结合学会科学技术奖1项、其他省部级奖1项、地市级奖3项。

发表学术论文791篇，其中核心期刊708篇；SCI收录83篇，总影响因子273.987，影响因子5以上论文12篇，包括6篇高分摘要，最高影响因子9.267，平均影响因子3.301，MEDLINE收录论文33篇。出版学术著作28部。

申报医院制剂临床批件1项。申报专利1项，获专利7项。签订技术服务合同23项，服务金额251.06万元。

有5个国家中医药管理局三级实验室：肿瘤细胞生物学实验室、心血管病证结合关键技术实验室、临

床免疫（艾滋病）实验室、糖尿病血管功能检测实验室及分子生物学实验室。肿瘤细胞生物学实验室毕业研究生15人，出站博士后2人，在实验室工作学习研究生18人。全年举办专题报告、读书会、技术讲座32次。发表论文70余篇，其中SCI论文4篇。在研省级以上课题11项。申报各类课题14项，其中中标国家自然科学基金5项，累计科研基金316万元。心血管病证结合关键技术实验室承担国家级科研课题3项、其他类别项目2项，获省部级奖励1项，发表论文8篇，申请专利1项，在研新药2个。临床免疫（艾滋病）实验室的国家科技重大专项"中医药干预对艾滋病免疫重建影响的研究"通过了国家卫生计生委验收。完成世界中医药学会联合会艾滋病专业委员会换届。糖尿病血管功能检测实验室完成"十二五"重大新药创制专项——"代综方干预代谢综合征早期糖脂代谢紊乱的新药临床前研究"的验收。发表论文10篇。在研国家自然科学基金项目发表论文3篇。分子生物学实验室出国1人，在读博士生1人、硕士生1人。申报课题2项，承担省部级以上课题4项，参加部局级以上课题7项，完成院内外横向课题10项。获中华中医药学会科技进步二等奖。在核心期刊发表论文9篇，SCI收录7篇。出版论著3部。

医学教育 招聘博士后5人。完成毕业论文答辩78人，其中2011级统招硕士生50人、博士生13人、在职临床医学专业博士生6人、同等学力硕士生9人。录取研究生71人，其中硕士生52人、博士生19人。接收北京中医药大学、泰山医学院放射专业以及其他院校的医、药、技等专业学生实习150人。第19期西学中班学员22人完成基础课程学习，进入临床实习阶段。获批国家级中医药继续教育项目6项，完成5项，延期1项。获批中国中医科学院继续教育项目276项，完成258项，延期18项。承接北京市中医药I类（市级）继续教育"名家百场讲堂"学术讲座10次。办理中华医学会继续教育注册198人、中医药学会继续教育注册470人。派出专科进修学习18人次，进修内分泌科、重症监护、皮肤科、核磁、CT、超声等。7名申请临床医学专业学位的第五批师承继承人完成开题报告。15名全国第五批师承继承人通过中期考核。继续开展第三批全国中医优才工作，2名主任医师继续开展跟师工作。

学术交流 举办中医护理国际化推进会（2014·北京）。在第三届京交会中医药主题日上，与中国国际旅行社总社有限公司出入境部签署合作备忘录。

接待加拿大卫生部部长罗娜·安布罗斯、蒙古国卫生部部长那·乌得瓦勒及马来西亚卫生部部长苏布拉马尼亚姆共3个国外部长级代表团来访。29个专业团体、涉及18个国家和地区的389人来院学习交流。公派出国4人次，其中3人参加学术会议、1人执行侨办义诊任务。在研科技部国际科研合作项目2项，新申请立项1项。

信息化建设 启动银医卡二期，实现挂号缴费、检查检验缴费及报告打印。实施"京医通"，开通支付宝支付，优化分诊叫号系统。研制煎药管理系统，制定中医护理及评估系统方案，启动健康管理系统，探索中医信息化服务模式。完成住院系统升级，支持临床路径和住院药房自动摆药，完善用户权限管理。推进财政专项"基于集成平台的HRP及商业智能建设"，启动以患者为中心的集成平台及支撑医院精细化管理的HRP项目。实现南区与社区的VPN连接。全年信息化建设投入729万元，移动医疗涵盖移动护理、消毒供应管理、医疗垃圾、煎药系统等。远程医疗使用国家中医药管理局统一平台。

基本建设 完成扩建门诊楼工程项目主体结构施工、仿古建屋顶结构施工以及楼内部分二次结构施工，通过2次"结构长城杯（金奖）"验收。南区皮科门诊扩建380平方米，投资89万元；皮肤病区装修改造328.5平方米，投资13万元。

（撰稿：尹　璐　审核：刘　震）

领导名单

党委书记兼院长	王　阶
副书记兼纪委书记	殷海波
副　　院　　长	汪卫东　仝小林　花宝金
	胡元会　樊俊芝　杨　睿

中国中医科学院望京医院

（朝阳区花家地街）

邮编：100102　电话：84739000

网址：www.wjhospital.com.cn

基本情况　职工 1185 人，其中卫生技术人员 911 人，包括正高级职称 57 人、副高级职称 97 人、中级职称 292 人、初级师 242 人、初级士 189 人、见习 34 人。

医疗设备总值 18386 万元。年内新购设备总值 2737 万元，其中 100 万元以上设备 5 台。

机构设置　3 月 28 日，成立肛肠科。4 月 1 日，突出非药物疗法及综合治疗特色，调整科室编制，建成面积 600 平方米的特色诊疗中心。特色诊疗中心以推拿、针灸、拔罐、理疗、电热砭石、熏蒸、足浴等多种中医疗法为特色，与治未病中心共同构成融体质辨识、健康指导、中医特色疗法为一体的治未病体系。6 月 3 日，开放特需门诊。9 月 11 日，成立血管外科。

改革与管理　调整门诊分区及布局，改善就诊环境与流程，完成康复科门诊改造、挂号收费室搬迁改造，启动中医儿科诊疗中心日间病房的改造。

医疗工作　门诊 1299638 人次，急诊 70664 人次，日均门急诊 5426 人次；急诊抢救 1137 人次，抢救成功率 94.5%。出院 16404 人次，床位周转 22.6 次，床位使用率 96.6%，平均住院日 15.7 天，死亡率 2.2%。住院手术 8009 人次。

加强住院医师规范化培养和中青年医师基本功培训。突出中医特色，夯实中医"三基"能力。66 人参加医院第四届"百草杯"中医基本功知识竞赛。4 人参加北京市中医药应急演练比武，获团体总分第二名。

临床路径管理。成立中医临床路径和中医诊疗方案推广实施领导小组及专家组，制定《中医临床路径和中医诊疗方案推广实施方案》《中医临床路径和中医诊疗方案推广实施措施》。入径病种 34 个，入径 3000 多例，入径率 70%，完成率 92%。

预约挂号管理。预约挂号方式为 114 预约平台挂号、医生诊间预约。开放号源比例 60%，预约挂号人次占门诊比例为 8.7%。

新技术、新疗法。11 月，开设膏方门诊，完善慢病治疗、未病先防以及健康养生、保健调补等功能。在开展心血管介入治疗的基础上，完善微创介入治疗平台，相继开展血管外科、骨科、肿瘤科介入治疗，完成各类介入手术 576 人次。

医院感染管理。完善医院感染管理相关规章制度、医院感染防控标准操作规程及应急预案。对重症医学科住院患者、环境物体表面及工作人员进行多重耐药菌主动筛查。医院感染率 0.88%，感染例次率 0.94%，一类切口手术部位感染率 0.22%。住院患者抗菌药物使用率 32.92%，一类切口手术围手术期预防性抗菌药物使用率 39.17%。

医保工作。制定《基本医疗保险服务医师管理制度》《基本医疗保险质控例会制度》《基本医疗保险回避管理制度》和《代开药登记备案制度》。全年医保出院 13131 人次，总费用 25737.3 万元，次均费用 19600 元。

医疗支援。成立专家组，在云南省昭通市鲁甸县地震中诊治地震伤员 200 余人次，会诊重症伤员 30 余人次。与河北省中医医院、沧州市中西医结合医院签订帮扶合作意向书。通过讲座、义诊、会诊等多种形式对朝阳区孙河乡、王四营乡卫生服务中心，密云县中医医院，四川雅安市中医医院、宁夏固原市中医医院等医疗机构开展对口支援工作。

医疗纠纷处理。发生医疗纠纷 20 件，其中协商解决 1 件、协调解决 2 件、诉讼解决 4 件。医疗纠纷赔偿 140.4 万元。

护理工作　护士 443 人，其中在编护士 146 人，合同护士 297 人；护理人员与开放床位比 1∶1.64；ICU 床位与在岗护士比 1∶1.71。

树立中医护理服务理念，创新中医护理工作模式。组织全院各护理单元落实国家中医药管理局33个病种中医护理方案，制定中医护理质量评价标准。举办医院第二届"天使杯"中医技能竞赛，10名护士被评为中医特色护理标兵，2名护士获市中医管理局护理技能竞赛三等奖。

骨伤科护理被列入市中医管理局"十二五"中医护理重点专科，专科建设经费15万元，市中医管理局帮扶基地建设经费2万元，编写《骨科并发症护理》和《骨科应急抢救流程》等系列培训资料。启动中医护理学组、危重护理学组、科研护理学组、静脉输液学组、压疮护理学组建设项目。

7月，召开2013年度院级护理专项课题结题会，完成21项护理专项课题的终期汇报。申报中国中医科学院中医特色护理课题5项。全年发表论文41篇。

完成医院第一期临床护理人才后备库培训项目，23名学员出库。9人通过中国中医科学院与天津中医药大学联合培养的在职护理人员"专升本"考试。作为天津中医药大学护理学院教学基地，共同完成在校护生20人的临床培养。全年选派护理人员进修3人，外出学习培训147人次，专科护士培养6人。完成继续教育13项，开展专题讲座6次。开展骨科专科护士培训基地建设，成功申报北京市骨科专科护士教学培训基地，完成1名骨科专科护士的带教培训。选送2名护士长参加骨科专科护士认证培训。举办护士长管理培训班、护理管理经验交流会。

科研工作 申报科技部、国家自然科学基金、北京市自然科学基金、北京市科委、中国中医科学院等各级各类科研课题193项，获资助113项，资助经费1684.69万元。完成52项课题的结题、验收。获中华中医药学会科学技术三等奖1项。获实用新型专利4项。主编出版学术著作6部。

从人才梯队、仪器设备和项目等方面继续完善北京市中西医结合骨伤研究所和北京市正骨技术重点实验室的建设，推进医院"十二五"重点任务"延缓骨与关节退行性病变的临床与实验研究"，启动中医正骨技术重点实验室的研究课题。完成院内课题的招标立项，共立项57项，所需支持经费62.6万元全部由医院承担。开展骨与关节退行性病变专项招标，共立项12项。

通过了国家中医临床研究基地和筋伤治疗手法研究室的督导检查与验收。

1月23日，启动GCP药物临床研究。确定医院牵头进行临床试验项目1项，实施临床试验项目10项，签订合同4项，启动3项，合同金额59.77万元。

院内制剂研发。医院首个自主研发的制剂"宣痹洗剂"获得医疗机构制剂注册批件，"补肾强精颗粒"拿到转让批件，加上原有骨伤胶囊制剂，医院已具备3个院内制剂。

医学教育 招收硕士生15人、博士生6人，在读硕士生45人、博士生18人，在站博士后5人。在职攻读学位116人。承担北京中医药大学、天津中医药大学、吉林医药学院等院校200余名学生的教学及实习任务。

完成第四批北京市级老中医药专家学术经验继承工作的督导、出师考核，其中8名继承人完成出师考核，3名继承人因工作原因延期考核。

外出进修12人，参加短期培训班65人。派出2名医师赴韩国东国大学进行为期3个月的康复医学培训。全年支出教育经费6万余元。

完成天津中医药大学教学医院的评估、授牌，建立护理技能培训基地及实习医师规范化培训考核基地，完善临床实训基地功能。规范北京中医药大学临床教学工作，通过了北京中医药大学临床教学基地评估。

接收进修、培训82人次，其中执业医师注册培训3人、河北省杏林工程学员10人、京蒙对口支援3人、宁夏优才培养来院跟师带教13人次。接收社区医师9人来医院参加全科医师转岗培训。

学术交流 启动韩国东国大学医疗院的首期合作项目，派出2人赴韩国参加康复医学培训。与俄罗斯圣彼得堡第四十国立医院就联合办医事宜进行初步商讨。与韩国济州岛韩医师协会签署合作意向书。邀请日本中医学会原会长、日本护理专家渡边真一等来院进行中医学、护理学的讲学和交流。接待德国凯福精选管理有限公司、日本东方出版社中日友好之旅访问团、国家中医药管理局传统医药国际交流中心合作的俄罗斯诊所代表、日本中医学会代表、东京药科大学药学部代表等来院交流访问共49人。对俄罗斯、蒙古、新加坡、德国、智利等10余个国家的74名学员进行短期中医、中药、针灸培训。

完成香港医院管理局中医骨伤北上奖学金计划与南下访问学者计划合作项目。与香港医院管理局下属的2家单位分别签订北上奖学金计划项目，1名初级、1名高级学员来院进修骨伤科。

信息化建设 1月1日，新门诊HIS系统正式上线，实现了新、旧系统之间的平稳过渡。完成以住院部为中心的二期信息系统建设，完成医业务信息系统的重建。建立医保患者以医保卡、非医保患者以"京医通"卡的唯一身份识别系统。

基本建设 与北京中医药大学的土地置换进入实质置换阶段，先期置换的土地暂用于停车场，解决患者停车难问题。申报的医疗辅助用房改扩建项目获国家中医药管理局立项批复。新建职工食堂。完成营养食堂装修改造。完成洗衣房业务外包。

（撰稿：姜韫霞　审核：侯小兵）

领导名单

党　委　书　记　程爱华

院　　　　　长　朱立国
党委副书记兼纪委书记　曹京明
副　　院　　长　俞东青　高　云
　　　　　　　　吴增安

中国中医科学院眼科医院

（石景山区鲁谷路33号）
邮编：100040　电话：68688877
网址：www.ykhospital.com.cn

基本情况　职工467人（在编186人、合同制281人），其中卫技人员378人，包括正高级职称25人、副高级职称37人、中级职称94人、初级职称222人。

医疗设备总值9670万元，其中100万元以上设备12台。年内新购医疗设备总值824万元，其中100万元以上设备2台。

机构设置　2月，成立房管科。3月，成立中药饮片调剂科、中成药西药调剂科、临床药学科。5月，成立眼整形科。12月，成立档案室。耳鼻喉科完成测听室建设，添置大型专业仪器。视光科成功申报北京市残疾儿童少年康复服务定点医疗机构。

改革与管理　调整有关药占比考核标准并加大绩效考核力度，药占比从64.13%下降到61.51%，完善医院《医师抗菌药物处方权限和药师抗菌药物调剂资格管理制度》《抗菌药物（特殊级、三联及以上）临床使用会诊制度》《新技术、新项目准入快速审批制度及流程》《使用外来手术器械管理规定》。将质控重心前移，加大环节质控力度。首次将所有临床科室及医技科室纳入医院质控体系，实现了质控范围全覆盖。强化病历及处方质量，举办病历质控培训2次，处方点评培训1次，抗菌药物临床应用培训1次。完成抗菌药物临床应用整治方案，并与各临床科室签订临床应用责任书。被评为石景山区中医质量控制和改进办公室主任委员单位。门诊实行首诊负责制，专家上下午错峰出诊，有效分流就诊患者。6月

30日，与朝阳医院签订医联体协议。在石景山区医联体内进行多点执业，并制定了相关规定。中级以上职称医师在医院办理多点执业中医类别5人、临床类别1人，在外院办理多点执业4人。

5月28日，参加第三届京交会，共接待咨询和体验者3000余人。

医疗工作　门诊328016人次，急诊4253人次。出院7520人次，床位周转25.07次，床位使用率96.95%，平均住院日14.17天。住院手术5815人次，比上年4684人次增加24.15%。

临床路径管理。实施临床路径的有4个科室16个病种，入径344例，入径率22.5%，完成率92.4%。

预约挂号管理。预约方式有电话预约和网络预约，开放号源比例为50%。全年通过预约挂号就诊20064人次，占门诊数量的25%。

新技术、新疗法。内科开展了胸腔穿刺术、腹腔穿刺术、腰椎穿刺术，妇科开展了子宫输卵管通液术、阴道镜检查，骨科开展了拇外翻矫形术、骨折内固定装置取出术、第二趾骨头修整成形术、腕管综合征切开减压术。屈光手术科完成准分子手术169人次。整形科完成手术560人次。内障眼病二科利用飞秒激光开展板层角膜移植术4人次。

医院感染管理。医院感染率0.19%。住院患者抗菌药物使用率10.8%，一类切口抗菌药物使用率11.1%。强化院感知识培训，每月编写《院感通讯》，发布各病房院感率数据、抗菌药物使用中存在

·297·

问题及不合理使用抗菌药物医师名单等。加强抗菌药物管理，制定抗菌药物临床应用整治方案，并与各临床科室签订临床应用责任书。设临床药师，专门负责抗菌药物药学工作，对不合理使用抗菌药物的处方及医嘱进行干预，并将结果纳入科室绩效管理及医师定期考核管理。

医保工作。医保门诊 207258 人次，医保出院 3727 人次。总费用 154381816 元，住院次均费用 14146 元，门诊次均费用 490 元。逐步将医保管理模式转变为信息化、精细化、动态化管理模式。围绕总额预付开展了一系列工作，主要举措以控制次均费用、降低药占比为主，并与绩效考核挂钩。

医疗支援。9 月，选派 1 名副主任医师赴新疆维吾尔自治区维吾尔医医院开展援疆工作。先后选派两批医护人员参加"健康快车"，共为甘肃省白银市及湖北省丹江口市两地群众实施白内障手术 3000 余例。借助京津冀一体化契机，结合远程会诊平台，辐射周边省市，与河北省沧州中西医结合医院、山东省临沂市中医医院、北京护国寺中医医院等 10 余家医院签订协同发展战略协议，探索中医诊疗新模式。签约石景山区医联体，不断扩大中医药服务范围。继续与 10 个远郊区县开展中医药携手网络工程，构建北京地区中医、中西医结合眼科医教研一体化网络平台。参加石景山区残联组织的下社区健康大讲堂及义诊活动 12 次。

医疗纠纷处理。为 327 名医务人员投保医责险，保费 28.37 万元。处理纠纷 61 件，其中调解 2 件、诉讼 1 件。赔付 25.00 万元，其中医责险承担 19.80 万元、医院承担 5.20 万元。

护理工作 护士 147 人，全部为注册护士，其中合同制护士 130 人。医护比 1∶1.25。

护理不良事件上报率 100%，整改率 100%。全院 7 个病区及 5 个其他护理单元全部开展责任制整体护理。加强中医护理专科建设，加强护理科研，落实中医护理方案，开展中医护理技术。修订《护理工作制度职责及应急预案》《中西医护理技术操作流程、评分标准》等，注重核心制度的落实与重点环节的管理。加强质量控制，全年护理部质量检查 104 次，各质量控制小组检查 48 次，各科室护理质量检查 144 次，护士长夜查房 72 次，召开全院护理质量分析会 12 次。

申报中国中医科学院中央级公益性科研院所基本科研业务护理自主选题 4 项："健康教育路径在糖尿病视网膜病变手术患者中的应用研究""中医护理干预对糖尿病视网膜病变患者生存质量的影响""头面部刮痧对干眼症泪液分泌不足型的疗效观察""中药

离子导入联合半导体激光对膝关节骨性关节炎疼痛患者生活质量改善的观察"；院内课题 8 项。在统计源期刊发表护理论文 5 篇。

护士外出进修 11 人，糖尿病健康管理师专科培训 1 人。

科研工作 申报各级各类课题 39 项，中标课题 18 项，共获经费资助 386.44 万元。其中国家自然科学基金 1 项（经费 72 万元），市科委首都特色项目 2 项（经费 89.61 万元），国家中医药管理局 1 项（经费 5 万元），市中医管理局中医药科技项目 1 项（立项不资助），石景山区科委科技计划项目 1 项（经费 10 万元），中国中医科学院自主选题 12 项（经费 209.83 万元）。院级课题 37 项，共资助 102 万元。在研课题 40 项，结题 3 项。获得中国中医科学院科学技术进步三等奖 1 项，石景山区科学技术奖三等奖 1 项。获批专利 2 项，为"玻璃体手术后保持眼位的装置"和"用于辅助治疗眼表疾病的中药薰眼器"。

2013 年投入 220 万元选取部分院内制剂及专家经验方进行成果转化，2014 年开展部分新药临床前研究。

眼功能实验室为国家中医药管理局三级实验室。年内，实验室中标国家自然科学基金课题 1 项，获资助 72 万元；获中国中医科学院"十二五"重点研究领域专项资助 60 万元；在研课题 9 项，开展合作及横向课题 3 项；通过国家自然科学基金课题验收 1 项；在核心期刊发表论文 8 篇，参与编写《中医眼科常见病诊疗指南释义》及《中华人民共和国药典临床用药须知中药成方制剂卷》。

医学教育 承担中国中医科学院研究生院、北京中医药大学、天津中医药大学、南京中医药大学、首都医科大学、辽宁医学院、辽宁何氏医学院的研究生及本科生教育。录取研究生 7 人，其中博士生 2 人、硕士生 5 人。接收进修人员 20 人，其中对口支援单位进修 8 人。举办短期学习班 25 次，每次参加学习 100～200 人。为院内职工举办专业技术讲座 60 余次，每次参加 50～100 人。到院外进修 9 人。

学术交流 7 月，接收美国纽约 Corina Danielle Quist 来院学习中医药治疗眼病，为期 4 个月；挪威学员考斯兰短期学习；接待美国 UCLA 大学东西医学中心代表团进行学术交流，商讨继上年签署合作协议并开展一系列合作后的下一步合作计划；接待挪威 Balderklinikken 医院专家 Ole Jorgen 和报社记者 Benty 一行。8 月，奥地利维也纳医科大学范晓慧教授应邀来医院开展学术讲座。全年共接诊境外住院患者 11 人次，门诊患者 120 人次，主要来自美国、马来西亚、菲律宾、日本等国家，以及中国台湾和香港地区。

12月，与香港青年发展基金、石景山区华奥学校签订学生视力改善服务公益计划三方协议，派出3人赴台湾学习交流医院管理经验。与天津中医药大学、南京中医药大学等签订教学协议，接收南京中医药大学、辽宁何氏医学院、辽宁医学院、首都医科大学燕京医学院视光专业、检验专业实习学生23人。

信息化建设 医院OA系统和PACS系统上线；完成自助挂号收费系统建设；调整医院信息网络安全领导小组；完成HIS系统安全等级保护备案，级别为三级。结构化病历数量明显提升。

基本建设 完成锅炉增容改造工程，置换2台4吨新锅炉。完成2015年医疗综合楼节能及安全升级改造工程专项经费申报。完成医院改扩建项目的地质勘探初勘、扩初设计，取得市环保局环境影响评估报告批复、国管局人防办人防工程建设规划意见咨询复函；完成改扩建工程可行性研究报告编制，并上报国家中医药管理局。

（撰稿：陈结凤 审核：赵惠茹）

领导名单

院 长 范吉平
党委书记 冯鹏翔
副 书 记 朱亚春
副 院 长 康建平 亢泽峰 李 静

北京大学第一医院

（西城区西什库大街8号）
邮编：100034 电话：83572211
网址：www.bddyyy.com.cn

基本情况 职工3259人（在编3122人、合同制137人），其中卫技人员2834人，包括正高级职称225人、副高级职称320人、中级职称946人、初级师934人、初级士313人、见习期96人。工程院院士1人（郭应禄）。

医疗设备总值81444.91万元。年内新购医疗设备总值8517.75万元，其中100万元以上设备14台。

医疗工作 门诊2716361人次，日均门诊9054.5人次；急诊150668人次，日均急诊412.8人次；急诊危重症抢救7929人次，抢救成功率96.77%。入院77941人次，出院78128人次，床位周转52.09次，床位使用率108.24%，平均住院日7.68天，死亡率0.49%。住院手术39114人次。剖宫产率39.72%，新生儿死亡率1.77‰，围产儿死亡率0.88‰。

临床路径管理。22个科室实施临床路径共47个病种，入径587例，入径率100%，完成率94.6%。

预约挂号管理。开通双休日门诊、特需门诊的114预约挂号服务，推广诊间预约，扩大社区预约范围。开通出院患者复诊预约，正式上线微信预约，启动门诊自助服务一体机项目。开放号源比例大于85%，全年预约挂号1086544人次，占门诊人次的40%。

新技术、新疗法。申报市卫生计生委单项技术1项：临床基因扩增检验技术。本院单项技术5项：遗传性耳聋基因检测、一对一徒手运动功能训练、等速运动测定及训练（国产）、角膜接触镜验配、脏器声学造影（超声造影）。准入市卫生计生委单项技术10项：呼吸四级内镜诊疗技术、普通外科内镜诊疗技术、泌尿外科内镜诊疗技术、胸外科内镜诊疗技术、骨科关节内镜诊疗技术、骨科脊柱内镜诊疗技术、消化内科内镜诊疗技术、鼻科内镜诊疗技术、咽喉科内镜诊疗技术、小儿呼吸诊疗技术。

医院感染管理。监测63870人，医院感染率1.2%。开展目标性监测与防控，共监测病原菌5342株，非污染菌株中常见病原菌共2091株，其中多重耐药菌检出827株。全年报告传染病2251例。AFP监测24964例，报告13例；HIV/AIDS监测81256例，报告15例；流感样病例监测719798例，报告10152例；职业病监测114734例，报告14例。

医保工作。医保出院29793人次，总费用

56739.84 万元，次均费用 19045 元。

医疗支援。医疗队赴内蒙古自治区兴安盟扎赉特旗人民医院对口支援，接收培训县级骨干医师 2 人。启动新疆创新型中青年卫生人才培养项目，接收新疆维吾尔自治区妇幼保健院进修医师 2 人。派往密云县医院、密云县妇幼保健院 36 人，门诊 8478 人次，急诊 484 人次，手术 24 人次，疑难病会诊 733 人次，传授新技术、新业务 4 项，接收进修 4 人。诊治什刹海社区患者 110 人次，诊治德胜社区患者 160 人次。

医疗纠纷处理。未参加医疗责任保险。处理医疗纠纷 63 件，其中司法诉讼 14 件、医调委协议解决 39 件、院内调解 6 件、未结案 4 件。全年赔偿 853.5 万元。司法鉴定 12 件，过错参与度 50% 的 2 件、20% 的 2 件，其余无责。

护理工作 护士 1485 人，全部为注册护士，其中合同护士 149 人。ICU 床位 86 张。责任制整体护理覆盖率 100%。不良事件上报率 100%，整改率 100%。

举办护理科研系列培训班，邀请北京大学医学部护理学院教师及临床高学历护士开展培训 6 次，学术报告和查房 6 次，召开科研讨论会 8 次。开展护理科研 4 项，包括与医生及护理杂志联合合作项目、护理管理科研项目、磁性医院项目及人力资源科研项目。完成"北京市中年护士健康状况""护士职业现状调查"及"岗位写实"数据的收集、统计、整理分析，并在核心期刊发表相关论文 10 篇。获批院级科研基金 34 项，申请 2015 年度院级科研基金 72 项。在统计源期刊发表护理论文 82 篇，编著护理专业书籍 10 部。结合临床重点专科建设，在核心期刊发表护理管理文章 3 篇。

护士进修 344 人。选派 1 名护士长赴美国培训 3 个月。派 29 名护士参加为期 3 个月的专科护士培训，涉及危重症、造口、肿瘤、急诊、血液净化、糖尿病、助产、骨科、手术室、PICC 等专业。专科护士共计 159 人。

科研工作 获批各类科研课题 105 项，经费 5874.66 万元，其中国家自然科学基金 2990 万元。横向课题（非政府机构发起或委托的研究课题）立项 65 项，到账科研经费 581.90 万元。执行中项目（不含横向课题）257 项，其中国家、部委、市、校级项目 251 项，其他 6 项。结题 118 项，其中国家、部委、市、校级 75 项，其他 6 项，院级 37 项。申报科研成果 25 项，获奖 9 项，待公布 1 项。申报专利 7 项，授权专利 3 项，其中发明专利 2 项、实用新型专利 1 项。

发表论文 961 篇，其中 SCI 收录 224 篇。国内期刊论文 743 篇、国外期刊 218 篇。出版书籍 42 部，其中专著 13 部。

医学教育 八年制临床医学专业新入学 40 人，毕业 59 人，在院 260 人。招收研究生 189 人，其中博士生 83 人、硕士生 106 人。毕业研究生 137 人，其中授予博士学位 54 人、硕士学位 83 人。

接收住院医师规范化培训 131 人，在院 222 人，毕业 120 人。接收专科医师 51 人，在院 93 人，毕业 36 人。接收进修医师 871 人。

学术交流 因公短期出国（境）412 人次，其中应邀讲座 47 人次、担任会议主持 21 人次、大会发言 41 人次。长期出访 12 人。主办国际会议 13 场。

基本建设 保健中心工程可行性报告取得国家卫生计生委、国家发改委批复。保健中心工程初步设计及概算报国家发改委并委托国家投资项目评审中心评审。城南院区工程取得北京市规委建设项目选址意见书，建设用地预审意见取得国土部批复，并完成设计方案待大兴区规划分局批准。

（撰稿：张惺惺　审核：张　静）

领导名单

党委书记　刘新民
院　　长　刘玉村
副 书 记　杨　柳　　刘玉和
副 院 长　丁　洁　李敬伟　潘义生　李海潮
　　　　　金克荣
纪委书记　马兰艳

北京大学人民医院

（西城区西直门南大街11号）

邮编：100044　电话：88326666

网址：www.pkuph.cn 或 www.pkuph.edu.cn

基本情况　职工3961人（在编2342人、合同制1619人），其中卫技人员3428人，包括正高级职称228人、副高级职称305人、中级职称829人、初级师891人、初级士及未评聘1175人。

医疗设备总值115009.29万元。年内新购医疗设备总值10041.98万元，其中100万元以上设备27台。

机构设置　3月，增设肿瘤科（暨肿瘤中心）。7月，增设整形外科。

改革与管理　承担国家卫生计生委、审计署等26项医改试点工作，成为医院和医疗卫生体制改革探索实验及示范基地。

人民医院医疗卫生服务共同体运行6年，实现各级综合医院、专科医院之间的横向联合，并纵深延伸到社区卫生服务中心/站、企事业单位医务室、乡镇卫生院、村医务室以及健康管理机构等基层医疗机构，形成整合型"X＋Y"健康服务模式，延伸到黑龙江宝泉岭、江西省赣州市于都县、内蒙古鄂尔多斯市准格尔旗、安徽省利辛县、河北省滦平县、湖北省十堰市、北京市门头沟区等地，成员单位378家，本年度新增56家，启动共同体18家，成员覆盖全国19个省（市、区），并覆盖到老挝南塔省医院。

医院"德育为先，能力为重，推进临床实践教学综合改革"获高等教育国家级教学成果奖一等奖。不断推进临床实践综合改革，注重医学生临床综合能力的提高，建立专业课程、临床循环技能培训和职业精神培训"三系合一"的临床课程体系。完善基于网络的临床医学助学助教平台，创建依托信息化的教学质量全程监控系统，并以临床技能竞赛为载体，开启临床实践教学改革。

建立以医院临床路径和结构化电子病历系统为核心、整合生物样本库系统和随访管理系统的现代医学"三位一体"系统，为临床医学研究打造共享平台，为转化医学研究奠定基础。生物样本库共建立分库26个，入库患者超过16000例，包括乳腺癌等38种疾病，共储存样本85600份，年内新增标本23000份，包括组织、血浆、血清、白细胞、尿液、DNA、粪便、骨髓等10余种样本类型。5个科室使用生物样本库的样本，出库样本273份。有15个科室加入智能化随访系统，制定42个随访方案，共有5824名患者接受8204次随访。

组建4278人的大型志愿服务团队，年内，新加入志愿者829人，服务3685人次8344小时。

医疗工作　门急诊2611752人次，急诊危重症抢救2623人次，抢救成功率87.2%。出院68200人次，床位周转38.0次，床位使用率93.3%，平均住院日8.9天，死亡率0.6%。手术47470人次。剖宫产率41.6%，孕产妇死亡率32.5/10万，新生儿死亡率0.95‰，围产儿死亡率8.9‰。

临床路径管理。在用临床路径716个，入径率92.0%，完成85.9%。

预约挂号管理。预约方式有窗口预约、网络预约、114电话预约、功能社区预约、自助机预约。开放号源比例100%。预约挂号654196人次，占门诊比例26.9%。

医院感染管理。医院感染率1.07%。建立新的医院感染管理平台，包括院感监测、预警干预、追踪反馈、统计分析4大模块，对医院感染相关症状体征、检验结果、微生物结果、传染病报告的11项指标进行监测。

医保工作。医保出院29040人次，其中城镇职工医保出院22815人次，城镇职工医保住院总费用44892.2万元，次均费用19676.6元。

医疗支援。派出17批115人次赴云南西双版纳州人民医院、内蒙古霍林郭勒市人民医院、北京市昌平区妇幼保健院、昌平区医院、昌平区沙河医院、昌平区中西医结合医院和昌平区中医医院开展医疗支援。派出 12 人支援展览路社区，临床营养科每月到社区咨询 1 次。医院参与江苏昆山重症伤员救治，云南鲁甸地震危重伤员医疗救治，赴非洲开展抗埃博拉出血热工作，参与非洲吉布提"光明行"项目，参加国家卫生计生委"服务百姓健康行动"全国大型义诊周活动，并第 11 次参加"健康快车"白内障复明扶贫工程。

医疗纠纷处理。发生医疗纠纷 23 件，其中调解 8 件、诉讼 15 件，年度赔付 309.5 万元，责任判定未发生医疗事故。

护理工作　注册护士 1703 人，合同护士 1168 人。进一步梳理和再造护理规章制度，涉及 8 个方面 150 条。对移动护理信息系统进行功能完善和流程优化，实现了针剂药品、口服药品、化疗药品、肠外营养、临床检验、临床用血、母乳喂养等的闭环管理，对关键环节进行质量控制。

完善护士岗位管理，梳理护理岗位，制定病区岗位设置框架，确定临床护士的分层体系，综合关键绩效指标、平衡计分卡等绩效考核方法，确定护理单元及不同层级护士绩效考核指标体系。护理不良事件上报率 100%，整改率 100%。

发表护理论文 43 篇。获批医院临床研究与发展基金护理课题 10 项、医院教育改革课题 5 项。

接收进修护士 108 人，参观学习 6 人，岗前培训 4 期（16 学时/期），结业 82 人。接待外院护士长参观学习 79 人。选送 27 名护士参加专科护士培训，其中重症医学 4 人、急诊 2 人、糖尿病健康教育 2 人、肿瘤专业 5 人、手术室 2 人、助产士 1 人、静脉治疗 5 人、血液净化 2 人、骨科 4 人。

科研工作　申报各类科研课题 242 项，中标 97 项。其中国家级 44 项，经费 3476.43 万元；省部级 33 项，经费 2893.51 万元；校级 15 项，经费 840 万元；国际及学会 5 项，经费 141.46 万元。在研课题 307 项，结题 54 项。

拥有视觉损伤与修复教育部重点实验室，丙型肝炎和肝病免疫治疗、造血干细胞移植治疗血液病、风湿病机制及免疫诊断、视网膜脉络膜疾病诊治研究、骨与软组织肿瘤研究、肝硬化肝癌基础研究 6 个北京市重点实验室。本年度获批骨与软组织肿瘤研究、肝硬化肝癌基础研究 2 个北京市重点实验室。

发表科技论文 638 篇，其中 SCI 收录论文 171 篇，总影响因子 582.637，平均影响因子 3.407，最高影响因子 54.420。出版著作 7 部。

研究成果获国家科学技术进步奖二等奖 2 项："移植后白血病复发及移植物抗宿主病新型防治体系

建立及应用""原发恶性骨肿瘤的规范化切除及功能重建的系列研究"。获高等学校科学研究优秀成果奖（科学技术）科技进步奖二等奖 1 项，中华医学科技奖三等奖 1 项，华夏医疗保健国际交流促进科技奖三等奖 1 项、医学科普奖 1 项，药明康德生命化学研究奖学者奖 1 项，吴阶平 - 保罗·杨森医学药学奖特殊贡献奖 1 项、临床医学奖 1 项。获授权专利 20 项。

医学教育　培养临床八年制医学生 301 人，临床、科研研究生 427 人（科研型博士生 127 人，科研型硕士生 75 人，临床型博士生 35 人，临床型硕士生 190 人），护理本科生 12 人，护理专科生 33 人，检验本科生 14 人，口腔专业海外班 47 人，订单培养学员 359 人。接收进修 874 人，培养各类国内访问学者 62 人，国家卫生计生委支援西部人才培养项目 69 人，接收对口支援医院进修 18 人，培养河南省卫生计生委"515 行动计划"学员 16 人，接待管理进修学员 201 人。

20 人出国进修学习。

获国家级教学成果一等奖 1 项，并连续 3 届获得该奖项。获北京市教学成果一等奖 1 项、北京大学教学成果一等奖 2 项。教师发表教学论文 15 篇（含 1 篇 SCI 论文）。

临床能力培训中心通过国际医学模拟学会认证。医院牵头编写的首部教育部临床能力认证系列丛书——《中国医学生临床技能操作指南》再版发行并配以视频资料。召开高等医学教育临床教学研究高峰论坛暨首届住院医师培训峰会、教育部临床医学专业实践教学指导分委员会成立大会暨第一次全体会议、第六届全国高等医学院校大学生临床技能竞赛申办院校答辩会、第六届全国高等医学院校大学生临床技能竞赛启动会、全国高等医学院校大学生临床技能竞赛培训会。

学术交流　接待 19 个国家和地区外宾 56 批次 210 人次。国内 31 个省、自治区、直辖市、特别行政区的 160 批次 439 家医院和机构团体 1600 余人次来院交流。完成国家卫生计生委组织派遣的阿富汗护理人员培训班。参加国际学术会议 292 人次。

信息化建设　5 月，医院 HIS 通过美国医疗卫生信息与管理协会（HIMSS）最高级 7 级评审，是通过此评审的亚洲第二家、国内第一家医院。7 月，HIS、HRP、临床数据仓库应用系统通过了公安部三级等保测评。9 月，医院 HRP 项目获 HIMSS 2014 年度爱思唯尔数字医疗奖。

基本建设　6 月 3 日，发热门诊改造工程取得市规划委签发的建筑工程规划许可证，新的发热门诊建筑面积 1140.24 平方米，地上 2 层，建筑高度 8.6

米。12 月 30 日，阜成门内大街 133 号院配电室增容改造工程竣工验收，由双路原 5KV 增容至 10KV。12 月 30 日，门诊楼屋面加层改造工程竣工并投入使用，新增建筑面积 245.53 平方米。

宣传工作 全年编辑出版院报在内的报纸 41 期，制作人民 TV 节目 24 期，官方微博推送 1410 条新闻并拥有 20 万以上粉丝，完成官方网站大众版和专业版改版并上线，开通"北京大学人民医院"和"北京大学人民医院健康大喇叭"两个官方微信公众账号，为订阅者发送医院相关新闻和健康知识。

（撰稿：李奕璋 孙薇 审核：邵晓凤）

北京大学第三医院

（海淀区花园北路 49 号）

邮编：100191　　电话：82266699

网址：www.bysy.edu.cn 或 www.puh3.net.cn

基本情况 职工 4229 人（在编 2351 人、合同制 1878 人），其中卫技人员 2351 人，包括正高级职称 210 人、副高级职称 313 人、中级职称 887 人、初级师 680 人、初级士 261 人。

医疗设备总值 156074 万元。年内新购医疗设备总值 21847 万元，其中 100 万元以上设备 33 台。

改革与管理 通过重组、合并功能相似、创建联合病房等方式，创新病房管理模式。成立多学科合作中心 9 个，探索促进学科合作协同发展的管理模式。修订医疗质量与安全监测系列指标，监控临床医疗 13 项核心制度。首次开展"非计划再手术和再入院"两项管理工作。加强新技术准入监管评价，在技术审批前期，增加院内专家函审环节，共审批、审核技术/业务 290 项。在内科检查区设立检查预约平台，推进二次候诊管理模式。在产科开展"预付费"试点。推行门诊电子病历工作，共有 23 个临床科室的 102 个门诊电子病历模板上线使用。

落实公立医院改革任务，探索新型合作模式。医院牵头成立海淀区中东部医联体，与 23 家成员单位建立分工协作机制。与海淀医院开展深度协作，海淀医院被核定为三级综合医院。

医疗工作 门诊 3756952 人次，急诊 318506 人次，急诊危重症抢救 12671 人次，抢救成功率 95.88%。出院 86695 人次，床位周转 54.13 次，床位使用率 91.25%，平均住院日 6.18 天。住院手术 53077 人次。

临床路径管理。完成临床路径系统二期优化工程，修订全部路径，新创建并实施临床路径 51 个，其中国家卫生计生委下发病种 2 个、自创路径 49 个。入径 145109 例，入径率 85.69%，完成率 90.28%。

预约挂号管理。在北京市统一预约挂号平台投放号源数和成功预约号源数最多。通过电子邮件向 114 平台报送未通知到和需要协调的患者信息，解决了部分专家号断号爽约的问题。在骨科开展现场登记预约挂号试点。

新技术、新疗法。修订新技术、新业务管理规定，侧重提高医疗水平导向。召开新技术、新业务准入会议 2 次，34 个临床、医技科室的 208 个准入项目，55 个中期项目和 27 个终末期项目参评，共有 120 项作为新技术准入、71 项作为常规技术开展。

医院感染管理。与中国疾控中心职业卫生与中毒控制所联合成立中国疾控中心职业病临床基地。利用实时监测预警及在线交互平台，加大院感病例的筛查及监测力度，编制医院感染诊断标准便携本。医院感染率 1.02%。完成北京市医院感染重点平台管理的继续教育培训。修订医院抗菌药物临床应用管理规定，抗菌药物应用监测指标较上年明显改善。

医保工作。医保出院 23407 人次，总费用 512079109 元，次均费用 21877 元。针对门诊、住院医保患者和工伤患者，更新编印各类"须知"和"指南"，在医院官网公开异地患者选择异地就医医院盖章手续的流程。

医疗支援。派出 7 批 48 名医师到延庆县医院等开展支援活动，门急诊诊疗 8000 余人次，手术/有创操作 500 余人次，义诊 1100 余人次；免费接收进修生 10 余人次。与河北省承德妇幼保健院、北大国际医院签订合作协议。选派专家团队参与昆明、乌鲁木齐恐怖暴力事件遇袭伤员的救治，几内亚埃博拉出血热疫情防控，吉布提"光明行"医疗队等。

医疗纠纷处理。召开法律法规、手术知情同意及医患关系沟通培训会 2 次，参与高风险科室术前谈话 130 例，无 1 例出现医疗纠纷。全年发生医疗纠纷投诉 107 件，结案 38 件。

护理工作 护士 1752 人，其中注册护士 970 人，合同护士 782 人，医护比 1：1.58。有 ICU 床位 16 张。实现护理人员技术档案的电子化管理以及护士排班、护士调配的监督管理。创新护理质控模式。将临床护理质控小组与培训小组整合，每月对各病区进行随机技术操作考核及质控监控。护理部每季度应用管理工具对全院护理质量问题进行分析，明确质控工作重点。通过应用多种评估表对患者进行护理评估，并借助访视信息系统，实现对危重患者的及时访视管理。全年上报不良事件 594 例（包括护理隐患）。

加强培训基地建设。新增静脉治疗、骨科、血液净化 3 个专科护士培训基地，共有 11 个专科护士培训基地。完善带教师准入管理，完成 1 名护理本科生导师的考核准入，共有 22 名护理本科生导师。完成 22 名带教老师的理论授课评估，通过 21 人。修订护士晋升中级职称授课评估考核管理办法。接收实习生 183 人、北京大学医学部本专科见习 50 余人。配合北京大学网络学院完成 35 名护理专科学生的毕业操作考核，完成北京大学医学部八年制医学生的部分操作技能培训和考核。

完成 13 项医院护理科研种子基金及 3 项骨干基金的结题审查。在核心期刊发表护理论文 32 篇。

科研工作 首次获得北京市首都临床特色应用研究专项重点课题资助。纵向科研经费 12029 万元。国家自然科学基金中标 55 项；资助总金额逾 3000 万元，增长近 80%。全年发表论文 681 篇，其中 SCI 收录 199 篇、MEDLINE 收录 86 篇。乔杰教授研究团队

在 *Nature* 发表"人类早期胚胎 DNA 甲基化组学"的研究成果，SCI 影响因子 42.35。授权发明专利 1 项、实用新型专利 21 项。出版专著 4 部、译著 9 部。

获教育部科技进步一等奖 1 项、二等奖 2 项，北京市科技进步奖二等奖 1 项、三等奖 1 项。妇产科被科技部、国家卫生计生委、总后勤部评定为国家妇产疾病临床医学研究中心。乔杰教授在由中科院、中央电视台共同发起，联合科技部、教育部等推出的 2014 年度科技创新人物活动中，当选最具影响力的十大科技创新人物。刘忠军教授团队完成世界首例 3D 打印技术定制枢椎椎体手术治疗寰枢椎恶性肿瘤。于洋入选北京市科技新星。医院在复旦大学公布的中国医院科技影响力综合排名中位列第 14 位，成为北京地区 3 家综合实力最强的医院之一。

医学教育 有博士培养点 27 个、硕士培养点 21 个，新增急诊医学和中西医结合硕士培养点。在岗博士生导师 48 人、硕士生导师 91 人。完成教学 5686 学时，比上年增长 21.2%。八年制毕业生就业率 100%，106 名研究生通过论文答辩并获得学位。在院研究生 339 人，比上年增长 9.0%。其中科研型博士生 87 人、临床型博士生 33 人，科研型硕士生 60 人、临床型硕士生 159 人。在职人员申请学位 98 人。博士后进站 7 人、出站 1 人，在站博士后 14 人。医院为国家级住院医师规范化培训基地，是海淀医院、首钢医院、306 医院培训基地的协同单位。有培训基地 16 个，全年接收培训医师 179 人，比上年增长 50%。结业 112 人（外单位 64 人、本院 48 人）。

获第二届全国高校青年教师教学竞赛第一名 1 人，获北京市师德先进 1 人，被评为北京市优秀德育工作者 1 人。

申办并组织继续医学教育项目 84 项，其中国家级 65 项、北京市级 19 项。发表教学研究文章 21 篇。完成 428 名教师的评估，合格率 100%。

学术交流 短期因公出国 415 人次，其中参加各类学术会议 372 人次、各类培训 26 人次、对外援助和合作研究各 6 人次、交流访问与学习 5 人次。长期公派出国进修学习 15 人，短期公派出国进修学习与培训 14 人。

接待国外来访参观 20 批，包括泰国公主诗琳通、加拿大卫生部部长罗娜·安布罗斯等。

台湾三军总医院代表团、台湾大学医学院院长张上淳、香港理工大学医疗及社会科学院代表团来访。

信息化建设 医院利用信息技术，不断改善患者就医体验。检验结果通过自助机、网站、微信等多元化查询手段并支持打印。开通微官网，通过微信预约挂号、查询检验报告、查看候诊提醒等便捷服务，在

满足职工院内无线上网的同时，门诊区域开放面向患者的免费无线网络。

基本建设 二病区改造项目正式投入使用。完成液氧系统的改造，氧浓度从原来的 90% ~ 96% 提高到 99.5%。启动医院能耗监管平台建设。

（撰稿：张秀花 审核：张 喆）

北京大学口腔医院

（海淀区中关村南大街 22 号）

邮编：100081　　电话：62179977

网址：ss. bjmu. edu. cn

基本情况 职工 2238 人（在编 871 人、派遣 755 人、合同制 612 人），其中卫技人员 1770 人，包括正高级职称 123 人、副高级职称 154 人、中级职称 330 人、初级师 531 人、初级士 632 人。

医疗设备总值 31340.61 万元，其中 100 万元以上设备 33 台。年内新购医疗设备总值 3827.32 万元，其中 100 万元以上设备 3 台。

5 月，制定《国家级区域医疗中心设置标准（口腔医院）》，并于 7 月将修订稿上报国家卫生计生委。

机构设置 4 月 16 日，计算机应用中心更名为口腔医学数字化研究中心；设备科更名为医学装备处。成立资产管理办公室。

医疗工作 门诊 1279379 人次，急诊 84918 人次，危重症抢救 44 人次，死亡 3 人，抢救成功率 93.2%。入院 6463 人次，出院 6484 人次，床位周转 41.3 次，床位使用率 91.3%，平均住院日 8.1 天，死亡率 0.05%。手术 6077 人次。

医院感染管理。组织相关检查和应急演练 5 次。加大对重点科室和重点环节的检查与监测，开展以"手卫生——您做到了吗"为主题的手卫生宣传周活动。加强人感染 H7N9 禽流感、埃博拉出血热和艾滋病防治知识培训。修订《辐射安全管理制度》，完善设备操作规范、人员管理档案和各项管理措施。11 月，医院通过了市环保局创建辐射安全示范单位的检查验收。

医保工作。本市门急诊医保 320435 人次，总费用 9329.47 万元，次均费用 291.15 元；住院医保 1190 人次，总费用 1439.89 万元，次均费用 12099.91 元。接诊外省住院医保 2914 人次，总费用 5360.56 万元，次均费用 18395.88 元。

医疗支援。创新赴基层工作模式，完成密云县医院、密云县妇幼保健院、昌平区沙河医院对口支援工作。举办北京大学口腔医学院与大连市口腔医院学科发展联合体成立 2 周年纪念活动。派出专家参加中华口腔医学会"西部行"计划，捐献诊疗设备，并派 5 名教授作为"西部行"计划专家讲师团成员赴西部授课讲学；派 8 名专家志愿者赴青海、贵州、宁夏、新疆等基层医院帮扶，获中华口腔医学会支持"西部行"公益事业奖。与银川市口腔医院、贵州医学院附属口腔医学院签订对口帮扶协议，接收 2 所院校 16 名中层干部来院轮训。继续承接孤残儿童手术康复"明天计划"和"微笑列车"惠民服务，全年完成 83 例残疾儿童的唇裂、腭裂及唇腭裂手术，其中"明天计划" 6 例，费用 39168 元，平均每例 6528 元；"微笑列车"接待咨询 80 余人次，手术 77 例，费用 511859 元，平均每例 6647.5 元。获"微笑列车"突出贡献奖。

医疗纠纷处理。协调解决患方以书面形式提交具体要求的纠纷投诉 97 件，协调处理较大医疗纠纷 80 件。其中协议赔偿 11 件，金额 101651 元。由医院组织纠纷病例会诊讨论18例次。新发医疗争议诉讼案件1件，撤诉2件；跨年度医疗纠纷民事诉讼案件结案2件，均为海淀区人民法院判决结案。发生住院患者欠费3例，共计184295.89元，其中住院患者死亡1例、医疗争议1例、逃费1例。

护理工作 在口腔颌面外科、门诊6个试点科室继续推进优质护理服务。口腔颌面外科建立具有口腔专科医院特点的优质护理服务工作模式，门诊科室在优质护理服务措施的基础上继续探索适合口腔专科特色的口腔门诊优质护理服务，加强预约挂号、优化工作流程、文明服务、规范护理操作、护士分层管理等。

加强护理质量管理。完成临床护理质量检查督导，完成护士长绩效考核方案的制定。加强护理急救管理，制定《医院抢救车管理制度》。

选派护理骨干赴国外及国内各大医院进修、参观，参加各种学术交流及培训。举办外出学习人员交流汇报会3场，近300人次参加。选派50名护理骨干参加口腔专业护士培训。

邀请美国、日本及国内大型综合医院护理部主任8人次开展口腔专科知识讲座，500余人次参加。

招聘新护士20余人，完成新入职护士培训。制定为期1年的2个阶段的新上岗护士培训计划，每周培训1次，每次2课时。全年培训新护士53课时106学时，3710人次参加。

完成护理骨干、在职护士培训共14课时1650余人次。

接收进修护士47人、口腔护理方向实习生42人。

举办全国护理培训班8期，其中全国口腔护理管理学习班3期、四手操作培训班5期，共培训学员349人次，免费为兄弟医院培训护理骨干21人。123名本院护理骨干也参加了专业知识培训。

科研课题立项3项，其中医院青年基金项目1项，临床新技术、新疗法2项。举办护理论文交流培训5次，交流论文30余篇，300余人次参加。在核心期刊发表护理论文20篇。

科研工作 申报科研课题150项，中标69项，包括国家级（国家科技支撑计划、国家自然科学基金等）、省部级（北京市级项目、教育部项目等）和校级，资助经费4208.51万元。在研课题140项，结题35项。

获奖课题4项，其中教育部高校科研优秀成果奖（科学技术）技术发明奖二等奖1项，中华口腔医学会科技奖一等奖1项、二等奖1项，北京市科学技术奖三等奖1项。获专利证书3项。签订技术合同135

份。出版著作14部。发表科技论文368篇，其中SCI收录论文142篇，最高影响因子8.432，平均影响因子2.599。

开展国家卫生计生委委托的"健康口腔、幸福家庭"项目，包括方案设计、项目运行中的督导和评估。承担国家卫生计生委"全国儿童口腔疾病综合干预项目"的管理及技术支持。参与卫生行业专项标准"窝沟封闭临床操作技术"的制定。

承担国家卫生计生委"防治结合型口腔医疗机构模式探索项目"第二期。在一期项目内部小循环的基础上，在区域平台上形成部门间大循环工作机制，做成能够在全国推广的可复制模式。

续任WHO预防牙医学科研与培训合作中心。9月，举办第十一届亚洲口腔预防医学大会，11个国家及地区的332名代表参加。

医学教育 完成八年制学博连读208名学生的教学。录取研究生102人，其中博士生43人、硕士生59人。毕业研究生62人，其中博士生32人、硕士生30人。接收在职申请博士学位4人。授予学位70人，其中博士学位39人、硕士学位31人。

招收进修生184人，其中少数民族15人、西部地区44人、访问学者及基层骨干12人、"西部行"计划免费学员4人。

举办青年教师讲课培训及比赛，培训104人。举办国家级继续教育项目41项，59个班，培训2432人次；市级、区县级项目97项，培训9509人次。

成为首批国家级口腔科住院医师规范化培训基地。口腔科住院医师规范化培训基地共有7个，即口腔全科、口腔内科、口腔外科、口腔修复科、口腔正畸科、口腔病理科、口腔颌面影像科。全年招录住院医师50人，其中委托培训46人（本院44人、外院2人），自主培训4人（科研硕士1人、临床硕士2人、科研博士1人）。外送2名麻醉学医师到北京大学第一医院参加规范化培训。在培住院医师204人，其中口腔科195人，纳入第一阶段培训95人、第二阶段培训109人。

学术交流 接待外宾来访50批180人次。举办各级各类外国专家讲学近百场。接待日本姊妹校朝日大学和明海大学海外研修团、中国台湾中山医学大学口腔医学院学生研修团和波士顿大学学生研修团的短期研修。

短期公派出访303人次。与中国台湾地区阳明大学牙学院、以色列希伯来大学牙学院、印尼艾尔朗加大学签订学术合作协议。

信息化建设 实现全院无线网覆盖。完成医疗网无线SSID接入，住院系统CA电子签名数字证书集成与更新，医院数据服务器审计系统建设，HIS 系统优化、门诊流程调整、病理申请单更换、医院质量监测系统数据上传、财务成本核算集成、发票打印和管理模块开发等。完成住院患者入院前信息管理平台、儿童口腔科全麻患者登记管理系统、医院微信平台的开发。

基本建设 完成临床教学基地工程和远程诊疗加固改造工程，完成设备安装，通过了工程四方验收、消防验收。筹备医院专用保健部建设，7 月，完成初步设计规划方案。

完善污水站加药设备，对污水池及排污泵进行彻底清洗及检修。组织 2016～2018 年度 5 项后勤重大项目预算的立项、申报和评审，其中申请财政拨款 2 项、自筹资金 3 项。

协会工作 完成中国医师协会口腔医师分会各项

工作。6 月，召开第十二届口腔医师论坛——口腔医师执业与医患沟通。9 月，召开全国医师定期考核口腔专业业务水平测评考试指南与培训课件编制工作会议。11 月，启动第四届委员会改选换届筹备工作，并开展中国医师奖候选人提名的推荐活动。

（撰稿：李 成 审核：宋代莹）

领导名单

党委书记	周永胜
院　　长	郭传瑸
副书记	张祖燕　张汉平
副院长	李铁军　林　野　罗　奕　张　伟
	邓旭亮

北京大学肿瘤医院
北京肿瘤医院
北京大学临床肿瘤学院
北京市肿瘤防治研究所

（海淀区阜成路 52 号）
邮编：100142　电话：88121122
网址：www.bjcancer.org

基本情况 职工 1906 人（在编 1119 人、合同制 787 人），其中专业技术人员 1757 人，包括正高级职称 105 人、副高级职称 162 人、中级职称 524 人、初级师 569 人、初级士 312 人、未定职称 85 人；职员系列 11 人；工人 138 人。

医疗设备总值 69174 万元。年内新购设备总值 8173 万元，其中 100 万元以上设备 8 台。

机构设置 4 月 15 日，成立西院区综合管理办公室。7 月 30 日，成立肿瘤学会及学术会议办公室。8 月 28 日，成立团委办公室。10 月 14 日，成立胃肠肿瘤外科二病区。

改革与管理 制定新时期发展战略规划。规划提出一个发展愿景——患者首选的国际化肿瘤集团中心，两个发展方向——内生式发展与外延式增长，三个发展阶段——国内前列、国内顶尖、国际知名，四

项发展措施——过硬的品牌学科、优秀的管理团队、顶级的专家队伍、人性化的医院文化。

建设肿瘤医院内控体系。聘请第三方战略咨询机构，制定以夯实管理基础、优化核心业务流程为目标的一系列方案，确保管理科学化、精细化。

构建医院管理人才发展体系（BCMDS）。聘请第三方战略咨询机构，对院级领导和中层干部分别进行访谈，实施管理能力测评，分析结果，科学设计。自 2014 年起利用 8 年时间，逐步建立并优化管理人才发展体系。

全面实现同工同酬。继休假和薪酬福利制度之后，经院党政联席会议讨论通过，允许合同制职工在医院范围内晋升高级职称，晋升条件与在编职工一致，进一步实现合同制职工与在编职工同工同酬。

财务管理。健全预算观念，完善控制体系。严格

"三公"经费管理，推进公务卡制度的落实。完善绩效考核及内部分配方案，提升医院绩效管理精细化。

加强各项审计。完成审计424项，比上年增加13.7%；涉及资金3.2亿元，比上年增加26.3%；为医院增加效益千万余元。继续扩大审计业务范围，建立招标立项事前审批流程，开展合同项目事后跟踪审计，增设审计结果二级复核环节。

推进对外合作。设立北大医疗肿瘤医院管理有限公司，开展肿瘤专科医疗管理业务。通过技术托管、经营租赁、社会资本合作等方式探索对外合作新模式。西院区、南院区、和睦家国际医疗部、国际诊疗中心先后开业。

医疗工作　门诊509917人次，比上年增长10.9%；日均门诊2033人次。出院47690人次，床位周转57.94次，床位使用率93.32%，平均住院日5.89天。手术15150人次。

改进医疗质量与安全。梳理医疗质量督导工作，建立医院、科室、个人三级质控网络。定期开展质量督导及监控信息反馈，特别对二次手术加强绩效考核监管。通过肿瘤单病种质控、围术期督导管理、无痛医院建设等多种措施持续提高医疗质量。8月，加入中国患者安全教育与研究协作网。

临床路径管理。遵循由点到面、稳步推进、科学管理、实事求是原则，开展18个临床路径病种，涉及12个科室。临床路径入组率76.1%，完成率98.3%，变异率3.1%，退出率1.4%。调整临床路径管理系统的质控统计系统，添加临床路径依从率等统计指标，实现信息反馈意见书电子化。

预约挂号管理。实行预约优先，全号段预约，加大分时段预约挂号比例，鼓励多种方式预约。细化分科、分专业挂号，实现复诊预约。住院患者实现跨科室预约，各科室间门诊号互约。预约就诊率63.0%。

新技术、新疗法。开展医疗新技术11项，完成5项市卫生计生委三、四级普通外科等内镜诊疗技术临床应用能力审核申报和高通量基因测序技术临床应用试点单位的申报。

医院感染管理。制定《2014年抗菌药物临床应用专项工作方案》，将抗菌药物使用纳入常态化管理，加强医院多重耐药菌的目标筛查监测与早期隔离。在高风险科室开展主动筛查。开展埃博拉出血热培训演练及手卫生宣传教育。医院感染率1.41%，比上年的1.35%降低0.06%，漏报率11.37%。

医保工作。加强医保管理信息平台建设，完善精细化管理体系，加强医保总额预付管理与医保拒付管理，实现控费保质目标。全年医保门诊195210人次，总费用15436.7万元，次均费用790.8元；医保住院11995人次，总费用21904.7万元，次均费用18261.5元；特殊病医保4777人次，总费用12150.8万元，人均费用25436.1元。

医疗支援。放疗科物理师岳海振赴新疆和田地区人民医院支边1年。与西城区卫生局、丰台区卫生局续签对口支援协议，采取传、帮、带形式有针对性地加强对口支援单位的人才培养。与顺义区妇幼保健院、哈尔滨市第一医院、内蒙古赤峰市宁城县中心医院、辽宁省鞍山市肿瘤医院、内蒙古乌海樱花医院、河北省沧州市人民医院合作，协助当地提高医疗水平，培养技术人才。

医疗纠纷处理。发生医患纠纷25件，其中医调委调解17件、院内协商4件、法律诉讼4件，赔付总额270余万元。推进医疗纠纷律师见证工作，全年律师见证7件。

护理工作　护士682人，其中在编277人、合同护士405人；男性16人、女性666人。副主任护师占1.03%，主管护师占16.13%，护师占42.81%，护士占40.03%。硕士、本科、大专、中专学历分别占2.3%、43.3%、51.3%和3.1%。总体床护比1：0.85，ICU床位8张。

修订护理规章制度，根据床均护理工作量建立新床护配比标准，建立护理绩效管理信息系统。完善护理质量评价标准，开展月常规检查和季度专项督导。修订护理技术标准，制定院内静疗实践标准，完善临床病区护理工作量评价体系。修订护理不良事件上报管理制度，完善信息上报系统，并对不良事件分级管理。全年上报不良事件241件，包括管路相关、皮肤相关、治疗相关、跌倒等意外事件及职业暴露事件。

组织护理科研小组专题活动6次，获批院内基金资助课题10项。在国际肿瘤护理年会发表壁报4篇，参加国际、国内学术会议发言及专题报告10人次。发表论文21篇，其中核心期刊论文19篇。

修订护理技术操作标准，完成护士继续教育228学时10480人次，院内网络继续教育课程55学时350人次。取得专科护士认证18人。完成各类教学356人次。组织护理教学演示竞赛、静疗实践知识竞赛等。

科研工作　申报院外课题230项，获批94项，资助经费5400万元。其中国家级课题28项，经费2000余万元，包括国家自然科学基金22项（含面上项目10项、青年基金9项、应急管理项目3项），国家科技部支撑计划课题2项，"863"课题1项，"863"子课题3项；人力社保部留学人员科技活动项目择优资助3项，北京市科委课题14项，北京市优秀人才培养资助项目2项，北京市自然科学基金

14 项，教育部留学回国人员科研启动基金 2 项，市卫生计生委首发专项 8 项，北京大学 985 - 3 期临床医院合作专项 2 项，北京大学医学课题 8 项，市医管局"扬帆计划" 3 项，其他横向课题 10 项，合计其他各类课题 66 项，经费 3000 余万元。在研院外课题 207 项（不含子课题）、院内课题 71 项。结题 81 项。

季加孚荣获第十五届吴阶平 - 保罗·杨森医学药学奖。季加孚等完成的"胃癌综合防治关键技术的研究及应用推广"获 2013 年中国抗癌协会科技奖一等奖。郭军等完成的"中国黑色素瘤个体化治疗模式的初步建立"获 2013 年北京市科学技术奖二等奖、2013 年中国抗癌协会科技奖二等奖、2014 年中华医学科技奖三等奖、2014 年华夏医学科技奖三等奖。唐丽丽等完成的"肿瘤患者心理康复系列科普作品"获 2013 年华夏医学科普奖。

申报发明专利 5 项、实用新型专利 2 项，其中宋韦"基于 IGFBP-2 自身抗体或其与 IGFBP-2 联合检测的肿瘤诊断试剂或试剂盒及应用"获国家发明专利，王晓东"一种肝动脉药盒留置导管系统"及"一种用于穿刺的实时三维可视化影像引导系统"获实用新型专利。发明专利转让 1 项。

发表论文 398 篇，其中作为第一作者或责任作者的 SCI 论文 129 篇，总影响因子 370.087。影响因子大于 3 的论文 46 篇，影响因子大于 5 的论文 18 篇。出版科普书《健康大百科（第二辑）》（恶性肿瘤防治篇），囊括了 20 余种常见肿瘤的科普知识。

医学教育 录取研究生 74 人，其中博士生 33 人、硕士生 36 人、八年制二级学科培养 5 人。研究生毕业 52 人，其中博士生 22 人、八年制 7 人、硕士生 23 人。在院研究生 241 人，其中在职申请学位 15 人。入站博士后 1 人、出站博士后 1 人。8 人入选医院"人才攀登计划"，出国进修 12 人。具备博士生导师资格的教师 39 人。

研究生教育与管理。进一步拓宽招生渠道，制定《博士生入学申请考核制招生办法》。强化研究生培养过程，鼓励各级教师参与教学，优化研究生课程。制定《研究生创新研究项目实施办法》，加强研究生科研素质培养，尝试研究生创新项目，完成立项 11 项。

学术交流 参加第八届中国肿瘤学术大会，院内近 30 名专家作专题报告和发言，投稿 65 篇，获奖 8 篇。举办北京淋巴瘤国际研讨会、第九届全国胃癌学会会议暨第二届阳光长城肿瘤学术会议、北京黑色素瘤国际研讨会、北京国际胃肠肿瘤高峰论坛暨中国胃肠肿瘤临床研究协助组年会等学术会议，邀请国外专家近百人。

组织或协助组织来院交流 10 次，其中国外专家 25 人次。组织与美国斯坦福大学医学院、英国伦敦国王学院、澳大利亚悉尼大学的交流研讨会。

信息化建设 加强移动医疗及远程医疗建设。实现外网检验系统和医生就诊、患者答疑等方面手机版查询功能，筹划随访系统历史数据处理和上线准备。进一步加强与各远程会诊公司和数字医疗公司的合作，拓宽远程会诊范围，全年会诊量明显增加。

基本建设 装修改造科研楼地下标本库，改造门诊楼八层病区，地下车库及放射用房进入正常使用阶段，新病房楼及门诊改造项目前期工作取得阶段性成果。4 月，联动调试机械车库；10 月，试运行；11 月，正式使用。新病房楼总建筑面积 19997 平方米，1 月，取得规划方案复函；3 月，取得用地规划许可证；8 月，取得建筑工程规划许可证，完成土方施工及监理招标和合同签订备案；12 月，土方及基坑施工进场。

肿瘤防治 肿瘤登记与随访。对全市 150 家医院上报的肿瘤数据进行质控，整理住院病历 134754 份。社区主动随访肿瘤患者 58000 例，为获取以人群为基础的癌症生存分析数据提供基础，为市政府《北京市 2013 年度卫生与人群健康状况报告》提供肿瘤数据。

早诊早治。在全市 14 个区县筛查居民 4.5 万人，其中 1.6 万人接受临床检查。建立国内首个立足政府重大公共卫生项目——癌症早诊早治大数据信息平台，覆盖全市 99 家社区卫生服务中心、40 家筛查定点医院。该平台每年收集约 5 万例高危人群信息、1 万例临床检查者信息。

建设肿瘤防控示范社区，开展健康教育。在朝阳和顺义两区建立 5 个肿瘤综合防控示范社区，提高社区居民防癌意识。成功干预 1000 余人戒烟，其中 12320 转诊戒烟 240 人。通过微博、健康大讲堂、平面媒体、广播电视等传播防癌科普知识。

（撰稿：王剑英　审核：仲西瑶）

领导名单

党委书记 朱　军
院　　长 季加孚
副书记 杨　跃
副院长 郭　军　沈　琳　苏向前

北京大学第六医院
北京大学精神卫生研究所
北京大学精神卫生学院

（海淀区花园北路 51 号）

邮编：100191　电话：82801984（咨询）

网址：www. pkuh6. cn

基本情况　职工 407 人（在编 290 人、合同制 117 人），其中正高级职称 32 人、副高级职称 29 人、中级职称 132 人、初级职称 157 人。离退休人员 123 人。

年内，医院被认定为国家精神心理疾病临床医学研究中心，院长陆林担任中心主任。北京大学医学部睡眠医学中心、北京大学–Lieber 转化神经精神医学联合研究所、痴呆诊治转化医学研究北京市重点实验室均落户在医院。

医疗工作　门诊 248480 人次，日均门诊 1002 人次，比上年增加 9.63%。入院 2456 人次，出院 2460 人次，床位周转 11.2 次，床位使用率 98.76%，平均住院日 31.81 天。陪护率 45.74%，治愈率 12.54%，好转率 80.06%。

每月召开科主任例会 1 次，针对问题协调各科室提出整改措施并监督落实。强化科室管理意识，严格落实三级查房制度和各级医师岗位职责。

开展主治医师督导 30 次 300 余人次。联合北大心理中心开展临床心理案例督导 26 次。

8 月 8 日，召开规范医药销售行为会议，签署医药销售行为廉洁承诺书。8 月 15 日，召开全院医师会，规范医生行为。

开通临床医生微信群，对新入职医护人员进行岗前培训，每月举办抢救培训 1 次。

医疗支援。对口支援云南省普洱市第二人民医院、朝阳区第三医院、海淀区精神卫生防治院、昌平区中西医结合医院、人民医院等共 9 人。在京津冀一体化战略中，实现京冀精神卫生工作对接。与深圳康宁医院建立合作关系，并被纳入深圳医疗卫生"三名工程"。

护理工作　开展优质护理服务 4 年。围绕"以患者为中心"的服务宗旨，全面落实责任制整体护理，强化护理基础。加强重点环节管理，降低护理不良事件。加强细节管理，持续改进护理质量。建立护理部独立质控小组，实施护理部抽查、各质控组月查、病房护士长日查的三级护理质量监控体系。总结与分析 2009～2013 年护理不良事件并整理成册，供临床护士学习。

科研工作　获批国家自然科学基金项目 9 项，资助 938 万元；"863"计划军口部分课题 1 项，资助 20 万元；省部级科研项目 12 项，资助 174.81 万元。国内横向科研课题立项 19 项，经费 990.77 万元。陆林教授作为首席科学家，牵头申请的"973"计划重大科学前沿领域项目"睡眠脑功能及其机制研究"获批立项，前两年经费 1163 万元。

与北京大学心理学系合作的项目"睡眠–觉醒障碍的发病机制及干预措施"获批北京大学临床医院合作专项，资助 150 万元。首次申报北京大学医学部学科交叉种子基金，5 个项目全部获批。"精神病与精神卫生学"重点实验室获北京大学医学部创新平台项目资助 100 万元。

发表学术论文 86 篇，其中英文论文 33 篇。SCI 收录论文 30 篇，累计影响因子 130.684，其中最高影响因子论文发表在 *Biol Psychiatry* 上，影响因子 9.472。在中文核心期刊上共发表论著 37 篇，综述、述评等 3 篇。主编、主译或参加编写著作共 12 部，其中主编 6 部（《MMCB 中国常模手册》《灾后社会心理支持核心信息卡》《临床流行病学（第四版）》《中国记忆门诊指南：阿尔茨海默病患者及家属照护的最佳实践》《老年期痴呆专业照护——护理人员务实培训》《国家卫生计生委住院医师规范化培训规划教材：精神病学》），主译 1 部（《心灵的疗愈——意义治疗和存在分析的基础》）。

教学工作 在学研究生 117 人，包括统招研究生 87 人、在职硕士生 25 人、在职博士生 5 人。招收研究生 34 人，其中硕士生 19 人、博士生 12 人、八年制博士生 3 人。在培住院医师 37 人。成为第一批国家住院医师规范化培训基地。

新开睡眠医学课程，是国内第一个也是唯一一个睡眠相关课程。继续开设精神病学、临床思维及晤谈技能、心理治疗主客观分析、行为分析、心理危机干预、儿童精神医学、恋爱婚姻咨询等 7 门研究生课程，停开临床沟通技巧课程。

组织教学进病房活动 9 次。10 月起，开展心理治疗实际操作技能连续培训课程，面向医院全体人员开放，主要讲解各学派通用的基本操作技能、精神分析、家庭治疗、行为分析等具体操作以及与伦理相关的内容，共培训 138 人。

完成首部《临床型研究生新生入学攻略》的编写。

作为北京区域中心负责单位，牵头国家卫生计生委重性精神障碍防治培训项目的实施，承担统一教件、统一教材、统一教学、统一考核等实施的准备工作以及作为项目协调单位开展运行并督导多个北京地区培训班。

申请国家级继续教育项目 23 项，实际举办 22 项，培训 3053 人次；举办区县级继续教育项目 42 次，培训 3045 人次；举办单位自管项目 89 项，培训 3638 人次。招收专项研修人员 46 人、医学部学科骨干 6 人、北京市基层骨干进修 2 人。

学术交流 与美国哈佛大学医学院、加利福尼亚大学、密歇根大学、加州大学，英国伦敦国王学院，澳大利亚悉尼大学、墨尔本大学，日本东京大学，以及中国香港大学、香港中文大学等开展合作，并与 WHO 总部和西太区办公室、美国精神病协会、世界精神病协会、美国国立卫生研究院等国际组织和机构保持密切联系，开展多领域的合作研究和学术活动。作为项目承担单位，新建立国际合作项目 3 项，总经费折合人民币约 137.83 万元。

4 月 1 日，与墨尔本大学精神病学系签署合作协议。与北京大学医学部、北京大学医疗产业集团开展战略合作。

举办脑功能成像研究国际前沿北京论坛（ISFF-BI）、国际老年精神病学学会（IPA）国际会议、第五届两岸三地老年精神科学术交流会、北京大学老龄化与认知障碍交叉学科国际学术研讨会、第二届中国精神分裂症论坛、中国睡眠与心身医学论坛、精神分裂症研究进展论坛、抑郁障碍临床研究能力培训等。

社会服务 参与国家突发事件心理危机干预，派出专家 4 批共 9 人参与乌鲁木齐 "5·22" 暴力恐怖事件应急心理援助，派出 2 名专家赴云南鲁甸地震灾区开展心理救援培训。

开展多种形式的科普宣传活动，参与国家卫生计生委世界精神卫生日宣传主题策划，并与多家媒体合作开展主题宣传，形成理解、接纳、关爱精神障碍患者的社会氛围。

公共卫生服务 医院承担国家严重精神障碍管理治疗项目，经费 4.7 亿元。开发建成国家严重精神障碍信息系统二期。配合国家卫生计生委进藏开展培训，实现零的突破，全国再无精神卫生服务空白区。

志愿服务 2 月，医院被评为首都卫生系统 25 家学雷锋志愿服务站之一。7 月，党院办召开志愿服务启动暨培训会。在门诊楼一层大厅、门诊楼二层电梯口开展志愿导医服务。10 月，接待深圳市公立医院管理中心人员来医院交流志愿工作。

基本建设 医院异地扩建工程取得进展，获得国家发展改革委对该工程可行性研究报告的批复，并取得建设用地的《国有土地使用证》。

（撰稿：胡 瑜 审核：张 霞）

领导名单

党委书记 王向群

院　　长 陆 林

副 书 记 刘 靖

副 院 长 董问天　姚贵忠　郭延庆

北京大学首钢医院

（石景山区晋元庄路9号）

邮编：100144　　电话：57830827

网址：www.sgyy.com.cn

基本情况　职工1894人（在编1171人、合同制723人），其中卫技人员1528人（不含职能处室卫技人员），包括正高级职称36人、副高级职称99人、中级职称464人、初级师434人、初级士199人、无职称296人。

医疗设备总值26878万元。年内新购医疗设备总值3461万元，其中100万元以上设备9台。

机构设置　2月21日，教学办公室并入教育处，创伤急救中心并入急诊科。4月9日，恢复泌尿外科，原吴阶平泌尿外科医学中心的人员及职责划归泌尿外科；乳腺疾病科纳入普通外科，原有管理模式不变。11月1日，开设造口伤口护理专业门诊。

改革与管理　4月29日，首钢总公司任命向平超任首钢医院党委副书记。10～12月，医院党委进行党支部换届选举。党支部由原来的11个调整为25个。

完成《临床各科急救流程》《科室质量管理手册——急诊科分册》《科室质量管理手册——外科系统分册》《医务人员依法执业手册》《应知应会手册——护理部分》的编印。制定病历管理规定、新生儿安全管理制度、辐射安全管理制度、高危孕产妇接诊及转诊实施方案、深化优质护理服务工作方案等。加强环节质量的实时监控，以首诊负责制、三级查房制度、交接班制度等核心医疗制度为抓手，加强关键科室、关键环节和关键时间的监督检查。

开展题为"重医德，塑医者仁心；保廉洁，创美好生活"的廉洁教育培训。修订和制定《总务后勤系统检修、维保、设备物资购置项目管理办法（试行）》《医疗设备采购管理办法》《工程招投标管理办法（试行）》《信息系统软硬件设备采购管理办法》等。加强能源管理，实施节能改造，推进非医疗物资采购集中管理，实现"零库存"，采购成本在原基础上下降20%。

医疗工作　门急诊1049193人次。出院25781人次，较上年增长2.91%；床位使用率89.62%；平均住院日10.9天。全院患者药占比53.42%，其中住院患者药占比37.41%。住院手术6370人次，其中三、四级手术较上年增加114.64%。医院服务能力（DRG组数是560）、技术难度（CMI 1.12）均优于北京市三级综合医院平均水平。

全年开展新技术、新项目49项，其中关节镜等11项诊疗技术获北京市技术准入，骨科应用骨搬移技术治疗慢性骨髓炎等6项获医院新技术、新项目专项奖。

临床路径管理。实施临床路径科室12个，入径1682例，入径率70.17%，完成率60.76%。单病种质控网报：急性心肌梗死38例，心力衰竭36例，肺炎255例，脑梗死176例，髋、膝关节置换术31例，冠状动脉旁路移植术5例，围手术期预防感染301例。质控指标达标率均值较上年有所提高。

预约挂号管理。采取网络预约、窗口预约、电话预约、诊间预约和社区转诊预约等形式，开放号源比例20%，预约挂号人次占门诊量的2.5%。

医院感染管理。医院感染发生率1.73%。开展培训和督查，有效防控人感染H7N9禽流感。修订《多重耐药菌管理多科协作及联系制度》和《医院感染在职教育与培训制度》等。

医保工作。医保出院17471人次，比上年增长2.92%。总费用32757万元，次均费用18747元。

医疗支援。医务人员赴内蒙古丰镇市医院和北京市大兴区红星医院对口支援，累计支援87天，开展临床诊疗、教学培训和查房、疑难病例讨论、学术讲座等，并附送教学光盘1000余张。医院每月安排医务人员对口支援社区卫生服务工作，保证古城、苹果园、老山、金顶街4个社区卫生服务中心每天都有主治医师以上人员出诊。

6月13日，举行北京大学首钢医院医联体启动仪式。6～12月，医院与医联体成员单位间实现双向转诊1000余人次，接收医联体成员单位进修18人，带教9次，会诊38次。9月14～20日，首钢医院举办义诊周活动，多名专家在门诊大厅、石景山区古城公园、金顶街社区、五里坨高井街道卫生服务中心、内蒙古丰镇市医院和大兴区红星医院开展义诊活动。

7月11日，体检科新址正式启用，面积增加至1000平方米，实现了医检分开、一站式服务。全年体检55353人次，其中体检车为60余家单位包括30余家首钢一业多地企业单位提供上门医疗服务18087人次。医院参与首钢职工健康管理系统项目，配合首钢总公司项目组完成业务架构的初期模型。全年组织医务人员开展各类宣传义诊活动17次，发放健康教育处方8889张。为医务人员举办健康教育讲座34次。

医疗纠纷处理。参加医疗保险1427人，保险缴费973191.5元，保险赔付948606.65元。全年经市医调委调解16件，经法院判决5件。

社区服务。制定社区医疗中长期发展规划，确定以康复和中医适宜技术进社区为先导、信息化建设为支撑、带动其他学科支持社区的发展模式。增加设备、技术投入，增设专科门诊，提升了社区医疗服务能力。社区卫生服务共管理68390户211739人，全年接诊506507人次，提供家庭病床服务床日13140天，上门医疗健康服务1123次，发放宣传材料27350份。家庭医生111人，签约46383户133352人。管理高血压15566、糖尿病4645人、冠心病425人、脑血管病367人、精神障碍1372人、恶性肿瘤36人。预防接种54186人次，接种率100%。新生儿管理覆盖率100%，计划生育指导2758人，孕期保健6073人，产妇访视3270人，新生儿访视4516人。

护理工作 护士708人，其中注册护士679人，合同护士493人（4个社区卫生服务中心有注册护士85人，非护理岗位人员100人），医护比1∶1.56。ICU床位45张。全院优质护理评分平均为98.3分，分级护理质量平均分为98.1分。3月31日，医院举办护理论文交流会、护理创新评比暨品管圈活动成果评比大会。5月7日，召开庆祝国际护士节表彰大会，对优秀护理团队和个人进行表彰。

护理管理新举措。100%病区落实责任制整体护理。不良事件上报率100%，整改率100%。修订完善护理规章制度40余项，相关执行程序、指引、标准30余项。

院级在研科研课题有青年基金3项、重点项目1项、护理课题3项。在统计源期刊发表护理论文5篇。

年内，完成护理临床实（见）习带教232人，其中本科生8人、大专生217人、中专生7人。手术室护士4人、RICU护士1人、神外科护士1人和儿科护士1人，共7人到外院进修学习。血透室2人、输液室4人、急诊室1人、骨科1人、肿瘤科1人、ICU 3人和手术室1人，共13人参加专科护士取证培训。

科研工作 新增课题12项，其中国家卫生计生委医药卫生科技发展研究中心课题2项、北京大学医学部交叉学科种子基金项目2项、中华医学会项目1项、首钢总公司管理创新课题2项。发表论文107篇，其中SCI收录论文11篇，核心期刊收录69篇。

5月10日，和北京大学医学部联合举办首届首钢医院师资培训班，近200人参加培训。5月30日～6月1日，主办中国内镜微创保胆取石高峰论坛。6月6～7日，与石景山区医学会联合举办北京西部医学论坛。7月10日，北京医学会骨科学分会换届，首钢医院院长、骨科首席专家陈仲强当选为主任委员。7月24日，在北京医药行业协会第一届药物临床试验机构专业委员会成立大会上，院长陈仲强当选副主任委员。8月9日，与石景山区医学会、石景山区影像质量控制办公室共同主办第三届北京西部医学影像论坛。10月10日，北京医学会第十一届骨科学分会学组成立，院长陈仲强任脊柱组委员，骨科主任张光武任骨科学分会委员及骨肿瘤、骨感染、骨结核学组委员和创伤学组委员，科研处处长范东伟任基础学组委员，骨科副主任吴四军任微创学组委员，骨科副主任医师刘正任青年委员会委员，骨科护士长梁玉焕任护理学组委员。10月24日，石景山区卫生局对首钢医院呼吸内科和金顶街社区卫生服务中心老年医学科区级医学重点学科开展评估检查，对医院人才培养和学科队伍建设工作给予肯定。12月19～21日，心内科和中国医师协会心血管分会及北京大学医学部心血管内科学系共同举办北京大学心血管专科医师培训课程暨冠心病介入治疗围手术期护理管理学习班，来自全市各医院的300余人参加学习。

医学教育 完成北京大学医学部2010级生物医学英语专业临床教学和2011级海外口腔专业教学共44人929学时，2010、2011级辽宁医学院临床教学57人866学时。培养硕士研究生6人、博士研究生2人。1月8日，外科学（骨外）成为北京大学医学部博士研究生培养点。

参加市卫生计生委专科医师规范化培训的住院医师125人，其中第一阶段77人、第二阶段48人。参加继续医学教育1062人。接收进修37人。脱产学习

53 人，到院外进修 20 人。录取研究生 40 人，其中硕士生 36 人、博士生 4 人。

学术交流 接待美国 William W. Chu 教授、奥地利 Georg Gaul 教授和澳大利亚墨尔本林延龄教授等来医院开展学术交流。出国考察、参加国际学术交流 2 人次。到广州、深圳、济南等地参加各种学术交流 53 人次。

信息化建设 新建电子病历系统、体检信息系统（健康体检、职业病体检）、院感管理控制系统、输血管理系统、消防信息系统、B 超排队叫号等系统。实现医院 OA 系统的应用，完成机房搬迁改造、医保服务器集群建设。手麻、重症信息系统上线，启动预算管理系统、社区医保服务器升级等项目。完成"银医通"的调研论证，门诊静脉输液信息系统在试点科室运行。

基本建设 新门急诊医技大楼通过了方案设计，立体停车楼（含营养食堂）建设进入前期改造阶段，启动门诊楼医疗总体布局设计，完成体检科、康复医学科、门诊检验和新核磁机房改扩建工程，完成干部保健科门诊和病房、住院大楼四层血液科、免疫风湿科病房和 4 个社区卫生服务中心的装修改造和多项配套设施改造与升级共 17 个项目。

（撰稿：吴妍彦 审核：杨布仁）

领导名单

党委书记 刘慧琴
院　　长 陈仲强
副 书 记 向平超（自 4 月）
副 院 长 向平超 雷福明 张祥华 王健松

北京中医药大学东直门医院

（本部：东城区海运仓 5 号）（东区：通州区翠屏西路 116 号）
邮编：100700 电话：84013211　邮编：101121 电话：69542682
网址：www.dzmyy.com.cn 和 www.dzmyydq.com.cn

基本情况 本部职工 1321 人，其中卫技人员 1142 人，包括正高级职称 107 人、副高级职称 157 人、中级职称 376 人。引进高级专业技术人才 7 人。东区职工 808 人，其中卫技人员 683 人，包括高级职称 74 人、中级职称 160 人、初级职称 449 人。

本部医疗设备总值 21584.43 万元。年内新购设备总值 3264.64 万元，其中 60 万元以上设备 15 台。东区设备总值 1.3 亿元。年内新购医疗设备总值 4623.86 万元，其中 100 万元以上设备 5 台。

王子瑜、廖家桢、吕仁和入选首都国医名师，院长王耀献获全国五一劳动奖章，副院长田金洲被评为首都健康卫士，白鹏、田贵华入选北京市科技新星，时晶获中华中医药学会中青年创新人才奖。

机构设置 年内，成立国际合作处。

医疗工作 东西两区门诊 2864063 人次，急诊 128500 人次，出院 27090 人次。中医 4 项指标中药处方比和中药收入比分别为 68% 和 72.28%，中药饮片处方比和中药饮片收入比分别为 36.17% 和 44.85%，

是上年的 2.37 倍；总收入 5562.68 万元，是上年的 2.28 倍。

东区门诊 938330 人次，急诊 83476 人次，急诊危重症抢救 247 人次，抢救成功率 100% 入院 10261 人次，出院 10293 人次，床位周转 30.42 次，床位使用率 96.24%，平均住院日 11.59 天。住院手术 2043 人次。

成立重点专科建设办公室，提高中医特色和临床疗效。医院有国家级重点专科 5 个、国家中医药管理局重点专科 15 个、北京市特色诊疗中心 9 个。创新疑难病例讨论模式，即医、药、护、技联合讨论，中医、西医分别讨论的一体化讨论模式。探索中医诊疗新模式：体现全程服务集预防、治疗、康复一体化模式，如脑病科的中风病防治模式；治疗手段体现出中医的综合治疗模式，如各科中医综合治疗室；组织方式体现出多学科联合协作诊治模式，如头痛门诊、甲状腺专病门诊、乳腺专病门诊；双向转诊体现出分级诊疗模式，如与东城区社区绿色通道、预约挂号等。

医疗纠纷处理。处理纠纷373件，与上年基本持平。新发纠纷285件，较上年下降7%，较大案件较上年下降26%。

医院感染管理。为有效预防和控制医院感染，保障医疗安全，重新调整医院感染管理委员会、完善三级防控管理体系。

预约挂号管理。制定《预约挂号管理规定》和《预约挂号工作实施方案》，有电话预约、网络预约、现场预约、窗口预约、门诊医生预约及社区转诊预约等预约方式，号源分时段预约。现场挂号与预约挂号比例为3∶2，口腔科、针灸科等科室患者的预约率100%，特需门诊全部为电话预约制，并采取分时段预约，减少患者等候时间。

护理工作　开展优质护理，用"爱心、耐心、细心、诚心、责任心"全心全意对待每一位患者。开展责任制护理，实行弹性排班制，围绕患者的需要进行工作安排。寻找护理品质的突破口，开展循证护理。各科室开展中医护理方案的病种35种，完成2606人次。实施中医特色护理技术21项76927人次。

科研工作　加大对科研项目、专利及SCI论文等成果的奖励力度。发表SCI收录的学术论文16篇，在核心期刊发表论文200余篇。获授权发明专利1项。获中华中医药学会科学技术奖二等奖1项、三等奖1项，中国中西医结合学会科学技术奖三等奖1项，北京市科学技术奖1项，北京中医药大学科学技术奖4项。针对中医内科领域的临床实际问题，开展基础研究，并为临床提供支持。申报北京中医药大学的研究所12个。

医学教育　2014届毕业生325人，就业率95.38%。其中博士生就业率100%、硕士生就业率99.18%。出版教材3部，组织"十三五"研究生规划教材12部，申报2015年担任主编或副主编的教材17部。试行住院医师规范化培训与研究生培养相结合模式。通过了北京中医药大学临床教学基地的评估检查。通过了国家中医药管理局名老中医药专家传承工作验收及中期检查评估，新增第五批传承工作室3个、北京薪火传承"3+3"名医传承工作站2个。本院名老中医药专家传承室站有5室9站。

人才建设　全年引进各级各类人才16人，其中高级专业技术人才8人、中级职称业务骨干6人、留学生2人。

学术交流　派2人赴德国魁茨汀中医医院工作，赴新加坡中医学院讲课8人。接待国际田联主席迪亚克就诊参观、俄罗斯国立大学副校长参观访问、泰国卫生部中医药代表团参观访问、日本群马大学教授学术交流、新加坡南洋理工大学教授参观访问等26个国外参观团。

品牌战略　建立东直门医院医改十模式。东直门医院战略联盟超过118家医院，形成以东直门医院为核心辐射全国的医疗联盟。提高基层中医医院的服务能力，为医院的医教研进一步发展奠定基础。继续开展中医进社区、进机关、进农村活动。

基本建设　11月，获批东直门医院土地证，医院改建工程取得进展。东区二期工程建设已经过半。

（撰稿：王　红　审核：尹　丹）

领导名单

本部：

党　委　书　记	叶永安	
院　　　　　长	王耀献	
党委副书记兼纪委书记	柳红芳	
副　院　　　长	田金洲	高　颖
	王成祥	晏　军
	张耀圣	戴京璋
	张明海	

东区：

党委书记兼院长	张明海		
党委副书记兼副院长	高淑瑞		
副　院　　　长	丁治国	田力学	马洪明

北京中医药大学东方医院

（丰台区方庄芳星园一区6号）

邮编：100078　　电话：67618444

网址：www.dongfangyy.com.cn

基本情况　职工1485人（在编770人、合同制715人），其中卫技人员1322人，包括正高级职称76人、副高级职称141人、中级职称413人、初级师477人、初级士215人。

医疗设备总值29679万元。年内新购医疗设备总值4831.9万元，其中100万元以上设备13台。

机构设置　9月19日，成立拓展部、资产管理与招标办公室。拓展部负责对外联络、对外医疗合作、拓展资源、技术合作、社会公共关系、远程会诊及教育、对口支援、医联体建设、健康教育、医患关系、医疗安全教育、监督、医疗缺陷防范、医疗纠纷处理、医疗责任保险相关事宜、法律事务协调、医疗改革、医院规划、医改政策研究、医院改革总体方案等。资产管理与招标办公室负责资产管理、招标管理、开源增值等。

医疗工作　门诊1859585人次，急诊59469人次，急诊危重症抢救1805人次，抢救成功率94.6%。出院18783人次，床位周转26次，床位使用率90.3%，平均住院日12.5天，死亡率3.7%。住院手术3507人次。

临床路径管理。实施中医临床路径管理的科室18个，病种53个，其中病房执行的病种37个、门诊执行的病种16个。入径1581例，入径率56.57%。完成率92.98%。

预约挂号管理。医院挂号预约方式有114预约和诊间预约，开放号源比例60%（114预约30%，诊间预约30%），实际预约挂号1169193人次，占门诊比例65%。

医院感染管理。医院感染发生率0.6%。抗菌药物使用强度为46.56DDD，抗菌药物使用率51.7%。重视环节管理，加强对医疗过程中感染危险因素的控制，利用先进检测手段代替传统检测方法，实时报告检测结果。

医保工作。医保出院12696人次，总费用25533.61万元，次均费用20111.54元。改进医保费用管理，提高医保基金使用效率，加快床位周转，缩短平均住院日，降低平均住院费用。完善信息化管理，建立全方位多环节的医疗保险管理，加强环节监控，减少不合理的检查、用药、治疗。

医疗支援。2月17日，国家教育行政学院门诊部正式开诊。11月27日，与天津中医药大学武清中医医院建立协作关系，提高其中医药服务能力和科研教学水平。接待协作医院及兄弟院校来访近20次。接收对口支援医院进修医师34人次，其中山东省威海市中医医院14人、宁夏医科大学附属回医中医医院9人、海南省琼海市中医医院3人、西藏藏医学院附属医院3人、河南省鹤壁市中医医院2人、内蒙古锡林郭勒盟蒙医医院2人、门头沟区中医医院1人。

医疗纠纷处理。处理纠纷176件，涉及赔偿24件，处理12320转来的信访35件。调解审结案件32件，赔偿70.07万元，其中医院承担19.48万元；诉讼审结案件3件，赔偿115.11万元；院内和解6件，赔偿9.61万元。

护理工作　护士552人，全部为注册护士，其中合同护士479人，医护比1:1.43。ICU床位6张。不良事件上报率100%，整改率100%。

护理部下发《关于实施〈静脉治疗护理技术操作规范（WS/T433—2013）〉的通知》《关于实施〈护理分级（WS/T431—2013）〉的通知》等，加强各项评估工作，完善对患者护理安全的评估监控。

获批区级科研课题1项、校级课题4项。在核心期刊发表论文4篇。

护理部获批国家中医药管理局中医护理骨干人才培训基地。举办市级继续教育项目1项，区级护理继续教育项目34项，院内自管项目20项。派出人员培训30人次。接收参观培训及进修近40人。接收护理实习生 77 人，其中本科生 32 人。

科研工作 中标各级各类科研课题 77 项，其中国家级 11 项，资助经费 723 万元；省部级 7 项，资助经费 266 万元；校区级 59 项，资助经费 114 万元。在研课题 238 项，结题 127 项。获中华中医药学会科学技术奖三等奖 1 项、北京中医药大学技术发明一等奖 1 项。获职务专利授权 6 项。

有国家中医药管理局中医药科研三级实验室 1 个。迁入新教学科研楼，面积由原来 800 平方米增加到 2000 平方米以上。在细胞生物、分子生物、组织病理、生化药学研究平台的基础上，通过国家财政专项资金支持，完成分析测试与实验动物研究平台建设。分析测试平台引进先进的质谱与超高效液相，可对药物、体内活性物质及其代谢产物进行定性和定量分析测试研究。新建 SPF 级实验动物研究平台，面积 600 平方米。

重点专科建设。截至年底，有国家临床重点专科 6 个，国家中医药管理局重点专科 14 个。年内，医院成立重点专科管理办公室，设专人专职负责重点专科工作，为国家级、北京市级重点专科共计 19 个建设（培育）项目匹配院内建设经费 190 万元。

发表科研论文 252 篇，其中 SCI 收录 5 篇，最高影响因子 2.175，平均影响因子 1.497。编写著作 13 部。

医学教育 承担北京中医药大学部分临床教学工作。录取硕士生 59 人、博士生 19 人。有 6 名青年骨干到国外进修学习。

学术交流 接待俄罗斯、埃及、日本、韩国、挪威等国家外事参观与交流共 15 次 183 人。举办大型学术会议 5 个，匹配经费 12 万元，涉及脑病、心血管、神经外科、脾胃肝胆科、肿瘤科等专业科室主办的全国性学术会议，参会人员平均超过 300 人。外出参加国内会议 35 次。

信息化建设 获专项经费支持 1060 万元。完成医院东楼网络调试配置，主楼二、三层业务功能拓展网络施工与相应分诊叫号系统配置，财政部发票改革院内系统改造及医保系统升级。二七院区机房方案与施工、医保网络方案与配置、信息系统设计方案调研项目正在进行中。

基本建设 完成主楼门诊区域的粉刷改造，新增专家门诊二诊区。完成东楼南侧实验中心培养间简单装修、东楼部分房间改造、后勤楼保卫宿舍粉刷。完成西院区整体改造项目四方验收、消防验收、电梯验收，完成西院区整体改造项目室外工程的施工并进行四方验收，完成二七南社区卫生服务中心改造（Ⅰ、Ⅱ、Ⅲ段，消防工程）、西峰寺社区卫生服务站改造工程。

圣彼得堡中医中心 与俄罗斯水门集团合作成立的东方医院圣彼得堡中医中心建成开诊。中心占地 4 万平方米，建筑面积 2500 平方米。12 月 7 日，医院首批专家前往圣彼得堡中医中心开展相关医疗工作。

（撰稿：赵　静　审核：龚燕冰）

领导名单

党委书记	马继福
院　　长	张允岭
副书记	王　琦　杨晓晖
副院长	林　谦　杨晓晖　李元文　郭蓉娟
	吴　伟　胡凯文

北京中医药大学第三附属医院

（朝阳区安外小关 51 号）
邮编：100029　电话：52075200
网址：www.zydsy.com

基本情况 职工 694 人（含合同制 226 人），其中卫技人员 589 人，包括正高级职称 32 人、副高级职称 69 人、中级职称 192 人、初级师 141 人、初级士 155 人；其他人员 105 人。

医疗设备总值 12909.81 万元。年内新购医疗设备总值 1560.23 万元，其中 100 万元以上设备 3 台。

机构设置 10月23日，科室调整，设立小汤山门诊部、社会工作部、纪委办公室、经济运行办公室，科教处分为教育处和科研处，保卫科变更为保卫处，计算机中心变更为信息中心。

改革与管理 5月19日，完成7名院级领导班子的换届。选拔12名处级管理干部。7月，召开年中工作会议，提出两个"123"工程，在治院理念上提出1个中心——以医院全面快速发展为中心，2个并重——医疗与科研教学并重、服务患者与职工满足并重，3个聚焦——聚焦制度建设、聚焦医疗提升、聚焦未来发展。在医疗业务发展上提出1个中心——以质量内涵建设为中心，2个并重——中医特色与综合救治能力并重、精细良性可持续发展和规模与总量拉升并重，3个聚焦——聚焦科室、聚焦特色、聚焦人才。提出建设"学院型医院、进取型医院"的指导思想。

办理执业医师注册、变更40余人，为院内外12名医师办理多点执业注册。

医疗工作 门诊671164人次，急诊16663人次，急诊危重症抢救149人次，抢救成功率100%。入院6522人次，出院6480人次，床位周转13.79次，床位使用率72.92%，平均住院日19.12天，死亡率7.9%。住院手术1976人次。

举办以"凝练专业特色，加强学科交流，提升诊疗能力"为主题的中西医结合临床医学实践系列讲座，共30讲，历时5个月。10月，承办中华中医药学会急诊分会年会。赵海滨和陈兆军教授当选朝阳区第三批中医药专家下社区指导老师。

加强重点专科和学科建设。组建中医骨伤科、中医脑病和中医脾胃病3个市中医管理局北京中医领军人才团队。年内，内分泌科和特需老年病科被市中医管理局批准为"十二五"重点专科建设项目。医院拥有3个国家级中医临床重点专科、6个国家中医药管理局重点专科、3个国家中医药管理局重点专科协作组成员单位、4个市中医管理局重点专科。

继续做好中医住院医师规范化培训和中医全科医生规范化培训基地的建设和管理。年内，招收住院医师18人，在院培训共64人。15人通过市中医管理局组织的结业考试。培训全科医生12人。承担北京美迪中医皮肤病医院40名医师的业务考核。定期考核医师397人。

临床路径管理。实施中医临床路径管理的科室20个，病种21个，入径280例。

开展新技术、新项目4项。脑病科开展共情量表评定，骨科开展超声引导下针刀闭合，耳鼻喉科开展扁桃体啄治法治疗慢性扁桃体炎、扁桃体肥大，口腔

科开展种植牙。

医院感染管理。医院感染率2.94%。抗生素使用率63.06%。全年医院感染管理培训13次952人次，专职人员取得医院感染管理岗位培训证2人。加强埃博拉出血热防控的培训与督导，组织全员培训3次。成立抗菌药物临床应用管理领导小组及监督检查小组、处方点评工作小组，完善《抗菌药物处方、医嘱点评制度》《抗菌药物临床应用分级管理制度》等，设立临床科室抗菌药物质控员1名。

医保工作。医保出院4300人次，总费用9900万元，次均费用23023元。接待上级医保管理部门日常指导38次，外调病历220份。新来院医务人员岗前培训4次。

医疗支援。继续支援怀柔区渤海镇卫生院、怀柔区雁栖医院、门头沟区中医医院及内蒙古自治区3家医院。赴渤海镇卫生院医生170人次，诊治1985人次，手术49人次，手术示教47次，学术讲座18次，业务培训93人次，义诊272人次。赴雁栖医院医务人员115人次，诊治1575人次，学术讲座5次，业务培训110人次，义诊530人次。接收内蒙古对口支援单位进修3人，涉及皮肤科、检验科、针灸科。裴晓华作为第八批援疆干部任新疆医科大学中医学院副院长。派副高级以上职称的专家到教育部医务室出诊，常驻2人，全年派专家22人。

参加北京第三届京交会、北京地坛第六届中医药文化节公益咨询活动。定期开展"进社区，进国企，进军营，进学校，进农村"义诊咨询活动。9月，举办大型义诊周活动。举办社区居民健康教育大讲堂22次，组织健康宣传活动11次，健康咨询1950人次，自制健康知识材料并发放1300余份。在门诊楼外和一层大厅举办义诊39次，共服务患者2813人次。"三伏贴"贴敷4500人次。

医疗纠纷处理。处理来信来访投诉64件，诉讼1件。经市医调委调解解决1件。赔偿87126元。

护理工作 护士221人，其中注册护士216人，合同护士144人，医护比1∶0.83。ICU床位4张。

启用市卫生计生委信息管理平台上报护理安全（不良）事件。强化"三基三严"训练，由科室推选24人，参加CPR技术、拔火罐操作技术、密闭式留置针穿刺技术3轮竞赛。完善各项护理质量管理制度，加强可控性护理并发症的预防和应急处理。

成立护理专科小组，提高护理质量，危重患者护理小组全年检查指导危重症患者护理138人次，皮肤护理小组检查指导压疮患者护理12人次。召开品管圈活动成果汇报评比会，完善品管圈管理方法。

对32名新入职护士进行岗前培训，参加ICU专

科护士资格认证培训班 1 人，参加专科讲座及培训 10 余人次，护士长参加相关管理培训班、学习班 20 余人次。

护理教研室首次举办临床护理教师讲课比赛，参赛教师运用多媒体、实物和教具展示、现场演示等多种教学方法，分别进行内科中医护理方案、临床操作技能等多门课程的教学演示。全年接收 255 名大中专、本科、研究生护理专业学生的临床实习、见习。接收朝阳区第二医院 3 名护士长进修中医护理及护理管理。2 名教师成为北京中医药大学护理学院中医护理学基础的主讲教师，承担护理学院本科生的课堂教学任务。

完成区级继续教育项目 11 项、单位自管项目 17 次。引进中医护理人才 6 人，招收中医院校毕业生 34 人。4 名护士取得护理大专学历，5 人取得本科学历，2 名护士在读研究生学历教育。

2 项护理科研课题中标北京中医药大学科研基金项目及自主选题项目。继续承担市中医管理局中医医院护理岗位设置项目的研究。在核心期刊发表护理论文 4 篇。参加全国中医、中西医结合护理学术交流会议 10 余人次。

5 月，参加由北京中医药大学主办的首届中日养老护理研讨会。8 月，护理部主任唐玲和北京中医药大学护理学院教师应邀赴日本福冈县立大学护理学院进行讲学，讲授中医理论知识和中医护理操作技能。1 名护士参加第一届两岸四地护理高峰论坛暨学术研讨会、中华护理学会第四届护理学术年会暨第十二届全国血液净化护理学术交流会议，并进行论文交流。护士刘爱赴德国奎斯汀中医医院工作 1 年。

科研工作 修订《科研管理办法》《科研经费使用办法》《科研奖惩制度》《药物临床试验相关管理制度》等。完善医院科研三级管理体系，各科室设立科研专员。建立医院科研管理目标考核体系。

申报课题 97 项，其中国家级 23 项、省部级 29 项、校级自主课题 45 项。中标 38 项，到位经费 193.14 万元。其中国家中医药管理局重大专项 1 项，国家自然科学基金面上项目 1 项，经费 34.2 万元；市科委"十病十药"1 项，首都特色项目 3 项，经费 105 万元；北京市自然科学基金青年项目 1 项，北京市中医药科技项目 1 项。校级自主课题 30 项，其中学生中标 18 项，经费 17.94 万元；中青年教师类中标 10 项，经费 30 万元；青年教师专项中标 2 项，6 万元。北京中医药科技专项结题 2 项。

承接上市后再评价中药临床研究项目 6 项。6 人分别在世界中医药联合会中药上市后再评价委员会任常务理事、理事，中国中药协会药物临床评价研究专业委员会任委员。

在核心期刊发表论文 62 篇；SCI 收录 2 篇，其中全文 1 篇、摘要 1 篇；EI 1 篇。完成北京中医药大学特色教材系列之《中医筋伤学》，国家卫生计生委"十二五"规划教材、全国中医药高职高专院校教材《中医妇科学》第三版、《传染病学》第二版。申报国家卫生计生委"十三五"规划教材暨全国高等中医药院校研究生第二轮规划教材的主编、副主编、编委。

获专利发明 2 项：一种治疗风湿骨病的中药凝胶制剂，一种针刀定位尺。

医学教育 招收研究生 60 人，其中硕士生 50 人、博士生 10 人。在院研究生 158 人，其中硕士生 134 人、博士生 24 人，其中 2 人为转博生。连续 3 年就业率 100%。

为临床教学建设电教室、手术室示教系统，内科、外科、妇科、儿科、骨伤科、针灸科示教室等。对新教师上岗前试讲进行评估，组织教师参加各种教学技能培训和能力测试。参与校级精品视频公开课项目 2 项：中医适宜技术、中医正骨学。举办教学质量周竞赛活动、留学生古汉语经典诵读比赛、全科医学知识竞赛。组织教研室主任和科室主任赴上海、广州、成都的医院和大学参观、交流、学习。

完成北京中医药大学国际学院五年制中医专业（汉语班、英语班）、针灸推拿专业及基础医学院七年制骨伤专业、成教专科针灸推拿、中西医结合专业等的课堂教学，共计 5 个专业，专、本、七年制 3 个层次 20 门临床课程 2257 学时的理论课教学。完成国际学院中医专业、针灸推拿专业，人文学院法学专业、医学英语专业，针灸推拿学院针灸推拿专业共计 1410 人次的集中见习。完成国际学院 2009 级中医专业 40 人次、2010 级中医专业 41 人次临床实习、出科考核、毕业技能考核、临床综合理论考试等。接待外籍见习、实习团 4 批 61 人次，包括韩国昌原文星大学、俄罗斯、沙特优秀大学生参观团，奥地利交换生。本年度医院 35 名研究生答辩全部通过并毕业。完成研究生社会实践活动 4 项，完成 158 名研究生奖学金评定及 6 人的国家奖学金初评。

承担市级中医药继续教育项目 10 次，完成区级继续教育项目 17 次，单位自管项目 10 次。听课 7352 人次，其中外单位听课 2554 人次。完成传染病培训 10 次 30 学时。派出 10 人到外院进修。

学术交流 7 月 13 日，中国台湾地区 17 个高等院校及中学的师生共 76 人组成两岸青年教育交流——岐黄文化之旅交流团参观本院的针灸科、康复科及中药房。9 月 23 日，澳大利亚天主教大学的师生

10人到医院针灸科、中医治未病中心等参观学习。9月24日，西班牙巴塞罗那大学医学院院长2人参观访问。医院派2名医生赴德国奎斯丁医院工作，7名专家出国参加学术交流和访问。11月17日，党委书记杨晋翔同北京中医药大学校长徐安龙出席与悉尼大学在澳洲建立中医中心合作协议的签订仪式。11月25～28日，院长刘金民陪同徐安龙赴土库曼斯坦访问。接待外宾来院参观、学习、交流、讲座共64人次。针灸科副主任医师刘春燕成功申报2015年度教育部青年骨干教师出国研修项目。

医院第八次作为北京中医药大学学术节分会场，举办专题讲座8次。

信息化建设 更新医保服务器和存储设备，实现化验单自助打印，妇科门诊安装超声PACS客户端。完成固定资产及物资管理系统上线。完成门诊手术室应用程序的开发改造，核磁室、肿瘤治疗中心信息网络建设等20余项。完成医院OA建设的调研、招投标、上线启动。完成数字图书馆中文多媒体、考试系统、外文期刊、万方数据等上线运行。

基本建设 对脑病科、检验科、康复科、供氧机房、社区中心和综合楼等进行局部粉饰和维修改造，面积430平方米。为影像中心安装多联机空调系统。完成中心手术室的选址、设计和施工招标，中心手术室建筑面积800平方米。推进医院后勤服务社会化，与6家单位签署维保合同。

宣传工作 多名专家在中央电视台、北京电视台（《养生堂》）、新华网、人民网等平台传播中医药文化。12月，与覆盖亚太、欧美7000万用户的蓝海电视台合作，开展中医药文化的国际宣传。

（撰稿：张进宏　审核：刘子旺）

领导名单

党委书记 杨晋翔
院　　长 刘金民
副 书 记 王庆甫　刘　钊
副 院 长 王庆甫　赵海滨　王国华　徐　峰

北京中医药大学附属护国寺中医医院
北京市针灸医院

（西城区棉花胡同83号）
邮编：100035　电话：83283413
网址：www.hgsyiyuan.com

基本情况 职工659人（在编535人、合同制56人、退休返聘68人），其中卫技人员498人，包括正高级职称45人、副高级职称65人、中级职称108人、初级师102人、初级士178人。

医疗设备1627台，总值7988.0万元；其中100万元以上设备15台，总值3565.28万元。

改革与管理 按照三级中医医院的标准，推行ISO质量管理体系，每半年内审一次。在原有ISO内审标准的基础上，引入JCI管理理念和标准，加强对临床科室JCI标准的培训、指导和应用。

坚持每月一次院领导全程参加的科主任查房制度，促进三级查房内涵和医疗质量内涵的提升。全年实施临床路径的病种有34个。不断评估、优化诊疗方案，临床路径入径完成率87.9%。

实行目标考核管理模式，将中医药特色指标纳入科室考核内容，开展每周一次的业务查房，每月一次的质量反馈，通过每月的质量反馈进行月考核，将指标完成情况与科室绩效挂钩，强化科主任的责任意识，调动科室完成中医药核心指标和质量目标的积极性。通过基础质量把关、环节质量监控及终末质量评估的管理机制和质量控制环，促进医疗质量提升。

开展"三基三严"岗位练兵活动，举办中医经典《伤寒论》知识竞赛及全院病历评比，组织全院护理人员开展置管静脉输液、拔罐、CPR 3项护理技术操作竞赛。强化中医药知识技能培训，外聘药学专家翟胜利为药学顾问，对药房工作进行指导

加强药事管理，合理控制次均费用，开展处方点评，成立处方点评领导小组和专家小组，达到门诊、

住院处方全覆盖，针对不同类别的处方做到点评内容具体化。开展临床药学工作，加强对临床安全、合理用药的指导。

医院 HIS 完成功能开发 30 项，其中属于常态查询功能 13 项。

确立医院绩效改革的实施方案——基于工作量化的绩效分配制度改革，注重实绩，注重医疗质量，注重中医特色，注重科研。建立与医务人员劳务价值相适应的绩效分配机制，通过新的绩效改革分配模式发挥绩效激励作用。

医疗工作 门急诊 997175 人次，日均门急诊 3984 人次，其中门诊 993535 人次、急诊 3640 人次，急诊危重症抢救 106 人次，抢救成功率 100%。入院 6974 人次，出院 7011 人次，床位周转 19.21 次，床位使用率 92.99%，平均住院日 17.74 天，死亡率 1.19%。住院手术 85 人次。

国家级重点专科有针灸科、骨伤科。年内，针灸科、骨伤科成功申报西城区临床重点专科。

开展新技术、新业务 4 项：揿针疗法、赵氏雷火灸、平衡针、器械运动训练。

成立病案质控管理办公室，形成科主任负责、首席质控师参与的病案质量控制体系。

医院感染管理。完善医院感染管理三级组织，加强手卫生设施的投入及监管，提高医务人员手卫生依从性，减少病原菌院内传播。强化抗菌药物管理，建立临床药师参与的抗菌药物合理使用管理模式。加强对重点科室、重点环节的监测。医院感染率 2.06%。

医保工作。医保门诊 605423 人次，门诊药费比例 80.17%；平均住院日 20.08 天，医保出院 4648 人次，次均费用 13475 元。

医疗支援。继续与内蒙古满洲里中蒙医院、内蒙古莫旗医院、内蒙古清水河县中医医院、门头沟区潭柘寺镇卫生院、门头沟区雁翅中心卫生院、怀柔区中医医院及什刹海社区卫生服务中心签订支援协议。支农出诊 7 人，共计 286 天，诊治患者 600 余人次，举办讲座 6 场，培训医务人员 45 人次，健康义诊咨询 120 余人次。全年共派遣 10 名医师到内蒙古 3 家医院对口支援，诊治患者 6000 余人次，举办讲座 8 场，培训医务人员 60 余人次，健康义诊咨询 500 余人次。接收内蒙古受援单位进修 3 人、满洲里中蒙医院 1 人、清水河县中医医院 2 人。医院专家赴什刹海社区卫生服务中心出门诊 50 余次，出诊人员 750 余人次，其中高级职称 200 余人次、主治医师 550 余人次，举办健康大讲堂 11 次，为社区患者开放绿色通道，方便社区患者就医住院。

医疗纠纷处理。接待各类投诉 39 件，其中院内投诉 20 件、12320 转办 19 件，涉及医疗、服务、物价等方面。其中院内处理 17 件，通过市医调委调解 2 件，法院诉讼 1 件。

护理工作 发挥中医护理特色，进行专项中医护理方案培训与考核 5 次，每季度组织中医护理健康教育查房观摩 1 次，组织中医护理业务查房 1 次。中医优质护理病房全覆盖。实施病房全员护士分层级管理，落实责任制整体护理模式，继续与广安门医院开展护理帮扶工作。

实施中医护理技术 7 项，每病房均大于 4 项。发生跌倒、压疮、拔管等护理不良事件 124 件。

接收带教实习 14 人，其中转科新护士 2 人。护士外出参加培训 12 人。医院组织护士继续教育培训 34 次，开展专项培训 2 项，新护士培训 1 次 5 人。在统计源期刊发表护理论文 11 篇。

科研工作 申报科研课题 4 类 29 项，中标 3 项，其中北京市中医药科技发展资金一般规划项目 1 项，资助经费 3 万元。院级课题立项 10 项，经费 20 万元。

在研课题 32 项，其中北京市中医药科技发展资金一般规划项目 3 项、西城区科技计划项目 1 项、西城区科技新星 2 项、院级课题 26 项。

结题 16 项，其中北京市中医药科技计划项目 4 项、西城区科技计划项目 1 项、区优秀人才项目 2 项、院级课题 9 项。

发表科技论文 53 篇，其中核心期刊发表 37 篇。

医学教育 选派新毕业大学生 8 人参加北京市中医住院医师规范化培训。录取硕士研究生 7 人。承担医、药、技等专业学生实习 293 人，其中北京中医药大学见（实）习带教 279 人，其他院校实习生 4 人。接收进修人员 6 人。

承接北京中医药学会、北京中西医结合学会学术讲座 10 次，办理继续教育注册 392 人。派出外院专科进修 13 人，参加继续教育 482 人，参与率 100%。

举办学习班 8 次，包括老中医经验继承高研班、经络医学系列培训班，共 530 人次参加。

配合市中医管理局开展第四批市级继承工作结业考核，共培养各级各类继承人 41 人。开展全国中医药传承博士后工作，选聘许彭龄教授为全国中医药传承博士后合作导师。有全国名老中医许彭龄传承工作室、北京市"中医药薪火 3＋3 工程"建设项目——吴定寰名家研究室、许彭龄名医传承工作站、王居易名医传承工作站以及 4 个北京市基层老中医传承工作站。第三批全国优秀中医临床人才研修项目 1 人，北京市中医药复合型学科带头人培养对象 1 人，北京市中医药人才 5 人。配合第三批"125 人才"结业考核，北京市中药骨干培养对象 2 人，西城区优秀人才新立项 2 人。医院共有 23 名专家被聘为北京中医药大学兼职教授、副教授。

为本院职工举办学术讲座 44 次，12151 人次参加。

学术交流 首次举办北京市级中医药继续教育项目——脾胃病中医诊治名家学说暨许彭龄学术思想高级研修班，10 余个单位 90 名学员参加培训。国家级继续教育项目——脾胃病中医诊治名家学说暨许彭龄和化理论高研班，特邀首都国医名师、全国知名专家 9 人授课，全国 150 余名学员参加。举办国家级继续教育项目——第五届全国经方论坛许彭龄学术思想分论坛，约 70 名学员参加。

出国参加学术会议 1 人次。接收外国留学生 35 人。接收北京中医药大学台港澳学生集中见习 28 人。

信息化建设 实施异地容灾备份模式，解决单点故障对医院造成的停业困扰，异地容灾备份可提供 24 小时不间断服务，成为全区第一家实施该容灾方案的机疗机构。

医院预约挂号开通 6 种途径，包括 114 电话预约、全市统一网络平台预约、现场预约、诊间预约、西城区卫生计生委网站预约、微信预约。其中微信预约挂号 498 人次。

完成互联网管控设备的安装调试，实现阻止没有授权的网络设备上网行为。设立信息科机房门禁系统，为分院开发草药饮片小包装专用系统，住院结算系统增加按日结算和按月结算功能，升级本部与分部的光纤带宽（升至千兆），数据库审计功能上线，骨科治疗预约自助排号机上线。

基本建设 9 月 26 日，针灸一病房装修改造工程完工，正式投入使用。

编辑工作 完成《院讯》《养生保健期刊》《质量反馈》等月刊及《药讯》和《疾病预防控制通讯》等季刊的编纂。

（撰稿：郭梦瑶 审核：刘美华 王慧英）

领导名单

党委书记　王建华
院　　长　王慧英
副 书 记　王慧英　周京武
副 院 长　么丽春　刘美华　焦建平
纪委书记　周京武

首都医科大学宣武医院
北京市老年病医疗研究中心

（西城区长椿街 45 号）
邮编：100053　电话：83198899
网址：www.xwhosp.com.cn

基本情况 职工 2851 人（含老年病医疗研究中心 100 人），其中在编 2301 人（含老年病医疗研究中心 84 人）、合同制 550 人（含老年病医疗研究中心 16 人）。卫技人员 2317 人，包括正高级职称 125 人、副高级职称 225 人、中级职称 562 人、初级师 823 人、初级士 582 人。

医疗设备总值 102756.91 万元。年内新购医疗设备总值 9223.52 万元，其中 100 万元以上设备 19 台。

机构设置 6 月，成立放射治疗科、医疗保健处、老年医学部；撤销医院感染管理科，成立医院感染管理处。11 月，将原核医学科与 PET 中心整合组建为新的核医学科。口腔二部试运行，新增口腔治疗椅 18 把。

改革与管理 落实患者十大安全目标，加强患者身份识别制度、转科交接制度、手术风险评估制度、非计划再手术管理制度、医疗安全不良事件上报制度的培训。完善高风险诊疗技术项目分级授权管理体系。加强手术科室安全管理，实施手术中药品、器械、耗材及部分设备集中管理。推动临床适应日间诊疗模式的转变，住院服务中心覆盖血管外科、肾科和神经内科。落实《处方管理办法》，实施处方检查和处罚制度、处方点评制度，开展药师咨询服务，建立超常用药预警机制，控制门诊次均费用、药占比和门诊抗菌药物使用比例。

成立宣武医院医疗联合体，成员单位包括宣武医院、回民医院、瑞安康复医院，广内、牛街和白纸坊社区卫生服务中心，以分级医疗、急慢分治、双向转诊的医疗模式联合协作，方便患者就医。正式上线"京医通"，实现非医保患者持卡就诊与结算。疾病临床数据与样本资源库通过了市科委的验收并投入使用。

医院召开学科建设大会、神经学科建设与发展大会、老年医学学科建设与发展大会。完成47个科室的学科建设评估。多学科联合，成功申报市医管局"扬帆计划"疼痛医学重点专科。

人才培养。建立首席专家制，表彰在临床、科研、学科建设等方面做出突出贡献的专家。年内，入选国家外专局"千人计划"1人、教育部长江学者特聘教授1人、国家"万人计划"1人、"科技北京"百名领军人才培养工程1人、国家自然科学基金优秀青年1人、北京市高等学校青年拔尖人才2人、人社部留学择优资助4人、北京市留学择优资助1人、科技新星1人、北京卫生高层次人才培养计划（"215"）15人（其中学科带头人2人、学术骨干13人）、新世纪"百千万人才"工程资助1人。

医疗工作　门诊2678305人次，急诊199713人次，急诊危重症抢救7016人次，抢救成功率94.98%。出院46801人次，床位周转40.8次，床位使用率94.68%，平均住院日8.50天，死亡率0.87%。住院手术24171人次。无孕产妇死亡，围产儿死亡率4.3‰。

临床路径管理。通过HIS系统实现对全部临床路径入径病例医嘱的信息化监测，通过对临床路径医嘱模板使用率与路径外新增医嘱的监控，对入径患者的临床路径执行情况进行精细化管理。截至年底，实施临床路径科室23个，病种147个，入径病例13178例，入径率83.50%，完成率89.17%。

预约挂号管理。预约方式包括114电话预约、社区转诊预约、医生工作站复诊预约等，开放号源比例100%，预约挂号1604349人次，占门诊比例64.92%。进一步推进、细化门诊分时段诊疗，建议就诊时间段缩短至1小时内。

新技术、新疗法。新增临床细胞分子遗传学专业。新增抗环瓜氨酸肽（CCP）抗体检测、一氧化氮呼气测定、脏器灰阶立体成像。开展临床基因扩增检验技术、人工膝关节置换技术、三级以上外周血管介入诊疗技术、放射性粒子植入治疗技术。

医院感染管理。医院感染发生率1.96%。制定

《医院环境清洁卫生工作制度（试行）》《建筑设计与施工感染风险管理制度（试行）》《埃博拉出血热医院感染防控要求》《埃博拉出血热留观或疑似患者可能污染区域应急消毒方案》《埃博拉出血热患者隔离病区（室）终末消毒方案》等。医院感染实时监控系统正式上线，实现了医院感染病例上报的闭环管理。实现血源性职业暴露处理的OA流程化管理。全员培训与特殊群体针对性专项培训相结合，全年集中培训24次、分散培训196次。马文晖被中华预防医学会评为全国百佳青年感控之星，赵霞被中国医院协会评为全国医院感染管理优秀青年学者。建立抗菌药物临床合理应用管理长效机制，定期召开抗菌药物管理小组会议、合理用药工作组与多重耐药菌院感管理组联席会议，加强专项点评，对医护人员进行抗菌药物的相关培训，强化合理用药意识，预防和控制多重耐药菌的医院感染。

医保工作。医保出院28246人次，总费用53516.01万元，次均费用18946.40元。医保DRGs结算运行平稳，结算周期不断缩短。工伤患者持卡实时结算正式上线。启用医保拒付问题反馈、医保药品适应证维护、医保患者住院费用上传信息删除申请等办公流程。

医疗支援。完成北京市第八批第一期援疆、第七批援藏医师的选拔派出。与5家外省市医院确立支援合作关系，全年派出专家19批47人次赴内蒙古赤峰市宁城县医院、赤峰市二院、通辽市医院。派出3批28人支援门头沟区医院、门头沟区妇幼保健院。接收受援医院专业及管理人员共50人进修。

完成突发公共卫生事件紧急医疗救援，获国家卫生计生委通报表扬。包括"3·1"昆明恐怖暴力事件的医疗救援、"3·25"广东佛山群体性流行性肢痛症的指导诊治、"3·27"怀柔王化村刀砍伤事件患者的救治及康复、"12·15"河南新乡KTV火灾事故重伤员的救治指导。

医疗纠纷处理。医务人员参加医疗责任保险2203人，总费用243.10万元。全年处理医疗纠纷80件，其中通过市医调委调解54件、院内协商13件、诉讼审理13件。

护理工作　护士1193人，其中注册护士1103人，合同护士458人，医护比为1∶1.54。ICU床位95张。

全面推进护理工作的规范化、信息化和精细化管理，推进护士岗位管理，规范在职教育，分层级培养强化岗位胜任力，加强护理品质与内涵建设，优化服务流程，完成"患者出院流程"及"急诊患者治疗护理流程"两项业务流程再造。合理使用PDCA、品

管圈等管理方法与工具，持续改进护理质量和体系。开展护理品管圈项目 19 项，内容涉及护理质量、患者安全、团队建设等。其中"慧康圈"是神经内科卒中单元护理人员以"提高卒中患者良肢位摆放正确率"为主题自发开展的品管圈活动，圈成员涉及神经内科护士、神经内科医师、康复医师、康复师、护理员等，该项目在第二届全国医院品管圈大赛上获优秀奖。通过 HIS，构建护士人力资源评估体系，动态人力调配解决临床岗位空缺。实现护理质量大数据采集和多点布控，保证了护理质量评价体系的实用性、客观性、可行性。实现护理质量关键项目闭环式管理，搭建手术室、供应室物联网平台。

在继续落实责任制整体护理的基础上，以患者为中心，实施医护一体化管理模式，改善工作流程，加强医护合作。开展多元化护理，以外科、内科、神经内科和神经外科为试点，组织 5 名 4 级以上护士轮转进修学习，提升骨干护士综合护理能力，实现不同科室之间疾病护理的同质性。各科室结合专业和疾病特点，从患者体验、康复期护理专业门诊、咨询等方面开展专业护理项目。护理人员通过健康教育大讲堂、病友联谊会、市医管局"延伸服务、投身公益"主题护理文化周公益行动等多种形式，延续护理服务项目，用专业知识提高患者的自我护理水平和康复进程。全年不良事件上报率 100%、整改率 100%。

全年护理人员在统计源期刊发表护理论文 58 篇，申报院级课题 2 项。

从护理核心制度、法律法规、基础评估与专科评估、临床护理能力、危重症护理等方面对护士进行分层培训。在职护士继续教育培训 88 场次，其中国家级继续教育项目 6 项、市级项目 4 项、区级项目 28 项。选派 101 名护理管理人员和护理骨干参加国家卫生计生委、护理学会和北京市质控中心的管理能力培训及学术交流活动，选派 25 名护士参加中华护理学会和北京护理学会专科护士认证培训。作为市医管局护士规范化培训试点医院之一，继续对 2013 年和 2014 年录用的护理专业应届毕业生 160 人开展规范化培训，包括 20 项操作技能培训与考核、10 项症状护理培训、科室轮转培训等。接收外院护理人员进修、参观 120 余人，其中对口帮扶医院（回民医院、顺义区医院、内蒙古赤峰市宁城县医院、内蒙古通辽市医院）护士长、骨干护士到护理部、神经科、外科、妇产科等 9 个科室共 7 人次的进修及参观学习。

科研工作　注重自主创新和科技转化，加强基础条件平台建设，注重中青年科技人才培养和科研团队建设，细化科研项目的申报和管理。制定《科研课题中期考核管理办法》，强化项目过程管理、课题中期考核制度、项目结题质量、科研经费收支以及科研诚信的管理。全年新增学术任职 132 人次。

申报上级课题 221 项，新立项纵向课题 80 项、横向课题 30 项，获资助 4572.32 万元。其中国家级课题 30 项、省部级 29 项、局级 18 项、其他类 3 项。在研课题 241 项，结题 68 项。

"脑重大疾病磁共振评价体系及诊疗关键技术与临床应用"获中华医学会科技奖二等奖，"内镜颅底外科技术体系建立及推广应用"获北京市科技进步奖二等奖，"多发性大动脉炎的外科治疗"获华夏医学科技奖一等奖，"脑重大疾病磁共振评价体系的创立及在病变机制和临床诊疗中的创新性应用"获华夏医学科技奖二等奖。"一种抑郁情绪电话自动语音识别筛查系统""新型可变形非轴流腔静脉滤器"获国家发明专利，"鼻内镜外科手术用多功能吸引器"获国家实用新型专利。全年在中文统计源期刊发表论文 676 篇，SCI 收录 174 篇，平均影响因子 2.542，最高影响因子 17.472。出版专著 7 部。

北京市老年保健及疾病防治中心参与和协助完成老年健康服务政策的制定与管理，制定《老年人福利用药目录》《老年健康服务指导意见》。完成老年健康综合评估指标体系研究、北京市老年卫生服务需求调研、老年人群心理健康与慢性病队列研究。

医学教育　通过了教育部本科临床医学专业认证。继续承担首都医科大学本、专科生教学，包括临床医学、护理学、生物医学工程 3 个专业 21 个班级及首都医科大学国际学院 2009 级、2010 级、2011 级留学生共计 1032 人的临床教学任务。外科学、神经病学为国家级精品资源共享课，承办教育部第六届高校临床技能教学青年骨干教师高级研修班，承办首都医科大学临床技能与能力考试考官培训班、检体诊断学、外科学总论、青年教师理论授课与临床带教能力等师资培训班。

新增硕士培养点 2 个（临床药学、临床中药学），研究生导师增加 21 人，其中博士生导师 15 人、硕士生导师 6 人。录取研究生 147 人，其中硕士生 92 人、博士生 55 人。

完成国家级继续教育项目 51 项（包括神内国家级继续教育基地项目 8 项）、市级项目 17 项、区级项目 48 项。承办商务部国际神经外科医师培训班 2 期，培训学员 50 人。组织院级培训 28 项、讲座 166 次。选派业务骨干 580 余人次外出参加各类学习和培训。

医院拥有 15 个国家级住院医师培训专业基地（内科、外科、神经内科、妇产科、急诊科、耳鼻喉科、麻醉科、皮肤科、康复医学科、放射科、超声科、核医学科、临床病理科、全科医学科、口腔科）、2个北京市住院医师培训专业基地（药师基地和检验技师基地）、9个专科医师培训基地（心血管内科、呼吸内科、消化科、风湿免疫科、普外科、骨科、胸外科、泌尿外科、神经外科）。全年完成310人的住院医师规范化培训，完成市卫生计生委住院医师规范化培训阶段统考任务（包括4个专业228名住院医师和8个专业237名专科医师）。

学术交流 完善医院因公出国管理申报、审批和报送工作流程。出国参加国际学术会议、交流、学习共37个团组106人次，邀请国外专家讲学96人次，举办国际会议7场，开展国际合作7项，8人次获国际奖项、荣誉称号。阿根廷卫生部部长曼苏尔、英国卡迪夫大学校长科林·赖尔登教授、澳大利亚皇家墨尔本医院CEO盖勒斯·古蒂尔医生来本院参观访问，就专业发展与学科发展座谈。接待美国休斯敦医学院学生、中国香港中文大学学生实习共48人次。

信息化建设 全年信息化投入2241万元。完成电子病历质控系统的建设及应用。完成移动医疗系统开发，实现通过平板电脑实时查看各种临床医疗资料和全院及科室的核心管理指标实时运行情况。消毒供应追溯系统、影像预约平台上线使用，病理工作全流程信息化管理、电生理系统设计及软件上线，完成数据决策支持平台系统的一期建设。完成医院信息安全等级保护的整改建设，核心业务系统安全水平达到等级保护第三级的安全要求。国家远程卒中心在医院正式揭牌运行。医院成为国家发改委支持的全国4个远程医学养老示范工程承担单位之一。

基本建设 医院改扩建一期工程通过结构长城杯验收，主体建筑结构封顶，开始二次结构砌筑和设备安装。完成核医学楼改造、消化内镜中心ERCP介入诊疗室改造、机房改造、实验动物室洁净鼠房改造工程。

援外医疗 8月，由国家派出、宣武医院组队的中国首批援特立尼达和多巴哥医疗队出发，执行为期6个月的援外任务。该医疗队由10名专家组成，覆盖神经外科、神经内科、普外科、麻醉手术科、心脏科、血管外科、呼吸科、血管超声科等8个专业。援外期间，医疗队完成、指导手术546人次，查房10040次，会诊1315人次，超声检查870人次，门诊诊疗患者916人次，同时创造了多个国家级的"第一例"（复杂颅内动静脉畸形栓塞术、全脑血管造影术、颅内动脉瘤栓塞术、神经阻滞镇痛治疗、术中神经电刺激监测、术中B超引导下中心静脉穿刺置管术）和所援助医院——圣费尔南多总医院的数个院级"第一例"（显微神经外科手术、经颅多普勒超声检查、冠状动脉造影术、下腔静脉滤器植入术、肌电图检查、脑电图检查、神经传导速度检测、床旁支气管镜检查及治疗、术中血液回收技术应用），为圣费尔南多总医院构筑了神经学科的整体架构及远景规划。开展学术讲座及授课共67次。医疗队创新了中短期专家型援外医疗的工作模式。

（撰稿：丁秀娟 审核：杨 敬）

领导名单

党委书记 王香平
院 长 张 建
副 书 记 张国君 赵国光
副 院 长 贾建国 孟亚丰 王力红 吉训明
　　　　　赵国光 张国君

首都医科大学附属北京友谊医院
北京临床医学研究所

（西城区永安路95号）
邮编：100050 电话：63014411
网址：www.bfh.com.cn

基本情况 职工3219人（在编2724人、合同制495人），其中卫技人员2411人，包括正高级职称145人、副高级职称230人、中级职称550人、初级师1055人、初级士431人。

医疗设备总值101364.98万元，其中100万元以上设备168台。年内新购医疗设备总值12890.15万元，其中 100 万元以上设备 20 台。

改革与管理 进一步优化医疗服务流程。6 月下旬，启动打印挂号收据工作，设置 20 台自助挂号机方便患者用银行卡自助挂号。7 月 9 日，正式实施中西药房"预摆药"系统，患者在缴费后，凭借收费明细单上显示的窗口号去对应窗口取药，变原来的"人等药"模式为"药等人"。8 月 18 日，医院与支付宝公司合作正式推出支付宝－北京友谊医院服务窗，成为本市首家推出支付宝公众服务窗的三级甲等医疗机构，帮助患者在手机上实现挂号、缴费、居家候诊、查阅报告等一系列的就医环节。至年底，关注人数 18000 人，绑定卡人数 8520 人。预约挂号包括 114 电话预约、窗口预约、门诊诊间预约、出院诊间预约，全年预约 1306465 人次，总预约率 56.01%，复诊预约率 69.89%。

4 月初，整合消化内镜、呼吸内镜、妇产科内镜、泌尿内镜等 10 余项内镜操作，制定管理制度、工作流程，明确分工。内镜中心整合后，消化内镜月操作总数上升 20% 左右，特别是无痛胃镜、肠镜及内镜下治疗彻底改变了以前预约时间长达半年以上的现象，基本做到在一周内完成相关检查。5 月 1 日，正式启动超声整合。7 月 1 日，妇产科、儿科、泌尿科专业超声检查整合并入超声科。整合后，妇产科超声取消预约，儿科超声由每周一、三、五检查改为每个工作日检查。

继续进行法人治理试点。召开理事会会议 6 次，讨论医院工作计划及财务预算等重大问题。为进一步加强理事会外部理事参与医院建设，开设外部理事专用邮箱。

继续开展基于医疗成果的岗位管理绩效考核与分配试点工作。至 9 月，职能部门全部进入绩效改革试点。医院以工作量和难度系数为导向，基本建成重点激励医务人员增加工作数量和质量的绩效考核分配体系。根据科室绩效考核结果评定奖励等级。实施成本管理，制定医院成本管理考核指标、实施方案及操作流程。下半年，全面实施成本管理绩效考核，并与科室绩效兑现，以进一步控制运行成本，提高医院运行效率。继续实施综合目标管理考核，根据市医管局绩效考核指标和年度医院工作重点，对目标管理考核指标、考核标准进行修订和完善。对目标管理指标完成率低的科室进行约谈，共同分析问题，提出管理建议。

医疗工作 门诊 2332745 人次，急诊 183328 人次，急诊抢救 8108 人次，抢救成功率 92.66%。入院 55660 人次，出院 55742 人次，床位周转 39.24 次，床位使用率 93.49%，平均住院日 8.94 天，死亡率

1.1%。手术 31639 人次，其中一级手术 1575 人次。剖宫产率 50.95%，孕产妇死亡率 30/10 万，新生儿死亡率 0.6‰，围产儿死亡率 5.5‰。

获批新技术、新疗法 21 项：康复科中药电熨"益肾通脉"新处方疗法；心内科光学干涉断层成像（OCT），压力导丝测量冠状动脉血流储备分数（FFR），Corsair 穿通导管技术；皮肤科食物不耐受（食物特异性 IgG 抗体）检测项目，变应原特异性免疫治疗，斑贴试验技术，射频紧肤／导入技术；超声科 EnCor 真空辅助乳腺肿物活检及旋切技术；骨科经皮脊柱微创系统结合椎间孔入路 TLIF 治疗腰椎疾病，ZINA 经皮微创椎弓根螺钉治疗脊柱胸、腰椎骨折，后路棘突融合术；妇产科缓释系统避孕技术、远程操控子宫输卵管造影技术；口腔科牙周引导组织再生术、种植支抗牙弓整体移动治疗骨性错颌畸形；普外科儿童活体肝移植供者保留胆囊的胆道造影技术，代谢性肝脏疾病交叉辅助式肝移植，植入式静脉给药系统植入术，荧光法前哨淋巴结活检定位术，射频消融技术在乳腺癌手术中的应用。

强化医院感染管理的培训，加强多重耐药菌防控和手卫生管理。全年发生医院感染 1048 人（1306 例次），医院感染发生率 2.01%（例次率为 2.50%）。

医保工作。综合考虑科室拒付率，对新技术、新项目等因素重新测算，调整医院各科室综合目标管理及绩效考核指标。全年医保门诊 1780841 人次，次均费用 388 元。医保出院 30701 人次，次均费用 16842 元。

全年结算 DRGs 患者 11014 例，覆盖 26 个科室 104 个病种，占 108 个病种的 96.3%。按项目结算为 17663 万元，按 DRGs 结算为 21314 万元，盈余 3651 万元，盈余率 20.67%。

发挥北京友谊医疗共同体作用，加强与各区县卫生行政部门、各级医疗机构的沟通交流和协作，不定期选派专家到区县级医院进行专业指导和培训。东城区第一人民医院和南苑医院分别收治友谊医院转入的门急诊患者 376 例和 140 余例。医联体内机构门诊转入友谊医院患者 608 人次，高危孕产妇转诊 184 例。加强社区慢性病管理，全年派往社区医师 171 人（副主任医师 60 人、主治医师 111 人），组织专家到社区开展讲座、咨询、培训、义诊等 56 人次。7 月 2 日，举行友谊医院与太原市人民医院合作共建医联体签约挂牌仪式。

由本院医务人员组成的第 24 批援非医疗队分别于 8 月 15 日和 10 月 23 日分两批赴几内亚执行为期两年的援外医疗任务。

发生医疗纠纷 118 件，其中诉讼结案 6 件、调解

结案 69 件，赔偿 778.17 万元。

护理工作　成立护理质量控制委员会，制定岗位职责，就护理质控项目每月、每季度组织不定期抽查，全年日夜查房 55 次。在上年建立 8 个护理流程的基础上又建立并试用 15 个服务流程，包括患者入院流程、患者出院流程、记录出入量流程、外出检查运送流程、留取尿标本流程、留取便标本流程、留取痰标本流程、留取咽拭子标本流程、套管针封管流程、危急值报告流程、急救车管理流程、鼻饲患者给药流程、监测指血糖流程、死亡患者交接流程、冰袋使用流程，患者在院期间得到了相同标准的护理服务。

深化动态岗位管理。重新梳理修订各科室护理岗位说明书。医院的 3 个护理动态岗位——门诊抽血岗位、国际医疗晚间门诊、急诊病房药房连班岗位共接受 13 个科室的护士报名，安排班次 2192 个。完善护理绩效考核方案，提高临床一线护士奖励力度。同时，加强对护士长的管理，按年度开展对护士长的考评工作。为达到全院护理人员护理技能的标准化统一，针对临床护理工作中的突出问题开展培训 67 次，3616 人次参加。上报护理不良事件 441 例。

发表护理论文 30 篇，其中 SCI 论文 1 篇。申报首都医科大学校长基金 5 项，获批 3 项。急诊科、心血管科获批首都医科大学第二课堂。新增专科护士培训基地 3 个——骨科、透析、消毒供应中心，全院拥有专科护士培训基地 10 个。

完成护理教师资格培训 513 人，取得院内护理带教资格。护理部开创针对全院护士的循环培训，专题培训的项目为常见管路标识、CPR、指血糖的正确监测方法、皮肤膜的正确使用方法，完成培训 67 次，3616 人次参加培训。参加全国各类会议 109 人次，参加全国或北京市专科护士培训 17 人次。举办国家级继续教育项目 9 项、市级 4 项、区级 13 项。接收护士进修 91 人，接收中华护理学会和北京护理学会专科护士带教 137 人次。

科研工作　获批课题 69 项，资助 1516.6 万元。其中国家级课题 14 项、部级课题 3 项、省市级课题 22 项、局级课题 24 项、其他 6 项。

10 月 23 日，获批国家消化疾病临床医学研究中心。消化内科、肝病中心和普外科联合准备，并整合首都医科大学消化相关专业，成功申报国家科技部、国家卫生计生委和总后勤部卫生部认定的国家消化疾病临床医学研究中心。

医院获批第 4 个北京市重点实验室——器官移植与免疫耐受北京市重点实验室。消化系统癌前病变获批北京市科委临床样本库项目。

完善北京市临床医学研究所和北京市热带医学研究所结构。组建科研实验中心，有专职科研和技术人员 20 人，全面开放细胞培养平台、分子生物学平台、蛋白组学和基因组学研究平台。

申请专利 6 项，获国家专利局授权 7 项。完成肺炎支原体快速实验室诊断试剂盒的研发和初步转化。

在统计源期刊发表论文 533 篇。SCI 收录 127 篇，其中影响因子大于 5 的有 4 篇，3~5 有 20 篇，平均影响因子 2，最高影响因子 6.648。首次实现医院 SCI 论文破百篇，较 2013 年增长 44.3%。

实施人才强院战略。参加 2014 海外赤子北京行活动，10 名有意向在本院就职的海外高层次人才来院参观、交流。引进皮科李邻峰、放射专业杨正汉、泌尿科李均、妇科蒋国庆、康复专业谢英等学科带头人、学科骨干。在获批第七批"海聚人才"2 人的基础上，又有 2 人获批第十批海外高层次人才聚集计划（短期项目）。张澍田教授获批"科技北京百名领军人才"，泌尿科宁晨获北京市科技新星项目资助。

医学教育　代表首都医科大学参加第五届高等医学院校临床技能竞赛，取得华北分赛区第一名、全国比赛三等奖。教育部专家组来院对首都医科大学临床医学专业进行国际认证，医院的综合实力和教学实力得到肯定。

获批校长基金 12 项，2010 级七年制学生申报早期科研项目获批 10 项。出版教材：全国高等学校教材《医学影像学 PBL 教程》，王振常主编；"十二五"国家规划教材《外科学》，王宇主编；《物理诊断学》，贾继东第二主编；《影像诊断学》，贺文第二主编；留学生用英文教材《麻醉学》，田鸣主编。

新增危重症医学、老年医学、中西医结合、皮肤与性病学、耳鼻咽喉学、肿瘤学 6 个博士生培养点，全院博士生培养点 23 个。新增肿瘤学、临床药学 2 个硕士生培养点，全院硕士生培养点 34 个。新增博士生导师 15 人，涵盖 11 个学科专业；新增硕士生导师 14 人，涵盖 12 个学科专业。新招硕士生 61 人、博士生 16 人。在读全日制研究生 354 人，包括博士生 57 人、硕士生 182 人、七年制 115 人，涵盖 30 个学科专业，涉及 34 个临床和医技科室的研究生培养点。

16 个专业基地通过了国家住院医师规范化培训基地认定，成为国家卫生计生委认可的全国 450 家基地之一。

完成国家级继续教育项目 41 项，并完成区级继续教育项目 49 项。举办短期学习班 105 次，21200 人次参加。为本院职工举办学习班 71 次，14010 人次参加。脱产学习 3 人，到院外进修 5 人。

学术交流　接待国外专家、学者、留学生来院参观、讲学、见习及学术交流 7 批 44 人次。公派出国 21 人次，其中参加会议、学术交流 11 人次，研修、留学 10 人次。

几内亚中几友好医院院长福德·伊布拉希马·卡马拉先生等一行 3 人，荷兰卫生、福利和体育部国务秘书韩力勇（Leon Van Halder）及荷兰医院协会主席 Yvonne Van Rooij 等一行 25 人，加拿大卡尔加里大学代表团，毛里求斯非政府组织代表团一行 14 人，澳大利亚昆士兰交流项目留学生一行 6 人等来院访问、交流、见习。6 月 14 日，诺贝尔生理医学奖得主、澳大利亚皇家病理学院 Robin Warren 教授获聘为医院客座教授。

6 月 13～15 日，举办中国医师协会消化医师分会年会暨第十一届北京国际消化疾病论坛，近 1700 名消化疾病专家和学者参会，就消化疾病的 50 余个专题和 60 余个病例的内镜诊治及内外科腔镜联合诊治开展研讨。

继续开展和丹麦临床与基础研究中心（北京）的合作项目，在消化系统疾病、肝纤维化领域及心血管疾病等的药物临床研究进展顺利。2011 年与 WHO 合作的项目"对甘肃省包虫病高发地区人群实施综合防治措施"结题，科研成果获 WHO 好评。

信息化建设　9 月，完成所有住院系统的升级。10 月，启动发热门诊的门诊系统升级试点，电子病历系统在眼科试点。实现门诊楼、外科楼、内科楼无线网络全面覆盖。

基本建设　为配合天桥演艺区整体规划，整治围墙周边院容院貌，完成西院区家属院大门及外墙修缮、西侧及北侧围墙内道路铺设及周边建筑物外墙维修粉刷等多项改造。更换节能开水器 1 台、节水脚踏开关 30 套、LED 节能灯具 2800 余套。与上年相比，节水 5.9%，节天然气 19%。被评为北京市市属医院节能先进集体、首批国家级节约型公共机构示范单位。

（撰稿：王志奇　审核：辛有清）

领导名单

首都医科大学附属北京朝阳医院
北京市呼吸疾病研究所

（本部：朝阳区工体南路 8 号）（京西院区：石景山区京原路 5 号）
邮编：100020　电话：85231000　邮编：100043　电话：51718999
网址：www. bjcyh. com. cn

基本情况　职工 4065 人（本部 3104 人、京西院区 961 人、编内 2877 人、编外 1188 人），其中卫技人员 3538 人，包括正高级职称 164 人、副高级职称 334 人、中级职称 970 人、初级师 1384 人、初级士 686 人。

医疗设备总值 96088.15 万元。年内新购医疗设备总值 10383.75 万元，其中 100 万元以上设备 27 台。

援疆干部、消化内科主任医师吴东方被评为第六届全国民族团结进步表彰模范先进个人。外科 ICU 主任李文雄入选第五届首都健康卫士。

机构设置　3 月 19 日，本部成立餐饮服务中心，为二级科室，由后勤保障部管理。西院：5 月 29 日，成立患者服务中心，隶属于门诊办公室，服务功能包括门诊、住院患者的服务及医联体相关工作；11 月 13 日，干部综合科更名为综合科。

改革与管理　开展持续改进医疗质量、保障患者安全专项活动，涉及全部临床医技科室及相关职能管理部门。拟订《院外医师来我院短期行医管理办法（试行）》。成立朝阳医院西院医联体，惠及西部地区。

医疗工作　门诊 3557162 人次，急诊 308956 人次，急诊危重症抢救 21479 人次，抢救成功率 98.38%。出院 78679 人次，床位周转 42.05 次，床位使用率 95.33%，平均住院日 8.22 天，住院死亡率 0.98%。住院手术 41189 人次。剖宫产率 51.03%，新生儿死亡率 1.41‰，围产儿死亡率 5.63‰。

临床路径管理。25 个临床科室入选 100 个病种，入径 19879 例，入径率 68.15%，完成率 98.92%。

预约挂号管理。全面推进预约诊疗与分时段就诊工作，在保持原有 9 种预约方式不变的同时，智能手机 APP（第三方应用程序）上线使用，实现手机自助预约挂号、就诊排队、检验报告推送、满意度调查、院内导航等多项功能。医院门诊所有号源均可预约，预约挂号人次占门诊比例 72.18%。全部专家和普通号源优先预约诊疗患者，分时段就诊精确到小时。调整专家出诊时间分布，上、下午专家诊疗服务资源均衡。预约就诊率 68.18%，复诊预约率 63.76%，产科和口腔科复诊预约率 100%。简化门诊退费流程，门诊办每日审核、定期点评，逐步减少退费情况发生。10 月，启动"京医通"服务项目，非医保患者持卡可实现跨院结算。坚持节假日、双休日门诊和夏时制门诊，全年累计服务量突破 65 万人次。成立住院服务中心，开通入院患者检查绿色通道，缩短术前住院日。

新技术、新疗法。27 个科室申报的 78 个项目通过审核，包括二类技术 9 项、三类技术 4 项；技术操作类 42 项、检测检验类 26 项、仪器设备类 9 项、临床实验类 1 项。新技术评审突出对技术相关不同主体进行准入审核，强调本部与京西院区医疗技术的统一管理，京西院区的 4 项新技术参加现场审核。耳鼻咽喉－头颈外科开展经蝶窦入路内镜手术治疗海绵窦感染。心脏中心建立抗凝管理服务，对已接受过导管消融治疗的房颤患者统一管理。开展小剂量伊布利特辅助下的持续性心房颤动导管消融治疗系列消融术式和方法，在 2014 美国心律学大会上交流。

医院感染管理。医院感染率 1.46%。制定各科室医院感染发病率目标值。每日对各科室网络报告的院感监测信息进行审核。开展埃博拉出血热防控。门诊患者抗菌药物使用率 12.41%，住院患者抗菌药物使用率 37.29%，一类切口预防使用抗菌药物比例 22.03%，抗菌药物使用强度为 36.52DDD，急诊抗菌药物处方比例 36.80%。

医保工作。医保出院 78517 人次，总费用 123100.2 万元，次均费用 15678.2 元。落实分级管理，实时监控考评；加强医保精细化管理，审核关口前移；按照市医保中心要求，推进互联互通试点工作；配合朝阳区医保中心，完成医疗保险医疗专业委

员会专家库的专家推荐；开拓商业保险市场。

医疗支援。本市院际会诊 274 人次，外市院际会诊 60 人次。参加市卫生计生委组织的特殊患者全市会诊 1 人次。派出医师 24 人赴各地卫生援建、技术指导，其中内蒙古满洲里 5 人、新疆 4 人、宁夏 1 人、房山区阎村镇卫生服务中心 14 人。应急小分队处理怀柔刀砍伤群体事件。市卫生计生委指定西院区为五棵松万事达中心的医疗应急救治保障医院。参与新疆暴恐事件患者医疗救治以及云南地震医疗支援各 1 人。组织北京市阳光长城计划——两癌筛查活动，共筛查 1438 人次。

医疗纠纷处理。参加医疗责任保险 3287 人，总费用 305.96 万元。全年发生医疗纠纷 106 件，其中调解 44 件、诉讼 33 件。年度赔付总额 976 万元，其中承担主要责任 2 件、承担次要轻微责任 27 件。

护理工作 护士 1756 人，均为注册护士，其中合同护士 297 人。医护比 1∶1.49。ICU 床位 96 张。

实行非惩罚性护理不良事件报告制度、护理危重症访视，全面推进护理信息系统建设和护士岗位管理。不良事件上报率、整改率均 100%。

获批首都医科大学校长基金课题 4 项、第二课堂 1 项，首都护理学研究专项课题 3 项（重点课题 2 项、面上课题 1 项）。申报院内护理科研课题 23 项，经费支持 8 项。在统计源期刊发表护理论文 48 篇。

供应室、血液净化、静脉输液 3 个专业获专科护士教学基地资格。接收外院护士进修 152 人。送出专科护士培养 22 人。

科研工作 申报国家级科研课题 140 项、省部级 100 项、局级 50 项。获批国家级科研项目 32 项，经费 2399 万元；省部级 48 项，经费 2137 万元；局级 38 项，经费 445 万元。在研国家级项目 74 项、省部级 90 项、局级 112 项。结题国家级项目 14 项、省部级 21 项、局级 53 项。

"腹外疝个体化治疗的临床研究"获华夏医学科技奖三等奖，"动脉灌注新辅助化疗及原位回肠新膀胱术治疗浸润性膀胱癌的研究"获中国人民解放军医疗成果奖三等奖。获发明专利 3 项、实用新型专利 2 项。医院感染与临床微生物科主任曹彬教授获第十五届吴阶平—保罗·杨森医学药学奖及全国优秀科技工作者奖，并入选教育部长江学者激励计划，他的课题获国家自然科学基金杰出青年项目资助。在中文核心期刊发表论文 427 篇，SCI 收录 209 篇，最高影响因子 11.04，平均影响因子 2.47。主编、副主编专著、教材 13 部，主译著作 1 部。

医学教育 录取研究生 198 人，其中博士生 80 人、硕士生 118 人。

脱产学习 1 人次。举办区级继续医学教育 32 项、市级 25 项、国家级 33 项。外出参加继续教育 68 人次，到宣武医院、协和医院、阜外医院等外院进修 8 人次，因私外出学习 2 人次，西学中 3 人次。

学术交流　接待国际代表团来访 5 次，邀请外国代表团和专家 14 人次开展专业讲座、手术演示等。10 月 21 日，国际临床医学专业认证专家鲁映青、韩国专家 Ahn Ducksun、澳大利亚专家 David Ellwood 到医院现场考察，医院通过了临床医学专业认证。派出 23 人赴英国、德国和美国医学院和医院研修。办理 40 个（50 人次）因公出国团组，派出骨干赴国外参加学术会议、学术交流、考察和研修。5 个科室与国外开展了多项合作研究项目。护理部共参加全国学术年会 22 次、北京地区学术年会 8 次、院际间沟通交流 2 次。

12 月 20～21 日，医院和北美中华医学会、首都医科大学、北京大学医学部联合主办朝阳国际医学大会。邀请中国工程院院士 6 人、美国专家 34 人、讲课专家 69 人、主持专家 49 人。大会主会场举办了院士论坛，并设立呼吸、老年病及职业病、急诊与危重症、心血管及代谢性疾病、神经系统疾病、肿瘤和免疫、转化医学及新药研究、泌尿系统疾病 7 个专题论坛。国内外约 2500 人参加会议。

信息化建设　全年投入 3068.8 万元。继续完善电子病历系统和物流系统，采用精细化管理方式，达到"一物一码"，实现统一管理。完善精益化管理系统，完成总额预付、院级年度绩效考核、医保管理等功能模块，并录入相关基础数据。升级人事管理系统，包括组织机构、人员管理、人事异动、薪资管理、报表管理、表格工具、领导自助以及招聘模块。

建设掌上医院系统，完成医院综合信息维护、地理位置导航、科室专家介绍、门诊预约、检验单提醒和物价查询等。2 月初，门诊分诊叫号系统上线；10 月，放射科分诊叫号系统上线。启动手术麻醉及重症监护管理系统建设。6 月，建立并启用医院信息系统监控平台。

完善移动查房系统，增加精细化管理内容，可以查看和管理各科室及个人的绩效指标，监控科室工作情况和诊疗数据。移动 OA 在科主任平板上实现移动办公。扩大移动查房 IPAD 的使用范围。完善护理管理系统，在 22 个试点科室病房下发 PDA、推车并培训，移动护理功能基本实现，护理管理绩效考核模块开始试用。实施手术视频录播服务器系统。调研医院远程会诊中心及手术示教两个视频通讯解决方案，并完成技术论证及可行性分析。

基本建设　东院建设工程一期项目位于朝阳区常营定福庄规划医疗用地内，8 月 13 日，取得市规划委建设项目选址意见书；11 月，完成建设工程规划用地测量成果报告书。项目用地总面积 72189.566 平方米，其中建设用地面积 61208.07 平方米、代征绿地面积 10981.50 平方米。12 月 1 日，加建核磁机房，总建筑面积 578 平方米，其中地上建筑面积 290 平方米、地下建筑面积 288 平方米，估算总投资 554 万元。

宣传工作　编辑出版《北京朝阳医院院报》24 期，刊稿 390 篇。在第 18 届中国行业电视节目展评中，医院录制的《营救母爱》获专题片类一等奖，《永不放弃》《"男"丁格尔》分获广告片类二等奖、三等奖。在北京卫生系统第 23 届"杏林杯"电视片评比中，医院的《小燕的故事》获专题片三等奖。

（撰稿：赵宇晴　审核：陈勇　梁金凤）

领导名单

党委书记兼理事长	封国生
执 行 院 长	陈勇
副 书 记	陈勇　梁金凤
副 院 长	侯生才（至 11 月）
	高黎　童朝晖　马迎民
	邢念增　李德令（自 11 月）
西院党总支书记	马迎民
副 书 记	闫鹏

首都医科大学附属北京同仁医院

（东区：东城区崇文门内大街 8 号）
邮编：100730　电话：58269911
（西区：东城区东交民巷 1 号）
邮编：100730　电话：58269911
（南区：经济技术开发区西环南路 2 号）
邮编：100176　电话：58266699
网址：www. TRhos. com

基本情况　职工 3390 人（含眼科研究所、耳鼻咽喉科研究所，在编 2862 人、合同制 528 人），其中卫技人员 2951 人，包括正高级职称 198 人、副高级职称 294 人、中级职称 1185 人、初级师 955 人、初级士 234 人、未定级（见习期）85 人；其他专业技术人员 157 人，包括副高级职称 10 人、中级职称 43 人、初级职称 104 人。

医疗设备总值 101117.2 万元。年内新购医疗设备总值 16215.08 万元，其中 100 万元以上设备 51 台。

2 月，副院长、耳研所所长张罗教授当选为世界过敏组织（World Allergy Organization，WAO）执委会执行委员，是首位担任 WAO 执行委员的中国大陆学者。3 月，医院伦理委员会正式通过 WHO‑SIDCER 国际认证。4 月 2 日，眼科中心主任王宁利教授当选国际眼科科学院院士。4 月，张罗教授入选科技部 2013 年创新人才推进计划中青年科技创新领军人才，是北京市属卫生系统唯一入选者。

机构设置　9 月，成立变态反应科。11 月，成立以眼科诊疗设备及器械创新与研发为方向的王宁利工作室。

改革与管理　完成市属医院急诊评价，持续改进急诊管理。持续改进医院整体绩效，加强院科两级管理。开展医疗质量安全年活动，完善现代化医疗管理体系。优化就医服务流程，将眼科特需、晚间门诊以及西区眼科和耳鼻喉科全部普通号和专家号纳入医院官方微信预约平台。完善质量管理体系，创新护理服务模式。推进日间手术试点，提升医疗服务效率。持续推进"京医通"项目，不断推进医改试点。

1～7 月，有 15 名医师到外院多点执业。

医疗工作　门诊 2269254 人次，急诊 312140 人次，急诊危重症抢救 6647 人次，抢救成功率 95.04%。出院 77814 人次，床位周转 48.76 次，床位使用率 92%，平均住院日 6.94 天，死亡率 0.74%。住院手术 54186 人次。剖宫产率 44.07%，无孕产妇死亡，新生儿死亡率 1.6‰，围产儿死亡率 3.12‰。

预约挂号管理。在电话预约、网络预约、社区转诊、现场预约等的基础上，3 月，新增微信预约。改进现场预约登记模式，以三区信息系统一体化为契机推进诊间复诊预约，探索眼科层级转诊预约。全年官方微信公众账号有 5.5 万人关注，1.7 万名患者通过身份信息审核，7000 人次提交预约登记申请，约 2000 人次成功就诊，患者满意度 80% 以上。全院所有门诊科室初诊号源 100% 用于各种方式预约，其中向北京市统一预约平台日均提供 4000 个号源，其余为其他预约方式提供号源，预约剩余号源当日在窗口现场挂号。全年 142 万人次通过各种预约方式就诊，预约就诊率 60%。

新技术、新疗法。申请新技术、新项目 3 项。完成 4 项二类技术和 1 项三类技术的备案，完成呼吸内镜诊疗技术的准入申报及评审。

医院感染管理。针对埃博拉出血热采取防控措施，修订医院防控制度，强化培训考核，参与市、区县举办的埃博拉出血热防治培训。加强日常督导，强化应急演练，提高医务人员的应急处置能力。医院感染 905 例，感染 1057 例次，医院感染率 1.16%，感染例次率 1.36%。

医保工作。医保出院 31020 人次，总费用 40030.49

万元，次均费用 12905 元。简化白内障日间手术入院流程。运用新医绩效考核模型，缩短考核时间。改造信息系统，控制超越险种用药造成的拒付。实现实时分解医保患者的住院费用。完善单病种类定额结算住院费用监测，实时监控按定额结算的医保住院费用，防止超费。

医疗支援。32 名医师赴大兴区人民医院和大兴区妇幼保健院完成医师晋升前赴基层工作，教学查房 568 次，会诊 506 人次，手术示范 195 例，病例讨论 199 次，门诊工作 2759 天，接诊患者 48084 人次，举办专题讲座 1676 次，技术培训 955 次。副院长王宇率眼科防盲办专家及其他相关科室专家组成的医疗队，赴内蒙古扎兰屯市人民医院，为 56 名低保白内障患者进行复明手术。8 月，应扎兰屯市人民医院的要求，医院再次派出眼科专家团队为 27 名白内障疑难病患实施复明手术。完成门诊 228 人次，手术 10 例，教学查房 10 次，病例讨论 10 次，会诊 10 次，通过讲座和手术演示等方式对当地医师进行技术培训 10 次。

医疗纠纷处理。医疗责任保险投保 222 万元。发生医疗纠纷 28 件，其中本年度 18 件、往年 10 件。通过调解解决 12 件、诉讼 2 件、院内协议 8 件。完结医疗纠纷 24 件，其中本年度 16 件、往年 8 件。

护理工作 设立医院护理研究专项基金，适当放宽申报者的职称限制。全年申报护理科研课题 45 项，比上年提高 1.8 倍。获批各级课题 16 项，其中院级专项基金 11 项，比上年提高了 8 倍。

扩展护理师资队伍。护理专业副教授 1 人，讲师由 5 人增至 8 人，通过护理教师院级理论授课试讲 12 人。举办青年教师教学基本功比赛初赛，推选 1 名选手参加首都医科大学护理学院复赛并获三等奖。获批首都医科大学校长基金（教育）2 项、护理学院课题 1 项、第二课堂 2 项。获批北京大学医学出版社"十二五"职业教育国家规划教材护理专业（第三版）4 本教材，主编 1 人。

培训中华护理学会及北京护理学会糖尿病健康教育师 15 人、ICU 专科护士 35 人、急诊专科护士 27 人，考试合格率 100%。举办国家级继续教育项目 3 项、市级 15 项、区级 10 项。接收院外进修护士 46 人。10 月 9 日，医院成立中德国际伤口师培训学校，该校是我国北方地区第一家、全国第二家伤口治疗师培训学校。

科研工作 申报各类科研课题 163 项，获批 96 项。其中国家级 24 项、省部级 10 项、其他 62 项，经费总额 3899.89 万元。国家自然科学基金中标率 33.9%，青年基金占获批项目的 47.8%。其中耳鼻咽喉科 10 项，眼科 3 项，内分泌科 3 项，放射科、科技开发公司、呼吸内科、皮肤科各 1 项。

在研课题 207 项，结题 71 项。王宁利教授领导的"原发性开角型青光眼新防治技术的建立及应用"获国家科学技术进步奖二等奖，耳鼻咽喉-头颈外科周兵教授及其团队的"额窦外科相关基础与临床研究"获北京市科学技术进步奖二等奖。

5 月，过敏性鼻炎诊疗中心被列为首批变态反应科国家临床重点专科。6 月，病理科刘红刚教授牵头申报的头颈部分子病理诊断北京市重点实验室获批，并获市科委科技创新基地培育与发展专项立项资助。

获授权职务发明专利 5 项：眼科魏文斌、刘月明的实用新型专利——眼用敷贴器，外观设计专利——眼用敷贴器内衬、眼用敷贴器被壳；眼科史翔宇、魏文斌的发明专利——眼内尺；麻醉科丁英、李守巍的实用新型专利——输液套件。

在统计源期刊发表论文 687 篇，SCI 收录 208 篇，最高影响因子 29.648，平均影响因子 2.305。出版著作 10 部。

医学教育 1 月 10 日，医院通过国家卫生计生委临床药师培训基地评审，成为全国临床药师培训基地。8 月 15 日，医院完成教育部对首都医科大学临床医学专业的认证。医院国家级精品课程眼科学、耳鼻咽喉科学成功申报国家级精品课程资源共享课程。向中华医学会医学教育分会推荐医学教育论文 10 篇，获医学教育和医学教育管理百篇优秀论文评选二等奖 1 人、三等奖 1 人。韩德民教授主编的《耳鼻咽喉-头颈外科学》获北京市级精品教材。

医院成为北京市住院医师培训管理信息化系统 10 家试点单位之一。妇产科获批北京市住院医师规范化培训基地。

在读学生 734 人，其中临床医学研究生 317 人、临床医学七年制 167 人、临床医学五年制 98 人、临床医学国际班 17 人、护理高职班 71 人、护理中专班 64 人。毕业 178 人，其中临床医学研究生 78 人，临床医学七年制、本科毕业 68 人，护理中专毕业 32 人。录取全日制研究生 89 人，其中博士生 69 人、硕士生 20 人。在读在职博士生 128 人、硕士生 58 人。

学术交流 接待来访外宾约 100 人次。办理因公出国 30 批 48 人次，其中参加国际会议 41 人次、双跨团组 2 人次，公派访问学者 5 人次。4 月，邀请德国马格德堡大学医学院 Sabel 教授进行工作交流。

4 月 10～12 日，耳研所协办的鼻科学研究和免疫学论坛（SERIN）首次在亚洲举办（SERINASIA）。第一届 SERINASIA 主席由本院的张罗教授（世界变态反应学会执行委员和中华医学会变态反应学分会候任主任委员）、比利时的 Claus Bachert 教授（世界变态反应学会执行委员）和日本的 Ruby Pawanka 教授（世界变态反应学会前任主席）共同担任。大会主题为：Progress and Innovation in Nasal Immunology，主要针对过敏性鼻炎、非过敏性鼻炎、感染性鼻炎、鼻窦炎及鼻息肉等上气道疾病进行探讨，涉及疾病的发病机制、遗传学和组学的研究进展，以及疾病临床表型和治疗等方面的学术热点。

5月11日，耳鼻咽喉-头颈外科医师娄鸿飞在日本京都第四届东亚过敏论坛暨第二十六届日本过敏与变态反应学会春季临床大会上，作题为《脐带血 T 细胞失衡与母亲过敏及婴幼儿特应性皮炎的相关性研究》专题报告，并获大会最佳青年研究奖。

9月26日，举办同仁论坛暨院士高峰论坛。论坛就临床研究、神经外科百年发展、科学创新、睡眠疾病的检测技术等进行演讲。医院各学科围绕同仁论坛相继举办第十一届中澳亚太微创论坛、北京同仁医院超声影像论坛、同仁国际鼻科学及过敏反应科学论坛、海峡两岸喉激光微创技术研讨会、非住院手术麻醉的管理与护理学习班、全国重症肌无力诊治研讨会、首都医科大学内分泌与代谢病学系年会、国际眩晕论坛暨第十届听力眩晕疾病诊疗技术研讨班、眼科疾病诊疗新进展与优质护理服务实践学习班等学术活动。

信息化建设 医院三区 HIS 一体化及临床数据中心建设项目（一期）的新 HIS 系统在南区切换上线。

完成微创外科中心网、韩德民院士宣传网的建设。

基本建设 围绕医院扩建项目《可行性研究报告》批复和《初步设计和概算》编制开展相关工作。12月8日，举行南区二期扩建工程奠基仪式。

公益活动 参与"同仁心·共铸中国心"公益活动，赴云南迪庆州开展义诊巡诊、爱心捐赠。承办"关注眼健康，预防糖尿病致盲"第十九届全国爱眼日主题活动，普及眼保健知识。参加国家卫生计生委组织的"服务百姓健康活动"全国大型义诊周活动。10月19日，国家卫生计生委全国防盲技术指导组主办"光明行10年回顾"活动，10年间，本院共派出医疗队80余批，医务人员500余人，完成10万余人次的义诊和筛查，实施复明手术313242例，使3万名患者重见光明；同时，培训老少边穷地区医疗骨干1000余人，援建眼科医院10家。

（撰稿：杨　柳　审核：伍冀湘）

领导名单

党委书记	王宁利
院　　长	伍冀湘
副书记	伍冀湘　刘　雁
纪委书记	刘　雁
副院长	王宁利　黄志刚　张　罗　王　宇 段金宁

首都医科大学附属北京天坛医院

（东城区天坛西里6号）
邮编：100050　电话：67096611
网址：www.bjtth.org

基本情况 职工 2613 人（在编 1903 人、合同制 710 人），其中卫生技术人员 2080 人（在编 1592 人），包括正高级职称 139 人、副高级职称 231 人、中级职称 552 人、初级师 574 人、初级士 96 人。

医疗设备总值 77216 万元。年内新购医疗设备总值 7985.19 万元，其中 100 万元以上设备 15 台。

机构设置 3月，成立导管手术管理部。9月1日，核医学科正式运行，老年病（综合医疗）科正式运行，神经内科更名为神经病学中心。5月，医务部所辖部门、中医科、药剂科、保健科、保卫处、医工处迁至天坛西里 9 号办公。耳鼻喉科设置独立病区，位于病房南楼地下一层，9月28日起正式运行。

改革与管理 完成 12 个岗位的干部竞聘，任免干部 68 人次，其中新上任 12 人。召开医院民主管理论坛、学科发展论坛等，征求职工对医院改革发展的意见和建议。院领导及多名科主任分别到兄弟医院体验就医，查找自身不足，提出改进计划。接待社会人士到本院体验，听取意见和建议，及时通过官方微博、网站发布体验者感言，促进和谐医患关系的建设。建立医院内部职能处室和临床科室之间的双体验制度，强化职能部门服务于临床的意识。

做好深化医疗改革试点工作，探索医联体建设模式。成为北京市医保中心在定点医疗机构开展就诊信息共享的 8 家试点之一。加强医疗质量管理，提高病案首页质量，加强死亡病例讨论，重视过程管理，建设单病种平台，编写质控月报提供数据支持，坚持开展临床路径，做好 DRGs 专项管理，加强临床医师技能考核，开展医疗质量月活动。门诊管理人文化、优化流程，分时段预约挂号，建立辅助检查电子预约。

创新学科建设，扩大临床科室规模，对部分科室进行布局调整。神经病学中心在国内率先分出 9 个不同的科室，即血管神经病学、神经感染和免疫、神经变性病、癫痫、介入神经病学、神经肌肉病和神经遗传、神经危重症医学、神经辅助检查中心、神经临床试验与临床研究中心。神经外科各型手术量及大型手术所占比例均有所增加，二次手术率及死亡率维持较低水平。

拓展合作空间，实现"跨界"合作。医院组织到深圳华大基因研究院、清华大学、中科院深圳先进技术研究院、北京师范大学等多家单位调研，并签订科研合作协议，在平台搭建、资源整合、科研合作、成果共享等方面提出合作意向，为学科深度交叉开辟通道。

医疗工作 门诊 1277296 人次，急诊 105874 人次，急诊危重症抢救 5984 人次，抢救成功率 92%。出院 39181 人次，床位周转 34.13 次，床位使用率 94.55%，平均住院日 10.13 天，死亡率 0.74%。住院手术 28842 人次。剖宫产率 50.2%，无孕产妇死亡，新生儿死亡率 0.97‰，围产儿死亡率 2.9‰。

临床路径管理。82 个临床科室实施临床路径，入径 3144 例，完成 2782 例。

预约挂号管理。开展电话预约、网络预约、医生工作站预约、出院复诊预约、现场预约和社区双向转诊预约，并分时就诊。开放号源 80%，预约挂号占门诊比例为 60%。

申报新技术、新项目 23 项，批准 15 项。普通外科、消化内科、鼻科、咽喉科、胸外科、泌尿外科、关节和脊柱等专科内镜诊疗资质获市卫生计生委批准。"乳腺癌相关乳房切除术＋即刻乳房再造术"报市卫生计生委备案。

医院感染管理。医院感染率 4.88%。继续用甘特图进行医院感染管理，完善医院感染预警监测系统，加强督导检查，开展目标性监测。抗菌药物使用合格率符合市医管局药品使用管理考核要求。

医保工作。医保出院 14897 人次，总费用 23506 万元，次均费用 15779 元。加强医保信息系统建设，对不予支付进行拦截、提示，减少因拒付给医院造成的损失。医嘱信息"互联互通"试点，有效规避部分医保患者违规行为，减少医保资金流失。

医疗支援。继续对口支援方庄、体育馆路、蒲黄榆、永外、天坛等社区卫生服务中心。新增对口支援顺义区空港医院。与丰台医院、朝阳急救中心、铁营医院、右安门医院、方庄卫生服务中心建立医疗联盟，与河北燕达医院联合成立天坛燕达脑科中心。神经外科主任医师齐巍完成 1 年的援疆任务。继续完成内蒙古自治区锡林郭勒盟太仆寺旗医院对口支援工作。3 月，神经外科主任医师万伟庆赴云南抢救昆明火车站暴恐受伤人员。5～11 月，接收宁夏进修 3 人。8 月 7～21 日，副院长周建新、神经外科二病房主任李京生赴云南参加鲁甸地震伤员的医疗救治。9～11 月，完成京蒙对口帮扶工作，免费接收进修 7 人。10 月，耳鼻喉科免费接收太仆寺旗医院医师进修 1 人。

医疗纠纷处理。参加医疗责任保险总费用 270 万元。发生医疗纠纷 45 件，其中通过医调委调解 31 件、诉讼 14 件，全年赔付 532.04 万元。

护理工作 护士 1004 人，其中注册护士 999 人，合同护士 411 人，医护比 1:1.45。ICU 床位 57 张。

推进急诊、监护室和手术室优质护理服务和岗位管理，落实责任制整体护理，将护士对患者病情掌握和护理措施的落实作为重点督导内容。建立下肢深静脉血栓、管路滑脱评分量表，完善护理风险评估系统。开展护理质量品管圈工作。根据神经科患者特点，评估患者及家属需求，提供健康宣教及康复指导。完成科护士长和病区护士长的换届竞聘，产生科护士长 9 人、病房护士长 54 人。护理不良事件上报率 100%，整改率 95%。

获首都医科大学护理学专项科研课题 2 项、首都医科大学院级课题 1 项、院青年科研基金 10 项。在核心期刊发表护理论文 22 篇。

护理岗位培训 49 次。完成国家级继续教育项目 2 项、市级 34 项、区级 28 项、单位自管项目 32 项。外送专科护士培训 11 人，接收专科基地学员 136 人。接收护士进修 59 人，护校实习带教 119 人，见习带教 32 人。

科研工作 申报科研课题 329 项，中标上级课题

83 项，其中国家级 14 项、省部级 21 项、局级 48 项；横向联合课题 12 项、院级课题 59 项、合作项目 25 项。总经费 5205 万元，其中国家级课题 2647 万元、省部级课题 597 万元、局级课题 1287 万元、横向联合课题 106 万元、院级课题 195 万元、合作项目 373 万元。

获专利 11 项，其中实用新型专利 6 项、外观设计专利 5 项。"缺血性脑血管病医疗质量评价与防治优化体系的建立和临床应用"获北京市科学技术奖一等奖，"缺血性脑血管病复发风险评估与防治优化新策略"获高校优秀成果奖（科技进步）一等奖，"脑重大疾病磁共振评价体系及诊疗关键技术与临床应用"获中华医学科技奖二等奖，"颅底肿瘤的基础和临床研究"获中华医学科技奖三等奖。

开展脑血管病领域成果的推广应用。溶栓和规范化二级预防治疗的推广改善脑血管病患者的临床预后，降低了北京市脑血管病的医疗负担。建立覆盖全国的临床研究网络。建立缺血性脑血管病医疗质量国家标准并推广。

有市级重点实验室 1 个：脑血管病转化医学北京市重点实验室。从临床实际出发，强调以"转化"为核心的运行机制，整合从事脑血管病基础、临床、方法学、药理学、药物研发等各学科研究人员，有效配置和共享仪器装备、病例样本等资源。年内，争取科研项目 18 项，总经费 1040 万元。SCI 收录论文 50 篇，开放课题 4 项。有护理、神经内科、神经外科 3 个重点专科。

全院发表科技论文 566 篇，其中 SCI 收录 197 篇，总影响因子 537.164，最高影响因子 35.209，平均影响因子 2.727。出版专著 11 部。

医学教育 完成首都医科大学临床医学认证工作，完成本科医学教育中临床医学、口腔医学、临床药学、医学检验 4 个专业理论授课、课间实习以及毕业实习，完成第一届首都医科大学护理大专教育教学工作，完成国际学院留学生毕业实习。完善住院医师管理，全科医学住院医师规范化培训基地通过国家卫生计生委认证，成为首批国家级住院医师规范化培训基地之一。录取研究生 77 人，其中硕士生 57 人、博士生 20 人。

接收进修医师 224 人。举办首都医科大学检验、药学 2 个项目人才强教师资培训班，培训师资 135

人。接收国内访问学者 2 人。

学术交流 全年因公出访 32 个团组 50 人次，其中自组团 30 批、双跨团组 2 批。长期进修学习 13 个团组，分别赴美国哈佛医学院、约翰霍普金斯大学、杜克大学等进修学习。参加国际会议 25 人次。骨科主任医师刘宝戈与比利时根特大学 Prof. Kalala 和 Prof. Van Hoof 两名教授开展"颈椎运动学的三维分析"项目。

6 月，院长王晨、医务处处长姜悦、急诊室主任郭伟赴中国香港参加两岸四地全科/家庭医学学术研讨会。

信息化建设 推进电子病历无纸化进程，完成多系统升级改造。建设物联网、商业智能系统、OA 系统等。完成门诊住院 PACS 三大系统服务器升级及机房安全升级、远程会诊和远程会议支持等。推广移动推车工作站查房及 PDA 移动护理，部分试点 Pad 移动查房。LIS、PACS 等系统新增 CA 数字签名功能。新增远程会诊会员医院 79 家，包括为医院对口支援的内蒙古通辽市、甘肃省庆阳市庆城县、北京市平谷区的 3 家医院提供免费系统支持。

6 月，医院官网手机客户端正式上线。8 月，建立微信公众服务号，利用微信平台，传播健康科普知识，报道医院动态。同时，利用官方微博进行信息发布和互动，并开展网络健康咨询。

基本建设 医院新院迁建项目为北京市重大民生项目，6 月 26 日，市长王安顺现场考察工程情况；7 月 4 日，国务院督导组现场视察工作；9 月 3 日，市发改委稽查办公室等部门对迁建工程进行驻场稽查；12 月 2 日，市政府督察室现场检查工作情况。项目所有前期外部手续办理完毕。1 月 14 日，土方施工单位正式进场施工；4 月 28 日，完成土方工程施工；5 月 1 日，施工总包单位进场进行结构施工。

（撰稿：郝　蕊　审核：宋茂民）

领导名单

党委书记 宋茂民
院　　长 王　晨
副书记 肖淑萍
副院长 宋茂民　王拥军　张力伟　周建新
　　　　　巢仰云

首都医科大学附属北京安贞医院
北京市心肺血管疾病研究所

（朝阳区安贞路2号）

邮编：100029　电话：64412431

网址：www.anzhen.org

基本情况　职工4354人（在编2924人、合同制1430人），其中卫技人员3673人，包括正高级职称191人、副高级职称379人、中级职称877人、初级师1164人、初级士852人、未定职称210人。

医疗设备总值134046.75万元。年内新购医疗设备总值18508.3万元。完成财政采购98项15569.7万元，自筹资金采购设备104项2938.6万元。签订单价100万元以上医疗设备合同21项，购置100万元以上医疗设备38台，共计5385.55万元。

1月7日，马长生教授被评为推动"北京创造"科技人物。4月26日，孙立忠教授任美国胸外科学会会员。有2人入选北京市卫生系统高层次人才学科带头人，8人入选学科骨干。

床位由1062张变更为1500张。增设诊疗科目2项：临床细胞分子遗传学专业、疼痛科。新增技术3项：临床基因扩增检验技术、三级以上外周血管介入诊疗技术、神经介入诊疗技术。

改革与管理　1月21日，成立朝阳区北部医联体，安贞医院为牵头单位，成员单位包括3家业务指导单位、5家合作单位和10家社区卫生服务中心，床位共计4204张。提高社区的专业技能和诊疗水平，完善医院社区分级诊疗模式。为社区进修人员开通绿色通道，免费接收社区卫生服务中心医师短期进修。对社区医护人员进行专业培训，制定培训计划。安排专家从常见病、慢性病的治疗入手，为社区医生及周边居民举办专业知识讲座、科普讲座等14次。选取试点医联体单位，组织心内科、全科、神经内科专家赴社区出门诊。落实双向转诊。开展朝阳区北部医联体CPR技能培训竞赛。完成PET/CT中心项目，取得安防系统《检测合格报告》《放射性物品储存保管安全意见书》及《辐射安全许可证》。开展院庆相关活动，院内义诊4318人次；免费救治32名先心病患儿；在9家医联体的社区卫生服务中心举办大讲堂9场；院内举办健康讲座2场。开展义诊咨询周活动，院内义诊咨询1390人次，社区义诊70人次；院内讲座1场，社区讲座3场。修订医院11个专业45种手术同意书并在外科系统全面推行。全年办理执业医师、多点执业16人。

1月21日，成立胸痛中心，通过优化流程，整合优质资源，与院前急救进行"无缝对接"，并与医联体成员单位有效联动，为胸痛危重症患者提供绿色通道。2月，启用远程会诊中心，为地方医院提供心肺血管诊治方面的帮扶与支持。6月19日，与北京老年医院联合成立老年心血管疾病联合诊疗中心，是北京市首个系统内部学科发展医联体。

医疗工作　门诊2414667人次，急诊137461人次。急诊危重症抢救12646人次，抢救成功率97.3%。出院60899人次，床位周转52次，床位使用率114.34%，平均住院日7.93天，死亡率0.61%。住院手术36911人次，其中外科手术20025人次、介入手术16886人次。剖宫产率45.90%，孕产妇死亡率80/10万，无新生儿死亡，围产儿死亡率4‰。

临床路径管理。有40个科室实施临床路径，病种47个，入径27794例，入径率92.52%，完成率95.24%。

召开新技术、新项目论证会5次，落实15项，其中2项为国内首开、12项为院内首开。

预约挂号管理。预约就诊率69.56%，复诊预约率67.50%。全面开展分时就诊工作，在预约单或挂号单上显示"建议就诊时段"，普通号分时精确到一小时，专家号分时精确到半小时。5月，完成医联体转诊系统；6月，在大屯社区试运行。建立以刘迎龙主任为核心的小儿心脏科层级转诊。经过小儿心脏科普通号初步诊疗后，对确需刘迎龙主任诊治的患者实行转诊，通过诊间预约、专家加号、病房预约等方式利用专家非正常出诊时间接诊患者。

多学科协作。10月，成立睡眠医学中心。年内，救治患有心脏疾病的高危孕产妇400余人，为合并瓣膜病和主动脉疾病的孕产妇同时施行剖宫产和心外科手术。5月2日，为12岁的"千里换心少年"小包成功实施心脏移植手术。8月14日，为从乌鲁木齐乘医疗救援直升机转运来的危重患者成功实施高难度冠脉介入治疗。

医院感染管理。监测出院患者60893人次，发生医院感染521例611例次，医院感染率0.86%，感染例次率1%。在埃博拉防控工作中，医院建章立制，梳理流程，开展培训和演练，加强物资储备和消毒防护。完成2个国家级防控文件和1项市级规范。承办第五届北京医院感染控制国际论坛（BJIFIC），并作为建院30周年院庆活动之一。

医保工作。医院有医保服务医师1187人。全年医保基金总额控制在9.86亿元，实际控制在9.08亿元。门诊次均费用492.4元，住院次均费用37643元。药占比为37.18%。年内，签约10家商业医疗保险服务公司或代理公司。医保住院审核信息系统上线。申报市卫生计生委管理课题2项和北京医保协会管理课题1项。

医疗支援。支援内蒙古等地区的县医院及心脑血管病专科医院，开展各类手术，确定重点学科建设，完成疑难病例会诊。派出4名医师支援内蒙古临河医院及阿拉善盟中心医院。接收京蒙对口帮扶单位人才培训3批共8人。到怀柔区第一医院、怀柔区妇幼保健院、延庆县中医医院进行对口支援医生86人次，涉及专业32个。

医疗纠纷处理。发生医疗纠纷100件，解决64件。其中诉讼案件5件、院内调解案件29件。已解决纠纷中零赔偿39件。共计赔偿899.14万元，比上年下降1%。医技人员1097人参保，保费506万元。

护理工作　护士1824人，其中注册护士1820人，合同护士807人，医护比1:1.48。ICU床位110张。

病房优质护理覆盖率100%，同时为患者提供延伸护理服务。建立机动护士库，护理人力资源实行弹性调配。为新增及改扩建病房合理调配护士，病房实施弹性排班。落实患者十大安全目标，对危重患者进行风险评估并实施安全防范。实施"以患者为中心"的责任制整体护理，设有专职人员负责护理质量与安全管理，建立护理安全（不良）事件报告制度，对护理安全（不良）事件案例进行根因分析，护理不良事件上报率100%，整改率100%。选派27名护士长出境学习，培养29名专科护士。开展岗位练兵，

举办静脉输液技术、CPR技术竞赛。探索实施护士岗位管理规范，申报市医管局岗位管理试点医院。

申报并开展科研课题6项。护理人员发表论文67篇。

接收护士进修141人，接收中华护理学会、北京护理学会211人次的专科培训，接收全国对口支援护理人员进修36人。启动朝阳区北部医联体"护"助行动，延伸护理服务。

科研工作　申报各类课题240项，中标60项。其中国家级29项，资助经费2823万元（包括国家自然科学基金28项，其中"干细胞与心血管疾病转化医学研究"首次获得优秀青年科学基金项目，资助经费100万元）；省部级21项，资助经费935.03万元；局级基金10项，资助201.85万元；合计经费3959.88万元。在研课题158项，结题43项。授权专利6项（含职务发明1项），申请专利11项。以第二完成单位获省部级奖励4项。被市科协评为北京市优秀院士专家工作站。

在核心期刊发表论文601篇，SCI收录168篇，最高影响因子14.72，平均影响因子2.67。出版专著8部。

2月，获批国家卫生计生委老年病科国家临床重点专科，逐步形成以老年心血管内科为特色纵深发展、综合学科横向均衡发展的老年病学科群。2月17日，成立北京市中西医结合心肺血管疾病研究所。12月，与5名海外高层次人才签署聘用意向合同书。

医学教育　承担首都医科大学、北京市心肺血管疾病研究所本科生及研究生的教育教学工作。新增呼吸、消化、危重症医学、急诊医学4个首都医科大学博士培养点，新增博士生导师12人；新增硕士培养点6个，新增硕士生导师33人。招收首都医科大学研究生167人，其中统招博士生23人、在职博士生36人、统招硕士生62人、在职硕士生32人，七年制学生14人。北京市心肺血管疾病研究所作为独立招生单位招生10人。在院本科生191人。2014届住院医师本院轮转39人、外送培训21人，接收外院住院医师培训14人。成功申报国家级继续医学教育项目28项、市级继续医学教育项目25项。完成首都医科大学一般访问学者培训2人，其中心内专业1人、心脏超声专业1人。完成2013～2014年度本市区县级医院骨干医师3人为期1年的培训，完成检验专业社区骨干8人为期3个月的培训。迎接临床医学专业认证检查，组织院内培训68场。中法急救培训中心举办急救与灾难医学培训28期，培训900余人次；公益CPR培训20余场，培训500余人次。

选派优秀青年骨干进入美国哈佛、梅奥、斯坦福

等医疗机构研修。

脱产学习 131 人，到院外进修 4 人，出国进修 20 人。

学术交流 办理出国 754 人次，其中开会及培训 52 人次、旅游 673 人次、探亲 11 人次、进修 18 人次。派遣援助非洲几内亚医疗队 19 人。接待美国、法国、意大利、英国等来访 192 人次。10 月，与意大利圣多纳托医疗集团签署合作协议，也是国务院总理李克强意大利之行期间唯一签署的卫生合作项目，共同致力于青年心血管医生的培养。续签北京中法急救医学培训中心合作协议，建立北京安贞医院与意大利使馆"绿色通道"。4 月 11 日，举办第八届北京五洲国际心血管病会议。

信息化建设 完成 PACS 系统项目申报的所有流程并获财政支持。完善数据挖掘系统功能，实现医疗收入、患者负担、工作量、工作效率、安全与质量、合理用药 6 个主题 55 个评价指标的动态统计。建设医保管理信息系统。建设心脏外科大血管疾病科研数据库。门急诊系统三级等级保护建设项目获财政拨款，完成入侵检测系统、数据库审计系统、操作系统加固、行为审计系统、性能审计系统、数字签名认证系统、IT 运维系统的安装和调试，并试运行。

基本建设 老门诊楼改扩建工程基本完工。新增感染科、心衰病房、疼痛科、普儿科、风湿免疫科、血液科等病房。改建肾内科、内窥镜中心、耳鼻咽喉-头颈外科中心、心内四科病房、心内五科病房、消毒供应中心。

围绕病房医技楼项目设置病床 729 张，项目可行性研究报告批复总投资 70792 万元，取得市政府重大项目绿色通行证和可研报告批复。完成初步设计概算的审核，审核金额 72147.49 万元。优化医疗环境，完成改造工程 6 项，改造面积 613 平方米，总投资 155 万元。扩大医疗发展空间，完成改造工程 13 项，改造面积 20014 平方米，总投资 8584.5 万元。推进研究所建设，改造面积 3580 平方米，总投资 3847.9 万元。

院庆 4 月 14 日，举办建院 30 周年庆典。编辑出版 30 万字的院史《心路——安贞医院三十而立》，开辟院史图片长廊"辉煌三十年"，拍摄医院宣传片《心路》，召开第八届五洲国际心血管病会议。

（撰稿：丁红雨　审核：陈晶晶）

领导名单

党委书记　金春明
院　　长　魏永祥
副 书 记　程　军
副 院 长　陈　方　周生来　周玉杰　张宏家
　　　　　孔晴宇

首都医科大学附属复兴医院

（西城区复兴门外大街甲 20 号）
邮编：100038　电话：88062035
网址：bj-fxh.com

基本情况 职工 1898 人（在编 1548 人、合同制 350 人），其中卫技人员 1646 人，包括正高级职称 71 人、副高级职称 139 人、中级职称 472 人、初级师 591 人、初级士 373 人。

医疗设备总值 29062 万元，其中 100 万元以上设备 15 台。年内新购医疗设备总值 498 万元。

机构设置 1 月，撤销中医骨伤科。8 月，新增心胸血管外科。

改革与管理 制定《住院患者病情评估制度》等 6 项制度，完善医疗质量管理。加大对医疗质量的监管力度，每月进行医疗质控检查。继续开展医疗质控点评，建立奖惩制度。

健全学科覆盖范围，引进学科带头人，重新组建心胸血管外科。以宫腔镜中心、儿科、眼科、五官科为试点开展一日病房。

院长质量管理查房 2 次、主管院长质量管理查房

9 次。患者满意度调查总体评价 87.15 分，综合评价指数 82.76。

医疗工作 门诊 1316365 人次，急诊 73942 人次，急诊抢救成功率 98.75%。出院 23396 人次，床位周转 29.68 次，床位使用率 87.53%，平均住院日 10.77 天，死亡率 2.39%。住院手术 11862 人次。剖宫产率 34.40%，无孕产妇死亡，新生儿死亡率 0.5‰，围产儿死亡率 2.0‰。

增加临床路径的病种数量，强化临床路径后台管理，共有 79 个病种纳入临床路径管理，完成病例 5411 例。

门诊预约率 56.9%，复诊预约率 63%。逐步完善出院复诊预约方式，出院复诊预约率 63.2%。实现 114 预约挂号平台预约双休日号源。以产科为试点，探索分时段预约诊疗服务模式。

新技术、新疗法。眼科开展人工晶体取出术、晶体切割术、眼内光凝术、巩膜环扎术、视网膜脱离手术、硅油取出术、视网膜冷冻加压术、玻璃体切割术、黄斑前膜剥离术、视网膜内界膜剥除术、视网膜增殖膜剥除术。骨科开展高粘骨水泥椎体后凸成形术。内科开展内科胸腔镜技术。

医院感染管理。医院感染率 1.1%。完善院感质量控制综合目标考核标准，每季度出版《医院感染管理通讯》，及时将监控结果、相关分析报告反馈给临床科室。邀请北京协和医院教授针对抗菌药物使用中出现的问题进行点评分析，抗菌药物使用率 47.66%，抗菌药物使用强度为 43.79DDD。

医保工作。医保出院 9425 人次，总费用 16836.9 万元，次均费用 17864 元。

医疗支援。派出 5 批医疗队共 6 人赴内蒙古科右前旗人民医院、门头沟区斋堂医院卫生支农。接收内蒙古科右前旗人民医院 15 名管理、临床、护理人员进修学习。开展河南省邓州市中心医院专项对口支援，派出 2 批专家团队共 20 人次短期支援。

医疗纠纷处理。缴纳医疗责任保险费 84.82 万元。收到投诉 103 件，其中构成纠纷 17 件。解决本年度纠纷 8 件，解决遗留纠纷 11 件。其中医调委调解 10 件、诉讼解决 6 件、自行协商 3 件。

护理工作 护士 818 人，其中注册护士 766 人，合同护士 301 人，医护比 1∶1.65。有 ICU 床位 24 张。对全院护士开展循证护理及护理品管圈等相关培训，开展静脉治疗护理技术操作规范等培训。

加强临床护理质量检查，按照 PDCA 的管理模式对存在的问题持续改进。严格患者安全管理，将不良事件上报纳入护理质量管理，提高护理不良事件上报率。

全年在统计源期刊发表护理论文 7 篇。

组建护理师资队伍，完成教学师资的培训及选拔。完成首次院级临床护理带教老师的资格认证，对 190 名符合带教资格的老师进行理论、操作及授课水平测试，综合评价后确定院内带教级别并授予聘书（3 年期限）。组织首届护理教师授课比赛，参加首都医科大学护理学院教师基本功比赛，获第三名。

接收临床见习生 78 人次、临床实习生 112 人次。接收外院进修护士、住院医师轮转共 36 人。承担首都医科大学燕京护理学院 2012 级护理大专 46 人的临床理论教学和见习。

科研工作 获批科研 43 项，其中国家级横向课题 1 项、省部级 8 项、局级 15 项、局级以下 19 项，获批经费 412.4 万元。在研科研课题 129 项，包括国家级 4 项、省部级 26 项、局级 47 项、局级以下 52 项。结题 12 项，其中省部级 5 项、局级 2 项、局级以下 5 项。

在各级各类杂志发表论文 154 篇，其中国际期刊 12 篇、核心期刊 131 篇。在中华系列期刊发表论文 24 篇，学术会议交流论文 81 篇。中国科技信息情报所公布 2013 年检索数据：SCIE 收录论文 11 篇，累计影响因子 16.817。

医学教育 获批国家级继续医学教育项目 6 项、市级 5 项、区级 36 项。举办国家级继续医学教育项目 6 项、市级 4 项、西城区 35 项、单位自管项目 237 项。

外出进修 10 人。攻读博士 15 人，在读硕士 34 人。外出参加"四新"培训 45 人次。职工教育专项经费总投入 115.7 万元。

新增北京市"215"高层次卫生技术人才培养计划学科骨干 2 人。新增研究生 8 人，其中在职博士研究生 1 人、在职硕士研究生 7 人。选送 1 人到市属三级甲等医院进行为期 1 年的专业培养。

接收本科生 74 人。招收博士生 2 人、硕士生 23 人。2009 级本科生在首都医科大学举办的技能会考中获团体二等奖，1 人获二等奖，5 人获三等奖。

新增教授 5 人、副教授 4 人、讲师 3 人。新增博士生导师 3 人、硕士生导师 5 人。

学术交流 接待来访 6 批 25 人。6 月，孟加拉卫生部访问团一行 13 人来访。11 月，英国国家医疗服务体系（NHS）安德鲁勋爵等 4 人来访。12 月，中国台湾地区高雄市立大同医院 19 人来院交流访问。

选派 4 批 8 人到社区卫生服务中心交流访问。选派 1 名医生赴英国伯明翰大学进修学习 6 个月。

信息化建设 全年信息化建设投入 700 万元，建立基于 EMR 的医院信息平台。完成传染病报卡系统环境的搭建及测试。完成重症监护系统护理记录调试，实现心电监护仪、部分呼吸机及血气分析的数据自动采集功能。实现出入院登记在医生工作站的电子化管理。

基本建设 完成宫腔镜中心检查室的改造。

（撰稿：张　岩　审核：罗　雯）

首都医科大学附属北京佑安医院
北京市肝病研究所

（丰台区右安门外西头条 8 号）
邮编：100069　电话：83997000
网址：www. bjyah. com

基本情况 职工 1685 人（在编 1225 人、合同制 460 人），其中卫技人员 1329 人，包括正高级职称 73 人、副高级职称 127 人、中级职称 293 人、初级师 533 人、初级士 283 人、未聘 20 人。

医疗设备总值 59282 万元。年内新购医疗设备总值 5963.4 万元，其中 100 万元以上设备 12 台。

改革与管理 开展精益管理大讨论系列活动，组织学习培训，职工提出合理化建议，减少医院成本，推进医院精益管理。

佑安医疗联盟发展新的联盟单位 2 家，总的联盟单位 78 家。举办院内及联盟医院培训 4 次。有 11 个病种纳入临床路径管理。

医疗工作 门诊 546002 人次，急诊 26993 人次，急诊危重症抢救 919 人次，抢救成功率 99.5%。入院 21081 人次，出院 21121 人次，床位周转 30.09 次，床位使用率 107.81%，平均住院日 13.05 天，死亡率 2.42%。住院手术 2896 人次。剖宫产率 47.23%，无孕产妇死亡，新生儿死亡率 0.35‰，围产儿死亡率 3.15‰。外籍人士门诊 917 人次。

新技术、新疗法。新增肿瘤消融技术，年内开展 884 例。

医院感染管理。全年监测患者 22011 人次，发生医院感染 777 人，感染率 3.53%，感染 901 例次，感染例次率 4.09%；感染部位前五位分别为下呼吸道、腹腔、胆系、血液、泌尿道。全年监测 ICU 病例 853

例 4113 人日，呼吸机相关性肺炎千日感染率 5.88‰，导管相关血流感染千日感染率 1.78‰，导尿管相关尿路感染千日感染率 1.01‰。监测手术病例 2626 例，切口感染例次率 0.19%，Ⅰ类切口甲级愈合率 99.74%。发生职业暴露 36 例，主要为注射器针头刺伤。医院感染在线监控系统正式上线，实现对全院住院患者的实时监控。

医保工作。医保出院 7093 人次，总费用 17626.19 万元，次均费用 2.49 万元。

医疗支援。派专家 96 人次赴大兴区人民医院、河北省保定市传染病医院和邯郸市传染病医院开展门诊、查房、会诊、讲座、科研及管理等工作，涉及肝病内科、感染科等专业。

医疗纠纷处理。临床、医技科室医务人员全部参加医疗责任保险，总费用 80 万元。全年受理投诉 53 件，解决 51 件，总计赔付 120.15 万元。

护理工作 护士 673 人，全部为注册护士，其中合同护士 324 人。ICU 床位 16 张。

护理部及质控组对 41 个护理单元定期检查 12 次、专项检查 10 次，接受丰台区优护服务专项检查 1 次。全院 100% 开展优质护理服务。护理不良事件发生率 0.012%。

护理人员发表论文 80 篇，其中核心期刊 36 篇。

完成丰台区继续教育讲课 18 讲，院内讲课 6 讲。4 人参与国家级继续教育讲课，1 人参与市级继续教育讲课，3 人参与区级继续教育讲课。接收 16 个单位的进修护士 37 人，接收护理实习生 34 人，承担首都医科大学成人护理教育专科、北华航天工业大学护理本科、北京护士学校天坛班的传染病护理教学任务。举办护理英语培训班 2 期，学员 30 人。

科研工作 申报区级以上科研课题 129 项，获批 44 项，当年获批科研经费 2122.49 万元。其中国家自然科学基金 8 项，经费 341 万元；传染病重大专项子课题等 4 项，经费 198.76 万元；北京市自然科学基金 3 项，经费 41 万元；北京市科技计划 5 项，经费 334.87 万元；首发专项及北京市卫生科技成果和适宜技术推广项目 5 项，经费 324.06 万元；市医管局"扬帆计划" 4 项，经费 800 万元；其他局级及基金课题 15 项，经费 82.8 万元。另设肝病艾滋病基金院内课题 17 项，经费 300 万元。获国家重点专科建设项目——传染病科，经费 500 万元。科技成果获广东省科技进步奖二等奖 1 项、北京市丰台区科学技术奖 2 项。获批发明专利 2 项、实用新型专利 2 项。发表论文 237 篇，其中核心期刊 193 篇，SCI 收录 44 篇，最高影响因子 14.336，平均影响因子 2.82。出版著作 2 部。申报发明专利 2 项。

医学教育 毕业研究生 27 人，其中统招硕士生 17 人、博士生 5 人、七年制 5 人；硕士学位获得率 100%，博士学位获得率 40%。非全日制研究生获硕士学位 4 人、获博士学位 2 人。完成 663 名临床医学专业本科生传染病学教学，33 名临床医学专业国际学院留学本科生传染病学全英文教学，27 名卫生管理专业本科生临床医学概论教学，34 名四年制医学检验专业本科生传染病学教学，48 名 2012 级和田进修班临床医学专业传染病学教学，29 名五年制护理学专业临床医学教学内科学、外科学（含眼、耳鼻咽喉、口腔、皮肤性病）、妇产科学、儿科学及辅助诊断学（含放射、B 超、心电图、检验）5 门课程教学。有研究生导师 32 人，其中博士生导师 11 人。在读研究生 127 人，包括统招硕士生 54 人、统招博士生 23 人、七年制学生 9 人、非全日制硕士生 25 人、非全日制博士生 16 人；其中科学学位 30 人、专业学位 97 人。全年招收研究生 30 人，其中统招博士生 8 人、统招硕士生 19 人、七年制学生 3 人。完成国家级继续医学教育项目 10 项、市级项目 1 项、区级项目 42 项。

学术交流 设立人才培养专项资金，为优秀人才搭建学习平台。办理因公出国（境）16 批 33 人次，赴美国、德国、法国、澳大利亚、韩国等国家和中国香港及台湾地区参加国际会议、交流学习和科研课题合作研究。

成立北京市传染病国际科研合作基地、中美传染病与慢性相关疾病临床研究合作中心、中英传染病联合临床研究基地、首都医科大学－卡而加里大学联合肝病研究所。

承担国际合作研究课题（项目）8 项，包括：与美国华盛顿大学、英国牛津大学分子医学研究所合作的科技部国际合作项目，中美英联合乙肝相关肝癌早期诊断分子标志物筛查免疫机制研究；与英国牛津大学合作的国家自然科学基金国际（地区）合作与交流项目，IFITM3 与流感重症的免疫机制及宿主补偿机制研究；与美国麻省大学医学院合作的国家自然科学基金国际（地区）合作与交流项目，中国 HIV 患者中针对包膜蛋白 CD4 结合位点的中和抗体研究；与英国牛津大学、首都医科大学、北京医师协会合作的中－英感染/传染病国家专科医师培训项目；与诺华公司合作的诺华－佑安艾滋病治疗性疫苗临床研究。

信息化建设 佑安医院官方网站改版上线，增加多项展示和服务平台，上传稿件 400 余篇，内容更新 5000 余次，总浏览量近 240 万人次，日平均访问量 10000 人次。微博粉丝突破 30000 人，发布原创微博 3020 条。建立官方微信和微官网，每天推送健康科普、医疗技术信息。微官网还增加了查询功能，方便患者。

基本建设 完成工程 10 项，建筑面积 1336 平方米，投资 162 万元。

肝病研究所工作 继续完成 2012 年获国家"十二五"传染病重大专项中的肝病相关课题 4 项、国家自然科学基金 3 项。获批国家自然科学基金 1 项、面上基金 1 项、青年基金 3 项，市卫生计生委和市科委人才课题 5 项，其他课题 6 项。邀请国外学者讲学 6 次。派出 5 名青年骨干参加与肝病相关的国际会议。引进北京市短期海聚人才欧竞雄教授为研究所分子生物室主任，并与陈德喜教授联合获得国家自然科学基金委员会与美国国立卫生研究院合作基金（2014—2016）。以第一作者发表 SCI 论文 16 篇，总影响因子 51。以第一作者在中文核心期刊发表论文 45 篇。申请专利 5 项，承担 2 门研究生课程。

（撰稿：张鸣旭　审核：向海平）

领导名单

党委书记 李玉梅

院　　长 李　宁

副 书 记 向海平

副 院 长 段钟平　金荣华　孙桂珍　刘香玉

北京市结核病胸部肿瘤研究所
首都医科大学附属北京胸科医院

（通州区马厂 97 号）
邮编：101149　电话：89509000
网址：www.bjxkyy.cn

基本情况　职工 984 人（在编 920 人、合同制 64 人），其中专业技术人员 764 人，包括正高级职称 53 人、副高级职称 85 人、中级职称 278 人、初级师 261 人、初级士 87 人；管理人员 81 人；工勤人员 75 人。

医疗设备总值 35968 万元。年内新购医疗设备总值 6000 万元，其中 100 万元以上设备 16 台。

机构设置　3 月，设立乳腺内科门诊。4 月，设立营养门诊。9 月，设立住院服务中心。11 月，成立儿童结核门诊。

改革与管理　4 月，在全院临床科室继续推广主诊医师负责制，通过竞聘，11 个临床科室共竞选出 22 名主诊医师。8 月，相继在放射、放疗和麻醉等医技科室推广此项工作，通过竞聘产生 3 名主诊医师。

有 6 名医生开展多点执业。

成立用药咨询服务中心，服务患者。

打造学习型医院。举办多期中层干部素质教育培训，组织各级干部参加专题讲座、参观学习；开展职工全员综合素质培训、技能培训、知识答卷，开展"人文医学"培训，组织参观院史馆，进行"知所院、爱所院"教育。

医疗工作　门诊 237064 人次，急诊 4561 人次，急诊危重症抢救 181 人次，抢救成功率 93%。出院 11548 人次，床位周转 21.67 次，床位使用率 100.36%，平均住院日 16.96 天。住院手术 1734 人次。

临床路径管理。继续在所有临床科室开展临床路径工作，并将临床路径完成情况纳入到每月的医疗质量绩效考核当中。全年完成临床路径 3103 例，病种 22 个，入径率 90%，完成率 75%。

预约挂号管理。10 月，全面开展分时段预约就诊工作，患者可通过现场预约、医生工作站预约、医院网站预约、114 电话预约、北京市统一挂号平台预约 5 种方式预约就诊。预约就诊率 76%。

新技术、新疗法。本年度开展神经射频微创镇痛术、医用臭氧疼痛治疗、中枢靶控镇痛输注系统植入术、荧光定量 PCR 方法基因突变检测、结核/非结核分枝杆菌荧光定量 PCR 检测、表皮生长因子受体（EGFR）基因检测。

医院感染管理。医院感染率 0.91%。加大对医院结核菌传播途径及传染性的监控，降低结核病及其他传染性疾病的院内感染率。开展抗菌药物临床应用专项整治，并将责任目标细化到各科室。定期分析全院及各临床科室抗菌药物考核指标完成情况，并对门急诊处方进行点评。

医保工作。医保出院 3781 人次，总费用 9753.32 万元，次均费用 25796 元。开通医保绿色审核通道；每月通报医保拒付情况，分析拒付原因，提出减少拒付的可行性办法，提高医生对医保政策的执行力。

医疗支援。继续开展援疆工作，重症监护科康乃民医生在援疆期间提出的"序贯性机械通气"的治疗思路开创了当地该项治疗的先河。与延庆县医院达成对口支援协议，继续安排胸外科、骨科医师前往延庆县医院指导手术，并安排肿瘤内科和病理科医师对口支援。增加与河北省廊坊市传染病医院的协作关系，接收廊坊市传染病医院医生及护士进修。继续派医师支援黑龙江省佳木斯市肿瘤结核医院、河北省张家口市肺科医院、青海省第四人民医院、北京地坛医院等协作医院工作。

医疗纠纷处理。参加医疗责任保险 553 人，保险费 843752.56 元。发生医疗纠纷 31 件，其中调解 27 件、未结案 4 件。本年度赔偿（包括以往案件）686800 元。

护理工作　一线护士 368 人（包括临床和外围护理岗），注册护士 398 人，合同护士 19 人，医护比

1：2.05。ICU 床位 11 张。

开展优质护理服务，各病区推出优质护理服务主题；建立扁平化护理管理组织体系，明确各级人员岗位职责，加强对各层级人员的绩效考核；开展以患者为中心的责任制整体护理，应用护理程序做到基础护理、专科护理、危重症护理、心理护理的全方位护理；加强对患者的健康教育，健康教育专家、心理咨询护士、健康教育护士深入到门急诊、病区为患者和家属举办科普讲座，为患者答疑解难。护理不良事件上报率 97.1%，整改率 99.3%。

获护理科研经费 41.6 万元，其中市级课题 2 项，经费 39.1 万元；院级课题 2 项，经费 2.5 万元。

接收进修护士 13 人。培养专科认证护士 13 人，其中静脉输液 2 人、超声引导下 PICC 穿刺技术 7 人、PICC 穿刺 3 人、供应室 1 人。作为肿瘤专业护士临床教学基地，为中华护理学会和北京护理学会培养肿瘤专科认证护士 4 人。

科研工作 申报课题 107 项，中标 24 项。其中国家级课题 3 项、省部级课题 9 项、局级课题 12 项，共获经费 1520.5 万元。横向课题 2 项，经费 173.7 万元。在研课题 68 项，结题 6 项。

获北京市科技进步奖二等奖 1 项，为第一完成单位；获中华医学科技奖二等奖 1 项，为第二完成单位。获发明专利 1 项、软件著作权 1 项。

2012～2014 年，推广成果 1 项。举办结核杆菌特异性 T 细胞功能检测（ASACIR.TB）技术推广会 4 次，利用中华医学会结核病分会年会、中华结核和呼吸杂志青年沙龙、感染性疾病培训班、结核病诊断新技术培训班等进行 ASACIR.TB 在结核病诊断领域的应用讲座 10 余次。本市有 6 家医院开展 ASACIR.TB 试剂盒的临床应用，1 家医院完成人员培训、实验室准备工作。两年来该试剂在北京市累计应用超过 6000 人份，发表文章 1 篇。ASACIR.TB 在临床上的应用一是结核潜伏感染的诊断，主要是高危人群的筛查；二是活动性肺结核的诊断，为菌阴肺结核病及不易获得含菌标本的肺外结核病提供可靠的诊断依据。

发表论文 184 篇，其中 SCI 收录 44 篇，最高影响因子 6.451，平均影响因子 2.31。出版著作 4 部。

医学教育 招收硕士研究生 12 人，博士研究生 5 人。在读硕士和博士研究生共 50 人。授予硕士学位 16 人，博士学位 6 人。

新增肿瘤学博士培养点和药理学硕士培养点。正式成为北京卫生职业学院教学医院，继续承担北京卫生职业学院 3 个中专护士班、2 个高职护士班共 202 人的临床教学和毕业实习。

举办医德医风、法律法规、传染病防治知识、医疗护理专业知识等继续教育 71 次，17322 人次参加。参加市级必修课 767 人次。举办结核病诊断新技术临床应用学习班、耐药结核病诊断和治疗新进展学习班、非结核分枝杆菌疾病诊断和治疗进展学习班、抗结核 GCP 培训班、结核病疑难病例鉴别诊断学习班、胸部肿瘤治疗和护理新进展学习班共 6 个国家级继续教育项目，结核病及相关疾病研究进展学习班 1 个市级继续教育项目。脱产学习 22 人，到院外进修 7 人。完成 29 名住院医师规范化培训，其中 15 人参加基地培训，5 人完成基地培训返回本院工作。9 名住院医师在本院参加住院医师第二阶段规范化培训，4 名住院医师完成第二阶段培训，获国家卫生计生委住院医师规范化培训合格证书。

学术交流 接待外宾 6 批次 20 人次。5 月，美国瑞吉斯学院护理专业教师凯瑟琳·戴恩、佩内洛普·林恩等来医院交流与访问。6 月，中国结核病临床试验联盟联合美国国立卫生研究院和美国家庭健康国际（FHI 360）举办 GCP 和患者知情同意研讨会，邀请 FHI 360 临床试验经理比琳达·厄休拉教授授课。7～8 月，设在本院的中国疾控中心结核病防治临床中心举办非洲英语国家结核病防治官员研修班，18 名学员来自南非、埃及、津巴布韦等 11 个非洲国家。8 月，医院伦理委员会迎来亚太地区伦理委员会论坛 FERCAP - SIDER 伦理认证检查组，检查组专家包括评估组组长 Juntra Laothavorn、FERCAP 协调员 Chin - Chen Chien 等 7 名培训人员。9 月，中华医学会结核病分会 2014 年学术大会举办第三届国际结核病论坛，邀请 WHO 西太区 Nobu Nishikiori、家庭健康国际组织 Carol Dukes Hamilton、全球结核病疫苗联盟 Sharon Chan、悉尼大学 Kim Chan、美国国立卫生研究院 Richard Hafner 及世界糖尿病基金会 Anil Kapur 等 6 名结核病领域专家参加。9 月，中国疾控中心结核病防治临床中心与 FHI 360 联合开展对本院结核病实验室和临床研究 GCP 需求的现场督导和培训。

派出参加国际学术交流 22 人次，分别赴美国、西班牙和菲律宾。

与美国明尼苏达大学医学院医学与病理系 Masonic 癌症研究中心阳剑波博士、美国吉诺公司总裁兼技术总监夏学良教授签订合作协议。

信息化建设 完善 HIS 及 LIS 系统。完成新机房的搬迁及启用、"京医通"项目系统改造实施、院内 OA 系统的实施、信息安全等级保护定级和自查整改、放射科患者排队叫号系统改造等。投入自有资金 187.97 万元，财政资金 562.75 万元（到位 452.04 万元），项目进展顺利。移动医疗试点移动护理。

基本建设 完成改建、扩建、翻建、装修工程共

14 项，工程建设面积 11700 平方米。装修改造十一区、手术室二层更衣室、洗澡间以及供应室。翻建综合服务中心，扩建病理科，在原有实验室北侧扩建实验室 160 平方米。翻修医院环路，配合医院总体发展规划，预埋各种穿路管线，含强电、弱电、网络、监控等。

中国疾控中心结核病防治临床中心工作 加入全国结核病远程医疗咨询及培训平台的用户覆盖全国 28 个省的 97 个结核病医疗和防治机构。其中为西藏自治区、新疆维吾尔自治区喀什地区免费开通远程平台，为西部帮扶地区提供技术支持。平台累计开展活动 92 次，病例讨论 26 次，邀请专家 112 人次，受训 14000 余人次。

继续推进中华医学会结核病分会礼来耐多药结核病全球合作项目。建立国家耐药结核病专家队伍，耐药结核病示范中心对项目单位——江西省胸科医院、新疆维吾尔自治区胸科医院进行督导，赴黑龙江省开展项目媒体之旅暨项目督导活动，参加江西、宁夏、新疆等省自治区内部项目培训，提供技术支持。

派出专家承担国家卫生计生委《"十三五"国家结核病防治工作规范》部分章节的撰写。受国家卫生计生委疾控局委托，组织专家撰写《国家结核病防治规划标准化培训教材临床分册》，完成初稿。编写肺结核临床诊疗系列口袋书。

举办结核病护理师资培训班和结核病实验室诊断培训班，来自 6 家礼来项目耐多药结核病诊疗管理示范中心的 38 名学员参加。举办河南省肺结核影像学诊断培训班 3 期，181 人参加。举办杨森项目耐多药肺结核临床防治培训班，40 余名中高级专业技术人员参加。与北京结核病控制研究所合作，举办针对本市各区县肺结核门诊的诊疗规范培训班，各区县结防所、北京老年医院及丰台区铁营医院等 80 余人参加。承办中国全球基金耐药结核病新诊断技术培训班 7 期，495 名实验室技术人员参加。

（撰稿：孟纪蕊　审核：谭红莲）

领导名单

党 委 书 记　陈兴德
院 （ 所 ） 长　许绍发
副 书 记　李艳红
副院（所）长　李 亮　张宗德　蔡 超

首都医科大学附属北京地坛医院
北京市病毒传染病防治研究中心
北京市艾滋病临床研究中心

（朝阳区京顺东街 8 号）
邮编：100015　电话：84322000
网址：www.bjdth.com

基本情况 职工 1203 人（在编 1006 人、合同制 197 人），其中卫技员 1019 人，包括正高级职称 69 人、副高级职称 105 人、中级职称 303 人、初级职称 532 人、未定级 10 人。

医疗设备总值 57204.84 万元。年内新购医疗设备总值 6336.49 万元，其中 100 万元以上设备 18 台。

机构设置 4 月，优化组织结构，全院共计 71 个部门，临床科室由 28 个调整为 30 个，医技科室由 9 个调整为 6 个，行政职能管理部门由 24 个调整为 30 个，内设机构由 4 个调整为 5 个。合并综合一科、综合二科为综合科；内三、内四、内五科变更为肝病一科、肝病二科、肝病三科；撤销内一、内二科，新增心内科、消化内科、呼吸科、肾内科、内分泌科；新增绩效办公室、基建处、疾病预防控制处、医患协调办公室；将器械科、药剂科划分至行政职能管理部门，变更为器械处、药学部；研究所划分至内设机构。

改革与管理 开展医院总体发展规划（2015—2025）工作。拟定"品牌专科、发展综合、稳健分院"的战略方针，确立建设"世界知名的传染病诊疗与研究中心，北京一流的三甲综合医院"的战略定位。

1 名医师外出多点执业，接受 2 人到院执业，制定聘用协议并细化注册流程。

医疗工作 门诊 541510 人次，急诊 50285 人次，抢救成功率 72.7%。出院 25171 人次，床位周转 42.09 次，床位使用率 118.02%，平均住院日 10.29 天，死亡率 1.51%。住院手术 8630 人次。剖宫产率 47.38%，无孕产妇死亡，新生儿死亡率 2.3‰，围产儿死亡率 2.2‰。

临床路径管理。开展 16 个病种临床路径，覆盖 11 个科室。入径 588 例，入径率 75.38%，完成率 99.65%。

预约挂号管理。有 114 电话预约、网络预约、窗口预约、诊间预约共 4 种途径，开放号源 83.33%，预约挂号 356076 人次，就诊预约率 60.15%，复诊预约率 65.19%。

新技术、新疗法。准入一类医疗技术 23 项、二类医疗技术 12 项、三类医疗技术 1 项。呼吸科开展胸腔镜、呼吸睡眠综合征 - 睡眠监测等技术，应用电子支气管镜完成首例异物取出术；外科开展射频止血切割器微创新技术，将微创外科拓展到肝断面切除上；妇产科开展本院首例无气腹腔镜手术；麻醉科开展开胸手术麻醉、B 超引导下静脉穿刺和神经阻滞、自体血液回收等；肿瘤介入科引进射频消融导管，完成首例门静脉癌栓血管内消融＋支架成形术；骨科开展经皮微创导板导航治疗股骨颈骨折，导航下脊柱外科手术，导航微创置钉治疗严重椎间盘突出症。

医院感染管理。医院感染率 2.52%。完善医院感染制度及标准操作流程，包括培养标本采集运送标准操作流程、导管相关性血流感染（CR－BSI）预防措施、呼吸机相关肺炎（VAP）预防措施、导管相关性泌尿道感染（UTI）的预防措施以及手卫生消毒装置布局等。总体抗菌药物使用率控制在 38.00%。

医保工作。医保患者 250003 人次，总费用 27388.74 万元；医保出院 10791 人次，次均费用 13902.91 元；医保门诊 239212 人次，次均费用 517.79 元。

医疗支援。赴密云县石城镇卫生院义诊 28 次，通过定期选派人员出门诊的形式参与石城镇的对口支援，派出医护人员 60 人次，门诊 2300 余人次，开展大型体检活动 2 次，251 人次体检，疑难病例会诊 15 次，组织学术讲座、资料宣传、物资捐助、业务培训共 10 次。2 月 21 日，派出 1 名医生赴新疆维吾尔自治区和田地区传染病专科医院工作，为期 1 年。8 月 16 日~9 月 17 日、9 月 20 日~10 月 12 日、11 月 8 日~2015 年 1 月 12 日，医院派出 3 名专家赴几内亚、塞拉利昂执行紧急援非任务。

医疗纠纷处理。投保医疗责任保险 780 人，173.68 万元。发生医疗纠纷 14 件，其中调解 6 件、诉讼 8 件，年度赔付 145.32 万元。

护理工作 护士 500 人，其中注册护士 351 人，合同护士 149 人。医护比 1∶1.51。ICU 床位 20 张。

深化优质护理服务，全院护理单元落实责任制护理模式，并在 6 个护理单元进行岗位绩效考核垂直管理试点。完善分配方案，调动临床护士的积极性和工作主动性。

中西医结合中心的改良病号服上衣和改良病号服裤子获 2 项实用新型发明专利授权。发表护理论文 20 篇。

接收实习护士 46 人、护士长进修 14 人、香港理工大学本科见习护士 8 人，指导护理研究生 3 人。

科研工作 全年申报课题 143 项，中标 71 项，获批科研经费 1886.45 万元。其中国家级 4 项，经费 199 万元；省部级 11 项，经费 1287.95 万元；局级 19 项，经费 258.5 万元；校级 8 项，经费 36 万元；院内基金 29 项，经费 105 万元。在研课题 200 项，结题 4 项。

市级重点实验室 1 个。新发突发传染病研究北京市重点实验室应对新发突发传染病主导和参与制定了国家卫生计生委关于埃博拉病毒防控的一系列指南。实验室的重要资源平台——北京新发突发疾病临床数据与样本资源库通过了国际生物样本库协会"生物样本库样本质量控制检测能力测试"（Biorepository Proficiency Testing for the Quality Control of Biospecimens）的认证。继样本资源库平台之后，实验室又建立了斑马鱼模式动物研究平台。

感染病科获批国家卫生计生委国家临床重点专科建设项目，皮肤科获批市中医管理局"十二五"中西医结合重点专科建设项目。

发表论文 173 篇，其中 SCI 收录 43 篇，最高影响因子 9.775，平均影响因子 2.73。出版著作 8 部，其中主编 4 部：《现代肿瘤基因分子生物学》《现代基因治疗分子生物学》《实用妇产科常见疾病用药指南》《病毒性肝炎诊疗及管理》。

医学教育 配合首都医科大学完成传染病学系活动和学生的传染病教学任务。录取研究生 26 人，其中硕士生 21 人、博士生 5 人。院外进修 4 人。出国长期进修 2 人。

学术交流 接待国外专家和政要来访交流 6 批次。出国访问 10 批 14 人次，其中援非 3 批 3 人次、参加国际会议 5 批 7 人次、交流访问 2 批 4 人次。开展国际合作项目 8 项，其中科研项目 4 项、人才培养 2 项、博士生培养 1 项、管理人才培养 1 项。国内交流 19 批 93 人次，其中赴台 2 批 2 人次、赴香港 2 批

6人次、与协作医院友好交流15批85人次。

信息化建设 全年投入1191.48万元。"京医通"卡正式上线使用，完成静脉配液中心发药系统、五官科叫号系统、报告厅音响系统改造工程。

基本建设 调整门诊诊区布局，对五官科、内科诊区，社会服务中心进行装修改造。药物咨询中心建成投入使用，静脉药物配置中心竣工投入使用。

（撰稿：姜心言 审核：张永利）

首都医科大学附属北京儿童医院

（西城区南礼士路56号）

邮编：100045 电话：59616161

网址：www.bch.com.cn

基本情况 职工2409人（编内2142人、编外100人、合同制163人、返聘4人），其中卫技人员2038人，包括正高级职称113人、副高级职称148人、中级职称516人、初级师820人、初级士441人。

医疗设备总值77213万元。年内新购医疗设备总值11572万元，其中100万元以上设备29台。

机构设置 2月，成立癫痫治疗中心。6月，成立志愿服务工作部，库管中心更名为物管中心。7月，成立国际合作交流处。8月，成立国家医学中心筹备办公室。9月，收发室归属医院办公室。10月，青春期专业归属内分泌专业；设立药学部，为一级科室；消化内镜中心、呼吸内镜室由二级科室调整为一级科室。

改革与管理 医院推出分时就诊服务，将门诊上下午各分成4个时间段，上午8点开诊，下午1点开诊，每一小时为一时间段，患者挂号条上会显示系统分配的就诊时间，按此提示准时候诊即可，减少患者等候时间。同时，为个别不能按时就诊的患者提供再分时服务，患者拿挂号条在分诊处办理即可。增加内分泌、小儿妇科、骨科、泌尿外科、神经内科等特需夜间加班门诊。全面开放功能科室及辅助检查科室，预约时间从原来的1~2个月缩短到3天之内。制定《质量与安全控制标准》和《规章制度汇编》。为新入职住院医师及科研人员建立住院医师个人档案，作为考察、培养、选拔优秀人才的重要辅助工具。年内，新批本院医师至外院多点执业7人。

医疗工作 门诊3156135人次，急诊214233人次，急诊危重症抢救55117人次，抢救成功率99.8%。出院69452人次，床位周转69.7次，床位使用率122.8%，平均住院日5.9天，死亡率0.2%。住院手术23384人次。

临床路径管理。有17个科室21个专业开展44个病种的临床路径。进入临床路径病例8955例，入径率67%，完成率99%。

预约挂号管理。采取电话、网络、窗口、医师工作站、APP等多种预约挂号方式，开放预约号源80%，预约挂号1488027人次，占日间门诊61.32%。

新技术、新疗法。医院申报并经市卫生计生委通过了鼻内镜、咽喉内镜、儿童消化内镜、儿童呼吸内镜、小儿外科内镜等内窥镜四级技术。开展经支气管镜透壁针吸活检（TBNA）技术的应用、血透内瘘远红外理疗、血栓弹力图检测、超声引导婴幼儿桡动脉穿刺置管术、单个凝血因子活性定量（II、V、VII、X）、计算机多项测量（爱饭达儿童饮食行为干预计划）、BinaxNow肺炎链球菌抗原检测试剂检测脑脊液快速诊断肺炎链球菌脑膜炎、595nm脉冲染料激光治疗炎症性痤疮、跗骨螺钉距下关节稳定术治疗儿童平足症、阴道炎五联检、痰液脱落上皮细胞检查诊断和检测哮喘、亚体温治疗新生儿缺氧缺血性脑病、肺炎支原体实时荧光定量PCR扩增检测、缝合型人工晶体植入术在儿童无晶体眼中的应用、光学相干断层成像术在儿童眼病的临床应用、视觉诱发电位在儿童视神经疾病中的应用、Octopus视野计在儿童眼部及视路疾病中的应用、激光睫状体光凝术治疗儿童难治性青光眼、视网膜电图在遗传性致盲性眼病中的应用、胃肠电起搏技术、颈部肿物的微创治疗技术、纳米碳甲状旁腺负显影辨认保护技术、内镜下 CO_2 激光梨状窝瘘烧灼技术、植入式骨导助听器在听障患儿中的应用、振动声桥植入术在听障患儿中的应用、咽鼓管球囊扩张技术在儿童复发性中耳炎的应用、骨髓移植治疗营养不良型遗传性大疱性表皮松解症、难治性癫痫病灶切除术、全身运动质量评估、导航经颅磁刺激运动和语言皮层定位检查技术、房间隔穿刺术、胃肠动力测定等32项新技术、新项目。

医院感染管理。医院感染率0.52%。防控埃博拉出血热疫情，制定、优化诊断、上报工作流程及相关制度，开展消毒隔离及防护知识培训、正确穿脱防护用品实地演练。开展感染监测、多重耐药菌监测、环境卫生学及Ⅰ类切口手术预防用药的监测，并将各项监测数据按月向全院反馈。每季度出版院感通讯，每周公示全院抗菌药物临床应用情况。举办麻醉药品和第一类精神药品处方权、调剂权培训考核1次，医院具有麻醉药品和第一类精神药品处方权的医师131人，具有麻醉药品和第一类精神药品调剂权的药师78人。年内，接受市卫生计生委和市医管局抗菌药物临床应用专项督导检查，各项应用比例均达到要求。

医保工作。医保出院7741人次，总费用6603.36万元，次均费用8530.37元。宣传医保新政策，规范抗真菌感染用药、白芍总苷、口腔冲洗、眼科疾病的报销范围及规定，升级医保系统数据库主机和核心网络设备。获2013年度城镇居民医疗保险管理服务单项奖40万元。

医疗支援。卫生支农21人，讲课35次；支援社区54人，讲课12次。省际对口支援15人，讲课46次，查房55次，培训355人次，来院进修4人。接收国内进修医师346人。与大兴区医院、复兴医院继续签署对口支援协议，定期派专家出门诊、查房。疑难病会诊77例，参与会诊专家300余人次；外出会诊349例；外请专家会诊202例。派专家到内蒙古赤峰市宁城县医院、林西县医院10批15人次，接收骨干医师培训3人，专题讲座55次，教学查房44次，教学培训700人次，门诊接待患儿800余人次。对口支援青海省妇女儿童医院，接收技术人员进修3人、医师5人，并赴青海省妇女儿童医院考察。接收内蒙古骨干医师培训4人。选派3名专家赴昆明踩踏事件现场指导救治；为西藏来京的5名唇腭裂患儿进行手术治疗；为山东全身多处扎有钢针患儿手术，成功取出钢针12根。

医疗纠纷处理。参加医疗责任险2025人，总费用256.82万元。发生医疗纠纷194件，其中院内调解178件、申请第三方调解14件、诉讼2件，赔付163.16万元。

护理工作 护士1063人，其中注册护士1058人，合同护士73人，医护比1∶1.68。ICU床位43张。

医院构建护理岗位垂直管理模式，并作为试点向全市推广。对护理人员实行岗位管理，按护理工作量、护理质量、患者满意度等综合情况分配绩效工资。开设全科护士试点，提高应急调配效率。完善护理质控考核体系，在原有各质控组常规检查的基础上，每季度增加质控专项和质控追踪，增加护理质控综合检查。完善不良事件管理体系，制定不良事件整改制度及流程，建立不良事件整改督查及管理体系，修订不良事件上报制度及流程。规范应用RCA、PDCA等管理工具，统计、分析及解决护理安全（不良）事件的相关问题，并对改进措施进行效果评价。开展院内护理会诊，病房信息系统实现移动护理工作站全面上线。开通电话、网络咨询服务，24小时解答患儿家长的问题。血液肿瘤中心对患儿实施舒缓治疗，每月定期举办提高生存质量健康教育大讲堂，无法亲临现场的患儿家长可通过医院官方微博观看讲座视频。举办血友病、白血病康复联谊会，患儿书画展。口腔科开展语言训练随访，矫形骨科建立"脊柱之家"QQ群等，为家长提供咨询和帮助。不良事件上报率99.64%，整改率100%。

全年在核心期刊发表论文30篇，主编出版《实用专科护士丛书儿科分册》《儿科护理技能实训》。护理部刘丽丽的"肾病综合征患儿心理弹性保护性因素研究"获批首都医科大学首都护理学研究专项课题。血液肿瘤中心曲京霞"急性淋巴细胞白血病合并多器官功能损伤患儿的综合护理"获北京护理学会护理成果奖。

举办国家级继续教育项目7项、市级项目2项，944人次参加。外出参加各类培训班和学术交流会142人次，出国培训4人次，参加北京护理学会各类专科护士学习23人次。护理教学理论授课90学时，临床见习146人次，临床实习195人次，专科护士临床实习147人次。

科研工作 申报课题155项，中标52项。其中国家级14项，获资助1015万元；省部级12项，获资助376.6万元；司局级13项，获资助425.17万元；另有其他类别13项获得资助。在研课题187项，结题 22 项。在中文核心期刊发表论文 312 篇，SCI 收录论文 67 篇，总影响因子 160.992，论文获奖 5 篇。主编或参编儿科学著作 10 部。获批专利 3 项。

获批儿童呼吸道感染性疾病研究北京市重点实验室 1 个。血液病中心吴敏媛等人的"儿童急性淋巴细胞白血病规范化诊断、治疗及早期评估研究"获北京市科学技术奖三等奖。

医学教育 9 月，医院成为北京卫生职业学院教学医院。

医院承担护理大专、临床医学本科、七年制、硕士生、博士生、毕业后医学教育、继续医学教育等多层次临床教学任务。招收硕士生 55 人、博士生 26 人。本科生理论授课实习 222 人，总课时 282 学时，51 人进入二级学科轮转阶段。护理大专班毕业 45 人，招生 44 人。

招收住院医师规范化培训 79 人，其中社会化培训医师 37 人。取得住院医师规范化培训证书 57 人。举办继续教育国家级项目 27 项、市级项目 7 项、区级项目 40 项，1772 人次参加。外出进修半年以上 3 人、短期进修 4 人。

学术交流 接待美国、俄罗斯、英国、瑞士、澳大利亚、智利、日本、新加坡、哈萨克斯坦等 10 余个国家和中国香港地区的来宾 128 人。因公出国 82 人次，其中参加国际会议 43 人次、进修学习 34 人次、交流访问 2 人次、培训 2 人次、工作 1 人次。赴香港参会 2 人次，赴澳门参会 1 人次，赴台湾参会 7 人次，进修学习 1 人次。

医院与美国哈佛大学丹娜法伯癌症研究中心、波士顿儿童医院签订三方合作协议，与俄罗斯科学院儿童健康科学中心、美国洛杉矶儿童医院、美国纽约摩根士丹利儿童医院、美国 St. Jude 儿童研究医院、捷中友好合作协会等开展合作。10 月，由亚洲儿科感染病协会主办、医院与中华医学会儿科学分会共同承办第七届亚洲儿科感染性疾病会议。杨永弘研究员当选新一届亚洲儿科感染病协会主席。

信息化建设 本年度信息化建设投入 1767.27 万元。重新论证医院信息化建设规划方案，制定医院信息化建设 3 年规划，出台一系列信息化建设相关制度。以自主研发为核心，完成医生站、护士站、分诊、挂号、收费、药品、LIS 计费、PACS 计费等 14 个子系统在内的 HIS 门急诊系统的升级改造，完成挂号收费通柜服务流程再造、门诊药房流程再造、分时段就诊流程改造、"京医通"项目一期等项目，启动以"数出一门"为目标的基础字典平台的开发建设，

合作研发并上线北京儿童医院手机 APP。以信息化项目闭环管理为理念，与专业医疗信息厂商协作，上线精细化质量管理平台、门急诊分诊叫号系统、人力资源系统、物资管理系统（低值耗材）。新版 OA 系统平稳切换，建设实施科研管理系统，实现移动护理系统的全病区覆盖，上线医院远程会诊系统一期（包括远程会诊硬件平台建设、会诊管理平台的自主研发）建设项目，初步完成患者满意度系统的建设，启动药品物流信息系统二期项目、EMR 项目、手麻系统升级改造项目的建设。以机房、网络、系统安全为保障，实施面向服务器的虚拟化一期、数据库审计、内网防火墙等项目，初步建成 HIS 系统容灾体系，启动弱电改造一期项目（包括网络系统外围设备的改造和更新），设计完成医院核心机房及急救楼备用机房的改造方案，完成 HIS 系统核心服务器硬件升级方案的专家论证、北京市公安局信息安全等级保护工作检查。

基本建设 完成综合病房和感染病房装修改造，扩大医疗用房 1462.8 平方米。6 月，新建职工食堂投入使用，建筑面积 2985 平方米。北京儿童血液肿瘤中心项目完成居民楼拆迁及附属项目污水处理站工程的建设。

北京儿童医院集团 年内，湖南省儿童医院、江西省儿童医院、大连市儿童医院、杭州市儿童医院加入北京儿童医院集团，集团成员已有 15 家。成员单位践行"全国儿童是一家"的理念，启动"病人不动，医生移动"的全新服务模式，全面落实"临床共享、科研共享、专家共享、教育共享"，由集团内各医院首席专家、学科带头人组成的 9 个专家组分别赴山东聊城、武汉、西安、安徽、郑州、贵阳、青海等地开展巡讲 35 次，通过查房、示教、讲座、座谈等一系列交流活动，促进各医院学科发展和临床技术交流。7 月，成立北京儿童医院集团远程会诊中心，完成疑难病例远程会诊 260 余例，其中 10 余例患儿通过绿色通道转入北京儿童医院诊治。

（撰稿：刘京艳 审核：倪 鑫）

领导名单

党委书记 王天有
院　　长 倪 鑫
副书记 丁枭伟 倪 鑫
副院长 穆 毅 谢向辉 张 建 曾 骐
　　　　　王天有

首都医科大学附属北京口腔医院
首都医科大学口腔医学院

（天坛部：东城区天坛西里 4 号）（王府井部：东城区锡拉胡同 11 号）
邮编：100050　电话：57099114　邮编：100006　电话：57099618
网址：www.dentist.org.cn

基本情况　职工 1133 人（在编 640 人、劳务派遣 493 人），其中卫技人员 938 人，包括正高级职称 74 人、副高级职称 89 人、中级职称 191 人、初级师 348 人、初级士 236 人。

医疗设备总值 19858.86 万元。年内新购医疗设备总值 2676.04 万元，其中 100 万元以上设备 7 台。

机构设置　12 月 29 日，王府井部口腔内科与口腔外科合并，成立口腔综合科。

改革与管理　开展季度行政大查房，院长、书记带队全面检查医院各项工作，查找、发现问题。完善绩效考核指标体系，新增医技科室绩效考核指标。制定医院十年发展战略规划，确定医院发展的总体定位：建设疑难重症的诊疗中心、重大新技术的临床应用中心、高水平的科研创新中心和高层次的人才培养中心。召开第八次医院管理年会，论文集收录论文 41 篇。

3 月，医院在 2013 年市属医院绩效考核中获 93.45 分，在 21 家市属医院中排名第一。

医疗工作　门诊 739336 人次，急诊 3254 人次。出院 2333 人次，床位周转 37.63 次，床位使用率 90.38%，平均住院日 8.77 天，死亡率 0.04%。住院手术 2274 人次。

临床路径管理。口腔颌面头颈肿瘤外科、整形创伤外科、口腔种植科、口腔黏膜科、儿童口腔科的 11 个病种开展临床路径管理，入径 1683 例，入径率 65.8%，完成率 99.4%。

预约挂号管理。预约方式有 114 电话预约、网上预约、院内门诊服务中心窗口预约。工作日初诊预约号源投放率 91%，接诊预约患者 565069 人次，占门诊患者的 76%。门诊服务中心设失约补挂窗口补挂失约号。儿科周末号源全部投放 114 电话平台预约。

新技术、新疗法。开展牙周显微手术、儿科全麻舒适治疗。

医院感染管理。医院感染率 1.75%，手术切口目标性监测病例感染率 25.64%。举办传染病培训 18 次，针对埃博拉出血热实地演练 1 次。传染病上报 83 例，死因上报 1 例。强化以抗菌药物为重点的临床合理用药管理，选送药师参加临床药师基地培训并取得资格证书，指导临床合理用药。每月开展处方医嘱点评，包括抗菌药物专项点评。制定抗菌药物专项整治活动方案，设置各科室抗菌药物应用指标并纳入绩效考核。住院医生站上线后，医嘱信息与合理用药信息配对，实现电子化处方点评功能。

医保工作。医保出院 863 人次，总费用 584.44 万元，次均费用 6772 元。完善医院合理用药系统，实现门诊、住院患者的用药分析及处方点评，避免不合理使用医保基金。

医疗支援。8 月 8 日，与贵阳市口腔医院签订技术支持协作协议。全年有 32 名医生分别在怀柔牙防所、西红门医院、顺义区医院等参加区县支援工作，共完成门诊诊疗 4902 人次，其中疑难病例会诊 1593 人次，开展专题小讲座 64 次，新技术、新业务推广 13 项。154 人次赴东城区、西城区、丰台区的 46 个社区卫生服务站参加社区支援工作，为社区居民举办健康咨询、讲座 20 余次，指导社区医师门诊 10 余次，为社区老年人、儿童体检 15200 余人次。接收内蒙古自治区骨干医师培养 4 人。

医疗纠纷处理。为医师、护士共 384 人投保医疗责任险，总费用 44.76 万元。发生医疗纠纷 353 件，其中报请医调委 16 件，调解结案 8 件；医疗纠纷再审 1 件。年度赔付 7.25 万元。

护理工作　护士 356 人，其中注册护士 351 人，合同护士 221 人。医护比 1∶1.17。ICU 床位 6 张。

开展责任组长资格认证，4 名护士被聘为护理责任组长，参加科室护理管理，落实责任制整体护理的实施与质量控制。开展带教老师资格认证，划分 9 个专业护理组，分别组织理论、操作、讲课考核及评价。全院护理不良事件上报率100%，整改率100%。

成立护理科研小组，组织有关科研知识的讲座、讨论。在统计源期刊发表护理论文3篇，参与编写本、专科护理专业实训教材《口腔科护理技能实训》。

接收进修护士12人、见习护士15人。派出92人次参加护理管理、质量改进、护理科研、技能培训等学习班。入职护士进行口腔专科护理基础知识及技能岗前培训1个月。完成国家级继续教育项目——口腔专科护理新进展及患者安全防护学习班，护理专业区级继续教育项目3项15讲，院内自管项目2讲。

科研工作 申报各类课题180余项，获批50项，经费1908.75万元。其中国家自然科学基金20项，经费832万元；北京市自然科学基金5项，经费70万元；北京市科委科技计划项目3项，经费45万元；北京市科委科普项目1项，经费27万元；北京市科技新星计划1项，经费35万元；中国博士后基金会面上项目1项，经费5万元；局级课题16项，经费847.33万元；合作课题2项，经费46.42万元；其他课题1项，经费1万元。院内立项学科建设基金22项，资助经费111万元；出国研修专项10项。在研课题141项，结题33项。白玉兴教授课题组完成的"国产无托槽隐形矫治技术的研发及临床应用研究"获中华口腔医学会科技奖二等奖。获实用新型专利1项，发明专利1项。发表论文142篇，其中中华系列期刊12篇，SCI收录38篇，最高影响因子7.133，平均影响因子2.46，总影响因子93.623。参编著作7部，其中主（副主）编5部、参编2部。

北京口腔研究所全牙再生与口腔组织功能重建实验室是北京市重点实验室，致力于科研项目、人才培养、学术交流合作、科研平台建设，组建牙再生研究创新团队。发挥口腔颌面外科、修复科、牙体牙髓科、正畸科的重点专科辐射作用，与全国十余家单位签订技术合作协议。12月14~15日，口腔正畸科与美国天普大学牙学院联合举办首届口腔正畸高级研修班，在京完成1期课程培训。

医学教育 承担首都医科大学口腔医学专业五年制、七年制共10个班级的教学、实习工作以及研究生各阶段的培养。录取研究生38人，其中硕士生31人、博士生7人。本科生就业率100%，研究生就业率97.1%。

脱产学习4人，到院外进修2人。6人赴美国、日本、意大利研修学习。

学术交流 接待美国、意大利、丹麦、德国等国家60余名专家来院参观、讲学、探讨合作项目及签署合作协议。4月17日，国际牙科研究学会（IADR）主席Helen Whelton和执行主席Christopher H. Fox一行来院参观访问，双方就IADR在中国区会员发展、科学研究、人才培养、国际合作等内容进行了交流。因公出国26批54人次，分别赴美国、日本、奥地利、意大利等国家参加国际会议和学术交流。研究所引智项目"口腔癌的发病机制和化学预防"获北京市外国专家局12万元资助，项目邀请3名长期与医院合作的专家来院指导口腔癌癌变机制专题研究、口腔癌化学预防的专题研究及统计学处理方法。

接待香港中文大学40名学生来院参观，1人赴香港参加医院管理培训。接待解放军总医院、山东省日照市中医医院、天津市口腔医院等8个兄弟院校来访参观、洽谈合作。

信息化建设 信息化建设总投入约520万元，包括机房装修、新系统上线、网络、硬件日常运维等。完成财务收费票据更换及工伤患者实时结算工作。完成患者分时段就诊、就诊地点指示等系统相关改造。完成病房两个科室的电子病历书写上线，完成原有住院纸质病案的电子化。口腔颌面创伤整形外科住院医生工作站上线。完成核心机房改造工程，达到B级机房信息安全要求。通柜窗口配置LED显示器。年底，"京医通"卡系统正式上线。

基本建设 完成王府井部二期工程的建设项目。完成双路供电，使架空线路改为地下电缆，保障用电安全。完成病房楼、综合楼空调改造工程。完成锅炉房燃气调压间的改造。

牙病防治 组织全市16个区县开展为适龄儿童免费进行窝沟封闭预防龋齿项目，共为204621名儿童免费窝沟封闭恒磨牙300609颗；为学龄前儿童提供免费氟化泡沫预防龋齿服务501947人次；参加全市"百场科普健康讲座"，制作标准化课件，宣传口腔保健知识，进行免费口腔检查和刷牙指导。

公益活动 为参加"微笑列车""嫣然基金"公益慈善项目的331名贫困家庭的唇腭裂患儿进行手术治疗。

（撰稿：郑晓雁 审核：白玉兴）

领导名单

党委书记 张振庭

院　　长 白玉兴

副 书 记 刘淑敏

副 院 长 张振庭　赵广鸣　郑东翔　厉　松

首都医科大学附属北京安定医院
首都医科大学精神卫生学院

（西城区德外大街安康胡同5号）

邮编：100088　电话：58303078

网址：www.bjad.com.cn

基本情况　职工896人（在编890人、合同制6人），其中卫技人员714人，包括正高级职称33人、副高级职称51人、中级职称246人、初级师233人、初级士88人、未聘职称63人。

医疗设备总值4139.5万元。年内新购医疗设备总值19.8万元。

机构设置　11月，科教科分为科研科和教育科。

改革与管理　继续推进以医疗质量为核心、以科学管理和系统化建设为内涵的全面质量管理。进一步开展临床药师工作和适宜性临床药学服务，以用药咨询中心等软件建设为基础，加强临床药师处方与医嘱点评的力度，完善临床用药日常监控工作模式。加大处方点评的反馈、整改和督导检查力度，促进合理、安全用药，控制医疗费用增长。加强传染病及院感聚集性病例的监测和防控，做好埃博拉出血热输入性疫情防控工作。门诊调整分诊岗位，规范导医服务。在新门诊楼增设6个挂号收费窗口，并合理分布在门诊各层，减少患者排队等候的时间。单独设立急诊挂号收费窗口，畅通急诊绿色通道。将门诊各区合理划分，优化一系列就诊及住院流程，方便患者就医。启用电子叫号系统，继续完善预约挂号，实施分时段预约就诊，增加出诊医生数量。门诊建立"易信通"平台，实现将停诊信息通过短信群发的形式通知患者，提高了停诊信息通知的效率和准确性。

医疗工作　门诊393903人次，急诊11296人次，急诊危重症抢救87人次，抢救成功率100%。出院6141人次，床位周转8.93次，床位使用率100.12%，平均住院日38.64天。

临床路径管理。实施临床路径管理的精神科病种有5个：抑郁症入径310例，入径率52.6%，完成率93.5%；双相情感障碍入径1011例，入径率49.1%，完成率93.6%；精神分裂症入径691例，入径率34.6%，完成率94.8%；妄想性障碍入径112例，入径率61.2%，完成率94.6%；分裂情感性障碍入径41例，入径率33.6%，完成率92%。

预约挂号管理。开通114电话预约以及就诊当日现场预约，开放号源比例占75%，预约挂号361847人次，占门诊比例91.86%。

医院感染管理。医院感染率1.38%。为院内保洁人员、护工、保安人员接种流脑、麻疹疫苗35人次。加强全院抗菌药物使用管理，医务科、药事部、院感科、临检中心联合开展日常监管和处方点评工作，以及抗菌药物培训和考核。抗菌药物使用率3.48%。

医保工作。医保出院2083人次，总费用4128.02万元，次均费用19817元。制定新门诊病房楼医保咨询的工作制度和服务流程，加强医保质量分析，建立医保质量分析会制度和医保质量巡查制度，定期分析和评价医保用药问题，查找影响质量和安全的突出问题，并督促整改。

医疗支援。派11名医生赴大兴区、房山区、门头沟区、顺义区以及怀柔区等基层精神病防治机构工作，累计查房210余次，举办学术讲座44次，惠及患者1400余人次；接收基层医务人员进修5人，培训基层医务人员近700人次。继续承担北京市监狱系统精神疾病预防控制工作，全年派出12名高级职称专家赴北京市延庆监狱查房、授课。派专家22人次赴地坛医院门诊、查房。全年组织、协调和参与各类突发事件危机干预6次，包括昆明暴恐事件、云南鲁甸地震、通州消防支队危机、朝阳医院危机、市公安局危机、阜外医院危机等，访谈、干预4560人次。深入各级医院，针对医院管理人员、医务人员等开展《医患危机及危机应对》讲座30余次，培训7次，受众1500人次。

医疗纠纷处理。参加医疗责任保险635人，总费用25.94万元。发生医疗纠纷10件，其中调解6件、诉讼 4 件，赔付总金额 16.06 万元。

护理工作　护士 361 人，其中注册护士 355 人，合同护士 19 人。

探索实施护士岗位设置管理，完善岗位职责、任职条件、考核标准、培训内容等。突出精神专科特色，责任护士运用专业技术知识，对患者开展个性化健康教育，促进患者功能恢复。开展延伸护理服务，病区每月至少开展一次患者家属健康教育讲座。强化护理不良事件和暴力攻击事件管理，纳入医院的绩效考核内容，同时融入现代管理学的方法，组织全体护士长学习使用"鱼骨刺图"，针对护理不良事件进行根因分析。不良事件上报率 100%，整改率 100%。

完成首都医学发展重点科研项目"精神科护士规范化培训的设计与实施效果评价"，并通过中期考核。全年在核心期刊发表论文 6 篇，SCI 收录论文 2 篇。完成首都医科大学护理学院、协和医学院护理学院的精神科护理理论授课和临床实习、见习，理论授课 413 学时 1563 人次，临床实习、见习 279 人次。

护士长参加市内、外学习班 4 人次，2 名护士在中华护理学会精神卫生专科取证学习，2 名护士参加 ICU 培训，30 名护士参加市内培训班学习。7 人参加第三届世界灾害护理大会暨中华护理学会 2014 全国精神科护理学术交流会议，1 人参加上海国际护理大会，1 人参加第七届全国心理卫生学术大会。782 人次参加专业理论考试，552 人次参加护理操作考试。以病区为单位的护理操作考核累计 1997 人次。

科研工作　获批国家精神心理疾病临床医学研究中心。申报各级各类科研课题 53 项，获批 20 项。其中国家临床医学研究中心 1 项、国家自然科学基金 3 项、市科委科技计划重大项目 1 项、市医管局重点医学专业发展计划 1 项、市医管局临床技术创新项目 1 项、北京市自然科学基金 1 项、市科委首都临床特色应用研究专项 2 项、首发专项 5 项、北京重大疾病临床数据和样本资源库建设项目 1 项，获批经费 950.25 万元。在研课题 47 项，其中 16 项结题验收。

发表论文 97 篇，其中 SCI 收录 29 篇，最高影响因子 5.669，平均影响因子 2.631。主编、副主编著作 9 部，其中专业著作 5 部，教育部、国家卫生计生委规划教材 3 部，科普著作 1 部。参编书籍 7 部。向各类学术期刊投稿 92 篇，第一作者及第一作者单位发表 85 篇，其中 SCI 收录论文 21 篇，合计影响因子 55.738。在各级各类会议登记投稿 126 篇，其中在第十二届中华医学会精神病学分会全国学术会议交流 6 篇，并获优秀论文奖。"精神分裂症和抑郁症全病程规范化治疗技术研究及应用推广"获北京市科技进步奖三等奖。国家名老中医工作室牵头的百合宁神颗

粒和石珍安神颗粒通过成果鉴定，被评为北京中医药"十病十药"入选项目。获批发明专利 1 项。由精神分裂症研究室牵头申报专利 3 项。

精神疾病诊断与治疗北京市重点实验室围绕早期识别与干预、生物学诊断、优化治疗 3 个方向开展科研工作。主要有精神病早期识别指标的寻找、预防疾病药物的探索、心理社会干预模式的研究、精神疾病基因影像学模型的建立、感觉门控注意缺陷的研究、发育和神经环路异常的研究、全程量化综合治疗模式的确立、个体化药物治疗的研究、脑调控治疗技术的开发等。在研课题 33 项，其中国家级 7 项、省部级 14 项、局级 10 项、国际合作 1 项、横向课题 1 项。获批科研课题 18 项，其中国家级 3 项、省部级 8 项、局级 7 项，总经费 1000 余万元。

医学教育　完成首都医科大学本专科 13 个班 467 人次和国际学院 66 人次的教学，理论授课 387 学时，临床见习 378 学时。接待外院教学 304 人次，理论授课 60 学时，临床见习 108 学时。共培养来本院进修的北京市全科医师 28 人次，理论授课 112 学时，实习 15 周。增加硕士研究生导师 1 人。招录硕士研究生 11 人、博士研究生 4 人，北京市全科医师 28 人，住院医师培训基地招收学员 11 人。毕业硕士生 11 人、博士生 3 人，研究生就业率 100%。研究生临床能力考核首次采取与住院医师规范化培训相同的多站式考核模式，共设考核站点 7 个。申报首都医科大学 2014 年度教材建设资助项目 4 项：马辛主编、教育部国家级规划教材（研究生教材）《精神病学（第二版）》，马辛主编、教育部国家级规划教材（本科生教材）《精神病学（第三版）》，马辛主编《社区精神病学》，李占江主编、教育部国家级规划教材（研究生教材）《临床心理学》。马辛再次成为国家卫生计生委长学制规划教材《医学心理学》的主编。李占江主持的"精神病学教学方法改革探索－SP 在精神病学临床实习教学中的应用研究"获批校长基金项目。

举办国家级继续医学教育项目 13 项、市级 7 项和区级 10 项，主办首都医科大学人才强教项目——大学生心理健康问题的识别及预防（第 5 期）。接受学历教育 11 人。

举办主治医师进修班 2 期，接收进修医师 48 人，安排集中授课 136 学时，临床轮转 4 次。培训区县级医院学科骨干带头人 2 人。开设 14 个护理教研班，教授"精神科护理"课程，共 413 学时。

学术交流　出国 12 人次，分别赴加拿大、泰国、德国、南非等国家和中国香港地区参加国际会议或专业培训。邀请和接待美国、英国、德国、澳大利亚、

加拿大、挪威、丹麦、利比亚等国家的专家和学者来院交流。郑毅教授被推选为国际儿童青少年精神医学及相关学科协会副主席，应邀出席第21届世界儿童青少年精神医学及相关学科大会并做专题发言。举办第2期中国-贝克认知行为治疗规范化培训。开展中国-挪威精神分析心理治疗师与督导师连续培训项目，开展中英婴儿观察及儿童青少年心智化情绪发展培训项目等。

举办以"脑疾病领域神经信息前沿技术应用"为主题的首届神经信息技术进展论坛。举办以"百年跨越：精神医学的传承与挑战"为主题的第4届精神病学与临床心理学国际新进展论坛，138家单位400余人参加。

信息化建设 完成HIS升级、容灾体系初步搭建、新门诊病房楼信息网络铺建、"京医通"项目建设等，进行了医院WIFI、无线医护项目和人力资源管理系统建设的前期工作。

基本建设 完成新门诊病房楼各项建设工程，通过了规划、人防、消防、节能及质监站的竣工验收，并于9月投入使用。

百年院庆 10月为"庆祝百年安医活动月"，以学术院庆、文化院庆等各种形式展示医院百年发展的成就。筹建院史文化馆。收集医院百年来发展的历史资料，完成院史馆建设，以文字、图片和实物的形式展示医院百年发展的成就和亮点。制作院史手册、院庆画册、退休人员相册、安医故事手册、职工寄语汇编和安医全家福，组织医院各类人员座谈会及安医故事演讲活动、劳动竞赛、摄影比赛、安医百年百题知识答卷及知识竞赛、"快闪"职工歌会、健步走等活动。同时，在院内刊物《安医人》《安定信息》分别开设百年风雨话安医、百年安医专栏，在医院官方网站开设院庆专栏，通过医院官方微信、官方微博发布相关信息。

10月17日，以"百年传承，医道无垠"为主题，在新门诊病房楼一层大厅举办百年庆典暨新门诊楼启用仪式。国家卫生计生委、北京市人大、市发改委、市医管局等单位领导，国内外专家学者，国内兄弟单位以及北京电视台等新闻媒体参加了庆典仪式。

（撰稿：蔡 笑 审核：张瑞美）

领导名单

院　长	马 辛			
党委书记	滕红红			
副院长	滕红红	李占江	郑 毅	王 刚
副书记	马 辛	孟庆玲		
纪委书记	孟庆玲			

首都医科大学附属北京妇产医院
北京妇幼保健院

（东院区：朝阳区姚家园路251号）（西院区：东城区骑河楼街17号）
邮编：100026　电话：52276666　邮编：100006　电话：52277666
网址：www.bjogh.com.cn

基本情况 职工1516人（在编1255人、派遣261人），其中卫技人员1257人，包括正高级职称80人、副高级职称102人、中级职称299人、初级师538人、初级士238人。

医疗设备总值40855.66万元。年内新购医疗设备总值6481.61万元，其中100万元以上设备14台。

机构设置 5月30日，药剂科更名为药事部，不仅承担原有的专业技术职能，还承担合理用药的管理职能。6月16日，成立流行病学与循证医学研究室。6月，成立北京市中西医结合妇产科研究所。8月18日，成立发展运行部。9月15日，成立纪检监察办公室。10月，成立围产医学部，将原有产科分为产一科、产二科、产三科等3个一级科室，并整合儿科、围产代谢营养科、产科门诊、产房。

改革与管理 更新大型先进医疗设备。9月，放射科CT检查机由单排升级为64排。11月，妇科一体化手术室投入使用。

4月27日，开通市民主页（手机官网），利用手机为患者提供实时医院信息查询。7月17日，开展以"迎战生育高峰，保障母婴安全"为主题的院长行政查房，解决基层实际困难。推出产检套餐服务，以"减少排队，方便缴费，优化流程"为目标，为每位孕妇减少排队 24 次，有效应对"单独二孩"所带来的生育高峰。8月，与北京爱育华妇儿医院建立合作关系，通过多点执业，鼓励技术水平较高的专家轮流到民营医院出诊。10月，建立盆底功能障碍性疾病诊治中心，整合妇保、产科、妇科等多科室资源，发挥各科室在诊治不同年龄段盆底疾病的优势，有针对性地开展盆底功能恢复性治疗。

医疗工作 门诊 1234218 人次，急诊 34973 人次，急诊危重症抢救 20 人次，抢救成功率 100%。出院 41826 人次，床位周转 82.17 次，床位使用率 105.67%，平均住院日 4.64 天，死亡率 0.002%。住院手术 32232 人次。剖宫产率 34.74%，无孕产妇死亡，新生儿死亡率 0.06‰，围产儿死亡率 5.14‰。

临床路径管理。产科 1 个病种入径 1540 例，入径率 55%，完成率 100%。妇科 5 个病种入径病例 449 例，入径率 79%，完成率 100%。

预约挂号管理。预约方式包括院外预约（114 电话预约、网络预约）和院内预约（窗口、医生工作站、分诊台）。开放预约号源比例为 100%。全年预约挂号 988523 人次，占门诊比例的 80.1%。

新技术、新疗法。超声科在北京市率先开展四维子宫输卵管超声造影检查。围产医学部和华大基因合作开展双胎妊娠产前筛查的研究项目。围产医学部建立分娩体验室，供妊娠中晚期孕妇观摩分娩过程。

医院感染管理。医院感染率 0.20%。发现院感可疑病例，由临床医生填写院感病例反馈表。开展全员埃博拉出血热疫情培训和应急演练。落实抗菌药物临床应用治理整顿方案，全年医院抗菌药物临床应用 13 项指标基本达标。

医保工作。医保出院 12184 人次，总费用 6938.20 万元（其中医保基金支付 4093.48 万元），次均费用 5695 元。医保门诊 510166 人次，总费用 14441.87 万元（其中医保基金支付 4831.38 万元），次均费用 283 元。

医疗支援。免费接收内蒙古及宁夏地区医院进修 10 人。对口支援平谷区妇幼保健院、通州区妇幼保健院、昌平区妇幼保健院、顺义区妇幼保健院、怀柔区第一医院、房山区妇幼保健院、顺义区空港医院，全年共出诊 384 天，诊疗 12080 人次。接收受援单位免费进修 4 人，教学查房 72 次。派医务人员赴安贞社区卫生服务中心出诊，并开展妇产科手术。

医疗纠纷处理。参加医疗责任保险 1053 人，总费用 138.52 万元。发生医疗纠纷 112 件，其中调解 64 件、诉讼 7 件，赔付 342.91 万元。

护理工作 护士 648 人，其中注册护士 576 人，派遣护士 475 人。医护比 1:1.13。儿科 NICU 床位 32 张。

要求工作 1~3 年的护士进行全院轮转，并制定轮转实习手册。梳理护理工作岗位，确定护理各岗位的工作职责、工作任务和任职条件，为实施护理绩效管理奠定基础。

实施责任制整体护理，继续开展陪伴分娩、非药物镇痛、减少干预的助产模式，开设助产士咨询门诊，促进自然分娩。上报护理不良事件 26 例，上报率 100%，整改率 100%。

护理部获批首都医科大学中医护理专项课题 1 项："北京市助产士人力资源配置现状调查及合理配置研究预测"。在统计源期刊发表护理论文 37 篇。编写科普书《围产母婴护理一本通》。

接收本、专科实习护士 168 人，进修护士 69 人。完成中华护理学会助产专科护士临床培训，接收 54 名护理人员实习。完成 19 名护理人员的健康教育授课评比。开展助产士规范化培训，通过培训改变助产士的服务理念，提高助产技能。全年自然分娩率 65.26%，会阴切开率低于 30%。举办产科责任护士培训 3 次，累计培训 200 人次。完成助产士、手术室护士、急诊室护士、肿瘤专科护士、（NICU）PICC 专科护士培训，11 名护士通过培训取得合格证。推广孕产妇健康教育，孕妇学校授课 166 次，听课群众近 2 万人次。

科研工作 申报课题 108 项，获局级以上课题立项 38 项。其中国家级 2 项，经费 146 万元；省部级 11 项，经费 370.545 万元；局级 25 项，经费 652.9917 万元。在研课题 96 项，结题 19 项。

在统计源期刊发表论文 262 篇，其中 SCI 收录论文 32 篇，最高影响因子 4.295，平均影响因子 1.979。出版专著 1 部、科普图书 2 部、参考书 1 部。

医学教育 获得首都医科大学口腔医学院妇产科 18 学时授课资质。完成首都医科大学妇产科学系 3 门研究生课程："普通妇科与生殖调节" 26 学时，"围产医学" 26 学时，"妇科肿瘤进展" 26 学时。完成首都医科大学妇产科学系临床专业学位研究生 2 门桥梁课程："临床岗位综合素质训练" 30 学时，"临床通用技能训练" 37 学时。完成北京卫生职业学院 2011 级助产专业 38 名学生的理论课授课及临床实习带教。

录取研究生 51 人，其中统招博士生 4 人、统招硕士生 18 人、七年制 8 人、在职博士生 12 人、在职硕士生 9 人。27 人获得硕士学位（包括七年制 5 人），9 人获得博士学位。

成为国家级住院医师培训基地，招收妇产科住院医师 11 人，完成培训 28 人，获得住院医师培训合格证书 19 人。

5 月 28 日，邀请首都医科大学领导来院进行学科发展调研，为医院开展本科教学、研究生学位点评估、教学职称聘任奠定基础。

赴国外进修学习 7 人。2013 年 11 月 1 日 ~2015 年 4 月 30 日，营养代谢科副主任李光辉赴美国北卡罗莱纳大学 Wake Forest 医学院妇产科访问学习。2013 年 11 月 15 日 ~2014 年 11 月 14 日，产科侯磊医师赴美国布莱根妇女医院学习。2014 年 9 月 1 日 ~2015 年 2 月 20 日，保健院孔元原副主任医师赴澳大利亚访问交流。产科陈奕医生赴美国知名医疗中心进修学习 3 个月。2014 年 9 月 5 日 ~11 月 29 日，内分泌科阮祥燕主任医师、妇科盛洁主任医师、妇科肿瘤科赵群副主任医师赴德国医院进修学习。

学术交流　接待德国、美国、加拿大等国家和中国香港地区的专家 83 人次，在临床、保健、科研等领域进行交流。邀请国外专家 40 余人次，聘请客座教授 4 人、名誉科主任 2 人，在临床教学、科研合作、疑难病症会诊、授课等方面进行合作。举办第六届更年期及妇科内分泌相关问题国际研讨会、中美临床技术研讨会、第三届胎儿孕早期出生缺陷产前超声诊断及咨询高级课程等国际会议。

派出 20 批 25 名专家分赴美国、英国、德国、法国、澳大利亚等国家进行考察和学术交流。

妇科内分泌科主任阮祥燕教授入选国际妇科内分泌学会执行委员会委员、国际妇科内分泌学会官方杂志——《妇科内分泌杂志》编辑委员会委员。超声医学科吴青青教授当选国际妇产超声学会（ISUOG）大使。营养代谢科副主任李光辉的研究成果在第 16 届芝加哥国际内分泌学及第 96 届内分泌年会联合会议上公开发布。

通过国际合作开展国内首个生殖力保护项目，开展科研课题研究 7 项，发表 SCI 论文 10 余篇、国际会议摘要 30 余篇、核心期刊论文多篇、著作 2 部。

6 月 23 日，香港中文大学 40 名医学生来院对产科、妇科微创中心、妇科肿瘤科、计划生育科进行临床见习。

信息化建设　全年信息化建设总投入 343.47 万元。上线门诊患者满意度调查系统、市民主页手机官网系统、门诊发票系统升级、产科产检套餐系统、特需自助取号分诊系统、心电图短信自助排队系统、产科超声与胎心监护实名预约排队系统、妇幼二期接口系统、"京医通"收费短信提醒系统、电子诊断证明系统、市民主页电子诊断证明实名验证系统、产科建档管理系统、超声图文数据接口系统、护理不良事件上报系统、护理管理系统（排班）等共计 15 个新系统。

电子病历整合集成平台项目获财政追加专项经费 444 万元。该项目将有效缓解病案室空间不足的问题，方便医务人员进行病案检索。

基本建设　筹备施工东院区外电源改造工程，投资预算 914 万元。

妇幼保健　全市孕产妇死亡率控制在 7.62/10 万，其中户籍孕产妇死亡率 7.19/10 万，流动孕产妇死亡率 8.29/10 万。全市剖宫产率从上年的 46.4% 下降至 41.92%。开展全市产科资源调研，建立生育预警监测系统。在全市推行孕妇先到社区建《北京市母子健康档案》（简称建册）、再到助产机构建立门诊病历（简称建档）的管理模式，并在社区建册时进行高危因素初筛，建立分级有序的就诊格局，畅通高危孕产妇转会诊网络。要求社区卫生服务中心及助产机构及时录入孕产妇信息，特别是高危孕产妇相关信息，应用妇幼信息系统对高危孕产妇进行管理与追踪，实现高危孕产妇社区和医疗机构全程管理的无缝衔接。利用调研和监测数据争取相关部门政策支持，帮助社区及助产机构解决困难，市财政局将危重孕产妇救治专项经费从 300 万元增加至 600 万元。制定危重孕产妇抢救经费使用双向绩效考核方案，促进市级转会诊中心与基层助产机构合作共赢。

出生缺陷三级预防。撰写孕前保健工作规范和孕前保健项目实施方案，优化婚前保健与孕前保健项目流程。修订北京市产前超声筛查与诊断工作规范。制定血生化筛查实验室评估标准。细化出生缺陷监测病种，修订出生缺陷卡片。

预防艾滋病、梅毒和乙肝母婴传播。撰写追访制度并进行专家论证，论证艾滋病、梅毒、乙肝母婴阻断项目试点工作方案。

儿童保健管理。建立北京市新生儿窒息复苏省级师资队伍，全市有 19 人通过国家妇幼中心考核，获得国家卫生计生委《新生儿窒息复苏省级师资证书》。与区县合作举办新生儿窒息复苏培训班 7 期，培训 358 人。首次开展儿科质量检查督导，以新生儿窒息复苏为切入点，围绕出生窒息的预防和处理，对产科及新生儿科的相关工作进行检查督导。开展儿童听力诊断机构调研，召开专家研讨会，对全市 0~6 岁儿童听力筛查、诊治的工作思路达成共识。完成国家卫生计生委与中国残联 0~6 岁儿童残疾筛查项目的试点工作。制定北京市基层卫生服务机构妇女保健、儿童保健服务规范化建设实施方案及建设标准。

推广应用妇幼二期信息系统。通过问卷调查、现场调研等方式了解全市妇幼二期信息系统应用现状，配合完成妇幼二期项目终验。截至年底，全市共有机构用户3498个，注册个人用户10000个。在各项业务管理规范的指导下，全市各级承担妇幼保健工作的医疗保健机构和托幼机构逐步依托该平台收集并利用数据，实现全市数据共享和协同管理，以及孕产妇保健与儿童保健的数据对接。

新生儿筛查。全市共筛查新生儿245910人，确诊先天性甲状腺功能低下154人，先天性PKU40人，高促甲状腺激素血症41人。将串联质谱检测技术应用于筛查工作，完成1563人次检测及结果分析解释，确诊PKU28例，瓜氨酸血症1例，新生儿肝内胆内淤积症1例。

完成宫颈癌筛查207351人次，乳腺癌筛查223238人次，检出宫颈癌癌前病变493人、宫颈癌19人，检出乳腺癌癌前病变22人、乳腺癌131人。

全市婚前检查23333人，其中HIV感染男性1人，未发现HIV感染女性。孕产期筛查268701人，检出HIV感染37例，均为住院分娩，其中34例应用抗病毒药物，治疗率91.89%。分娩活产37人，其中36例应用抗病毒药物，治疗率97.30%，全部采用人工喂养。乙肝表面抗原阳性孕产妇分娩活产8757人，注射乙肝免疫球蛋白8726人，治疗率99.65%。

向31051名妇女发放叶酸，每人免费增补叶酸6个月，其中规律服药率80%，服药率及服药依从率分别为94.97%和75.28%。

（撰稿：郭　明　审核：张兰月）

领导名单

党委书记　陈　静
院　　长　严松彪
副 书 记　严松彪　任　静
纪委书记　任　静
副 院 长　陈　静　张为远　赵　娟　王建东
　　　　　阴赪宏

首都医科大学附属北京中医医院

（东城区美术馆后街23号）
邮编：100010　电话：52176677
网址：www.bjzhongyi.com

基本情况　职工1379人（在编1126人、合同制253人），其中卫技人员1166人，包括正高级职称116人、副高级职称137人、中级职称347人、初级师362人、初级士204人。

医疗设备总值41664.11万元，其中100万元以上设备74台。年内新购医疗设备总值8985.92万元，其中100万元以上设备23台。

1月8日，北京中医医院老中医药专家王嘉麟、危北海、许心如、陈彤云、郁仁存、柴松岩、温振英7人当选第二届首都国医名师。

机构设置　3月，恢复眼科病房，开放床位13张；恢复血液科，作为肿瘤中心的二级科室，设有门诊和病房。4月，成立内分泌科病房，开放床位11张；29日，成立用药咨询中心。7月，成立乳腺科。8月，中药房在门诊四楼设立儿科草药药房。11月，成立住院服务中心。

改革与管理　构建医院绩效考核指标体系，建立月考核、半年考核和年度考核的绩效考核制度，实行以危重患者收治率、院内制剂使用率、手术例数等指标为依据的奖励制度。制定医院收入结构、药品结构调整目标。优化药品收入结构，提高院内制剂和中草药的使用，发挥中医药医疗技术优势，降低西药和中成药比重。骨科推进主诊医师负责制工作。推进人事制度改革，强化岗位聘用管理，制定《应届毕业生公开招聘工作流程》《引进高层次人才管理办法》《引进高层次人才经费管理办法》等，举行招聘面试、笔试20余次。引进外国专家2人，申报海聚工程1人。11月17日，市中医管理局批复同意依托北京中医医院成立北京中医科学院筹备办公室，负责北京中医科学院的筹备工作。

开展病案首页专项治理及病案数字化调研，实现归档病案的扫描。制定《埃博拉出血热患者转诊流程》。组建埃博拉出血热感染救治组，重新调整人感染 H7N9 禽流感等呼吸道传染病防控工作领导小组及专家组人员。推进"京医通"卡替换工作，加大号源管理，确保患者得到及时诊疗。加大门诊服务中心服务功能与人员建设，对近 300 名社会志愿者进行导医培训。成立满意度项目组，确保对服务质量的全程跟踪。医院获批国家中医药管理局中药优势特色培训基地，编制抗菌药 DDD 值表，完成对药品全部品种的 ATC 编码。医院伦理委员会通过亚太地区伦理 SIDCER 认证。评选出首届杏林名师 7 人、杏林名医 20 人、首席专家 6 人、杏林优才 14 人。

11 月 6 日，北京中医医院顺义医联体揭牌，是北京市首家中医医联体。顺义医联体依托北京中医医院，实行一体化的紧密型合作模式。

医疗工作　门诊 2209043 人次，急诊 39006 人次，急诊危重症抢救 1885 人次，抢救成功率 97.4%。出院 17458 人次，床位周转 29.03 次，床位使用率 93.73%，平均住院日 11.78 天，死亡率 1.23%。住院手术 3333 人次。

医疗工作以"特色、质量、安全、绩效"为主题，以"发挥中医药特色优势、加强科室建设"为核心，以"提高中医临床疗效"为目标，加强质量控制，改进医疗服务模式。4 月 2 日，医院"明医馆"揭牌运行。30 多位国家级名老中医、市级名老中医、首都国医名师及医院退休主任医师和外聘专家等共计 80 余名老中医在明医馆出诊，是市内出诊名老中医最多、学术流派最多、名医徒弟最多的医馆。

临床路径管理。22 个科室实施 37 个病种的临床路径，包括 32 个病房和 5 个门诊，5 个科室作为组长单位牵头 7 个病种的诊疗方案和临床路径的制定，本土化包括部分病种的部分证型及方药，缩短路径整体的周期。入径 4232 例，入径率 90%，完成率 95%。

预约挂号管理。预约挂号方式有 114 电话预约、北京市预约挂号统一平台网络预约、医院官方微信网站预约、医生复诊预约、医生诊间预约、出院患者预约、社区转诊预约。专家号预约占比 84%，普通号预约占比 55%。全年预约挂号 1050736 人次，占门诊的 51.15%。2 月 26 日，医院微信平台"挂号预约登记"功能试运行，开通挂号预约登记的有眼科、耳鼻喉科、口腔科、外一科、男科、内分泌科、儿科等，为外省市患者提供预约就诊服务，近 8000 人次通过微信挂号。

新技术、新疗法。肿瘤科中心实验室开展肿瘤个体化检测技术，检测项目为血液、体液样本。消化科开展食管静脉套扎、胃食管静脉栓塞术、内镜下球囊扩张术、支架植入术、支架取出术。

医院感染管理。医院感染率 2.1%。更新医院感染报告系统，实现医院感染预警提示。改扩建导管室，安装层流装置，改善呼吸科和抢救室，增加空气消毒装置。手术麻醉系统实现计算机管理，实现消毒供应中心清洁消毒灭菌物品的可追溯性。住院患者抗菌药物使用率 24.84%，门诊患者抗菌药物处方比例 1.52%，急诊患者抗菌药物处方比例 23.51%，一类切口手术患者预防使用抗菌药物比例 15.67%，接受抗菌药物治疗的住院患者微生物检验样本送检率 81.31%。设立以院长为组长的抗菌药物专项整治活动领导小组，确定抗菌药物控制指标及具体控制措施。通过 HIS 限定医师抗菌药物处方权限和药师抗菌药物调剂资格。开展抗菌药物临床应用监测和点评，将抗菌药物使用情况纳入科室绩效考核。开展细菌耐药监测。

医保工作。医保出院 11754 人次，总费用 18958.1 万元，次均费用 16129 元。科室绩效考核中的次均费用指标从原来的固定指标考核改为动态管理，即每月根据总额预付指标完成情况，对各科室均次费用进行分析。

医疗支援。向四川、青海、宁夏、内蒙古、山西、山东、河北等省（自治区），以及京郊区县派出兼职、挂职医务人员 24 人，优先、减免费用接收受援单位进修 35 人，组织大型义诊 16 次，累计参加受援单位义诊专家 2630 人次，手术 44 例，开展适宜新技术 17 项，专业讲座 46 次，讲授健康教育课 64 次，咨询诊治患者 29600 余人次。与内蒙古自治区巴彦淖尔市中医医院、河北省唐山市丰润区中医医院、河北省张家口市下花园区中西医结合医院建立医疗联盟（合作、协助）关系。

医疗纠纷处理。参加医疗责任保险 928 人，保费 99.50 万元。发生医疗纠纷 22 件，结案 19 件，其中无责 5 件、零赔付 3 件、赔付 11 件，赔付 58.66 万元。

护理工作　注册护士 428 人，其中在编 244 人、合同制 184 人。新招收护士 59 人。医护比为 1:1。ICU 床位 10 张。

成立专科小组。护理部成立静脉输液、压疮、管道护理、急危重症护理、护理安全小组，负责医院的专科护理学术活动与研究工作。设置教学科研护士岗位，公开竞聘教学科研主管护士，遴选出 29 名护士参与科室教学、科研。实施责任制整体护理模式，在全面开展优质护理的基础上，针三病房开展延伸护理。开展护士长管理培训，制定护士长考核规范，明晰管理职责。选派 6 名护士参加国家中医药管理局护理人才培养计划。

护理不良事件管理。采取非惩罚式无责上报，并通过电话、短信、微信、书面、OA 直报等多种方式进行上报。针对不良事件的类型采取不同的上报时限要求，不良事件上报率 100%，整改率 100%。

获批首都医科大学局级课题 1 项、院级课题 5 项。在统计源期刊发表论文 17 篇。开展护理人员分层次培训，护士长及护理组长每月培训 1 次。开展低年资护士规范化培训，培训时间 3 年，培训结果作为护士转正、定级考核内容之一。举办区级、院级继续教育讲座 60 余场。选派 11 名护士参加北京护理学会 ICU、急诊、手术室、肿瘤、血液透析、糖尿病健康教育、静脉治疗专业专科护士培训班并取得专科护士资格证书。4 名护士到外院进行专科进修，2 名护士长到北京协和医院进行管理进修。承担发展中国家医疗护理培训班授课及临床见习工作，本期 27 名学员来自 14 个国家，授课内容包括护理管理、中医基础知识、中医护理技能、疾病（症状）护理、急危重症护理、护理交流等，病房及部分门诊科室承担临床见习工作。皮肤科病房护理单元承办中华中医药学会皮肤科分会第 11 次学术年会护理分会场，来自湖南、湖北、天津等地近百名护理人员参会。接收顺义院区及内蒙古扎兰屯市中蒙医院、青海省中医医院等帮扶单位护士专科进修 24 人，护士长管理进修 13 人。发挥皮肤科中医护理示范岗作用，与鼓楼中医医院签订帮扶协议。

科研工作 申报科研课题 212 项，中标纵向课题 39 项，获批经费 2396.10 万元。其中国家级课题 7 项，经费 966 万元，省部级课题 18 项，经费 1345.38 万元，局级课题 14 项，经费 84.72 万元。在研课题 120 项，结题 26 项。获批实用新型专利 1 项，申请发明专利 8 项。SCI 收录论文 25 篇，累计影响因子 46.79，最高影响因子 3.276，平均影响因子 1.883；发表中文论文 269 篇。科研成果"针刺改善血管性痴呆认知损害的神经保护机制研究"获教育部科学技术进步奖二等奖，"从血论治辨证体系的系统确证研究"获中国中西医结合学会科学技术奖二等奖，"针刺改善血管性痴呆认知功能相关机制的临床和基础研究"获中国中西医结合学会科学技术奖三等奖，"银屑病（白疕）从血论治辨证体系的系统确证研究"获北京市科学技术奖三等奖、中华医学会科学技术奖三等奖，"坏疽性脓皮病的中医护理"获北京护理学会护理成果奖三等奖。

拥有国家中医药管理局重点学科 8 个、北京市重点学科 5 个，国家临床重点专科 8 个、国家中医药管理局重点专科 13 个。

医学教育 完善教研室设置，由原来的 11 个教研室增加到 18 个。2013～2014 年度中医住院医师规范化培训招收学员 86 人。组织北京市中医住院医师规范化临床技能考核，培训、考核 850 人。住培医师出站考核 55 人，笔试通过率 93%，技能考核通过率 98%，位列北京市第一名。

承担首都医科大学中医专业 2009 级本科生 41 名学生生产实习，承担 2010 级 37 名学生理论授课 430 学时、临床见习 228 学时，承担 2011 级 40 名学生理论授课 167 学时、临床见习 108 学时，承担国际学院留学生的中医理论授课和临床带教。承担北京中医药大学卓越医师计划"5＋3 京华传承班"2013 级 30 名学生的基础导师带教工作。录取首都医科大学硕士生 27 人、博士生 3 人，北京中医药大学硕士生 21 人、博士生 4 人。全年外派进修 22 人次。

参与国家卫生计生委中医、中西医结合类住院医师规范化培训"十二五"规划教材的编写，医院 6 人担任主编、4 人担任副主编、15 人任编委。

学术交流 办理因公出国 11 人次，其中交流合作 2 人次，进修学习 5 人次，参加国际会议 4 人次。出访的国家有美国、奥地利、德国等国家和中国香港地区。

信息化建设 信息化建设总投入 341.39 万元，其中购买设备及软件 271.39 万元，服务及线路租用费用 70 万元。建设远程信息交互中心。集成可视化系统、医政管理门户系统、总务库房管理系统等管理系统，消毒示踪系统、门诊电子病历系统、主诊医生管理系统、住院证管理系统、住院床位管理系统、医生手术资质管理系统、死亡证管理系统等医疗业务系统，"京医通"自助服务系统、部分科室的预摆药系统上线。更新部分科室的分诊叫号系统。

基本建设 完成师承楼工程并投入使用。手术医技楼工程报市医管局和市卫生计生委论证审批。堡头院区工程于 11 月报市发改委立项审批。

（撰稿：芦云珊 审核：汪红兵）

领导名单

党 委 书 记 信 彬
院 长 刘清泉
副书记兼纪委书记 江宏才
副 院 长 王大仟 王笑民 王国玮
　　　　　　　　徐春军 刘东国

首都医科大学附属北京世纪坛医院

（海淀区羊坊店铁医路 10 号）

邮编：100038　电话：63925588

网址：www.bjsjth.com.cn

基本情况　职工 2313 人（在编 1804 人、合同制 509 人），其中卫技人员 1890 人，包括正高级职称 108 人、副高级职称 194 人、中级职称 529 人、初级师 784 人、初级士 275 人。

医疗设备总值 104451.82 万元。年内新购医疗设备总值 8541.3 万元，其中 100 万元以上设备 23 台。

改革与管理　继续探索和实践医疗联合体，优化区域医疗卫生资源。进一步推进"京医通"项目试点，优化患者就诊流程。持续推进预约挂号工作，做好门诊分时段预约就诊。开展远程会诊、门诊多学科联合会诊的筹备和启动工作。推进主诊医师负责制。推行临床路径和单病种管理。落实质控方案，加强质控管理。完成服务窗口改造及流程再造。完善住院服务中心功能，提升运行效率。打造医院特色服务品牌，成立患者服务管理示范中心。

将"十年总体发展规划"的编制列为本年度重点工作，并成立医院总体发展规划编制工作办公室，制定《世纪坛医院十年总体发展规划》。

医疗工作　门诊 1569256 人次，急诊 57241 人次，急诊危重症抢救 4205 人次，抢救成功率 99.48%。出院 40893 人次，床位周转 42.19 次，床位使用率 100.20%，平均住院日 8.62 天，死亡率 1.55%。住院手术 14916 人次。剖宫产率 27.26%，无孕产妇、围产儿及新生儿死亡。

临床路径管理。有 31 个科室 130 个病种实行临床路径管理。入径 6402 例，完成 6331 例，入径率 91.6%，完成率 98.89%。

预约挂号管理。门诊患者预约率 71.18%，复诊患者预约率 87.06%。

医院感染管理。医院感染率 1.44%。对所有死亡病历及出院诊断中入院病情为"入院时不存在"的病历（2995 份）进行全面检查，对发现的漏报病例（包括散发和聚集性发生）均进行补报。通过临床科室质量专管员会议、护士长会、早交班等，进一步加强与临床科室的沟通、反馈和指导，将院感管理工作通过 PDCA 方式形成环状管理。加强抗菌药物应用管理，住院患者抗菌药物使用率 39.53%，门诊患者抗菌药物使用率 9.97%。

医保工作。医保总费用 41587.02 万元。门诊 887279 人次，次均费用 360 元；出院 16216 人次，次均费用 16453 元。

医疗支援。派出 4 批 37 人支援房山区良乡医院，涉及 22 个专业。继续与昌平区南口铁路医院签订对口支援协议，每周在南口铁路医院出诊。继续与内蒙古通辽市奈曼旗人民医院、库伦旗医院、科左中旗人民医院、内蒙古赤峰学院第二附属医院签订对口支援协议，派出 3 批医疗队。与内蒙古锡林郭勒盟蒙医医院、河北省肃宁县人民医院、河北省邯郸市人民医院、山西省吕梁市人民医院、四川省什邡市人民医院、甘肃省定西市第二人民医院、北京仁德医院、北京同济东方中西医结合医院、北京市门头沟区妇幼医院签订对口支援协议。

医疗纠纷处理。参加医疗责任保险 1714 人，总费用 177.47 万元。发生医疗纠纷 126 件，其中调解 35 件、诉讼 10 件，赔付 171.71 万元。

护理工作　护士 955 人，其中注册护士 950 人，合同护士 397 人，医护比 1:1.49。ICU 床位 52 张。

深化优质护理服务，提高患者满意度。重视质量持续改进，完善质量检查、监控、评价与反馈机制，按照 PDCA 的管理模式，每月召开护理质量与安全管理委员会会议，加强护理不良事件管理，形成特色管理模式。患者对护理综合满意度 97.8%。不良事件上报率 100%，整改率 100%。

在统计源及核心期刊发表论文 60 篇。在研课题 7 项，其中首都医科大学护理专项课题 1 项、首都医科大学护理学研究专项课题 2 项、院级课题 4 项。申报院级课题 36 项。

护士外出进修 9 人，专科护士外出培训 8 人。

科研工作 申报院外课题 252 项，中标 56 项，经费 816.37 万元。其中国家级课题 7 项，经费 266 万元；省部级课题 25 项，经费 422.66 万元；校、局级及其他课题 11 项，经费 50.99 万元；院外协作课题 13 项，经费 76.72 万元。在研课题 108 项，结题 9 项。

获专利 3 项：牙科 CT 图像空间分辨性能检测模体 1 种，2 型糖尿病患者尿液核苷酸三联体结合蛋白 1 的检测试剂盒，磷脂酰乙醇胺 – 聚乙二醇 – 叶酸修饰的纳米紫杉醇脂质体及其制备方法。

有国家临床重点专科 2 个：中医内分泌专科、变态反应科。年内，申报并获批肿瘤治疗性疫苗北京市重点实验室。获批市科委 2013 年度科技创新基地培育与发展工程专项经费 100 万元。

发表论文 382 篇，其中 SCI 收录 63 篇，最高影响因子 13.246，平均影响因子 2.268。出版著作 6 部。

医学教育 承担北京大学医学部预防系、首都医科大学护理本科、北京城市学院护理高职班教学。录取研究生 38 人，其中硕士生 32 人、博士生 6 人。

到院外进修 17 人，出国进修 16 人。举办第五次留学归国人员报告会。

学术交流 接待国外来访 6 次，外国专家、学者来院参观讲学 5 次。出国考察、参加国际学术会议 19 次。参加国内学术会议 262 人次。与港澳台交流 2 次。

信息化建设 全年医院信息化建设投入 703 万元，其中信息系统基础设施改造项目投入 650 万元，完成 90%；合理用药系统投入 5 万元；远程医疗项目投入 48 万元，完成 80%。通过远程医疗项目实现远程会诊及远程诊断功能，远程会诊系统已向 3 家合作医院和 1 家社区卫生服务站开通。

编辑工作 美国《现代信号传导治疗》（*Current Signal Transduction Therapy*）杂志在北京世纪坛医院成立亚洲编辑部，负责杂志亚洲地区的稿件处理。该杂志创刊于 2006 年，被 SCI 收录，影响因子 0.5，主要刊登肿瘤相关论文，每年出版 3 期。

基本建设 完成院内改造工程 12 项，改造面积约 3000 平方米。

（撰稿：王 维 审核：李 凯）

领导名单

党委书记 李天佐
院 长 徐建立
副 书 记 刘 雁
副 院 长 尹金淑 闫 勇 张能维 王江宁

首都医科大学附属北京潞河医院

（通州区新华南路 82 号）
邮编：101149 电话：69543901
网址：www.luhehospital.com

基本情况 职工 2365 人（在编 1441 人、合同制 924 人），其中专业技术人员 1907 人，包括正高级职称 56 人、副高级职称 156 人、中级职称 657 人、初级师 671 人、初级士 367 人。

医疗设备总值 34105.17 万元，其中 100 万元以上设备 60 台。年内新购医疗设备总值 5123.42 万元。

11 月 25 日，医院正式更名为首都医科大学附属北京潞河医院；12 月 3 日，完成营业执照、法人证书、公章及相关证照的名称变更。

12 月 23 日，朝阳 – 潞河呼吸疾病研究中心正式揭牌，朝阳医院副院长童朝晖和潞河医院院长纪智礼等参加揭牌仪式。

机构设置 7 月 1 日，医院首个护理独立门诊——深静脉穿刺门诊正式开诊。

改革与管理 确立"人本潞河"的办院宗旨，明确以"病人为中心"和以"职工为中心"两个以人为本的治院理念。在既往行政扁平、快速、高效的基础上，为保障双向塔型行政管理顺畅，医政联合、护理垂直、医辅中心、教育与科研体系、感染控制与传染病防控、媒体危机应对体系、重点工作移动指挥部等行政管理平台搭建成功，确保医院"一体三翼"和"九大战略"的实施。

护理从单系列管理逐步过渡到垂直管理。护理部对全院科室实行定岗定编和护士分层管理，依据护理骨干、工作质量、岗位、层级的不同建立完整的岗位竞聘及绩效考核机制。3个品管圈（保航圈、智慧树、真爱圈）的组建，确保了护理质量持续提升。

建立院、科两级科研体系，制定相关的管理规定并培训各类人员的科研意识。北京市重点实验室——首都医科大学糖尿病研究所和中美神经科学研究所建设完成并投入使用。各科室成立科研攻关小组，建立样本库等科研平台。增强护理科研意识，护理科研课题填补了历史空白。

医疗工作 门诊1709540人次，急诊238932人次，急诊抢救6715人次，抢救成功率95.6%。出院36293人次，床位周转36.26次，床位使用率91.55%，平均住院日9.13天。住院手术21315人次。剖宫产率55.55%，无孕产妇死亡，围产儿死亡率4.7‰。

医政建设"大医疗管理框架"，对DRGs、PDCA、JCI认证、三甲评审的规则进行梳理，启动DRGs管理模式及医疗质量持续控制与改进机制，完成14个区级重点学科建设。骨科的个性化关节置换术、创伤骨科微创内固定术、椎间孔镜技术，普外科的腔镜下胃癌根治术、肝脾切除术、胰体尾部切除术、甲状腺肿瘤切除术、妇产科肿瘤切除术、胸心外科镜下肺叶切除术、泌尿外科的肾肿瘤切除术等取得突破性进展。脊柱外科、神经外科疑难病例技术，肿瘤多学科综合治疗，三镜、二镜联合胆管结石治疗、肛肠微创手术，烧伤整形，皮肤美容，种植牙，喉部肿物激光电切、眼后睫手术治疗等一批新技术得以发展。心内科、内分泌科、呼吸科、消化科、血液科、风湿免疫科、肾病科、皮肤科、中医科等科室亚专业发展迅速，使非手术专业收治疑难与罕见病例的能力增强。心脏内科的冠脉介入、射频消融技术，内分泌科的糖尿病及并发症一体化治疗、肥胖及代谢类疾病的诊治和治疗，消化内科的内镜下治疗技术，血液科的骨髓瘤治疗技术，风湿免疫科的生物制剂治疗技术，肾病科的病因协同治疗技术，皮肤与中医科常见病与罕见病治疗技术，宣武潞河神经诊疗中心的溶栓、介入技术等在区域内形成非手术类医疗引领平台。18个临床及医技科室的38项新技术、新业务相

继开展，医院收治患者的疾病谱进一步扩展。

医院感染管理。完善院感管理三级网络，开展各项检测。疾控科对全院传染病哨点进行流感病原、呼吸道多病原、肠病原等多种病原性监测，确保传染病防控关口前移。医院感染率1.19%。

医保工作。医保出院18494人次，总费用26148万元，次均费用14139元。

医疗支援。泌尿外科李爱民作为第八批援疆干部到新疆和田洛浦县援建。

医疗纠纷处理。发生医疗纠纷35件，其中协调27件、诉讼4件。

护理工作 实施护理分级管理。4月，完成全院807名临床护理人员分层理论考核，其中N1级护士273人，N2级护士204人，N3级护士247人；门诊N3级78人，N2级5人。实施责任制整体护理工作模式，落实责任制，明确临床护理内涵及工作规范。

4月，护理部建立骨干护士库，包括40人，遍及30个科室，在科室发挥护理骨干带头作用。有注册护士922人。ICU床位20张，床位使用率70.07%。

新入院护士岗位培训及考核49人。完成2013年39名入院护士两年轮转培训、17名护士中级轮转培训考核。选派3名护士长出国进修。外出短期进修学习20人次。完成16名专科护士的培训。

成立护理科研小组，开展护理科研培训4次。全年发表护理论文20篇，申请科研课题7项。

科研工作 在研课题125项，其中国家自然科学基金项目2项、省部级项目10项、区科委项目12项、区行业专项8项、实验室开放课题3项、院内课题90项，总经费1277.4万元。发表论文110篇，SCI收录53篇。其中中美神经科学研究所9个在研课题包括2项省部级课题、1项局级课题、2项区级课题，共发表SCI收录论文8篇；糖尿病研究所在研课题包括1项国家自然科学课题、4项市级课题、4项区级课题，发表SCI收录论文12篇。

5月18日，神经诊疗中心正式成为国家远程卒中中心首家协作基地。5月，成功申请低氧适应转化医学北京市重点实验室；12月16日，举办首届低氧适应医学国际学术论坛暨低氧适应转化医学北京市重点实验室揭牌仪式。

医学教育 建立院、科两级医学教育体系，全日制教学承担医学本科生教育。完成全日制及成人学历教学2378学时，完成33名本科生特色实习，承接16名全科医师培训，127名教师通过首都医科大学三级试讲，26名科主任在首都医科大学28个系中担任学系委员。10月，通过了教育部临床医学专业本科教育认证。完成三年制临床医学专业"外科学总论"

"临床药理学"和"常用护理技术"3门课程、影像技术专业全部16门临床课的教学大纲的修订。全科医师与神经内科基地理论考试通过率100%，医院正式成为通州区卫生人才培训基地。

学术交流 举办各类教育型学术会66次，外出学习交流63人次，外出进修学习16人次。

信息化建设 突破BS架构应用系统自主研发技术。完成区域医疗项目一期——医院HIS系统与区域医疗平台信息对接；建立区域影像中心专网，推动区域影像中心PACS系统平台规划建设。改造门诊工作站，与HIS系统全面对接，在新平台上实现门诊无纸化以及门诊住院系统的信息交互。改造预约流程，增加预约中心及待检系统，合理配置医疗设备资源，优化诊疗流程。升级改造PACS、LIS系统。

基本建设 门诊综合楼相关设施设备及配备资金准备就绪。教学科研楼、四期工程、通科病房楼及地下停车场的建设申报得到批复。

（撰稿：赵　娜　审核：李志敏）

领导名单

北京积水潭医院
北京大学第四临床医学院
北京市创伤骨科研究所

（西城区新街口东街31号）
邮编：100035　电话：58516688
网址：www. jst－hosp. com. cn

基本情况 在职职工2699人，合同制286人。其中专业技术人员2474人，包括正高级职称108人、副高级职称219人、中级职称675人、初级师1067人、初级士92人、见习313人，行政管理人员133人，工人92人。

医疗设备总值103622万元。年内新购医疗设备总值37305万元，其中100万元以上设备81台，价值17122万元。

机构设置 3月，将采购中心、总务库房、设备科库房合并，成立资产管理处。4月，成立临床试验机构管理办公室。

改革与管理 增设科主任行政助理岗位，加强医院运营管理和临床科室的绩效管理。实行人员编制实名制。加强本院退休医师及外院医师来本院多点执业的管理。

医疗工作 门诊1639132人次，急诊224218人次，急诊危重症抢救4784人次，抢救成功率92.91%。出院52752人次，床位周转39.32次，床位使用率94.59%，平均住院日8.79天，死亡率0.53%。住院手术37751人次。剖宫产率35.9%，无孕产妇死亡，新生儿死亡率0.76‰，围产儿死亡率6.41‰。

外派医疗队支援应对各类突发事件，包括：3月，昆明火车站暴恐事件、怀柔恶性持刀伤人事件；5月，四川宜宾公交车自燃事件、新疆乌鲁木齐早市爆炸案；7月，杭州公交车爆炸事件；8月，江苏昆山金属制品厂爆炸事件、山东烟台公交车爆炸事件；11月，辽宁阜新煤矿煤尘燃烧事件。外派医疗队8批21人次，收治伤员2人，捐赠翻身床、烤灯等设备物资121万元。承担大型活动、赛事保障8次，派出30余人次。接待干部保健患者232人。

医疗支援。2月21日，运动损伤科副主任医师王雪松援疆，为期1年。8月4日，消化内科副主任医师吴改玲作为北京市第七批援藏干部第二期专业技术干部赴西藏开展医疗援藏工作。对口支援延庆县医院、延庆县永宁镇医院、内蒙古伊金霍洛旗医院、内蒙古准格尔旗中心医院。接收内蒙古通辽市进修医师2人。全年派出专业技术人员46人次赴内蒙古对口支援，45人次赴延庆县2家医院对口支援。接收进修医师18人。4月27日，成立积水潭骨科医联体。组建以积水潭专家为主的讲师团，举办讲座及病例讨论2次，并开展科研合作、学术交流、预约挂号、疑难危重症会诊、接纳进修、技术帮扶等工作。

临床路径共涉及24个科室58个病种，入径率76.54%，完成率95.92%。预约挂号分为网上预约、电话预约、诊间预约、现场预约等方式，每天提供开放号源的86%用于预约挂号，预约挂号占门诊量的62%。

新技术、新疗法。医院成立静脉血栓防治培训基地。成立院内护理管理委员会，培养骨科专科护士90人。开设手外科腕关节微创治疗特色门诊。妇产科开展腹腔镜下宫颈癌根治术；成立盆底治疗中心，对盆底疾病进行筛查和治疗；开展人工授精技术、镇痛及无痛分娩。眼科将人工晶体技术改为预装式，降低感染可能性；角膜缘干细胞移植术加速愈合，预防复发；泪道U形管植入术解决了泪道泪小管堵塞难题；玻璃体切割术引入套管技术，实现微创。胸外科编写国家卫生计生委胸外科临床路径释义，"肋骨骨折合并血气胸"获市医管局临床技术创新项目"扬帆计划"资助；开展计算机导航定位胸腔镜下肋骨肿瘤切除术；多科室协作完成高难度手术1例——切除累及颈部及胸腔的巨大纵隔肿瘤。

国家重点专科项目。制定并完善《北京积水潭医院重点专科建设项目专项资金使用实施细则》，由医务部、人事处、财务处、采购中心共同审核资金的使用。批准的国家重点专科建设项目有：2010年骨科项目，2011年手外科项目，2013年烧伤科项目，2014年运动医学科项目。

医院感染管理。出院52752人次，院内感染305例，医院感染发病率0.58%。一类切口28354例，切口感染22例，感染率0.08%。制定与修订医院感染和传染病制度9项。

医保工作。医保出院18303人次，总费用41019万元，次均费用22411元。

医疗纠纷处理。发生医疗纠纷82件，其中经司法途径解决15件、第三方调解解决36件、自行协议解决31件，赔偿金额3411416元。购买医责险986人，保费共计3238996元。试行医疗纠纷电子管理系统，对每例医疗投诉、纠纷都完整和及时地录入。推进手术意外险，推进"保险－保卫－调解"三位一体解决医疗纠纷。开展疑难、高风险手术前律师见证制度。

护理工作 护士1123人，其中注册护士961人，合同护士77人。医护比1:1.5。ICU床位10张。

护理不良事件上报率100%，不良事件整改率100%。开展人工髋关节、人工膝关节、接骨板、控温毯重点监测品种的不良反应报告试点工作。

发表护理论文62篇，其中SCI收录论文1篇。主编并出版护理书籍3部。获实用新型专利5项。

举办院级继续教育3项，其中参加骨科专科技术培训班48人、疼痛护理管理培训班50人。建立骨科专科护士理论考试题库（含1600道题）。编写骨科专科护士教程；完成骨科专科护士的培训及考核，理论考核2次，操作考核6项，59名护士获骨科专科护士资质认证。举办骨科护士进修班2次，23个省市的51名护士参加，护士长讲课42人次84学时。

科研工作 在中文统计源期刊发表论文374篇，SCI收录论文57篇。在研纵向国家级课题31项，总经费2819.84万元（当年到位经费525.44万元）；在研省部级项目24项，批准经费831.61万元，其中中西医结合项目2项（批准经费10万元）。新增"扬帆计划"重点专科建设项目1项。获实用新型专利10项。出版著作4部：《骨科疾病常用中成药合理选用》《积水潭创伤骨科护理》《髋骨关节不稳定临床评估与治疗》《中国医学院士文库——王澍寰院士集》。院长田伟等的"基于影像导航和机器人技术的智能骨科手术体系研究及临床应用"获北京市科学技术奖一等奖。

医学教育 有北京大学医学部在读研究生41人，其中统招研究生23人（硕士、博士），含2014年新生9人。在职研究生18人（硕士、博士），含2014年新生4人。举办开题报告8场，临床技能培训3次，出科考试5次。10月，内科、外科、急诊科、麻醉科、放射科、超声科、全科成为国家住院医师培训基地，药学、检验技师专业为北京市住院医师培训基地。举办国家级继续教育29项、市级6次、区级200次。开展两院区护理区级项目75项、市级5项近160次课程的学术讲座。全年进修学员593人，其中国家卫生计生委进修班学员134人、专科进修班459人。培养学科骨干23人。医技人员在国内进修学习8人、国外2人。医护人员继续教育学历登记51人（专升本）。接收遵义医学院珠海校区本科20名学生生产实习。广东省中山市积水潭骨科医院进修2期39人。

学术交流 4月25～27日，举办第五届积水潭论坛，第三届积水潭烧伤论坛——特殊原因烧伤，第一届积水潭外科论坛——多学科协作，围手术期内科论坛。4月25日，举办北京积水潭医院医患办成立10周年暨首届医患沟通论坛。4月26日，举办第四届全国计算机辅助外科学术会议，第二届积水潭骨科麻醉论坛——外周神经阻滞进展，第一届积水潭检验医学论坛——静脉血栓的防治与实验诊断方法。4月27日，举办第二届积水潭肌肉骨骼超声论坛。5月10日，协办北京生物医学工程学会第三届学生论文演讲比赛。6月28～29日，举办院际交流活动，北京积水潭医院、天津医院、西安市红会医院、郑州市骨科医院、内蒙古医科大学第二附属医院、河北医科大学第三医院、山东省文登整骨医院、哈尔滨市第五医院参加。12月20～23日，协办第九届中国整形外科协会国际学术大会。全年接待国内外各级政府领导以及医学界人士参观访问共7批55人次。

信息化建设　测试信息点位200个，安装调试设备100余台，完成门诊、药房、放射科等区域新版本导医系统的建设。安装指纹识别考勤管理系统。2014年系统可用率99.71%。非计划性全院级系统故障3次，数据库故障2次，硬件故障1次，计划性维护、升级15次。

基本建设　门诊楼扩建及地下车库工程收尾预验收，设计、监理、总包和医院四方预验收，于9月25日开诊。新增CT室2间、核磁室2间、药房1间、诊室34间、垂直电梯2部、自动扶梯4部。扩建地上停车位36个、地下停车位176个。完成新门诊楼周边绿化和道路工程。完成南中北病房楼加固改造工程的项目建议书和方案设计。

编辑工作　《积水潭》院刊出版12期，增刊4期，全年发行12800份，刊登文章240余篇。《积水潭（健康版）》出版12期，全年发行24000份，刊登文章100余篇。

（撰稿：陈春玉　审核：任　轶）

领导名单

党委书记	卢　平	
院　　长	田　伟	
副书记	田　伟　赵晓兰	
副院长	贺　良　蒋协远　赵兴山　冯国平	

首都儿科研究所
首都儿科研究所附属儿童医院

（朝阳区雅宝路2号）

邮编：100020　电话：85695555

网址：www.shouer.com.cn

基本情况　职工1635人（在编1161人、合同制及派遣制474人）。在编职工中，科研人员119人，卫技人员826人（正高级职称42人、副高级职称64人、中级职称260人、初级职称360人、未定级100人），其他技术人员29人，行政管理人员128人，工勤人员59人。

附属儿童医院医疗设备总值25009.32万元；年内新购医疗设备总值8876.63万元，其中100万元以上设备16台。研究所设备总值4587.49万元；年内新购设备总值3366.85万元，其中100万元以上设备8台。

机构设置　年内，成立心脏外科、志愿者服务部、临床病理生理研究室。药学科更名为药学部，检验科更名为检验中心，营养膳食科更名为临床营养科。成立二级科室综合治理办公室、项目管理办公室、后勤服务中心、后勤维修中心、采购供应中心、资产管理中心。筹建临床检验中心。

改革与管理　完善和修订各项工作制度77项。协调成立朝阳区儿童（首都儿科研究所）医联体，包括首都儿科研究所附属儿童医院、中日友好医院、北京朝阳医院、北京安贞医院、北京妇产医院、北京地坛医院、朝阳区妇幼保健院、高碑店社区卫生服务中心、十八里店社区卫生服务中心、八里庄社区卫生服务中心、太阳宫社区卫生服务中心、金盏社区卫生服务中心12家医疗机构。启动与通州区、昌平区、顺义区、朝阳区、怀柔区、密云县、平谷区、延庆县8个区县妇幼保健院技术合作项目。作为牵头单位之一筹建全科医学协作平台。

继续坚持每月科主任例会。制定各临床科室绩效指标，绩效奖金比上年同期增长39.25%。增加出诊专业及时间，延长门诊服务中心工作时间，增加门急诊号别。

8月，所（院）开展固定资产大清查。进行所

（院）现有房屋产权登记证的办理，继续调整门诊楼用房。

开展"守护天使"志愿服务活动。志愿者服务部与中央党校、北京广播电台新闻广播部、悦贝亲子阅读机构等15家单位及高校签署合作协议，全年有近500人参与，服务时间超过1万小时。

7月，开通微信和微官网，与新浪微博形成"三微平台"。开设"在线服务"，包括"找医生""出诊信息""做检查"和"在线咨询"等。

医疗工作 门急诊210.3万人次，日最高门诊7890人次；急诊194700人次。出院25862人次，床位周转63.91次，床位使用率122.44%，平均住院日6.57天。住院手术7610人次。

临床路径管理。实施临床路径21个病种，入径2554例，完成2327例，入径率73%，完成率91%。

新技术、新疗法。审批新技术37项，包括新开设的检查、检测项目31项，开展认知训练、儿童认知功能干预、超声下肠套叠复位等6项新疗法。

医院感染管理。医院感染率1.57%。做好医院感染管理三级网络建设，统一使用感染管理小组手册。住院患者抗菌药物使用率45.73%，门诊患者抗菌药物使用率13.72%，急诊患者抗菌药物使用率33.25%，抗菌药物使用强度为33.11DDD。

预约挂号管理。在向患者提供复诊（门诊、出院）预约、平台（电话、网络）预约、窗口预约、定向转诊预约等预约挂号服务的基础上，实施按专业预约挂号。完成所有预约号源分段预约。解决了持护照、港澳台证件患儿不能预约挂号的问题。扩大预约号源比例，开展小夜班门诊号院内预约。全年预约就诊752614人次，其中电话预约105147人次、网络预约54608人次、窗口预约562028人次、出院预约30762人次、定向转诊预约69人次，预约就诊率48.64%，开放号源比例85%。

医保工作。医保出院5846人次，占全部出院患者的22.6%。总费用5658.14万元，次均费用9678.65元。

医疗支援。肾脏内科医生李晓惠作为第六批"人才京郊行"成员挂职怀柔区妇幼保健院副院长。年底，呼吸内科副主任医师耿ла云作为第七批支援人员，赴顺义区妇幼保健院开展医疗支援。新生儿科医生米荣完成第七批第三期援疆任务，被评为和田地区优秀援疆干部。8月，选派普外科医生侯文英作为第七批第二期援藏干部赴堆龙德庆县医院，指导当地开展腹腔镜手术等工作。11月20日，小儿骨科接收5名髋关节发育不良的藏族患儿，并实施手术治疗。

医疗纠纷处理。全年接待处理投诉1393件。诉原因分析：涉及服务质量899件，医疗质量172件，

医院管理305件，服务价格17件。市医调委解决7件，法院诉讼3件。尚未结案10件，包括市医调委5件、法院诉讼5件。赔偿93.73万元，其中保险公司赔付61.68万元、医院赔付32.05万元。

护理工作 护士559人，其中注册护士555人，合同护士215人，医护比1∶1.6。ICU床位22张。

护理部建立三级督导机制。成立3个管理小组——护理不良事件管理小组、静脉治疗小组、护理科研小组。实行护士长续聘考核和助理岗竞聘。建立了抗肿瘤药液配液间。

申报护理科研课题1项："综合护理干预在预防小儿肾病综合征复发中的作用"。完成护理科研1项："儿童阻塞性睡眠呼吸暂停低通气综合征患儿睡眠问题调查研究"。在统计源发表论文2篇。

参加院外护理管理培训班10人次，专科护士资格认证培训15人次，院外护士培训班17人次，护理学术交流会18人次，外出进修1人。

科研工作 在研课题95项，经费7956.21万元。新立项课题40项，经费1525.46万元。结题19项。申报国家自然科学基金37项，其中面上项目16项、青年科学基金项目21项，中标9项。申报市自然科学基金25项、面上项目9项、预探索项目6项、重点项目1项，中标4项。申报北京市科技新星3项，中标1项；申报首都临床特色应用研究项目11项，中标1项；申报科技北京百名领军人才培养工程1项；申报市中医管理局项目2项；申报市卫生计生委适宜技术推广项目3项，中标1项；申报"扬帆计划"4项。成功申请到国家卫生计生委行业专项"年幼儿童哮喘诊断技术与规范化管理的研究"，首席专家刘传合副研究员主持，可获资助1000万元。

获批7项专利，其中发明专利2项、实用新型3项、外观设计2项。

外科李龙教授获第十五届吴阶平－保罗杨森医学药学奖。

有市级重点实验室2个，其中新建重点实验室1个——儿童病毒病病原学北京市重点实验室。儿童发育营养组学北京市重点实验室成功申报国家科技支撑计划项目1项、国家"973"计划项目课题1项、国家自然科学面上项目3项、国家自然科学青年项目2项及北京市自然科学面上项目1项。儿童病毒病病原学北京市重点实验室是市科委资助的北京市医学领域第一家高科技实验室——北京市感染与免疫中心实验室的重要组成部分。

在核心期刊发表论文155篇，其中研究所36篇、医院119篇；SCI收录论文62篇，其中研究所48篇、医院14篇，总影响因子188.219，影响因子大于5的

论文 8 篇。

医学教育　全院在培住院医师 238 人，其中规范化培训 170 人、专科医师培训 68 人。规范化培训中，本院在培住院医师 142 人（儿内科专业及儿外科专业基地培训 94 人、送外单位培训 48 人），委托培养的外院住院医师 28 人。

9 月，医院获第一批国家级住院医师规范化培训基地认定。12 月，通过了北京市住院医师规范化培训基地动态评估。组织 11 人参加北京大学医学部住院医师规范化培训第二阶段考试，其中 9 人通过并取得住院医师规范化培训合格证书，获晋升主治医师资格。承办国家级继续医学教育项目 15 个、市级 3 个。组织学术活动 26 次，共 3198 人次参加。

在读研究生 86 人，其中硕士生 68 人、博士生 18 人。23 人通过研究生毕业答辩，其中硕士生 19 人、博士生 4 人。接收国内进修 65 人。选派 8 人国内进修。

学术交流　公派出国 21 批 36 人次，其中赴国外进修 4 人，参加国际会议 12 批 26 人次，考察访问 2 批 2 人次，国际会议和考察访问 3 批 4 人次。接待外宾参观访问 3 批 10 人次。邀请外国专家来华 1 人。

信息化建设　立项及继续实施项目 38 项，其中完成 34 项、进行中 4 项。包括建设规划申报类 3 项，上级政策要求类 3 项，规划建设落实类 4 项，院内管理落实 14 项，系统优化改造类 11 项，自主研发服务类 2 项，基础设施保障类 1 项。

基本建设　完成的改造工程有：新生儿病房改造，1、2 号手术室及心脏外科术后重症监护室改造，放射科 CT 机房新建及改造，科研楼东扩部分改造。进行中的改造工程有：ICU 病房改造及办公区域改造、新手术间建设及功能用房改造、导管室建设及功能用房改造、医院电梯的更新。

承办大型活动　10 月 10 日，由中国宋庆龄基金会主办、国家卫生计生委支持、本所承办的宋庆龄儿科医学论坛在京召开，各省市自治区儿童医院、妇幼保健院代表共 280 余人参会。论坛以"儿科医学的发展与展望"为主题，内容涉及儿童保健策略，国内外儿童保健发展趋势，儿童常见病、多发病及慢性病的诊治进展等。

10 月 28~29 日，由国家卫生计生委与中华全国总工会支持，本所承办的全国妇幼健康技能竞赛复赛和决赛在京举办。国家卫生计生委副主任王国强、崔丽和中华全国总工会副主席江广平出席决赛活动，此次活动 550 余人参会，本所获全国妇幼健康技能竞赛特殊贡献奖。

（撰稿：关京红　马慧娟　审核：班雁萍）

领导名单

党委书记　刘中勋
所　　长　罗　毅
副 书 记　杨　健
副 所 长　张　霆　陈博文　吴建新

北京老年医院

（海淀区温泉路 118 号）
邮编：100095　电话：62456644
网址：www. lnyy. com. cn

基本情况　职工 1028 人（在编 781 人、合同制 191 人、派遣 56 人），其中卫技人员 805 人，包括正高级职称 31 人、副高级职称 61 人、中级职称 274 人、初级师 275 人、初级士 164 人；其他专业技术人员 81 人；行政、后勤人员 142 人。

医疗设备总值 32449 万元。年内新购医疗设备总值 9787 万元，其中 100 万元以上 19 台。完成直线加速器、双源 CT、SPE-CT 等新建医疗综合楼设备的招标，完成核医学科和放疗科的前期筹备。

机构设置　成立住院服务中心，进行全院床位资源的动态调配。6 月，与安贞医院合作，成立心血管疾病联合诊疗中心，打造系统内部学科发展的医联体。

改革与管理 开展 ISO 9001 质量体系认证，新增、完善各项制度 40 余项。起草国家老年医院和老年学科标准，编制完成《北京市老年健康服务指导意见》《北京老年医院总体发展规划》（2015—2025年）。组织专家组编撰《老年综合征临床诊疗指南》和《主要诊断选择》，并以口袋书的形式印制成册。加强医院绩效管理和风险防控，尝试根据当月绩效指标结果发放奖金的办法，形成绩效管理系统化、质量管理体系化、风险控制常态化。启动国家核电规划设计研究院医务室、纪检监察学院北京老年医院第二院区的申报。

单独设立预约取号窗口，简化退费过程。增加夜间心电图检查、病区检验单打印，建立结核管理系统、标本库管理系统等新业务。配备自动摆药机。

开展"相约守护"、"盛夏嘉年华，健康快乐游"、创建"五优家园"、职工健步走趣味运动会等系列活动。走进和熹会、阳台山老年公寓、中国工程院物理研究所、旗舰集团等社区和八大处公园、房山区，开展大型健康义诊和宣教咨询活动 26 场。在 16 个区县组织防治老年跌倒和痴呆健康宣传活动。

本院在外院多点执业医师 5 人。

医疗工作 门诊 306053 人次，急诊 38508 人次，急诊危重症抢救 950 人次，抢救成功率 96.95%。出院 9950 人次，床位周转 19.90 次，床位使用率 94.62%，平均住院日 17.2 天，死亡率 2.37%。住院手术 1582 人次。

临床路径管理。实施临床路径的科室有内分泌、心内科、妇科、普外科、感染科、卒中病房、骨科，病种 11 个，入径病例 368 例，入径率 61.2%，完成率 73.10%。

预约挂号管理。采用网上预约、电话预约、社区预约、诊间预约、窗口预约等预约挂号方式。开放号源 50%，实际挂号 181473 人次，占门诊比例 59.29%。

新技术、新疗法。精神卫生门诊开展心理评估，检验科开展淋巴细胞培养＋干扰素检测（A＋B）、血清镁测定、甘胆酸测定、血清 α－L－岩藻糖苷酶测定、β2 微球蛋白检测、胆碱酯酶检测，康复科开展瑞文推理测查、新医正骨；卒中一科开展经颅多普勒血流图＋经颅多普勒 24 小时监测＋颈动脉＋脑上动脉检查＋测量，泌尿外科开展尿道悬吊延长术，心血管疾病联合诊疗中心开展微手术刀治疗急性前壁心肌梗死等。

医院感染管理。医院感染率 3.47%。院感人员外出培训 15 次。一类切口抗菌药物使用率 16.3%，

达到抗生素专项管理要求。

医保工作。实行医保总额预付制度。医保出院 5424 人次，平均住院日 16.7 天，总费用 12423.10 万元，次均费用 22903.95 元。

医疗支援。组织服务百姓健康行动大型义诊周活动，义诊 13 次，讲座 5 次，受益居民 3600 人次。派出 28 名专家赴内蒙古自治区乌海市第三人民医院、北京市密云县结防所对口支援，门诊 1609 人次，手术 33 人次，疑难病例会诊 216 人次，举办学术专题讲座 28 次，教学查房 137 次，手术示教 26 次，健康查体 3000 人次，义务培训 1800 人次，义诊 1200 人次。乌海市第三人民医院及本市密云县结防所来院参观、学习 6 人，共计 861 天。医务处刘小鹏赴新疆乌鲁木齐市卫生局挂职，麻醉科尚跃宏赴新疆和田市北京医院援疆，特检科李玉平参加"人才京郊行"赴顺义区医院挂职。

医疗纠纷处理。728 名医护人员缴纳医疗责任保险费 28 万元。接待处理各种投诉 147 件，结案率 100%。处理解决 12320 服务中心工单 18 件、市医管局信访投诉 4 件。发生医疗纠纷 45 件，其中市医调委调解 5 件、法院诉讼 4 件，赔付 24.61 万元，化解率 95.56%。

护理工作 临床护理岗位护士 367 人，注册护士 401 人，其中合同护士 133 人，医护比 1∶1.47。ICU床位 6 张。实施责任制护理，确保整体护理持续健康发展。不良事件上报率、整改率均 100%。

申报院内科研课题 1 项、院外合作课题 2 项。在核心期刊发表论文 6 篇、会议论文 3 篇。参与《老年长期照护》《老年中期照护》《失智老人照护师》《老年医学伦理问题分析及应用》《老年人家庭保健与照护指南》教材的编写。

接收护理实习生 734 人次，理论授课 2183 人次，理论考试 753 人次，操作考试 1037 人次。完成继续教育项目 37 项，其中国家级 1 项、市级 10 项、区级 25 项、院内 1 项。接收外地医院进修学习 13 人次，培养专科护士 7 人次。

科研工作 申报局级以上科研课题 22 项，获批 3 项，经费 84 万元。组织实施老年卫生公益项目 2 项，经费 136.04 万元。申报院内课题 12 项，获批 7 项，经费 4.4 万元。在研课题 13 项，结题 2 项。完成第二届伦理委员会的换届，伦理审查科研项目 25 项。发表论文 85 篇，SCI 收录论文 1 篇。获专利 2 项。

医学教育 完成首都体育学院、邢台医专、北京卫生职业学院等 23 人次的临床实习，接收临床及康复专业进修 46 人次。完成 54 名临床住院医师第二阶

段规范化培训、12 名住院医师第二阶段技能考核，以及 9 名住院医师进入基地培训的前期培训、院内教育等。

完成国家级继续医学教育项目 6 项、市级 8 项，北京市卫生公益项目 3 项。全年举办业务讲座、培训 39 场，9128 人次参加。外出参加各类短期培训 146 人次、进修学习 14 人次。

学术交流　接待中国台湾、日本、美国专家学者来访交流 4 人次。选派业务骨干、护理人员 5 人次赴意大利、美国、日本学习研修。老年医学交流团出访哥斯达黎加、美国，并与哥斯达黎加国家老年医院签署合作协议，应邀顺访美国国立卫生研究院国家老龄研究所。随市医管局海外招才引智代表团赴美国、加拿大，并与 1 名博士研究员签订短期科研合作意向书。派出 1 名院领导随市医管局赴美参加医院管理学习团。6 月，院长陈峥赴台湾参加两岸老年医学高峰论坛暨亚太老年医学国际会议，并作《老年跨学科团队服务研究》主题演讲。11 月，协办第四届全国老年医院联盟大会暨老年健康服务业分会成立大会。

信息化建设　完成 HIS 升级改造。完成病区医生、护士工作站操作培训考试 66 人次。投入 3465 万元进行全院信息化改造。发布简报 31 期，微博 262 篇，微信 39 篇。

基本建设　完成建设面积 33643 平方米的医疗综合楼室内外装修和水、电、气、热等室外管线敷设工程。完成家属区上、下水管线更新。

编辑工作　1 月，由陈峥任主编，宋岳涛、马毅任副主编的《健康大百科——老年常见问题篇》，李红等主编的《中医教您防治结肠炎》出版；2 月，由陈雪丽主编的《老年综合征的预防与康复》《老年康复评定》出版；11 月，由宋岳涛、刘运湖主编的《临终关怀与舒缓治疗》，徐伟等主编的《单方独味治百病》出版。

（撰稿：李保英　审核：宋惠平）

领导名单

党委书记　田喜慧
院　　长　陈　峥
副 书 记　陈　峥　张翠香
副 院 长　田喜慧　杨　兵　王玉波　刘运湖

北京回龙观医院
北京心理危机研究与干预中心

（昌平区回龙观）
邮编：100096　电话：62715511
网址：www.bhlgh.com

基本情况　职工 1161 人（在编 1061 人、合同制 100 人），其中卫技人员 853 人，包括正高级职称 28 人、副高级职称 65 人、中级职称 379 人、初级师 244 人、初级士 130 人、未定级 7 人；其他专业技术人员 308 人。

医疗设备总值 8323.43 万元。年内新购医疗设备总值 1749.33 万元，其中 100 万元以上设备 4 台。

机构设置　总务科与保卫科合并为基础运行科。成立医院绩效考核办公室。实行大门诊管理，门诊所属的门诊药房、信息科所属的门诊病案室以及财务科所属的门诊收费处划归门诊部统一管理。成立精神医学转化中心。

改革与管理　启动医院发展规划。成立发展规划编纂小组，确定医院发展战略、规模、数量、结构、布局及功能定位等，制定医院 2015～2025 年总体发展规划。

医院有多名精神科医师在北京大学第六医院、北京元益堂怡康精神卫生诊所以及北京佑安医院多点执业，其中北京大学第六医院 12 人、北京元益堂怡康精神卫生诊所 35 人、北京佑安医院 1 人，占医院医师总数的 28%。

医疗工作　门诊 111725 人次。出院 4955 人次，床位周转 3.83 次，床位使用率 106.54%，平均住院日 122.52 天，死亡率 0.34%。精神医学司法鉴定

313 例。

临床路径管理。24 个临床科室、5 个病种实施临床路径，入径病例 3002 例，入径率 60%，完成率 49%。

预约挂号管理。可以通过电话预约、网络预约、诊间预约等方式预约挂号，预约号源占总号源 25.6%，预约就诊率 76.46%。

在两个科室试点主诊医师负责制，设立诊疗小组，小组成员由主诊医师、副主诊医师、主治医师、住院医师、护士等组成。主诊医师、副主诊医师通过竞聘产生，诊疗小组对患者提供诊断、住院、康复、出院随诊的一系列服务。8 月 18 日，正式启用美国 GE64 排 CT 机。酒依赖病房新增对出院患者的院外康复服务，并把认知行为治疗、动机访谈和经颅磁刺激治疗应用到酒依赖规范化治疗中，为患者提供全程医疗服务。建立新的中西医结合诊疗模式，在急性期、巩固治疗期及维持治疗期 3 个精神疾病发展阶段综合运用传统中医、西医精神科和心理治疗 3 种技术，并在记录精神科病历的基础上实行中医特色病历书写。全开放式儿童少年心理病房采用"药物治疗＋个别心理治疗＋团体心理治疗＋家庭治疗＋自助团体治疗"的多手段综合干预治疗模式。

医院感染管理。医院感染发生率 2.85%。医院感染控制办公室每月检查全院所有当月出院病历的医院感染上报情况。上半年医院感染漏报 3 例，下半年漏报 1 例。抗菌药物目录保持 10 种。住院患者抗菌药物使用率 5.97%。

医保工作。医保出院 3161 人次，总费用 23290.64 万元，次均费用 73681 元。

医疗支援。在医疗、教学、科研、管理等方面对口支援 8 个区县（东城区、朝阳区、石景山区、通州区、昌平区、平谷区、密云县、延庆县）级精神卫生医疗机构。全年派出专家 41 人次，门诊诊疗 3661 人次，学术讲座 34 次，业务培训 1584 人次，教学查房 279 人次，疑难病例会诊 218 例，义诊 266 人次。3 月，医院派出 30 名心理危机干预专家参加马航航班失联事件心理救援，连续 57 天提供心理救援服务。8 月，派出 3 名心理危机干预专家赴江苏昆山参加重大铝粉尘爆炸事故心理救援，累计提供心理援助服务 54 天。

医疗纠纷处理。参加医疗责任保险 711 人，保费 16.37 万元。发生医疗纠纷 26 件，其中调解 3 件、诉讼 3 件，赔付 10.50 万元。

护理工作　护士 556 人，其中注册护士 555 人，合同护士 57 人，医护比 1∶3.22。

完善优质护理服务长效机制，落实护士分层级管理制度，实现无缝隙安全管理。修订、完善相关制度、流程。推行三级护理管理模式，强化质控护士长管理职责。不良事件上报率 97.40%，整改率 100%。

在研护理科研课题 2 项，在统计源期刊发表护理论文 3 篇。全年接收进修护士 40 人，2 名护士参加中华护理学会精神卫生专科护士培训。完成香港理工大学和北京大学医学部护理学院等大、中专护理学生临床见习与实习，总计 1438 人次。继续承担对外教学工作，完成 11 个教学点 760 学时的教学任务。

10 月，5 个护理单元开展分层级管理试点，建立责任护理组长负责制，落实责任制护理。

3 月 20～23 日，举办市级精神科护理质量与患者安全高级研讨班。7 月 29～31 日，开展以"提高护士凝聚力及责任感"为主题的全院主管及主班护士培训。8 月 26～29 日，举办国家级精神科临床护理技能高级培训班。11 月 5 日，举办以"提升职业素质，优化护理服务"为核心内容的全院护士培训。12 月 24～26 日，组织全院护士长、主管及主班护士培训。

科研工作　在研课题 40 项，结题 2 项。申报局级以上课题 68 项，中标 23 项，获资助经费 916.7 万元。新开展国际合作项目 1 项，国内合作项目 5 项，获横向科研经费 92.8 万元。共获各类科研经费 1009.50 万元。

杨甫德的"重性精神疾病康复专业"获市医管局重点医学专业发展计划项目资助。国家中医药管理局"十二五"重点专科建设项目——中西医"神志病科"建设进展顺利，通过了中期评估。

启动"龙跃"计划。设立 7 项中青年科研基金：优秀青年基金、杰出青年基金、重点学科扶持基金、护理专项基金、出国（境）培训基金、研究生/住院医培养基金和科研成果奖励基金，总资助金额 210 万元。第一届"龙跃"基金计划经过初审、现场答辩、会议评审并经院长办公会讨论决定，29 个项目获得资助。

发表论文 198 篇，其中 SCI 收录 26 篇，总影响因子 80.82，最高影响因子 8.607，平均影响因子 3.598。主编或副主编著作 13 部，参编著作 16 部。

医院成立精神医学转化中心，获得迪心计算机认知矫正治疗系统和迪心重复性成套神经心理状态测验系统 2 项知识产权，并形成可在临床推广、应用的适用技术。医院联合全国多地推广渠道和行业协会，举办非药物治疗及相关康复技术培训班，初步建立全国性技术推广渠道，并在 6 家单位实现转化中心相关技术的推广应用。

医学教育　成为国家级精神科住院医师规范化培

训基地，全年接收精神科规范化培训住院医师10人。录取硕士研究生6人。完成北京大学医学部、北京协和医学院等院校的本科生教学共计199人。接收进修、短期见习及心理咨询师培训共计779人。6名职工攻读在职研究生，108人赴外参加短期培训。举办国家级、市级继续教育项目13项，区级继续教育项目19项，院内继续教育36次。

出台《住院医师导师制管理规定》，并遴选出首批21名具备导师资格的教师。同时，成立教学专家组，针对住院医师培训制度、师资队伍建设、精神科题库、住院医师考核、教学活动计划等方面进行指导监督。

心理危机干预 北京心理危机研究与干预中心工作内容包括热线服务、网站服务、亲友小组服务、自杀相关研究、干预和健康宣教、培训等。心理援助热线全年接听、处理电话1.8万余个，自杀者亲友小组开展活动12次，干预中心网站点击量超过1.3万，提供网上评估和心理咨询服务近300次。

10月，干预中心在重庆承办为期2天的全国心理援助热线研讨会暨培训班，80余人参加培训。干预中心与北京心理卫生协会共同举办老年抑郁与自杀预防高层论坛，并作专题报告。应邀在第21届国际心理治疗联盟（IFP）世界心理治疗大会暨第二届中国心理治疗大会、第八届国际认知心理治疗大会、第七届全国心理卫生学术大会、第十二次全国精神医学学术会议、第四届精神病学与临床心理学国际新进展论坛上作专题报告。为江苏省徐州市第一人民医院、黑龙江省大庆市心理医院等机构提供热线、心理危机干预培训和督导服务。为北京市志愿者联合会云南抗震救灾志愿者提供心理救援服务。

完成市科委资助的首都临床特色应用研究项目"问题解决治疗在心理危机干预热线中应用的效果评估"，完成与重庆医科大学合作开展的卫生公益性行业科研专项项目"青少年情绪与自杀问题的预警和综合防治技术的研发、转化与应用"。

健康宣教 2013年12月，医院通过市卫生计生委审批，成为北京市健康促进示范基地。3月，通过市科委、市科协审批，医院成为北京市科普教育基地。全年在中央及地方媒体上进行科普宣传400余次。将干预中心网站、21健康网和医院网站进行重组，"三网合一"，突出服务功能，满足百姓需要。建立医院微信公众账号，每天为手机用户推送医疗服务信息和健康科普知识。继续组织住院患者开展"爱北京、逛北京"活动。每月开设2～3期心理健康大讲堂。与市残联合作，以艺术治疗中心为基础开展适合居家和社区康复训练，组织并指导第五届北京市精神康复者职业技能大赛。走进北京高校、公安、政法和社会各界开展心理健康科普宣传、讲座和咨询服务。

学术交流 接待美国、澳大利亚、法国等国专家来访8批10人次。邀请3名外国专家来华为认知行为治疗培训班授课讲学。与法国巴黎第七大学联合出版《中法精神分析培训实务教程》2册。医院扩大与国（境）外医疗机构、大学和科研机构搭建的国际交流学习平台，建立专用经费，制定中长期培养计划，鼓励中青年骨干出国培训。派出11批31人次赴美国、德国、法国、澳大利亚、韩国等国家及中国香港和台湾地区，参加国际会议、专业交流学习和科研课题合作研究。通过"海聚工程"引进旅居芬兰、美国、德国的3名博士到医院开展精神病生物学研究。张向阳博士继续在美国贝勒大学进行精神病学生物药理学研究。

信息化建设 医院投入1515.12万元，实施HIS升级改造（一期）项目，完成前期调研、招标采购和基础设施与门诊系统升级改造。新门诊信息系统上线运行，完成新住院信息系统主体部分的本地化开发。

基本建设 3月，总投资14087万元的医院门急诊综合楼建设项目动工。至年底，门急诊综合楼建设项目主体结构封顶，配合施工总包方完成电梯工程、消防设施，地源热泵、弱电工程等分包项目的招标和资格预审等工作。

完成全院供暖热力主管网改造，更新1、2、3号病房楼的电梯设施，改造全院通信电缆、机房和部分建筑消防设施设备，完成医院老旧空调的更新和高低压配电柜更新工程。

对部分病房进行安全防护改造，并增添相应的安防设备设施。完成转化中心用房修缮改造，心理援助热线用房投入使用，完成万龙社区2号楼抗震加固改造民生工程。

（撰稿：郭晓洁　审核：刘　静）

领导名单

党委书记 辛衍涛

院　　长 杨甫德

副 书 记 杨甫德　刘　静

副 院 长 辛衍涛　王绍礼　庞　宇　谭云龙

北京小汤山康复医院
北京小汤山医院
北京小汤山疗养院
北京市健康管理促进中心

（昌平区小汤山镇）

邮编：102211　电话：61789012

网址：www. xtshos. com. cn

基本情况　职工 759 人（在编 388 人、合同制 371 人），其中卫技人员 304 人，包括正高级职称 9 人、副高级职称 27 人、中级职称 93 人、初级师 72 人、初级士 103 人。

医疗设备总值 17952 万元。年内新购医疗设备总值 4007.9 万元，其中 100 万元以上设备 7 台。

机构设置　物资供应科更名为医学工程科。

改革与管理　进一步发展康复医疗，康复评定逐渐专业化，在原有康复评定的基础上，开展了工伤与职业评价、早老评价与治疗、膝关节稳定性评价、感觉定量评价等。成立心肺功能评定与训练室。增加蜡疗室、慢病理疗室、中医仪器治疗室，开展喉功能检查、言语检查与训练等业务。成立心理睡眠治疗室，开展床旁睡眠监测与干预治疗、心理评测与治疗、音乐治疗、高压电位治疗等。完成北京小汤山养老院医务室行政许可的申报。配合医院康复业务发展，向市卫生计生委、市医管局申请增加编制床位至 2000 张。

9 月 23 日，召开专题党委会议，明确医院总体发展规划编制工作的指导思想、基本内容、工作思路和工作机制，并成立总体发展规划编制工作领导小组。

医疗工作　门诊 61433 人次。编制床位 577 张，实有床位 603 张，其中医疗床位 217 张。出院 1321 人次，床位周转 65.24 次，床位使用率 43.83%，平均住院日 34.18 天，死亡率 1.5%。

国航飞行员健康管理与健康疗养 21 批，举办健康讲座 342 次，有近 200 名飞行员及家属参加。

预约挂号管理。预约方式包括电话预约、网上预约及窗口预约，开放号源比例 100%，预约挂号 31166 人次，占门诊比例 50.91%。

医院感染管理。医院感染发生率 2.87%。调整医院感染管理委员会、临床科室感染管理小组。针对新发传染病如埃博拉出血热、中东呼吸综合征，制定和修订防控方案和应急预案，并组织演练。强化质量管理，加大日常质量控制和环节质量控制力度。定期对环境、物品消毒、灭菌效果进行监测，并汇总、分析监测结果，及时采取防控措施。调整药事管理与药物治疗学委员会成员。加强抗菌药物临床使用管理，开展抗菌药物的处方点评。每月对抗菌药物使用数量及销售金额进行动态监测和点评，对超常使用抗菌药物的科室进行监督。成立药物咨询中心，促进以合理用药为核心的药学工作。

医保工作。医保出院 501 人次，门诊及住院医保患者总费用 2400.45 万元，其中住院患者次均费用 22878 元。制定医院康复项目诊疗常规制度，精细管理。

继续深入农村、社区开展"守护天使——新农合宣传志愿服务"活动。以义诊、讲座、健康咨询、新农合政策解答、发放健康知识宣传册等形式，向村（居）民宣传医院特色医疗。

医疗支援。与昌平区南口铁路医院签订对口支援协议，通过出诊、健康教育讲课、协助体检等多种形式开展对口支援。全年安排医务人员出诊 561 人次，继续教育讲课 2 人次。

医疗纠纷处理。49 名临床一线医师投保医疗责任险，共缴纳保险费 20614.11 元。全年未发生医疗纠纷及医疗投诉事件。

护理工作　护士 130 人，其中注册护士 127 人，包括合同制护士 44 人，医护比 1∶1.18。

加强护理人员培养力度，全面开展优质护理服务，不断完善护理管理方法。加强患者安全管理，继续执行非惩罚性不良事件报告制度。发挥护理质控体系网的作用，加强对基础护理工作的检查。制定责任护士工作检查标准，修订《护理质量及安全管理手册》《基础护理服务工作规范及常用临床护理技术服务规范》《护理常规》《护理质量管理可追溯制度》等。不良事件上报率99%，整改率100%。

在统计源期刊发表护理论文1篇。派出4名护士到外院进修学习。

科研工作 申报各类课题44项，其中2015年度市自然科学基金项目3项、2014年度首发专项6项、市医管局2014年度"扬帆计划"临床技术创新项目3项、"扬帆计划"重点专科2项、市科委2015年首都临床特色应用研究项目5项、市科委2015年临床特色项目3项、市中医管理局临床科技创新项目3项、院内科研专项19项。立项15项，医院资助经费17.8万元。获各级各类课题资助21项，经费总额98.3万元，实际到账49.46万元。在研课题8项，结题1项。

首次获得全国哲学社科办设立的国家社会科学基金项目。"基于Ipad认知评估训练软件对老年轻度认知功能障碍的筛查和干预"获市科委2015年首都特色专项资助，是医院首次获得纵向省部级课题资助。首次获北京市"百千万人才工程"专家项目资助。"激素性股骨头坏死相关基因多态性研究"和"温泉水疗联合4种物理疗法治疗早期糖尿病足"获首发专项青年项目资助。与首都医科大学临床流行病学北京市重点实验室合作开展"北京市功能单位成年人群代谢综合征组分组合的动态风险评估"。

发表科技部统计源期刊论文20篇。国内外学术会议交流论文103篇，其中提交中国康复医学会第24届全国疗养康复学术会议论文60篇、第八届中国健康服务业大会暨中华医学会第六次全国健康管理学术会议31篇。发表科普文章66篇。出版专著2部：牛国卫《微运动》15万字，魏素丽《现代医院管理遍览》32万字。

医学教育 5月，成立康复教研室，完成12名康复专业学生的毕业实习教学。7月，完成17名康复专业学生毕业实习教学。与清华长庚医院合作，在科研、教学、康复医疗方面展开合作。

成为北京市康复治疗师培训基地，首次接收北京市在岗治疗师的培训。12月，对22名基层单位康复人员进行为期10周的康复实践培训。与北京体育大学合作，成立北京体育大学康复临床教学医院。与内蒙古锡林郭勒盟职业技术学校合作，成立北京小汤山医院实习教学基地。与协和洛奇功能医学中心合作，开展功能医学在康复医学中的应用研究。

11月28日，承办由北京市保健办资助的综合科患者住院期间康复治疗培训班，参加培训150人。12月16～17日，承办由北京市保健办资助的保健人员临床研究设计培训班，参加培训近80人。

外出学习、培训、进修343人次，其中京外81人次、京内262人次，比上年增长83.4%。12名新入职专业技术人员参加住院医师规范化培训，27名专业技术人员外出进修。开展继续教育讲座94次，参加4147人次。举办全院职工讲座13次。

录取研究生9人，其中硕士生8人、博士生1人。

学术交流 3名中青年骨干出国（境）培训，其中健管中心刘静赴美国德克萨斯州大学附属医院培训6个月，健管中心娄彦梅赴美国普渡大学公卫学院培训1年，康复中心魏友馨赴香港理工大学培训1年。康复中心张卉赴中南大学湘雅医院进修心肺康复治疗3个月；康复中心谷磊到阜外医院做访问学者1年，学习心肺功能评定及治疗技术；派1人到中国康复研究中心进修语言评价与治疗6个月；1人到安贞医院进修心血管6个月；4人到友谊医院分别进修检验、放射、病理和护理。4月9～12日，派出20人参加在广州市番禺疗养院召开的中国康复医学会第24届疗养康复学术会议。11月15～16日，承办由北京康复医学会举办的北京康复医学会第五次学术会议，参会近400人。12月7～11日，10名专业技术人员前往上海参加为期4天的功能医学培训。

邀请加拿大访问学者赵宇晴博士举办"康复医学的发展现状与展望"讲座。10月28日，医院规划编制工作第三方合作公司——北京西马远东医疗投资管理有限公司特邀德国医院管理专家格丽丝女士就医院康复医学建设及下一步发展总体规划进行座谈。

10月8～12日，选派1名专家赴台湾参加学术论坛，就"功能社区健康管理模式实践与探索"进行大会专题发言。12月4～24日，市医管局组织部分市属医院领导干部赴美国参加现代医院管理境外培训，医院党委副书记参加。医院党委书记与北京老年医院组团赴美国和哥斯达黎加进行老年医学交流，学习老年医学经验和老年机构管理模式，建立友好合作医院。

信息化建设 全年投入43.3万元，完成医疗价格平台验收、门急诊信息上传与工伤保险实时结算系统，完成办公楼、保卫科、法培中心及功能医学中心网络改造，完成全院无线WIFI部署。

基本建设 完成医院部分电气线路改造工程，洗衣房装修及洗衣设备购置项目的招标。

加大征地工作力度。完成"二部"代征土地权属审查纠错工作，为"二部"征地项目办理延期手续，有效期限延长至 2015 年 12 月 13 日。

（撰稿：单 丹 审核：王立明）

领导名单

党委书记　许峻峰

院　　长　平　昭
副 书 记　平　昭　朱江华
副 院 长　许峻峰　孙增艳　梁　英

北京市宣武中医医院

（西城区万明路 13 号）
邮编：100050　电话：63038881
网址：www.xwzy.com.cn

基本情况　职工 440 人（在编 380 人、合同制 60 人），其中专业技术人员 395 人，包括执业医师 150 人、注册护士 157 人、药剂人员 40 人、检验人员 15 人、放射影像人员 4 人、其他卫技人员 3 人、其他专业技术人员 26 人；管理人员 23 人，工勤人员 22 人。专业技术人员中，有正高级职称 12 人、副高级职称 31 人、中级职称 129 人、初级职称 223 人。

医疗设备总值 5623 万元。年内新购医疗设备 25 台，总价值 2000 余万元，其中包括 64 排 128 层高分辨率 CT 机。

改革与管理　通过了北京中医药大学临床教学医院的评估。4 月 1 日起，医院门牌号由万明路甲 8 号变更为万明路 13 号。10 月，郑义被任命为医院院长；11 月，赵力波被任命为副院长。启动医院《中医药文化读本》编撰工作。

医疗工作　门诊 478775 人次，急诊 5731 人次，日均门诊 1938.36 人次，日均急诊 15.7 人次。急诊抢救 14 人。健康检查 4778 人次。出院 2850 人次，平均住院日 20.65 天，住院死亡率 2.35%。住院手术 81 人次。门诊患者中诊率 94.7%，门诊非药物中医技术治疗率 38%，医师人均每日诊疗 13.5 人次。全年在 114 预约平台投放号源 10242 个，预约成功 2484 个。

继续推进重点专科建设。1 月，脾胃病科"胃肠病辛开苦降法"国家重点研究室通过国家中医药管理局专家组的考核验收。3 月，肺病科获市中医管理局批准为临床重点专科建设单位。

继续推广中医药适宜技术。举办适宜技术讲座培训 11 次，500 人次参加，推广适宜技术 5 项。

年初，修订"三基"培训方案。组织全院性业务培训 6 次，500 余人次参加。9 月，启动为期 3 个月的 CPR 全员大比武活动。

对口支援及义诊。8 月，由 7 个专业 16 人组成的专家医疗队分 3 批赴内蒙古乌拉特后旗中蒙医院对口支援，为百姓义诊并把带去的药品免费送给患者。全年组织义诊活动 11 次，医务人员 83 人次参加，诊疗患者 3562 人次。

推进医联体合作。上半年，与北京友谊医院医疗合作联盟开展合作外科病房，接收友谊医院部分肿瘤放化疗患者来外科进行中医治疗。3 月，与友谊医院李彦平教授合作开展疼痛门诊。

部署西城区区域医疗协同服务工作，实现与社区的转诊医疗。3 月，承担西城区（南区）18 所中学 2600 余名考生的高招体检。7 月，门诊开展"三伏贴"贴敷工作。派出 6 名医师到上级医院进修学习。

医保工作。医保患者总费用 20837.64 万元。门诊 342255 人次。出院 2245 人次，住院总费用 4426.51 万元，次均费用 19717 元。

医院感染管理。落实多重耐药菌上报流程，建立临床、检验和感染控制的及时沟通机制。完成新入院患者耐药菌筛查 30 例 60 份临床标本的采集。开展埃博拉出血热防控培训和实操练习 6 次，培训 300 余人次。规范医院性病报告标准，在区疾控中心数据质量核查中，符合率 100%。

• 373 •

开展健康教育培训 10 次，举办住院患者健康大课堂 1 次。

护理工作 有注册护士 152 人，其中派遣护士 43 人。大专以上学历 114 人，其中本科学历 26 人。全院 7 个病区全部开展以责任制护理为基础的优质护理服务。制定护士长考核标准，每季度考核一次。修订护理质控管理标准，实行护理部、科室护理质量二级管理体系。建立检查、考评、反馈制度，设立可追溯机制。每年的 3 月为 CPR 月，开展全院护士 CPR 考核，考核 129 人，合格率 86%。

修订完善中医护理技术操作考核评价标准、中医护理质控标准。制定各级护理人员中医护理培训计划并实施。年内，开展中医护理操作 13 项，中药熏洗（泡洗）4180 人次，中药离子导入 4892 人次，中药灌肠 822 人次，中药湿敷 13405 人次，灸法 313 人次，拔罐 45 人次，电热针 949 人次，刮痧 18 人次，穴位贴敷 5130 人次，穴位注射 36 人次，中药涂药 681 人次，耳穴埋豆 257 人次，电蜡疗 3382 人次，各种中医护理操作 34010 人次。

开展中医护理常规和中医辨证施护。修订《宣武中医医院护理常规》，收录 21 个病种。

4 月，召开护理工作年会，提交护理论文 72 篇，6 篇论文分获一、二、三等奖。

接收首都铁路卫生学校中专及大专护理实习生 21 人，接收护士再注册临床实习 3 人。各级护士外出学习 24 人次、进修 3 人次。

科研工作 撰写学术论文 160 篇，其中在核心期刊发表 16 篇。5 月，召开学术年会，提交论文 136 篇，评出一等奖 1 名、二等奖 3 名、三等奖 8 名、优秀奖 12 名。

国家自然科学基金结题 1 项，首发基金（中医药类）结题 2 项，北京市中医药科技发展基金结题 5 项。

市科委首都临床特色应用项目立项 1 项，市中医管理局北京市中医药科技发展资金项目立项 1 项。3 月，周围血管病科的"治疗血栓性浅表静脉炎临床观察"获市中医管理局立项。完成院长基金项目的立项评审，支持立项 5 项，资助 5.9 万元。

完成市中医管理局中医药行业科研人才项目经费的专项检查。

10 月，北京市中西医结合学会烧伤专业委员会学术总结大会在本院召开。11 月，北京市中医药学会针刀分会第 35 次针刀沙龙在本院举办，会议由骨伤科副主任牛志军主持。医院承办北京中西医结合学会周围血管病专业委员会"下肢难治性溃疡中西医结合治疗进展"学术研讨会，周围血管病科主任韩颐主持。

医学教育 完成西城区继续教育项目 31 项，完成北京中西医结合学会和北京中医药学会市级继续教育项目 10 项。完成首都医科大学中医药学院中药系 10 人、北京联合大学特教学院推拿专业 4 人和外地院校 4 人的实习带教。接收首都医科大学留学生 120 人次在针灸科实习。5 月，首都医科大学国际学院留学生 25 人在针灸科见习。

信息化建设 3 月，网络监控管理软件上线运行，实现业务网络设备实时监控。5 月，体检信息系统上线。

基本建设 完成医院内绿化的设计规划，进行医院空中绿化 800 平方米。完成急诊科、检验科、透析室环境改造 230 平方米，粉刷教学楼三层，新建 16 平方米血库。病区及职能科室安装新空调 213 台。

（撰稿：高健超　审核：李宏燕）

领导名单

院　　　长	高尔勤（至 10 月）　　郑　义（自 10 月）
党委副书记	高尔勤　田燕洁
副 院 长	李淑兰　沈　文 赵力波（自 11 月）

北京市垂杨柳医院

（朝阳区垂杨柳南街 2 号）

邮编：100022　电话：67718822

网址：www.cylh.com

基本情况　职工 1082 人（在编 676 人、合同制 406 人），其中卫技人员 866 人，包括正高级职称 29 人、副高级职称 71 人、中级职称 315 人、初级师 257 人、初级士 194 人。

医疗设备总值 21195.19 万元。年内新购医疗设备总值 1997.63 万元，其中 100 万元以上设备 5 台。

历史沿革　医院成立于 1973 年 10 月，占地面积 2 万平方米，建筑面积 2.7 万平方米，开设内科、外科、妇科、儿科、中医科、急诊科等 12 个临床医技科室，设置床位 200 张，职工 186 人。医院隶属于朝阳区卫生局，首任院长张孝宽。2004 年 2 月 18 日，朝阳区卫生局批准医院的第二冠名为北京微创医院；2012 年 4 月 26 日，成为清华大学附属医院。2013 年，开设管庄院区；2014 年 11 月 17 日，增开东院区，形成"一院三址"形式运营。

垂杨柳医院是综合性公立医院。2000 年，市卫生局批准为地区性医疗中心，成为本市东南部地区唯一一家集医疗、科研、教学、预防为一体的综合性医院。2004 年 4 月，医院走微创医学道路，确立了"以微创理念为指导，以建设微创医学体系为主导，以整合的微创技术为特色，以'中心化医疗构架'为基本临床结构系统，达到现代化、网络化的三级甲等综合性医院标准的大学附属医院"的发展目标。2012 年，升为三级医院后，加快完善学科设置，开发新技术、新项目，提高诊疗能力。

机构设置　设临床科室 43 个、医技科室 7 个、职能科室 25 个。

临床科室有：急诊内科、急诊外科、急诊骨科、重症医学科、院前急救、心内科、呼吸内科、消化内科、神经内科、内分泌科、肾内科（透析室）、心外科、心脏介入科、神经外科、神经介入科、普通外科、肿瘤科、血管外科、胸外科、骨科、手足外科、心脏重症监护室、矫形骨科、康复科、泌尿外科、泌尿微创外科、妇科（生殖中心）、乳腺外科、产科、儿科、耳鼻喉科、眼科、口腔科、感染科、中医科、皮肤科、老年病科、麻醉科、手术室、微创医疗中心、体检中心、特需医疗中心、心理康复科。

医技科室：检验科、病理科、超声科、放射科、西药房、中药房、临床药学。

此外还有供应室、住院处、营养科和注射室等辅助科室。

职能科室有：院务部、党办、人力资源部、工会、共青团、医务部、门诊办公室、病案管理科、院长接待室、护理部、医疗保险办公室、财务经济部、物价管理科、科研教学部、医院感染控制部、质量控制办公室、信息管理部、统计室、设备管理部、疾病控制科、卫生经济管理部、物资采购部、安全保卫部、后勤保障部（含 13 个后勤班组）、医联体工作办公室。此外为方便分院区管理设立了管庄院区综合办公室和东院区综合办公室。

改革与管理　开展"三好一满意"、创建全国百姓放心示范医院、创建优质医院等活动。落实公立医院改革，推进临床路径工作，实施临床路径的科室 14 个，涉及病种 27 个，全年入径病例 1939 例，入径率 84%，完成率 89%。做好医保总额预付规划和管理，全年医保出院 6207 人次，总费用 10675 万元，次均费用 17171 元。加强药费、耗材费用管理，缩短功能科、放射科、检验科检查预约时间。进一步扩大预约挂号范畴，预约方式包括网络预约、电话预约、窗口预约、诊后预约、社区转诊预约等，专家号源、普通门诊（含专科）号源全部投放，全年门诊（不含急诊、节假日门诊）740266 人次，预约挂号 134348 人次，预约挂号率 18.15%。

医疗工作　门诊 925590 人次，急诊 126160 人次，急诊危重症抢救 5345 人次，抢救成功率 99.18%。出院 14124 人次，床位周转 28.19 次，床位使用率 73.59%，平均住院日 9.52 天，死亡率 2.20%。住院手术 6943 人次。剖宫产率 41.30%，无孕产妇死亡，新生儿死亡率 5‰，围产儿死亡率 5.35‰。

新技术、新疗法。医院新增 5 个临床科室：肿瘤科、手足外科、生殖中心、血管外科、微创科。开展新技术、新项目 24 项，涉及 11 个临床医技科室。皮肤科：疱病清创术、共聚焦皮肤显微镜活体组织病理检查（皮肤 CT）、微波治疗、最小红斑量测试、皮肤注射美容、皮肤测试、药浴熏蒸治疗；产科：胎头吸引器助产、普贝生药物引产术；中医科：冷热湿敷疗法；针灸科：火针、督脉灸及脐疗；超声科：超声引导经皮穿刺肝肿物射频消融治疗；普外科：铜离子电化学疗法、髂内动脉造影；神经外科：选择性脊神经后根切断术；妇科：妇科生殖系统组织检测、子宫动脉造影、选择性子宫动脉化疗灌注/栓塞术；微创：腹腔镜胆囊结石清除术治疗胆囊结石病；ICU：经皮气管切开术、PICC 置管术；心内科：慢性闭塞病变的介入治疗、分叉病变的介入治疗。

医院感染管理。医院感染率 1.88%。开展围手术期预防使用抗菌药物病例、手术部位感染监控，重点科室重点监测，Ⅰ类切口手术抗菌药物预防使用率 11.54%，术前 30 分钟～2 小时用药率 100%。

医疗支援。泌尿科王家菁医生对口支援新疆和田县医院 1 年。接收南水北调河南省淅川县对口协作单位进修 4 人次。12 个科室派出支援怀柔区第二医院、怀柔区怀北镇卫生院共 252 人次。

医疗纠纷处理。未参加医疗责任保险。发生医疗纠纷 88 件，其中调解 81 件、诉讼 7 件，赔付 820035.71 元。

护理工作 护士 395 人，全部为注册护士 395 人，其中合同护士 234 人，医护比 1∶1.11。ICU 床位 13 张。

改变以往科室主任聘护士长的模式，临床护士长由护理部选聘。优质护理服务从急诊到门诊全部覆盖。以门诊采血岗位为试点实施岗位管理。开展护理安全月及"百日六点"活动。定期召开不良事件分析会，护士长应用 QCC、PDCA、根因分析、鱼骨图等管理工具总结经验教训，持续改进。实施责任制整体护理，对护士分层次使用，做到扁平化动态管理，坚持责任护士与医生共同查房，为患者提供全面、连续、安全的护理，8 小时上班，24 小时负责。不良事件上报率及整改率均 100%。

在核心期刊发表护理论文 6 篇。申报院内科研课题 1 项。

送外院进修 3 人，接收外院进修护士 12 人，其中免费接收一级医院 2 人、内蒙古及河南对口医院培训 10 人。参加北京市 ICU 资格认证 2 人，参加静脉输液培训 4 人。中、高级护士参加专科个案查房。全员 100% 培训 CPR 并组织院级竞赛，重症监护、急诊护士人人过关。

科研工作 申报区级课题 20 项，中标 5 项，资助经费 22 万元；申报首发专项课题 5 项，中标 1 项，资助经费 14.78 万元；申报首都特色课题 3 项，中标 1 项，资助经费 15 万元；申报国家自然科学课题 2 项，未中标。在研课题 14 项，结题 6 项。

发表论文 47 篇，其中 SCI 收录 2 篇，影响因子均为 2.433。出版著作 4 部。

医学教育 录取研究生 4 人，其中硕士生 3 人、博士生 1 人。

脱产学习 14 人，到院外进修 5 人，出国进修 1 人。

学术交流 10 月 17～19 日，矫形外科举办国家级继续教育项目——第六届 Ilizarov 技术（骨外固定）与骨关节修复重建学习班。12 月 12～14 日，主办第十届全国 PLDD（经皮激光椎间盘汽化减压术）微创技术讲习班暨第三届椎间盘疾患微创治疗经验交流大会。

10 月，泌尿科主任参加中华医学会、中国光学会全国激光医学学术会议暨全军激光医学学术会议。11 月，医院矫形骨科主任参加中华医学会第十六届骨科学术会议暨第九届中国整形外科协会国际学术大会并发言；神经外科副主任参加中华医学会神经外科学分会第十三次学术会议。

信息化建设 投入 290.65 万元，完成三级医院收费标准切换、三院区网络改建工程、东院区设备间安装调试及工作站点搬迁，实现了预约挂号优先排序的功能，逐步实现电子化覆盖各种临床文书。中医医嘱系统、病案系统投入使用。10 月，开通与三间房、劲松和黑庄户 3 家社区卫生服务中心的 PACS 远程会诊。年底前，完成与 11 家社区卫生服务中心的心电图和动态心电图远程会诊设备的安装与调试。

基本建设 医院改扩建工程进行至管线拆改移阶段，医院外围房屋征收工作仍在进行中。

（撰稿：王 娜 审核：任龙喜）

领导名单

党委书记 张新庆
院长兼副书记 任龙喜
副 院 长 王永光（常务） 张新庆
　　　　　 刘建东 夏文斌

北京市房山区良乡医院

（房山区拱辰街道拱辰北大街 45 号）

邮编：102401　　电话：81356000

网址：www.bjfslxyy.com

基本情况　职工 1942 人（在编 1105 人、合同制 837 人），其中卫技人员 1608 人，包括正高级职称 47 人、副高级职称 108 人、中级职称 545 人、初级职称 765 人、未定级 143 人。

有设备 5680 台（件），总值 2.73 亿元。年内新购设备 277 台，总值 6671 万元，其中 100 万元以上设备 9 台。

历史沿革　1948 年 12 月，河北省良乡县人民政府接管了国民党于 1948 年 3 月建立的良乡县卫生所，即北京市房山区良乡医院前身。当时有技术人员 3 人，设内科、药房、注射室，总建筑面积 195 平方米，位于良乡东街，承担辖区内及周边地区民众的医疗和卫生防疫工作，隶属良乡县民政科。1954 年，河北省良乡县卫生所更名为河北省良乡县医院，设内科、外科和妇产科 3 个临床科室，约有职工 30 人，床位 30 张。1958 年 4 月，北京市房山县与良乡县合并，成立周口店区，良乡县医院更名为北京市周口店区良乡医院。1960 年，周口店区更名为房山县，医院随之更名为北京市房山县良乡医院。1985 年，医院更名为房山县第二医院。1986 年 5 月，北京儿童医院良乡分院成立。1987 年，更名为房山区第二医院。1995 年，医院被定位北京医学高等专科学校教学医院。1997 年 5 月，成为二级甲等医院。2000 年，更名为房山区良乡医院。2009 年，成为首都医科大学教学医院。2010 年，建筑总面积为 4 万余平方米的门急诊综合楼投入使用，显著改善了医院环境。2014 年 3 月，医院被市卫生计生委正式核定为三级综合医院、房山区区域医疗中心。

机构设置　有临床科室 37 个：心血管内科、神经内科、神经康复科、呼吸内科、肿瘤内科、消化内科、内镜中心、内分泌科、肾内科、血液净化科、综合科、介入室、重症医学科、急诊科、精神科、外科门诊、神经外科、泌尿外科、普通外科、胸心血管乳腺外科、儿科、妇科、产科、中医科、理疗按摩、针灸科、口腔科、眼科、耳鼻喉科、疼痛科、皮肤科、感染疾病科、便民门诊、区府门诊、看守所门诊、良乡地区社区卫生服务中心、长阳医联体。

医技辅助科室 10 个：麻醉科、手术室、药剂科、综合检查科、医学影像科、检验科、输血科、病理科、高压氧科、体检中心。

行政后勤科室 31 个：行政办公室、党委办公室、团委、人事科、工会、妇委会、医务科、护理部、体系运行办、医保办、医患关系协调办公室、病案管理科、感染管理办公室、教学办公室、科研办公室、客户服务部、防保科、信息科、宣传科、设备科、健康教育科、保卫科、财务科、物价科、审计科、总务科、膳食科、车队、基建科、节支办、供应室。

2 月，疼痛科门诊正式由麻醉科统一管理。5 月，肝病门诊正式开诊。

改革与管理　7 月 24 日，正式启动以良乡医院为核心医院的紧密型区域医疗联合体。医联体内部实行人、财、物统筹管理，在医联体成员医院——长阳社区卫生服务中心设立医联体综合办公室，制定完善 200 余项规章制度，建立沟通协商机制，以提升成员医院的整体服务水平为工作重点，采取相互融合的方式进行人才培养，并逐步开展门急诊、专家门诊和病房诊疗工作，有效促进了社区首诊、双向转诊医疗秩序的形成。自医联体启动至 12 月 31 日，长阳社区卫生服务中心共收治住院患者 104 人次，平均住院日 7.63 天，人均住院费用 2124 元。门急诊 3.38 万人次，同比增长 42.48%；留观 2318 人次，同比增长 20.48%；门诊医疗收入 30.21 万元，同比增长 228.20%；放射、B 超检查 540 人次，门诊药占比由上年同期的 97.70% 下降至 95%。

制定基于工作量、服务质量、患者安全及工作效率取酬的《良乡医院绩效考核方案》，总体按照临床医技科室、行政后勤科室、医联体长阳院区3类核算单位分别进行绩效考核。体现多劳多得、优绩优酬，坚持向高风险、重点岗位、临床一线倾斜。

建立总会计师制度，依据全成本核算探索成本控制，指导科室制定成本控制目标，减少资源浪费，降低运营成本。

完成西药房与中成药房的合并，安装智能配发药及叫号系统。鼓励科室选择适合的病种，开展日间手术和门诊手术，全年开展13个病种的日间手术1399例，门诊手术4370例，较上年增加19.43%。

医疗工作 门急诊220万人次，比上年增长5.55%；急诊抢救13350人次，抢救成功率87.47%。出院2.99万人次，床位使用率79.13%，平均住院日8.28天，比上年缩短0.47天。住院手术8164人次，比上年增长13.55%。

临床路径管理。有31个病种进入临床路径，较上年增加16个病种，入径率58.52%，完成率95.13%。

预约挂号管理。年初，正式推行预约挂号工作。制定预约挂号实施方案、管理办法及流程，实施预约挂号诊后交费，推动诊间预约挂号。全院门诊预约挂号84985人次，门诊预约挂号率8.04%。

医院感染管理。加强手术室、供应室、透析室、产房、内镜室等重点科室、重点环节的医院感染控制，开展临床监测和质量考评，制定环境清洁、消毒管理规范及检查考核标准。医院感染率0.85%，漏报率1.97%。

医保工作。医保出院10313人次，总费用12934.39万元，次均费用12542元。实行医保总额预付管理，年指标使用率106.39%。

医疗支援。继续加大对口支援史家营社区卫生服务中心、河北社区卫生服务中心的力度，向河北社区卫生服务中心派驻两组医疗卫生人员，包括主治医师2人、护士4人，协助开展门诊、业务讲座、健康教育等医疗活动。选派1名妇产科医师赴西藏开展为期1年的医疗援助。全年深入村镇社区开展"健康直通车村村行"义诊活动42次，健康教育活动135场次，志愿服务2次，共发放宣传品5万余份。

医疗纠纷处理。处理医疗纠纷48件，其中往年积案5件、新案43件。通过市医调委、区卫生局、医院调解40件，结案37件；通过法院诉讼8件，结案4件。已结案件中，赔付27件，零赔付14件，赔付总金额88.87万元。

护理工作 有护士769人，其中注册护士765人，包括合同护士355人，医护比1∶1.22。持有专业培训证书的护士231人，占护士总数的30.04%。

初步建立医院-科室-病区三级管理体系，为实施护理垂直管理做准备。进一步落实责任制整体护理工作模式，对护理人员进行分层管理，强化护理人员责任心和岗位责任制，深化优质护理服务内涵。

根据三级医院标准修订护理制度4项，制定98种仪器设备的操作规范。不良事件上报率98.44%，整改率100%。

培训工作。举办市级继续教育项目9次、区级项目10次。举办房山区重症护理学术交流会与专题讲座、全院护理技术比赛各1次。派出14名护士长参加护理管理学习班，11名护理骨干参加专科护士培训，1名护士进修学习PICC治疗。

科研工作 申报科研课题4项，获批研究经费68.79万元，到账经费59.14万元。在研课题9项，结题3项。与外院合作科研项目8项。发表论文56篇，其中核心期刊32篇。

医学教育 完成首都医科大学燕京医学院3个班级75名学生和成人教育7个班级402名学生的理论教学工作。

完成继续教育项目155项次，共培训2.2万人次。完成首都医科大学研究生进修班81人的面授课程。派出住院医师培训61人、进修14人，选拔4人赴奥地利进修学习。

信息化建设 全年投入233万元。完善电子病历系统，防保科叫号系统、预防接种留观系统、药房发药系统和门急诊输液系统等陆续测试上线，电子签章系统、供应室追溯系统进行前期测试，院级PACS系统投入运行，实现全院在网络上查看放射、彩超、病理等医学影像及报告。

基本建设 全年投资497万元，对儿科、总务科、车队、供应室、门诊煎药室、教学楼等多处用房进行搬迁改造，在医院西侧停车场建立职工之家，拆除老门诊楼和医技楼。筹建中的外科综合楼工程完成前期准备工作，进入项目招标阶段。

社区卫生 医院各社区站以门诊患者为切入点，开展定期随访，利用体检、健康讲座等完善健康档案，促进慢病管理。在档慢病患者1.72万人，管理率68%。建立电子家庭健康档案5.18万户，电子个人健康档案11.84万份，家庭医生式服务累积签约2.24万人，比上年增长43.08%。

预防保健 辖区内新生儿建卡率、建证率均100%。预防接种门诊完成疫苗接种近4万人次，异常接种反应24小时随访率100%。无孕产妇死亡，儿童死亡率2.29‰。加强传染病管理，传染病疫情处理449起，处理率100%。辖区居前五位的传染病为：其他感染性腹泻、手足口病、梅毒、细菌性痢疾和病毒性肝炎。

（撰稿：王 莉 审核：杨晓梅）

北京市房山区中医医院

（房山区城关保健路4号）

邮编：102400　电话：69314293

网址：www.fszyy.com

基本情况　职工1397人（在编488人、合同制909人），其中卫技人员1120人，包括正高级职称26人、副高级职称47人、中级职称267人、初级师390人、初级士291人、见习99人。

医疗设备总值20126.17万元，年内新购医疗设备总值1964.89万元。

医疗工作　门诊987764人次，急诊43436人次，急诊抢救1673人次，抢救成功率99.34%。出院18928人次，床位周转21.41次，床位使用率80.71%，平均住院日13.63天，死亡率0.97%。住院手术2182人次。剖宫产率50.4%，无孕产妇、新生儿死亡，围产儿死亡率6.59‰。

预约挂号管理。预约挂号方式有网上预约、电话预约、诊间预约、现场预约。开放号源比例为48%，预约挂号589人次，预约挂号占门诊比例1.56%。

临床路径管理。医院有病房的19个临床科室中，每个临床科室开展2~3个国家中医药管理局下发的临床路径，并及时上报相关信息。医院为肛肠科和肾病科设计制作电子临床路径，电子医嘱上线后，为中医临床路径提供了条件。全年医院共有40个病种应用临床路径，入径1771例，完成1502例，完成率84.8%。

医院感染管理。修订医院感染预防与控制标准操作规程5项，80余项制度及操作规程进入医院OA系统。完善医院感染管理组织三级体系。医院感染监测从综合性监测和目标性监测入手，开展医院感染病例监测、多重耐药菌感染监测、住院患者使用抗菌药物前病原学监测、手术切口愈合情况监测、环境卫生学监测、使用中的消毒剂灭菌剂的监测等。医院感染

率0.74%。

医保工作。医保出院6398人次，总费用7079.4万元，次均费用11065元。加强费用管理，严格控制各项费用指标。加强门诊医生站的建设与管理，从技术上为医生提供合理用药的网络系统，从源头上杜绝重复开药、超量开药及非适应证用药的问题。

医疗支援。2月1日和26日，分别与房山区石楼、霞云岭卫生院签订对口支援协议书。3月起，医院东岭分院每周周四、周五定期派1名中医医师到霞云岭卫生院出门诊，并指导医师工作。举办学术讲座11次、健康查体21人。医院矿机分院定期派主治医师职称以上的医师到石楼卫生院出门诊、查房、义诊。5月20日~6月10日，医院派专家到霞云岭社区卫生服务中心为山区百姓体检206人，并为服务中心全体医师进行中医药业务指导。矿机分院中医专家不定期与石楼社区卫生服务中心进行中医诊疗技术交流。6月起，放射科1名主治医师在韩村河社区卫生服务中心多点执业。11月起，1名中医主治医师和1名中医副主任医师每周定期到青龙湖和窦店社区卫生服务中心，出门诊、查房。

8月12日，召开医联体第一次会议，与房山区21家一级卫生院及10家民营医院签署协议书。与金海中医医院及广阳博海中医医院开展对口帮扶工作。11月，派2名主任医师和2名副主任医师在金海中医医院多点执业，开展师承带教工作。同时，广阳博海中医医院张海滨博士在房山区中医医院多点执业，每周二出专家门诊，并引进29种鲜药。另外，肺病科收治广阳博海中医医院转诊的7名危重症患者。

8月4日，医院青年医师白建云作为第七批第二

期卫生援藏干部到西藏自治区拉萨市堆龙德庆县医院开展医疗支援。

医疗纠纷处理。发生医疗纠纷10件，经市医调委调解9件，科室自行协商解决1件，赔付489849元。

护理工作 护理人员509人，其中注册护士485人，包括合同护士371人，医护比1∶0.75。ICU床位10张。改进"三基三严"培训及考核形式；拓展优质护理延伸服务项目4项；开展护理不良事件上报；改进临床教学模式；在质量检查中存在问题的科室按期限整改，每月将护理质量检查中的优秀科室与绩效考核挂钩并给予加分。每月汇总中医护理方案及中医护理技术服务项目，进行分析总结，对存在的问题进行整改。

全院病房均为责任制整体护理，实施优质护理服务工作模式，每名护士分管患者不超过8人。不良事件上报率、整改率均100%。

完成"四妙勇安散外敷联合远红外线照射防治静脉炎的护理效果研究"。在统计源期刊发表护理论文8篇。

中医基础知识培训75人39学时；护理基础及专科理论院内培训10次；参加院外培训27次；护理技术操作培训12项331人次，护理技术操作在科室完成月考核的基础上护理部抽查120人次；护理部组织月理论考核11次，抽考300余人次；全院护士年终理论考核400人次。选派3名护理骨干分别参加急诊、血液透析及手术室的专科培训并取得证书。

科研工作 申报北京市中医药科技发展资金项目8项，获批2项，经费11.8万元；申报北京市科技计划项目首都特色临床应用专项课题8项，未中标；申报房山区科技计划项目7项。在研课题46项。结题8项，其中2011年度市中医管理局课题2项、2011年度院级科研项目6项通过专家鉴定。主任医师王勇奇的"人体同身寸选穴弹性尺"获得专利。

主任医师魏淑凤主持的"晚蚕沙外熨对类风湿性关节炎肿痛的疗效研究"通过市中医管理局结题验收。

发表论文54篇。

医学教育 接收北京中医药大学本科见习12人，接收北京中医药大学、辽宁医学院、北京中医学校等院校中医、护理、康复、药剂等专业实习60人。外出参加短期学习班156个550余人次，其中市级以上短期培训班127个、区级短期学习班29个。到上级医院进修、规范化培训共20人。

学术交流 举办市级中医药学习班4个、学术交流会2次。其中慢心衰的中医治疗学习班，154人参加；膜性肾病的诊断及中西医结合治疗学习班，152人参加；常见风湿病的中医诊治学习班，158人参加；急性热病中医治疗学习班，192人参加；杜怀堂、姜良铎学术思想传承研讨会，69人参加；房山首届中医骨伤适宜技术学术交流会，117人参加。

信息化建设 全年投入215.5万元，其中重点项目建设与改造50万元、固定资产投入50万元、服务年费34.5万元、耗材与维修及其他81万元。完成信息安全等级保护的改进、第一期区域医疗工程、超声PACS系统、协同办公自动化、电子签名（其中门诊正式上线，住院试点科室运行中）。年内，开通医院手机微信公众号与微官网。实现琉璃河医联体直接开具医院检查化验单据并医保实时报销服务。

基本建设 10月，医院自筹资金建设高压氧舱，总占地面积209.25平方米，投资35万元。

（撰稿：郭春香　审核：傅春江）

领导名单

党委书记兼院长　　　徐希胜
党委副书记兼纪委书记　张仕萍
副　　院　　长　　　张　红　张新荣
　　　　　　　　　　傅春江　杨景柳
　　　　　　　　　　毛廷森

北京市顺义区医院

（顺义区光明南街3号）

邮编：101300　电话：69444548

网址：www.syhos.com

基本情况　职工1933人，其中在编1562人（含120编制69人）、合同制371人。医师617人，护士848人，药剂师66人，技师（士）109人。正高级职称40人、副高级职称93人，博士15人、硕士180人。

医疗设备总值3.33亿元，拥有100万元以上设备47台，如双C型臂DSA、3.0T核磁共振、双源螺旋CT、彩超、全自动生化分析仪、准分子激光治疗仪、体内碎石清石系统、肿瘤射频热疗机、体外循环机、三舱七门高压氧舱等大型医疗设备。拥有高清腹腔镜、胸腔镜手术系统，先进的支气管镜、胃镜、十二指肠镜、结肠镜、宫腔镜等各种内镜检查和治疗设备。年内新购医疗设备总值4102万元，其中100万元以上设备10台。

机构设置　设有临床、医技、行政、后勤共71个科室。4月，成立规划建设科。

4月，神经内科与北京三甲医院知名教授合作成立神经科疑难病会诊中心。风湿科是中华医学会骨质疏松症诊疗技术协作基地，11月与北京协和医院、解放军总医院合作成立风湿疑难病会诊中心。

改革与管理　妇儿部在完善患者诊疗流程、缓解本部就诊压力的基础上，通过调整服务大厅、超声诊断科等办公用房，新增围产科床位4张、产科床位3张。启用新建服务大厅与门诊药房。规划改造门诊区域，畅通"微循环"。完成对儿科、妇产科门诊区域的装修升级，增设叫号系统、自助挂号机、自助打印机、ATM取款机。重新规划诊区布局，分诊、门诊、检查等功能区更加合理明确。业务指标全面提升，改革转型取得实效。妇儿部全年门急诊27.99万人次，比上年增长8.47%，占全院14.50%；出院6061人次，比上年增长26.24%，占全院21.26%；手术3411人次，比上年增长55.33%，占全院30.41%；床位使用率88.94%。作为区域急危重症孕产妇诊治中心，全年转诊、会诊急危重症孕产妇237人次，其中转入院46人次，向上级医院发、收会诊单99次。

ICU与EICU急危重症救治能力显著提升。ICU全年收治506人次，覆盖除儿科外所有科室的危重病患者。其中由急诊转入296人次、由外科系统转入148人次。EICU按照三级医院要求开展业务，疾病谱、危重症评分、治愈率、开展项目等指标同三级甲等医院持平。投入使用14个月以来，收治危重患者552人次，开展床旁血滤191人次，呼吸机使用率70%；抢救中毒、休克、脏器衰竭等绿色通道畅通，具有时间救治优越性。经过流程改造和重新布局，新建300平方米符合输血质控标准的工作区，全年临床用全血1892.5单位、红细胞5840单位、血小板431治疗量，用血量比上年增加16.05%。

年初，改革急诊科原核算模式。找出抢救间、留观室、临时输液室、EICU 4个功能分区的绩效关键，出台相应的激励政策，分别进行核算。

改革奖金核算方案，体现护理工作价值。6月，出台病区护理单元绩效奖金核算方案。引入以资源为基础的相对价值比率（RBRVS）管理理念，建立起一套按岗位、按工作量、按服务质量、按工作业绩取酬并符合护理工作特点的绩效工资考核分配体系。

医疗工作　门急诊193.02万人次。出院28515人次，床位使用率91.05%，平均住院日8.8天。手术11215人次，其中介入手术治疗1071人次。药占比为47.42%。

临床路径管理。全面实行临床路径电子化管理，纳入临床路径管理的病种46个，入径病例7004例，完成6174例，入径率68.69%，完成率88.15%。上半年，在全市16家区县医疗中心临床路径管理工作评比中，本院名列第三名；在北京市70家三级医院评比中，本院名列第十二名。

预约挂号管理。年初，将预约挂号定为院级考核指标，推出现场、诊间、出院复诊、电话、网络等多种预约方式。全年门诊预约挂号率平均10.58%，增长8.72个百分点。出院复诊预约率33.37%、专家预约率30.76%。

新技术、新疗法。心脏内科、综合外科和骨科通过审核，可开展心脏介入、外周血管介入及人工髋关节置换诊疗技术。申报的呼吸内科、普通外科等7个专业的8项内镜诊疗项目全部通过了市卫生计生委组织的现场审查，其中鼻内镜、关节镜、泌尿外科内镜、消化内镜申请了四级内镜诊疗技术。骨外三科全年开展手术5783例，每天16例；成功开展全臂丛神经损伤的显微外科治疗手术，组织游离移植手术60余例、断指再植手术72例、周围神经卡压48例，成活率及有效率均在95%以上。普外二科新开展腹腔镜胃癌、结肠直肠癌根治术32例，四级腹腔镜手术35例，其中腹腔镜腹膜后巨大畸胎瘤切除术与腹腔镜胃癌手术的成功开展，填补了区域空白。神内一科成立北京神经病学专家会诊中心，全年外请专家16人次，对22种疑难病例进行会诊，50名患者受益，多项病种填补医院诊疗空白。神内二科借助北京市急性脑梗死溶栓中心顺义分中心平台，成功开展急性脑梗死超早期动、静脉溶栓治疗106例，其中动脉溶栓8例；全年完成介入手术139例；尤其是开展颈内动脉次全闭塞开通新手术，取得很好的效果。呼吸科成立"哮喘之家"，指导患者进行哮喘的自我监测。病理科开展以体液标本做石蜡切片，并进行免疫组化染色21例。

传染病管理。全年上报各种传染病17种1381例。报告发病居前五位的是手足口病（381例）、水痘（295例）、其他感染性腹泻（224例）、肺结核（103例）、梅毒（77例）。规范报告肺结核、结核性胸膜炎117例，死亡病例报告939例。新生儿乙肝疫苗接种2499针次，接种及时率95.36%。协助区疾控中心对传染病患者做流行病学调查和各种标本采集2099次。

医院感染管理。发生院内感染196例，感染率0.69%。医院感染预防与控制信息系统进入上线调试阶段，11月，开始使用新的系统进行院感病例上报工作。通过了市卫生计生委H7N9防控、中东呼吸综合征防控、埃博拉出血热防控、肠道传染病防控、国家卫生区复审等专项督导。

医保工作。住院医保13121人次，新农合5856人次，民政爱心卡人员210人次。每月定期核算各临床科室的药占比完成情况，全年药占比较上年下降2%。年内医保总额预付超指标12.06%。

医疗支援。医院对口支援顺义区第二医院（杨镇卫生院），安排心内科、神经内科、呼吸内科、普外科、骨外科等5个学科主治医师以上人员每周到顺义区二院开展专家门诊、教学查房、疑难病例讨论、专题讲座、技术培训等。免费接收顺义区二院的医务人员到相关科室进修学习。泌尿外科张春宇和放射科张郡赴疆工作，并完成任务归来。综合内一科王云祥援藏归来，骨一科高志学获藏族群众赞誉，被称为"高一刀"。

医疗纠纷处理。接到投诉63件，其中构成医疗纠纷55件。

护理工作 护士851人，其中注册护士848人，包括合同护士213人，医护比1：1.37。医院护理工作重在优化人力资源配置，促进人员的正向流动，提高临床护理质量。

继续教育确定10次北京分会场课题和7次护理必修课题。组织护理分会场和区级认可项目15次，3814人次参加。结合护士的层级分别确定N1级护士7项操作、N2级护士6项操作、N3级护士6项操作、护士长5项操作，完成规范化岗位培训的操作考核212人805人次，培训和考核护士长250人次。8月26～29日，完成310人次的单人CPR抽考，全部合格。

1月，修订《护理新项目实施评价标准》。全年申请新项目27项，审核通过17项，2项为科内规范项目。5月、9月和11月，科研管理组对项目进行检查，对18项完成项目进行总结分析，形成护理常规或操作流程16项。

科研工作 获批立项区级科研课题7项。申报首都临床特色应用科研项目13项，其中骨外三科李建峰的"拇指腕掌关节炎的解剖力学分析及不同手术方式的比较效果研究"项目中标，获经费15万元。7月，神经内一科主任冯凯的"顺义区医院关于脑血管病诊疗康复等相关技术的推广应用"项目获市科委2014年首都十大疾病科技成果推广项目批准立项，获经费40万元。

发表论文270篇（医疗、医技142篇，护理128篇），其中发表在医院指定的核心期刊91篇（医疗74篇、护理17篇），发表在中华系列杂志10篇。

医学教育 医院拥有4个北京市住院医师规范化培训基地（内科、外科、神经内科和全科医师），有在培住院医师44人。

举办各级继续医学教育项目162次，参训3万余人次。

医院把教学查房列入对各临床科室的重点考核内容，并修订相关规定。完成教学查房291次，有1900

人次的住院医师参加学习。

选派带教师资 33 人次外出参加各类专题培训，并对各科室教学干事进行培训检查。完成中国医科大学本科生 60 人的毕业实习，组织教学活动 70 余次。完成其他院校共 61 人次的毕业实习。

信息化建设 上线电子会诊、门诊叫号、体检管理、输血管理等系统。

基本建设 4.8 万平方米的门急诊病房综合楼工程，精装修部分完成工程总量的 95%；机电安装部分完成工程总量的 95%，基本具备系统调试条件；供应室、手术室、ICU 装修完成 70%。拟建科研教学楼工程部分，设计方案基本完成，通过了区规委审核。

（撰稿：姚燕明　审核：郭亚欧　沈　新）

领导名单

党委书记　黄建江
院　　长　王　飞
副 院 长　赵跃华　郑雷文　沈建新

北京市大兴区人民医院

（大兴区黄村西大街 26 号）

邮编：102600　电话：69208013

网址：www.dxqyy.com

基本情况 职工 2060 人（在编 1595 人、合同制 465 人），其中卫技人员 1768 人，包括正高级职称 51 人、副高级职称 101 人、中级职称 546 人、初级师 411 人、初级士 659 人。

医疗设备总值 34878.97 万元，其中 100 万元以上设备 48 台。年内新购医疗设备总值 7824.87 万元，其中 100 万元以上设备 11 台。

机构设置 11 月，成立综合科病房，开放床位 23 张。12 月，设立精神科门诊。

改革与管理 梳理制度 245 个、法律法规 96 项、应急预案 90 个。完善文件制度体系，为规范诊疗行为提供制度依据。

医疗质量管理。开展终末病历及运行病历内涵专项整治，借助电子病历手段完善病历质控机制。加强临床合理用药检查，强化处方点评，派驻临床药师进入科室指导用药，规范临床用药行为，提高用药安全性，本年度门诊抗菌药物使用率下降 2.41%，急诊下降 2.79%。建立院级多学科疑难、死亡病例讨论机制，组织门急诊及病房"猝死"应急演练，提高对疑难、危重症患者的诊疗水平和院内突发事件的应急反应能力。

参选新一轮区级重点学科评选，急诊科和神经内科入选，医院的区级重点学科由 4 个增至 6 个。重新调配业务用房，肿瘤科、呼吸科增设二病区，增设以收治心脑血管疾病为主的综合科病房。心脏外科建设日趋成熟，业务范围、病例病种、急重症患者救治能力等均有显著提高。

坚持落实院领导班子早巡视、行政查房及早交班等制度，建立问题台账、问责督办和反馈机制，提高执行力，问题办结率 83.73%。运用管理工具提高管理效能，如在护理管理中推行品管圈，在全院推行 5S 管理，体现医院管理的精益化。增设季度奖，以医疗质量、患者安全、服务满意度等为基础，制定考核指标，加大奖励力度，提高工作效率。

发挥医疗中心效能。制定领导班子工作机制，探索"大科制"管理模式，对榆垡卫生院实施托管，12 月 31 日，南院区正式挂牌。推进区域影像中心建设，统筹利用区域内影像诊断资源。购置数字血管造影机、3.0 T 核磁共振、螺旋 CT 等高端设备。

落实便民举措，如对急诊科、儿科进行流程再造等。患者综合满意率 98.35%。

年内，1 名精神科医师多点执业。

医疗工作 门诊 1956352 人次，急诊 234918 人次，急诊危重症抢救 8752 人次，抢救成功率 98.16%。出院 36120 人次，床位周转 37.15 次，床位使用率 85.19%，平均住院日 8.33 天，死亡率

0.99%。住院手术 14440 人次。剖宫产率 46.98%，孕产妇死亡率 32/10 万（外院转入死亡 2 人），无新生儿死亡，围产儿死亡率 2‰。

新技术、新项目。全年开展新技术、新业务 30 项，申报医疗成果 66 项。

临床路径管理。实施临床路径病种 50 个，入径病例 1686 例，入径率 20%，完成率 80.4%。

预约挂号管理。有电话预约（114 或 116114 热线）、网上预约、诊间预约和自助挂号机预约。年内，门诊自助系统上线，安装自助设备 35 台，具有自助预约挂号、挂号、缴费等功能。开放号源比例为 40%，全年预约挂号 88881 人次，占门诊比例 4.54%。

医院感染管理。规范 I 类手术预防性应用抗生素，预防应用抗生素比例下降至 31.44%。

医保工作。医保出院 11605 人次，总费用 15506.07 万元，次均费用 13362 元。实施医保总额预付制度，合理下达总控指标，每月对指标进行运行分析，定期约谈科室主任，确保医保资金合理使用。成为全市 8 家互联互通医嘱信息共享试点单位之一，并率先通过认证，实现了患者跨院门诊就诊信息共享。9 月 1 日起，执行三级医院收费标准。

医疗支援。派出 1 名医师援疆。接收 6 名南水北调对口协作单位医疗卫生骨干进行培训。接收乡镇卫生院进修 39 人。儿童医院、同仁医院、佑安医院、肿瘤医院 4 家三级医院共 57 人到本院对口支援。派出 735 名医师到西红门医院、榆垡卫生院等 5 家一级医院对口支援。5 位首席专家建立名医工作室，在全区基层卫生院选取 12 名骨干进修学习。与区域内 12 家一级医院合作，保证双向转诊通畅，全年接诊转诊患者 756 人次，转诊危重症患者 43 人次，指导会诊 20 人次，指导抢救 88 人次。

医疗纠纷处理。未参加医疗责任保险。处理纠纷 55 件，其中市医调委调解 34 件、诉讼 2 件，解决 42 件、未决 13 件，共赔付 230.5 万元。

护理工作 护士 870 人，其中注册护士 867 人，包括合同护士 237 人，医护比 1∶1.38。ICU 床位 22 张。

组建激励圈、心树圈、携手圈等 19 个品管圈。运用 PDCA 管理理念，对儿科、急诊、手术室等特殊科室的质控内容进行细化管理。全面落实责任制整体护理，改革排班模式，修改并完善责任护士岗位职责、工作流程和工作标准。对库存药品进行清理，并完善全院病区的药品管理。

ICU 2 人、透析室 1 人完成专科护士认证，自主培养护理技术人才 6 人。全年 PICC 成功穿刺 120 例。

加强新护士岗前培训、护理部培训与科室轮转培训。加强护士急救技能及危重患者的护理技能培训，完成 7 项技能的理论及操作培训。

接收护理实习生 78 人、一级医院进修 29 人。完成首都医科大学常用社区护理技术 36 学时的教学，承担大兴区护理"三基三严"岗位练兵和大兴区 41 家医院 119 名护理师资、骨干的培训和考核。

组织区级继续教育项目 10 项。护理人员外出短期培训 89 人次，进修 13 人次。与北京护理学会合作，举办急危重护理课程学习班。在研首发基金项目 1 项、院级课题 2 项。发表论文 34 篇。

医学教育 承担首都医科大学燕京医学院全日制高职医学教育、成人学历教育、本科临床教学特色实习、助理全科 3＋2 教学。招收全科医学硕士研究生 1 人。脱产学习 2 人，在读硕士研究生 20 人、博士研究生 6 人，到院外进修 47 人。与天坛医院合作，成为首都医科大学神经外科专业硕士研究生联合培养点。与北京友谊医院和天坛医院合作，成功申报住院医师规范化培训基地。新增首都医科大学全科医学硕士生导师 1 人、全科医学副教授 1 人。

科研工作 申报科研课题 73 项，中标 54 项，获批科研经费 145.38 万元。在研课题 116 项，结题 2 项。全年发表论文 117 篇，SCI 收录 1 篇（影响因子 2.898）。院长助理韩磊参编著作 1 部：《影像引导肿瘤消融治疗学》。

学术交流 参加国际学术会议 2 人次。

信息化建设 全年信息化投入 648 万元。试点无线查房系统、重症监护信息管理系统，上线新 OA 系统。推行"医嘱核销"信息系统，完成医用耗材管理从"以领代耗"转变为"实耗实销"。打造全院协同的统一人力资源管理平台，实现员工全过程、全范围的动态信息管理。完成医保互联互通项目（全市 7 家医院试点之一），实现医嘱信息全市共享。启动问诊宝 APP 项目，优化门诊诊疗流程。通过北京大学人民医院医疗卫生服务共同体，开展远程病例讨论 3 次，视频讲座 2 次，挂号 22 个。

基本建设 完成新核磁室、新宝石 CT 室、肛肠科熏洗室和病案室的装修改造，完成 5 号病房楼消防疏散外悬挂梯施工，完成林校北里社区卫生服务站及车站南里社区卫生服务站的装修改造。

60 周年院庆系列活动 制作《兴医历程》宣传册，录制医院历史宣传片，温故医院发展历史，凝练医院优秀文化。开展服务剧本及人文素质培训，举办第一届服务剧本大赛，59 部视频参赛，27 部获奖。

志愿服务 创建大兴医院医务社工志愿服务中心，有志愿服务人员 217 名，服务 736 人次，累计

3007 小时。针对透析患者开设康复患者心理支持志愿服务项目，陪伴志愿服务 410 小时。院内职工积极参与志愿服务活动，累计注册志愿者 1346 人。

（撰稿：吴利纳　审核：刘菊梅）

领导名单

院　　长　马秀华

党委书记　孙翰林
副 书 记　谷玉凤
纪委书记　李雅琴
副 院 长　刘菊梅　张锐文　赵留庄　李进华
　　　　　（挂职）

北京市昌平区医院

（昌平区鼓楼北街 9 号）
邮编：102200　电话：69742328
网址：www.bjcpqyy.com.cn

基本情况　职工 1373 人，其中在编 1068 人。卫技人员 1039 人（在编 898 人、合同制 141 人），其中正高级职称 36 人、副高级职称 72 人、中级职称 340 人、初级师 298 人、初级士 293 人。

医疗设备总值 20868.39 万元，年内新购医疗设备总值 554.23 万元。

机构设置　11 月，成立质控部。

改革与管理　多次邀请医院管理专家对全院中层干部进行专题管理培训，增强领导干部执行力。加强服务质量管理，出台《加强医院管理，提升服务质量》实施方案。修订《精神文明管理办法》，加大奖惩力度。落实 3 年规划，推进三甲医院建设。

医疗工作　门诊 1117908 人次，急诊 203387 人次，急诊危重症抢救 414 人次，抢救成功率 90.1%。出院 18637 人次，床位周转 32.19 次，床位使用率 83.46%，平均住院日 10.15 天，死亡率 1.85%。住院手术 5297 人次。剖宫产率 44.2%，无孕产妇死亡，新生儿死亡率 1.77‰，围产儿死亡率 7.52‰。

临床路径管理。实施临床路径的科室 12 个，病种 16 个，入径病例 1050 例，入径率 86.19%，完成率 96.89%。

预约挂号管理。采用网络、诊间、114 电话、窗口、院内电话等 5 种预约方式。

新技术、新疗法。全年开展各类新技术、新疗法 42 项。

医院感染管理。全年发生院内感染 100 例，医院感染率 0.53%。完善预防和控制医院感染的规章制度及标准操作流程，对重点部门、重点环节、重点流程、危险因素等采取有效的干预措施。全年培训 18 次。针对多重耐药菌监测及抗生素管理，多次召开联席会。

医保工作。医保住院 10169 人次，总费用 11957.5 万元。其中基本医疗保险 5698 人次，次均费用 15002 元。严格门急诊入院管理，加强实名制就医，减少不合理处方。加强抗生素使用监控及分级管理制度，处方点评，完善质控体系。

医疗支援。医院对口支援昌平区结核病防治所、昌平区妇幼保健院、昌平区南口医院、昌平区城区社区卫生服务中心、十三陵社区卫生服务中心、延寿社区卫生服务中心等 6 家医疗机构。制定《对口支援工作实施方案》和《与基层医疗卫生机构转诊预约工作方案》。派出 4 名医师对口支援，接收医师进修 9 人，疑难病例会诊 7 例，学术讲座 5 次，业务培训 320 人次。普外科副主任医师王育和赴新疆和田洛浦县医院工作 1 年。

医疗纠纷处理。参加医疗责任保险 794 人，总费用 74.18 万元。发生医疗纠纷 12 件，其中调解 6 件、法院诉讼 6 件。

护理工作　护士 508 人，其中注册护士 503 人，包括合同护士 83 人，医护比 1∶1.45。ICU 床位 10 张，MICU 床位 15 张。

建立优质护理病房，护士分层排班，提高护理质量和服务水平。修订护理应急预案及流程，建立护士技术档案，并举办"有效沟通及病患者投诉处理"护士长管理培训。完善静脉输液技术规范，并开展全员培训和分层考试。探索责任制护理模式与排班模式，制定《护理人员绩效考核制度》，提倡特色护理。不良事件上报率90%，整改率100%。

在研护理科研课题"脑卒中病人居家延续护理研究"。在统计源期刊发表论文6篇。

选派14名护士到上级医院进修学习，其中专科1人。参加全国及市级学习班40人次。

科研工作 参与首都十大疾病推广项目5项、合作项目4项。全年院内科研立项22项，结题15项。在国内医学期刊发表论文33篇。

医学教育 参与首都医科大学各种教学相关培训的教师200余人，直接参加授课的教师135人。全年完成授课323学时、临床见习207学时。参加燕京医学院组织的教师教学技能比赛，获优秀奖。教授1人、副教授2人（含社区1人）、讲师6人通过了全科教学职称的评审、答辩和考核。

参加3+2助理全科医师培训和转岗培训，其中转岗培训2人结业。承担社区康复理论与技术讲座4次9学时的教学任务。10月31日，医院组织所属社区和教学医院的老师参加在天坛医院举办的首都医科大学全科医学与继续教育学院临床五系全科医师论坛。

脱产学习7人，外出进修16人。

学术交流 8月28日，德国汉堡大学中心创伤科主任Rueger教授到骨科进行交流指导。医院联合积水潭医院举办第九届全国骨盆髋臼骨折学习班、第六届全国肘外科学习班、第四届全国足踝外伤高级研修班。

信息化建设 手麻、心电、血库以及设备管理系统陆续实施，并升级PACS系统。自主研发触摸屏自助打印化验单程序。与首都医科大学图书馆联网，实现信息共享。通过内网建立医院一键式报警系统。完成异地灾备机房建设，可满足未来5～10年业务发展所需。

基本建设 完成门诊楼药房及门诊楼西门大厅改造，门诊楼急诊抢救室、急诊分诊区及进出口坡道改造。新建临时发热门诊用房。门急诊综合楼新建及改建工程项目完成前期审批手续的办理，申请施工许可证。

（撰稿：孙向群 审核：袁 成）

领导名单

党委书记兼院长 朱平辉
副 书 记 毛 新
副 院 长 袁 成 荣绍远 胡 光 聂增尧

北京市昌平区中医医院

（昌平区东环路南段）
邮编：102200 电话：69742196
网址：www.cpzyy.com

基本情况 职工688人，其中卫技人员578人，包括正高级职称22人、副高级职称51人、中级职称206人、初级职称299人。

医疗设备总值13480万元。年内新购医疗设备总值1380万元。

改革与管理 制定各类管理规章17项。完成中医绩效考核、"三好一满意""医疗质量万里行"、北京中医药大学临床模块教学的管理和验收。

药学部入选国家中医药管理局中医临床药学重点专科协作组成员单位。妇产科、肺病科成为市中医管理局"十二五"重点建设专科，脑病科成为市中医管理局基层中医脑病学科团队基地。

制定并完善《突发公共卫生事件管理》等6项制度，成立以院长为组长的应急领导小组，开展应急培训2次，完成应急演练2次。

医疗工作 门诊972179人次，急诊67122人次，急诊危重症抢救 1005 人次，抢救成功率 96.8%。入院 9109 人次，出院 9039 人次，床位周转 24.76 次，床位使用率 72.7%，平均住院日 10.17 天，出入院诊断符合率 97.98%，死亡率 1%。手术 3000 余人次。

临床路径管理。实施临床路径的病种 25 个，入径病例 1123 例，完成 1083 例。

预约挂号管理。开展现场预约和 114 电话平台预约挂号。全年预约挂号 103203 人次，占总挂号人数的 10.59%。

新技术、新项目。开展心室同化治疗、起搏器心房主动电极置入、数字震动阈值检查系统、周围血管检查系统、免散瞳数码眼底照相、膀胱经尿道前列腺切除术、经阴道前列腺切除术、伽马钉三代治疗股骨粗隆间骨折、钢缆螺钉系统髌骨骨折、次广泛全子宫＋双附件＋盆腔淋巴切除术、妊娠合并巨大子宫肌瘤切除术、妊娠合并巨大卵巢恶性肿瘤切除术、血液灌流、床边血液净化治疗、锋钩针疗法等 24 项。

医院感染管理。医院感染率 0.9%。参加上级部门培训 15 次，院内传染病知识培训 21 次。Ⅰ类切口预防使用抗菌药物 20.5%，住院患者抗生素使用率 53%。

医保工作。医保出院 5622 人次，总费用 7159.84万元，次均费用 12735.39 元。预审医保住院病历5397 份，发现问题 521 处，挽回拒付金额 35 万元。

对口支援。援助各社区卫生服务中心 133 人次，诊治患者 1548 人次，授课 9 次，开展适宜技术推广培训 4 次。完成 120 急救站长陵站的急救任务。开展中医流动医院工作，全年巡诊 93 次，覆盖全区 7 个乡镇 65 个行政村，参加巡诊医务人员 1051 人次，诊疗咨询患者 2292 人次，开展健康讲座 5 次。脾胃病科主治医师赴新疆洛浦县医院进行为期 1 年的医疗援助，4 名副高级以上专业技术人员完成对河南省洛阳市栾川县的帮扶任务。

医疗纠纷处理。参加医疗责任保险 621 人。发生医疗纠纷 33 件，其中院内调解 23 件。

护理工作 坚持执行护士长例会、护理质量安全分析会和患者满意度调查等制度。接收并带教护理院校实习、见习生 286 人。参加继续教育学习 304 人，达标率 100%。患者健康宣教知识普及率 98.9%。

科研工作 申报市科委科研项目 1 项；申报市中医管理局项目 8 项，其中针灸科"健脾补肾法针刺治疗膝关节骨性关节炎临床疗效研究"获批立项，药学部"北京市边远山区农村高血压患者用药情况现状调查与干预"获北京药学会立项，心血管病科"原发性高血压患者血压达标前后动脉僵硬度"获昌平区科委立项，脑病科与东直门医院合作开展"王永炎化痰通腹法治疗中风病的传承研究"项目。外科和脾胃病科的市中医管理局课题"慢性非细菌性前列腺炎中医外治临床方案示范研究""反流性食管炎的中医辨证分型与胃镜下表现相关性研究"结题。

开展各类专业新进展讲座 156 次。在学术期刊发表论文 56 篇，其中核心期刊 42 篇；征集院内交流论文 670 篇。

医学教育 完成继续教育硕士学历 3 人、本科 8人、大专 2 人。参加各类学术活动 42 次 70 人次。举办全院性学术讲座 67 场次，8250 人次参加。参加各种短期培训班 37 次，"三基"训练 58 次，各类培训、研讨和交流 112 人次。7 月，医院成为本市第二批中医类别全科医生规范化培训基地。11 月，妇产科成为首批北京中医药大学临床教学模块基地。制定《医院临床教学管理办法》，举办师资培训 12 次，全院性教学查房 1 次，科内教学示范查房 9 次。完成北京中医药大学 13 名本科生为期 8 周的见习。接收大、中专院校见习、实习生 337 人。外出进修 7 人次，接收进修医师 5 人。

信息化建设 信息化建设投入 298.8 万元，完成北京大学人民医院远程会诊平台、文明服务缺陷管理系统等 6 个平台建设，配合门诊楼改造，完成 HIS、LIS 等 5 个系统和病区相关科室信息设备的迁移。完善财务、住院结算和临床路径系统，建设门诊叫号系统、药房系统、智能统计分析。

基本建设 投资 1329 万元改扩建门诊楼，新增面积 2280 平方米。筹备新住院楼建设项目。投资31.8 万元改造耳鼻喉科诊室、门诊楼 CT 室、核磁室、电梯等线路。

（撰稿：孙萍萍　徐晓静　审核：王　凤）

领导名单

党委书记兼院长　刘保坚
副书记兼副院长　王　凤
副　　院　　长　周万君　刘晓宇　田小飞

北京市昌平区中西医结合医院

(昌平区黄平路 219 号)

邮编：102208　电话：58596001

网址：www.changpingquzhongxiyijieheyiyuan.com

基本情况　职工 1376 人（在编 723 人），其中卫技人员 1075 人，包括正高级职称 27 人、副高级职称 47 人、中级职称 176 人、初级师 307 人、初级士 518 人。

医疗设备总值 18437.6 万元。年内新购医疗设备总值 2811.33 万元，其中 100 万元以上设备 3 台。

机构设置　新增眼科、皮肤科、耳鼻喉科 3 个教研室，新增重点专科建设办公室、党办、绩效考核办。

改革与管理　着力打造重点专科建设。年内，成功申报眼科为市中医管理局"十二五"重点专科建设单位。被市中医管理局确定为中医类别全科医师培训基地。骨伤科成为市中医管理局第二批中医药学科团队基地建设单位。

眼科与北京大学第一医院眼科成立技术协作基地。与儿研所建立对口支援合作关系，与中国中医科学院临床研究所建立合作关系，与北京大学人民医院建立影像远程会诊。通过优势对接，促进医院快速发展。

医疗工作　门诊 807167 人次，急诊 62010 人次，急诊危重症抢救 180 人次，抢救成功率 96%。出院 12364 人次，床位周转 5.8 次，床位使用率 97.31%，平均住院日 46.46 天，死亡率 2.29%。住院手术 2952 人次。剖宫产率 42.46%，无孕产妇、新生儿死亡，围产儿死亡率 3.1‰。

临床路径管理。14 个科室实施 18 个病种的临床路径，入径 1263 例，入径率 10.22%，完成率 97.47%。

新技术、新疗法。年内，开展腰椎间盘突出症及腰椎管狭窄的手术治疗、小儿肺功能检查、子宫输卵管造影、产后盆底康复、婴幼儿髋关节超声检查、新生儿颅脑超声检查等 21 种新技术。

医院感染管理。医院感染率 0.93%。利用医院感染监控系统，从源头防控医院感染事件的发生。同时，拟订《环境清洁卫生技术与管理规范》。开展手卫生、器械清洗消毒、环境卫生管理等重点环节监测。应用合理用药系统、医院感染监控系统，监控抗菌药物使用的品种、时机和疗程等，逐步扩大处方点评范围和点评数量。严格控制抗菌药物购用品种、品规、数量。临床微生物标本检测和细菌耐药检测等抗菌药物临床应用相关的 14 项指标全部达标。

医保工作。医保出院 2958 人次，总费用 12829 万元，自费部分占 1.55%，次均费用 43357 元。

医疗支援。对口支援新疆和田洛浦县人民医院 1 人。对口支援东小口、北七家、小汤山社区卫生服务中心共 700 余人次。在与北京大学人民医院医联体的建设中，共为 614 名患者进行远程预约挂号，开展远程继续教育讲课 76 次，远程病例讨论 35 次。

医疗纠纷处理。参加医疗责任保险 797 人，总费用 76 万元。发生医疗纠纷 124 件，其中调解 119 件、诉讼 5 件，赔偿 54.9 万元。

护理工作　护士 566 人，其中注册护士 535 人，包括合同护士 340 人，医护比 1:1.62。ICU 床位 10 张。不良事件上报率 100%，整改率 100%。

严格落实"以患者为中心"的整体护理工作模式。落实护理岗位管理，开展护理绩效考核。做到护理岗位弹性排班，合理配制护士，每名护士负责 8 名患者，落实护理公示制度。按照护士分级原则，明确各类岗位责任。综合病区优质护理病房覆盖率 100%。

护理部每月出版《护理质量管理简报》1 期，反映护理工作量完成情况以及护理质量控制、教学查房、中医护理方案开展、满意度调查检查结果，同时将科室的优点、亮点及存在问题与缺陷统计分析，查找护理工作的薄弱环节，实现质量的持续改进。举办护士长学习班并组织护理人员外出学习参观，每季度召开护理管理委员会会议。

接收护理实习生 68 人，完成新入职护士岗前培训 28 人，完成在职护士继续教育培训 17372 人次。每季度对各级护理人员进行"三基"训练和中西医专科技能培训，全院护士中西医护理技术操作考核 20 项，以及"三基"中西医理论考核。

科研工作 申报课题 10 项，中标 4 项。其中申报北京市中医药科技发展资金项目 8 项，中标 2 项，资助经费 8 万元；中标国家中医药管理局项目子课题 1 项，自筹经费 15 万元；中标市科委首都临床特色应用研究科研项目 1 项，资助经费 15 万元。

在研课题 9 项，其中中医药科技发展资金项目 7 项、首都临床特色应用研究专项 1 项、国家中医药管理局项目子课题 1 项。

发表论文 27 篇，其中统计源期刊 19 篇。出版著作 1 部：《中医外科学》。

医学教育 接收进修医师 2 人。接收临床医学实习生 33 人，其中哈尔滨医科大学 1 人、长春中医药大学 17 人、河北联合大学 5 人（研究生 2 人、本科 3 人）、昌平卫生学校 8 人、石家庄医学高等专科学校 1 人、包头轻工职业技术学院 1 人。

举办院内继续教育讲座 52 次 156 学时，10400 人次参加，其中市级讲座 7 次、区级 29 次、院级 16 次。

派出 11 名医师外出进修培训，派出 11 名新入职医师参加住院医师规范化培训。

学术交流 与中国中医科学院望京医院联合举办北京市中西医结合骨科微创学术会议 1 次，参会 170 人。

信息化建设 与北京大学人民医院建立医疗共同体重点项目——影像远程会诊。全年信息化建设投入 532.5 万元。更换 UPS 稳压电源 1 套、核心交换机 2 台、汇聚层交换机 8 台，增加服务器 5 台，共计 397 万元；为门急诊加装普通患者信息上报系统，安装传染病上报系统，共计 35 万元；高值耗材管理系统及工伤软件上线，共计 85 万元。

基本建设 完成病案室、煎药中心、消毒供应中心、治未病中心及分院综合功能区的改造工程。所有新建改造项目照明用具均采用 LED 节能环保灯具，各科室用电采用分科计量，提高医护节能意识。新建污水处理站，确保医疗废水处理达到北京市相关标准。投资 97.5 万元，实施"煤改气"工程。投资 15.65 万元，新建分院液化天然气站约 100 平方米。

（撰稿：聂　昕　审核：杨　林）

领导名单

党总支书记兼院长　王春生
副　书　记　王继革
副　院　长　潘贵超（常务）　高淑英
　　　　　　　杨　林　顾丽丽　梁月竹

北京市平谷区医院

（平谷区新平北路 59 号）
邮编：101200　电话：89992001
网址：www.pgyy.com

基本情况 职工 1515 人（在编 1264 人、合同制 251 人），其中卫技人员 1236 人，包括正高级职称 49 人、副高级职称 111 人、中级职称 490 人、初级师 408 人、初级士 178 人。

医疗设备总值 23948.80 万元。年内新购医疗设备总值 1207.12 万元，其中 100 万元以上设备 2 台。

机构设置 4 月 14 日，平医兴物业管理公司成立保健品子公司——固养源保健食品有限责任公司。6 月 5 日，中纪委峪口中心保健组更名为中纪委峪口管理中心医疗保健组。8 月 6 日，耳鼻喉科开设前庭功能检查室。9 月 9 日，门诊部增加 PICC 换药室、导尿室；药剂科增加临床药学室。9 月 19 日，康复科更名为康复医学科。

改革与管理 4 月，依托专业管理公司进行服务品质的提升。通过教育训练课程、工作标准书编制、服务礼仪训练、现场观察辅导、暗访稽核调查对医院进行环境服务、商品服务、人员服务、营销服务、内部服务、教育训练六大架构的指导和训练，规范各部门的工作流程，形成了各岗位服务标准。

建立医院诊疗规范，完善临床医技科室质控检查标准及质控流程；通过药事委员会讨论，筛选剔除121个品规的药品。

加强临床专科建设。开设高血压门诊（内科）、眩晕门诊（耳鼻喉科）、颌面外科、口腔内科、口腔修复（口腔科）、妇科内分泌门诊、更年期门诊（妇科、不孕不育门诊）、血管外科门诊、肛肠外科门诊、乳腺及甲状腺门诊、骨关节病门诊、脊柱门诊（外科）。整合疼痛门诊人力资源，由麻醉科、骨科医生共同出诊。

开展品管圈活动，第一届品管圈活动注册品管圈35个，有30个品管圈完成活动。

落实不良事件管理。修订《医疗安全（不良）事件报告管理规定》，建立院内网络医疗安全（不良）事件直报系统。

眼科进行分组绩效管理试点，将科室分为两个绩效小组，独立核算，统一行政管理。

绩效考核延伸到行政后勤部门，行政后勤科室的考核分为目标考核和360度考核两部分。目标考核每月1次，360度考核每季度1次。质管办负责对全院23个行政、后勤科室进行目标考核，每月月初各部门主管汇报上月工作完成情况及本月工作计划，由院领导进行评价、打分。

加大招标采购力度，对低值医用耗材、消化内窥镜、放射胶片、医用辅料、神经外科高值耗材、骨科高值耗材、生化试剂、病理试剂及后勤物资等进行统一招标。对大于5万元设备全部实行招标采购，并在院内招标基础上再次谈判，最大程度挤压利润空间；小于5万元的设备由采购科组织相关科室进行集体洽谈。本年度低值医用耗材平均降幅32%，高值耗材平均降幅20%，生化试剂平均降幅20%，后勤物资平均降幅18%，节省1000余万元。

在二层门诊建文化长廊，展示医院的核心理念和发展历程。针对儿童的心理特点，对儿科门诊、病房进行整体视觉改造，增加适合低年龄使用的设施。

医师多点执业。北京儿童医院专家刘世英自2012年开始在平谷区医院儿科门诊出诊。平谷区医院共有23名医师自2013年1月办理在平谷区中医医院、平谷区妇幼保健院执业的手续。11月，中医专业主任医师张宝军办理在平谷区国医堂中医门诊部和平谷区御芝堂中医诊所执业的手续。

医疗工作　门诊1125016人次，急诊150698人次，急诊危重症抢救6302人次，抢救成功率99.37%。出院37770人次，床位周转40.86次，床位使用率100.48%，平均住院日8.98天，死亡率0.8%。住院手术10904人次。剖宫产率49.57%，无孕产妇、新生儿死亡，围产儿死亡率0.032‰。

临床路径管理。实施临床路径的科室27个，涉及18个专业79个病种，全年入径病例15921例，入径率77.5%，完成率93.9%。

预约挂号管理。采用电话预约、网络预约和现场预约3种形式，开放号源占40%，全年预约13914人次，占门诊1.24%。

新技术、新疗法。新开展氩氦靶向治疗（氩氦刀）、口腔科机用K3旋转镍钛锉、生物反馈神经康复治疗、后房型人工晶体缝合固定术、细针穿刺病理学、BiS脑电双频指数监护、人工血管动静脉内瘘成形术、肺部超声对肺不张肺实变的早期诊断、胎儿超声心动图检查、多镜联合技术在消化系统疾病诊疗中的临床应用研究、鼓膜修补术、前庭功能检查法、非生物型人工肝支持系统、神经射频微创镇痛术、腰椎间盘热凝、颈动脉狭窄支架植入术、椎动脉狭窄支架植入术、超声引导外周神经阻滞、紫外线光疗、甲状腺疾病生物学因子监测——促甲状腺激素受体抗体检测、甲状腺球蛋白TG检测、类胰岛素样生长因子IGF－I检测、骨质疏松症诊治及管理、矮小症诊治管理、肝癌的射频消融治疗。

医院感染管理。医院感染率0.69%。加强手卫生的培训和管理。对保洁人员进行培训、规范、监督，实施清洁消毒"一步法"完成，保洁工作标准化操作达到67%。建立多部门共同参与多重耐药菌管理合作机制，每季度对各科室抗菌药物合理使用、微生物送检情况及细菌耐药检测中存在的问题或缺陷进行分析、总结、反馈。全年报告利器损伤54例，血液体液暴露6例。

住院患者抗菌药物使用率50.90%，特殊抗菌药物使用强度2.32，I类切口手术患者预防使用抗菌药物比例17.32%，住院患者外科手术预防使用抗菌药物术前0.5～2小时内给药95.06%，I类切口手术预防使用抗菌药物时间小于等于24小时的比例7.56%。

医保工作。医保出院18438人次，总费用16788.74万元，次均费用9105.51元。

医疗支援。所有临床科室中级及以上职称医师每年到10个社区卫生服务中心累计服务15天。4月3日，与北京协和医院续签为期3年的对口支援协议书。协和医院派23名专家来平谷区医院对口支援共计451天，开展学术讲座10次，示范教学查房115

次，参加疑难病会诊 3 人次，门诊接诊 286 人次，手术 81 人次，义诊 100 人次，业务培训 5 人次。放射科副主任医师王宝库参加援疆医疗工作。

医疗纠纷处理。997 人参加医疗责任保险，总费用 200 万元。发生医疗纠纷 46 件，其中调解 42 件、法院判决 4 件。有责任赔偿 26 件，共赔付 240.93 万元。

护理工作 护士 699 人，其中注册护士 694 人，包括合同护士 31 人，医护比 1∶0.63。ICU 床位 14 张。

在全院开展优质护理服务创新活动，优质护理服务覆盖率 100%，科室陪护率控制在 50% 以下。

拓展护理服务内涵，改变排班方法，实行弹性排班，减少交接班次数，保证护理质量。简化护理文书。改变护理教学、业务查房、培训考核等方式方法，提高护理人员综合素质。成立医院护理专业技术小组，有效降低护理风险。

制定各种评估标准，科学管理各种高危患者，减少患者并发症的发生。实施护理人员的分层级使用，更新岗位职责，实现责任追究，完善晋级考评制度、绩效考核二次分配制度。注重护理质量的环节监控，发挥护理管理委员会及护理质控组的作用，利用管理工具不断发现问题、解决问题。

对患者实施人文关怀。门诊设立方便喂奶室，门诊及病房安装隔帘，为检查患者提供更衣室及检查服，保护患者隐私。召开功能检查科室主任协调会，改进服务中心工作流程，缩短患者特殊检查等候时间。

完成在职护士操作培训 70 次、理论考试 3 次、业务查房及病例讨论 8 次。组织院内继续教育 16 次。完成新护士岗前培训、转正护士理论考核和操作考核。组织应急小分队 29 名成员开展突发事件培训、演练和考核 2 次。组织护士长理论和 CPR 考核 2 次。举办全院技术操作比武 1 次。完成首都医科大学燕京医学院见习 100 人次，共 168 学时；完成成人学历教育理论授课 505 学时；全科医师理论培训 8 学时。培养专科护士认证 6 人。组织教学干事参加首都医科大学教师短期培训班 6 人次，院内教师培训 3 次。护士长参加各种短期管理学习班 81 人次。选送护理骨干进修 9 人，其中协和医院 7 人、安贞医院 2 人。接收区内其他医院进修 10 人次。

科研工作 申报各类科研课题 67 项，中标 39 项。其中申报市科委科研立项 3 项，中标 1 项，资助经费 40 万元；申报平谷区委组织部科研立项 4 项，中标 3 项，资助经费 5 万元；申报平谷区卫生计生委科研立项 10 项，中标 5 项，资助经费 5 万元。院内科研立项申请 50 项，中标 30 项，资助经费 20 万元。在研课题 70 项，结题 29 项。发表论文 68 篇，其中核心期刊 58 篇，SCI 收录 2 篇。

通过市科委结题认证的"妇科腹腔镜技术培训规范的研究与建立"课题组经过理论授课、模拟箱培训、活体动物培训、人体手术观摩培训四级训练方法，为全国培训妇科腹腔镜学员 242 人。

内分泌代谢疾病转化医学研究中心完成与北京大学人民医院、美国密西根大学医院合作的"平谷代谢性疾病研究"项目。开展与中日友好医院合作的"基于信息技术的糖尿病社区管理"项目，与新加坡国立大学合作的"糖尿病监测需求研究"项目。开展多项药物临床研究，包括 STRATEGY 研究、BI-Asp4058 研究、倍欣研究、BIAsp4075 研究、CON-SENT 研究、SMART 研究。

医学教育 承担全科医师、全科骨干、外科基地学员的培训与管理。毕业后教育培训 866 人。举办医学教育讲座 82 次，疑难病例读书会 20 次。

完成首都医科大学 3 + 2 助理全科医师临床科室的培训及管理。完成首都医科大学燕京医学院学生的学习、临床实践、结业考核，其中 11 人通过了执业助理全科医师考试。承担首都医科大学基地班朝阳医院学员的特色实习及首都医科大学在校学生的基层实践，承担首都医科大学成人学历教育高起专、专升本学员的学习与管理工作。

接收进修 25 人，其中对口支援单位进修 13 人。举办职工学习班 15 次，3487 人次参加；模拟医院面向全国举办学习班 7 次，313 人次参加。脱产学习 11 人，到院外进修 24 人。

学术交流 派出 2 人赴澳大利亚参加学术会议和赴德国莱比锡公园医院进行血管腔内技术的学习。派出 16 名中层干部赴台湾大林慈济医院进行为期两周的管理实践。

信息化建设 全年信息化投入 607.74 万元。完成全无纸化项目、移动医疗项目、HERP 项目、远程医疗项目、区域医疗项目、感染质控系统实施、人事管理系统招标、医患关系系统招标、门诊采血系统及门诊流程调整优化、门诊出诊信息发布、大屏幕更新、部分服务器更新、血库管理系统实施、在线保修系统的研发。

基本建设 7 月，新建发热门诊、肠道门诊和高压氧舱用房，建筑面积 1400 平方米；12 月，工程竣工。

大型活动 9 ~ 11 月，举办平谷区医院"服务之星"初赛、复赛、决赛共 7 场。从初赛的 116 名选手中评选出 20 名优秀选手进入决赛，11 名选手被评为

"服务之星"，并获台湾服务礼仪品质管理协会颁发的"BIM 顾客服务管理师"合格证书。

（撰稿：徐小婧 审核：王金丽）

领导名单

党委书记 魏广林

院　　长　张久田
纪检书记　王金丽
副 院 长　杨　增　王海青　狄长安　张保华
　　　　　王建云

航空总医院

（朝阳区安外北苑 3 号院）
邮编：100012　电话：59520088
网址：www.hkzyy.com.cn

基本情况　职工 1570 人（在编 714 人、合同制 426 人、派遣 371 人、其他 59 人），其中卫技人员 1242 人，包括正高级职称 35 人、副高级职称 153 人、中级职称 285 人、初级师 326 人、初级士 215 人、见习 228 人。

医疗设备总值 25112 万元，其中 100 万元以上设备 33 台。年内新购医疗设备总值 1666 万元，其中 100 万元以上设备 3 台。

机构设置　1 月 6 日，成立修复正畸科。1 月 26 日，科教部下设立研究生管理办公室。3 月 1 日，成立长空门诊部。3 月 6 日，心血管内科分成心血管内一科、心血管内二科。3 月 31 日，成立涉外医疗合作办公室。5 月 12 日，成立神经病学中心，下设脑脊液科、疼痛科、创伤神经外科和神经内科，以及新成立的功能神经外一科、功能神经外二科、内镜微创神经外科。6 月 9 日，图书馆由信息办划归科教部。8 月 7 日，成立皮肤激光整形外科，撤销整形美容皮肤科。8 月 25 日，成立疾病预防控制办公室、品质服务办公室、消化内镜中心；成立康复医疗中心，下设中医科、中医正骨、康复医学。9 月 9 日，成立肿瘤诊疗中心，下设肿瘤科和放疗科。9 月 10 日，产科分为产一科、产二科。9 月 24 日，成立血栓中心、客户服务中心，客户服务中心下设门诊部办公室、出入院服务办公室、职工保健办公室、志愿者服务办公室。12 月 9 日，成立转化医学办公室。12 月 31 日，资产管理办公室由财务部划归党政办公室。

改革与管理　围绕"品质服务年"主题，制定了《"品质服务年"活动实施方案及实施计划》《航空总医院医务人员服务质量管理办法（试行）》，落实并确保品质服务的长效化、规范化。推行"服务前置"和"一站式"服务理念，成立患者诉求中心和客户服务中心；取消普通门诊静脉输液，门诊药占比整体下降 3%，门诊处方抗菌药物使用率从 15.3% 降至 7.61%。按疾病系统调整门诊诊室布局，优化就诊流程；在门诊增设自助服务一体机，患者可以自行预约挂号；增设午间、夜间门诊和午间门诊挂号窗口；建立特殊患者门诊绿色通道；建立床位协调中心，实现全院床位资源的统筹管理。开展化验检查单、药品快递到家服务；在门诊增设血压自测等自助服务措施；在门诊大厅开设健康大讲堂。成立志愿服务队，开展门诊志愿服务。

发展优势学科，提升核心竞争力。聘请中国工程院院士樊代明担任医院名誉院长，聘请曹泽毅教授担任名誉院长兼妇产科首席顾问；引进神经外科专家陈国强团队，成立神经病学中心；确定神经病学中心、妇产科、口腔科为重点学科，确定心血管病科为重点培育学科。

推行 6S、品管圈和平衡计分卡管理工具。通过了中航工业集团公司 6S 管理铜牌验收，在医疗行业树立了 6S 管理标杆和规范标准，举办国家级继续教育项目——6S 在医院管理中的应用研讨班，推广行业标准。开展品管圈管理创新活动，组织医院第三期品管圈项目。举办国家级继续医学教育项目——品管圈工具在医疗质量持续改进中的应用学习班。肾内科"乐活圈"获第二届全国医院品管圈大赛三级医院综合组比赛二等奖。运用平衡计分卡管理工具，确定院级关键绩效指标，并对指标进行分解，达成目标值，形成医院计分卡。

医疗工作 门诊867419人次，急诊185633人次，急诊危重症抢救2659人次，抢救成功率99.45%。出院24457人次，床位周转40.76次，床位使用率106.58%，平均住院日9.31天，死亡率1.55%。住院手术8807人次。剖宫产率31.39%，无孕产妇死亡，新生儿死亡率0.76‰，围产儿死亡率2.30‰。

新技术、新疗法。通过了神经血管介入、妇科腹腔镜二类医疗技术审核。通过北京市三级以上医疗机构开展"外周血管介入诊疗技术""人工髋关节置换技术""妇科腹腔镜诊疗技术"3项技术准入评估审核。产科为高位截瘫孕妇成功实施剖宫产手术。功能微创神经外科微创治疗烟雾病、面肌痉挛。内镜微创神经外科经神经内镜治疗脑积水等疾病。脑脊液病科治疗颅内感染。疼痛科治疗带状疱疹后神经痛。口腔科牙种植体研发和牙种植技术。

医院感染管理。医院感染率1.97%，强化院感病历日常监控，加强医院感染病历的主动上报工作。规范新生儿感染的诊断标准。手卫生依从性55.59%，比上年提高16.21%。一类切口预防使用抗生素33.7%。门诊抗菌药物使用率8.78%，住院抗菌药物使用率49.87%。

医保工作。医保出院10265人次，总费用13124万元，次均费用12785元；门诊429624人次，总费用13977万元，次均费用325元。管理核心由"终端管理"转向"过程管理"。严格总额预付管理，实行精细化管理，加强监督检查临床科室执行医保物价政策情况，将考评与绩效挂钩，列入年底的综合评优审查。探索异地医保管理，开通了与黑龙江省佳木斯市的异地实时医保结算。

医疗支援。继续开展对怀柔区长哨营满族乡卫生院的帮扶工作，新增对丰镇中医医院以及周边社区卫生服务中心的帮扶工作。新增对口支援内蒙古乌兰察布市察右中旗医院。帮助受援单位诊治患者1625人次，巡诊、义诊970人次，疑难病会诊25人次，教学查房12次，举办学术讲座19次，业务培训19人次，帮助受援医院进行新技术、新业务培训4项。8月，联合章如庚慈善基金会开展"新疆光明行"，为新疆贫困地区500余名白内障患者免费实施复明手术。

医疗纠纷处理。参加医疗责任保险1172人，总费用99.48万元。发生医疗纠纷20件，其中调解14件、诉讼6件，赔付8.3万元。

护理工作 注册护士588人，其中在编123人、合同制465人。医护比1∶1.45。ICU床位9张。

建立优质护理长效机制，落实责任制整体护理，全面实现疼痛护理管理。

完善护理质量、安全管理委员会管理职责，落实三级护理质量管理体系。编制《航空总医院护士工作手册》，修订质控检查标准29项。护理质控督导1188次，组织大科护士长联审互查5次。每季度召开护理不良事件案例分析会，分析原因，制定防范措施。全年通过北京市护理质控中心网络直报护理不良事件231例。管理跌倒高危者11534例，发生40例，发生率3‰；管理压疮高危患者1874例，发生17例，发生率9‰。组织疑难护理会诊5次。组织"危重患者转运过程中发生病情变化""群体食源性疾病人员紧急调配"院级联合应急演练。

举办护理继续教育项目国家级2项、市级1项、区级22项、院级38项。护理人员参加短期培训班43人次，外院进修专科护理8人次，护士长参加管理培训32人次。15人取得静脉输液治疗、糖尿病健康教育讲师、国际伤口造口治疗师、骨科、急诊、ICU、手术室、血液透析等专科护士资格认证。组织新入职护士培训36课时，理论、操作考核各2次。接收9所院校218名护理实习生、77名见习生，组织岗前培训4天，集中培训14次，教学查房3次。在核心期刊发表护理论文3篇。

科研工作 启动中国科学院北京转化医学研究院生物样本库建设。申报科研课题11项，其中国家自然科学基金课题中标1项，经费83万元；首发专项中标1项，经费11.7万元；金桥工程中标2项，经费2万元；吴阶平基金中标1项，经费2万元。

发表论文48篇，其中SCI收录4篇。

医学教育 与中国医科大学、山东潍坊医学院、四川大学华西口腔医学院、北京中医药大学、河北联合大学冀启学院、石家庄医学高等专科学校等10余所院校建立教学合作关系，接收实习生177人。接收进修医师26人，其中对口支援医院进修1人。成为中国医科大学航空总医院博士后联合培养基地、北京市口腔住院医师规范化培训基地。举办继续教育项目国家级9项、市级10项、区级53项、院级80项。

脱产学习2人，分别到同仁医院进修耳鼻喉科和东直门医院进修中西医结合妇科专业。到北京协和医院、阜外医院、宣武医院、北京大学第一医院、四川大学华西医院等三甲医院进修30人次，进修专业为呼吸科、心血管介入、急诊、彩色经颅多普勒技术、神经电生理、放射物理、重症医学科、胸外科、临床检验诊断学等。2 人出国进修学习，分别赴美国匹斯堡大学进修分子生物学和美国拉什大学进修脊柱外科学。

学术交流 接待国外交流访问 7 批。4 月 2 日，蒙古国卫生部部长那·乌得瓦勒来院访问，就扩大该国医生来院培训、患者转诊、医生远程会诊等事宜进行了商谈。另外，美国哈佛大学卫生经济学教授萧庆伦来院访问交流，日本口腔硷学专家川崎従道教授来院参观，欧洲生物反馈协会（Biofeedback Foundation of Europe）秘书长马克·施瓦茨（Mark Schwartz）先生一行来院访问，德国医疗谷副总裁、纽伦堡大学埃朗根医学院（Erlangen Medical School, University of Erlangen - Nuremberg）院长舒特勒（Schuettler）教授来院访问，以色列 ELsmed 国际医疗咨询公司副总裁艾伦·莫迪凯（Alon Mordechai）一行来院访问，日本共生医学研究所高桥杰董事长一行来院访问。12 月 5 日，与韩国高丽大学安岩医院签署口腔颌面微整形互助合作意向书。

信息化建设 信息化建设总投入 132 万元。开展"银医通"项目。改进 HIS 系统功能：支持 114 预约、诊间预约、现场预约等多种预约方式；实现号池动态统一管理，避免号源浪费；实时监测候诊患者数量，并根据候诊人数对门诊提出预警提示，适时增加坐诊医生，合理利用资源。在门诊提供免费的 WiFi 服务。引进智能输液监控系统，促进医疗流程管理标准化。新建财务综合管理信息化平台项目建设，对财务管理、资金管理、资产管理、预算管理、成本管理、会计核算、会计信息、物流管理等业务管理内容进行整合。

基本建设 投资 790 万元改善医疗用房条件。完成外科楼病房卫生间扩建、门诊楼扩建，建筑面积 570 平方米。完成病区装修 11200 平方米。住院楼新安装电梯 2 部。

（撰稿：徐　巍　审核：沈吉云）

领导名单

院　　长	高国兰	
党委书记	王文标	
副 院 长	王文标　沈吉云　路树强　王希利	
副 书 记	高国兰　陈国强	

北京华信医院
清华大学第一附属医院

（朝阳区酒仙桥一街坊 6 号）
邮编：100016　电话：64361322
网址：www.tufh.com.cn

基本情况 职工 1485 人（在编 861 人、合同制 624 人），其中卫技人员 1226 人，包括执业医师 416 人、注册护士 639 人、药剂人员 53 人、检验人员 37 人、放射影像人员 18 人、其他卫技人员 63 人，其他专业技术人员 51 人，管理、工勤人员 208 人。有正高级职称 25 人、副高级职称 129 人、中级职称 392 人、初级职称 680 人。

医疗设备 7316 台，总值 25200 万元，其中 100 万元以上设备 35 台。年内新购医疗设备 617 台，总值 1409 万元，其中 100 万元以上设备 2 台。

机构设置 8 月，撤销核医学科，业务并入放射影像科。增设疼痛科。

改革与管理 建立院领导周巡视制度，班子成员定期巡查院内工作。完成 9 个临床科室院长行政查房。制定《职工夜班、加班管理规定》，调整夜班费、加班费标准。引进正高级职称专家 1 人，招收新员工 139 人。职称晋升 64 人。修订《医用耗材管理办法》，实现全院医用耗材无库存和网上申购。

开展抗菌药物专项整治，进一步规范门诊抗菌药物处方点评，对特殊级抗菌药物合理应用进行评价审批。规范和优化外请医师来院手术流程、产妇急诊剖宫产救治流程、借床流程、出生医学证明办理流程。

保障医疗安全。实行患者就诊一号制，保障患者在门诊、住院所有诊疗信息的完整。

制定门诊绩效考核项目和考核标准，加强门急诊质控管理。增设疑难病会诊中心，安装门诊药房整盒药品自动发药机及住院药房麻醉药品发药机。新病房楼增设超声检查室。推广门诊叫号系统。高家园社区卫生服务站开设超声检查项目。

医疗工作 门诊 978664 人次，急诊 95644 人次，急诊危重症抢救 2368 人次，抢救成功率 94.81%。出院 20506 人次，床位周转 26.63 次，床位使用率 85.57%，平均住院日 11.60 天，死亡率 2.18%。住院手术 5555 人次。剖宫产率 37.49%，无孕产妇死亡，新生儿死亡率 5‰，围产儿死亡率 5.7‰。

临床路径管理。心外科、心内科、呼吸内科、干部医疗科、消化内科、内分泌科、神经内科、儿科、普外科、妇产科、眼科、脑外科共有 21 个病种实施临床路径，入径病例 954 例，入径率 57.53%，完成率 85.75%。

预约挂号管理。挂号窗口、医生工作站、114 电话、北京市预约挂号统一平台 4 种预约方式并行，开放号源占 40%，预约挂号 28936 人次，占门诊比例 2.96%。

新技术、新疗法。申报并获批开展普外科、鼻科、泌尿外科、胸外科三、四级和消化科三级内镜诊疗技术。完成 5 个科室 12 项新技术的申报和 24 项新技术终末评估。心脏外科在肺动脉闭锁、完全性大动脉转位、右室双出口、法洛氏四联症、三尖瓣下移畸形等复杂心脏畸形治疗上获得新突破，成功完成出生后 2 小时完全性大动脉转位矫正手术，再次刷新国内实施大动脉调转术年龄最小患儿的纪录。心脏小儿科治疗小儿心律失常，开展射频消融手术治疗 228 例，起搏器治疗 43 例，两手术开展例数均居全国儿科领域首位，并在国内首先应用冷冻消融治疗小儿希氏束旁旁路，获得较好疗效。泌尿外科开展自体组织移植工程，为患者重新搭建肾脏通往膀胱的输尿管。神经内科增加神经心理测量、睡眠脑电图、黑质超声、震颤电图分析等检查治疗项目。内分泌科开展动态血糖监测、踝肱比测定、下肢血管治疗等。神经外科开展顽固性癫痫的外科手术治疗。综合 ICU 建立国内首个可视化移动 ICU 网络。中医科开展中药穴位贴敷治疗、中药泡洗、中药熏蒸 3 项中医特色外治疗法。眼科独立完成外路视网膜脱离复位手术、斜视手术及视网膜脱离手术。耳鼻喉科开展鼻内镜下视神经减压术、鼻腔恶性肿瘤鼻内镜手术根治术、喉原发肿瘤支撑喉镜下根治术及咽腭成形术、术前术后睡眠监测等。检验科开展糖化血清蛋白检查及结核杆菌 γ - 干扰素释放试验，将血清蛋白电泳项目由外送改为实验室内检测。病理科新增 9 项免疫组化项目。

医院感染管理。重视环节质量管理和医院感染知识培训，加强督导检查。医院感染率 2.19%。

医保工作。完成城镇职工医疗保险付费总量控制管理，指标额度使用率 105.19%。医保出院 10948 人次，总费用 22861.33 万元，次均费用 20881.74 元。

医疗支援。免费接收 38 名医师来院进修学习，其中内蒙古科左后旗人民医院 34 人、河北省唐县望都中医院 3 人、河北省唐县康定医院 1 人。继续选派 15 名医务人员到平谷区东高村镇和峪口镇社区卫生服务中心对口支援。与银川市第一人民医院、山东省莘县人民医院、贵州省玉屏侗族自治县人民医院、黑龙江省黑河市第二人民医院签署帮扶协议。

医疗纠纷处理。医疗纠纷调解 1 件、诉讼 5 件、内部协商解决 2 件。未参加医疗责任保险，累计赔付 205 万元，其中诉讼赔付 194.92 万元、内部协商赔付 2.23 万元、调解 8 万元。

护理工作 护士 594 人，全部为注册护士，其中合同护士 347 人，医护比 1∶1.43。ICU 床位 47 张。

全院病区均实施责任制护理，优质护理服务覆盖率 100%。不良事件上报 287 例，上报率 100%，整改率 100%。

发表护理论文 7 篇，其中在统计源期刊发表 3 篇。

接收实习生 106 人、进修生 54 人。完成 1 年资护士理论和操作考核 406 人次，2～5 年资考核 307 人次，5 年资以上考核 410 人次。考核新聘护士 47 人。

科研工作 出台《科研教学绩效考核办法》和《实施细则》。申报各类基金 54 项，获省部级课题 4 项、校级资助课题 1 项、其他资助立项课题 1 项，资助金额共计 143 万元。完成国家自然科学基金在研项目进展报告 1 项，完成首发基金绩效考评和中期检查 2 项。

发表论文 99 篇，其中中文核心期刊 65 篇、外文期刊 9 篇，SCI 收录 9 篇，最高影响因子 3.991，平均影响因子 1.572。

医学教育 承担清华大学医学中心临床医学专业研究生教育，录取硕士研究生 6 人，院外进修 3 人。成立教学委员会，利用外国专家优势资源规范住院医师培养。

学术交流 外出参加短期培训 16 人次，接待美国、韩国专家学者 15 人次，参加国际会议 15 人次，1 人作为访问学者赴香港大学李嘉诚医学院完成为期 4 周的临床观摩与管理培训。儿科、重症医学科、血管外科、麻醉科、泌尿外科、皮肤科、口腔科牵头主办或承办全国性、全市性学术交流，参会人员共计2555人次。

信息化建设 PACS和电子病历系统全面上线。完成医院HIS系统与PACS和EMR系统的成功对接，多媒体叫号系统在门诊逐步推广，带宽由20M增加至100M。医院信息化建设总投入669万元。

基本建设 完成医院二期综合楼建设项目规划方案的公示。全面改造医院自来水、供热管道，改造长度5200米。投资80余万元改建职工宿舍330平方米。

公益慈善活动 与爱佑华夏慈善基金会、中华思源心基金等30余家国内外慈善机构保持良好合作关系的同时，与飞利浦先心病慈善救助基金和神华基金签署合作协议，共同救助先心病患儿。与慈善基金合作救助患者441人次，经费共计797.8万元。与平房乡政府签订共建协议，并在该地区和酒仙桥社区、望京社区卫生服务中心完成社区讲课、义诊共计15次，义诊咨询、听课1000余人次。

外籍专家工作 清华医学中心引进曾任职于英国爱丁堡大学皇家医院的英籍骨科专家Daniel Porter来院工作，并聘任为骨科主任，新开展关节成形术和关节内镜检查及儿科骨科治疗，高难度手术较上年增加近50%。特邀澳大利亚布里斯班查理王子医院心外

科主任Peter Pohlner教授来院进行为期6个月的学术交流，开展英语教学查房、病例讨论，指导手术，举办各类讲座等，推进医院业务技能及学术水平的提高。

送医下乡活动 配合国家民委和清华大学，赴山东、浙江、内蒙古、吉林、江西、青海、湖南、贵州、云南9省13个地区开展义诊、疾病筛查、专科讲座、带教查房、手术指导等，参与医务人员92人次，共义诊、筛查患者13000余人次，义诊地区来院进行手术治疗的患者153人。免费接收义诊地区医院进修18人。自2011年起，医院与国家民委文化宣传司共同开展"中华民族一家亲"送医活动，组织医疗专家队深入少数民族地区，为当地群众义诊并进行先天性心脏病筛查等，足迹遍布17个省市。

（撰稿：蒋立红　刘晨曦　审核：类延旭）

领导名单

党委书记	类延旭
院长兼副书记	吴清玉
纪委书记	郭开宇
副　院　长	类延旭　朱栓立　张东亚
	税朝祥

煤炭总医院

（朝阳区西坝河南里29号）

邮编：100028　电话：64667755

网址：www.mtzyy.com.cn

基本情况 职工998人（在编665人、合同制333人），其中卫技人员752人，包括正高级职称58人、副高级职称112人、中级职称185人、初级师161人、初级士236人。

医疗设备总值22000万元。年内新购医疗设备总值3586万元，其中100万元以上设备7台。

改革与管理 制定创建三级甲等医院年度工作计划，以夯实、提高创建效果为目标，开展三级评审自查工作。编写、印发《煤炭总医院医务人员紧急替代制度》《危险品管理制度》等10余个文件，完善

医疗制度，进一步规范医疗行为。聘请退休专家和外院知名专家来本院工作，组织国外知名专家进行短期交流和讲学，促进医院特色学科接轨国际先进技术。

医疗工作 门诊831824人次，急诊68256人次，急诊危重症抢救2132人次，抢救成功率97.86%。出院12562人次，床位周转31.26次，床位使用率84.62%，平均住院日12.41天，死亡率3.69%。住院手术4168人次。无孕产妇、新生儿死亡，围产儿死亡率1.6‰。

临床路径管理。对临床路径、单病种实施信息系

统管理，使临床路径入径率和完成率均达到医院评审指标。完成临床路径 2080 例，入径率 67.2%，退径率 8.68%。

新技术、新疗法。创建呼吸内镜手术室，开通了呼吸梗阻绿色通道。

医院感染管理。医院感染率 1.25%。制定、修订环境卫生、血流感染目标监测、冷链流程、死亡医学（推断）证明书、人感染 H7N9 禽流感、中东呼吸综合征、埃博拉出血热防控等工作的管理规定。组织 Ⅰ 类切口感染病例讨论会，设计工作方案，解决切口感染隐患，下半年未出现无菌伤口感染病例。开展手卫生宣传月、消毒隔离宣传月活动，参与结核病日、爱眼日、肝炎日、艾滋病日等宣传活动。增加抗菌药物、合理用药系统，智能药架系统。

医保工作。医保出院 10256 人次，总费用 55000 万元，次均费用 53627 元。采购、试用医保总控软件，制定工作计划，将医院全年总额预付指标增长额度控制在 10% 左右。

医疗支援。对口支援常营社区、东风社区卫生服务中心。组织各类义诊和健康宣教。

医疗纠纷处理。全年发生医疗纠纷 76 件，其中调解 60 件、诉讼 5 件，赔付 75.3 万元。

护理工作　注册护士 380 人，其中合同护士 228 人，医护比 1∶1.37。ICU 床位 15 张。落实优质护理服务评价细则、护理分级等管理文件。成立品管圈小组，针对专项问题持续改进，对已完成的项目进行评价及奖励，使护理工作形成闭环管理。召开护理质量管理委员会会议，改进护理质量控制方法。派 22 名护士长赴香港东区医院学习交流。对护士工作情况进行内部满意度调查，征求临床科室主任、医生对护士工作的意见、建议，将结果反馈给科室持续改进。调整晨交接班，优化护理流程。加强专科护士培训，组织护理继续教育、技术操作培训和考试。举办护士文明礼仪服务文明周活动，提高护士服务意识。

科研工作　年内，申报院级科研课题 47 项，申报纵向课题 26 项，中标首都临床特色应用研究项目 1 项。审查 GCP 项目 14 项、科研项目 65 项。审查院级科研立项 32 项，其中资助 20 项，资助经费 60 万元。全年发表论文 173 篇，其中 SCI 收录 12 篇、中文核心期刊论文 155 篇。出版书籍 8 部。17 项课题完成鉴定。申请专利 11 项，获得实用新型专利证书 4 项。申报 2014 年度中华医学科技奖 5 项，申报中国煤炭工业专利奖 1 项。获煤炭工业协会科技进步奖二等奖 3 项、三等奖 3 项。第三次修订《煤炭总医院临床科研奖励方案》，全年奖励 80 余万元。

医学教育　健全教学管理组织，规范师资队伍管理，完成本科生、硕士生带教和进修医师培训及外出培训。全年组织各级各类继续教育项目 109 项 546 学时，授予学分 158 分，逾 2 万人次参加培训。其中支气管镜介入治疗研讨会、国家矿山医疗救护队伍骨干培训班、职业性肺部疾病诊疗培训班连年举办，特色突出，吸引了全国各地的同行。

信息化建设　全面升级 HIS 服务器，完善 EMR 功能、医保信息系统，制作完成病案首页。增加抗菌药物、合理用药系统、智能药架系统。改善医院就诊环境和就诊流程，方便患者就医。实施"银医通"项目，调整输液划价系统，减少环节，减少排队等候时间。提供门诊免费 WIFI 上网服务，开发掌上医院手机信息平台，方便患者及时了解费用、检查、检验信息的同时，加大对医院及科室的宣传。设置煤炭总局医务室专线，改善硬件环境。

（撰稿：李　鹏　审核：张　帆）

领导名单

党委书记　曾庆玉
院　　长　王明晓
副 院 长　张　斌　周　正　屈　正　王洪武

航天中心医院

（海淀区玉泉路 15 号）

邮编：100049　电话：68386421

网址：www.asch.net.cn

基本情况　职工 2089 人（在编 952 人、合同制 1137 人），其中卫技人员 1726 人，包括正高级职称 64 人、副高级职称 153 人、中级职称 354 人、初级职称及以下 1155 人。

医疗设备总值 30219.65 万元，其中 100 万元以上设备 36 台。年内新购设备总值 6261.44 万元，其中 100 万元以上设备 7 台。

全年派出航天基地医疗保障人员 37 批 51 人次，负责基地药品配置、调配，配送药品价值 10 余万元，完成医疗保障任务。承担国家工信部、国防科工局、航天科工集团及集团二院各类临时性医疗保障 100 余次，派出医护人员 200 余人次、救护车 38 车次。

机构设置　机构设置调整为 5 类：机关职能处室、业务科室、辅助科室和班组、院级委员会和院级领导小组。设置院级委员会 7 个：医院战略与规划委员会、医院质量与安全管理委员会、医院药事管理与药物治疗学委员会、医院学术委员会、医院教育教学委员会、医院医学装备委员会、医院专家咨询委员会。设置院级领导小组 5 个：医院改革领导小组、医院信息化建设领导小组、医院评审工作领导小组、医院采购领导小组、医院突发事件应对工作领导小组。4 月 1 日，取消肛肠外科、胃肠外科，恢复普外科。9 月 1 日，成立五官科病房，属护理部垂直护理单元。

改革与管理　启动临床重点专科遴选，经过院内外专家的评估评价，遴选出临床重点专科 3 个、临床重点培育专科 7 个、医院特色专科 2 个。通过市卫生计生委 6 个专业 7 种类型三、四级内镜诊疗技术资质准入。完成门急诊综合楼建设项目竣工验收及 19 个专业学科（部门）的整体改造与搬迁，6 个学科的医疗资源显著改善，通过了航天科工集团二院 6S 铜牌验收。

医院作为牵头单位成立海淀区西南部医联体，建立医联体运行机制，促进成员间多种形式协作交流。推进医疗质量问题归零管理，全年完成 82 例医疗质量不良事件归零。强化手术分级管理，探索构建医师手术技能与工作绩效动态考核评价平台。搭建护理专科学术交流平台，建立年度专科护理论坛机制，拓展优质护理服务外延。

医疗工作　门急诊 119.56 万人次。出院 3.11 万人次，床位周转 32.72 次，床位使用率 90.96%，平均住院日 9.99 天。住院手术 1.09 万人次。无孕产妇、新生儿死亡，围产儿死亡率 2.9‰。

临床路径管理。修订临床路径实施细则，建立完善科室文件系统。全年入径 3335 例，完成 2489 例。

预约挂号管理。设立管理重点项目，对门诊预约进行重点督导，开展网络和电话预约、手机微信预约、医生工作站及窗口预约方式，开放号源 85%。

医院感染管理。医院感染 361 人 391 人次，医院感染发生率 1.35%。其中呼吸道感染 211 人次、血液系统感染 73 人次、泌尿系统感染 30 人次、手术部位感染 28 人次、消化系统感染 28 人次、其他部位感染 21 人次。深入开展抗菌药物临床合理应用专项整治，落实医政、质控、药剂、临床四方联动的管理模式，推进用药指导结合培训交流，开展抗菌药物医嘱点评并提供用药指导。

医保工作。医保患者住院 11305 人次，次均费用 23357 元，平均住院日 11 天，住院药耗占比 34.6%。门诊次均费用 402 元。

医疗支援。向内蒙古巴林右旗医院、内蒙古宁城县蒙医中医医院、云南富源县中医医院、河北承德六院派出中级以上职称的专业技术人员 23 批 85 人次。与内蒙古乌兰浩特市人民医院、内蒙古航天医院、沈阳 739 医院建立协作共建关系，举行大型义诊 7 次。接收进修 72 人，举办座谈会 2 次。

护理工作　护士 1039 人，全部为注册护士，其中合同护士 785 人、在编护士 154 人、派遣员工 100 人。医护比 1∶1.9。ICU 床位 17 张。

搭建护理专科学术交流平台，建立年度专科护理论坛机制。新增肠内外营养、糖尿病健康教育、血液净化 3 个专科护理小组，新增护理气道管理、全科护理门诊和门诊更换尿管、胃管等护理服务项目。肾内科血透室成为北京地区血液净化专科护士临床教学基地。建立后备护士长培养体系，形成岗前培养、岗位培训相结合的规范化培养机制。完善护理服务标准体系，编制《危重症护理规范》和《压疮辅料选择指南》，制定危重症护理风险评估管理机制，提升护理服务质量。

获批院级护理科研课题 10 项，经费共 8 万元。接收实习生 257 人、进修生 47 人。

申请市级继续教育项目 3 项：急危重患者管理培训班、造血干细胞移植护理培训班、第一届航天中心医院卒中单元模式下脑血管疾病护理新进展培训班。申请区级继续教育项目 27 项，完成科室自管项目 49 次。全年认证专科护士 33 人，其中急诊专科护士 3 人、ICU 专科护士 14 人、糖尿病健康教育护理师 4 人、静脉输液治疗专科护士 4 人、手术室专科护士 2 人、肿瘤专科护士 3 人、骨科专科护士 1 人、血液净化专科护士 1 人、供应室专科护士 1 人。

科研工作 申报院级课题 91 项，获批院级普通课题 39 项，资助 73.5 万元；获批青年创新基金课题 10 项，资助 18.1 万元。获批院外课题 15 项，获院外拨款 136.58 万元。

申报科技成果奖 5 项，其中中华医学科技奖 3 项、北京市科学技术奖 1 项、中国航天企业联合会第十六届企业管理现代化创新成果奖 1 项。在正式期刊发表论文 159 篇，其中核心期刊 120 篇，SCI 收录 14 篇，最高影响因子 6.175，平均影响因子 2.01。

医学教育 完成北京大学医学部临床本科 2 个专业 4 个班级 92 名本科学生理论教学 751 学时，实践教学 2710 学时，PBL 教学 234 学时，生产实习小讲课 87 次 174 学时，评估成绩均在 85 分以上。

新增硕士研究生培养点 1 个、硕士研究生导师 1 人。共有硕士研究生导师 25 人。在读研究生 68 人。

完成大外科、神经内科、影像科 3 个住院医师规范化培训专科的申报。完成 4 个专科 20 名学员的招生，首次招收社会人。

举办继续教育项目 126 项，累计 4.3 万人次参加。其中国家级项目 4 项、省市级项目 15 项。

学术交流 举办多学科巡诊 31 场，外科多学科讨论会 11 场，临床影像病例讨论会 10 次。开展科研沙龙、教学沙龙、重症医学论坛、转化医学高峰学术论坛、北京大学医学部施维雅基金会病例演讲比赛、北医急诊沙龙学术会议等学术交流活动。

信息化建设 医院新信息系统成功切换上线，构建了更为完善高效的临床信息管理平台和综合运营管理平台。完成医院网络三级逻辑架构的改造，并通过海淀分局对医院信息安全等级保护工作的检查和航天科工集团二院对 HIS 的安全评估。

后勤与基建 完成交换机职业危害控制效果评价、环境评价和劳动安全"三同时"验收，完成新增核磁和更新 DSA 的配置许可。完善医院防恐反恐、防汛、消防、辐射安全事故等应急预案和现场处置流程并组织应急演练。建立驻院警务站。完成老楼室内的装修改造及康复楼至老楼的连廊建设，完成 3.0 T 核磁和血管造影机的招标采购。

医院门急诊综合楼项目竣工并通过了总验收。完善固定资产投资管理制度和工作流程，加强投资项目论证，细化工程项目实施的管理，规范工程洽商的审批手续，修订合同管理办法。成立医院医学装备管理委员会，规范采购、验收及退货换货管理流程。

（撰稿：程 明 罗 佳 审核：王 冠）

领导名单

党委书记 李晓宇
院　　长 杜继臣
副 书 记 杜继臣　杨姝雅
副 院 长 李晓宇　王 斌　郭 君　杨姝雅
　　　　　　刘宗明　李甲辰
纪委书记 杨姝雅
总会计师 许绍青

民航总医院

邮编：100123　电话：85762244

网址：www.mhzyy.cn

基本情况　职工 1179 人（在编 701 人、合同制 478 人），其中卫技人员 1010 人，包括正高级职称 28 人、副高级职称 63 人、中级职称 267 人、初级师 383 人、初级士 269 人。

医疗设备总值 21379.26 万元。年内新购医疗设备总值 2812.32 万元，其中 100 万元以上设备 5 台。

机构设置　3 月 31 日，新增医院运营管理办公室（改革办公室），主要负责绩效管理与经济运行控制、内部运营统筹与协调、对外营销推广。门诊病案划归病案科，数据管理室划归航空卫生办公室。

改革与管理　制定《岗位设置实施办法（试行）》，根据需求重新进行岗位设置，与 758 名职工重新签订聘用合同，实现人事管理由身份管理向岗位管理、由终身制向聘用制、由静态管理向动态管理的转变。调整 22 个院级管理委员会，分 3 个级别进行专业化管理。成立内部控制管理领导小组，制定医院内部控制体系建设实施方案，全面梳理医院各项工作流程，健全、完善工作制度。

1 月 20 日，王长益因工作调动不再担任医院党委委员、书记职务。10 月 24 日，民航局党组任命丁跃为医院党委委员、书记、副主任（副院长）。

航空医学　民航局飞标司向医院体检鉴定所颁发三级体检鉴定机构资质证书，成为全国民航唯一一家三级体检鉴定机构。体检 19995 人次，招飞体检 4133 人，飞行学员入校复查 6302 人，招乘体检 1047 人，军转民 118 人，外籍体检 338 人，延飞体检 43 人，共 31976 人次。鉴定所与放射科核磁室、神经内科、神经外科合作对全国民航 40 岁航线运输驾驶员开展脑核磁排查，全年排查 1118 人，对发现有中枢神经系统疾病的飞行员安排针对性的检查治疗和航空医学鉴定。

航空心理研究室开展招飞心理测评项目，完成 8184 名招收飞行学生心理健康测试，60 周岁以上飞

行员认知功能检测 56 人次，特许飞行员认知功能检测 54 人次。毒理药理研究室完成 1176 名 40 岁及以上飞行员 22 种常见降糖降压药物的检测，完成 2564 名 40 岁以下空勤人员 9 种常见毒品检测，对招收飞行学员体检中的 28 例毒品初筛阳性尿液进行确认检测。参与 1 起航空器事故征候毒理学调查，完成血液和尿液中常见药物和毒品的分析检测。环境卫生研究室完成 11 架次飞机的座舱环境卫生检测，对维修车间空气污染职业危害因素检测鉴定 2 次。

医疗工作　门诊 1181401 人次，急诊 207459 人次，急诊危重症抢救 5513 人次，抢救成功率 95%。出院 15345 人次，床位周转 32.84 次，床位使用率 100.23%，平均住院日 9.7 天，死亡率 2%。住院手术 6740 人次。剖宫产率 47%，无孕产妇、新生儿死亡，围产儿死亡率 0.2‰。健康体检 42231 人次。

临床路径管理。实施临床路径 15 个科室 55 个病种，入径 2787 例，入径率 100%，完成率 84.54%。

预约挂号管理。预约方式包括 114 电话或网络预约挂号、窗口预约普通门诊号、专家诊间预约挂号、诊间直接插号、部分专家之间预约、部分专家门诊办直接预约等。全年预约挂号 158904 人次，占门诊量的 13.7%。

新技术、新疗法。心血管内科开展冠状动脉内光学相干断层成像检查技术、射频消融治疗心律失常（预激综合征）以及频发室性早搏。消化科开展内镜黏膜下剥离术。呼吸内科开展适应性伺服通气支持。检验科开展骨代谢相关检测，高血压检测，糖化白蛋白、尿碘、血小板聚集率试验，巨细胞病毒、EB 病毒、单纯疱疹病毒、肺炎支原体等多项 DNA 检测，G 实验。核医学科开展免疫印迹法检测幽门螺杆菌感染及菌株分型。物理诊断科开展经直肠内超声探查肛管直肠感染性疾病，呋塞米实验诊断肾微小结石。

医院感染管理。医院感染率 1.49%。无菌物品

采样合格率 100%，器械清洗效果监测、重点部门环境卫生学监测、压力消毒锅的化学监测、工艺监测、生物监测合格率 100%。透析中心 55 台透析机进出水样监测合格率 100%。一类切口抗菌药物使用率 16.43%，甲级愈合率 99.5%，感染率 0.2%。

医保工作。医保出院 6573 人次，总费用 113549492 元，次均费用 17275 元。制定《单病种管理规定》，规范收费。制定各科室临床次均费用和药占比考核指标，并定期反馈。

医疗支援。派出 5 名医师、1 名技师、1 名主管药师赴民航西藏区局开展帮扶工作，接收西藏进修人员 3 人。完成对口支援内蒙古土默特右旗医院第二阶段工作计划，接收进修 5 人。完成青海玉树地区第三批 10 名进修医师的培训。9 月底，参加全国义诊周 66 人次，分别到密云县溪翁庄金笸箩村、朝阳区王四营社区卫生服务中心、太阳宫医院、兴隆公园等地义诊。

医疗纠纷处理。全员参加医疗责任保险，投保 68 万元。发生纠纷 24 件，其中法院诉讼 7 件、经市医调委调解 17 件。赔付 123.35 万元。

护理工作　护士 457 人，其中注册护士 423 人，包括合同护士 328 人，医护比 1:1.16。ICU 床位 24 张。

成立护理管理委员会，完善护理管理体系，细化管理职能。全面开展责任制整体护理，为患者提供优质护理服务。移动护理信息系统上线。实施新护士差异化培训，普及电子血压计。发展专科护理小组，提升专科护理品质。护理不良事件上报率 100%，整改率 100%。

申报院级护理科研课题 8 项。院级在研课题 2 项。发表护理论文 6 篇。

选派 8 名护士参加专科护士资质认证培训班，护士外出进修 4 人次。组织院内外培训 40 项，514 人次参加。

科研工作　获批民航科技创新引导资金（科技项目）重大专项"飞行疲劳相关生物标志物的研究"，经费 770 万元。申报 2015 年民航局科技项目 3 项，中标 1 项："民航招飞允许角膜屈光手术的关键技术研究"，经费 210.9 万元。申报的"高原航线飞行员航卫保障研究"和"民航飞行员心理健康管理系统的开发"获民航安全基金支持。申报首都医学发展基金课题 10 项，中标 1 项："维生素 D 和儿童哮喘相关性研究"，经费 6.85 万元。申报首都特色课题 6 项，中标 3 项："北京地区民航飞行员骨密度及骨代谢影响因素分析"，经费 15 万元；"前列地尔预防肾功能不全患者行冠脉介入治疗后造影剂肾病的发

生"，经费 15 万元；"北京地区孕晚期妇女携带 B 族链球菌筛查规范研究"，经费 15 万元。国家卫生计生委立项资助课题 1 项："细胞 DNA 倍体分析技术在常见肿瘤诊断中的应用"，经费 5 万元。申报北京大学医学部教学课题 2 项，中标 1 项："适合留学生使用的实验诊断学实习课 PBL 和 CBL 教学资料库的建立和应用"。在研课题 59 项，结题 23 项。

陈振玲研制的神经元与神经胶质细胞有序共培养装置、制备方法及神经元与神经胶质细胞有序共培养方法获得专利。

发表论文 102 篇，SCI 收录 6 篇，最高影响因子 3.372，平均影响因子 2.525。高低压氧科王国忠出版著作 2 部：《氧与健康》《飞行疲劳概论》，内分泌科段俊婷出版著作 1 部：《临床内科学精要》。

医学教育　承担北京大学医学部 96 名本科留学生的教学。心血管内科和耳鼻喉 - 头颈外科每个专业有 2 名在读研究生。住院医师规范化培训招录新学员 13 人，外送学员 22 人。一阶段考试报名 9 人，8 人通过；二阶段考试报名 13 人，9 人通过。在北京大学第十四届青年教师讲课（医科类）比赛中获三等奖和优秀奖。组织内外科技能培训、各类知识讲座 30 次。

学术交流　中国民航代表团赴美参加第 85 届美国航空航天医学会学术年会。民航医学中心主任李松林率团赴斯里兰卡参加国际民航组织的公共卫生事件防控与管理第七届亚太会议。中国民航代表团赴墨西哥参加第 62 届国际航空航天医学会。民航医学中心副主任王树明赴埃及参加民用航空公共卫生事件预防合作项目（CAPSCA）全球第五次会议暨中东地区第四次会议，进一步了解国际民用航空组织、WHO 针对中东呼吸综合征冠状病毒及埃博拉病毒的防控措施。航空卫生办公室副主任杨剑受国际民航组织北亚办公室邀请，前往平壤市对朝鲜航空进行疲劳风险管理的相关培训。法国民航局航卫处长 Germa 医生应邀来医院参观访问。

民用航空人员体检鉴定专家委员会专家赴中国台湾地区进行航空医学学术交流与考察，邀请台湾航空医学会 6 名专家参加在西安召开的两岸民用航空医学学术研讨会暨航空卫生保障工作会。

信息化建设　全年投入 400 万元，银医通自助服务系统于 10 月正式上线，开通运行自助建卡、自助挂号、自助缴费、自助打印检验报告等功能模块。8 月，移动护理信息系统上线，开通运行体征信息床旁采集、医嘱执行核对、护理文书管理等功能模块。

基本建设　完成航空医学大楼主体结构工程、幕墙装修、部分内部装修。投资 6380 万元，建设动力

能源中心和修建食堂工程，总建筑面积 4226 平方米，完成立项（代可研）、规划意见书的批复，以及设计招投标工作。对门诊楼、礼堂、锅炉房、透析中心的顶部做防水处理，对空干科、外三科病房进行粉刷修补，改造医院路灯及管线，修复门诊楼、高低压氧科及透析室供水管道。

（撰稿：马倩怡　审核：马秀利）

中国康复研究中心
北京博爱医院

（丰台区角门北路 10 号）
邮编：100068　电话：67563322
网址：www.crrc.com.cn

基本情况　职工 1713 人（在编 1113 人、合同制 600 人），其中卫技人员 1248 人，包括正高级职称 51 人、副高级职称 90 人、中级职称 356 人、初级师 434 人、初级士 317 人；其他专业技术人员 152 人；行政管理人员 94 人；工勤人员 219 人。

医疗设备总值 46822.20 万元。年内新购医疗设备总值 2159.20 万元，其中彩色多普勒超声波诊断仪、乳腺钼靶 X 光机、麻醉机、C 型臂 X 光机、肺功能仪、生化分析仪、体外冲击波治疗仪、哈巴式浴槽等 10 万元以上设备 31 台。

取得神经介入治疗技术二类诊疗技术许可，呼吸支气管镜、椎间孔镜、关节镜、腹腔镜、膀胱镜等诊疗技术 5 项，以及消化内镜等三级内镜诊疗技术许可。

机构设置　新增临床营养科、纪检监察行风办。进一步加强药品临床实验基地的管理，做好实验基地日常管理及评审验收等工作。

改革与管理　中国残疾人联合会残疾预防与控制研究中心落户本单位。健全组织机构，加强学术交流，加快科研进程，全面推进残疾预防体系建设。

成为国家康复医学临床重点专科项目建设单位。起草工作方案，制定管理手册，建立专项组织，督促项目落实，带动我国康复学科的快速发展。

成为国家卫生计生委第一批康复医学专业住院医师规范化培训基地，通过了国家药物临床试验机构资格复审，完成 GCP 相关制度、标准操作流程、设计规范等文件的升级、修订与完善。

3 月，博爱医院被市卫生计生委批准成为北京市 2013～2014 年度国家临床重点专科——康复医学科建设项目单位，项目建设周期 3 年。

开展北京市康复质控中心工作。制定一系列质控考核标准，对北京市康复医疗机构展开检查和考核评估，并完成 2014 年度北京市临床急需紧缺人才培训项目。

博爱医院贯彻"以评促建、以评促改、评建并举、重在内涵"的工作方针，将医院评审工作列为本年度的重点工作。使医院评审进入 PDCA 循环持续改进。

医疗工作　门诊 435638 人次，急诊 44341 人次，急诊危重症抢救 827 人次，抢救成功率 97.58%。出院 9785 人次，床位周转 10.28 次，床位使用率 119.67%，平均住院日 42.07 天，死亡率 1.87%。住院手术 1827 人次。

预约挂号管理。预约方式有电话预约、现场预约、诊间预约 3 种，开放号源比例为 50%，预约挂号 6958 人次，占门诊比例 1.45%。

为 6000 余名贫困致残儿童实施矫治手术及术后康复，为 17000 余名贫困残疾儿童进行康复训练，为 17 万名肢体残疾人和 74.5 万名智力残疾人进行社区和家庭康复。

临床路径管理。督促临床路径的开展，规范临床诊疗服务。全年开展 15 个专业 47 个病种临床路径，入径

508 例，入径率 100%，完成率 78.54%。

新技术、新疗法。进一步修订完善新技术、新疗法管理制度。全年批准开展新技术、新疗法 11 项，2013 年批准的 2 项新技术、新疗法转为常规技术。

医院感染管理。加强抗菌药物专项管理，严格 I 类手术切口预防使用抗菌药物管理，每月对各科室抗菌药物使用情况进行统计并全院公示，督促科室规范使用抗菌药物。全年环境卫生学和消毒卫生学共监测 4736 次，合格率 98.14%。检查出院病历 8764 份，医院感染率 1.19%，现患率 1.24%，无菌手术切口甲级愈合率 99.15%，切口感染率 0.28%。抗生素使用率 53.23%。

医保工作。医保总额预付指标使用率 106.5%，结算总费用 2.1 亿元。

医疗支援。派 5 名医师参加云南鲁甸灾区医疗救援。接收进修 413 人。开展基层培训与指导，派出 40 余名技术骨干赴四川、西藏开展康复指导。派出康复管理专家深入山西、山东、贵州等 15 省，调研指导康复机构建设。

医疗纠纷处理。参加医疗责任保险 1178 人，保险金额 152 万元。发生医疗纠纷 96 件，其中经市医调委调解 6 件、法院诉讼 9 件、结案 86 件。

护理工作　护士 584 人，其中注册护士 578 人，包括合同护士 326 人。ICU 床位 10 张。

加强人文管理，护理部组织话语沟通专题培训，规范 4 类 10 条临床常用沟通用语。进一步加强对标本采集、运送、采样时间控制等关键环节的管理力度，对治疗室、处置室、护休室等进行规范化设置。开展 PICC 管路维护技能培训和资格认证。组织临床护理教学老师竞聘。制定护士轮岗培训暂行办法，并有计划地安排临床科室护士到急诊科、ICU 轮岗。延伸护理服务，各科室均开展对出院患者随访及康复护理指导。为社区医务人员讲授康复护理知识 7 次。组织品管圈知识培训，有 6 个科室开展品管圈活动。全年各科室共上报优质护理服务创新举措 20 余项。

责任制整体护理工作模式落实率 100%。制定优质护理服务推进计划和优秀护理集体与服务之星评选方案，全年召开优质护理服务经验交流会 2 次，表彰 4 个优秀护理集体和 33 名护理服务之星。

加强护理不良事件管理，对护士长进行不良事件管理及网络上报的培训，对年轻护士进行护理不良事件上报流程培训，制作护理不良事件处理结果追踪记录表并监督落实。定期组织护理人员对护理不良事件案例进行原因分析，全年上报护理不良事件 194 件，护理不良事件整改率 100%。

有 3 项护理科研课题立项。在核心期刊上发表护理论文 8 篇，其中 SCI 收录 1 篇。

科研工作　立项课题 132 项，获批经费 670 万元。其中北京市自然科学基金课题 1 项、首都卫生行业专项基金课题 4 项、局级课题 77 项、其他合作课题 8 项。在研课题 261 项，经费 3527 万元。全年发表论文 114 篇，其中 SCI 收录 27 篇。获国家专利 11 项。论著 11 部。

《中国康复理论与实践》杂志被《中国学术期刊文摘》收录。同时，《中国康复理论与实践》杂志加入中国科学引文数据库。《中国康复理论与实践》编辑部全年收到稿件 1736 篇，刊发 335 篇，发文率 19.3%。组织专题 14 个，刊发 12 个。完成《第九届国际康复论坛论文集》共计 703 篇论文的编辑加工。

医学教育　康复医学院在校学生 162 人，其中康复治疗学专业和假肢矫形工程学专业本科生 104 人、七年制本硕连读 2 人、硕士生 43 人、博士生 13 人。毕业 48 人，其中本科生 29 人、硕士生 12 人、博士生 7 人。就业率 100%。

职工参加在职学历教育 6 人，外出参加专业进修和各种学术会议 68 人。

举办国家级继续医学教育项目 14 期（学员 2094 人次）、其他康复医学与技术培训班 9 期（学员 293 人次）。举办市级继续医学教育项目 2 项（学员 298 人次）、区级 53 项（学员 11682 人次）。

本院住院医师 15 人参加医师规范化培训，接收住院医师 5 人参加康复医学规范化培训。完成康复医学住院医师规范化培训第一、二阶段共 31 人的临床技能考核。

学术交流　接待澳大利亚、比利时、丹麦、德国、俄罗斯、韩国、荷兰、美国、日本、匈牙利、意大利及中国香港等 12 个国家和地区的 40 个团组共 178 人来访。其中有俄罗斯乌德穆尔特共和国残联主席马克西姆一行、康复国际主席让·孟斯贝肯一行、日本 BOBATH 协会会长新保松雄一行。接待全国各地的参观 700 余人次。

举办第九届北京国际康复论坛，设 1 个主论坛和 29 个分论坛，参会 2000 人，汇编论文 703 篇。举办第六届 BOBATH 成人康复技术培训班及第三届 BOBATH 小儿康复技术培训班，学员 28 人。举办 NEURAC 技术培训班 2 期，学员 24 人。举办脊柱脊髓学术年会、脑损伤会议、中国整形外科协会国际学术大会骨科康复分论坛、泌尿外科学术会议等。持续开展中日韩康复合作交流活动，以及与日本国际医疗福祉大学、米盛骨科医院的合作项目。

信息化建设　建立了以电子病历为核心、以康复医师工作站为特色的功能全面基本满足三级甲等医院要求的医疗信息系统，该系统涉及临床诊疗、药品管理、经济管理、综合管理与统计分析、康复医疗和外部接口 6 部分 39 个模块。

（撰稿：李沁燚　审核：陈　迪）

领导名单

党 委 书 记　吴世彩

主任兼副书记　李建军
副　主　任　董　浩　张　通　孔德明
　　　　　　　密忠祥
副　书　记　刘　境

华北电网有限公司北京电力医院

（丰台区太平桥西里甲 1 号）
邮编：100073　电话：63465865
网址：hospital. nc. sgcc. com. cn

基本情况　职工 1292 人，其中卫技人员 989 人，包括高级职称 194 人、中级职称 305 人、初级职称 490 人。

医疗设备总值 4.79 亿元。年内新购医疗设备总值 0.87 亿元，其中 100 万元以上设备 23 台。

医院 ICU 医生阴凯入选"中国好人榜"，荣获"北京榜样"年度人物提名奖。

机构设置　成立董事会办公室，与医院办公室合署办公。成立基建办公室，成立综合科。撤销员工服务部，将其职能并入健康管理部。

改革与管理　加强基础管理，建立"党政联席会决策部署、院长办公会执行落实、月度例会统筹安排、周例会督办推进"的工作机制。成立发展研究与管理提升、文化与品牌建设、医疗质量、人才引进等 4 个领导小组。全面开展资产清查，推进全成本核算，强化综合计划与财务预算执行的刚性。建立督查督办常态机制，提高工作执行力，确保各项决策有效落实。

医疗工作　门诊 662702 人次，急诊 62224 人次，急诊抢救 1667 人次，抢救成功率 96.04%。入院 14220 人次，出院 14159 人次，床位周转 25.74 次，床位使用率 83.5%，平均住院日 11.7 天。住院手术 4077 人次。剖宫率 42%，无孕产妇死亡，新生儿死亡率 0.7‰，围产儿死亡率 1.4‰。

临床路径管理。调整临床路径病种，共入径 35 个病种，较上年增加 8 个病种，实施临床路径的科室共 13 个，入径病例 1526 例，入径率 94.6%，完成率 84.7%。

预约挂号管理。通过 114 电话及预约挂号平台网络、微信等方式进行预约，开放专家号源及普通号源比例分别为 50% 和 25%，预约挂号 77363 人次，占门急诊就诊的 10.67%。

新技术、新疗法。梳理优化医院科室合作项目，开展新技术 5 项、新业务 9 项。建立疑难病例讨论常态机制。拓展业务范围，普外科、耳鼻咽喉科、泌尿外科等 5 个科室内镜诊疗技术获批三、四级技术准入。

医院感染管理。推进医院感染管理规范化，加强重点部门、重点环节及多重耐药菌的目标性监测与干预，利用信息化手段实时监控，有效降低医院感染风险。医院感染率 1.73%。

医保工作。梳理临床医嘱与收费项目 204 项。按照"严格管理、严格考核"的原则，加强对基本医疗保险数据的管理。对临床科室绩效考核 56 科次，降低门诊次均费用和药占比。医保出院 6255 人次，总费用 1.07 亿元，次均费用 17139 元。

医疗支援和医疗保障。完成重大医疗保障任务 24 次。开展"服务百姓健康行动"义诊周活动，举办社区义诊健康讲堂，接待咨询诊疗 5000 余人次。组织专家赴内蒙古苏尼特左旗医院、昌平区沙河医院对口支援，接诊 4000 余人次。参加国际、国内重大赛事兴奋剂检查 260 余批次。

护理工作 护士 520 人，全部为注册护士，其中合同护士 289 人，医护比 1∶3.3。ICU 床位 14 张。

进一步推进优质护理服务，开展对患者及医务人员的满意度调查，满意度均在 95% 以上。强化优质服务评估分析，推动护理岗位动态管理，开展出院患者电话随访服务，护理服务满意度 98%。加强护理人员岗位管理，修订全院护理岗位说明书。推进护理信息化建设，实现静脉输液核对、体温单录入、护理记录等电子化。

护理管理新举措。推进护理岗位动态管理，开展出院患者电话随访服务。开展移动护理试点工作，重新修订全院护理岗位说明书、护理工作制度、流程和规范 104 项。全院门诊科室及病房 100% 开展优质护理服务。不良事件上报 248 件，上报率 100%，整改率 100%。

科研工作。5 个在研项目完成结题。在统计源期刊发表护理论文 12 篇。

培训工作。开展各类护理培训 38 次，院外培训 34 次。2 名护士分别在天坛医院和积水潭医院进修，共对 11 名专科护士开展各类培训。

科研工作 优化完善科研管控机制，国家电网科技项目立项 2 项。举办国家级继续教育项目 1 项、市级继续教育项目 6 项。乳腺诊疗科、健康管理部、眼科、放射科分获全国电力职工技术成果二、三等奖。全年在核心期刊发表论文 61 篇。

医学教育 17 名医务人员通过首都医科大学教师遴选。全院医技人员继续教育学分达标率 99%，护理人员继续教育合格率 100%。

学术交流 举办中美医院管理高端论坛，国家卫生计生委及北京市有关领导、解放军总医院、北京协和医院、北京医院等知名医院以及公司系统医院共 300 余人参加。

信息化建设 着力构建大数据集中应用平台，临床路径、移动护理、数字认证等 22 个信息化项目上线，运行平稳。举办智简网络、智慧医疗高峰论坛。医院整体网络建设被评为中国医疗机构数字化建设优秀案例。

后勤与基建 年内，取得市、区政府有关电力医院功能完善项目的支持文件，并列入丰台区 2015 年政府工作报告。

全面实现后勤物业服务社会化。完成员工食堂改造。

（撰稿：汪　洁　审核：林方才）

领导名单

董事长兼党委书记 张　刚
副 董 事 长 姜　梅
院　　　　长 林方才
副　书　记 林方才　姜　梅
副　院　长 赵　鸿　温智勇　李俊杰
　　　　　　　　辛利平　钱　勇
纪 委 书 记 朵皓英
总 会 计 师 马凌峰

北京京煤集团总医院

（门头沟区黑山大街 18 号）
邮编：102300　电话：69842525
网址：www.jmhospital.com.cn

基本情况 职工 1137 人，其中卫技人员 867 人，包括医生 271 人（主任医师 19 人、副主任医师 44 人、主治医师 102 人、医师 63 人、医士 5 人、无职称 42 人），护理人员 449 人（副主任护师 2 人、主管护师 178 人、护师 116 人、护士 94 人、无职称 59 人），药剂人员 53 人（主任药师 2 人、主管药师 16 人、药师 21 人、药士 8 人、无职称 6 人），医技人员 90 人（副主任技师 3 人、主管技师 35 人、技师 28 人、技士 8 人、无职称 16 人）。

医疗设备总值 16958 万元。年内新购医疗设备总值 1769 万元，其中 100 万元以上设备 4 台。

医院获得职业病尘肺诊断资质、职业病尘肺体检资质、骨科关节置换及外周血管介入准入。

5 月，增加注册资金 2234.45 万元，实现国有资产增值。

10 月，开展无假日门诊，满足不同患者的需求。

机构设置　6 月，成立医疗事务发展部，负责医院整体对外宣传推广，组成 13 个专家组 90 余人前往 3 个乡镇、4 个卫生服务站、7 个社区居委会授课 27 场。

改革与管理　制定《京煤集团总医院应急预案（2014 版）》《医院内控体系建设工作实施方案》。修订门诊患者满意度调查表、住院患者满意度调查表、临床科室对医技科室满意度调查表，并增加 4 项调查内容，各项满意度均有所提升。完善质量监测数据指标、监测项目近 400 项，自 3 月开始启用凤飞软件系统管理医院质量数据。组织学习并运用质量管理工具（QCC）开展品管圈项目，全年开展根本原因分析 RCA 2 项、QCC 项目 28 个。

医院以"微创、介入、腔镜、无痛"为技术特色，手术量与各种腔镜检查治疗均较上年提升，其中三、四级手术增长 13%，腔镜及介入检查和操作增长 30%。

在大内科建设上，参加北京大学医学部学科组病例讨论及与人民医院对接参加全国病例讨论与学习。同时，继续加强大内科多学科病例讨论程序，规范普通会诊、急会诊流程，以及内科教学查房流程。

到医院执业并办妥多点执业的医师有 8 人。

医疗工作　门诊 669058 人次，急诊 63146 人次，急诊危重症抢救 4919 人次，抢救成功率 97.28%。出院 15003 人次，床位周转 20.22 次，床位使用率 90.50%，平均住院日 15.79 天。死亡率 2.31%，住院手术 3224 人次，剖宫产率 45.77%，无孕产妇和新生儿死亡，围产儿死亡率 0.36‰。

临床路径管理。开展临床路径 40 个，呼吸内科新增 4 个，普外科新增 3 个，心内科、神经内科、神经外科各新增 1 个。完成全院 25 个临床科室的病种和技术目录整理，规范具体的诊疗项目和信息。应入路径 2692 例，实际入径 1664 例，入径率 61.81%；变异退出 195 例，实际完成 1469 例，完成率 88.28%。

预约挂号管理。采用电话、挂号窗口、诊间预约和 114 平台预约挂号，开放号源比例为 2∶1~3∶1，预约挂号占门诊比例 20%~30%。

新技术、新疗法。17 个科室开展新技术、新业务 44 项，累计 4000 余例。成功实施首例氩氦刀靶向治疗肺癌手术，呼吸科与病理科开展痰诱导噬酸细胞

检测项目，普外科应用腹腔镜技术首次做胃间质瘤切除术 2 例，神外科开展首例显微镜下脑沟入路脑内深部血肿清除术，消化科开展粪菌移植治疗菌群失调，血透室开展半永久深静脉置管术等。

医院感染管理。三级管理网络覆盖全院，即院感管理委员会、各临床科室院感控制小组、院感科专职人员。院感率 0.9%。院感科每月进行院感防控工作督查，并加强手卫生正确率及依从性检查。每月对药物敏感耐药监测进行分析，并对多重耐药菌进行监测。每月在院周会对抗菌药物临床应用专项整治情况进行点评，对问题科室、医师、抗菌药物进行公示。修订完善抗菌药物使用管理制度 2 个，制定医院抗菌药物临床应用分级管理目录，对限制级和特殊使用级药物处方权限进行计算机系统控制。增加药学人员 1 名，加强抗菌药物分级与处方点评及医嘱干预管理。细菌培养和药敏常规化开展。每月对检出率前五位细菌药物敏感耐药率变化情况进行分析，并以《药物敏感耐药监测通讯》和《临床药学通讯》的方式向临床通报。

医保工作。全年医保出院 6811 人次，总费用 10411.71 万元，次均费用 15287 元。制定《医保、工伤、新农合管理办法》。

医疗支援。派出 9 名医生分别到永定、军庄卫生院开展支援工作。免费接收永定卫生院 4 名、军庄卫生院 1 名医生来急诊科进修。派出儿科、功检科各 2 名医生支援内蒙古阿荣旗人民医院 3 个月。

医疗纠纷处理。参加医疗责任保险 506 人，总费用 106.37 万元。全年赔付共计 68.53 万元。接待医疗投诉 94 件，解决 84 件。

护理工作　有护士 456 人，其中注册护士 451 人，包括合同护士 166 人，医护比 1∶1.67。有 ICU 床位 21 张。上报护理不良事件 91 例，其中护理给药缺陷 10 例、跌倒坠床 32 例、皮肤压疮 24 例、管路滑脱 16 例、意外伤害 9 例。

运用护理质量管理工具（QCC）开展品管圈项目，全年共计开展 23 项。医院举办 QCC 汇报比赛，《优化临床标本采集送检流程》获一等奖。进一步深化优质护理服务内涵，改善服务模式，实施扁平化护理管理，试点病房覆盖率 100%。

修订《临床护理常规》。加强对护士的规范化管理与培训，不断提升护理服务理念，制定《护理服务规范调查表》，每月进行护理服务的调查反馈。制定《出院患者随访调查记录表》，定时对出院患者进行随访。

申报科研课题 3 项："糖尿病患者注射胰岛素的顾虑调查分析""慢性心力衰竭患者延续性护理研

究""门诊患者对输液治疗相关并发症的认知调查分析",其中2项课题已结题。组织全院护士基础理论考试2次,合格率均100%。接收40名护生临床实习。

派出ICU护士1人、血透室护士1人参加专科认证。对新入职的50名护士进行入职教育与培训。以"沟通在临床护理工作中的应用""护理工作制度培训"和"临床护理安全管理与风险防范"为题,对全院护士进行培训,培训率92.66%。组织护士长和护理骨干参加质量管理相关知识培训,选派护士长参加护理学会、医学会等举办的短期培训班20余人次,选派护士进修2人次。

科研工作　申报集团公司科技资金支持项目,"呼气氢试验在功能性胃肠病诊治中的应用"等3个项目获批,京煤集团拨款153万元。"煤工尘肺合并肺功能损害患者综合康复干预的临床评价"等9个项目被批准为院级科研基金项目。

发表论文37篇,其中核心期刊9篇。发表论著7篇。

医学教育　接收河北联合大学临床专业本科实习22人,接收其他医学院校检验、影像、药剂专业实习生共8人。参加在职研究生脱产学习2人。

学术交流　参加国内大型学术交流45人次。4月,综合科副主任医师阳江权参加第十四届全国中西医结合脑心同治学术交流会,血透室副主任医师郝建荣参加全国血液净化年会,泌尿科主治医师张铁铁参加由世界腔道泌尿外科协会与波士顿科学公司共同主办的"结石学院——学术课程与操作"活动。5月,骨科主任医师卫力晋参加中国脊柱脊髓年会。7月,急诊科主任医师何春来参加台湾医院经营管理考察研习班,结核科主任医师陈东进等3人参加结核病诊治进展学术研讨会。8月,骨科主治医师侯建勇参加全膝关节置换研讨会。9月,麻醉科主治医师郭乃超等2人参加全国麻醉年会,呼吸内科主任医师余春晓等4人参加全国呼吸年会。10月,血透室主治医师葛桂珍参加全国肾脏病年会,儿科副主任医师袁红梅参加第一届儿科EB病毒感染相关疾病及实验室诊断学习

班。11月,检验科主管技师王蕾参加第三届京港澳感染医师论坛,检验科副主任技师姜慧英参加第九届全国检验与临床医学学术会议,骨科主任医师卫力晋等11人参加中国骨科年会。12月,儿科副主任医师袁红梅参加第十四届全国新生儿重症监护医学进展学习班。

国际学术交流12人。5月,骨科副主任医师刘岩、王长军参加国际内固定协会创伤高级培训班。6月,神经内二科副主任医师秦鼎等6人参加天坛国际脑血管病会议。9月,病理科副主任医师杜桂清参加上海国际儿童肿瘤病理学习班。11月,骨科副主任医师王长军参加国际关节矫形会议。12月,神经内二科副主任医师张颖等2人参加朝阳国际医师大会。

信息化建设　完成医保服务器更新及系统切换、腔镜中心PACS排队叫号系统、调试使用杭州希禾健康管理软件与HIS系统对接并上线运行。完善膝、髋关节置换单病种质控上报系统。完成HIS系统中一些客户化需求,如感染科工作日志报表、麻醉处方修改、住院检查申请单、发热门诊体温筛查登记程序、临床路径系统的数据报表、门诊医生站首诊高血压弹窗录入、检验科2台新仪器接入LIS等。增加5台中间层服务器,动态分配客户端与中间层服务器连接,提高了HIS运行速度及稳定性。安装升级PASS软件,为临床安全用药提供方便。完成微信医疗项目招标及实施准备、签署移动护理项目合同及实施准备。

基本建设　食堂楼与旧门诊大楼全部装修完毕,设备安装基本到位。

（撰稿：张　娇　审核：吕　兵）

领导名单

党　委　书　记　李清华
院　　　　　长　单宝杰
执　行　院　长　张　威
副书记兼纪委书记　李永泽
副　　院　　长　毛经民（常务）　韩书利

北京燕化医院

（房山区燕山迎风街 15 号）
邮编：102500　电话：69342517
网址：www.yhfhyy.com.cn

基本情况　职工 1269 人，其中卫技人员 890 人，包括医生 317 人（主任医师 21 人、副主任医师 73 人、主治医师 96 人、医师 76 人、助理医师 9 人、见习医师 42 人），医技人员 113 人（主任技师 2 人、副主任技师 5 人、主管技师 39 人、技师 42 人、技士 5 人、见习技士 20 人），护理人员 460 人（副主任护师 2 人、主管护师 127 人、护师 123 人、护士 187 人、见习护士 21 人）。行政与工勤人员 379 人。

医疗设备总值 16495 万元。年内新购设备 162 台，总值 1338 万元。

机构设置　1 月 15 日，取消基建部，基建部工作职能划归物业部统一管理。3 月 3 日，成立燕山东风街道社区卫生服务中心，取消社区管理中心及其管辖的东风社区中心、社区一部、社区二部、社区三部独立建制部门。

改革与管理　制定重点专科的扶植建设政策，落实重点专科评价，帮助重点专科建设。寻找差距和突破口，制定中长期发展规划。调整口腔科管理模式，增加周六日、节假日门诊时间，缓解口腔科挂号难问题。门诊挂号改革，调整挂号费用，区分各类门诊、各级医生的挂号费用及同一医生不同类型门诊挂号费用。

医疗工作　门诊 872436 人次，急诊 59076 人次，急诊危重症抢救 102 人次，抢救成功率 67.6%。出院 16039 人次，床位周转 24.19 次，床位使用率 101.26%，平均住院日 15.01 天，死亡率 2.18%。住院手术 2608 人次，比上年的 2229 人次增加 17%。剖宫产率 43.36%。无孕产妇和新生儿死亡，围产儿死亡率 1.25‰。

临床路径管理。实施临床路径 19 个科室 52 个病种，入径病例 1577 例，入径率 99.18%，完成率 68.29%。

新技术、新疗法。检验科开展新技术 13 项，眼科 2 项，营养科 1 项，肿瘤科 1 项。

医院感染管理。发生医院感染 153 例。医院感染率 0.92%。发病率位于前三位的疾病是：下呼吸道感染 34%（52 例）、上呼吸道感染 26.8%（41 例）、泌尿道感染 21.6%（33 例）。感染病例标本送检率 71.23%。发生多重耐药菌 87 例。

医保工作。城镇职工医保出院 7139 人次，总费用 12765.78 万元，次均费用 17882 元；城镇居民医保出院 508 人次，总费用 769.99 万元，次均费用 15157 元。本年度以控制门诊次均费用、药占比为主要考核指标。对工伤患者门诊、住院实行刷卡直报。

医疗支援。与琉璃河社区卫生服务中心和昌平区南口医院签署对口支援协议书。检验科主任李华、神经内科主治医师李雁、消化科副主任医师殷军社到内蒙古阿荣旗人民医院进行为期 3 个月的对口支援。

护理工作　完成护士首次注册 20 人，变更注册 26 人，延续注册 22 人，护士执业地点集体变更 165 人。接收护理实习生 80 余人。

跌倒发生率 0.45%，压疮发生率 0.39%，脱管发生率 0.28%。

科研与教育　举办院内继续教育项目（市级、区级）讲座 46 次。完成房山区支教项目 2 项。申报市级继续教育项目 12 项，获批 5 项；申报区级继续教育项目 40 项，全部获批。在职研究生课程进修班共上课 53 次，结课考试 6 次。召开医院学术年会，征集论文 83 篇，并汇编成集。发表论文 28 篇，其中中华系列期刊 2 篇、核心期刊 11 篇。修订医院科研及教学管理办法。召开房山区各临床专业委员会学术会议、年会等相关会议 14 场。

信息化建设　启动科主任管理信息系统调研（院内课题），完成系统需求调研和系统调试。完成检验系统日立全自动生化 7180 接口的开发并实施。申请医院微信订阅号，运营中。试运行门诊抽血室叫号系统。

基本建设 基建、改造维修完成 36 项（不含星城分院药房改造）。重新设计健康管理中心建设项目并进入招标代理阶段。基建改造面积 6630 平方米，维修面积 4357 平方米，屋面防水 7839 平方米，更换管线 3260 米。总投资约 540 万元。设备更新 5 项：2 台电话程控交换机，星城分院 2 台高压控制柜，星城分院 1 台氧气控制柜，总院更换消防水单流阀、截止阀，消防水泵电控柜。

社区工作 建立居民电子档案 29379 份，建档率 72.8%；家庭医生式服务签约率 50%。65 岁以上老年人 5137 人，成年人 39355 人。高血压患病 13624 人，管理 6771 人；糖尿病 3588 人，管理 2725 人。培养家庭保健员 50 人，其中中医家保员 10 人。为辖区内 261 名 60 岁以上无保障老年人免费体检。健康社区与燕化医院试行双向转诊。免疫规范化门诊共管理学龄前儿童 1062 人，在校学生 1156 人，计划免疫接种 7404 人次，包括一类苗 4664 人次（其中外地

1102 人次）、二类疫苗 800 人次，流感疫苗接种老年人 1350 人、学生 520 人，外来务工人员麻疹流脑接种 70 人。计划免疫接种率辖区内常住人口及流动人口全覆盖。新生儿及孕产妇访视 8 户。在档精神障碍患者 187 人，规范管理重性精神障碍患者 179 人。为 30 名重性精神障碍患者免费体检。精神障碍患者免费服药 35 人。引进超声药导，共做 150 人次。冬病夏治 3600 人次，穴位贴敷 6250 人次。

（撰稿：申仕莲　审核：李亚非）

领导名单

党委书记	梁建业
院　　长	陈前进
执行院长	李亚非
副 书 记	时红霞
副 院 长	马永军　杨金龙　赵克建　谢　莹
财务总监	石凤霞

北京王府中西医结合医院

（昌平区北七家镇王府街 1 号）
邮编：102209　电话：81783287
网址：www.rimh.cn

基本情况 职工 641 人，其中卫技人员 556 人，包括正高级职称 27 人、副高级职称 31 人、中级职称 100 人、初级师 198 人、初级士 145 人、无职称 55 人。

医疗设备总值 7502.35 万元，其中 100 万元以上设备 10 台，价值 2063.68 万元。年内新购医疗设备总值 1932.44 万元，其中 100 万元以上设备 2 台，价值 235 万元。

机构设置 增设肝胆外科、泌尿外科、胸外科、神经外科。成立院士工作联合会诊中心、国际心血管诊疗中心、风湿免疫科、综合病房、创伤骨科病房、CCU 病房、儿科病房及 NICU、肿瘤科病房。建立健全体检中心。

成立了钟守先胰腺外科全国联盟、汪忠镐布加氏征全国联盟、汪忠镐胃食管反流哮喘联盟、陈明哲心

脑血管疑难病全国联盟、民间中医特色全国联盟。

医疗工作 门诊 535871 人次。入院 6913 人次，出院 6815 人次，床位周转 12.3 次，床位使用率 43.68%。剖宫产率 39.3%，产后出血率 2.89%，无孕产妇、新生儿及围产儿死亡。

实施临床路径 7 个科室 15 个病种，入径 634 例，入径率 89.9%，完成率 97.19%。

脑病科、内分泌科通过了市中医管理局重点专科的申报。

全年开展多点执业 8 人次。

医院感染管理。医院感染率 1.25%，漏报率 3.6%。每月对全院临床科室抗生素使用情况进行调查、汇总、反馈，并与科室绩效考核挂钩。开展细菌耐药监测，建立细菌耐药预警机制。

医疗纠纷处理。全体医护人员均参加医疗责任保

险，保费 28 万元。接到医疗投诉 280 余件，其中医疗纠纷 3 件，均解决。

规范门诊医疗、行政工作。严格执行门诊工作各项规章制度，出台符合本院的就诊流程。完善《门诊服务台护士岗位职责》《挂号收费处管理制度》等规章制度，定期评估门诊诊疗质量。抓好 VIP 客服服务，形成就诊绿色通道。优化就诊流程，根据患者需求，调整门诊临床科室设置，将内科诊室整合安排在同一楼层，便于患者就诊；检验科、功能科等检查科室统一安排在较低楼层（二楼），使患者能够集中检查。对医务人员进行优化组合。门诊属地管理医护、医辅、医技工作人员，共 390 人。

对口支援。全年累计下社区、老年公寓及企业学校 31 次，受众 5583 人次。其中健康教育 16 场，受益群众 770 人次，发放宣传品超过 2 万份。与 5 家基层医疗机构建立对口支援合作，双向转诊，为基层医疗机构的医护人员提供学习、培训的机会。

护理工作 举办护理论文交流会 1 次，全院上交论文 58 篇，交流 16 篇，其中发表 2 篇。

完成继续教育培训 35 次，1434 人次参加。培训内容包括中、西医理论基础，中医护理查房，中医护理常规，中医操作等。举办中医技术操作培训 8 次。聘请海军总医院黄建萍主任和北京大学第三医院周洁护士长为护理人员分别进行"护士礼仪、医患沟通"与"新形势下的优质护理"专题讲座，148 人参加。组织全院护理人员中医临床"三基"理论考试 2 次，参考 191 人，合格率 100%。全院有专科以上学历的护士 210 人（本科 39 人、专科 171 人），专科以上护士学历比例 79.25%。

派出短期培训 25 人次（护理部主任 1 人次、护士长 8 人次、护士 17 人次），培训项目包括高层护理管理培训及研讨会，护士长管理培训，急诊、ICU、糖尿病健康教育治疗护理师、静脉输液治疗专科护士、导管室进修、中医护理技能提高班、中医医院感染控制学术会议及各科护理新进展培训班等。

科研工作 申报各类院外课题 12 项，中标北京市中医药科技项目 1 项，获科研经费 5 万元。在研课题 2 项。全年发表论文 8 篇。

医学教育 1 人到外院参加住院医师规范化培训。完成北京中医药大学针推学院 18 名本科生 8 周集中见习，完成广州中医药大学、天津医科大学共 17 人毕业实习，完成西班牙中医学者访问团 35 人中医观摩见习。

录取研究生 29 人，其中硕士生 28 人、博士生 1 人。脱产学习 1 人。

举办自管项目 62 项，共 186 学时，培训 6363 人次。举办区级继续教育项目 11 项，33 学时，培训 1733 人次。举办学术沙龙 18 次，1885 人次参加。

学术交流 与国内外各大医院建立合作项目 7 个，有功能神经外科、周围血管外科、神经修复科、心脏介入中心、无创 DNA 检测等。

信息化建设 更新医保系统，包括更换医保服务器、升级医保系统版本等，自主研发医保费用审核功能。在现有医院信息管理系统中增加预约挂号模块，并筹备使用自助挂号缴费机。中国知网数据库服务器的安装及系统上线，为医务人员提供了学习的平台。

（撰稿：张 悦 审核：张 毅）

领导名单

院　长 姜合作

副院长 张　毅　郝　静　王文璋　王桂云

医学科研与教育机构工作

中国医学科学院
北京协和医学院

（东城区东单三条9号）
邮编：100730　电话：65135844
网址：www.pumc.edu.cn

基本情况　教职工13592人，其中专任教师1234人，包括教授769人、副教授342人；博士生导师654人、硕士生导师845人；中科院院士10人、工程院院士18人。"长江学者奖励计划"特聘教授19人，长江学者讲座教授3人，中组部"千人计划"6人，青年千人计划8人。国家和省部级有突出贡献专家109人，杰出青年基金获得者36人，享受政府特殊津贴专家594人，"百千万人才工程"国家级人选51人，教育部长江学者奖励计划创新团队12个，国家自然科学基金委创新团队3个。

中国医学科学院北京协和医学院获首都劳动奖。肿瘤医院魏文强获首都劳动奖章，北京协和医院李汉忠、李学旺获第九届中国医师奖，基础所张学获中国出生缺陷干预救助基金会科学技术奖杰出贡献奖，肿瘤医院吴晨获2014年度求是杰出青年学者奖，于德泉院士被评为第五届全国杰出专业技术人才。院校党委书记李立明，北京协和医院黄宇光、梁晓春、吴欣娟，肿瘤医院程书钧，实验动物研究所代解彪，血液病医院肖志坚等7人被评为全国优秀科技工作者。《医学研究杂志》和《中国医学科学院学报》入选第三届中国精品科技期刊，学报中英文两版《中国医学科学院学报》（中文版）和 *Chinese Medical Sciences Journal*（英文版）入选2014年度中国国际影响力优秀学术期刊。

人才队伍建设。制定《院校人才引进计划实施方案（2014－2020）》等7个高层次人才引进和管理办法。年内，有4人当选长江学者，1人获国家杰出青年基金，2人获国家优秀青年科学基金，6人入选"千人计划"，6人入选"万人计划"；1个科研团队当选国家自然科学基金委创新群体；2个科研团队当选科技部重点领域创新团队，16人受聘协和学者、10人当选协和新星、5个团队当选协和创新团队，16人入选院校博士后科学基金资助对象。

机构设置　建立北京协和医学院人文与社会科学学院。

改革与管理　改革八年制医学专业招生方式，在招生面试中尝试多站考试。推进预科、基础和临床三段的课程改革。改革教育教学方法，推动开展网络课程建设。开拓学生的国际视野，聘请国际名师参与教学，大幅增加八年制学生及研究生出国学习和参加学术会议的比例，提高资助力度。设立研究生创新基金，全年资助114项，鼓励博士生从事创新性研究。在护理本科生毕业考试中尝试采用客观结构化考试，增强对学生的科学评价。

教学工作　在加强学系建设的基础上，设立青年教师培训项目支持经费，加强各学系青年教师的培训。修订研究生导师资格申报条件，提高导师队伍水平。年内，1名教师获北京市高等学校教学名师奖，3个项目获北京市高等教育教学成果奖，1部教材获北京市高等教育精品教材；共表彰4名协和教学名师、35名协和优秀教师、4个协和创新教学团队。被评为2013年度北京地区学位授予信息报送工作先进单位及先进个人。

毕业生 1732 人，学历教育学生中全日制研究生 1133 人（博士生 617 人、硕士生 516 人），普通本专科生 145 人（本科生 61 人、专科生 84 人），成人教育 454 人。本科毕业生就业率 100%。招生 2020 人，学历教育学生中全日制研究生 1306 人（博士生 576 人、硕士生 730 人）、普通本专科生 214 人（本科生 144 人、专科生 70 人）、成人教育本科生 500 人。在校生 6137 人，学历教育学生中全日制研究生 3862 人（博士生 1929 人、硕士生 1933 人）、普通本专科生 864 人（本科生 628 人、专科生 236 人），成人教育 1411 人。

北京协和医学院有一级学科博士点 8 个，博士学位授权点 58 个，硕士学位授权点 66 个。全日制在校生 4726 人，其中研究生 3862 人，占 82%；本科生 628 人，占 13%；专科生 236 人，占 5%。

拥有国家一级重点学科 2 个、国家二级重点学科 8 个、国家重点（培育）学科 1 个；省部级一级重点学科 4 个、省部级二级重点学科 3 个；国家实验室 1 个，国家重点实验室 5 个，国家工程研究中心、实验室共 2 个，国家工程技术研究中心 2 个，省部级研究中心、实验室共 21 个。

深入推进学生职业素养工程建设，开展一系列培养医学生职业素养的教育教学改革，完成八年制医学生职业素养培育的整体架构、总目标、分阶段目标和每个阶段任务的设计。年内，《学生职业素养培育工程的实效研究》获第三届首都大学生思想政治工作实效优秀奖，《学生职业素养培育的探索与研究》获中国卫生思想政治工作促进会医学科研分会优秀研究成果奖。

图书馆建设。图书馆建筑面积 15905 平方米，纸质藏书 274.9 万册、电子图书 400GB。

科研工作 获国家自然科学基金资助 315 项，资助经费 2.0 亿元。新增“973”计划、“863”计划等国家重大项目 25 项、国家重大专项（包括课题和子课题）29 项、国家卫生计生委卫生行业专项 10 项，获资助经费 1.7 亿元。发表科技论文 5492 篇，其中 SCI 收录 1622 篇，影响因子在 3.0 以上 777 篇。获科研成果奖励 76 项，其中国家科技进步奖一等奖 2 项、自然科学奖和科技进步奖二等奖 2 项、教育部高校科研优秀成果奖（科学技术）6 项、中华医学科技奖 8 项、北京市科学技术奖 8 项、华夏医学科技奖 11 项。心血管疾病临床研究创新团队和造血干细胞分子调控研究创新团队入选重点领域创新团队。

医疗工作 6 家医院共有床位 5428 张，门急诊 595 万人次，手术 10.1 万人次，出院 22.5 万人次。

在医疗服务量持续增加的同时，各医院保障医疗服务质量，积极参与推进公立医院改革。以加强卫生行风“九不准”为抓手，加强医德医风建设，在北京市卫生计生委组织开展的全市三级医院及医务人员学习贯彻“九不准”评估中，阜外医院、协和医院在 47 家三级医院中排名前十。

医疗支援。积极参与援藏、援疆、救灾、义诊等活动，院校选派 3 批医疗队援藏、10 名干部援疆、2 名博士服务团成员赴疆工作。接收培养 8 名西藏自治区人民医院进修生，培训陕西省人民医院医务人员 78 名。

学术交流 多层次开展国际合作。以承办 CMB 百年庆典为契机，举办第六届协和国际医学教育研讨会，与国内外知名大学的专家、学者探讨医学教育的挑战和发展趋势。与芝加哥大学、UCLA 公共卫生学院、澳大利亚 Griffith 大学、加拿大多伦多大学等国际知名大学签署协议，加强校际间的交流合作。通过与《细胞》出版社共办首届亚洲 Cell Symposium 研讨会、举办全球慢病联盟（GACD）董事会等国际高层次会议，拓展院校对外交流，提高院校国际影响力。接待阿根廷卫生部部长等政府官员，《科学》《新英格兰》《柳叶刀》等国际著名期刊主编、负责人，国际著名大学、研究机构的校长和负责人等，多渠道开展国际交流。

信息化建设 学校拥有计算机 1144 台，信息化设备资产 4601.16 万元，网络信息点数 5975 个，校园网出口总带宽 960Mbps，电子邮件系统用户 1307 个，数字资源量 26776GB，管理信息系统数据总量 23.2GB。

基本建设 所院在建工程 5 处，总建筑面积 201778 平方米，总投资概算 24.2983 亿元。推进中国医学科学院北区项目施工前期的各项工作，项目规划条件、项目地震安全性评价报告、建设用地红线范围内搬迁周转方案及经费申报获最终审批，项目社会稳定风险评估进入审批阶段，项目可行性研究报告通过国家卫生计生委组织的评审。

（撰稿：贺　晶　审核：张　勤）

领导名单

院　　　长	曹雪涛
党 委 书 记	李立明
校　　　长	曾益新
副院（校）长	李立明　徐德成　詹启敏
	赵玉沛
副 书 记	姚龙山

中国中医科学院

（东城区东直门内南小街 16 号）

邮编：100700　电话：64014356

网址：www.cacms.ac.cn

基本情况　职工 5630 人，其中正式职工 3716 人。专业技术人员 3463 人，其中正高级职称 476 人、副高级职称 715 人、中级职称 1445 人、初级职称 703 人、其他 124 人。管理人员 633 人，其中技术人员 516 人。有博士生导师 185 人、硕士生导师 275 人。

固定资产总值 19029 万元，年内新购固定资产总值 2193 万元。全年教育经费投入 1373.08 万元。

改革与管理　新建 2 个国家中医药管理局重点研究室、5 个国家名医工作室；通过与总院的科研协作和学术交流提高分院整体科研能力，以协作打造品牌学科为重点提升医疗服务水平；医疗业务、收入、科研立项均以 10% 比例增长，发表 SCI 论文 72 篇，申请专利 22 项，科研经费 1740 万元，均创历史新高。中药资源中心推进第四次全国中药资源普查，指导全国 31 个省 922 个县的中医药资源普查工作，收集近 1.3 万种药用资源种类及分布信息，存储标本实物 10 万多份，形成 7 项填补空白的行业规范和标准草案；制定中药首个 ISO 标准（人参种子种苗）；发现新属 1 个及新物种 11 个；发表 SCI 论文 33 篇；申请到纵向经费 6300 余万元、横向经费 1260 余万元，并荣获国家科技进步二等奖；与吉尔吉斯共和国国家科学院共同建设药用植物资源联合实验室。中医药数据中心 5 月成立，完成 18.8 万条标准术语及 5.6 万条病种术语的存储工作；构建数字化、信息化、网络化的中医药数据支撑平台与管理服务共享体系；承担中医药临床科研数据及其产品的收集、处理、存储、检索和服务任务；实现临床科研数据的持续积累、有效集成与应用；制定不同的数据发布策略和中医药临床数据共享办法；开展中医药临床数据研究与应用的技术指导与培训工作。广安门医院南区奉行一院二址，统一管理，独立核算，合作发展的宗旨，各项业务参数持续大幅提升。

中药所开展量化考核制度改革，加大论文论著、专利申请、课题立项、新药研发、成果获奖等科研产出在绩效工资和职称评审中的比例，体现"多做科研、多出成果、多出人才"的政策导向，年获批纵向课题经费 1.17 亿元、横向合同额 6410 多万元，发表 SCI 论文 140 篇，影响因子大于等于 5 的论文 13 篇。中医基础理论研究所与北京市第一中西医结合医院、北京丰台区中西医结合医院、江苏分院共同启动"基础—临床院所协同创新行动"，探索建立中医理论研究临床基地，强化实践观和应用朝向，打通"临床问题到理论研究再回到临床应用促进理论创新"的双向转化路径，开创了中医理论研究与临床实践紧密结合的新尝试。信息所采取区分科研岗和服务岗分类管理和考核的方式，改革所属三家杂志的管理模式，实行统一管理、量化考核，杂志出版质量和效益明显提升。改革基本科研业务费选题与招标方式改革，以解决中医药发展重大问题为导向，将百年中医发展史、穴位本态研究、青蒿素的再次开发利用、院史研究、名医名家传承研究等作为重点进行立项支持。

科研工作　面向国家战略需求和中医药发展的热点、难点问题，凝练中医药重点突破的新领域，组织策划具有战略引领意义的重大项目群。在基础与中药研究领域，牵头组织策划中药安全检测技术及标准平台、符合中药特点的安全用药风险评控关键技术、源于中药的一类新药研发与释药系统研究、基于病证结合的气血相关理论研究以及从肠道湿热探讨糖尿病中药干预机制等重点领域研究项目，分别获得重大新药创制专项、"973"牵头项目及国家自然科学基金重点项目资助。在临床和应用研究领域，以国家科技支撑计划、行业专项、院级自主选题为依托，牵头开展中医药治疗艾滋病、多种重大疑难病及慢性病临床疗效研究、中医药保健技术与产品研究、中医特色护理研究。组织申报各级各类科技项目 1111 项，中标 511

项，其中国家自然科学基金 89 项。新增国家重大科技任务 25 项，包括重大新药创制 3 项、"973" 计划牵头 1 项、科技支撑计划 7 项、国家自然科学基金重点项目 1 项、科技基础性工作重点项目 2 项、中医药行业科研专项 11 项，合同（预算）总额超过 3 亿元。承担国家重大科技项目 102 项，比上年增长 16%；在研课题 1362 项。

获奖成果 38 项，其中 5 项获国家科学技术奖，包括以第一完成单位获二等奖 2 项，以合作单位获一等奖 2 项、二等奖 1 项；获国家一级学会一等奖 6 项，获北京市科学技术一等奖 1 项。牵头制定《ISO/TS 17938：2014 中医药学语言系统语义网络框架》《ISO/TS17948：2014 中医药文献元数据》标准和《ISO17217 - 1：2014 人参种子种苗国际标准 - 第一部分：人参》。在《ISO17218：2014 一次性使用无菌针灸针》国际标准的制定中发挥了重要作用。牵头组织的 6 项针灸国家标准、12 项行业组织标准发布施行。标准化工作牵头人王永炎院士被中国标准化协会授予标准化终身成就奖。

"十二五"重点工作进展。重大新药创制：完成金柴抗病毒胶囊Ⅲ期临床试验及双氢青蒿素片临床前研究；5 类新药金草片及其原料通过国家药审中心评审；开展 12 个中药注射剂上市后临床安全性监测研究，制定了《中药临床安全性监测总结报告规范》。重大传染病研究：中医药防治甲型 H1N1 流感、手足口病与流行性乙型脑炎的临床方案与诊疗规律研究，形成中医救治方案、中医临床诊疗指南及辨证体系，完成甲型 H1N1 流感系列方药、制剂的筛选与研发。中医药艾滋病防治研究完成全部病例入组及相应时点的临床访视和指标检测。新发突发传染病中西医结合临床救治平台研究制定了新发突发传染病相应病种诊疗及应急预案。"973""863"及国家自然科学基金重点项目："以量 - 效关系为主的经典名方相关基础研究"阐明了方药的多样性、复杂性量效关系，"从障碍性贫血探讨'肾生髓'论的研究"揭示了"肾髓系统"学说指导下补肾治疗疗效产生的内在规律。穴位敏化特性与效应研究借助表观遗传学、蛋白组学和代谢组学等手段，首次揭示了病理状态下穴位功能活动明显强于生理状态的动态过程；"经脉体表特异性联系的生物学机制及针刺手法量效关系的研究"率先在针灸经络领域开展"证伪"研究，促进了国际同行对既往研究偏差的修正。"数字化中医药信息系统研究"研发构建了临床科研一体化的中医药数据采集、管理与分析挖掘系统，并成功应用于全国 20 余家示范医院。临床研究重点项目：针灸治疗多中心临床评价研究、中医药防治代谢综合征和糖尿病、冠心病、慢性胃炎及延缓骨与关节退行性病变等临床研究基本完成病例观察，部分进入数据统计分析阶段。《冠心病及急性心肌梗死中医临床辨证标准及防治指南》《糖尿病中医防治标准》等诊疗方案、防治指南和专利产品在社区和基层推广应用，构建了基础研究到临床和社区的转化应用模式。初步构建真实世界临床研究方法学框架，启动了"以数据为导向"的回顾性研究及以"临床问题为驱动"的肺癌、冠心病、糖尿病前瞻性研究。中医古籍数字化系列研究：中医古籍数字图书馆、中医古籍知识库和中医诊疗决策支持系统上线运行，并向公众开放了相关知识服务。牵头的科技基础性工作专项"中医药基础学科名词术语规范研究"、"中医精神医学与心理学名词规范的制定"、"中医临床诊疗术语症状体征部分"全部完成，部分研究成果已由全国科学技术名词审定委员会审定颁布，并通过网络、微信等途径向全社会无偿开放。"中药饮片规格及其质量评价标准研究"以传统的饮片分级方法为基础，借鉴现代科学方法，制定了 30 种饮片共 75 个级别的分级质量评价标准，为饮片质量评定提供了科学依据和技术支撑。参照国际规则开发建立的中医药传统知识保护名录数据库先期入库 3 万余首方剂名录，填补了我国在传统知识保护中的空白。

全院发表学术论文 2767 篇，SCI 收录 420 篇，比上年增长 18%；影响因子大于 9 者 8 篇，最高影响因子 11.21。出版专著 141 部，获专利 42 项，申报新药 3 项。参加科技部、国家卫生计生委、国家中医药管理局、国家食品药品监督管理局、北京市以及中国工程院等部门有关中医药发展战略的研究，形成 10 余项研究报告，为政府决策提供了参考。望京医院首个自主研发的院内制剂"宣痹洗剂"，获医疗机构制剂注册批件。陈士林课题组建立的以 ITS2 为主的中药材 DNA 条形码鉴定体系、全小林课题组揭示的中药复方"葛根芩连汤"降低空腹血糖和糖化血红蛋白的疗效及其与肠道菌群结构变化的密切关系、广安门医院呼吸科运用流行病学研究方法对慢性阻塞性肺疾病、慢性难治性咳嗽诊断、发病因素、中药和针灸干预等开展的研究及其成果分别发表在《生物学评论》《生物技术前沿》《国际微生物生态学会会刊》及《美国呼吸道与危重症监护医学杂志》等刊物上。

举办各类学术活动 274 次，其中承办第十三届中药全球化联盟大会、与美国针刺研究学会联合举办 2014 国际针灸研讨会、与世界针联在美国休斯敦主办世界针灸大会。《中医杂志》（中文版）入选百强科技期刊，并荣获第三届新闻出版政府奖期刊奖提名奖；《中医杂志》（英文版）被评为 2014 中国最具国际影响力学术期刊；《中国针灸》被评为2014中国国际影响力优秀学术期刊和第三届中国精品科技期刊。

对外提供服务的大型仪器设备总值3.47亿元，为64家高校、院所和53家企业提供4551万元的有偿服务，发挥学院科技平台的作用。提供技术转让和技术服务234项，服务合同总额9125万元。中药所GLP中心签订技术服务合同12项，实施急毒、长毒GLP项目23项，合同总额515万元。

医疗工作 全院医疗单位门急诊860.66万人次，比上年增长6.7%；出院66240人次，比上年增长6.05%。医疗业务总收入46.69亿元，比上年增长13.83%。

参与公立医院改革，探索创新办院模式。主办以"传承、创新、发展"为主题的首届中国中医医院院长论坛，180名院长共同探讨中医院改革的方向与经验。发布《关于促进院属医疗机构间医师多点执业的通知》，鼓励和引导不断创新办院模式。西苑医院促进研究型医院建设，在行业内率先成立多学科合作、一体化诊疗的肿瘤诊疗部（中心），检验科接受了ISO15189认证。广安门医院以内涵建设为主、外延拓展为辅，提高核心竞争力，成为首批中医药服务贸易"先行先试"骨干单位；继续按照"统一管理、单独核算"的方式，执行四同原则，深入推进医院本部与南区的实质性融合，南区针灸科、呼吸科列入北京市中医重点专科，新建睡眠中心等科室。望京医院新增肛肠科和血管外科。眼科医院借助京津冀一体化契机，结合远程会诊平台，辐射周边省市，与河北、山东、河南等10余家医院签订协同发展战略协议，探索中医诊疗新模式。

突出中医特色，提升医院内涵建设。加大中医特色优势考核权重，开展中医基本功检查与医护药岗位技能竞赛，持久开展"三好一满意"活动，贯彻落实医疗行风"九不准"，规范医疗秩序，保障医疗安全，提升中医药医疗服务能力。西苑医院改善门诊就诊环境，优化门急诊收费挂号和药房调配自助查询系统。广安门医院成为首批北京市"医嘱信息全市共享"试点机构，承办了由中央保健委员会办公室主办的中医常见慢性病防治与养生保健培训班。望京医院建成面积600平方米的特色诊疗中心，与治未病中心共同构成融体质辨识、健康指导、中医特色疗法为一体的"治未病"体系。

对口支援。派出2支国家中医医疗队分赴河南、江西，参加"服务百姓健康行动"义诊活动周，开展义诊、健康讲座等活动。继续推进陕西府谷县中医医院、延安市中医医院等对口支援工作。落实国家中医药管理局"一带一路"中医药发展工作部署，成立对口支援工作领导小组，制定2015年对口支援新疆工作计划。望京医院在云南省昭通市鲁甸县地震中治疗地震伤员200余人次，会诊重症伤员30余人次。

中医护理工作。设立中医护理学二级学科（硕士点），填补了护理高层次人才学位教育的空白。举办首期面向全国的中医护理管理高级培训班。开展中医特色护理技术视频竞赛、护理工作量化考核。

中医药传承创新工程。持续推进中医药传承创新工程。《百年中医史研究》完成早期（1912－1949）、中期（1949－1977）70万字的初稿和审查，举办"百年中医史研究"项目国际学术研讨会暨国家级继续教育项目——问题导向的近现代中医史研究学习班。在完成名医名家第一批传承项目结题验收的基础上，启动名医名家传承新增项目23项，滚动支持37项。策划出版《中国中医科学院名医名家传薪集》系列丛书。全院20名第五批全国名老中医指导老师和40名继承人形成诊疗方案140种，发表名老中医药专家学术思想、临床经验论文469篇。15家传承工作室建设期满通过评估验收。完成《辉煌成就——中国中医科学院院史》第二稿（110万字）、《影像记忆——中国中医科学院图史》第二稿（1200张照片）的编撰工作，院史陈列馆开始预展。

教学工作 录取硕士生127人、博士生52人，其中接收7名硕士推免生、批准2名硕博连读研究生。改革研究生投入机制，优化学业奖学金、国家奖学金评审程序，构建研究生奖助新体系。注重研究生培养过程管理，开展博士生中期考核，9位博士生获"萌芽计划"创新人才培养基金项目资助。与培养单位开展教研室共建，首批验收的11个基础类教研室挂牌并获资助。继续实施青年教师培训"园丁计划"，优秀研究生访学"春蕾计划"。严查学术不端行为，严把学位授予质量，全部博士学位论文盲评，所有学位论文进行文字复制比检测。授予医学博士学位45人、医学硕士学位103人、临床医学博士专业学位11人、临床医学硕士学位36人，管理学硕士学位2人。完成研究生导师年度培训计划180人。导师"两年增选，四年认定"的工作方案获院学位委员会批准。优化学科结构，完成自主设置中医护理学二级学科的同行专家评议和教育部平台备案工作。

在建立健全全院继续教育工作制度的基础上，开展继续教育学分电子档案登记、审验试运行工作，加强77项国家级和403项院级中医药继续教育项目管理，营造继续教育学习氛围，发挥中医药继续教育基地的示范作用。继续开展与天津中医药大学联合培养成人护理专升本教学工作，累计就读学员166人。通过国家中医药管理局遴选，申报国家中医药优势特色教育培训基地5个。

人才队伍建设。陈可冀、刘志明当选第二届国医大师，朴炳奎、田从豁、林兰、薛伯寿、余瀛鳌、翁维良、周霭祥、许建中当选第二届首都国医名师，黄璐琦、王阶、陈士林当选欧亚科学院院士，陈可冀院士当选第五届全国杰出专业技术人才。向国家卫生计生委推荐有突出贡献中青年专家候选人13名，推荐享受政府特殊津贴候选人16名，推荐青年拔尖人才支持计划候选人10名，推荐国家"百千万人才工程"候选人14名。黄璐琦入选"万人计划"第一批"百千万工程"领军人才、徐浩入选科技创新领军人才、郭兰萍入选"百千万人才工程"人才。基于扶正培本治则的中医肿瘤研究团队入选科技部"重点领域创新团队"。

建立以品德、能力和业绩为导向的人才评价机制，引进专业人才38人，其中博士后9人、副高以上专业技术职务16人、留学归国人员5人。接收应届毕业生100人、军转干部1人。聘用79人为专业技术正高三、四级岗位。在站博士后358人，其中项目博士后226人、传承博士后132人，获博士后科学资助239万元，完善并制定全国传承博士后在站工作指导性文件与措施9项。

选派8名干部援疆，2名干部参加博士服务团赴青海、陕西挂职锻炼。承办全国中医医院职业化管理高级研修班2期，共培训160余名中医医院院长。推动中医管理学硕士点建设，加强交叉和弱势学科建设，完成北京西学中高级研究班、中医临床数据管理与分析课程进修班等五类课程学习班的教学与培养工作。

学术交流 接待来访外宾1000余人次，其中部级及以上代表团5批次。主办、承办2014 APEC"中医药防控空气传播传染病的应用"研讨会、2014中韩传统医学研讨会、中俄传统医学实践问题第五次会议、中澳中医药国际联合研究中心揭牌仪式等中医药国际科技合作会议16次。履行WHO传统医学合作中心职责。与11个国家和地区签署中医药合作协议26项，继续落实已签署的中奥、中韩、中日、中澳、中坦等合作协议，推进合作项目取得实质性进展。获批国际合作与交流项目18项，获批7项。依托国际科技合作基地开展国际科技合作项目11项。与坦桑尼亚卫生部和莫西比利医院商谈中医药第九阶段合作。组织土库曼斯坦甘草种植基地开发项目可行性研究，建立中国中医科学院中药资源中心–吉尔吉斯共和国国家科学院植物高新技术中心共建药用植物资源联合实验室。选派25人分赴4个国家进行短期培训和进修，完善海外访问学者、博士后及外籍客座研究员管理制度。

中医药文化建设。在国家级新闻媒体刊发稿件988篇，其中中央电视台报道35次。在中央电视台《中华医药》播出节目18期，《健康之路》播出节目57期；在北京电视台《养生堂》栏目播出节目35期。

信息化建设 完成东直门大院网络核心设备升级和新建科研综合楼网络建设工作，信息所、数据中心软硬件设备购置、更新换代，正在整合东直门大院信息资源。开展协同办公系统二期建设。完成院科研项目管理系统和财务内控系统建设。临床单位加大了对信息化建设的投入与管理。

产业与基本建设 继续推进实验药厂、华神制药厂的资源整合，加强统一管理，强化制度建设，两个药厂通过GMP延期认证，产业单位业务总收入较上年增长10%，净资产比上年增长8.3%。

科研综合楼全部投入使用，图书馆楼加层项目完工。院内雨污水管线改造和综合管网可视化智能管控建设项目除部分路面外基本完工。加快4家医疗单位基本建设，广安门医院门诊楼项目主体工程封顶，西苑医院三期建设、眼科医院、望京医院新建项目全面推进。推进大兴生物医药产业基地中药科技园的前期规划，编制项目可行性研究报告。

（撰稿：李爱军 审核：刘保延）

领导名单

党委书记 王志勇
院　　长 张伯礼
副 书 记 王　炼（常务）
副 院 长 刘保延（常务）　黄璐琦　范吉平
　　　　　杨友群（至11月）　王申和（自12月）

北京市中医研究所

（东城区美术馆后街 23 号）

邮编：100010   电话：52176951

基本情况 职工 36 人，其中正高级职称（研究员、主任药师、主任医师）5 人、副高级职称（副研究员、副主任技师）5 人、中级职称 18 人、初级职称 8 人。

固定资产总价值 2344.32 万元，其中 100 万元以上设备 3 台。年内新购固定资产总值 853.78 万元，其中 100 万元以上设备 1 台。

改革与管理 为整合临床与基础科研力量，吸引和凝聚高层次、高水平的科研人才，促进科技创新，增强核心竞争实力，研究所研究平台于 12 月开始实行由研究所直接管理的公共科研平台和 PI（Principal Investigator，主要研究者）负责制为基础的专科实验室管理模式。

科研工作 申报课题 30 项。新立科研课题 22 项，其中国家自然基金项目 5 项、市自然基金项目 1 项、市教委项目 3 项、市科协科普项目 1 项、研究所苗圃课题 12 项，共得到 177 万元资助。获得中国中西医结合学会科学技术二等奖 1 项、中华医学科技三等奖 1 项、市科学技术进步三等奖 1 项。

发表科技论文 13 篇，国内核心期刊 13 篇。发表会议论文 15 篇，其中 2 篇论文被评为大会优秀论文。

2 月，疮疡生肌重点研究室通过国家中医药管理局重点研究室考核。5 月，中医药感染、免疫性疾病实验室通过中医感染性疾病基础研究北京市重点实验室认定。

学术交流 参加国内学术会议 23 人次，会议报告 6 人次。参加国际学术会议 5 人次，其中 1 人次参加 5 月在美国举办的 2014 年实验皮肤病学大会、2 人次参加 9 月在法国巴黎举办的第一届法中巴黎东克雷泰依大学病理生理学会议、2 人次参加 9 月在摩洛哥举办的第七届国际病理生理学会。学术成果以壁报形式展出 2 人次，参加国内培训 6 人次，参加国内学术交流 4 人次。

医学教育 在读硕士 7 人，博士 2 人。作为市教委翱翔计划基地，培养翱翔计划学员 2 人。

受商业部委托，分别于 4～6 月、8～9 月举办发展中国家传统医学保健技术培训班、发展中国家传统医学管理研修班，来自 32 个国家的 107 名学员参加学习并参与临床实践。

信息化建设 12 月，完成科研预算系统建设，建设经费共计 10 万元，实现了科研项目预算、支出的信息化管理。

公益管理活动 开展中医文化进校园活动，承担北京市教委、北京市科委"雏鹰计划"中的"中医药资源课程化转化与开发的实践"项目，将中医药资源转化为教育资源，指导小学、中学教师形成中医文化课程，并分别在史家小学、北京四中、大峪中学、育才学校、宏志中学、北京五中举办中医文化讲座，共计 150 余课时。与 12 家学校联合建立"中医药本草文化协作体"，推广中医文化在学校的普及。

（撰稿：赵京霞 审核：李　萍）

领导名单

所　长 刘清泉

副所长 李　萍

北京市眼科研究所

（东城区崇内大街后沟胡同 17 号）
邮编：100005　电话：65226496
网址：www. bjio. org

基本情况　职工 58 人，其中科研人员及医师系列 38 人，包括正高级职称 8 人、副高级职称 12 人、中级职称 6 人、初级职称 12 人（含交叉领域研究人员 3 人）；其他系列 20 人，包括技术人员 19 人、行政人员 1 人。

固定资产总值 3139.2 万元，其中 100 万元以上固定资产 1 台。年内新购固定资产总值 247.9 万元。

在市科委、市财政局、市卫生计生委对市属公益院所改革与发展工作评价中，本所在市属公益院所改革与发展 16 家医疗系统院所综合评优中被评为一等。王宁利教授当选国际眼科科学院院士，成为中国第四位获此殊荣的眼科专家；获周光召基金会科技"临床医师奖"；被评为全球最具影响力百名眼科专家，排名第 31 位；被授予法国眼科学会荣誉委员；被中国科协评为全国优秀科技工作者。孙葆忱教授获防盲杰出贡献奖。

改革与管理　根据国家科技政策调整，修订本所主要研究方向和发展规划。建立所长办公会制度，进一步完善所务会制度。成立企业管理委员会，负责管理下属全资公司——北京天明眼科新技术开发公司。确定未来五年发展规划，每位职工制定个人职业发展规划。

科研工作　申报各级各类科研课题 34 项，中标 7 项，包括国家级 4 项、省部级 1 项、局级 2 项，共获经费 235 万元。其中国家自然科学基金面上项目和青年项目各 2 项、市自然科学基金面上项目 1 项、市高层次技术人才培养计划－学科骨干及外国专家局引智项目各 1 项。在研课题 20 项，结题 5 项。

王宁利教授的"原发性开角型青光眼新防治技术的建立及应用"获国家科学技术进步二等奖。该项目组主要针对全球第一位不可逆致盲性眼病——青光眼进行长达 10 余年的科研攻关，在国际上首次建立了基于跨筛板压力梯度的原发性开角型青光眼的新

诊治模式和有效筛查干预技术，实现了原发性开角型青光眼依据机制分型和诊治，结束了长期以来依据症状和疾病严重程度分类的状况，实现了我国开角型青光眼从治疗到社区防控的模式转变，使人群开角型青光眼检出率由 10% 提高到 95%；临床实现了以恢复房水生理引流为目标的新型手术，与传统手术相比，新手术近期并发症下降 30%，并杜绝了滤过泡相关的并发症；使我国原发性开角型青光眼致盲率降低至发达国家平均水平以下。

发表学术论文 98 篇，其中 SCI 收录 42 篇，最高影响因子 6.17，连续 8 年在 SCI 刊登论文超过 20 篇。科研人员年人均论文 2.7 篇。出版《整合眼科学》《防盲手册》《活体角膜激光共聚焦显微镜图谱》《同仁角结膜病例精粹》等 4 部著作。

医学教育　录取研究生 7 人，其中硕士生 5 人、博士生 2 人。毕业研究生 5 人，其中硕士生 4 人、博士生 1 人。在读硕士生 17 人、博士生 6 人。招收 3 名博士后进站。接收进修 6 人。举办北京市继续医学教育学习班：眼科中心影像诊断培训班——OCT 专题，参加培训的学员 150 人。连续 3 年受中残联委托，举办低视力康复骨干及专业人才培训班，2 期学员共 120 人。11 月，举办全国防盲管理课程培训班，培训 56 人。申报国家级继续教育培训班 2 个。

防盲与眼病筛查　眼病研究组围绕多种重要眼病的 OCT 影像进行分析，包括脉络膜、黄斑及视盘细微结构等，将研究内容从宏观引入微观。继续对眼与认知、抑郁等全身指标进行系统分析。全年发表 SCI 论文 17 篇，其中 2 篇发表在眼科领域影响因子最高的 *Ophthalmology*。继续进行深度国际合作，成果发表在 *PLoS Genetics* *Nature Communication* 等杂志上。

继续参与由北京同仁眼科中心牵头的国际合作项目——邯郸眼病研究，分别于 2006 ~ 2007 年和 2012 ~ 2013 年在河北省邯郸永年县农村地区完成以人群

为基础的横断面研究和随访。

远程眼科会诊中心在全国各地建立 66 个基层远程眼科基地（主要为区县医院），远程阅片 37021 例，较上年增长 23%；远程视频会诊 99 例，较上年增长 52%；通过远程视频会议等手段向基层医院眼科医生进行专业知识与技能培训 15 期 1560 人次。9 月，受国家卫生计生委医疗服务标准委员会委托，制定远程眼科影像标准。在慢病眼底检查与防治方面，对多年积累的慢病眼底影像库的图片进行图像处理分析，与浙江大学、北京理工大学及北京大恒图像视觉有限公司合作，对高血压眼底改变、视网膜动静脉交叉压迫征进行提取与标注，通过软件自动识别眼底动脉硬化表现，分析高血压控制的情况，监测高血压对靶器官的损害。在糖尿病视网膜病变的分析软件自动识别方面，通过电脑可以标注眼底微血管瘤、出血、渗出及棉絮斑的位置和范围，为慢病图像数据分析积累原始信息，为远程眼科影像诊断标准的建立、慢病管理和监测提供帮助。

王宁利教授担任新一届全国防盲技术指导组组长，召开全国防盲技术指导组委员会议，讨论指导组的章程、考核方案、工作安排。依托全国防盲技术指导组和中华医学会，进行全国眼科资源调查、眼科千人培训计划等前期准备工作。

召开“光明行”十年总结表彰大会。开展青海班玛县和四川甘孜县“光明行”，为贫困白内障患者免费实施复明手术。在落实国家防盲规划消灭致盲性沙眼方面，配合国家卫生计生委落实“视中项目”三期的沙眼防治计划，全年完成对全国 16 个省市沙眼的筛查。通过中国防盲网的防盲动态、国内国际交流等专栏，加强民众对防盲治盲知识的了解，及时通报国内外防盲工作动态。第 19 届全国爱眼日的主题是“关注眼健康，预防糖尿病致盲”，在北京亦庄生物医药园传输近万张来自于北京市社区和其他省市地区医院的眼底照片，由现场专家解答，给出诊断和治疗建议。设计、印刷爱眼日张贴画 1.1 万张，发放到全国 33 个省及建设兵团。在中央电视台“健康之路”等媒体进行爱眼护眼科普宣传。5 月 20 日，参加国家流动科技馆进黑龙江、2014 年黑龙江省暨哈尔滨市科技活动周与北京同仁验光配镜中心的视光师为大家进行眼疾筛查和验光检查，活动现场参与儿童 600 余人。协助第 7 个青光眼周“打败隐形的视力杀手——青光眼”开展系列活动。

中国视觉残障资源中心继续承办第 6 届国际低视力论坛，来自国内外的眼科、低视力康复、视觉工程技术人员，各省残联康复部，残疾人辅助器具中心等 200 余人对低视力康复现状与动态、低视力康复人才的培养、低视力及视觉康复的机遇和挑战、多方位开展低视力康复服务等问题进行探讨。全年低视力门诊 8000 余例。

对参加预防近视干预 3 年的北京市城乡 3 所小学 1300 余名学生进行第 4 届随访，观察户外活动对预防近视发生、延缓近视发展的作用。参加北京市教委、市卫生计生委、团市委、北京市关心下一代工作委员会联合主办的第六届关爱眼部健康减缓近视发展活动。在东城区组织近视防控专家讲堂进中小学校园活动，共派出 6 名专家为东城区 12 所学校近 2 万名学生开展爱眼、护眼、预防近视的科普讲座。

学术交流　主办首都医科大学眼科学院学术年会暨北京市眼科研究所成立 55 周年学术活动。以整合眼科学为主题，邀请眼科与全身病交叉学科知名专家樊代明教授做报告，邀请内科学、外科学、免疫学、肿瘤学等诸多领域的专家共同研讨与眼科的整合理论，参会约 380 人。

5 月 12 日，受法国眼科协会（Société Française d'ophtalmologie，SFO）主席 Jean – François Korobelinik 教授及秘书长 Christophe Baudouin 教授的邀请，王宁利教授带团参加第一届中法眼科学术会议。双方就白内障、青光眼、眼表疾病及眼底病的热点问题进行交流。

举办首届同仁眼科中心显微手术视频展播，参会约 260 人。

通过外专局引智项目邀请国际友人讲学、指导工作，引进外国专家 8 名。在基因诊断及治疗研究方面，由美国佛罗里达大学庞继景教授、刘建文教授指导，吸收美国佛罗里达大学眼科在基因治疗临床转化的技术经验，利用本单位在致盲性眼病资源和临床前大动物评价方面的优势，通过双边合作，使眼科基因治疗的基础技术更加完善，协助构建了基因治疗的大动物实验平台。在青光眼诊断与机制研究方面，Robert Ritch、Jost B. Jonas、Jacky Kwong、Stephen Christiansen、Haiyan Gong 等教授来所进行学术交流，对明确青光眼诊断、分析临床检查相应参数起到积极推动作用。眼病研究方面，Jost B. Jonas 教授和 Ravi Thomas 教授给予北京眼病研究和邯郸眼病研究实质性帮助，其中 Jost B. Jonas 教授将玻璃体注药技术和他的经验传授给眼研所医生并进行实际操作。本年度主要指导、合作的领域包括流行病学、青光眼发病机制研究、青光眼形态学研究、糖尿病视网膜病变分子水平研究、眼底疾病临床科研设计等。Ravi Thomas 教授对邯郸眼病研究进行技术指导，在培训医生规范化使用房角镜方面做了大量工作。邀请美国太平洋大学视觉行为研究所 Hayes 教授，英国牛津大学 Victor

Chong 教授，英国伯明翰和米德兰眼科医院 Peter Good 教授，美国加州大学伯克利分校 Lu Chen 教授、Christopher Liu 教授等开展讲座。

游启生医生赴美国加州大学圣地亚哥分校眼科医院进修 1 年，张伟医生赴美国国立眼科研究所进修 1 年；选派科技人员 10 人次参加国内外学术会议及中、短期培训。

组织多种形式的业务学术活动 35 次，包括眼科检查的专题讨论、眼科研究新进展，病例讨论和文献介绍等。

编辑工作　眼科专业学术期刊《眼科》发行 23 卷，全年刊文约 120 篇，收稿 300 篇，拒稿率 60%。《国际眼科纵览》杂志发行 38 卷，全年刊文约 100 篇，收稿 200 篇，拒稿率 50%。《眼科》杂志影响因子稳步提升，在国内 10 余种眼科学术期刊中名列前茅。杂志网站运转稳定，网上投稿、审稿等趋于成熟。

中西医结合工作　北京市中西医结合眼科研究所于 2012 年 9 月 10 日成立，致力于眼科中西医结合的学科发展。9 月 29 日，北京市中医管理局批准成立陆南山名家研究室。12 月 6 日，北京市中西医结合眼科研究所和北京市中医药学会眼科分会共同主办首届北京市中医眼科病例讨论会。

信息化建设　完善远程眼科网络数据库系统，除远程阅片计算机系统外，初步完成苹果 iPad 系统、安卓平板电脑系统、手机系统，苹果 iPad 系统已可以正常使用。

基本建设　国家眼科诊断与治疗工程技术研究中心通过了科技部的验收。

（撰稿：马　奕　审核：卢清君）

领导名单

所　长　王宁利

北京市耳鼻咽喉科研究所

（东城区崇文门内大街后沟胡同 17 号）
邮编：100005　电话：65288432

基本情况　职工 60 人，其中卫生科研人员 29 人，包括正高级职称 6 人、副高级职称 8 人、中级职称 9 人、初级职称 5 人、其他 1 人；卫生技术人员 27 人；医学信息编辑人员 2 人；行政管理人员 2 人。

固定资产总值 2277 万元，年内新购固定资产总值 25 万元。

改革与管理　自 2011 年开始探索并初步实施按专题研究方向进行研究的课题组制度。经过 3 年发展探索，实行课题组长负责制，负责课题组的全面工作。各课题组所开展的研究方向围绕北京市科技发展的基本方针，针对学科发展前沿，开展基础性和应用性研究，促进新兴学科和交叉学科的形成和发展，促进高水平科技成果的产生，推动科技成果的转化和产业化。专题研究组管理基本制度实行申报和审批遵照"动员 – 自由报名 – 指导性安排 – 申报书的撰写 – 集中会议答辩 – 学术委员会投票"过程，整个过程公开、公平。课题组长由研究所青年主力担任，采取自主报名、所务会考察决定的方式，以聘任形式与课题

组长签订任务书。课题组每周向所在部门汇报一次课题进展，每月书面汇报一次。耳研所对课题组实行流动管理，建立课题组长聘任、考核制度。课题组长试用期一年，任期内的科研业绩达不到相应考核标准的将不能继续担任课题组长，并取消相应的责任与权利。

根据功能板块对中层重新分工。由原来的 3 个部门（基础部、应用基础部和行政部）调整为现在的 5 个部门（运行管理部、财务人事部、临床事务部、科研管理部和发展经营部），每位主管负责人职责任务明确，提高了管理效率，确保了各项工作的稳步开展。完善绩效考核制度。结合耳研所人员构成的特点，制定全员绩效考核方案、新入职人员考核方案，并根据政策的变化调整职称评聘的标准和晋升标准。对经过帮助确实不能达到考核指标的人员给予解聘，对于在科研、临床、教学等方面做出突出成绩的人员给予奖励和表彰。

学科建设　4 月，所长张罗入选科技部 2013 年

创新人才推进计划中青年科技创新领军人才，成为北京市属卫生系统唯一入选者。

张罗教授及其团队申报的"慢性鼻窦炎免疫学内在型研究"获国家自然科学基金国际合作项目资助。

耳研所获批北京市科委国际科技合作基地，依托教育部重点实验室和国家重点学科基础和临床研究基地建立海外研究中心，联合研发，引进高端人才团队，引进国外先进技术并落地，实质性参与国际标准的制定，搭建对外合作平台，成立联合实验室。

科研工作 申报课题 33 项，获资助课题 5 项，其中国家级 1 项、省部级 1 项、局级及其他 3 项，获资助 42.14 万元。在研课题 15 项，结题 3 项。发表论文 43 篇，其中 SCI 收录 13 篇，单篇最高影响因子 3.73，平均影响因子 1.57；核心期刊发表 30 篇。出版专著 1 部。

有省部级重点实验室 2 个。本年度实验室代表性成果：主持市政府新生儿耳聋基因筛查项目，继续开展人工听觉技术与康复研究；探索难治性鼻窦炎鼻内镜手术方式——轮廓化鼻窦开放术；受邀参与制定国际免疫治疗指南，提升过敏性鼻炎的研究和诊疗综合实力；创新鼾症治疗方式：Han－UPPP 手术，鼻腔扩容治疗鼾症，制定与完善鼾症术前预测综合体系。实验室根据研究方向，面向儿科、妇产科、传统医学科、呼吸等与耳鼻咽喉科学发展相关的学科设置开放课题，吸引优秀人才来实验室合作，同时对本领域的研究进展进行推广。设立专人对实验室网站进行网络维护及信息更新。

耳研所过敏性鼻炎诊疗中心被国家卫生计生委列为 2013～2014 年度国家级临床重点专科建设项目中首批变态反应科学国家临床重点专科。

医学教育 承担首都医科大学五年制、七年制本科生耳鼻咽喉科课程，五年制听力学本科生课程，以及研究生耳鼻咽喉科课程。新增博士研究生导师 1 人。本科生专业除设置临床医学专业外还设有生物医学工程的听力学专业。出站博士后 1 人；毕业研究生 39 人，其中统招博士生 7 人、硕士生 18 人、七年制硕士生 6 人、在职硕士生 2 人、在职博士生 6 人；毕业生物医学工程学院听力学专业方向本科生 8 人。接收进修 76 人。出国学历教育、访问学者学习、专题培训等 5 人。举办国家级继续教育学习班 13 项次，培训 1300 余人次。

学术交流 2 月，所长张罗当选世界过敏科学组织（WAO）首位来自中国大陆的执委会执行委员，任期 2 年；张媛、娄鸿飞和郑铭 3 人当选 WAO 青年委员会共同主席，任期 2 年。

4 月，鼻科学研究和免疫学论坛首次在亚洲举办（SERINASIA），大会主席由张罗、Clause Bachert（比利时）和 Ruby Pawanka（日本）3 名教授共同担任。来自比利时、日本、荷兰、英国、瑞典、美国、韩国、土耳其、中国共 9 个国家 30 名国内外知名专家分别就 6 个专题做了 43 个大会专题报告，论坛参会近 400 人。6 月，听力学教研室举办"听觉与言语感知"学术研究国际工作坊，来自 16 个单位的 40 余名专家、学者及学生参加讨论。邀请美国俄亥俄大学、法国巴黎笛卡尔大学、美国普渡大学和美国德克萨斯州大学奥斯汀分校的专家学者共同探讨了国际前沿及热点问题。9 月，美国德克萨斯大学达拉斯分校沟通障碍儿童行为与大脑科学学院主任 Emily A. Tobey 教授应邀来所进行学术交流。围绕听力学与言语病理学的热点问题举办 2 场学术交流活动。10 月，举办北京睡眠呼吸障碍疾病前沿及焦点论坛暨第十七届全国睡眠呼吸障碍疾病诊治高级研修班。安排了多导睡眠监测和呼吸机治疗技术高级培训班。邀请香港中文大学何国华总技师针对睡眠监测中心各项检查及治疗技术以及 RPSGT 考试开展全程培训。全国各省市 200 余人参加。

10 月还举办了 2014 国际眩晕论坛暨第十届听力眩晕疾病诊疗技术研讨班。全国 27 个省市自治区共计 400 余人参加。30 余名国内外专家做专题报告。11 月，举办 2014 北京听力论坛，21 个省、市、自治区 300 余人参加。会议邀请国内著名耳科专家、听力学家围绕防聋与治聋策略，新生儿听力筛查结果再认识等做专题演讲和讨论。

全年 9 人次出国参加国际学术会议并发言。

基本建设 8 月，300 平方米的分子实验楼竣工并投入运行。扩建后的耳聋基因检测平台月均检测能力为改建前的 1.5 倍。新实验室自使用以来，作为标准化示范单位接待 10 次参观学习人员。

（撰稿：李晓檬　审核：黄丽辉）

领导名单

党支部书记 刘　博
所　　长 张　罗

北京市神经外科研究所

（东城区天坛西里6号）
邮编：100050　电话：67096713
网址：www. bjni. org. cn

基本情况　职工 151 人，其中专业技术人员 121 人，包括高级职称 48 人、中级职称 55 人、初级职称 29 人、其他 19 人。

医疗仪器设备 1506 台，总价值 11352.9 万元。

改革与管理　完善财务管理制度，落实 2014 年中央各项新财务制度，开展内部控制规范建设。按照合同审批制度的要求，全年审计经济合同 228 项，合同金额约 6796 万元，其中完成工程审计 6 项 191.67 万元，审减金额 37.14 万元，审减率 19.38%，待审计工程 2 项，合同金额 37.22 万元。

医疗工作　神经影像中心检查 15.658 万人次。伽马刀室诊疗 1200 例，复诊 1077 例。电生理室视频脑电监测 678 人次。

神经介入室收治住院 2751 人次，手术 2751 例，其中动脉瘤 578 例。胶质瘤治疗中心手术 212 例，化疗 31 例。内镜手术 512 例。功能神经室手术 477 例。

科研工作　申报课题 70 项，中标 37 项，其中国家自然科学基金 14 项，资助经费 738 万元；北京市自然科学基金 8 项，资助经费 228 万元；"863" 计划 1 项，资助 1140 万元；北京市科委基金 4 项，资助 304 万元；首都发展科研专项 5 项，资助 202.8 万元；市重点实验室 1 项，资助 100 万元；国家国际科技合作专项 1 项，资助 4.6 万元；科技新星 1 项，经费 10 万元；公司合作 1 项，资助 16 万元；市医管局临床技术创新项目 1 项，资助 42.32 万元。在研课题 94 项，其中国家级 38 项、部市级 37 项、局级 13 项、公司合作 6 项。结题 29 项，其中国家级 6 项、部市级 14 项、局级 7 项、公司合作 2 项。

发表论文 145 篇，其中核心期刊 62 篇，SCI 收录 83 篇，影响因子最高 35.02，平均 3.303。参编著作 3 部，光盘 1 部。

副所长江涛的"脑胶质瘤诊疗技术创新研究与临床应用"获中国抗癌协会科技二等奖，功能神经外科研究室副主任孟凡刚的"癫痫发作预测及癫痫发作期心率变化的研究"获山东省医学科技三等奖。

新增基地与重点实验室 2 项：脑肿瘤研究北京市国际科技合作基地，江涛任基地主任；神经电刺激治疗与研究北京市重点实验室，功能神经外科研究室主任张建国任基地主任，依托本实验室获批科技创新基地培育与发展工程专项"神经电刺激治疗肌张力障碍相关研究"，资助 100 万元。

细胞生物研究室利用组织芯片仪构建基于不同研究目的的系列芯片，为"863"计划"基于临床信息的垂体腺瘤分子网络构建"的顺利进行奠定了基础，建立一种转基因生物模型和一种基因敲除动物模型。分子神经病理室围绕胶质瘤的分子分型、免疫治疗和癌基因致瘤机制等进行研究；宋韦主任从市肿瘤防治研究所转入市自然科学重点项目"肿瘤相关胞外抗原 IGFBP - 2 诱导抗肿瘤免疫抑制及机制研究"，资助 65 万元。损伤修复室继续协助海外引进人才刘松教授开展研究和探索面神经损伤的修复方法及技术，门诊 70 例，临床开展"预变性自体神经移植桥接舌下神经和面神经吻合术治疗周围性面瘫"手术 40 例。病理生理研究室继续配合海外引进专家杨少华教授开展脑肿瘤方面的研究，实验用新生大鼠 255 只，用于星形胶质细胞原代培养；实验用大鼠 140 只，用于大鼠脑缺血及药物保护作用的研究。神经药物研究室继续进行具有自主知识产权的国家一类新药的研制及其药理机制研究、脑缺血继发性损伤机制及其保护的研究，与辽宁药联制药有限公司合作，承担该公司新药开发项目"门冬氨酸钾注射液抗脑损伤药效学及其作用机制"；完成局灶性脑缺血模型和闭合性脑损伤动物模型约 500 只。颅脑创伤室完成国家自然科学基金课题"氢盐水对颅脑创伤后认知功能的影响"，探讨用于颅脑外科诊断治疗的 3D 多模态评估系统的建立，开发用于颅脑损伤修复的新药物、新材料、新技术，解决制约损伤恢复的并发症问题；成功建立啮齿类动物神经创伤模型 100 只。功能神经室进一步完善癫痫外科的规范化术前评估及手术治疗，开展应用立体定向脑电图对难治性癫痫患者癫痫灶的定位；在国产神经调控相关仪器设备研发、临床应用方面，完成与清华大学联合研制的可充电式脑起搏器的上市，并应用于临床。研发具有自主知识产权的国产化的植入式迷走神经刺激器，已有 28 名受试者接受迷走神经刺激器的植入。功能神经影像研究室为配合研究所完成"863"课题"脑神经多模态定量化关键技术的应用研究"，购置 3.0T 科研型磁共振扫描仪 1 台，扫描动物 1103 只，包括小鼠、大鼠、猴、兔、猫、鲨鱼等。

癫痫及脑血管病防治 年内，国家癫痫项目办公室挂靠在全国脑防办，国家拨付项目经费 1500 万元。项目执行累计 18 个省，覆盖人口 1.19 亿，管理癫痫患者近 9.3 万人。8 月，为加强对农村癫痫防治管理项目实施的监督和管理，国家癫痫项目办公室与国家卫生计生委疾控局在沈阳举办国家级培训班，培训省级、县级人员 120 余人；12 月，在海口举办县级神经科医师癫痫专业知识高级培训班，130 人参加。8～10 月，项目办组织专家对河北、黑龙江、山东、宁夏、陕西、湖南等 6 个省进行癫痫防治督导检查。

5 月，全国脑防办与北京天坛医院合作，在北京举办微创技术治疗脑出血临床应用培训班，全国 200 余人参加。6 月 26～27 日，全国脑防办同其他单位联合在北京主办第五届中国慢病管理大会，参会代表 1000 余人。6 月 27～29 日，全国脑防办联合其他单位在长沙召开"脑卒中早期预警和脑血管健康管理"全国多中心应用研究项目启动会，项目参加单位主要负责人 100 余人到会。组织编写《颅内血肿微创穿刺清除技术规范（2014 版）》。

医学教育 有博士生导师 12 人、硕士生导师 7 人。招收研究生 34 人，其中博士生 14 人、硕士生 20 人。毕业研究生 26 人，其中博士生 11 人、硕士生 15 人。在读研究生 72 人，其中博士生 28 人、硕士生 44 人。在站博士后 2 人。

神经外科学院录取一年制学员 25 人；一年制毕业 17 人；在读学员 35 人，其中五年制 10 人、一年制 25 人。

举办一类继续教育项目 8 项，其中国家级 5 项、北京市级 3 项，培训学员超过 4000 人次。举办二类区县级项目 3 项、二类继续教育讲座 30 次。专业技术人员继续医学教育达标率 100%。举办神经内镜基地培训班 5 期，累计 36 人次。新知识、新设备专业技术讲座 15 次，200 余人次参加。

学术交流 5 月 30 日～6 月 1 日，协同王忠诚医学基金会、南京医科大学第一附属医院在南京举办第六届世界华人神经外科学术大会，美国、英国、加拿大、马来西亚、中国香港及中国台湾专家学者共 100 余人参加，美国、马来西亚、中国香港及台湾等地的 7 名专家做专题报告，2000 余人参会。

6 月 27～29 日，全国脑防办与北京天坛医院合作在北京举办 2014 年天坛国际脑血管病会议，国内外 4000 余名学者参加。

因公出国学术交流及学习 6 人次，包括第十五届 EANS 会议、第九届世界卒中大会、第一届 WHO 协作中心区域论坛、赴美国东芝中风和脑血管研究中心学习、赴美国德克萨斯大学健康科学中心学习等。邀请外国专家来华讲课 18 人次。

信息化建设 加强数据库的更新与维护，图书馆在每周五下午闭馆时间，进行数据库升级、计算机系统维护。网上检索 2815 篇，数据库下载 4716 篇。

基本建设 清查补缺 1～6 楼的消防灭火器。装修改造核磁影像中心、脑肿瘤实验室、三楼中心实验室。装修一楼原有房屋，调整图书馆位置，扩大电子预览室，完成图书馆搬家，新增学术交流室 2 间，并且利用室内墙面对研究所历史和王忠诚院士事迹进行展览。

编辑工作 1 月 18 日，《中华神经外科杂志》完成第四届编委会换届。中国科技论文引证报告，《中华神经外科杂志》近 3 年指标连续提高，在 10 余种神经外科专业杂志中排名第一，在 30 余种神经精神类杂志中排名第一。与全国 100 家较大医疗单位的 160 余名学术带头人建立联系，主动约稿，提高杂志的学术质量，从过去坐等稿件变成主动上门服务。全年出版杂志 12 期，刊登文章 423 篇，发行 7 万余册。

（撰稿：韩鸿敏 审核：翟 晶）

领导名单

党支部书记 邵 军

所 长 张亚卓

副 书 记 翟 晶

副 所 长 江 涛

北京市儿科研究所

（西城区南礼士路56号）
邮编：100045 电话：59718655

基本情况 职工65人，其中卫技人员20人（副高级职称2人、中级职称10人、初级职称8人），研究系列人员42人（正高级职称12人、副高级职称6人、中级职称13人、初级职称11人），其他人员3人。有博士生导师5人、硕士生导师8人（含兼博士生导师5人）。

固定资产总值2324.01万元，其中专用设备2253.99万元。年内新购固定资产130.40万元。

机构设置 有9个独立研究室，包括结核病研究室、微生物研究室、病毒研究室、营养研究室、免疫研究室、耳鼻咽喉头颈外科研究室、医学遗传中心、呼吸功能研究室和纤维支气管镜室，以及1个所办公室。9月，原免疫遗传代谢研究室更名为免疫研究室，成立医学遗传中心。

改革与管理 开展扁平化改革，各研究室重新制定发展规划，并完善绩效考核制度。成立绩效考核小组，根据考核结果奖惩，与奖金和职称晋升挂钩。

科研工作 申报各类科研项目37项，获批17项。其中，国家自然科学基金12项，获批7项；北京市自然科学基金10项，获批2项；首发专项2项，获批2项；首都特色项目2项，获批1项；北京市科技新星计划2项，未批；市卫生计生委"215"高层次人才（学科带头人）项目1项，未批；北京市优秀人才培养资助项目6项，获批4项，首医基础临床课题2项，获批1项。在研科研项目32项。在国内外核心期刊发表科研论文52篇，其中SCI收录22篇。参与出版译著1部（《儿童感染性疾病蓝皮书》，申昆玲名誉主译），参与编写著作1部（《诸福棠实用儿科学》，胡亚美等主编，第十六章"变态反应性疾病"）。

有北京市重点实验室2个：儿童耳鼻咽喉头颈外科北京市重点实验室、儿童呼吸道感染性疾病研究北京市重点实验室。研究所还是国家呼吸疾病临床医学研究中心首都医科大学国家儿科重点学科、教育部儿科重大疾病研究重点实验室的重要组成部分。

完善研究所重大传染病网络实验室硬件建设，应对重大传染病疫情发生时的病原学检测。加强实验室承担政府任务的能力建设，完成政府公益任务。继续承担北京市新生儿耳聋基因筛查公益项目，全年完成北京市新生儿耳聋基因筛查检测20336例。

坚持科研转化。实现科研转化为临床服务项目涉及感染病原学（包括微生物、病毒）、风湿免疫、过敏原检测、内分泌、呼吸功能、纤维支气管镜诊断、骨髓移植配型、遗传代谢病的基因检测、儿童结核病感染检测共五大类近百种，基本与上年持平。

医学教育 引进博士毕业生5人、硕士毕业生2人。获国家自然基金青年基金资助2人。7人通过了高级专业技术职称考试。参加国际及港澳台学术会议和出国访问33人次，参加国内学术会议和培训86人次，出国短期培训（1年以内）1人次。在研究所进行论文科研工作的研究生52人，其中医院各临床专业研究生10人、研究所各科室研究生42人；博士后出站1人。研究所各科室毕业研究生17人，其中博士3人。举办国家级继续教育项目2次，第一届儿童EB病毒感染相关疾病及实验室诊断学习班，参会130余人；首届儿童营养及营养性疾病进展学习班，参会40余人。纤维支气管镜室举办第六届全国儿科支气管镜进展学习班暨全国儿科支气管镜医学协作组会议，参会150余人。

学术交流 4月，法国巴斯德研究所NalinRastogi教授访问结核病研究室，进行了结核分枝杆菌进化与细菌分型的学术交流；美国哥伦比亚大学营养研究所所长Richard J. Deckelbaum教授和比利时布鲁塞尔大学Yvon A. Carpentier教授访问营养研究室，并开展营养学方面的学术讲座；美国约翰霍普金斯医院王国本教授访问纤微支气管镜室，指导开展支气管镜下四级手术。5月，微生物研究室研究员杨永弘受英国伦敦圣乔治大学Mike Sharland教授的邀请，参加其主持的全球儿科抗生素处方和细菌耐药监测项目，并与美国费城儿童医院等6家单位共同申请2014年度美国国立卫生研究院项目。6月，国际生物和环境样本库协会主席 Andy Zaayenga 来院参观样本库并进行指导。7月，丹麦血清研究所 Aase Meyer 教授等访问微生物研究室，双方就肺炎链球菌的分型以及分型血清质量等问题进行讨论。8月，病毒室主任谢正德研究员访问日本大阪母婴健康医学研究中心和东京国立儿童健康发展研究所，双方建立了儿童 EB 病毒感染相关疾病的合作意向。9月，营养研究室主任齐可民研究员赴日内瓦参加第 36 届欧洲临床营养与代谢会议，并访问了瑞士理工学院营养与健康研究所。11月，国际基因联盟主席 Sharon Terry 来院参观样本库，并就罕见病的研究进行了学术交流；呼吸功能室邀请全球最大的过敏原体外诊断企业——美国赛默飞世尔科技公司科学顾问 Kerstin Wall 教授就"过敏原分子诊断技术在临床实践中的转化与解读"做了专题报告。

基本建设 10月，公共办公区迁至门诊楼 9 层室外露台，将原公共办公区改造成实验室；改造南北电梯旁大厅，扩大空间。两项措施共新增实验室面积 300 平方米。样本库通过了中国质量认证中心 ISO 9001 的认证。

（撰稿：申阿东　肖　婧　审核：倪　鑫）

领导名单

所　　长 倪　鑫
主管副院长 张　建

北京热带医学研究所

（西城区永安路 95 号）
邮编：100050　电话：63138567

基本情况 职工 34 人，其中科研人员 32 人，包括正高级职称 5 人、副高级职称 5 人、中级职称 11 人、初级职称 11 人；其他 2 人。

研究所是以寄生虫病、麻风病、病毒、机会性致病菌及肺炎支原体等方面为特色的基础研究与临床紧密结合的公益性科研机构。

李桓英研究员获得北京市华人华侨"特别荣誉奖"，并获美国约翰霍普金斯大学"杰出校友奖"。

固定资产总值 1000 万元，年内新购科研仪器设备总值 250 万元。

机构设置 对科室进行调整，设 3 个科室，分别是麻风病研究室、寄生虫病研究室、微生物研究室。各室设立研究室主任，负责该室的科研、临床和日常管理。

科研工作 立项课题 6 项，在研课题 11 项，其中国家自然科学基金 3 项，经费 91 万元；卫生部项目 1 项，经费 22 万元；北京自然科学基金 2 项，经费 28 万元；北京市科委项目 4 项，经费 90 万元件；首发基金 1 项，经费 40 万元；首医基础与临床 4 项，经费 24 万元；院级基金 2 项，经费 6 万元。

有国家中医药管理局病原生物学三级实验室 1 个，热带病防治研究北京市重点实验室 1 个。重点实验室对外开放，围绕实验室研究方向设立开放课题，年内设立了 3 项开放课题并完成上年度开放课题的结题。

发表核心期刊论文 20 篇，SCI 收录 3 篇。组织国内及所内专家负责撰写诸福棠《实用儿科学》中第 24 章"寄生虫病"和第 23 章"呼吸系统疾病"的部分内容，完成初稿和审核；所内专家参与《临床药典》（2015 年版）的撰写。

医疗工作 收治入院患者 88 人次，建立标准化的临床路径管理制度；保持临床路径覆盖的 16 个病种。建立了所有临床路径入径患者的知情同意制度。开展疟疾临床路径标准化医嘱的制订和使用。

临床检验工作。完成寄生虫免疫学检测 6842 人次，其中寄生虫病原学检测 2741 人次、疟疾检测 813 人次、肺炎衣原体检测 2407 人次、卡氏肺孢子菌临床检测 807 人次。HIV 抗体初筛实验共检测 40877 人次，其中初筛阳性待确定 36 人次、送市疾控中心确认 36 人次、HIV 确认阳性 20 人、不确定 5 人、确认阴性 11 人。完成市疾控中心关于 HIV 室间质评的考评，接受市、区疾控中心及巡回检查团检查 4 次。妇科 TORCH 4 项病毒 IgM/IgG 抗体定量检测 1348 人次，病毒 9 项 IgM 抗体检测 5109 人次，新开展检测项目"呼吸道病原九联检 Igm 抗体检测"共检测 4297 人次，总收入 520.39 万元。

医学教育 完成首都医科大学五年制、七年制、三年制、夜大专升本学生的传染病教学工作。在读博士 6 人、硕士 5 人，毕业博士 1 人、硕士 2 人。

举办国家级继续医学教育项目——第六届北京热带医学和寄生虫学论坛，市级继续医学教育项目——第七届北京市麻风病诊断技术培训班；协助组织完成 4 个地区的继续医学教育项目——肺炎支原体感染诊治进展和耐药检测研讨会。

学术交流 3 人参加全国麻风病学术会议，其中 1 人大会发言；1 人参加中国麻协组织的中国麻风学学科史会议；1 人参加全国麻风病骨干培训班；2 人参加全国麻风防治工作会。9 月，李桓英教授赴美国约翰霍普金斯大学，领取"杰出校友奖"。3 人参加亚洲支原体会，其中 1 人做肺炎支原体耐药研究进展报告。2 人参加中国中西医结合儿科分会学术研讨会，其中 1 人做中国中西医结合治疗肺炎支原体感染临床多中心研究报告；1 人参加中国国际新药创制新技术发展峰会并做了"探讨儿童细菌耐药控制方案的思路与策略"的专题报告；1 人受邀请到江苏、浙江、上海、江西、黑龙江、辽宁、山东等省市的多个地区的继续医学教育项目学习班上做有关肺炎支原体的专题报告。

信息化建设 网络建设、计算机购置等信息化建设投入约 5 万元，加强对信息化设备的使用管理，评估设备的配置和使用情况，保证信息系统的正常运行。

基本建设 按期完成实验室装修，并回迁。

（撰稿：辛德莉 温艳 审核：谷俊朝）

领导名单

所　长　刘　建

北京市卫生局临床药学研究所
北京市中药研究所

（西城区新街口水车胡同 13 号）
邮编：100035　电话：83229447

基本情况 职工 43 人，其中专业技术人员 35 人，包括高级职称 11 人、中级职称 7 人、初级职称 17 人。

固定资产总值 3179.3 万元，年内新购固定资产总值 194.7 万元。

科研工作 科研及制剂研发创收 1971 万元。在研纵向课题 10 项，合作申报课题 7 项，中医管理局科技基金项目结题 2 项。

参与北京市第六批"十病十药"项目审评，审评 10 个项目，入选 6 项。组织成药性项目专家审评会，审评 20 个项目，入选 12 项。合作申报市科委"十病十药"项目，获立项资助 2 项。申报市中医管理局中医药成药性项目 7 项，5 项获立项资助。与市中医管理局签订《中药临床规范研究操作手册》的编写项目。

新签横向课题 31 项，当年收入 197 万元。其中，与协作单位合作申报国家自然基金课题和市科委课题。

完成 5 家医院 19 个委托再注册品种。启动 6 个医院制剂临床前药学研究。组织 3 个品种医院制剂研发专家论证会，并签署合作协议。合作签订 2 个市科委合作项目，进行工艺、药学、药理研究。

中试生产部全年完成医院制剂 10 项 150 批，成品 58 万瓶 60 多万盒，纯化水 10 万多瓶。新增 19 个品种丸剂制剂。

信息化建设 完成网站和办公自动化管理系统建设项目。

基本建设 完成中试生产部丸剂车间改扩建工程，增加车间内部洁净配套设施。改造后的丸剂车间可完成丸剂的内包和外包工作，洁净度达 10 万级。通过了市食品药品监督管理局的资质认证。

（撰稿：姜雷鸣 审核：王大仟）

领导名单

所　　　　　　长　刘清泉
党支部书记兼副所长　张金霞
常 务 副 所 长　王大仟

北京大学医学部

（海淀区学院路 38 号）

邮编：100191　电话：82801262

网址：www.bjmu.edu.cn

基本情况　教职工 11148 人，其中医学部本部 1646 人、附属医院 9502 人。有专任教师 4196 人，其中本部 677 人、附属医院 3519 人。专任教师中，教授级 952 人（其中本部 166 人），副教授级 1204 人（本部 239 人），讲师级 1274 人（本部 252 人），助教 517 人（本部 6 人），未定职称 249 人（本部 14 人）。中国科学院、中国工程院院士 11 人，"长江学者奖励计划"特聘教授、讲座教授 17 人，第三世界科学院院士 1 人，美国医学科学院外籍院士 2 人，海外高层次人才引进计划（"千人计划"）4 人。

有 11 个直属院（部）及 20 个临床学系。

医学部固定资产总值 183983 万元，其中教学、科研仪器设备资产总值 105857 万元。年内新购固定资产总值 16305 万元。

全年教育经费投入总额 146460.94 万元，其中国家拨款 73945.47 万元、自筹经费 72515.47 万元。

成立北京大学研究生院医学部分院评估办公室，承担研究生教育质量管理和评估工作。天津市第五中心医院（共建医院）增挂北京大学滨海医院。北京大学国际医院开业运营。

改革与管理　启动"新途径"教育教学改革第二阶段工作，涵盖医学预科阶段课程调整及学分制探索、基础与临床阶段教学的进一步融合、临床阶段课程前移及优化等。深化临床医学人才培养改革，临床医学硕士专业学位研究生培养与住院医师规范化培训并轨；建立系统的全科医学教育和培训体系。第二阶段教育教学改革旨在强化医学部的办学宗旨与目标，贯彻全人教育思想和为人为学相统一的教育理念，深化基础与临床课程之间的整合和融合，重点解决学科孤立、基础与临床脱节的问题。第二阶段教育教学改革的关键词是"整合、融合和学生自主"。重点内容包括医预通识课程体系的建设、基础阶段课程的进一步优化、基础与临床阶段课程的整合以及二级学科阶段培养模式的完善。

初步实现了住院医师规范化培训与临床专业学位研究生培养的双向衔接，肿瘤学住院医师/专科医师一体化培训成为市卫生计生委试点，2012 年进入培训的住院医师可以参加 2015 年北京市住院医师规范化培训结业考试；允许医学部 2013 年毕业的临床专业博士在完成培训内容的前提下同一年参加第一阶段考试和第二阶段考试。

教学工作　全日制在校生 8899 人，其中博士生 1521 人、硕士生 2453 人、本科生 4045 人、专科生 392 人，留学生 348 人，台港澳侨学生 140 人；非全日制学生中，成人教育 2092 人、网络教育 23748 人。

本、专科生教育教学。招收本科生 817 人，其中一批本科 737 人、二批本科 80 人。八年制 204 人、本硕连读长学制 181 人、本科 432 人。本、专科毕业 457 人（含春季毕业），其中本科毕业 267 人、专科毕业 190 人。临床医学、口腔医学八年制毕业 219 人。授予全日制本科学士学位 626 人（含长学制本科学位）、专科升本科学士学位 133 人。依据国家医学教育政策的调整和"5＋3"一体化培养制度，调整招生计划，重新招收五年制临床医学专业和口腔医学专业。结合基础与临床专业教学改革经验，稳步推进预防医学、药学、护理学、医学英语等专业的教学改革。建立教育处处长（教办、学办主任）联席会制度，形成与各教学单位的沟通交流和工作机制。组织专家依据《本科医学教育标准》对北京大学深圳临床医学院、航天临床医学院、民航临床医学院、首钢临床医学院、天津市第五中心医院教学基地进行教学检查，规范教学过程。开设我国首个临床医学慕课大型开放式网络课程"更年期综合管理"，以及"流行病学基础""软件包在流行病学研究中的应用"等公共卫生领域第一批慕课课程。遵循全人教育思想，继续开展"爱·责任·成长"主题教育。

研究生教育。医学部具有博士学位授权一级学科点 11 个、二级学科点 59 个，硕士学位授权一级学科点 13 个、二级学科点 67 个。招收硕士生 766 人，接收推荐免试硕士生 229 人。其中科学学位硕士研究生 335 人、专业学位硕士研究生 431 人。招收博士生 452 人，接收推荐免试直博生 124 人、校内研究生转博 140 人。其中科学学位博士研究生 367 人、临床/口腔医学专业学位博士研究生 85 人。毕业研究生 963 人，其中博士生 389 人、硕士生 574 人。授予研究生学位 913 人，其中博士学位 398 人、硕士学位 515 人；向 142 名在职人员授予学位，其中博士学位 64 人、硕士学位 78 人。另外，授予公共卫生七年制医学硕士学位 17 人、六年制药学理学硕士学位 70 人、八年制临床医学专业学位 184 人、八年制口腔医学专业学位 37 人、八年制基础医学科学学位 30 人。设有 8 个博士后科研流动站，进站 40 人，在站 104 人。全面实行学术型博士生招生申请考核制，招收具有科学研究的基本素质并愿意从事科研工作的优质生源，提高博士生生源质量。举办第五期全国优秀大学生暑期夏令营，吸引全国 87 所高校共计 1001 名学生报名，178 名营员提前拟录取为 2015 年推荐免试研究生。52 名研究生获得国家留学基金管理委员会建设高水平大学公派研究生项目资助，其中 25 名攻读博士学位、27 名为联合培养博士研究生。北京大学医学部研究生国家学术交流基金与博士研究生短期出国（境）研究项目资助 10 名同学赴境外交流。新版北京大学医学部研究生综合信息管理系统上线试运行，搜集、整理 1982 年以来授予学位人员信息，及 1996 年以来在职申请学位人员信息，实现电子化存档。完成北京大学医学部教学医院第十二批博士、硕士生培养点及研究生导师资格的审核，开展新增医学专业学位培养点培训工作。扩大研究生论文双盲匿名评阅，随机抽取 20% 的学术型博士研究生、5% 的学术型硕士研究生学位论文，统一进行双盲匿名评审。

继续教育。5 家附属医院和 6 家教学医院成为首批国家级住院医师规范化培训基地，2 家附属医院和 3 家教学医院成为协同医院纳入培训基地管理，另外接纳 6 家有协作关系的非教学医院成为协同医院，共 139 个专业基地。医学部接收 59 名 2012 级在培住院医师选修硕士研究生课程。参加住院医师规范化培训的各类人员总数 5186 人，其中住院医师 3462 人、专业学位研究生 1072 人、长学制医学生 652 人。接收来自国家机关、各省、卫生计生委等管理部门委托培养的国内访问学者及学科骨干共 224 人，接收单科和零散进修人员共 3498 人。举办各类继续医学教育培训班 418 个，共培训 41605 人次。其中，国家级继续

医学教育 261 项，培训 32821 人；远程国家级继续医学教育 99 项，培训 3358 人；市级继续医学教育 54 项，培训 5275 人；培训班 4 项，培训 151 人。

留学生教育。招收留学生 74 人、台港澳学生 40 人。在校海外学生长期生总数 488 人。留学生本科毕业并获学位 55 人，硕士研究生毕业并获学位 6 人；台港澳学生本科毕业并获学位 13 人，硕士研究生毕业并获学位 11 人。

图书馆建设。稳步发展读者日常服务。全年读者借还书 115294 册，自助借还书机使用率提高至 85%。医学部图书馆继续与 5 家附属医院图书馆间实行通借通还，与北京大学图书馆实行通还。电子资源远程访问服务系统面向医学部正式教职工、医护人员开放，当年远程页面点击量达 1381206 次。完成馆际互借 106 册次，文献传递 4327 篇（包括纸本、电子），中国高等教育文献保障系统用户累计 442 个，北京高校文献资源统一检索系统平台成员馆 91 个。医学图书馆一般图书藏书量 63.15 万册，另有电子图书 2905GB。

科研工作 获批各类纵向科研项目 622 项，批准经费 4.73 亿元。获批国家自然科学基金 310 项，批准经费 20392.7 万元，包括面上项目 152 项、重点项目 2 项、重大项目 1 项、重大研究计划项目 7 项、国际（地区）合作研究项目 8 项、海外及港澳学者合作研究项目（滚动支持 4 年期）2 项、联合基金重点项目 1 项、应急管理项目 26 项，青年科学基金项目 103 项（首次突破 100 项）、优秀青年科学基金项目 4 项、国家杰出青年科学基金项目 3 项，国家重大科研仪器研制项目 1 项。获批科技部项目 34 项，批准经费 16058 万元。其中，"863" 计划 5 项，经费 2896 万元；科技支撑计划课题 5 项，经费 3120 万元；新批 "973" 课题 10 项（含 2 项参与的青年科学家专题项目），前 2 年预算 2492 万元；2013 年立项的 9 项 "973" 课题全部通过中期评估，得到继续支持，后 3 年经费预算 2740 万元；国际科技合作计划项目 3 项，经费 510 万元；国家临床医学研究中心项目 2 项，经费 4300 万元。获批教育部项目 12 项，批准经费 157.1 万元，其中，留学回国启动基金 8 项、霍英东教育基金会高等院校青年教师基金（基础性研究）课题 1 项、科技委战略研究重点项目 1 项、科学技术研究 1 项、人文社会科学研究规划基金 1 项。获批国家卫生和计划生育委员会项目 13 项，其中，卫生公益性行为科研专项 2 项（1 项为滚动支持），经费 2797 万元；其他项目 11 项，经费 90.5 万元。获批国家体育总局项目 1 项，批准经费 8 万元。医学部本部获批北京市自然科学基金 13 项，其中，面上项目 9

项、青年项目 1 项、预探索项目 1 项、联合资助项目 1 项、北京市重点研究专题 1 项，批准经费共 246 万元。获批北京市科技计划项目 1 项，经费 200 万元。各附属医院共获批北京市自然科学基金、北京市科技计划、北京市科技新星计划、首发专项、首都特色临床医学应用研究项目、北京市医院管理局"扬帆计划"等项目 144 项，批准经费共 6602.9 万元。获批广东省自然科学基金、深圳市科技创新委员会、卫生和计划生育委员会项目 94 项，批准经费 771 万元。完成科技成果登记 35 项，科技成果鉴定 6 项。获国家科学技术奖 2 项、北京市科学技术奖 5 项、高等学校科学研究优秀成果奖（科学技术）6 项、中华医学科技奖 4 项、华夏医学科技奖 8 项。

有国家重点实验室 1 个，国家工程实验室 1 个，教育部重点实验室 6 个，卫生部重点实验室 6 个，国家中医药管理局重点研究室 2 个，国家中医药管理局实验室（三级）2 个，教育部工程研究中心 1 个，卫生部工程技术研究中心 1 个，北京市重点实验室 21 个。年内，认定蛋白质修饰与细胞功能北京市重点实验室、儿科遗传性疾病分子诊断与研究北京市重点实验室、肝硬化肝癌外科基础研究北京市重点实验室、骨与软组织肿瘤诊治研究北京市重点实验室、痴呆诊治转化医学研究北京市重点实验室等 5 个重点实验室。

发表论文 4657 篇，其中 SCI 收录 1433 篇，平均影响因子 3.34，最高影响因子 42.351。

学术交流 全年接待美国、英国、日本等 20 多个国家和中国台湾、香港、澳门地区学术交流人员 846 人次。与美国哥伦比亚大学、美国康涅狄格大学、英国匹兹堡大学、英国曼彻斯特大学、澳大利亚墨尔本大学、丹麦奥胡斯大学、丹麦哥本哈根城市大学、德国乌尔姆大学、日本富山大学、泰国国立玛希敦大学 Siriraj 医学院、中国台湾高雄医学大学等院校签署合作交流协议 11 项。

主办或协办 16 次会议、研讨会和活动，包括美国《科学》杂志主编 Marcia McNutt 来访座谈、美国中华医学基金会大型开放式网络课程项目进展研讨会、第五届海峡两岸医学生交流活动、北京大学—墨尔本大学合作项目签字仪式暨首届精神病学研究进展联合工作坊、中英医学教育交流座谈会、北京大学—香港大学医学生交流活动、《柳叶刀》中国专辑发布会、北京大学医学部—乌尔姆大学神经科学联合研究中心成立暨第一次联合研讨会、北京大学医学部—庆应义塾大学—英国伦敦国王学院肿瘤研究暑期学校、美国食品药品管理局局长 Margaret Hamburg 访问、北京大学医学论坛等。组织学术报告会、宣讲会和演讲会 13 次。派出 95 名学生赴海外 22 所高校进行短期交流。

柯杨、方伟岗、郭岩、张拓红获得澳大利亚蒙纳士大学名誉教授称号。

信息化建设 更新医学部核心骨干网络设备，万兆骨干汇聚，校园网出口总宽带达 1600Mbps，实施网络精细化管理。利用虚拟化运行环境，部署运行虚拟服务器 78 台，初步实现云数据中心运行平台。购置新网站群运行平台，迁移大小网站 70 余个。升级医学部电子邮件系统，邮箱扩容至每人 5G。启用医学部电子公文发布系统，建设大型仪器预约共享平台、实验室与设备管理信息系统、实验用品在线询购系统共 3 个资产管理使用和实验室管理平台，开发志愿者服务管理系统。上网课程 104 门。

基本建设 完成西北区科技园区一期工程初步设计、概算、节能评估报告，建筑方案报送市规划委审批。综合游泳馆项目可行性研究报告、规划意见书、环境影响报告书分别获教育部、市规划委、市环保局批复。家属区危旧房改造项目可行性研究报告、环境影响评价报告获教育部、市环保局批复。启动开发利用地热资源工程。装修改造学生宿舍 7 号楼。完成高层建筑 19 部电梯的更新和外墙修补。向教育部申报 2015 年修购专项资金 10 项，审定金额共计 14493.68 万元。

（撰稿：陈子豪　审核：肖　渊）

领导名单

主　　　任	韩启德
常务副主任	柯　杨
党委书记	敖英芳
副　主　任	李　鹰　闫　敏　方伟岗　姜保国
	王　宪　段丽萍　宝海荣
副　书　记	李文胜　顾　芸　孔凡红
纪委书记	孔凡红

北京中医药大学

（朝阳区北三环东路 11 号）

邮编：100029　电话：64286426

网址：www. bucm. edu. cn

基本情况　校本部职工 1252 人。专任教师 612 人，其中正高职称 167 人、副高职称 224 人、中级职称 180 人、初级职称 24 人。下设基础医学院、中药学院、针灸推拿学院、管理学院、护理学院、人文学院、国际学院、台港澳中医学部、继续教育学院、远程教育学院和国学院（中医文化研究院）11 个二级学院。设有中医学、中药学、针灸推拿学、中药制药、公共事业（卫生事业）管理、工商管理、护理学、法学（医药卫生）、英语（医学）、药学 10 个本科专业和护理（高职）、中药（高职）2 个专科专业，其中中医学专业包括岐黄国医实验班（5 + 4 模式）、卓越中医师培养计划（5 + 3 模式）、中医学七年制（2012 级起停招）和中医学五年制四种培养模式，卓越中医师培养计划包括卓越中医师、卓越中西医结合医师、卓越针灸推拿医师三个部分，中医学专业五年制含中医学、中医学（实验班）两个部分。建有骨伤科研究所、科研实验中心、中医药传统疗法研究与交流中心、中医药文化研究与传播中心、养生学研究所、民族医药研究所、中药现代研究中心、循证医学中心、糖尿病研究中心和北京中医药大学海峡两岸中医药交流与合作研究所 10 个研究院所。另有临床医学院及直属附属医院 4 个，非直属附属医院 12 个，教学医院 22 个，教学医院建设单位 2 个。

固定资产总值 94154.39 万元，其中教学科研仪器设备总值 29629.98 万元。年内新购固定资产总值 3312.09 万元。

全年教育经费投入 67249.13 万元，其中国家拨款 46779.02 万元、自筹经费 20470.11 万元。

机构设置　1 月 17 日，成立国学院暨中医药文化研究院。

3 月 3 日，北京中医药大学与枣庄市政府正式签约，共同组建北京中医药大学第四临床医学院（北京中医药大学枣庄医院）；10 月 20 日，医院挂牌开诊。

3 月 27 日，与北京市中医管理局合作，成立北京中医药管理干部培训中心和北京中医药发展政策研究中心。

改革与管理　培养方案及课程体系改革。完成《计算机课程改革方案》《大学公共英语课程改革方案》等，其中《计算机基础》调整为 36 学时，以学生全程网上自主学习为主、教师课堂教学与线上论坛解答为辅的教学模式；开展对非医学类专业"中医药平台课程"的整合；对岐黄国医班（4 + 3 + 2）培养模式开展多轮论证，构建"3 + 2"贯通式临床阶段培养方案，拟订《岐黄国医实验班培养方案（修正稿）》；为增强新生对所学专业的兴趣及热情，开设《本科新生专业导读》；充分利用各临床实践基地优势特色专科，试行《临床特色模块实施方案（试行）》；完成对《中医学专业经典分级考试工作办法（讨论稿）》的论证并试考，制定《中医学类专业本科生毕业考核方案》，形成了《本科毕业设计（论文）管理规定》草案。

管理制度。完善《学籍管理规定》《横向科研经费管理补充规定》《纵向科研经费间接费用管理暂行规定》。修订《本科生转专业的规定》。颁布《北京中医药大学临床医学院本科教学管理暂行办法》。制定《临床教学基地教师上岗基本要求》和《实验室工作规程（草案）》。完成《关于进一步加强实验教学的若干意见》。基本完成科研、财务一体化平台的建设。

人事制度。鼓励教授潜心做研究，允许一些教授不考核或采取特殊机制考核，但要求拿出能经得起本行业最优秀专家评价的计划和办法；根据学科性质不同，制定不同的考核评价标准体系，采取多元化管理和考核。探索多种用工方式，对管理、教辅、工勤岗位尝试编外用工，采取劳务派遣形式合同制管理模式。

教学工作 招生9061人，其中全日制博士生206人（留学生4人），硕士生1089人（留学生25人），普通本科生1264人（留学生69人），普通专科生146人；成人教育本科生541人，专科生588人；网络教育本科生2681人，专科生2444人；非计划招生高等教育学生中在职人员攻读硕士学位102人。

在校生28480人，其中全日制博士生661人（留学生27人），硕士生2827人（留学生74人），普通本科生5501人（留学生488人），普通专科生484人；成人教育本科生1731人，专科生1830人；网络教育本科生8815人，专科生5984人；非计划招生高等教育学生中在职人员攻读硕士学位647人。

毕业8654人，其中全日制博士生206人（留学生10人），硕士生898人（留学生17人），普通本科生1135人（留学生151人），普通专科生144人；成人教育本科生472人，专科生420人；网络教育本科生2630人，专科生2704人；非计划招生高等教育学生中在职人员攻读硕士学位45人。

图书馆藏书145.98万册，其中纸质图书101.90万册、电子图书44.07万册，中医古籍线装书3914种9602函3.95万册。

开设本科专业10个，其中中医学专业中包含八年制卓越班1个和九年制岐黄班1个。具有一级学科3个，一级学科博士点3个，学术博士学位授权点41个，专业博士学位授权点9个，学术硕士学位授权点45个和专业硕士学位授权点12个；博士后流动站3个，博士后出站10人、进站12人、在站70人；师承博士后进站14人、在站14人。一级学科国家重点学科2个，二级学科国家重点学科15个，国家中医药管理局重点学科48个，一级学科北京市重点学科2个，二级学科北京市重点学科8个。

科研工作 申报各级科研课题550项，中标197项，其中国家级课题93项、省部级课题44项，横向课题60项。纵向课题中标经费约11265万元，横向合作课题经费1672万元，科研总经费约12937万元；到位经费10399万元。在研课题880项，结题602项。

中药学院张冰主持的"辛热药性实质研究与临床实践"和东直门医院高颖主持的"基于临床数据挖掘的中风病证治规律研究与应用"分别获得北京市科学技术二等奖和三等奖，东直门医院赵进喜主持的"中医化瘀散结全程干预糖尿病肾病方案研究"和中药学院的"中药颗粒剂产业化关键技术研究与突破"均获中华中医药学会科学技术奖二等奖，基础医学院彭建中主持的"著名中医学家赵绍琴学术

思想和临床经验的传承研究"、东直门医院李海松主持的"活血通络法治疗慢性前列腺炎的研究"、东方医院杨晓晖主持的"2型糖尿病合并抑郁症中医证候特点及影响因素的推广应用"和针灸推拿学院刘天君主持的"具象思维的理论构建与实验研究"均获中华中医药学会科学技术奖三等奖，基础医学院赵琰和东直门医院时晶获中华中医药学会首届中青年创新人才奖。

SCI收录论文207篇，最高影响因子5.939，平均影响因子2.539；工程索引核心部分（EI）收录论文16篇，国际科技会议索引24篇；在核心期刊发表论文786篇，论文被引用5369次，在全国高校中排名第65位。

学术交流 校长徐安龙和西悉尼大学校长格罗夫代表双方签署在澳洲建立"中医中心"的合作协议。该中心旨在发挥两校优势资源，建立集中医医疗服务、教育、研究与文化交流为一体的综合平台，提供健康服务、培养医学人才、传播中医药文化、展示和输出我国文化软实力。

应土库曼斯坦卫生部部长别尔德哈梅多夫的邀请，北京中医药大学校长徐安龙率代表团对土库曼斯坦进行访问。访问期间，双方达成合作协议，包括合作建立"中医中心"，为土库曼斯坦培养中医本科、硕士生、博士生，合作研究天然药物的开发和使用等。

校长徐安龙率团赴俄罗斯参加中俄人文合作委员会教育合作分委会第十四次会议，并做《发挥北京中医药大学优势，为俄罗斯提供一流的中医药服务》的报告。

与德国迪根道夫科技应用大学合作建立北京中医药大学第二所中医孔子学院。校长徐安龙率团参加日本兵库医科大学中医药孔子学院举办的首个"孔子学院日"系列活动。获外交部批准成为第二批"中国—东盟中医药教育培训基地"。

2012级岐黄国医班赴新加坡南洋理工大学生物科学学院进行为期10周的海外学习任务。新开"境内、外（远程）2年制中医临床专业硕士学位项目"之来华英语授课全日制班。

北京中医药大学赴香港参加"部分高校赴港举办2014年内地高等教育展"。举办了"2014两岸教育交流——岐黄文化之旅"活动。

信息化建设 完成学校BB网络教学平台的升级，完成全部963门网络课程、14263名用户资料的迁移，并对教师进行了新平台应用的培训。完成网上招聘系统的建设，选留毕业生工作从报名到审批均在网上进行。完成一卡通与校医室医疗系统的对接，师

生挂号、交药费也可以使用一卡通完成。

在基本改善办学条件专项中信息化专项经费投入240万元，信息中心日常经费200万元，网络信息点数8990个，校园网出口总带宽 IPv4 带宽 1000M，IPv6 带宽 1000M，电子邮件系统用户 1505 个，上网课程 963 门，数字资源量 2000GB，管理信息系统数据总量 25GB。拥有教学用计算机 1905 台。

基本建设　良乡新校区建设获增 1.5 亿元资金支持。良乡校区西院锅炉房及开闭站、东院学生活动中心、东院学生宿舍 II 期、西院校园基础设施 4 个项目获教育部批复立项，批复总建筑面积 46645 平方米、总投资 36734 万元。东院公共教学楼、学生公寓 I 期、食堂、后勤综合楼等续建项目正在进行室内外装修，医学实验楼、针灸推拿学院楼、护理学院楼等新开工项目完成主体结构封顶。

（撰稿：王丹凤　审核：王　伟）

领导名单

党委书记　吴建伟
校　　长　徐安龙
副 书 记　靳　琦　林志华
纪委书记　林志华
副 校 长　谷晓红　乔延江　邬国强　翟双庆
　　　　　王　伟

首都医科大学

（丰台区右安门外西头条 10 号）
邮编：100069　电话：63291983
网址：www.ccmu.edu.cn

基本情况　学校和附属医院共有教职员工和医务人员 37795 人，其中校本部 1550 人、附属医院 36245人。有院士 6 人、特聘顾问 11 人。正高级职称 1974人，其中校本部 117 人、附属医院 1857 人；副高级职称 3380 人，其中校本部 303 人、附属医院 3077人。有专任教师 2907 人，其中教授 738 人（校本部101 人、附属医院 637 人），副教授 1245 人（校本部228 人、附属医院 1017 人），讲师 903 人（校本部322 人、附属医院 581 人），助教 16 人（均为校本部人员），无职称 5 人（均为校本部人员）。有博士研究生导师 439 人、硕士研究生导师 839 人。有"长江学者奖励计划"特聘教授 3 人，"千人计划"创新人才长期项目 2 人、青年项目 1 人、外专"千人计划"2 人，校本部和直属附属医院中有国家突出贡献专家2 人、省部级突出贡献专家 20 人，享受政府特殊津贴专家 107 人。外籍教师 5 人。

固定资产总值 176385.95 万元。年内新购固定资产总值 18853.74 万元，其中 100 万元以上设备13 件。

机构设置　新增首都医科大学附属北京潞河医院，北京三博脑科医院更名为首都医科大学三博脑科医院，至此，学校共有 20 家附属医院。重新组建首都医科大学临床病理中心，涵盖学校病理学系和 25家附属医院、教学医院，至此，学校共组建 4 个临床专科学院、33 个专科学系、1 个中心。

教学改革　推进第 4 轮教育教学改革，坚持教科并重，改革人才培养模式，推进教育教学内涵建设。推进"临床医学专业学位与住院医师规范化培训相衔接的培养模式改革"项目，2012～2014 级临床医学专业学位研究生进入新模式培养，并获"四证一金"的支持政策。推进住院医师进入专业学位培养工作，接收 2012 年进入首医系统培训的住院医师 152人参加学位课程学习，并争取教育部关于同等学力人员申请硕士学位全国外语和学科综合考试政策的支持。"3＋2"人才培养模式建设完成新一轮基层实践基地师资培训，启动了"3＋2"专升本 6 门基础课程的建设。拔尖创新医学人才培养模式、五年制临床医学人才培养模式加强了临床能力培养，增加 2 门临床综合能力训练课程。推进七年长学制本科培养向"5＋3"模式的并入工作。制定针对各年级七年长学制学生的并入方案，并与市卫生计生委沟通相关政策，逐步落实各项工作。2014年校长基金（教育学组）申报课题341项，立项189项。获批2014年度北京高等学校教育教学改革立项3项。评审校级教学成果一等奖12项、二等奖28项。加强继续教育与成人学历教育改革。

人才建设 调整完善校本部教职工和临床教师的聘任和考评政策。出台《首都医科大学教师资格认定管理办法》《首都医科大学教职工考核工作规定（试行）》，2015年全序列岗位聘任政策，持续推进学校学科、技术、管理和保障队伍建设。出台《首都医科大学关于依托临床专科学院（系、中心）开展临床教师教学职务岗位聘任工作实施办法（试行）》，启动临床教师教学职务岗位聘任，形成临床医学院和教学医院共同建设的评价考核指标体系。加强学科高层次人才的引进和选拔培养，本年度学校本部和附属医院引进教授9人，获批"千人计划"4人，长江学者特聘教授2人、讲座教授1人、国家杰出青年项目1人、优秀青年项目3人，"海聚工程"全职工作类项目1人、青年项目1人。获批国家"百千万"人才工程1人、享受政府特殊津贴2人、首都国医名师2人。获批北京市属高等学校高层次人才引进与培养3年行动计划（2013—2015）和北京市属高等学校创新团队建设与教师职业发展计划各类项目经费1491.885万元。获批科技新星1人。增选博士生导师96人、硕士生导师241人。

学科建设 推进学科建设，与市教委、市卫生计生委、市规划委、市医管局等多方沟通，形成"部委省共建协议"建议稿，以市政府发文的形式交至国家教育部和国家卫生计生委。国家教育部将共建意见返回市政府。脑重大疾病协同创新中心进入第二轮国家协同创新中心终审答辩，入选北京高校高精尖创新中心，并获批第三批北京市国际科技合作基地。建设研究生培养点，校学位办对各学院拟新增的60个研究生培养点进行全面评估，包括硕士研究生培养点28个、博士研究生培养点32个。出台《学系、实验教学中心核心组测评换届工作实施方案》，完善学系、实验教学中心事务管理运行模式，建立学系核心组考核测评及换届工作机制，并完成测评换届。推进全科医学教育体系建设，组建全科医学基础与管理学系和由附属医院、教学医院、社区中心组成的7个全科医学临床学系，以及18个教学医院附属的（乡镇卫生院）全科医学教研组。

教学工作 在校生15608人，学历教育学生中，全日制研究生3550人（博士生769人、硕士生2781人），普通本专科生6578人（本科生4511人、专科

生2067人），成人教育本专科生5004人（本科生3051人、专科生1953人）。留学生毕业73人，招生102人，在校生476人。招生5034人，学历教育学生中，全日制研究生1102人（博士生251人、硕士生851人），普通本专科生1750人（本科生1049人、专科生701人），成人教育本专科生1758人（本科生1267人、专科生491人）；以同等学力申请博士硕士学位322人（博士生176人、硕士生146人）。毕业4091人，学历教育学生中，全日制研究生1083人（博士生227人、硕士生856人），普通本专科生1471人（本科生863人、专科生608人），成人教育1150人（本科664人、专科486人）；以同等学力申请博士硕士学位314人（博士生96人、硕士生218人）。全年完成教学294293学时。

完成临床医学专业认证工作。制定认证工作实施方案，成立认证迎察指挥系统，召开认证工作第二、第三阶段动员大会。10月18～23日，教育部高等学校临床医学专业认证专家组一行12人对学校临床医学专业进行实地考察，给予充分肯定和高度评价。

研究生教学重点推进《神经科学进展》《心血管转化医学》《实验动物学》《学术规范与学术诚信》等课程的建设。制定《首都医科大学研究生课程推荐制评价方案》。强化学位培养与学位论文答辩的细节管理，对学位论文的评阅、抽查、答辩、发表等要求进一步明确和细化。加强学位授予质量的末端监控，建立学校和学院学位论文分级负责制，除研究生和导师是学位论文的责任人，规定研究生所在培养点学科负责人（学系主任、科室主任）对学位论文质量负有指导和审核责任。

本专科生教学在已建成的精品课程、双语示范课程基础上，推进网络课程建设，在建课程58门，涉及基础及临床11个学院。完善基础医学的综合实验课程。完成临床医学、护理学、生物医学工程、假肢矫形工程、中药学等专业课程教学大纲的修订。完成生理和病理生理学课程融合。继续强化教学过程规范化方案的实施，完善课程考核评价体系，逐步强化学生的过程性评价，在部分课程中实行学生个性化成绩单。基于体育场所条件的改善，制定学生体育课程教学、考核和管理的改进模式和实施方案，并部分实施。教育教学取得新硕果，获批立项国家级精品视频公开课1门，获批第三批国家级精品资源共享课5门。评审出校级教学成果一等奖12项、二等奖28项。3部教材获批"十二五"规划教材，5部教材入选第一批"十二五"职业教育国家规划教材。获批北京市级教学名师2人。药学实验教学中心获批为国家级实验教学示范中心。

启动跨越中职、高职和本科教育三阶段的"八年一贯护理本科"培养模式改革实践，建立首都铁路卫生学校机构改革方案和护理专门人才一体化培养实验班的培养方案，首批招生70人。

加强继续教育的过程管理与考核管理，落实内部人员规范化培训，以巡查、座谈等形式检查培训计划的落实情况，抽查相关学院结业考核的实施情况。完善助理全科医师培训管理制度，建立各环节质量标准，完成全科医学理论培训教材的框架设计。

创新教育学术年会制度，研究生、本专科、成人教育三大教育职能部门首次共同组织主题为"医教协同，医教共赢"的教育学术年会。

学校和附属医院图书馆建筑面积26240平方米，共藏书155.52万册。其中学校图书馆建筑面积17901平方米，藏书83.40万册。

学生工作 推荐国家奖学金100人、国家励志奖学金212人、校级奖学金1719人、校级先进班集体24个，农村卫生人才专项奖学金60人。为757人发放困难补助56.32万元，为3645人次发放国家助学金1562.76万元，为1008名困难生发放伙食补助和饮用水、洗澡、电话费用专项补贴共30.10万元。为山区、半山区临床医学专业定向毕业生19人办理学费代偿11.40万元，有80名新生通过绿色通道入学。继续开拓社会资助渠道，有108名学生接受社会资助33.40万元。勤工助学1205人。

坚持将社会主义核心价值观的培育渗透在学生各项工作中。开展成才表率大讨论、"早到五分钟，给老师一份尊重"、"我承诺，我践行"红色先锋论坛、"弘学子新风，做发展主人"等一系列思想教育文化活动。通过早期接触临床实践活动，培养学生职业兴趣，基础医学院、中医药学院16个班590名学生分批深入10家临床医学院开展实践活动。组织2012级临床医学专业学生400余人参加为期一周的社区医疗实践课。组织研究生、本专科生奔赴老少边远地区开展暑期社会实践，锻炼学生服务基层、服务社会的能力。

国防教育。1715名2013级学生参加军训。7名学生报名参军。

科研工作 完善科研管理制度，出台《科技计划课题间接费用管理规定》《首都全科医学研究专项管理办法（试行）》。成立科研项目年中检查组，对校本部9个学院、17个附属医院的1382项各类课题进行检查和等级评定。完成37个专科院系的年度考评，重新组建临床病理中心。胸外科学系、心脏外科学系、血管外科学系揭牌。加强科研项目的申报管理、论证与辅导。申报自然类科技项目1194项，申报各类人文社科项目67项。

获批省部级以上科研课题544项，总经费40530.85万元。其中国家自然科学课题252项、"973"计划1项、"863"计划6项、科技支撑计划7项、重大专项6项、部委级项目26项、市科委计划项目121项、市自然科学项目93项、市教委重点项目9项、社科项目23项。另获国际合作项目5项，总经费1829.03万元。获批科技部临床研究中心2个，附属北京友谊医院成为国家消化系统疾病临床医学研究中心，附属北京安定医院成为国家精神心理疾病临床医学研究中心。附属安贞医院马长生教授带领的心律失常的研究及治疗器械研发团队入选科技部2014年重点领域创新团队。获批建设2015年中医药特色资源包3个，获批北京市重点实验室9个。

获国家科技进步二等奖1项，教育部高校科技一等奖1项，中华医学科技奖二等奖2项、三等奖2项，北京市科学技术一等奖1项、二等奖2项、三等奖3项，北京市第十一届调查研究优秀成果一等奖1项，北京市第十三届哲学社会科学优秀成果二等奖1项。取得专利96项，其中发明专利55项、实用新型专利34项、外观设计专利7项，申请专利146项。20项设计获计算机软件著作权保护。

2013年被中国科技论文与引文数据库收录论文2653篇，在全国高等院校排名中排第8名；国内期刊论文被引用23582次，居全国高等院校第4位，被引用次数比上年增长2.02%。SCIE收录本校文献1533篇，包括论文1168篇，比上年增长25.72%，在全国高等院校中名列第37位，在全国医药类高校中（不含综合大学的医学院）名列第2位，全国医学领域SCI论文收录数量机构排名中本校为第7位。2004～2013年科学引文索引光盘版收录本校3714篇论文，被引用27739次，在全国高等院校名列第53位。MEDLINE收录论文1459篇，比上年增长18.14%，居全国高等院校第9位。工程索引核心部分收录论文58篇，比上年增长152.17%。科学技术会议录引文索引收录论文167篇，比上年增长96.47%。1篇论文入选2013年中国百篇最具影响国际学术论文，1篇论文入选2013年中国百篇最具影响国内学术论文。

首次入围上海交通大学发布的2014世界大学学术500强排名，列第411位。

学术交流 接待14个国家或地区外宾60批295人次，与国外签署校际合作协议6项。接待教育交流团队9批73人。积极开拓不同层次学生交流和人才培养途径，推荐37名教师申请6类国内外奖学金项目；选派75名学生通过12个交流项目出境交流学习，其中本科生 69 人、硕士研究生 3 人、博士研究生 3 人。合作举办首都医科大学诺奖论坛、首都医科大学院士讲坛、首届中英肿瘤论坛等。

编辑工作　全年出版《首都医科大学学报》6 期，《转化医学研究（电子版）》4 期，《首医报》15 期。《首都医科大学学报》获教育部科技发展中心中国科技论文在线优秀期刊一等奖。

信息化建设　完成校园卡二期消费功能系统建设（包括就餐、饮水和洗浴），校园卡的身份认证和消费功能全部实现。完善一教楼信息化配套设施建设，包括机房统一配电系统建设、无线和有线网络的安装调试等。继续校园信息化建设改造工程。

基本建设　风雨操场交付使用。临床科研楼工程主体结构封顶。推进西校区绿地认建认养工作。右安门地块拆迁进行前期规划。改善教学、办公、住宿条件，进行教室、办公室调整，装修改造阶梯教室，完善图书馆、档案馆空间布局，粉刷、改造宿舍楼。改善校园景观环境，有效、合理布局功能空间。改建停车场，完成图书馆等建筑外立面改造，新建东大门，修缮校园内部道路，完善道路交通引导标识。

后勤管理　持续推进后勤服务管理模式改革。初步形成对水、电、气、油节约工程中管控措施的实施方案和节能技术的改造方案。起草《首都医科大学能源管理规划（讨论稿）》。研讨餐饮运营管理与市场接轨模式。

完善财务预算编制与管理，建立事权与财权相结合的管理模式。建立分类预算收入与预算支出相匹配的管理模式，强化预算和预算效益管理，开展预算支出用款计划申报。初步形成资产管理模式，以存量资产信息统计为基础，加强科研通用类设备的配置论证，提高资产配置的资金使用效率。

（撰稿：王于英　审核：方海侠）

领导名单

党委书记　李　明
校　　长　吕兆丰
党委副书记　马谊平　刘　芳
副校长　王晓民　管仲军　线福华　王松灵　曹文军
纪委书记　李中奇

北京卫生职业学院

（西城区南横西街 94 号）

邮编：100053　电话：63209001

网址：www.bjwszyxy.com

基本情况　教职工 684 人，其中管理岗位 63 人、专业技术岗位 448 人、工勤岗位 173 人。专任教师 287 人，包括高级讲师 96 人、讲师 126 人、助理讲师 52 人、无职称 13 人。博士 2 人，硕士 112 人。离休教职工 20 人，退休教职工 372 人。

固定资产总值 24643.26 万元，其中教学科研仪器设备总值 8568.55 万元。年内新购固定资产总值 1787.65 万元。

全年教育经费投入总额 24368.94 万元，其中国家拨款 21802.54 万元、自筹经费 28.01 万元、经营收入和预算外收入 2538.39 万元。

机构设置　3 月，采购、资产两个职能部门从后勤部门分离出来，成立物资采购处和资产管理处。

5 月 28 日，经市人力社会保障局审批同意学院建立第 87 职业技能鉴定所，为承担北京市医药卫生行业职业技能鉴定工作的行业技能鉴定机构。

改革与管理　制发《学院专业人才培养方案制定的指导性意见》，制定 2014 版高职护理、药学、中药、医学影像技术、医学检验技术和康复治疗技术专业三年制和五年制 12 个专业人才培养方案。申报助产专业，通过了市卫生计生委行业专家评审和市教委教育专业评审。出台《教师专业实践暂行规定》和《专业人才培养方案管理办法》。

召开专业建设指导委员会 2014 年工作会，总结各专业建设指导委员会一年来的工作情况及学院2014年教学工作。申报2014年和2015年校企合作专项经费。利用北京现代制造业职业教育集团的平台，组织药学、中药、医学检验技术、医疗仪器维修技术和口腔修复工艺等5个专业的教师，与专业相关企业开展深度合作，采用交流、专家培训等方式，使教师了解国内外本专业发展现状及趋势。

举办学院首届专业技能大赛，10个专业20个赛项近千名学生参与。参与承办北京市高等职业院校护理技能大赛，获优秀组织奖。利用教学专项检查平台，引导各学科加强课程体系、教学内容和教学方法的研究，组织全体教学人员参与2次大型课程成绩评价体系专题研讨会，建立多元化的学生课程成绩评价体系，注重对学生医药卫生职业素养的培养。

首次组织学院"说专业"活动，使各专业建设思路更加清晰，文本更加规范，细节更加严谨，更好地解决在校期间培养的专业人才与社会实际需求脱节或不对接问题。

参与全国医学教育慕课平台建设，在全院18门课程中筛选，推荐11门课程作为学院"共享课程"素材。

教学工作 全日制普通中专班140个5620人，其中药剂专业16个班692人、医学检验专业10个班453人、医学影像技术专业5个班214人、医药装备专业（医用电子仪器）1个班15人、卫生信息管理专业5个班178人、中药专业22个班842人、口腔修复工艺（涉外方向）专业4个班150人、医学生物技术专业2个班48人、护理专业54个班2256人、涉外护理专业5个班216人、助产专业2个班82人、中医康复保健专业6个班160人、康复治疗技术专业3个班123人、中医护理专业3个班125人、医疗仪器维修技术2个班66人。全日制高职班29个1170人，其中药学专业5个班202人、医学检验专业3个班144人、医学影像技术专业3个班142人、中药专业5个班188人、护理专业10个班380人、康复治疗技术3个班114人。与北京城市学院联办高职班11个438人。成人中专8个班163人。

12月，北京开放大学批复北京开放大学北京卫生学院教学点升级为北京开放大学卫生教育学院，在籍学生6500余人。招生1509人，在北京开放大学48家办学单位中学院招生工作名列第1名，被评为招生工作先进集体，4名教师被评为招生工作先进个人。

图书馆全年借还图书4235册，接待来馆读者近5000人次。全年到馆阅览3089人次。完成图书馆一期4万册图书的购置，订购2015年报纸23种、期刊200种。学院图书馆藏书44.7万册余册。

学生工作 制定《学生勤工助学管理办法》《学生应征入伍工作管理办法（试行）》《辅导员管理办法》《学生奖励标准规定》《学生档案管理规定》等。对2013年编制的《学生手册》高职和中专两个版本的内容进行完善和修订。制定涉及学生资助、学籍管理、保险工作、征兵工作、宿舍管理等7项学生重点工作的流程，增强工作的规范性。

2名教师获得国家认定的二级心理咨询师资格证书，2名教师获得国家认定的三级心理咨询师资格证书，1名教师在全国高职心理健康教育学术年会上获优秀论文二等奖。1名班主任被评为北京市"紫禁杯"优秀班主任，4名教师在北京市高职院校德育论坛年会上分获一、二、三等奖。

探索学生自助管理，各院区尝试设立学生自助中心和学生事务中心，在老师的指导和监督下，选拔优秀学生从事诸如补办胸卡、学生证团员证注册、失物招领、各种表格收取、奖状打印等工作，让学生在具体事务性工作中锻炼才干，提高能力。

科研工作 申报市级课题5项，中标2项。包括：8月，史作政申报的"基于网络的高职外语教学模式和评价模式的研究"批准立项，资助经费2000元，单位等额配给；12月，马春申报的"国医大师金世元教授技术经验在高等职业学校中药专业人才培养工作中传承模式的研究"批准立项，资助经费30000元，单位等额配给。在研课题7项，结题1项。"传统中药调剂人才培养模式的研究与实践"获教育部职业教育教学成果二等奖。

学术交流 7月21~28日，4名教师赴雅安参加全国医学影像职业技术教育研究会七届一次会议，张敏当选为医学影像技术专业分委员会副主任委员，杨德武、蔡惠芳分别当选为全国医学影像职业技术研究会常务委员、委员。

11月21~22日，李迅茹参加全国卫生职业教育教学指导委员会工作会议，并被聘为医学影像技术专业分委会委员。

信息化建设 完成网络关键设备更换项目、计算机及多媒体设备更新项目、教学应用软件项目、学生全程管理系统安装调试项目、图书采购一期项目、数字化校园一期项目的招投标工作。采购275台计算机及46台投影机。完成学院内网、外网界面改版，学院FTP文件服务器建设、培训，微信公共平台的搭建等工作。

基本建设 完成大小工程27项：一院区后院场地及院墙修缮改造工程，教室维修改造，办公室维修改造，室内修缮改造，室内粉刷，实验楼装修改造，房屋装修改造，二教楼室内装修，警卫室、围墙及东侧平房改造，教学楼前广场改造，大门两侧平房拆除及地面硬化，树木更换项目，天然气工程，教学楼地下一层修缮改造，二教楼报告厅装修改造，北卫卫生职业培训学校房屋装修改造，学院大门装修改造，一教楼外墙及公共区域装修改造，实验楼门窗改造，学生宿舍、学生食堂装修改造，司机班及西车库装修改造；二院区平房改教室工程，平房抗震加固（结构工程），平房抗震加固（装修工程），西教学楼修缮粉刷，学生食堂高职餐厅改造及外墙粉刷；三院区装修改造工程。全年计划性采买物品13.5万件。完成固定资产报废11次2513件，原值1018.58万元。

（撰稿：邢　怡　审核：黄惟清）

领导名单

党委书记　董维春

副院长　黄惟清（常务）　江　红　郭积燕
　　　　　　郝士军　王　梅　郑春启

公共卫生及其他卫生计生机构工作

北京市卫生监督所

（朝阳区中纺街甲 1 号）

邮编：100020　电话：65003237

网址：www. bjhi. gov. cn

基本情况　职工 108 人，其中正处级 3 人、副处级 9 人、副科（含副主任科员）级以上 85 人、科员 6 人、工勤人员 5 人。

固定资产总值 6836. 17 万元。年内新购资产总值 2171. 33 万元。

机构设置　设 5 个职能科室：综合办公室（政策研究室）、党办工会（纪检监察办公室）、人事科、财务科和后勤服务管理科；12 个业务科室：稽查科（法制办公室）、宣传与信息科、卫生行政许可科、食品标准备案管理科、公共场所卫生监督科、生活饮用水卫生监督科、学校卫生监督科、职业与放射卫生监督科、医疗卫生监督一科、医疗卫生监督二科、中医监督科和传染病防治与消毒卫生监督科。

改革与管理　1 月 28 日，制定《北京市卫生监督所主要职责内设机构和人员编制规定》，由原 14 个内设机构调整为 18 个内设机构：综合办公室（政策研究室）、党办工会、纪检监察（审计）办公室、人事科、财务科和后勤服务管理科、稽查科（法制办公室）、宣传与信息科、卫生行政许可科、食品标准备案管理科、公共场所卫生监督科、生活饮用水卫生监督科、学校卫生监督科、职业与放射卫生监督科、医疗卫生监督一科、医疗卫生监督二科、中医监督科和传染病防治与消毒卫生监督科。

2 月 8 日，制订《2014 年度主任科员以下非领导职务晋升工作方案》。27 人由副主任科员晋升为主任科员，15 人由科员晋升为副主任科员。2～4 月，所

党委开展中层干部选拔任用工作。经过报名、审核、民主测评、竞争演讲、组织考察、公示等环节，有 7 个科室正职、16 个科室副职共 23 个岗位选拔任用了中层干部。

行政许可　行政许可咨询受理 39118 件，其中咨询 22964 件、受理 16154 件、许可及发证 14540 件。医疗卫生类许可受理 13495 件，许可 12632 件，咨询 12218 件；公共卫生类许可受理 635 件，许可 577 件，咨询 29 件；中医类许可受理 553 件，许可 553 件，咨询 329 件；全程办事代理受理 1471 件，送达 778 件，咨询 10388 件。

行政处罚　全市卫生监督行政处罚 4818 起，罚款 834. 23 万元。其中公共场所处罚 3056 起，罚款 391. 82 万元；生活饮用水处罚 625 起，罚款 157. 8 万元；传染病与消毒处罚 257 起，罚款 47. 12 万元；学校卫生处罚 37 起；放射卫生处罚 213 起，罚款 24. 74 万元；医疗机构处罚 618 起，罚款 191. 26 万元。

日常监督检查　监督公共场所 29689 户，监督覆盖率 99. 03%，监督 164332 户次，监督频次 5. 54，有效监督 154004 户次，合格 151688 户次。监督生活饮用水 9691 户，监督覆盖率 98. 59%，监督 34468 户次，监督频次 3. 56，有效监督 34061 户次，合格 33920 户次。监督职业卫生 41 户，监督覆盖率 95. 35%，监督 95 户次，监督频次 2. 32，有效监督 90 户次，合格 90 户次。监督放射卫生 1352 户，监督覆盖率 97. 2%，监督 3759 户次，监督频次 2. 78，有

效监督 3640 户次，合格 3473 户次。监督学校卫生 3171 户，监督覆盖率 99.78%，监督 14670 户次，监督频次 4.63，有效监督 14087 户次，合格 14059 户次。

全市开展传染病防治监督检查 35923 户次，合格率 99.3%。

中医医疗卫生监督。出动 38 人次，指导区县 2 次，参与案件组织、指导、查处 9 件。6 月、8 月，开展中医非法行医暗访，组织监督员搜集线索 20 个；现场暗访重点区域 2 个，研究机构 12 家，养生机构 2 家。涉及大兴、西城、丰台、朝阳、昌平等 5 个区县，调查处理 6 起，查实虚假宣传 1 起，向部队移交线索 2 条。就暗访工作向市卫生计生委提交专题报告 2 份，从市区两级层面为中医打非工作提出建议。

食品安全企业标准备案。本市食品安全企业标准备案工作实行分级办理，由原来的现场受理、集中会办，转为区县审核为主、市级核对为辅的工作机制，加快了备案进程，避免企业多次往返，更好地服务和方便企业。全年收到区县卫生监督机构提交食品安全企业标准 621 份，备案企标 352 份，修订企标 30 份，注销企标 10 份。

专项监督检查 4 月、7 月，分两个阶段开展以大型、连锁、客流量大的美容美发场所为重点的专项卫生监督检查。全市有美容美发场所约 15500 个，对 174 个美容美发场所的毛巾、理发工具等公共用品用具的清洗消毒效果进行监督抽检，合格 163 个。采集样品 1042 件，合格 1024 件。不合格样品主要为毛巾。监督员对抽检不合格的单位进行查处，并督促整改落实。

暑期游泳场馆专项整治。7 ~ 8 月，对 694 个游泳场所进行卫生监督检查，合格 632 个。对 638 个营业性游泳场所的水质进行监督抽检，警告 139 个，罚款 29 个，罚款金额 14.2 万元。

控烟专项检查。8 ~ 10 月，全市共出动监督车 372 车次，监督员 966 人次，监督检查公共场所 664 个，其中住宿场所 196 个、沐浴场所 115 个、游泳场所 81 个、理发美容场所 117 个、商场超市 93 个、影剧院 62 个。检查情况：场所内建立了控烟管理制度的 453 户，在室内公共场所醒目位置设置禁止吸烟的标志或警语的 594 户，对场所内从业人员进行控烟知识培训的 373 户，未在禁止吸烟的室内场所设置烟具的 528 户，公共场所设置室外吸烟区的 319 户，室外吸烟区设置有明显标志的 241 户，室外吸烟区未位于行人必经通道上 243 户，公共场所内未设置自动售烟机的 533 户，场所内有吸烟危害健康宣传的 346 户，场所内配备控烟劝阻员的 412 户，场所内未发现吸烟

者的 504 户，在禁止吸烟区域内未发现烟蒂的 514 户，以上 12 项检查内容全部合格的 118 户，责令整改 269 户次，下达意见书 364 份。

重点地区无证公共场所违法行为整治。10 ~ 12 月，监督所组织全市卫生监督机构对辖区内重点地区的黑诊所、无证公共场所进行专项整治。共出动卫生计生执法人员 11447 人次、执法车辆 2045 车次，开展联合执法行动 268 次、联合办案 120 次，召开多部门联席会议 32 次。共查处无证公共场所 281 户次，责令整改 52 户次，责令停业 94 户次，联合取缔 89 户次，处罚 46 户次，罚款 9.66 万元。

涉水产品专项监督检查。3 ~ 6 月，全市分两个阶段开展涉水产品专项监督检查。第一阶段，对 19 家输配水管材生产企业进行监督检查，注销 9 个企业 16 个产品的卫生许可批件，对其中 5 家违法生产无卫生许可批件产品的企业给予行政处罚。第二阶段，除输配水管材生产企业外，各区县对辖区内的 110 家生产企业及其 170 个卫生许可批件进行监督检查，对其中 9 家企业下达责令改正通知书，对 7 家企业给予警告及罚款的行政处罚，共计罚款 7.9 万元；对 243 个经营场所中的各类销售经营单位 371 家进行监督检查，检查 1089 件产品，其中 1062 件产品具有卫生许可批件；对无卫生许可批件的销售经营单位予以责令停止销售和罚款处罚，共罚款 14.1 万元。

学校卫生专项监督检查。监督检查农村寄宿制学校自建设施供水 68 所，主要问题为个别学校水源卫生防护不合格、无供水消毒设施、设施未正常使用、不能提供一年内由有资质机构出具的水质检测报告、供管水人员无健康证明。监督检查高级中学教学环境卫生 322 所，主要问题为部分学校窗地面积比不合格、教室课桌面照度不合格、黑板照度不合格、课桌椅不同高度型号少于两种。中小学校卫生综合监督评价 113 所，其中 106 所优秀、7 所合格。

医疗机构医技人员资质、超诊疗科目行医专项监督检查。7 ~ 10 月，全市监督检查一级医疗机构 405 家、二级医疗机构 127 家、三级医疗机构 74 家。下达责令改正通知书和监督意见书 1064 份，给予警告处罚 7 起，罚款处罚 21 起，吊销许可证 1 起，共罚款 8.54 万元。

清查无创产前基因检测市场。全市共发现开展无创产前基因检测单位 11 家。1 家公司未取得《医疗机构执业许可证》，擅自开展临床医学检验，涉嫌违法，由朝阳区立案调查，其余 10 家责令立即停止该项检测。11 月，吊销北京洛奇医学检验所的"血清免疫"诊疗科目。

打击非法行医专项行动。查处无证行医 872 户

次，行政处罚 571 户次，罚没款 178 万元，移送公安机关涉嫌刑事犯罪案件 35 件，追究非法行医刑事责任 5 人。5~10 月，开展打击非法行医"回头看"专项行动。对涉案的 13 个区县、10 家重点机构及周边的 175 条街巷、各类机构 2062 户次进行暗访、巡查，原涉案单位或个人均未再开展非法行医。市卫生计生委联合市公安局、市食药监局、市工商局和市城管执法局对昌平区北四村地区开展打击"黑诊所"联合执法行动。对前期摸排的 3 家"黑诊所"予以查处取缔，现场共查获各类药品 38 箱，查获听诊器、血压计、电针灸治疗仪等医疗器械 10 余件。6~9 月，开展无证"黑诊所"及户外违法医疗广告暗访摸排行动。共暗访摸排 52 条主干道、175 条街巷各类机构 2062 户次，发现疑似"黑诊所"46 家，涉嫌违法户外医疗广告 26 处。依据属地管理原则移送相关区县卫生监督机构核查，对核查属实的，要求属地卫生监督机构依法予以处理。

重点领域医疗广告及医疗保健服务信息专项检查。6~8 月，监督检查发布医疗广告及医疗保健信息服务的医疗机构 2502 家，监测相关网站 1559 个、医疗广告 1092 条，行政处罚 1 件，累计记录不良执业行为积分 12 分，向工商行政管理部门等相关部门移送案件 10 起。

整顿医疗秩序"飓风行动"。10~11 月，对东城、朝阳、海淀、丰台、昌平、大兴、通州、顺义及密云等 9 个区县进行两轮督导检查。市级督查组实地检查各类医疗机构 13 家、重点地区涉嫌无证行医场所 15 处，发现医疗机构违法违规执业行为 22 起，原有的 15 处无证行医场所均被属地卫生监督机构查处取缔，未见开展诊疗活动。检查中发现新出现的"黑诊所"3 家，现场予以取缔，并做进一步调查处理。市卫生监督所筛选出全市挂账问题单位及市级重点督办单位名单。期间，通过百度、360 等搜索引擎检索相关网页，发现涉嫌违法宣传的医疗机构 23 家，并将上述违法线索及时转交属地卫生计生部门调查核实，对存在的违法行为依法查处。

中医药非法诊疗活动专项整治。8 月 16 日~9 月 30 日，监督检查医疗机构、中医药研究机构 348 家；立案 28 起，其中卫生部门 15 起；结案 23 起，待结案 5 起，罚没款 32.45 万元；吊销《医疗机构执业许可证》1 家，下达卫生监督意见书 17 份，开展"不良执业行为积分"14 户次，合计 26 分。

肠道门诊专项监督检查。4 月 1 日~10 月 31 日，对全市 304 家医疗机构肠道门诊进行专项监督检查。针对存在问题的单位下达卫生监督意见书，并对整改后情况进行了复查。

消毒产品专项监督检查。5~6 月，全市监督检查医疗机构 174 家，抽查 6 大类 831 种消毒产品，抽查结果良好。7 月，全市监督检查经营单位 102 家，抽查消毒产品 732 种，总体情况较好，行政处罚 2 户，1 户责令改正，1 户罚款 1000 元。8~9 月，全市监督检查生产企业 130 家，检查消毒产品 165 种，总体情况较好，行政处罚 3 户，2 户责令改正并分别罚款 4800 元，1 户责令改正并罚款 5000 元。

传染病防治监督重点检查。1~10 月，全市共监督检查疫苗接种单位和疾病预防控制机构 524 家，医疗卫生机构传染病疫情报告 9062 家，传染病疫情控制 7827 家，消毒隔离制度执行情况 8989 家，医疗废物处置情况 9066 家，病原微生物实验室设立单位 770 家。对 214 家违反传染病防治法律法规行为的医疗卫生机构进行行政处罚，警告 181 户，责令改正 172 户，罚款 154 户，共罚款 34.24 万元。

卫生监督抽检 公共用品用具消毒效果监督抽检。5~7 月，全市共监督检查普通旅店、洗浴、理发美容场所 479 家，合格 439 家。抽检毛巾、梳子、剪刀、美容工具等公共用品用具样品 2871 件，检测项目为细菌总数、大肠菌群和金黄色葡萄球菌，合格 2805 件。

游泳场所水质卫生抽检。7~9 月，全市各区县卫生监督所共对 638 家营业性游泳场所的水质进行监督抽检。共抽检游泳池水、浸脚池水样品 2546 件，其中游泳池水样品 1912 件，检测项目为细菌总数、大肠菌群、尿素、浑浊度、游离性余氯和 pH 值，共计 11469 件项，合格 10518 件项；抽检浸脚池水样品 634 件，检测项目为游离性余氯，合格 564 件。

室内空气质量监督抽检。9~10 月，各区县卫生监督所对辖区内部分影剧院和营业面积 2000 平方米以上的商场超市进行专项监督检查和抽检，检测项目为甲醛、一氧化碳、二氧化碳、可吸入颗粒物（PM_{10}）、空气细菌总数。共抽查商场超市 156 家，合格 136 家；抽查影剧院 80 家，合格 76 家。

集中空调通风系统卫生质量抽检。7~9 月，全市共抽检集中空调通风系统使用单位 265 家，合格 238 家。检测项目为风管内表面积尘量、细菌总数、真菌总数、冷却（凝）水嗜肺军团菌。

生活饮用水及涉水产品卫生监督抽检。监测市政出厂水 2 次，监测样品 57 件，合格 57 件。自建集中式供水监测样品 6 件，合格 6 件。对 650 家生产经营单位进行监督抽样，抽检 46 件，合格 42 件。不合格样品 4 件，均为配制浸泡水铅超标。

国家消毒产品现场监督抽检。6 月 16~17 日，国家卫生计生委、卫生监督中心领导及外省专家组成监督检查组对北京市开展灭菌效果化学指示物和生物指示物生产企业和进口产品在华责任单位的抽检。共检查本市产品生产企业 3 家、进口产品在华责任单位 3 家，抽检产品 11 种，统一送中国疾病预防控制中心检测。国家监督检查组对本市消毒产品监督管理情况给予肯定，并提出建议，均整改落实。

消毒产品监督重点检查。监督检查医疗机构、经营单位、生产企业共 30 个单位 30 种产品，总体情况较好，16 个送检产品报告结果合格。

案件查处工作　查处丰台区燕竹医院。10 月，中央电视台《焦点访谈》曝光北京燕竹医院违法情况。市卫生监督所协助指导丰台区做好案件的调查处理，对燕竹医院给予吊销许可证并罚款 8000 元的行政处罚。

查处北京圣贝口腔门诊部。11 月，市卫生监督所对人民网反映的北京圣贝口腔门诊部进行突击检查。该门诊设在朝阳区的医疗点由朝阳区卫生监督所立案处罚，设在海淀区的医疗点由市卫生监督所直接调查和处理。对于违法使用外国医师和医疗废物管理不合格问题分别给予罚款的行政处罚。

"神医"常和平事件现场调查。9 月 22 日，《新京报》报道《"神医"常和平的名利生意：自称意念包治百病》有关文章。市中医管理局医政处、市卫生监督所及丰台区卫生监督所联合丰台区公安局共同开展监督检查。未取得常和平开展诊疗活动的证据，不能认定常和平在该场所进行非法行医行为。发现常和平开设研究院的所在地址和《营业执照》注册地址不符，属异地经营行为，由丰台区卫生计生委转至工商管理部门进一步处理。

查处北京永安中医医院。12 月 7 日，中央电视台新闻频道的《新闻直播间》曝光北京永安中医医院存在虚假宣传、欺诈患者开展精神疾病诊治等问题。市卫生监督所组织东城区卫生监督所开展非现场与现场的查处。案件由东城区卫生监督所办理，吊销该医院《医疗机构执业许可证》。

卫生监督稽查　卫生监督机构对内部 6382 个部门开展稽查，下发稽查文书 3188 份，提出稽查意见 5254 项。其中行政许可现场稽查 533 户次，行政许可书面稽查 1011 卷，合格 982 卷；着装风纪稽查 162 次，对 5562 名卫生监督员进行稽查，合格率 99.0%；行政处罚案件稽查 1708 件，合格 1642 件；行政处罚案卷稽查 2868 卷，合格 2555 卷；执法文书稽查 35422 份，合格 33552 份；投诉举报案件稽查 2582 件，合格 2549 件；开展执法责任制稽查 157 次；开展专项稽查 120 次，现场稽查 669 户次，书面稽查 6344 份。

7 月，对北京市卫生计生行政处罚权力进行梳理。梳理情况显示，截至 4 月 30 日，卫生计生（含中医管理局、爱卫办）行政处罚执行的现行有效的法律、法规、规章共计 70 部，其中法律 7 部、行政法规 18 部、地方性法规 3 部、政府规章 4 部、部门规章 38 部，行政处罚权力 709 项。

9～11 月，制定本市卫生行政处罚自由裁量基准。首批对本市卫生行政执法工作中较为常用且比较成熟的 178 项卫生行政处罚权力制定了自由裁量基准。

突发公共卫生事件处理　全市发生水污染事件 2 起，影响人口 2900 余人，未造成人员发病。

投诉举报　经卫生监督平台接到投诉举报 4741 件，其中由市卫生监督所直接调查处理 2 件、按属地原则转交区县办理 4619 件、按职责权限转交有关部门 22 件、不受理 98 件。接待来人来访 11 次，处理投诉举报来信 55 封。所长信箱收到并处理信件 142 件，其中咨询类 41 件、投诉类 80 件、其他 21 件。

大型活动卫生监督保障　完成北京市两会、全国两会、国际学生夏令营、APEC 会议周等 8 项重大活动卫生监督保障。制定《冬奥会申办报告》公共卫生执法服务部分，拟写《2015 年国际田径锦标赛卫生监督保障工作规划》，参与修改国家卫生计生委卫生监督中心《重大活动卫生监督技术指南》。重大活动未出现突发公共卫生事件，也没有出现对卫生监督保障工作的投诉。

APEC 会议饮用水卫生安全保障。市卫生监督所在 APEC 会议主会场国家会议中心和雁栖湖国际会议中心分别安装水质电子监测设备。10 月 23 日，雁栖湖会议中心监测设备发现管网水浊度明显波动，经调查是怀柔区水务局启用雁北水厂备用水源所致，指导水厂放水冲洗管网，保障了会议中心的水质安全。

卫生监督宣传　饮用水卫生宣传周。5 月 18～24 日，开展主题为"全民关注饮水卫生，共筑平安和谐社会"宣传周活动。举办参观 140 次，现场水质快速检服务 178 次，现场咨询 93 件，接待咨询 6092 人，收集建议 279 条。

完成《法制晚报》"卫生监督专栏报道" 8 期专栏及 1 期专版。北京卫生监督网全年发布各类信息 3073 条，根据专项监督检查工作要求共制作专题 10 个。

北京卫生监督官方微信于 6 月 30 日完成测试，7 月正式上线。微信公众账号内可实现查询医疗卫生状况、公共场所等级、公共卫生状况和游泳场馆自检结果，共完成微信群发 6 条。

北京卫生监督官方微博。新浪微博拥有粉丝

1375270 个、腾讯微博拥有粉丝 376872 个，合计超过 170 万个。全年开展微访谈 4 次，同时开展饮用水卫生宣传周社区居民参观二次供水设备网上招募工作。

培训工作 12 月 10～12 日，举办全市卫生监督机构领导干部培训班，市、区县及河北省部分地市的 42 名卫生监督机构党、政领导参加培训。

2014 年 10 月 13 日～2015 年 1 月 13 日，市卫生监督所根据专业对口情况，安排南阳市卫生监督局李立到生活饮用水卫生监督科学习与交流。

信息化建设 9 月 23 日，北京卫生监督工作平台升级改造。

北京卫生监督信息报告和数据交换。完成北京市消毒产品生产企业 100 余家和北京市自来水公司数据的交换。进行卫生监督信息报告和数据交换工作的督导自查。全年向国家系统传输数据 321877 条，数据交换传输率 95% 以上。

（撰稿：鲁齐阳子　审核：战　捷）

领导名单

北京结核病控制研究所
北京市结核病防治所

（西城区新街口东光胡同 5 号）

邮编：100035　电话：59830810

网址：www.bjjks.org

基本情况 职工 97 人，其中在编 88 人、临时工 9 人。卫生专业技术人员 53 人，包括正高级职称 1 人、副高级职称 7 人、中级职称 23 人、初级师 22 人。

固定资产总值 3549 万元。年内新购资产总值 48 万元。

改革与管理 11 月，市人力局、市卫生计生委批复本所调整职称结构比例的申请，专业技术职称正高比例由原来的 8.6% 调整至 12%，副高比例由原来的 9.7% 调整至 20%，中级比例由原来的 32.3% 调整至 45%。全年公开招聘 5 人。制定、修订和完善规章制度 23 项。

结核病控制 以区县为单位的现代结核病控制策略覆盖率 100%；非结防机构报告肺结核/疑似肺结核患者总体到位率 89.2%；结防机构登记管理活动性肺结核 3841 例，登记率 18.2/10 万；活动性肺结核患者家庭密切接触者筛查率 100%；2013 年登记活动性肺结核治疗成功率 90.5%，其中新涂阳患者治愈率 85.0%。结防机构继续实施对初诊患者及登记管理肺结核患者的相关免费政策。

对 516 例学校肺结核患者的 23321 名接触者进行结核病筛查，对 16.6 万名大学新生实施免费结核菌素（PPD）监测及结核病筛查，为 PPD 强反应者开展进一步免费检查和预防性抗结核化疗，对筛查出的肺结核学生全部给予免费药物治疗。

继续实施"北京市耐多药结核病控制项目"。结防机构为疑似耐多药肺结核患者提供免费药敏试验，为确诊耐多药肺结核患者提供免费抗结核治疗及一定的生活、交通补助等。

继续和艾防机构合作开展结核菌/艾滋病病毒（TB/HIV）双重感染控制工作。结防机构对艾防机构转介到位患者提供免费结核病检查的比例为 100%；朝阳区、海淀区、丰台区、房山区、通州区、顺义区、昌平区、大兴区、平谷区和密云县等区县结防机构在肺结核患者中开展筛查 HIV 感染者的工作。

推进结核病专科医院和结防机构合作，编制《专科医院收治肺结核患者系统管理工作方案》，并于 11 月正式实施专科医院收治肺结核患者的系统管理工作。

举办市级和区县级结核病防治业务培训 17 期，

涉及结核病防治项目管理、结核病防治业务培训及实验室检验等内容，参训 1445 人次。

完成两轮次全市各区县结核病防治工作的督导考核，涉及肺结核患者的发现、实验室检查质量控制、患者治疗管理、特殊人群结核病防治、结核病防治规划活动开展情况及结核病专项经费使用情况等。组织开展耐多药结核病控制、学校疫情监测处置、健康教育等专项督导。针对存在的问题进行现场指导，提出改进意见及建议，并完成督导总结及反馈报告。

开展肺结核疫情监测及分析，及时公布北京市结核病防治工作进展，每月完成 1 次全市肺结核疫情的分析工作，向市卫生计生委报告并通过《北京结控》发布。每季度对结核病防治工作进展情况进行季度分析，上报市卫生计生委进行通报。

市级结核病健康促进工作。制作市级宣传材料，与大众媒体进行专题宣传的深入合作。"3·24"世界防治结核病日，举办以"防治结核，健康和谐——预防和控制结核病在校园的传播"为主题的系列宣传活动。13 家首都重要媒体从结核病危害、疫情、免费政策、治疗管理、学校结核病控制等多角度发表宣传报道 17 篇，在电视台和广播电台制作播放专题节目 5 期。通过 12320 公共卫生服务热线向大众发放 200 万条结核病防治核心信息。市卫生计生委印发《北京市百千万志愿者结核病防治知识传播行动方案（2014－2015 年）》，继续通过志愿者开展结核病防治知识传播行动。通过 CCTV 移动传媒覆盖的 269 条公交线路在全市 1 万多辆由中心城区向外扩展的公交车移动电视上循环滚动播放结核病防治宣传片，分两批在全市政府机关、长途车站周边、高校周边以及二、三环区域发布共 150 块为期 1 个月的公交候车亭灯箱广告；在北京地铁 4 号线站台发布 15 块为期 4 周的地铁灯箱广告，在长安街沿线的公交数字厅投放 5 块宣传广告等，向大众宣传结核病防治的核心信息。为各社区卫生服务中心统一制作宣传展板，开展社区结核病防治知识宣传，在社区卫生服务中心开展公众结核病防治核心知识知晓率调查。

门诊工作 接诊 13299 人次，新监化管理肺结核患者 310 人。网络直报肺结核 230 例。登记管理耐多药 TB 患者 39 例。完善病例讨论制度。开展结核病诊疗活动实验室技术支持讲座与交流。规范诊室标牌和就诊流程。起草《北京结控所门诊部绩效管理实施

方案》。

中心实验室建设 新增肿瘤标志物检验项目。完成对全市 16 个区县结核病专业诊疗机构实验室的 2 轮培训和督导。举办结核病诊疗实验室技术培训班 2 期，参训 180 人次。利用全球基金耐多药项目，结合本市特点设计 XPERT 检查方案并推进实施。

科研工作 发表学术论文 4 篇。首都卫生发展科研专项立项 1 项，结题 2 项。

医学教育 举办市级、区县级各类培训 34 次，其中市级 7 次、区县级 11 次、其他 16 次。授予继续教育学分 2847 人次。继续教育培训覆盖全市 16 个区县结防所及部分综合医院的医务人员。通过了市继教委、西城区卫生局年度继教学分审核，连续 6 年审核全部达标。

信息化建设 完成门诊挂号及收费系统新收据改造、杀毒软件统一升级、信息安全等级保护二级备案、门诊排队叫号及自助打印报告单项目。获批 9～12 月的信息化运维费 18.69 万元，与运维公司签订维护协议。"北京市结核病防控综合信息管理系统"项目通过北京市经信委评审、财政评审中心的审核。

学术交流 5 月 22～23 日，赴山西省结核病防治中心等单位就结核病"医防结合"的建设情况进行交流。9 月 17～19 日，与广东省传染病院和慢病系统的结防机构进行交流学习。

基本建设 完成办公楼和综合业务楼屋面防水处理、后院地坪整修、全所电话线路改造和太阳能供热系统的改造。

其他工作 出版所刊《北京结控》12 期，发放至全国 31 个省市疾控中心、北京市、区县疾控中心、卫生计生委、结防所，全市各大医院共 3600 份。官方微博发表微博 749 条。官方网站更新本所动态 79 篇、区县动态 317 篇。

（撰稿：刘宇卓 审核：洪 峰）

领导名单

党总支书记 周 峰

所　　长 洪 峰

副 书 记 邱佰军

副 所 长 武文清 贺晓新

北京市精神卫生保健所

（西城区德外大街安康胡同 5 号）

邮编：100088　电话：58303018

基本情况　职工 11 人，其中卫生技术人员 5 人，包括正高级职称 4 人、中级职称 1 人；其他专业技术人员 6 人，包括财务专业副高级职称 1 人、社会工作师中级职称 3 人、计算机工程师初级职称 2 人。

固定资产总值 106.4 万元，累计折旧 93.3 万元，净值 13.07 万元。

法治规范化建设　突出依法规范管理重点，贯彻落实《精神卫生法》等文件精神，加强精神卫生工作法制化、规范化、精细化管理，协助市卫生计生委起草《关于进一步加强肇事肇祸等严重精神障碍患者救治救助工作的通知》《北京市卫生和计划生育委员会关于对重性精神疾病管理治疗工作进行督导考核的通知》《2014 年严重精神障碍管理治疗项目北京市实施方案》《北京市卫生和计划生育委员会关于转发国家卫生计生委办公厅〈严重精神障碍管理治疗项目实施方案（2014 年版）〉的通知》等文件。

管理与督导　协助首都综治办和市卫生计生委建立严重精神疾病管理治疗考核机制和市级"分片包干"联系区县制度，对区县和街道（乡镇）两级政府、区县卫生计生部门、区县精防机构、社区卫生服务中心（站）等开展严重精神疾病管理治疗工作进行考核评估，及时发现并解决工作中存在的问题。市、区两级完成督导工作 357 次。

落实国家基本和重大公共卫生服务项目，对每名患者提供药物治疗、康复技术指导、入户访视评估、分类干预和社区精神卫生知识宣传教育等精细化管理，提高重性精神疾病患者的治疗率、规范管理率及救治救助力度，改善精神疾病患者的生活质量。累计为 6 类主要的重性精神疾病建档 54414 人，日常管理治疗访视 173531 人次，为 44872 人开展危险度评估和分类干预，为 22397 人提供免费体检服务，协助区县公安部门做好社区有肇事肇祸倾向精神病患者管理治疗工作，共开展应急处置 1006 人次，1159 人次接受住院补助，经费共计 730 余万元。本市在册患者管理率 80%，在册患者规范管理率 72%，在管患者病情稳定率 90%，达到国家标准。

推进《北京市门诊治疗严重精神障碍基本药品免费管理办法》在基层落地。截至年底，全市享受此项政策的患者 22832 人。药品目录涵盖社区患者常用精神科药品，基本保障了患者各种用药需求。各区县预计投入或已投入的经费达到 1492 万元。重性精神疾病患者规律服药率 74.23%，较全国平均水平高出 20 多个百分点。

参与市人大常委会教科文卫体委员会开展《北京市精神卫生条例》立法后评估活动。配合市健康促进委员会撰写《北京市 2013 年度卫生与人群健康状况报告》中精神卫生部分。参加北京市精神残疾人康复技能大赛部分赛区的督导评估工作。

信息化建设　重点强化重性精神疾病信息监测与管理能力，完成信息系统二期改造项目的研究设计与立项。完成 320 万元建设经费的项目招标，年初开始进行升级改造，8 月 20 日完成初验，2015 年 1 月完成终验并正式上线。升级改造后的系统将涵盖精神卫生专业机构诊疗、社区管理服务等信息，实现医院患者诊疗信息与居家患者随访信息的互联互通。

健康教育　组织市级精神卫生领域专家深入社区、家庭为居家精神疾病患者开展咨询义诊和提供帮助。利用广播电视网络等媒体开展公益宣传等活动，印发《心理健康系列科普读物》1 万套（每套 7 册）。举办老年痴呆日、世界精神卫生日等主题宣传活动，让公众走近精神障碍患者，了解精神卫生的服务内容，促进社会对精神卫生工作的理解与支持。组织各区县开展不同形式的宣传活动近 540 次，发放宣传材料 32 万份，宣传经费近 35 万元。

社区康复　在区县专科医院和社区开展不同形式的康复项目，发挥与残联部门的合作作用，为精神病患者建立职康站和温馨家园。建立了 10 家康复基地，并通过了残联部门的年度考核。在海淀区试点建立 10 家中途宿舍，探索"医院—社区"一体化康复模式。

培训工作 开展精神分裂症康复适宜技术、抑郁症康复适宜技术的培训和推广，惠及 16 个区县 150 多个社区卫生服务中心 1000 多名患者及家庭。

深入区县有针对性地开展各级各类精神卫生专业培训，市级和区县级共培训从事精神卫生工作的相关人员近 600 人。

财务管理 制定《北京市精神保健所内部控制规范》，查找经济管理工作中的风险点，并从制度上进行有效防范。

6 月，市财政局委托瑞华会计师事务所对精保所产权登记工作进行审核，评价良好。12 月，市卫生计生委委托北卫会计师事务所对精保所承担的卫生计生委代报项目进行专项审计。审计涉及 3 个项目，金额 114.53 万元。审计表明精保所的财务管理工作符合规范，不存在需要整改的问题。

（撰稿：黄庆之 郭红利 审核：马 辛）

领导名单

党支部书记 郭红利
所　　　长 马 辛
副 书 记 黄庆之
副 所 长 李占江 郭红利 闫 芳 袁 红

北京市疾病预防控制中心

（东城区和平里中街 16 号）
邮编：100013 电话：64407018
网址：www.bjcdc.org

基本情况 职工 661 人，其中专业技术人员 609 人，包括正高级职称 61 人、副高级职称 103 人、中级职称 236 人、初级职称 209 人；行政管理和工勤人员 52 人。

中心下设 18 个专业科室、14 个职能科室。

改革与管理 完成 5 个方面 26 项整改措施，新建、完善制度 68 项。与上年相比，会议数量减少 22.6%，"三公经费"下降 15.3%。制定中心规划、人才培养、学科发展、职工健康管理等 21 项整改措施。组织 30 多个专业开展岗位技术大练兵。调整中层干部 23 人。成功申报第七批北京市优秀青年人才 1 人。选派王瑜参加北京市第八批援疆工作，为期 3 年。选派刘家龙参加第七批"京郊人才行"计划，为期 1 年。分 5 批选派 6 人赴几内亚开展埃博拉疫情防控。

传染病防治 全市报告法定传染病 3 类 29 种，报告发病 138474 例，报告死亡 168 人，报告发病率 654.79/10 万，报告死亡率 0.79/10 万。其中甲、乙类传染病共报告 19 种 34998 例，报告死亡 161 人，报告发病率 165.49/10 万，报告死亡率 0.76/10 万。与上年比，新增传染病 1 种，为人感染 H7N9 禽流感；鼠疫、传染性非典型肺炎、脊髓灰质炎、人感染高致病性禽流感、炭疽、白喉、新生儿破伤风、钩体病和血吸虫病 9 个病种无发病、死亡病例报告。报告发病数居前十位的病种依次为：痢疾、肺结核、梅毒、猩红热、病毒性肝炎、麻疹、淋病、艾滋病、布病和百日咳，占甲、乙类传染病报告发病数的 99.73%；报告死亡病种 9 种，报告死亡数居前五位的病种依次为：病毒性肝炎、艾滋病、肺结核、狂犬病和梅毒。

报告手足口病 47440 人次，发病率 224.3/10 万，其中重症 111 例、死亡 2 例。发生聚集性疫情 2190 起，其中暴发疫情 11 起。2014 年北京市流行的 EV71 毒株是 C4 型，流行的 CVA16 毒株是 B1 型，未发生大的变异。

全市 421 家一级以上医院开展流感样病例监测。二级以上医院监测门急诊 43383467 人次，其中流感样病例 658543 人次，占 1.52%；15 岁以下年龄组占 66.82%。国家级网络实验室检测流感样病例标本 11977 件，分离流感病毒 1788 株，阳性率 14.93%。其中甲型 H3N2 亚型 902 株、甲型 H1N1 流感 443 株、乙型 Victoria 系 1 株、乙型 Yamagata 系 429 株、未分型 13 株。

全市共发现 3 例人感染 H7N9 禽流感本地确诊病例，其中 1 例死亡、2 例痊愈，无聚集性疫情发生。本市 H7N9 禽流感疫情平稳，未出现暴发流行。

艾滋病防治 新发现感染者和患者 3263 例。市级艾滋病监测哨点监测 43605 人，发现阳性感染者 303 例，阳性率 0.69%。社区药物维持治疗门诊累计治疗 3844 人，全年治疗 2160 人。全市清洁针具交换覆盖 10 个区，月均覆盖吸毒人员 1004 人，月均招募同伴志愿者 220 人。接待艾滋病自愿咨询检测 20921 人，检出感染者 887 人，检测阳性率 4.24%。免费抗病毒治疗定点医院累计治疗艾滋病患者 7660 人，其中外地户籍 5003 人。

免疫规划 常住儿童建卡率 99.72%，建证率 99.83%。五苗基础免疫全程合格率 98.52%，流脑基础免疫合格接种率 99.06%，乙脑基础免疫接种率 99.66%。四苗全程及时率 91.29%，乙肝首针及时率 98.26%。北京市免疫规划信息系统管理预防接种个案 7372093 人（含成人）。全市用工单位外来务工人员集中接种麻疹疫苗 22.38 万人次，A＋C 群流脑疫苗 19.73 万人次。调查外来儿童 56.69 万人，补种脊髓灰质炎疫苗 4383 人次，补种麻疹、麻风腮、百白破、乙肝、乙脑、流脑等疫苗零剂 9755 人次。报告确诊 AFP 229 例，无死亡病例，比上年上升 31.61%；本市 15 岁以下 AFP 报告发病率 2.17/10 万。报告麻疹 2391 例，比上年上升 323.19%；风疹 249 例，比上年上升 28.35%；流腮 2516 例，比上年下降 19.15%；流脑 1 例，无死亡病例，病例数比上年减少 1 例；乙脑 1 例，无死亡病例，病例数比上年（13例）下降 92.31%；百日咳 84 例，较上年上升 460%；无新生儿破伤风病例；无白喉病例；狂犬病 7 例。全市动物致伤 153978 人次，与上年基本持平。建成规范化门诊 556 家，其中 AAA 级门诊 37 家、AA级门诊 121 家、A 级门诊 305 家、基本达标门诊 93家。报告 AEFI 2252 例，启动市级、区县级调查诊断专家组对 211 例需要调查诊断的病例进行了调查诊断。

地方病防治 碘盐监测。检测居民户食盐样品 4800 件，合格碘盐食用率 94.75%。人群碘营养状况：调查育龄妇女 3279 人，尿碘中位数 162.6g/L；调查成年男性 3252 人，尿碘中位数 168.0g/L；调查 8～10 岁学生 3616 人，尿碘中位数 181.0g/L；调查孕妇 3389人，尿碘中位数 153.5g/L。结果显示，本市各类碘缺乏病防治重点人群碘营养状况处于适宜水平，但孕妇人群处于碘营养适宜水平下限。全市对宾馆饭店、部分寄宿制小学及幼儿园的食堂用盐情况进行现场半定量检测，共检查盐样 1275 件，其中碘盐 1232 件，碘盐覆盖率 96.63%。

地方性氟中毒监测。枯水期、丰水期累计监测 586 井次，其中 572 井次水氟含量符合饮用水卫生标准，占 97.61%；儿童氟斑牙调查 2362 人，患病 65人，患病率 2.75%，持续控制在国家标准以下；氟斑牙指数 0.05，流行强度为阴性。

鼠疫监测。继续强化发热门诊对鼠疫人间病例筛查，未发现急热待查病例和疑似鼠疫病例。鼠间疫情监测中捕获活鼠 175 只，其中社鼠 82 只、林姬鼠 14只、褐家鼠 17 只、黑线姬鼠 20 只、棕背䶄 1 只、小家鼠 5 只、岩松鼠 30 只、仓鼠 6 只，鼠疫耶尔森菌血清学检测均为阴性。

突发公共卫生事件及大型活动保障 全市突发公共卫生分级事件报告 20 起，报告发病 393 例，死亡 1人。重点开展埃博拉社区健康监测和西非援建工作，建立信息沟通联络机制，明确工作职责，研制并启动北京市埃博拉出血热疫情联防联控信息系统，开展埃博拉社区健康监测－学校健康监测管理工作。组织北京市埃博拉出血热输入性疫情应急处置演练，举办本市卫生应急技能大比武。完成 APEC 会议期间安全防控与公共卫生保障工作，完成全国两会以及国庆 65周年游园、黄金周卫生应急和生物反恐保障任务，参加京津冀重大泥石流医疗卫生救援应急综合演练。完成密云县、延庆县、通州区、怀柔区、平谷区、房山区的卫生应急综合示范区县创建工作。

消毒、杀虫、灭鼠 监测医疗机构 1856 家，监测样品 32997 件，合格率 97.47%，比上年下降 0.30%。监测托幼机构 721 家，监测样品 10988 件，合格率 95.94%，比上年提高 1.20%。监测学校 78 所，监测样品 359 件，合格率 99.44%，比上年提高 0.46%。

在 16 个区县共设置病媒生物密度监测点 467 个，其中鼠类 66 个、蚊虫 176 个、蝇类 109 个、蟑螂 116个。开展鼠密度监测 12 月次，捕鼠 36 只，年平均阳性率 0.22%，其中畜牧场平均阳性率最高。蚊密度监测 18 旬次，总计捕获成蚊 14218 只，年平均蚊密度 1.26 只/灯·小时，其中旅游景点成蚊密度最高。蝇密度监测 21 旬次，总计捕获 45540 只，年平均蝇密度 7.79 只/笼·天，其中公园绿地蝇密度最高。蟑螂密度监测 12 月次，共捕获蟑螂 4278 只，年平均蟑密度为 0.067 只/张·夜，其中中小餐饮蟑螂密度最高，为 0.290 只/张；居民家庭蟑螂侵害率 13.82%。

慢性病预防控制 在 16 个区县开展成人慢性病及危险因素监测，对 19815 名 18～79 岁的常住居民进行问卷调查、身体测量和血生化检测。开展中央补助地方新增国家级监测点中慢性病及其危险因素监测，覆盖5个区县20个街乡，对3000名常住居民进行问卷调查、身体测量和血样检测。全市新组建高血压患者自我管理小组730个，现有高血压患者自我管理小组共2728个，至少有一个高血压自我管理小组的村/居委会已覆盖全市所有村/居委会的42.6%，比上年覆盖率（29.0%）有较大幅度增加。培养糖尿病同伴支持小组组长467人，成立同伴支持小组166个，受益糖尿病患者1917人。对2010～2012年"北京市社区脑卒中筛查及防控项目"中筛查出的脑卒中高危人群进行随访管理。全市验收合格的各类全民健康生活方式行动示范机构322家，全年培训健康生活方式指导员4454人，累计8276人；开展各类现场活动与健康讲座1164次，受众38万人次；电视、广播等媒体报道183次；对各级各类工作人员进行健康生活方式业务能力培训67场次4712人次。开展医疗机构门急诊伤害监测，完成16373人次医院伤害病例信息的收集。在4个区15个街道16个社区开展老年跌倒干预及预防，完成1919户跌倒高危人群家居危险因素评估及干预。开展国家脑卒中筛查和干预项目，共完成脑卒中筛查45875人，评估出高危人群9011人。对17337名城区居民进行肺癌、肝癌、胃癌、结肠直肠癌和乳腺癌共5个癌症的风险评估问卷调查，评估出高危人群23171人次，其中9350人次进行了临床检查。对4208名农村居民进行结肠直肠癌临床筛查，对1752名农村居民进行肺癌临床筛查。参与国家疾控中心慢病防控能力调查、老年健康影响因素调查和ITC第五轮调查。

营养与食品卫生 完成常规食品理化检验26000件项、食品微生物检验16710件项，146件保健食品的功效成分、违禁药物和卫生学指标抽检，保健食品复核检验700余件，3起聚集性病例26件食品样品和生物样品检测、鉴定、指导流行病学调查。完成20件市售韩国泡菜中大肠菌群、致病菌、pH等指标检测。

开展国家和本市食品安全风险监测。完善市疾控中心、17个区县级疾控中心、60家哨点医院、社区卫生服务中心的监测体系，完成17大类199细类5381件食品144个监测指标55515件项化学污染物及有害因素监测、13大类2331件食品10种致病菌和卫生指标8781条数据食源性致病菌监测、复核161株阳性分离菌株，完成66株金黄色葡萄球菌肠毒素分型、药敏检测及48株沙门菌耐药检测。疑似食源性异常病例/异常健康事件监测覆盖全市16个区县40所哨点医院，全年无报告。报告食源性疾病事件33起，发病379人，无死亡病例。新增食源性疾病监测哨点医院10家，采集腹泻患者粪便或肛拭子标本6660件。完成食源性疾病负担调查6615人，确定急

性胃肠炎患者96人。单核细胞增生性李斯特菌和坂崎肠杆菌感染病例专项监测范围扩大到6个区12家哨点医院，新发现11例单增感染病例。基本建成北京市食源性疾病及其致病因子与病因性食品溯源平台和数据库。完成30件街头流动摊点肉制品中红2G应急监测，完成300件样品农药残留、300件样品紫外线稳定剂和961件学生餐饮的食源性致病菌3个专项监测。

制定《北京市食品安全地方标准文本编写细则》等20个规范性程序文件。完成《北京市食品安全基本要求》等7个地方标准的修订，完成GB16740修订和15个食品添加剂、40余个理化检验方法国家食品安全标准的清理整合、修订，完成GB2762等4个国家标准跟踪评价。

开展"营"在校园北京市中小学生平衡膳食促进行动，编写、发布《北京市中小学生健康膳食指引》，并搭建网络平台、微信平台、专家团队，发送微信近300条，覆盖人群300余万人次。举办"我的健康餐盘3∶2∶1"和"5·20"学生营养日专题活动等，完成朝阳、密云2040名学生和家长营养状况预调查。

环境卫生 监测全市生活饮用水卫生，对水源水、出厂水、末梢水、二次供水及学校饮用水进行监测，末梢水监测点率先在全国实现全市所有街乡全覆盖。

监测全市公共场所游泳场馆卫生，共140个场所，覆盖17个行政区域，结果显示本市游泳池水质总体合格率较低且相对稳定，主要问题是游离性余氯、尿素合格率较低。

开展空气环境中$PM_{2.5}$对人群健康影响的研究项目。在全市7个典型地区开展为期一年的空气$PM_{2.5}$监测，对11个区县约4400户12100人进行人群出行模式问卷调查。初步掌握了北京市典型地区室内外$PM_{2.5}$浓度的污染水平及特征。

放射卫生 完成本市放射性水平本底监测，对地表水、饮用水、土壤、粮食、雨雪水、空气气溶胶和室内外环境辐射剂量TLD样品进行监测，结果未见异常。对1400余家放射工作单位4.5万余人次的放射工作人员进行个人剂量监测，并完成250余人次的大剂量核查，年剂量在1mSv以下的放射工作人员占监测人数的98.7%。对930台次各类辐射设备、设施和场所进行检测，对近100件送检样品的放射性水平（防护性能）进行实验室检测。完成121个建设项目的职业病危害放射防护评价。完成联合国全面禁止核试验条约组织（CTBTO）放射性核素监测台站的监测任务。

健康教育 开展健康大课堂118场,在报纸和网络发布健康大课堂核心知识,全年直接受众5万人,间接受众上千万人。完成大课堂现场调查,听众的健康知识知晓率由36%提升到93%,对大课堂综合满意率99%。开通北京健康教育官方微博矩阵,发布资讯1000余篇,粉丝突破54万,位列"首都健康"微博平台成员排行榜第9位,新浪政府微博(全国医疗卫生)影响力排行榜第42位。市疾控中心主任博客全年发表文章34篇,点击率突破135万。开通疾控中心主任微博,粉丝1.47万人,发布微博350余条。开通"健康教育之声"网站(www.bjjkjy.org),向百姓宣传健康教育信息,实现区县间资源共享。完成"首都e健康"网站建设的策划及协调。组织4.5万余名北京市居民参加吸烟危害健康有奖知识竞赛,约占全国参赛总数的75%,控烟活动拦截调查5709人,吸烟危害知识知晓率由31.7%上升到79.4%,二手烟危害知识知晓率由37.4%上升到83.0%,85.5%的受访者支持国内烟盒放置图形健康警示。完成2012年全国创建无烟医疗卫生系统督导检查,举办北京市基本公共卫生服务健康教育传播材料制作大赛,完成北京市健康教育核心材料库的建设。完成各项重点防病工作的《法制晚报》专版宣传53期。建立北京市健康素养监测系统,完成北京市城乡居民健康素养监测,监测全市260个单位/居委会/村共11389人次。完成健康教育专兼职人员人力资源调查,调查476个医疗卫生机构8649人次,问卷总有效率98.4%。

学校卫生 全市学校卫生视导工作覆盖率100%。完成2013~2014学年132万名中小学生健康监测;完成731所中小学校1743间教室教学环境卫生监测;1056所学校启用中小学生传染病早期预警监测系统,全年上报监测记录301941条;对177所中学和大学的38923名学生开展北京市大中学生健康危险行为监测。全面开展防近视、控肥胖专项行动。完成全市第一次大规模体育课运动负荷调查研究。组织1352所中小学校开展校园食品安全宣传周活动;完成第四届全国大中小学生控烟随手拍大赛,全国共收集各类作品3000余件。开展大学生乙肝、艾滋病综合防治工作,完成11所大学1.8万余名学生基线筛查和乙肝、艾滋病筛查。

职业卫生 对130家企业进行职业病危害因素监测与评价。完成812家企业37916人次的职业健康检查与评价,职业病门诊和复查332人次,其中职业病诊断4例。完成全市1838例劳动者的职业病病例报告及349例农药中毒病例报告。

对海淀等13个重点区县57家存在重金属污染的企业开展监测,结果显示,有3家企业检测样品超出国家标准;对接触重金属污染作业的1488名劳动者进行职业健康检查,未发现目标疾病。对有代表性企业周边的环境中空气、水、土壤进行监测,未发现重金属污染事件。完成房山等9个区县以锰和有机溶剂中毒等为重点的职业病哨点监测,监测270家,其中锰中毒单位62家、苯及其苯系物中毒单位208家;调查劳动者6306人,其中锰中毒1709人、苯及其苯系物中毒4597人,未发现疑似职业病。推广北京市职业健康监护管理系统,完成全市108158名劳动者体检资料的上传与管理。

实验室管理 检测54类2260项。出具委托检测报告37234份,保存与实验室检验相关的技术档案45757份、质量档案728卷。传染病地方病控制所、免疫预防所、营养与食品卫生所、环境卫生所、职业卫生所、中心实验室、预防保健中心共8个业务科所参加能力验证和实验室比对活动共70项,涉及105项检测能力,考核结果优秀。

科研与教学 获批市自然科学基金4项、首都医学发展专项5项(其中重点攻关项目2项)、市科委科技计划项目3项。利用市科委公益院所改革与发展工作专项经费175万元设立中心级竞争性公益项目16项,设立食物中毒诊断溯源北京市重点实验室开发基金项目2项。新增各类科研课题56项,其中国家级科技课题/子课题1项、部级课题2项、国际合作课题1项,新增科研经费1743.26万元。完成伦理审查项目15个。更新国家和市级各类评审专家28人次,新增2人。招收1名博士后研究人员入站。获批北京市优秀人才培养资助2人。"我国首次对甲型H1N1流感大流行有效防控暨集成创新性研究"获国家科技进步一等奖。

发表论文223篇,其中SCI收录26篇,累计影响因子67.609。获中华预防科学技术二等奖1项,获批国家实用新型专利1项,首次实现实用新型专利的转化。在岗专业技术人员继续教育学分达标率首次达到100%。

首批北京市公共卫生医师规范化培训的14名学员结业。

完成首都医科大学公共卫生学院2009级38名本科生毕业设计实习和论文答辩,2010级41名本科生现场实习以及2010、2011级本科生流行病学课程管理,编制并出版国内首部《预防医学现场实习指南》。完成13名首都医科大学在读研究生的管理。完成北京大学公共卫生学院、首都师范大学等院校共25人次学生的现场实习/毕业设计。接收各类进修人员29人。

信息化建设　4月，获批市疾控系统疫苗采购进销存管理信息系统建设项目，总预算346.51万元，完成项目公开招投标及合同签署。

学术交流　因公出访26批36人次。完成护照清查2次。接待韩国、日本和法国参访团共3批13人次。

基本建设　完成职工宿舍阳台加固改造工程；完成毒理所动物实验室屏蔽改造的前期准备工作，进入评审阶段。上报中心整体搬迁方案、职研所装修改造工程请示，市政府已批准整体搬迁项目。

（撰稿：王红梅　审核：邓　瑛）

北京急救中心
北京紧急医疗救援中心

（西城区前门西大街103号）
邮编：100031　电话：66098114
网址：www.beijing120.com

基本情况　职工699人（含派遣制人员），其中卫生技术人员375人，包括正高级职称4人、副高级职称21人、中级职称114人、初级及以下人员236人；其他人员324人。

医疗设备总值6180.81万元。年内新购医疗设备总值56.74万元。

改革与管理　航空医疗救援。启用120航空医疗救援直升机孙河备勤站、黄港起降场、华彬大厦起降场和酷车小镇起降场。4月，与华彬天星通用航空公司正式签署战略合作伙伴协议。8月，通过航空医疗救援转运1名心梗患者从乌鲁木齐市至北京安贞医院。12月12日，成立中国医院协会急救中心（站）管理分会航空医疗救援专业学组，北京急救中心被推选担任学组组长单位，从事对我国航空医疗救援管理制度、医疗急救规范和医生准入制度的研究和制定。

医疗救护员试点工作。北京急救中心被国家卫生计生委指定为医疗救护员试点单位。完成医疗救护员考试大纲和试题库的编写，编印《国家医疗救护员资格考试指导》，并制定相关考试考评管理办法、工作制度和标准流程等，组建了考评和考务两支队伍。举办医疗救护员资格考试2次，全市66人报名，46人取得国家医疗救护员资格。

全市120急救车统一调度工作。探索全市120急救车统一调度工作机制，11月24日开始在通州区和昌平区试点。试点期间，根据郊区县工作情况，实施以站点出车范围和GPS定位相结合的派车新模式，完成通州区调派任务1317次、昌平区803次。

分层派车试点工作。扩大非紧急类转送预约服务范围，增加火车站和飞机场接送预约服务，全年完成非紧急类转送预约服务1813次。新增呼吸机转运预约服务，减少危重症患者的转运风险和急救车组等待时间，全年完成呼吸机转运预约31次。

救护车管理工作。规范救护车警灯警报装置的使用，制定车辆检查量化评分标准，完善车辆的管理和使用规范，转变车辆检查方式，由过去单一检查车辆技术状况转变为车辆技术状况和规章制度落实情况综合检查，为120网络救护车安装行车记录仪368台。

患者满意度调查。全年拨打满意度调查回访电话24307个，满意度99.69%。

医疗工作　全年120电话呼入156.6万个，比上年下降15.13%；120受理呼救电话43.1万个，较上年增长8.54%；120出车33.9万次，较上年增加2.62%，日均出车929次；全年接诊患者9.6万人次，抢救危重患者9763人次；长途转运危重患者312

人，行驶 564205 千米。全市 120 急救网络运行急救站点 160 个，包括城区 92 个和郊区县 68 个，其中北京急救中心直属站 40 个，全年出车 111116 车次，占 120 出车总量的 32.75%，院前平均救治率 39.25%；急救车总行驶里程 2565126 千米。

四台应急联动。建立北京急救中心（120）与北京市公安局勤务指挥部（110）、北京市消防局调度指挥中心（119）、北京市公安交通管理局调度指挥中心（122）处置突发事件应急联动常态机制，发生社会影响较大的突发事件时与 110 联动，核实现场情况，及时互通伤员伤情及分流信息，全年联动 55 次；发生火灾时与 119 联动，确认现场火情，联合消防人员抢救、转运伤员，全年联动 76 次；发生交通堵塞时与 122 联动，为救护车建立绿色通道，全年联动 20 余次。

突发事件及灾害事故应急救援。120 院前急救体系全年接警并处置北京地区各类突发公共事件 773 起，救治和转运伤员 3225 人，派出急救车 1290 辆次。

应急演练。完成北京市反恐办拉动演习、2014 北京京蒙联合应急演习训练、"紫禁城 5 号"北京市反恐怖演习、京津冀重大泥石流突发事件医疗卫生救援联合应急演练等各类应急演练 14 次，出动各类型急救车辆 86 车次，参演急救人员 299 人次。

医疗保障。完成马来西亚航班失踪事件乘客家属医疗保障，全国两会、庆祝建国 65 周年活动、APEC 会议等各类大型活动、会议的医疗保障共 287 次，派出急救车 1251 辆次，参与保障急救人员 3759 人次。其中马来西亚航班失踪事件乘客家属的医疗保障任务从 3 月 8 日持续到 5 月 2 日共 56 天，是中心执行单项医疗保障工作历时最久的任务，共调派救护车 440 余车次，参与保障医务人员 880 余人次，保障患者 1950 余人次。11 月，作为 APEC 会议指定医疗急救应急转运机构共派出救护车 23 辆、急救人员 60 人。全年执行久敬庄、马家楼接济服务中心节假日及特殊时期保障任务 24 次，派出急救车 256 辆次，参与保障急救人员 512 人次，累计时长 128 天，共诊治上访群众 1338 人，其中用药治疗 430 人、转院 186 人。

病案管理。检查病历 4800 份，病历甲级率 99.96%，其中院前抢救病历 4200 份，病历甲级率 99.96%；院前普通病历 600 份，病历甲级率 100%。检查急诊处方 6921 张，处方合格率 99.6%；检查麻醉药品及第二类精神药品专用处方 146 张，合格率 100%。检查死亡医学证明书 3909 张，项目完整率 99.9%，项目合格率 98.4%，诊断合格率 99.8%。抽查 600 张死亡证与病历的符合性，其中死亡证 I 部

分致死疾病诊断与病历诊断符合率 99.2%，I 部分致死疾病与病历记录符合率 96.3%。

感染防控。承担北京市埃博拉出血热疫情防控医疗转运任务，全年转运埃博拉出血热相关病例 50 人。成立专项工作小组，制定《关于埃博拉出血热应对转运工作方案》《埃博拉出血热病例转运防护与消毒规范》及《埃博拉出血热疑似、确诊病人转运流程图》，细化个人防护用品穿脱流程、消毒物品使用规范和医疗废物处理规范，分 3 批次对全员开展埃博拉出血热相关知识培训和考核。

医疗纠纷处理。发生医疗纠纷并起诉至法院 3 件，法院在审案 6 件，结案 3 件。

护理工作 完善护理规章制度，修订护士长手册，增加外伤包物品、复苏箱物品和急救车物品配备标准。全年开展综合应急储备物资定期检查、分项检查及操作考核 78 站次，检查急救车 190 辆，检查诊箱、除颤监护仪、心电图机、呼吸机等设备器材 1287 台。召开护士长电话会议及下发传真 60 次。

加强上岗人员资质管理，完善护士专业技术资格证书等备案工作，完成护士执业注册。按月开展无执业证书护理人员考核，全年理论考试 108 人次、操作考核 60 人次。

科研工作 在研课题 3 项，在统计源期刊发表学术论文 16 篇。

医学教育 参加继续教育的医药技专业人员 225 人，参与率 100%，达标率 100%。申报北京市继续教育项目 4 项、国家级继续教育项目 1 项。接收全科医师实习 17 人，为全科医师授课 6 次。安排住院医师规范化培训理论和技能考试 5 人，送往专科基地培训 2 人，专科医师第二阶段考核通过 3 人。院外进修 14 人，参加各类学术会议 20 余人次，参加本市学术会和学习班 240 人次。作为北医教学基地，完成北医八年制学生 233 人早期临床接触教学任务。

急救网络管理 发挥行业监管和督导职能，转变对区县网络急救分中心（站）的管理模式，根据各行政区县重新制定业务管理专人，实现分区管理、条块结合、责任到人。采用情景剧授课新模式增强培训效果，根据各区县业务水平和工作特点设置培训重点，增加特殊人群院前急救、医疗纠纷处置等课程，编印《院前急救相关法律法规汇编》，在各区县 120 网络分中心（站）开展各类培训 10 期，培训 895 人次。针对突发事件紧急医疗救援工作全程进行环节设计，开展跨区应急拉练，共有 120 急救网络怀柔、密云等 7 个区县、8 辆救护车参与。完成 120 急救网络单位 450 台行车记录仪的安装和怀柔、密云急救分中心指挥调度系统的搬迁。北京 120 急救网络新增急救

站 22 个，运行急救站总数 120 个，全年 120 急救网络急救站出车 228095 次。

培训工作 急救导师师资培训。建立急救培训导师授课能力评价体系，精准量化急救导师培训课程，首次举办全国急救培训导师大赛，全年培养急救导师 87 人。具有国际创伤生命支持技术（ITLS）课程资质的急救导师 22 人、主任导师 4 人。具有美国心脏协会（AHA）课程导师资质的急救导师 40 人，其中主任导师 6 人、地区级导师 2 人。

国际培训基地建设。当选为国际创伤生命支持联合会（ITLS）理事单位，发挥核心成员作用，编译全球首部 ITLS 中文版教科书，完善 ITLS 中国分部（120）网络体系及其运行管理办法。11 月，代表中国分部参加美国国际创伤生命支持年会。新建 ITLS 中国区基地 3 个，国内基地数量增加到 8 个。

专业急救培训。拓展航空救援、儿童生命支持、野外救生等新领域专业培训。全年举办基础生命支持课程 60 期、高级生命支持课程 28 期，培训医疗急救专业人员 2571 人，颁发 ITLS 高级证书 647 个。开展院前急救医生、护士和司机岗前培训，开展 120 急救网络应急医疗救援能力培训、专业技术骨干培训共 13 批次，参训 2010 人次。

普及医学知识。拓展北京急救科技馆活动项目，全年接待参观交流市民 1228 人次。开办假日市民学校，创新急救科普培训标准课件内容，研发高危岗位急救课程，促进教学模块设计人性化和合理化，全年开展全民急救知识普及培训 60425 人次，被市教委评为自律诚信星级学校和西城办学先进教学集体，被市总工会评为职工创新工作室。在市级科普周、科普月活动中，宣传科学急救理念，展示急救科学前沿技术，接待群众参观 2 万人次。通过电视台、广播电台、网络、平面等多种媒体宣传急救普及知识与技能，制作公众急救普及电视节目 26 档。

信息化建设 加强信息安全管理及运维保障，申报 120 系统信息安全与容灾备份项目。提高远程通信传输质量和野外生存保障能力，更新通信指挥车卫星天线。提升调度信息设备稳定性，升级改造 120 语音交换机，使其具备双机备份能力。更新调度系统 UPS 电源备用电池组，保障系统电力不间断供应。

学术交流 接待外宾来访 7 批次 75 人次。因公出访 1 次，代表国际创伤生命支持（ITLS）中国分部，赴美国参加国际创伤生命支持年度会议及学术委员会议。举办中法急救调度论坛、北京中法灾难医学培训班和北京市突发事件医疗卫生应对策略培训班，邀请法国和以色列专家针对调度指挥流程和灾难事故现场协调处置等授课，参加培训 131 人次。

（撰稿：王　鑫　审核：项晓培）

领导名单

党委书记 李　巍
主　　任 项晓培
副 书 记 项晓培　王克英
副 主 任 李　巍　朱亚斌　范　达　刘红梅
　　　　　张　伟

北京市红十字会紧急救援中心

（朝阳区德外清河东路）
邮编：100192　电话：62939999
网址：www.beijing999.com.cn

基本情况 职工 750 人，其中正高级职称 7 人、中级职称 32 人、初级职称 273 人。有急救站点 130 个，各类急救车 311 辆。

固定资产总值 17516 万元。年内新购固定资产总值 1821 万元。

机构设置 3 月 9 日，成立空中救援办公室。10 月 10 日，成立空中救援基地。

改革与管理 3 月，院前人事管理系统上线运行，实现人事部门对员工管理的发卡系统与 HIS 系统连接。

医疗工作 调整急救站点 13 个。全年电话呼入 283 万次，出车 29.3 万次，救治患者 29.8 万人次。日均出车 800 余次，单日最高出车 968 次。用户回访率 100%，有效回访率 22%，回访满意率 96.1%。

医疗保障 3234 次。参加大型急救救援演练 9 次。院长李立兵、党支部书记刘秀华、院办副主任马圣奎、护理部主任陈玉秋、科教科科员金冬青、重症医学科副主任孔令山参加中国红十字国际救援队赴菲律宾"海燕"台风灾区开展人道救援工作，获中国红十字会总会颁发的荣誉证书。

3 月 8 日，马航 MH370 客机失联。派出 3 辆救护车、12 名医护人员到失联乘客家属所在的丽都假日酒店，并分别派驻蟹岛、春晖园及京林大厦失联家属安置点急救车各 1 辆、医务人员各 1 组。20 日，在丽都饭店增派急救车 1 辆、医生 2 名、护士 1 名。至 5 月 2 日，999 共出动急救保障人员 862 人次、急救车 279 车次。

7 月 13 日，派出救护车、餐饮保障车等共 20 辆，救援队成员 94 人，携带全套救援物资参与由市卫生计生委主办的京津冀重大泥石流突发事件医疗卫生救援应急演练。

10 月 3~5 日，2014 国际汽联赛车锦标赛（第六站）在北京金港国际赛车场举行。派出 5 辆急救车及 37 名医务人员进行医疗急救保障工作。

11 月 5~11 日，APEC 领导人会议在北京举行，派出 18 辆急救车、42 名工作人员在 24 个地点为 APEC 会议领导人车队沿途医疗保障。11 月 9~11 日，APEC 会议残疾人主题活动在北京会议中心举行，派出 2 辆救护车、3 组医护人员执行医疗急救保障任务。

空中救援 固定翼空中急救转运业务 45 次。

3 月 31 日，与欧直公司签署直升机紧急医疗服务合作协议。购进 2 架欧直 EC-135 双发直升机，10 月，第一架到京；2015 年 3 月，第二架到京。

8 月 29 日，市红十字会举行首都红十字航空救援专家指导委员会成立仪式。红十字会党组书记、常务副会长马润海为 30 名首都红十字航空救援专家指导委员会成员颁发聘书。

10 月 28 日，市红十字会举办"人道惠民生，共圆中国梦"——中国首架专业航空医疗救援直升机起航仪式。创下 5 个"第一"：引进国内第一架专业航空医疗救援直升机，成立国内第一支专业航空医疗救援飞行队，开通国内第一家空地救援网，成立中国第一家创新发展合作空地救援联盟，推出全国第一个航空医疗保险。

10 月 29 日，接到报警，山东东营人民医院 1 名砷化氢中毒患者病情危重，要转运到解放军第三○七医院治疗。下午，中国首架专业医疗救援直升机从 999 停机坪起飞赶赴山东东营。这是中国首架专业医疗救援直升机首次执行空中转运任务。

反恐维稳 为强化首都反恐维稳工作，4 月 29 日，市维稳工作领导小组正式批准市红十字会为维护稳定工作领导小组成员单位。市红十字会购进改装了 50 辆人道救援专用救护车，用于北京市重点及敏感地区的维稳处突工作，专职定点备勤。该批车辆除具有急救救护功能以外还具备有防毒、防暴等功能。5 月 28 日，999 与市公安局开展地空联合反恐医疗救援演练；5 月 29 日，与特警、反恐、消防、武警等单位开展首都反恐防恐综合实战演练；6 月 1 日起，陆续在天安门、王府井、四大火车站等 14 个敏感地区建立了 999 维稳站点，随时应对各类突发事件。

科研工作 7 月 17 日，"第二代 3G 智能医疗急救手机研发及应用"通过市科委结题验收。与人民医院合作的市科委"急性冠脉综合征院前急救的优化及与院内急救的衔接"完成相关设备的招标、软件的开发、测试，制定"ST 段抬高性急性心肌梗死"院前救治流程与处理方案。承担市科委"应急自救互救科普活动"，完成任务书编写及专家论证，于 7 月立项。

全年发表医学论文 3 篇、护理论文 6 篇。

应急救护培训 对外培训 7305 人次，全院职工岗前培训 10 场 386 人次。完成临床培训 8871 人次、护理培训 7748 人次，区级继续教育 50 学分、单位自管继续教育 27 学分，其中区级学分比上年增长 56%，单位自管学分比上年增长 8%。全院医、护、技人员继续医学教育覆盖率 100%，学分达标率 100%。成为北京市继续医学教育一类学分基地，并申请 7 项一类学分项目，其中医疗项目学分 15 分、护理项目学分 4 分。

学术交流 10 月 8~21 日，派出首批 8 名空中救援飞行队成员到德国慕尼黑参加空中医疗救援培训。10 月 9~10 日，举办北京中法灾难医学培训班，70 人参加。培训分两大模块，理论部分由法国专家授课，从多个视角讲授灾难医学的相关知识；实践部分为前方区、前方医疗站、检伤分类区、绘图区 4 个区域分组练习，保证每位学员都能学习到法国在灾难医学处理中的精髓。

接待来宾参观交流 522 次，其中外宾 22 次。

信息化建设 完成新调度系统的设计、改造方案，经过 8 次讨论、研究、修改，定稿后正式生产。完成中心门禁系统升级，安装面部识别设备，实现了面部、指纹、IC 卡 3 种方式的权限验证。完成办公及业务网络分离改造，实现办公与调度业务相对独立，互相之间访问通过防火墙控制，提升整个系统的安全级别，减少病毒攻击的风险。9月16日，首都空地救援网（www.brccairrescue999.com）正式开通。11月17日，电子病历系统正式上线运行。

（撰稿：冯雪艳　审核：张　静　李立兵　田振彪）

北京市红十字血液中心

（海淀区北三环中路37号）
邮编：100088　电话：62019573
网址：www.brcbc.org

基本情况　职工602人（含派遣制职工122人、退休返聘10人），其中卫生技术人员388人，包括正高级职称16人、副高级职称21人、中级职称109人、初级及以下职称242人；其他专业技术人员68人；行政、工勤人员146人。

固定资产总值29625万元。年内新购资产总值3073.82万元。

改革与管理　修订《加班管理暂行办法》《非招标采购供应商选择的规定》《基建工程项目管理规定》《食堂采购管理制度》《维保单位确定、工程设备比选流程》《应急、抢修采购管理》等规章制度10余项。

全年收入预算执行率112%，基本支出预算执行率103.5%，项目支出预算完成率100%。组织招标41次，节约资金380余万元。审计科审查经济合同276项，合同金额2.1亿元；开展工程项目预决算审计15项，出具审计报告6项，审减额14.2万元。合同审计完成率和工程项目审计覆盖率均为100%。完成2013年下半年和2014年上半年绩效考核，26个科室91个专用指标和18个通用指标考核结果达标。

自愿无偿献血率、合格血液发放率、采供血环节抽检合格率、血液制备环节抽检合格率、成分制剂常规抽检合格率等20余项质量指标达标。血液成分制备率99.3%，献血者满意率98%，献血者回访告知率实现100%，送血率83%。全年检测血液标本58万份，比上年增长6%。其中检测血清学标本29万份、核酸标本29万份、核酸集中化检测标本2510份，血液检测合格率97.87%。全年血型检测无差错，血液检测报告发放及时率、关键仪器设备校准率等质量指标均达100%。参加WHO西太区合作实验室、美国临床病理协会、国家卫生计生委临床检验中心室间质评，成绩合格。

安全保卫工作接受上级检查及自查60余次，组织消防演习7次，开展断电和燃气泄漏演练，增加安全监控设备投入18万元。依托警民联动机制协助抓捕10名"血托"。

采供血工作　采集全血452690单位，其中Rh阴性血2746.8单位，比上年增长18.19%；机采血小板56423单位，比上年增长10.59%；浓缩血小板0；机采血浆9900单位，比上年增长23.01%。全年供应临床红细胞456025单位，其中全血46单位，比上年下降14.81%；悬浮红细胞285215单位，比上年增长7.82%；洗涤红细胞12360单位，比上年增长17.23%；去白红细胞158404单位，比上年增长5.24%。供应血小板64402单位，其中机采血小板64402单位，比上年增长8.53%；浓缩血小板0单位。供应白细胞1082单位，比上年增长12.24%。供应血浆458229单位，比上年增长3.58%。辐照血

49622 单位，比上年下降 20.45%。

为临床疑难交叉配血 2.5 万例，检测新生儿溶血、抗体筛选、疑难血型等标本 2.9 万例，完成血小板抗体筛查检测 423 份和血小板交叉配血 1126 份，提供科研用血 1896 单位。

采血 28.45 万人次，街头采血量比上年增长 16%。2323 人捐献成分血 5 次以上。为医院免费送血 81.5 万单位，全市调剂血液 836 次 2.7 万单位，与 138 家医院签订供血协议。培训全市二级以上医疗用血机构医务人员 526 人，推广合理用血理念和无输血技术。

献血招募　招募 28.7 万人次献血，献血 3 次且近 12 个月献血 1 次者 3.54 万人，比上年增长 1.4%。成分献血应急登记 1.28 万人次，稀有血型"爱心之家"注册献血者 2190 人，登记团体献血单位 1000 个。注册志愿者 5010 人，注册志愿服务团队 53 个。首都献血微博粉丝超 25 万人，首都献血网注册会员 10 万余人，实名会员 1.4 万人，网站全年 PV 访问量 15 万人次。中心全年组织团体献血 510 批，献全血 3.6 万单位、成分血 1331 单位。从周边省市调剂血液 21 批次 3.5 万单位。动员互助献血 1.7 万单位。为方便市民献血，设立西直门北京北站、清河翠微百货 2 个采血点，新增采血量 18215 单位，占全年全血采集总量的 4.02%。献血服务热线发送献血招募短信 69.8 万条，短信招募成功率 4%；新招募爱心之家成员 863 人，应急献阴性血 135 单位；接打电话 6.2 万人次，成功预约献血 3167 人次。发送献血服务信息 257 万条，完成献血关爱、献血结果回告、献血投诉和献血者满意度调查等。加强"北京献血"、中心政务等 3 个微博运营管理，开展固定献血者关爱活动 6 场，举办志愿培训 9 次，深入区县宣讲 7 次。做好献血者优先用血和血费邮寄、医院直报工作，单位职工优先用血近 50 人次、献血者优先用血 53 人次，供血 182 单位。报销血费 1522 人次 114.4 万元。

宣传无偿献血　在《北京青年报》开设《首都献血专栏》，在首都各大媒体播发无偿献血报道 350 余篇。《北京血液之声》、首都献血服务网实时报道献血最新动态。围绕世界献血者日宣传主题，拍摄"安全血液，挽救母亲生命"公益广告，在电视台、献血网、公交、地铁、楼宇、卖场进行多角度、高密度、全方位宣传。开展献血表彰、"北京榜样做公益""献血感恩"和"成分献血嘉年华"活动，推动无偿献血进机关、企事业单位、社区、高校、医疗机构、农村，营造浓厚的献血氛围。献血宣传月期间全市献血 5.7 万单位，比上年增长 7.7%。

党员职工志愿服务 1178 人次 5007 小时，职工参与率 90% 以上。职工献血 121 人次，捐献成分血 36 个治疗量、全血 148 单位。

信息化建设　成分献血室 VOD 视频多媒体系统投入使用，中心 WIFI 无线网络覆盖献血服务场所，完成血液管理信息系统升级、机房服务器存储虚拟化平台架构和信息安全三级等保测评工作。

学术交流　申报国家级、市级继续医学教育 8 项，组织区县、中心级项目 29 项，培训 8245 人次。接收进修 72 人。选派 112 人次外出学习，5 批 9 人赴境外参会学习。发表论文 31 篇，在研课题 47 个，获国家发明专利 2 项。完成北京大学医学部检验本科与首都医科大学检验本科输血专业教学工作。全年接收新员工 74 人，完成 10 人高级职称推荐评审、77 名专业技术人员的岗位聘用、68 名专业技术人员职称考试审核。

基本建设　完成核酸试验室改造，双套核酸检测系统稳定并行。更换中心老旧电气线路、短路电气线路 1500 余米，更换老旧、损坏开关 300 余个，更换灯具 2500 余件，电工班全年为中心业务楼更换 LED 节能照明设备 70 余套。

（撰稿：濮亚平　审核：刘　江）

领导名单

党 委 书 记　张建利
主任兼副书记　刘　江
副　主　任　张建利　王鸿捷　高　岩
　　　　　　　邱　艳

北京市体检中心

（丰台区南三环西路 3 号）

邮编：100077　电话：87298452

网址：www.bjtjzx.com

基本情况　职工 204 人（在编 30 人，合同制 174 人），其中卫技人员 155 人，包括正高级职称 5 人、副高级职称 33 人、中级职称 77 人、初级师 28 人、初级士 12 人。

医疗设备总值 6941 万元，其中 100 万元以上设备 23 台。年内新购医疗设备总值 1221 万元，其中 100 万元以上设备 4 台。

改革与管理　新设制度 14 项、废除制度 14 项、修改完善制度 17 项；围绕中心建院 50 周年，开展系列主题教育和实践活动。

8 月 19 日，与丰台区右安门医院就构建区域医疗和健康管理联盟达成共识并签署《医疗和健康管理联盟合作协议》。

专项体检　组织全市各定点体检医疗机构完成高招体检 69614 人、中招体检 87584 人、征兵体检 8602 人。自身承担全市感染非典后遗症社会人员体检 140 余人、全市征集女兵体检 1075 人次；完成国家知识产权局、国资委等国家机关的录用公务员体检，以及西城区部分学校的高招体检等共计 6280 人次。配合市公安局、市卫生计生委，对北京市 11 个远郊区县的 1000 余名公安干警进行了巡诊。

召开全市中招、高招、征兵等专项体检的业务培训、工作布置和总结交流会 5 次。多次组织专家赴体检现场进行体检质量检查，包括：招生体检期间对承担中、高招体检的 8 家医疗机构进行现场检查；成立征兵体检抽、复查小组，对 16 个区县 985 名合格兵员进行体格检查；联合北京检验质控中心对全市 24 家公务员录用体检医疗机构进行实验室盲样飞行检查；组织专家对 22 家开展机动车驾驶员体检的机构进行飞行检查。

为确保中、高招体检数据的准确性，对全市体检数据进行汇总、审核筛查，查出可疑中招体检数据 4010 条，经沟通确认更正数据 78 条；查出可疑高招体检数据 5315 条，经沟通确认修改数据 794 条，保障了考生志愿的准确填报。

健康体检　健康体检 79733 人次，经随访确定恶性肿瘤 116 例。

体检质量控制和改进　取得"北京市体检质量控制和改进中心"连任资格。完成《健康体检数据元规范》的制定和送审，申报《北京市健康体检质量管理标准》（地方标准），编写《北京市 2013 年度体检统计资料报告》，编印《北京健康管理简讯》4 期。

受市卫生计生委委托，4～6 月，联合市卫生监督所等单位对全市 198 家开展健康体检的医疗机构进行了一次全面的健康体检质量现场检查，在此基础上制定了《关于进一步加强健康体检管理工作的通知》，对促进全市健康体检行业发展起到推动作用。年内，组织专家对 17 家申请开展健康体检工作的医疗机构进行现场审核，其中通过审核 11 家、需整改 2 家、不合格 4 家。

科研工作　与市疾控中心合作开展"北京市碘营养与甲状腺结节相关性研究"课题。

学术交流　参加中华医学会第二十次全国医学信息学术会议和第八届中国健康产业论坛暨中华医学会第六次全国健康管理学学术会议，大会采用论文 14 篇。

信息化建设　继续做好全市体检信息平台应用推广工作，完成统计信息系统 CA 数字证书更新，增设健康体检医疗机构申请与备案变更系统；为适应国防部新版征兵体检标准，对征兵体检信息系统进行更新维护，修改阳性体征字典库，完善打印报告功能，重新设计统计报表等。

6 月 26 日，解放军总参谋部动员部副部长田义祥、北京卫戍区参谋长李建波一行到中心对全市征兵体检信息化建设工作进行调研，对中心开展的信息化工作给予肯定并计划在全国推广。

公益活动 赴大兴区"蒲公英"中学捐学助教送健康，为 300 多名学生免费体检；组织业务骨干携带仪器设备为天安门国旗护卫队送医送药送健康；组织党员献爱心捐款等。

（撰稿：丁　然　审核：张静波）

领导名单

党支部书记兼主任　张静波
副　主　任　钱文红　何远智

北京市公共卫生信息中心
北京市医院管理研究所

（西城区北纬路 59 号）
邮编：100050　电话：63020041
网址：www. phic. org. cn

基本情况 职工 40 人，其中专业技术人员 31 人，包括高级职称 6 人、中级职称 8 人、初级职称 14 人、见习期 3 人；管理人员 8 人；工勤人员 1 人。

固定资产总值 2362.12 万元。年内新购资产总值 499.19 万元。

信息化建设 开展北京地区卫生计生信息化顶层设计，制定顶层设计工作方案，下发《关于开展北京地区卫生计生信息化顶层设计的通知》，开展对全行业的调研，完成卫生计生信息化顶层设计初稿。

按照北京市"十二五"卫生信息化规划要求，开展"基于北京市居民健康档案的健康北京信息工程"建设。完成市级平台建设的招投标，完成区级平台建设资金拨付及专项资金使用督导检查。

开展北京市妇幼保健网络信息系统二期建设，推进新型农村合作医疗管理信息系统软件升级改造，搭建社区项目市级平台和 14 个区级平台，完成 276 个社区卫生服务中心、1122 个社区卫生服务站、117 个独立社区卫生服务站的部署。配合有关部门推进基于海量信息处理与数据挖掘技术在医药分开监管系统关键技术的研发及示范应用项目建设和基本药品采购平台建设。

信息惠民，提升均等化服务水平。开展以居民健康卡为联结介质建卡工作，发放《北京地区居民健康卡发行应用工作的通知》，确定居民健康卡建设工作目标和建设总体要求，对新农合参合农民及重点人群、医疗机构发卡等提出要求。截至年底，在通州、怀柔、平谷 3 个区县发放健康卡 367913 张。

制定《药品分类与代码》地方标准、《居民健康档案基本数据集》地方标准、公共卫生代码标准以及北京地区区县卫生信息平台技术规范。

编制《2014 年北京市卫生信息化项目申报指南》，上报经信委 33 个项目，批复通过 25 个项目。

网络运维 与市公安局网安大队合作推进市卫生系统网络安全等级保护，并做好网络安全检查。与中国电信合作，改善市卫生系统基础网络环境。与相关部门共同研究用户满意度调查问卷，健全完善运维绩效考评机制，实现运维资金管理和使用科学化。推进新机房装修等工作。全年完成信息中心机房巡检 1333 次、中环机房巡检 90 次、卡节点巡检 90 次、LINUX 系统巡检 48 次、瑞星服务器巡检 90 次。

卫生统计 数据质量。开展对 21 家市属医院半年死亡病历检查和对全市 150 余家上报病案首页信息的二级及以上医疗机构 20000 余份病历《北京市出院病人调查表》（即住院病案首页信息）的专项督导检查。

数据收集。合作完成全市 1 万余家医疗卫生机构资源配置、服务利用、效率和质量情况的年度调查，完成 26 万人的卫生人力资源基本信息以及 240 余万份出院患者的调查，完成市统计局 20 余份卫生部门统计报表和 60 余份宏观库报表的信息收集与上报。完成卫生统计公报和季度、月度简报等资料近 30 份，印刷发布年度统计资料简编、汇编各 1 本，汇总、统计、分析各类数据信息上亿条。开展基于医院 HIS 的个案信息采集与拓展工作，建立联系人制度，实施定期登录上报平台查看信息上报情况等措施。配合市卫生计生委医政医管处开展春节、十一、APEC会议期间医疗工作量的统计。建设北京市慢性疾病管理监测系统，为评估北京市医疗资源的需求提供科学数据，为政府制定慢性病防治政策和评价防治效果提供科技支撑。

数据挖掘。完成全国第五次卫生服务调查北京地区数据的清洗、挖掘、分析，形成服务调查报告。配合市医管局开展"基于海量信息处理与数据挖掘技术在医药分开监管系统关键技术的研发与示范应用"，通过建设数据标准、梳理统计口径、共享筛选数据、维护数据信息等探索基于医疗大数据的数据挖掘分析方法，助力市医管局精细化管理。挖掘利用已有数据资源，初步建成决策支持平台网页版，加载新采集的2013年度各类统计数据，并建成决策支持平台移动应用端。把决策支持服务从办公电脑桌面转移到个人手机，进一步提高了数据服务效率。另外，利用已有数据为市卫生计生系统、市统计局、发改委、交通委、地震局等管理部门及北京大学医学部、首都医科大学、协和医学院等科研机构提供数据服务215次。

应用推广DRGs。开发2014版BJ-DRGs分组管理系统软件，并利用新版分组程序对2013年度全市二级以上医疗机构的住院病案首页信息进行分组和统计分析，撰写《2013年全市医疗机构住院医疗服务绩效评价报告》。建立北京地区住院医疗服务绩效评价平台，向全市各区县卫生计生行政部门及有关医院开放，提供DRGs评价的有关数据。组织召开8省、市住院医疗服务绩效平台（试用版）应用研讨会，撰写《北京DRGs系统的研究与应用》和《疾病诊断与手术操作基本名称名录》等工具书，加大对DRGs的应用推广。

网站建设　全年市卫生计生官方网站发布各类信息6620条，北京中医药信息网发布各类信息589条，市医院管理局网站发布各类信息1309条。建成北京市妇幼健康技能竞赛、最美北京人、最美妇幼人等一系列专题栏目。发布2013年网站评议结果，开展2014年度北京市医疗卫生行业网站考核评议工作。继续与百度公司合作，对百度地图中的北京地区三级医疗机构进行标注，10家单位的百度轻应用开发上线。

科研管理　开展本市及16个区县卫生发展综合评价研究、北京市医院评价研究、公立医院信息披露制度及方式研究，完成"北京市十大危险疾病经济负担研究"的申报。

培训工作　开展基层信息化工作人员情况调查，举办医院院级信息平台建设培训班、卫生信息化项目申报培训班和大数据及数据挖掘应用培训班等，举办北京卫生信息化大讲堂2期。与首都医科大学开展研究生教学工作的同时，同北大医学部联系合作事宜，为培养首都卫生信息化队伍拓宽渠道。

编辑工作　完成《北京卫生年鉴》的编辑工作，完成《中国卫生年鉴》《北京年鉴》《北京信息化年鉴》的参编工作。按月编辑发行《医院管理信息》（内部刊物），按月整理编辑《北京市卫生计生委工作信息月报》。

（撰稿：刘润国　审核：张文中）

领导名单

主任兼副书记　张文中
党支部书记　刘　伟
副　主　任　刘　伟　谢学勤

北京市人口和计划生育委员会信息中心

（西城区枣林前街70号中环办公楼B座1407）
邮编：100053　电话：83970817

基本情况　职工6人，其中副高级职称2人、初级职称2人。

固定资产总值1300万元。
历史沿革　北京市人口和计划生育委员会信息中

心原名为北京市计划生育委员会中心计算机室。1988年6月1日，经市编办批准成立，是全额拨款直属事业单位，编制5人。1995年12月26日，经市编办批准，升格为副处级单位，编制8人。2003年12月，更名为北京市人口和计划生育委员会信息中心，升格为正处级单位，编制8人。

信息中心的基本职责是：负责制定全市人口和计划生育信息化建设中长期规划及年度计划并组织实施，负责市卫生计生委机关办公自动化系统的建设，负责全市人口信息收集、分类、加工、整理、综合利用及"首都之窗"网站的信息维护，管理、维护和完善北京市育龄妇女管理服务信息系统（WIS），负责全市人口计生系统信息化管理人员的培训和业务指导，协助市卫生计生委对区县人口和计划生育年度工作目标进行考核评估。

机构设置 综合科负责拟订全市人口和计划生育信息系统和数据库基本标准、运行规则，负责内外联络、协调等综合行政事务工作；项目管理科拟订和执行信息化建设项目计划，负责信息化建设项目的设计、审核、申报，负责信息化建设工程的质量监理、验收评估；运行维护科负责网络信息系统的建设、运行、管理和维护，负责软硬件设备日常维护，负责信息系统安全和保密管理，负责门户网站的运行维护。

改革与管理 完善内部工作机制建设，完善周例会、半年及年度工作总结制度，及时梳理和总结各项工作，制定工作计划并按计划实施。建立工作责任制，使分配的工作任务落实到人。建立项目管理规范和文件管理规范，使项目按照程序有序开展。强化服务意识，努力为机关各处室和各单位提供优质的服务。

信息化工作 信息化咨询与技术服务。年内，做好人口和计划生育信息化建设相关项目论证、咨询、调研及申报。完成系统的调整和数据库的整合。进行全员系统的三级等保测评。配合监察处筹备市卫生计生委电子监察系统建设的申报材料。

新办公地点信息化设施运行保障。2月，完成新增加的3个办公地点（西城区金工宏洋大厦、贵都国际中心、天湖大厦办公区）的网络环境保障，完成各业务系统的服务器及相关配套设施的维护。完成原市人口计生委3个事业单位财务网接入市财政局政务外网的调试维护。

全员人口个案信息管理系统的运行管理。5月，完成全员人口个案信息管理系统户籍管理子系统、流动人口管理子系统、决策支持子系统运维工作。在本市密云容灾备份中心组织相关单位完成全员人口个案信息管理系统的灾难备份演练。

信息化设备和办公系统的运行维护。12月，完成中环政务网络管理中心服务器机房及密云灾备中心服务器机房共17个机柜110台设备的年度运行维护巡检。完成信息中心负责管理维护的中环14、15层办公区及3个事业单位办公区、老干部活动中心等共计200台计算机终端及相关打印机、扫描仪、传真机等办公设备的日常维护，全年共计维护1401人次。完成原市人口计生委OA项目升级改造的终验，做好OA系统关闭的善后工作。

7月，协助信息统计处完成中环办公区14、15层70台终端计算机的正版化检查，并更新管理台账。协助信息统计处召开市PADIS行政区划代码调整集中变更的会议，变更了2014年下半年新的全市区划代码。完成全委办公业务网络的调通和整合，对原人口计生委网站进行总结和梳理，为2个网站（原市卫生局网站、原市人口计生委网站）的合并提供基础材料和相关技术支持。参与公共卫生信息中心承办的全委信息化顶层设计，对机关各处室、各事业单位进行业务访谈，深入各区县卫生、计生部门开展调查研究。

学术交流 3月，参加中国人口与发展研究中心举办的人口信息化与决策支持研讨培训班。11月，参加国家卫生计生委举办的计生考核评估专题研讨培训班。参加北京地区卫生计生信息化顶层设计项目的讨论、调研，并深入区县卫生、计生部门开展调查研究。参加北京市卫生计生系统纪检监察干部培训班和市卫生计生委直属单位纪检监察工作座谈会。参加北京市人力资源业务培训会和市卫生计生委其他相关处室举办的研讨培训会等。

（撰稿：任向群　审核：王进孝）

领导名单

党支部书记兼主任　王进孝
副　　主　　任　赵国宏

北京市社区卫生服务管理中心

（西城区广安门内大街 315 号信息大厦 A 座 305 室）

邮编：100053　电话：63691120

网址：www.bjchs.org.cn

基本情况　职工 16 人，其中主任 1 人、副主任 2 人、办公室 3 人、质量管理科 5 人、经济运行管理科 1 人、信息科 4 人。

固定资产总值 102.91 万元。

改革与管理　完成绩效工资规范和调整，制定《北京市社区卫生服务管理中心工作人员年度考核管理办法（试行）》，公开招聘 3 名本科毕业生。

基本医疗和公共卫生服务　截至年底，全市运行的社区卫生服务机构共计 1918 个，其中社区卫生服务中心 327 个、社区卫生服务站 1591 个。95% 的机构完成标准化建设。全年本市社区卫生服务机构诊疗 5361.51 万人次，其中门急诊 5316.66 万人次。慢性病管理 311.37 万人，其中 4 种慢性病管理 282.86 万人。全市高血压患者健康管理率 28.43%，高血压规范管理 124.98 万人，规范管理率 75.55%；糖尿病患者健康管理率 37.37%，糖尿病规范管理 43.19 万人，规范管理率 75.43%。孕产妇保健管理 30.92 万人，比上年增长 31.56%。0~6 岁儿童保健系统管理 90.27 万人。免疫接种 735.97 万人次，传染病家庭访视 10.33 万次。健康讲座 1.94 万次，受益 87.21 万人次。

培养家庭保健员 22089 人，其中中医家庭保健员 4939 人。

健康档案管理。全市共计建立健康档案 1600.82 万份，建档率 74.40%；电子健康档案 1504.52 万份，电子建档率 69.93%。使用过的健康档案 606.20 万份，使用率 37.87%。

全市返聘退休医务人员 1065 人，比上年增加 171 人。其中高级职称 595 人、中级职称 424 人、初级职称 46 人。返聘退休医务人员经费市级配套 2300 万元，区级配套共 547 万元，西城区、海淀区均在 150 万元以上。

16 个区县社管中心上报绩效工资总额执行标准为 8.34 万元/（人·年），比上 3 年的 8.08 万元/（人·年）稍有增长。石景山区执行标准最高，为 10.2 万元/（人·年）；昌平区最低，为 7.59 万元/（人·年）。

功能社区服务　作为国家卫生计生委功能社区卫生服务试点单位，持续开展功能社区卫生服务试点工作，全市为 8 个功能社区累计举办健康宣传、健康大课堂 29 场，发放宣传材料 5960 余份；接种流感、乙肝疫苗 259 人次；预约挂号 636 人次；三伏贴贴敷 6750 人次，两癌筛查 179 人次。在此基础上，房山区卫生局与房山区公安分局联合启动 54 家"警务功能社区卫生服务工作"；石景山区成立区人民法院和交通支队等多家功能社区卫生服务站，创新发展功能社区卫生服务新模式。

医联体和转诊预约　各区县共成立区域医联体 30 个，包括核心医院 30 家、合作医疗机构 296 家。除密云县未开展医联体工作外，其他 15 个区县医联体间通过各种形式累计上转患者 11.8 万人次，下转患者 1.65 万人次。社区卫生服务机构累计上转患者 43.88 万人次，下转患者 2.57 万人次。转诊预约 19873 人次，转诊安排 19601 人次，转诊预约成功率 98.63%。

信息化建设　全市有 299 个社区卫生服务中心、1169 个社区卫生服务站与区平台网络联通，联通率分别为 91.43% 和 73.47%，比上年社区卫生服务中心联通率（80.92%）和社区卫生服务站联通率（59.95%）分别增长 10.51 个百分点和 13.52 个百分点。

学术交流　京港两地在丰台区方庄社区卫生服务中心挂牌成立"社区医疗新世界社区卫生服务培训示范中心"，这是全国唯一一家被授予此荣誉的社区卫生服务中心。北京市卫生计生委、香港医院管理局、北京市社区卫生服务管理中心组织实施了第二期"社区医疗新世界——国家卫生计生委、香港医院管理局、香港郑裕彤基金会全科医学培训北京现场指导项目"，邀请香港医院管理局 3 名资深家庭医生及 2 名护理专家为本市 70 余名社区医护人员授课。

科研工作 承担的市科委课题"家庭医生式服务模式及激励机制"研究，通过了验收评审，累计完成论文报告 20 余篇。对家庭保健员培养工作进行 7 年的数据跟踪及评估，并撰写《家庭保健员对居民不良生活方式的干预效果分析研究报告》。

（撰稿：刘志刚　审核：刘　钢）

北京市新型农村合作医疗服务管理中心

（西城区槐柏树街 2 号院 3 号楼 323 房间）
邮编：100053　电话：88011220

基本情况　职工 9 人，其中在职 8 人、合同工 1 人。

固定资产总值 10.19 万元。年内新购资产总值 4.47 万元。

日常工作　完成 2013 年新农合年度报表、2013 年第四季度新农合季度报表、2014 年前三季度季度报表、大病保险报表和 15 种重大疾病 1~4 季度报表的统计、分析和上报。设计《新农合大病保险补偿情况统计表》，修订和规范《新型农村合作医疗补充统计报表》，并对 13 个涉农区县开展统计培训。

新农合基金稽查　10 月 28 日~11 月 5 日，对 13 个涉农区县新农合管理情况进行检查。聘请北京市卫生会计核算服务中心 4 名财务专家和 3 名医保专家加入检查组，检查内容涉及新农合制度建设、基金筹集、基金支出、基金管理 4 个部分。检查中发现：一是新农合财务账面数据与决算数据、统计数据不符；二是新农合运行风险加大，有部分区县出现基金超支；三是"共保联办"模式没有制度支撑且运行成本加大。平谷、密云、门头沟等 6 个区县加入"共保联办"，但基金拨付给保险公司的时间、规模、利息、管理成本等各不相同，市级层面没有相关文件予以规范，不利于新农合制度的可持续发展，同时也不利于市级统筹的推进。

业务培训　举办城乡居民大病保险政策、新农合报表、基金管理、医疗单据审核、财务核算及信息化培训 4 次，13 个涉农区县新农合经办部门及市级医疗机构医保工作人员共 300 余人参加培训。对海淀区 5 家新农合定点医疗机构开展检查，共审核病历 32 份，对医疗机构的不合理用药、检查、治疗、收费和出入院标准的掌握提出建议。

咨询业务　电话咨询业务包括单据审核业务咨询、政策咨询等。全年接受电话咨询千余次。

科研工作　拟定"新农合市级统筹风险及应对措施研究"课题，委托首都医科大学开展课题调研。通过本研究，前瞻性地识别北京市实施新农合市级统筹可能存在的各种风险，通过定性和定量相结合的方法建立风险评估的系统模型，评估各种已识别的风险发生的概率、可能的危害程度以及风险的可控程度，并在三维坐标系中标示出各类风险的位置，判断各类风险的等级，依据风险所处等级的不同给出政策建议。

信息化建设　与市公共卫生信息中心开发的病案首页库做接口，开发本市三级医院住院信息查询软件模块。为落实城乡居民大病保险政策，在区县新农合信息系统平台开发大病保险报销模块。落实市财政局 2013 年底下达的经费预算 416.13 万元，采购了新农合信息系统稳定加固所需的硬件设备、配套软件等。

支付方式改革　根据平谷区新农合综合支付方式改革试点的数据，确定 2015 年平谷区新农合 DRG 费率保持不变，为 10355 元；区精神病医院按床日付费标准调整为每天 147 元；乡镇卫生院按床日付费标准保持不变。

（撰稿：俞金枝　审核：纪京平）

北京市医药集中采购服务中心

（西城区槐柏树街2号）
邮编：100053　电话：63016841
网址：www.bjmbc.org.cn

基本情况　在职职工24人，其中主任1人（正处级）、管理干部21人（1人为管理兼技术岗位）、专业技术干部3人，包括副高级职称1人、中级职称1人、初级职称1人。

固定资产总值236万元，年内新购资产总值11.87万元。

改革与管理　推进"作风建设年"活动，深入基层调查研究，在受理大厅设置群众意见箱，完善"一站式"便民服务机制，征求医疗卫生机构、相关政府部门以及医药生产经营企业的意见，及时反馈解决。坚持用制度管事管人，修订完善一系列管理制度，明确工作定位、岗位职责。对重点工作严格时限，在符合程序、保证质量的前提下，确保进度，发挥管理效能。落实"三严三实"的要求，坚持以重点工作带动整体工作的原则，把工作资源和人员配备向一线和专项业务工作倾斜，确保中心工作落细落小落实。通过印制宣传折页、现场公示等多措并举，推进管理公开、服务公开、结果公开。落实"三重一大"事项集体研究决定制度，做好中心的人事、采购、党务等重要决策及大额度资金使用事项的全过程监督。完成中层干部公开竞聘工作，设置领导小组和监督小组，对竞聘方案、重要环节以及结果进行公示，并将过程和结果封存，上报上级人事部门备案。全年轮岗4人，占在职干部的16.67%。

10月11日，启动北京市医疗机构药品集中采购和北京市基本药物集中采购中标价格联动调整工作。历时2个月，收到1596家生产企业的3479条产品进行申报，经过两轮建议价格公示、申诉举报处理等流程，最终有858家企业2225条产品完成有效报价。12月15日，对外公布本次价格联动结果，于2015年1月15日正式执行，并形成了日常联动工作机制。

11月26日，启动北京市医疗机构常用低价药品采购工作。采购范围是国家发改委和北京市发改委公布的低价药品清单内品种和剂型符合国家规定的日均零售费用标准的所有规格药品。在本市首次实行全流程远程电子申报，真正实现无纸化集中采购，提高了服务效率，减轻了企业负担。

医药集中采购　加强建章立制。制定《北京市医药集中采购中标药品供应保障管理办法》《北京市药品集中采购短缺药品目录调整制定办法》《北京市基本药物集中采购中标价格联动调整工作办法》，修订《药品集中采购变更事项处理原则及相关要求》《申请药品集中采购变更事项服务指南》《北京市医疗机构药品集中采购手册》《北京市基本药物集中采购手册》《中心服务大厅接待人员工作规范》，调整完善《短缺药品目录》，印制发放《医药信息变更平台使用指南》。

提高数据研究分析能力。编制《北京市医药集中采购信息简报（2013年年报）》《北京市医药集中采购信息简报（2014年半年版）》《北京市药品集中采购工作报告（2014年6月）》，完成甲巯咪唑、依沙丫啶等低价药品供应短缺和强力枇杷露等举报药品的查实核对报告，完成司坦唑醇、氟哌啶醇等药品的信访核查报告，完成《关于北京市直属22家医疗机构2013年药品使用相关情况报告》，完成短缺登记、断货登记、特殊药品登记、供应情况计分系统等平台数据的汇总、分析工作。

规范药品日常受理变更工作。整合优化流程，简化审核环节，集中窗口受理，完善变更平台，建立健全药品变更"一站式"服务机制。全年共受理300家药品企业的770余份《变更中标药品信息申请》，通过医药信息变更平台实现对1500余条中标成交药品信息的变更调整和挂网公示。进一步缩短审核时间，将发布周期调至3周时间，并设定1个月的变更品种过渡期，实现变更期间药品更替的无缝衔接。

筹备高值医用耗材集中采购工作。邀请市卫生计生委药械处开展医疗设备相关政策讲座，听取华招网关于全国医用耗材集中采购平台的情况介绍，听取海虹公司关于耗材设备采购平台和基础数据库建设理念的情况介绍，收集和分析浙江等省市高值医用耗材集中采购规则、技术参数标准、使用需求等数据信息，探索北京市高值医用耗材挂网采购办法，为实现北京市医药产品阳光采购奠定基础。

完善医疗卫生机构低价和短缺药品供应保障机制，完善与各级医疗卫生机构、社区卫生服务机构、配送商的沟通联络机制以及特殊药品挂网、调整目录的应急保障机制。对抗蛇毒血清等基本药物实时挂网，解决呋塞米片社区供应不足等问题，保障临床使用需求。受理大厅坚持首问负责制，做好来访、来电、咨询等业务受理工作。

信息化建设 推进医药集中采购平台规范化建设。投入 131.49 万元，完成北京市医药集中采购信息平台、北京市社区卫生服务药品采购管理系统、北京市药品采购供应信息登记系统、医药信息变更平台、北京市药品采购监管系统等 5 个平台系统的功能优化及日常维护。完成药品集中采购同城同价和左右联动调价工作价格申报及报价系统、医疗机构常用低价药品采购综合管理信息系统、药品价格库、医疗机构处方信息上报系统。推进中心办公自动化（OA）系统的完善和优化。完成特殊药品上报、医疗机构药品供应信息评价两大模块的构建。完成"小型机项目"硬件的验收、部署及软件开发，并通过了初验。完成"试点医疗机构 HIS 系统和网采平台及中国电子监管网的对接项目"和"电子药品字典查询系统建设"的财政评审。

提升信息化软硬件服务效能。做好系统优化、密码发放、资质审核、结果公示、投标报价等，为2014 年北京市药品集中采购同城同价和左右联动调价工作提供安全、高效的技术支持。继续完善门户网站软件功能及硬件设施，2013 年度北京市医疗卫生行业网站考核评议中获在线服务奖。完成北京市药品采购供应信息登记系统 12 期的申报、数据整理、完善系统等工作。

开展基层医疗卫生机构调研和宏观政策分析。会同市公共卫生信息中心深入 16 个区县开展调研。收集问卷 176 份，汇总、分析、改进需求 93 项。完成《二级以上医疗机构及区县社区卫生医疗机构药品采购平台情况介绍》的报告。

交流与合作 年内，接待国务院医改办组成的城市公立医院改革试点评估组对本市医药集中采购工作的督导视察、国家工业和信息化部消费品司医药处对基本药物定点生产企业招标情况的调研、市卫生计生委纪委书记孟振全和副主任毛羽对医药集中采购及特殊药物采购等工作的调研，接待陕西省卫生厅、青海省卫生厅以及内蒙古药械集中采购服务中心对本市医药集中采购工作的调研。赴重庆等地学习考察。与天津市卫生计生委共同组织美国药品采购模式培训。参与北京市社区用药工作的调研。

（撰稿：王　健　审核：梁　丹）

领导名单

党支部书记兼主任　梁　丹

北京市卫生会计核算服务中心

（西城区红莲南里 30 号红莲大厦 B 座 502 室）
邮编：100055　电话：63291296
网址：www.wsjhszx.org.cn

基本情况 职工 17 人，其中高级职称 2 人、中级职称 5 人、初级职称 10 人。

固定资产总值 889.84 万元，年内新购固定资产 240.47 万元。

改革与管理 公开招聘 1 次，招聘硕士研究生 1 人。

完成内部审计。完成经济合同审计 46 份。委托北京北卫会计师事务所有限责任公司对中心 2013

全年及 2014 年上半年财务收支情况进行审计，形成 4 份《内审管理咨询服务报告》。2 名内审人员取得内审岗位资格证书。

强化网络安全建设，注重舆情监测与信息宣传。正式实施《中心网站管理办法》，规范中心网站信息审批、发布、管理流程，网站共发布信息 186 条。加强微博管理，发布微博 3600 余条，粉丝 2600 余人。

加强与中心内审部门的沟通和配合，将市卫生计生委 200 万元以上信息化重点项目纳入到廉政风险防控体系中，加强项目过程管理和监督。

财务管理 完成 8 家代管单位的会计核算业务。召开代管单位交流会，征求代管单位对中心代管会计核算业务的意见和建议，满意率 100%。

预算绩效管理。完成 2013 年度核算中心整体支出绩效报告。完成 2013 年度重点信息化项目绩效考评，其中"区县及部属医院医疗项目成本核算实施"项目作为重点核查项目，经市卫生计生委组织专家现场勘察，最终评测结果为良好。

完成 2015 年预算报表的收集上报。配合市卫生计生委和市医管局完成直属 60 余家单位预算报表的收集及整理，以及市卫生计生委处室项目的录入、调整和上报。

完成 2013 年决算报表的收集及汇总。根据财政部、国家卫生计生委及国资委的决算工作要求，完成 2013 年度财政部决算、全国卫生计生财务年报以及企业决算报表的收集汇总上报，集中会审 3 次，对系统内 2013 年的财务情况进行对比分析，撰写详细说明，汇总上报。收集财政部决算 81 套（含区县卫生局），收集全国卫生计生财务年报报表 587 套，企业决算 17 套。协助市卫生计生委和市医管局完成直属卫生单位、科研单位以及直属医院 2013 年度决算分析评比。

报表管理。收集市属单位财务报表 936 份，区县卫生计生委（卫生局）财务报表 192 份，市属单位成本报表 936 份，区县单位成本报表 432 份，累计 2496 份。继续执行报表评分制，促进报表质量的提高。协助完成 2013 年度直属单位及各区县财务报表分析评分工作。完成 2014 年度医疗单位、事业单位、基层医疗卫生机构、行政单位、科学事业单位、高等学校日常报表公式设计。

资金使用管理检查工作。配合市卫生计生委完成区县社区卫生机构绩效及基本公共卫生项目财务考核。配合市卫生计生委基层处、市新农合中心完成对各区县新农合制度运行情况督导考核，撰写并提交专题财务部分督查报告，为各区县新农合资金管理工作提出意见和建议。配合市卫生计生委老年与妇幼处及

市妇幼保健院完成各区县妇幼卫生绩效考核及重大公共卫生项目资金使用督导评估工作，撰写专题财务部分督查报告，为各区县妇幼卫生工作及重大公共卫生项目资金管理工作提出意见和建议。参加市卫生计生委、市医管局联合启动的会计基础工作考核评价。

完成财务报表编制说明的撰写。印制《北京市卫生系统财务报表编制说明（医疗机构）》《北京市卫生系统财务报表编制说明（基层医疗卫生机构）》《北京市卫生系统财务报表编制说明（卫生单位）》各 300 册，下发至市属各基层单位，指导基层单位日常报表提取及使用。

编写《新〈医院财务制度、会计制度〉常见问题问答》《新〈事业单位财务制度、会计制度〉常见问题问答》，各印制 300 册。

新旧会计制度衔接。按照新《行政单位会计制度》和《科学事业单位会计制度》的有关要求，多次召开新制度研讨会，明确新制度更新内容，调整会计科目明细，设计会计报表具体格式，督促财务软件公司对财务软件进行优化升级。组织行政单位、科学事业单位进行会计制度培训，完成会计制度改革培训手册的撰写，印制《行政单位会计制度培训手册》《科学事业单位会计制度培训手册》各 80 册，指导基层单位会计制度改革。4 月，配合市卫生计生委完成 20 家直属科研单位新旧会计制度衔接资料的收集工作。

撰写财务年报资料手册。印制《北京市卫生财务年报资料（2012）》20 套、《北京市卫生财务年报资料（2013）》20 套、《北京市卫生财务年报资料（2012—2013）简版》120 册。

信息化建设 市区两级 57 家医院科室成本核算。签订区县 36 家医院全成本核算系统运行维护项目合同，并按合同内容完成年度运维工作，全年共收集 36 家区属医院成本报表 432 份。协助市医管局完成直属医院成本核算运维工作，全年共收集 21 家市直属医院成本报表 252 份。

市区两级 39 家医院医疗服务项目成本核算。召开 2013 年度区县试点医院医疗服务项目成本核算总结暨再实施工作会。完成"区县医院医疗服务项目成本核算运行维护项目"政府单一来源采购工作。各区县卫生局和试点医院在 2011 年项目成本核算工作基础上，完成 2012 年度和 2013 年度各约 2.2 万个院级医疗服务项目成本核算，实现市区两级公立医院成本核算工作的对接与同步。协助市医管局完成 2013 年度直属医院项目成本核算运行维护工作。

北京市卫生财务管理信息系统运维（局端）。签订卫生财务管理信息系统运行维护项目合同，并按合

同内容完成年度日常及特定运维工作。

北京市卫生单位财务核算系统运维。完成"北京市卫生单位财务核算系统运维项目"政府单一来源采购工作，完成205家卫生单位日常财务软件维护工作。

市属21家医院病种成本核算。协助市医管局在21家市直属医院推广成本核算应用，产出市直属医院2012年和2013年各约6.1万例院级病例成本核算数据，取得更多样本数据支撑，完善全市医疗机构成本核算体系。

推广北京市医疗服务项目价格信息管理平台。完成"北京市医疗服务项目价格信息管理平台推广"项目系统集成、数据库改造、监理的政府公开招标，完成该项目实施推广部分政府单一来源采购。完成市局端、35家基层端软硬件采购工作。完成《北京市医疗收费标准编码库（试行）》中5690项医疗服务项目、458项耗材项目标准编码的编写。

信息系统安全升级改造项目（一期）。通过该项目的实施，使资金算盘系统、中心门户网站、培训管理信息系统等7套应用系统稳定运行，保证应用系统的数据安全。

机房综合运行维护项目。按照公安部等保二级管理制度要求，每天对机房设备及机房环境进行巡检并形成巡检日志。每周查看安全设备运行日志，针对有意篡改安全设备的IP及计算机病毒进行观察和补丁修复。进行机房设备消防演练及应急处理2次。维护中心短信平台，重新划分继续教育管理员用户组，划分各区县局及直属单位的联系组，新建继续教育（审计）组。

学术交流 分别与太原市卫生局、东莞市公立医院管理中心进行业务交流，就公立医院成本核算与价格管理同国家卫生计生委发展研究中心进行专题讨论。参加国家卫生计生委公立医院经济管理绩效考评研究协作网络培训。

参加市卫生经济学会学术年会，并进行大会交流。4篇论文被收入年会论文汇编，其中1篇被北京市卫生经济学会及中国卫生经济学会选为大会交流论文。

参加国家卫生计生委体改司城市公立医院改革试点评估工作，参与洛阳公立医院的现场评估。

参加国家卫生计生委基层司《新农合支付方式改革操作指南》的编写工作。

科研与教育 承担市卫生计生委财务处委托的关于"新财务会计制度实施后对医院财务数据影响研究"课题，对新医院财会制度执行后市区两级111家医院制度执行和财务报告情况进行分析，形成课题报告初稿。

承担市卫生计生委财务处委托的关于"北京市公立医院成本核算方法的完善研究"课题，对市区两级开展科室成本核算和医疗服务项目成本核算的39家医院进行现场调研，形成课题报告初稿。

承担市卫生计生委财务处委托的"医药分开后续评估及其深化研究"课题，对5家试点医院以及市属21家非试点医院的财务数据进行分析评估，完成《公立医院'医药分开'改革评估报告》。

参与市卫生经济学会的"北京市基本医疗保险总额预付管理研究与应用"课题，对医保基金超支及结余金额较大的24家医院进行调研，收集了54家医院的相关医保数据及财务数据。

参与医药分开测算及评估工作。协助市卫生计生委及医改办完成对全市41家三级医院、16个区县110家二级医院、16个区县475家一级医院及社区卫生服务中心、104个卫生服务站的医药分开测算，最终形成3种测算方案。协助市医管局对5家医药分开试点医院进行财务分析，编写《5家医药分开试点医院医改前后财务数据对比分析报告》。

参与"应急医疗救助基金"项目。完成对82家三级医院、134家二级医院、598家一级医院、6988家一级以下医院、1736家未评级医院共9538家机构2012～2013年的应急医疗救治患者未付费情况进行调研，对欠费数据进行整理分析，并完成《应急医疗救助基金调研报告》。

王成入选全国卫生计生行业经济管理领军人才，参加第一批领军人才培训。

会计人员继续教育。市卫生计生系统会计从业人员继续教育工作继续坚持网络培训与面授教育相结合的特色，全年培训3300余人，涉及市卫生计生委及其直属单位、市医管局及其直属单位、各区县卫生计生委（卫生局）及其直属单位共300余家。

（撰稿：赵　旭　审核：王　成）

领导名单

主　任　许　涛
副主任　王　成

北京市卫生宣传中心

（西城区北纬路 59 号）

邮编：100050　　电话：63028550

基本情况　职工 8 人，其中副高级职称 1 人、中级职称 2 人、初级职称 2 人，管理人员 3 人。

固定资产总值 73 万元。

电视片《架起中非友谊桥梁》在首届万峰林国际微电影盛典中获宣教类二等奖，专题片《大医忠诚》在第十五届中国人口文化奖评选活动中获二等奖，纪录片《行走在高原上的"健康使者"》在 2013 年北京市党员教育电视片观摩交流活动中获二等奖。

新闻工作　组织新闻发布活动 143 次，其中召开本市"单独二孩"政策启动、基层卫生工作情况、2013 年卫生公报等大型新闻发布会 16 次，组织记者采访市卫生计生工作会、全市妇幼工作会等各类工作会议、活动 45 次，通过网络群发《抗菌素 3 年专项整治效果明显》《北京市启动残疾儿童疾病筛查》等新闻通稿 46 次。

参与北京人民广播电台城市管理广播"对话一把手"栏目，新闻发言人参加全市两会特别报道，市卫生计生委领导参加北京电视台《锐观察》栏目解读基层卫生政策等新闻宣传活动。

受理中外媒体记者采访申请函件 36 次，基本做到件件有落实。

开通微信订阅号"首都健康"和"北京健康播报"，传播健康科普知识和卫生资讯。

舆情监测　发布每日、每月舆情报告 330 期，重点舆情手机提示 330 期。撰写《热点舆情分析报告》16 篇，内容包括打击非法行医、孕妇待产包、春节国庆专题报告、月度舆情分析报告等。撰写《政府公报发布模式与舆情传播趋势探讨》《优讯与东方缘起舆情对接分析》等，对卫生计生舆情监测工作的发展趋势和视频监测的拓展进行探讨。

卫生摄影走基层活动　尝试开展卫生摄影走基层活动，取得更"接地气"的社会宣传效果。每一次走基层选择一个主题，与一家媒体开展合作，偏重平凡独特的岗位、人物和事迹，诸如关注偏远山区、偏门岗位、有趣的轶事等，采写了《古镇村医》《奶爸

成长路》《孕妈咪，俏护士》《打"贩"记》等 10 余篇报道。《健康报》《北京晚报》《中国卫生画报》《中国卫生人才》等报纸杂志上刊登整版报道 10 余篇，并在"北晚新视觉"等微信平台上转发。

搭建歌华有线"健康专区"　1 月，与歌华有线策划在歌华有线高清电视交互平台上开设"健康专区"，是传播健康资讯、沟通医患关系、开展健康教育的交互平台。"健康专区"下设养生课堂、生命故事、讲座义诊、健康指引、就医助手、天使风采、点击互动、精彩专题、重点推荐等栏目，于 6 月上线试播。6 月 12 日~12 月 14 日，"健康专区"页面累计曝光 20304859 次，日均曝光 102034 次，视频累计点播 12698647 次，日均点播 63812 次，视频累计点播时长 1992461 小时，日均点播时长 10012 小时。宣传中心联合方庄社区卫生服务中心与歌华有线研究打造"健康电视"，即居民在家中利用高清电视交互平台，可以查阅自己的健康档案，电视平台可以自动推送与健康相关的提示信息或科普电视片，社区医生可以通过视频与居民进行沟通交流等。

培训工作和展评活动　卫生宣传中心举办第 23 届"杏林杯"电视片汇映、第 13 届卫生好新闻评选及第 9 届卫生摄影作品征集活动，并开展相关培训 4 次。培训内容包括新闻写作、电视片制作、摄影技巧等，约 1200 人次参加。编辑《卫生好新闻获奖作品集》《摄影作品获奖作品画册》和《电视片获奖作品光盘》，免费发放给基层单位。同时，将新闻获奖作品通过《健康报》的公共微信平台进行推广，和歌华有线、北京联通达成合作意向，将电视片获奖作品在不同的媒体上播出。

自媒体和影像记录工作　出版《京华卫生》11 期，录播北京电视台科教频道《健康播报》栏目 46 期，制作"医改进行时"系列专题片 4 部，编辑《民之所愿，政之所为》和《前进中的 12320》等工作汇报片 5 部，制作反映北京市卫生计生委工作的展板 20 块。完成摄影摄像任务 130 余次，为北京电视

台、市纪委、市委宣传部及机关各处室提供图片 360 余张，为第三届中国西部国际电影节报送作品 25 件，为万峰电影节报送电视片 29 件，为市委组织部电教中心报送电视片课件 22 部。

（撰稿：田　昀　审核：琚文胜）

北京市人口和计划生育宣传教育中心

（西城区鸭子桥路 41 - 1 号）
邮编：100055　电话：51923661

基本情况　编制 25 人，有职工 22 人，其中主任（正处级）1 人、副主任（副处级）2 人、调研员 1 人、副调研员 2 人、科长 3 人、主任科员 4 人、副主任科员 4 人、科员 1 人、工人 4 人。

固定资产总值 872.58 万元，年内新购资产 0.87 万元。

历史沿革　北京市人口和计划生育宣传教育中心是市卫生计生委直属正处级事业单位，独立法人单位，纳入工资规范管理范围。1990 年 1 月 18 日，经市编办批准正式成立。

办公场所原址位于海淀区北四环东路 93 号，在东城区中华路 4 号中山公园内设立北京市计划生育宣教馆。2013 年 8 月，因产权置换，搬至东城区中华路 4 号中山公园临时办公；12 月，搬至西城区鸭子桥路 41 - 1 号办公。

主要职责：负责组织实施全市人口和计划生育宣传教育工作，普及人口和计划生育政策和科学知识，负责全市性人口和计划生育大型社会宣传咨询活动的策划组织，负责网上人口学校、远程教育等网络宣传教育，负责人口和计划生育新闻宣传和媒体联络，指导区县人口和计划生育宣传教育工作。

机构设置　设综合科、新闻宣传科、社会宣传科、网络宣传科。

改革与管理　7 月起，宣教中心财务、资产独立管理。

建立主任办公会制度，制定《主任办公会议事规则》。主任办公会主要讨论决策中心重大事项，是中心最高决策会议，实行民主集中制原则指导下的行政主要领导负责制。建立工作例会制度，每周召开 1 次。此外，建立了全体人员会议制度和专题工作会议制度。

制定《财务管理暂行办法》《开支标准及财务管理程序》《财务岗位职责》《内部控制规范》《非政府采购项目协作公司选择原则及程序》。

计生宣传　举办专题宣传活动。全年举办幸福家庭大讲堂 5 期，每期约 300 ~ 400 人参加。在全市 11 家市属公园和 4 家区属公园开展户外主题宣传展览，在 11 家公园安装固定展架 12 组，每个公园 24 块展板，使用 4 家公园原有宣传栏举办 4 期展览。

制作发行幸福家庭宣传品。购置宝贝计划主题健康图书《健康大百科——儿童常见病防治篇》9573 册；购置青春健康主题图书《健康大百科——青少年篇》9231 册；设计制作生育关怀宣传品《家庭历书》（2015 年版）25 万册；策划制作心灵家园宣传品《健康微宝典》，每套 20 册，共发放 755 套。以上宣传品全部发放到区县卫生计生部门。订阅《中国人口报》100 份，发放到计生宣传单位。

制作广播电视节目。与北京电视台合作《健康北京》月末版栏目 16 期，平均收视率 1.33。与北京城市广播合办《健康加油站——人口直通车》栏目 52 期，共播出 3120 分钟。与体育广播合办《今夜私语时》大学生版节目 22 期。

DV 大赛及多媒体制作。举办第二届"幸福家庭"DV 大赛，面向全市卫生计生系统征集参赛作品 92 部，将其中 36 部优秀作品进行网上展播、投票评选，网络展播页面总点击量约 17.2 万，有效投票 5.8 万。制作健康科普系列专题片"E 点健康"和政风行风"九不准"动漫宣传片。

网络媒体宣传。与首都之窗合作开办"幸福家庭，和谐人口"专栏，访问量 38.08 万，在首都之窗专题排名第八位。与北京网合作开办"幸福家庭，和谐人口"专栏。与人民网合作建设"健康北京，幸福家庭"专题网站，发布文字稿件 60 余篇，图片、视频 6 组。重要新闻及时推荐转发至人民网地方频道、领导频道、节会频道、社会频道等，并推荐人民网首页新闻，相关稿件访问量单篇单日最高达 8.97 万。与光明网合作建设"健康北京，幸福家庭"专栏，累计页面访问量 6829.69 万。与中国网合作建设《健康北京，幸福家庭——纪念"9·25 公开信"发表 34 周年》专题，并通过官方微信、微博推广，累计页面点击量 278.34 万。开通微信公众平台、微信服务号、微信订阅号，利用新媒体为群众提供优生优育、幸福家庭和健康科普宣传服务。维护市卫生计生委官方微博"首都健康"，发起"平衡膳食校园行动""共筑健康梦 2014"等话题，及时发布政务信息等。

宣教中心自制公益广告《世界城市，和谐人口》获第十五届中国人口文化奖电视节目类优秀奖。

信息化建设　全年网络媒体宣传项目经费 100 万元。与首都之窗、北京网、人民网、光明网合作开办主题宣传专栏，进行网络推广。开通宣教中心微信公众平台、微信服务号、微信订阅号。

学术交流　与市卫生计生委健康促进处召开区县健康促进、计生宣教工作协调布置会 2 次。参与全市卫生计生新闻宣传队伍的业务培训。

（撰稿：朱妍郦　审核：王志洲）

领导名单

党支部书记兼主任	王志洲
副　书　记	杨　成
副　主　任	杨　成　赵　勤

北京市公共卫生热线（12320）服务中心

（朝阳区静安里 26 号楼通成达大厦 7 层）

邮编：100028　电话：64468506

网址：www.bj12320.org

基本情况　职工 74 人，其中在编 13 人，包括正处级 1 人、副处级 2 人、正科级 1 人、副科级 7 人、科员 2 人；劳务派遣 61 人。

固定资产总值 346.09 万元，年内新购资产总值 98.97 万元。

官方微博"北京 12320 在聆听"被评为全国十大医疗卫生系统微博。

改革与管理　规范工作管理，强化服务意识。把职业精神培养融入日常工作，要求每一位咨询员都要有新闻发言人意识，每一通电话都代表政府服务形象，让来电人听到我们的微笑。北京 12320 一直保持着服务态度零投诉的好成绩，全年服务满意率 99.16%，共收到表扬信和电话 93 件。

规范培训管理，提高服务技能。组织 4 期 63 次新员工培训，内容覆盖中心规章制度、医学基础知识、系统操作演练、接话沟通技巧等，进一步明确带教老师的职责及带教内容。强化岗中培训，开展专家专题培训 124 次、内训师培训 340 次，涉及正音、心理健康、录音分享点评、业务知识以及政策法规等。组织专家重新对知识库进行分类，提高了知识库的合理性与实用性。加强全国 12320 培训基地建设，接待云南、广西以及南京三地 12320 工作人员的学习，并协助全国 12320 管理中心编写高血压、狂犬病等慢性、传染性疾病的全国培训教材。

规范质检管理，提升服务质量。坚持每周召开质检会，听取并分析典型录音，提高接话质量。开展不满意挂机电话回访，总结、分析，找出不足，不断改进。修订完善质检标准，建立工单、外呼、控烟质检标准，实现了录音、工单质检的全覆盖。针对不稳定因素处理、疑难特殊问题解答、反复投诉受理流程等问题，重新规范工作流程，制定标准话术，并进行全员培训。组织第三方暗查，针对发现的知晓度不足与解决问题能力欠缺的问题，制定整改方案，加以改进和提高。

创新工作形式，解决群众诉求。针对本年度新增加的15家网络单位与部分办理诉求有问题的单位召开专题培训会，培训投诉转办办公自动化系统的应用和联络员办理群众诉求标准。制定《北京12320工单督办管理制度》，加大督办力度，取得明显效果。创新管理手段，加强与网络单位的沟通，主动征求并采纳网络单位的合理化建议，重新定义工单，简化投诉流程，修改转办系统。严格执行市12345各项考核指标，提高政治敏锐性，认真接听，积极安抚，努力化解，并及时做好转办、督办、上报工作，确保百姓合理诉求得到及时妥善解决。

接到市非紧急救助服务中心转来的电子派单4566件，其中通过12320的沟通直接化解1861件，形成工单2705件，按期回复率、合理诉求按期办结率、突发紧急事件及不稳定因素电话及时处置率、市民诉求反馈率均为100%。

重视信息报送，强化舆情研判。针对医院强制孕产妇购买待产包，民营医院收费混乱引群众不满，群众关于"单独二孩"的意见建议，孕妇建档难及医生、护士证书下发遇阻，民营医院雇佣医托现象普遍，埃博拉舆情关注，取消"便民门诊"引争议，社区输液难，患者治疗有困难，免费体检成非法售药新手段等，撰写上报相关舆情、月报等69期，多次得到市卫生计生委领导的肯定。

推进标准化管理，提升管理水平与服务技能。2014年为"规范管理年"，梳理战略规划体系、质量管理体系、数据管理体系等16个模块科学管理实操手册，细化管理和业务流程60个，制定统一话术、规范标准106项，完善规章制度74个。建立运营数据分析会、完善业务例会、交班会等业务管理制度。加强各级管理人员培养，建立干部梯队，开展咨询员重点岗位竞聘，强化岗位责任。

拓展服务范围，满足群众的心理健康需求。开展系列心理培训，提升员工对抑郁、焦虑、失眠等常见心理问题的识别能力与沟通技巧，在世界精神卫生日增加心理咨询服务。深化与北京安定医院的心理健康援助项目，每月定期为咨询员减压。继续与北京结核病控制研究所合作结核病防治技术支持项目，为百姓做好专业咨询和政策解读。开展控烟工作，完成12320卫生热线来电者吸烟相关情况调查、与市肿瘤防治办合作开展示范社区慢病吸烟者转诊进行戒烟干预工作，编写《北京市电话戒烟干预操作指南》。为市医院管理局、市行政许可大厅等开展第三方调查项目，修订外呼质检标准，规范外呼问卷话术，加大外呼质检力度，共调查20441份，成功调查8903份。

日常工作 受理各类服务请求333001件，比上年增长17.75%。其中电话呼入249411件，呼出41587件，语音自助服务、语音留言及传真服务25260件，短信、网站留言、邮件和在线回复14250件，受理市卫生计生委"主任信箱"来信2493件。受理市非紧急救助服务中心（12345）转来各类诉求8432件，受理市政府办公厅督察室城市管理广播"市民热线"督办件2件，首接其他委办局问题工单67件。

完成北京市非紧急救助服务中心（12345）的各项指标，年初制定的中心关键绩效指标全部达标——不稳定因素前期处置率、诉求转办及时率、诉求办理按时率均为100%，诉求办结率96%（指标为90%），接起率96.98%（指标为95%），服务水平94.74%（指标为90%），咨询首次解决率90.25%（指标为90%以上），投诉首次化解率45.84%（指标为30%以上），群众挂机评价参与率66.84%（指标为60%），群众挂机满意度99.16%（指标为90%）。

此外，短信服务、微博、微信、健康广播等服务形式也收到了良好效果。配合卫生宣传日和群众关注热点，全年发送健康提示和职能宣传短信1200万条。协助市卫生计生委维护"首都健康"微博，新浪粉丝352万，腾讯粉丝6.9万。"北京12320在聆听"粉丝186万，居卫生系统微博平台单位粉丝量第一，并与"首都健康"微博被评为全国十大医疗卫生系统微博。微信号beijing12320采用自助服务与人工回复相结合方式提供咨询服务，定期推送健康宣传信息。联手北京人民广播电台新闻广播节目，每周向听众宣传卫生政策或健康防病知识。

信息化建设 完成北京12320热线服务平台项目的经费申报、招投标及需求调研，批准经费563.52万元，包括质检、知识库、多渠道整合、监控、培训考试、统计分析、大屏幕监控、工单办理、外呼系统、戒烟系统、知识发布、人事管理、档案管理、会议管理、数字证书等功能开发。同时，购买更新千兆交换机、防火墙、服务器及空调等硬件设备。8月，经费到位。

借鉴ITIL运维管理体系，建立运维服务台制度，进一步明确系统运维的工作职责。制定《信息化系统运维绩效考核管理办法（试行）》《统计数据管理办法》《系统变更管理规定》《话务耳机管理办法》《北京市非紧急救助服务中心视频会议系统管理办法及使用说明》等制度，同时制定各种运维表格，明确信息化运维的工作流程和巡检要求，督促各运维公司严格按合同要求开展运维工作，确保系统稳定运行。全年完成投诉转办系统的历史工单清理、统计功能完善、医院信息清理、咨询分类变更、工单审批流程变更、工单质检更新、知识库修改更新、心理热线开通等维护工作。经过多次协调，完成与监督平台的接口。配合完成国家12320系统的试用，并提交了对系统使用的建议。

其他工作　加强队伍建设，健全人才机制。加强招聘工作，调研学习其他热线经验，尝试与高校开展合作。加大老员工奖励力度，出台《咨询员工龄补贴发放规定》。开展岗位体验，轮转班长、协调督办等岗位，送18人赴各大医院学习，为员工丰富知识技能、快速成长提供平台。编写《新员工入职手册》，开展年度重点岗位竞聘，实现人尽其才、人岗最优匹配。

加强文化建设，注重人文关怀。关心员工生活，改善工作环境，为接话大厅配备空气净化器、绿植、润喉饮品，坚持工间操、耳保健操，每月请心理医生做疏导，为新咨询员过满月庆周岁。参与市卫生计生委组织的"最美北京人"宣讲活动。制定中心文化建设"十个一"方案，强化职业精神培养，制度管人。长期开放一日体验，接待10批170余人进行体验。

（撰稿：韩银平　审核：张建国）

领导名单

党支部书记兼主任　段长霞
副　主　任　胡　爽　张建国

北京市卫生人才交流服务中心

（西城区槐柏树街2号院3号楼419室）（海淀区北三环中路37号3号楼）
邮编：100053　电话：63016389　　邮编：100088　电话：82087977
网址：www.bjwsrc.org

基本情况　职工18人，其中副高级职称2人、中级职称6人。退休5人。

固定资产总值1078万元。年内新购资产总值77.5万元。

考试与培训　完成全国卫生专业技术资格考试、全国护士执业资格考试、全国医师资格考试、高级专业技术资格评审等10项考试与评审工作，共计64518人次，较上年增长8.11%。各项考试评审合格率56.76%，累计为市各级医疗机构输送合格专业技术人员36623人。完成医师资格证书丢失补办、医师资格信息补录、成绩单丢失补办、护考合格证书补办、电话咨询等日常事务性工作，补证、补信息等500余次。完成技能鉴定326人次。

承接多个区县的事业单位公开招聘考试服务工作，包括房山区、丰台区的理论考试命题、阅卷，海淀区护理人员招录实操命题和考务组织，以及怀柔区和顺义区面试的命题工作。

第一次独立承担住院医师规范化培训工作。完成规范化培训第一阶段笔试，协助北京医学教育协会完成各阶段实操考试。完成北京市住院医师规范化培训招录工作，共招录培训人员2072人，包括58名社会人员。拨付规范化培训经费及考试工作经费11091.70万元，其中西医部分涉及200余家单位、中医涉及130余家单位。

与北京医学教育协会合作开展职称晋升培训，培训300余人。

人才服务　存档单位51个，共存档10598份，更换档案盒8000余个，接收整本档案2298份，整理整册档案3439份，接收散材料20000余份，转出档案300余份，借查阅档案200余人次，扫描整本档案1000余册、散材料5000余份，网上传递电子材料200余人次，提供证明等服务100余人次。新接北京友谊医院和西城区卫生局档案，整理出友谊医院档案1140份、西城区卫生局档案312份。

发布招聘信息160余条，服务派遣人员20余人次，代理工资100余人次。新增派遣单位2家，为北京医疗卫生机构提供人才派遣220人，累计达到377人。年底，与世纪坛医院、北京口腔医院、友谊医院、同仁医院、空军总医院5家单位签订人事代理合作协议。

与国际应急管理学会医学专业委员会合作开展专科医师、管理人员赴美国、德国、意大利、英国、爱尔兰等国交流工作。全年送出培训专科医生 5 人次、管理人员（院长）6 人次。

协助市高校毕业生就业指导中心召开医药行业人才双选会，受理 4 家事业单位招聘工作，代理 6 个中心的人事工作。

与北京中医药大学、哈尔滨医科大学大庆校区、内蒙古民族大学、河北联合大学、大连医科大学中山学院共 5 所医学院校建立合作关系。针对北京市各大医院人才紧缺的护理、康复、检验等专业，对 500 余名学生进行首轮面试，挑选 114 名学生进入宣武医院和血液中心进行 9 个月的临床学习；12 月底，用人单位进行二次面试后，110 人被录用。

信息化建设 完成卫生管理职称考试网上报名、卫生管理职称答辩评审、卫生高评模拟答辩、在线人才招聘平台上线的信息化支撑工作。配合参与数字化证书服务器及 key 采购工作和考试设备的采购。配合市公安局、市卫生计生委进行信息安全等级保护检查，编制自查报告，接待现场抽查。配合市卫生计生委进行卫生信息化顶层设计调研，编写报告并接待座谈。完成卫生高级技术职称答辩评审和卫生管理职称答辩评审信息化支持，包括申报人现场培训、网上申报技术支持、网上申报系统软硬件维护、数据维护、答辩电子文档检查、答辩现场环境搭建和撤收等，在现场答辩中改进了答辩室内布线效果和监控声音及视频质量。完成本中心信息安全等级保护项目和中心办公自动化项目申报材料的编写和申报。完成本中心办公新址搬迁的信息化环境规划和预算编制。配合业务部门进行全国卫生初、中级考试和医师考试人机对话考试的组织实施。

（撰稿：魏　娜　审核：王　庆）

领导名单

党支部书记兼主任　　王　庆
副　　主　　任　　杨京利

北京市计划生育药具管理站

（西城区广安门外大街南滨河路 25 号金工宏洋大厦 B 座 11 层）
邮编：100055　电话：51920255

基本情况 编制 12 人，在编 12 人，其中站长 1 人，副站长 1 人，副调研员 1 人，综合科 5 人（包括 2 名司机），计划质监科 2 人，发放管理科 2 人。人员中副高级职称 1 人，中级职称 5 人，初级职称 4 人。

固定资产总值 1114.6 万元，年内新购资产总值 578.3 万元。

历史沿革 1986 年底，北京市计划生育药具管理站成立。本站为接受国家卫生计生委药具管理中心业务指导的提供药具公共产品管理服务的全额拨款事业单位，指导全市药具发放管理服务工作。主要职能及任务为履行免费避孕药具的管理和服务职能，实施药具计划编制、订购、调拨、储存、发放、质量监管、业务培训等工作，对基层药具管理和服务进行指导。市药具站和部分区县药具站作为行政支持类公益性事业单位，纳入公务员工资管理机制。

机构设置 设综合科、计划质监科、发放管理科。

改革与管理 加强内部建章立制，对既有的规章制度进行梳理，并制定财务管理、站长办公会、"三重一大"事项决策等制度。根据新的"三定"方案进一步明确机构和岗位职责，规范工作流程，提升公共服务科学化、规范化水平。

药具管理与服务 药具采购供应。全年订购合同药具总值 1758.24 万元，包括避孕药、避孕套、宫内节育器及其他类共 4 大类 22 个品种。向 16 个区县调拨药具总值 1582.8 万元。全市发放药具价值 1709.8 万元。

药具宣传倡导。通过多种形式宣传免费药具发放政策、发放品种、获取途径和紧急避孕知识。在首都市民使用频率比较高的二环、三环、四环等 27 条公交线路 211 辆公交车箱体内制作免费药具政策、领取渠道的宣传画，在黄金时段开展 3 个月的集中宣传，受众 500 余万人次。开通微信公众账号，依托北京市免费药具综合信息服务平台和"避孕、生育、健康"网站（www. 925. org. cn），普及生殖健康、优生优育、避孕节育知识，宣传免费药具发放政策和供应渠道，提供个性化咨询和服务。

药具管理。全市计划生育药具管理服务按照"强体系、扎网底、保基本、全覆盖"的基本要求，从管理方式上更加注重科学化、规范化和精细化。结合计划生育药具服务基层系列活动，与市卫生计生委老年妇幼处配合，组织指导区县开展基层岗位练兵、药具发放、服务百姓系列活动。探索流动人口计划生育、优生优育、生殖健康基本公共服务均等化的途径，依托社区、企事业单位等建立和完善流动人口药具免费发放网络，对全市流动人口实行市民化服务。

药具发放服务。科学制定城市现代化药具发放规划，不断探索适合北京市情的免费药具发放模式，突出药具发放服务功能，进一步完善现代物流平台，利用互联网技术和现代物流业，整合药具发放、咨询服务、宣传教育、数据统计等功能，准确把握育龄群众药具需求，更好地为育龄群众服务。在全市社区、村居、医院、高校、市场等方便领取的场所安装 3G 智能自助发放机 416 台，使免费药具固定发放点增至 22621 个，遍布全市的 1616 台免费自助药具发放机全天候服务育龄群众，进一步完善药具自取 15 分钟服务圈。

药具网络建设。围绕"增强 5 种意识，提高 5 种能力"，以《国家免费计划生育药具服务规范（试行）》为中心，举办专题培训班，使基层药具服务人员掌握和正确落实"三清、三懂、三会、三上门、三统一"的标准，切实提高基层药具服务规范化水平，不断提高药具干部队伍的整体素质和业务能力。

信息化建设 本年度信息化建设投入 67.3 万元，用于北京市免费药具综合信息服务平台和 925 网站的运维监控和开发。委托国家级科研所开发北京市免费药具综合信息服务平台后台管理系统，实现平台的标准开发与使用。推进顺义药具库房质量监控智能化建设。

北京市免费药具综合信息服务平台注册 22257 人，点击量 138304 人次，网上订购 5692 单。

"避孕·生育·健康"网站全年访问 345690 人次，推出电子杂志《避孕生育健康》10 期；完成 400 篇内容的转贴，在新浪同名微博更新 400 篇微博，有粉丝 4475 人。建立同名公众微信号，完成 27 期微信图文推送，有关注用户 387 人。

（撰稿：龚伟明　审核：李　兵）

领导名单

党支部书记兼站长　李　兵
副书记兼副站长　赵　兰

学术团体和群众团体工作

北京医学会

（东城区东单三条甲 7 号）

邮编：100005　电话：65134368

网址：www.bjyxh.org.cn

基本情况　会员 31000 人，团体会员单位 165 个，新发展会员 1300 人。新成立灾难医学、早产与早产儿医学、呼吸内镜和介入学、眩晕医学等 4 个专科分会。在皮肤病学分会、烧伤外科学分会、疼痛学分会、消化系病学分会、骨质疏松分会、血液学分会等 37 个专科分会成立了青年委员会。完成呼吸病学分会、放射学分会、消化内镜学分会、泌尿外科学分会、胸外科学分会、内科学分会、骨科学分会、外科学分会等 22 个专科分会换届改选工作。完成中华医学会放射学分会、内科学分会、神经外科学分会、器官移植学分会等 25 个专科分会 245 名全国委员的推荐工作。

共有专科分会 98 个：医史学分会、外科学分会、儿科学分会、眼科学分会、结核病学分会、公共卫生学分会、神经病学分会、病理学分会、疼痛学分会、心血管病学分会、麻醉学分会、骨科学分会、放射医学与防护学分会、消化系病学分会、内分泌学分会、感染病学分会、医学教育分会、重症医学分会、风湿病学分会、医学病毒学分会、放射肿瘤治疗学分会、神经外科学分会、超声医学分会、小儿外科学分会、航空航天医学分会、教育技术分会、围产医学分会、医学美学与美容学分会、糖尿病学分会、肝病学分会、医学信息学分会、影像技术分会、男科学分会、临床营养学分会、周围血管外科学分会、心脏外科学分会、病案管理学分会、医院后勤管理学分会、血液净化技术分会、心电图学分会、生殖医学分会、医疗事故技术鉴定分会、内科学分会、妇产科学分会、皮肤性病学分会、耳鼻咽喉－头颈外科学分会、放射学分会、高压氧医学分会、精神病学分会、物理医学与康复学分会、肿瘤学分会、微生物学与免疫学分会、检验医学分会、核医学分会、呼吸病学分会、血液学分会、肾脏病学分会、老年医学分会、泌尿外科学分会、计划生育学分会、整形外科学分会、肠外肠内营养学分会、放射物理与技术分会、烧伤外科学分会、医学遗传学分会、急诊医学分会、创伤学分会、医学科学研究管理学分会、器官移植学分会、消化内镜学分会、激光医学分会、临床流行病学分会、心身医学分会、全科医学分会、骨质疏松和骨矿盐疾病分会、口腔医学分会、胸外科学分会、脑电图学分会、医院管理学分会、医院建筑管理学分会、输血学分会、健康管理学分会、过敏（变态）反应学分会、职业病分会、罕见病分会、医学科普分会、妇科肿瘤学分会、运动医学分会、医学工程学分会、血液净化分会、创面修复分会、医学伦理学分会、心电生理和起搏分会、灾难医学分会、临床药学分会、早产与早产儿医学分会、眩晕医学分会、呼吸内镜和介入学分会。

学术活动　泌尿外科、放射技术、放射医学、罕见病、围产医学、临床药学、耳鼻咽喉－头颈外科等 42 个专科分会举办了学术年会，共参会 2 万余人次；共收到年会论文 5000 余篇，大会交流 500 篇，大会专题报告 300 余个。

召开学术会议 80 个，包括全国幽门螺杆菌感染及消化疾病诊治临床论坛、儿科呼吸论坛、新生儿医学高峰论坛、心电生理和起搏创新技术论坛、心电生理和起搏青年沙龙、小儿肝移植学术研讨会、中国急性胰腺炎多学科高峰论坛、北方呼吸论坛、郊区县超声学术研讨会、超声医学研究生论坛、医学影像发展论坛、超声论坛、早产儿营养与健康专题研讨会、早产与早产儿医学分会多中心协作网络研讨会、呼吸内镜和介入呼吸病学高峰论坛、妇科肿瘤研讨会暨国际妇科肿瘤及相关进展研讨会、妇科肿瘤临床诊治规范及进展和微创技术应用研讨会、第四届北京帕金森病与运动障碍论坛、2014 检验京沪论坛、协和血管外科论坛、京津冀消化内镜协同发展促进会、京津冀消化内镜协同发展促进会青年论坛、协和消化论坛、糖尿病心理障碍论坛、基层医院痛风规范诊治专题学术活动、基层医院老年慢病治疗新进展、缺血性卒中抗血小板治疗新进展研讨会、肝胆疾病诊治进展、B 淋巴浆细胞治疗新进展研讨会等，参会人员 25000 余人次。

科普宣传 以"通风是怎么一回事""脂肪肝的预防与治疗""老年人高血压特点和治疗目标""老年人跌倒与骨质疏松""正确使用口服降糖药"等为主题、组织 11 场专家健康大讲堂。组织名医进社区活动，专家累计出诊 320 余人次，为旧宫镇、瀛海镇及清河街道朱房社区卫生服务站等 10 个社区医疗中心提供 8 个专业的专家门诊服务以及社区医生培训，为社区群众举办 4 场科普讲座，受惠 8000 余人次。组织世界肾脏日主题活动，蔡广研教授讲解"衰老对肾脏病影响的生物学基础"、吴华教授讲解"老年 CKD 的临床特点"、周春华教授讲解"老年 CKD 的降压治疗"等，400 余人次参加活动。组织 2014 年联合国糖尿病日"糖尿病防治蓝光行动"，开展了高危人群筛查、科普大讲堂、大型义诊、健身操等多项活动，大讲堂设置 6 个讲题，邀请糖尿病领域专家分别从营养膳食、血糖控制等方面进行讲解，1000 余名民众参加活动，20 余家媒体参与报道。组织"神经内科专家西部行——重走红军路第五站"活动，选派北京地区神经内科学科带头人，走进陕西西安、汉中、洋县，组织为陕西神经内科医生讲学、带教查房、疑难病例会诊等各种形式的互动学习活动。

培训工作 举办国家级认可项目学习班 9 项：放射骨科、放疗治疗、心血管病、内科（2 次）、微生物免疫学（2 次）、临床神经电生理进展、核素显像诊断技术进展，培训 1000 余人次。学术讲座（市级认可项目培训班）208 场次，1 万余人次参加。

编辑工作 《中华泌尿外科》杂志收稿 850 篇，刊稿 256 篇，期刊影响因子 0.971，学科排名位列第一，年发行 67300 册，荣获"中国精品科技期刊"称号，完成编委会换届。举办读者－作者－编者论文写作交流暨肾癌靶向治疗专题研讨会和论文写作技能提升城市巡讲暨 LUTS 病例分享会，总计 20 余场，参会近 1500 人次。《中华医院管理》杂志收稿 2048 篇，刊稿 309 篇，期刊影响因子 0.578，年发行 101564 册，获中华医学会"版权目次优胜奖""文字表达审读优胜奖""论文设计与统计学优胜奖""法定计量单位优胜奖"4 项奖项。举办管理类论文写作培训班，200 多人参加。《北京医学》杂志收稿 1200 篇，刊稿 415 篇，期刊影响因子 0.3，年发行 35000 册。

委托工作 受市卫生计生委委托，完成医疗机构许可准入审核 188 项、医疗临床诊疗技术准入评审 881 项；完成市卫生计生委委托的全国医用设备使用人员业务能力考评工作，2100 余名考生参加了 CT、MRI 等 18 个专业的考试。根据《医疗事故处理条例》，承担医疗事故技术鉴定案例 4 件，预防接种异常反应损害程度分级评定 11 件，医疗损害责任鉴定委托 14 件，医疗问题专家咨询 7 例。受国家质监总局委托，完成全国医用高压氧舱作业维护管理人员培训考核 6 期（北京 5 期，济南 1 期），25 个省（市）的 230 名学员参加。与河南省南阳医学会签署《医学科技对口协作战略协议》，并举办普外科学高层论坛，承接对口支持河南南阳等 15 个县市区基层医疗骨干培训班，培训医务人员 300 余人。

（撰稿：汪明慧　审核：田宝朋）

领导名单

名誉会长 郎景和　赵玉沛　高润霖
会　　长 金大鹏
副会长 王建业　田　伟　刘玉村　吕兆丰
　　　　　那彦群　陈香美　郑静晨　魏丽惠
秘书长 田宝朋

北京护理学会

（东城区东单三条甲 7 号）

邮编：100005　电话：65256418

网址：www.bjhlxh.com

基本情况　共有注册会员 48308 人，发展新会员 14873 人。其中团体会员 47943 人，团体会员单位 139 个。第十届理事会共有理事 109 人，常务理事 21 人。设有工作委员会 6 个，专业委员会 29 个，专业学组 7 个。共有委员 681 人，青年委员 38 人。学会专职人员 4 人。

有工作委员会 6 个：学术工作委员会，北京大学第三医院张洪君任主任委员；组织工作委员会，北京医院孙红任主任委员；继续护理教育工作委员会，北京大学第一医院丁炎明任主任委员；科普工作委员会，解放军总医院王建荣任主任委员；对外交流工作委员会，北京协和医院吴欣娟任主任委员；专业化护士认证工作委员会，中华护理学会应岚任主任委员。

专业委员会 29 个：护理管理专业委员会，北京大学国际医院郑一宁任主任委员；内科专业委员会，解放军第三〇七医院王国权任主任委员；内分泌专业委员会，北京大学第三医院王群任主任委员；血液净化专业委员会，中日友好医院苏默任主任委员；呼吸专业委员会，北京大学人民医院张素珍任主任委员；心血管病专业委员会，阜外医院李庆印任主任委员；神经内科专业委员会，宣武医院杨莘任主任委员；神经外科专业委员会，北京天坛医院王彩云任主任委员；外科专业委员会，解放军总医院皮红英任主任委员；骨科专业委员会，北京大学第三医院陈秀云任主任委员；伤口护理专业委员会，北京大学人民医院王泠任主任委员；妇产科专业委员会，北京大学第三医院刘鹭燕任主任委员；儿科专业委员会，北京儿童医院张琳琪任主任委员；手术室专业委员会，北京朝阳医院孙育红任主任委员；重症监护专业委员会，北京协和医院孙红任主任委员；急诊专业委员会，北京朝阳医院刘颖青任主任委员；肿瘤专业委员会，宏毅投资宏和医疗服务集团丁玥任主任委员；静脉输液专业委员会，北京护理学会李春燕任主任委员；供应室专业委员会，解放军总医院高玉华任主任委员；医院感染管理专业委员会，北京朝阳医院高凤莉任主任委员；中医、中西医结合专业委员会，广安门医院张素秋任主任委员；口腔科专业委员会，北京大学口腔医院李秀娥任主任委员；眼科专业委员会，北京同仁医院李越任主任委员；耳鼻喉专业委员会，北京同仁医院韩杰任主任委员；传染病专业委员会，北京佑安医院任珍任主任委员；精神卫生专业委员会，北京大学第六医院马莉任主任委员；康复专业委员会，北京协和医院周力任主任委员；老年病专业委员会，北京医院张建华任主任委员；社区护理专业委员会，北京市第六医院呼滨任主任委员。

组织参加北京市科协举办的第十五届北京青年学术演讲比赛，北京协和医院《控糖路上我与你同行》及解放军第三〇四医院《回归社会，寻找阳光》均获三等奖。

年内，市科协举办创建"百强社团"评选活动，在北京地区 200 余个科技团体中遴选出 20 个优秀社团，北京护理学会被评为首批"百强社团"。

学术活动　各专业委员会举办学术活动共计 90 次。

国内交流 82 次：学术沙龙 38 次、专题研讨 15 次、护理查房 11 次、病例讨论 1 次、参观交流 11 次、问卷调查 6 次，共计 9293 人次参加。

国际及港澳台地区学术交流活动 8 次：两岸高层护理管理培训及研讨会、中美压疮护理论坛、中澳危重症护理研讨会、中美预处理现状与发展论坛、中美清洗与灭菌检测技术研讨会、中美静脉输液安全管理研讨会、两岸尿失禁护理研讨会、欧洲尿失禁大会，共计 556 人次参加。

为促进护理学科发展，设立了北京护理科技进步奖。奖励原则以"科技、创新、自主、开拓"为主题，紧密结合社会发展及医学进步，促进护理科技成果推广与应用。北京地区各级医疗机构共申报护理科技成果 21 项，经学术工作委员会评审，选出一等奖 1 项：人民医院"创新型移动护理信息系统的临床应用——关键环节质控，实现闭环管理"，二等奖 2 项：北京协和医院"以临床需求为导向的护理教学管理体系的构建与实施"、北京大学护理学院"老年护理服务模式的研究"，三等奖 3 项：北京协和医院"艾滋病患者个案管理模式的建立与应用"、阜外医院"改善居家心衰患者生活质量的研究"、宣武医院"实用新型专利——一次性骨髓过滤回输组件"。

科普宣传 开展科普公益活动 14 项 16 次，受益 2536 人。包括：急救技术进社区、中医护理进社区、小儿健康咨询、"科普敬老，健康生活"主题日活动、"牵手京郊"暨流动大讲堂系列巡讲、"心理健康，社会和谐"精神卫生日科普宣传活动等。

培训工作 各专业委员会围绕学科最新进展，制定培训内容，并经继续教育工作委员会审核，确保继续教育的授课质量及学术水平。学会履行组织管理职责，协调会场、教师、课程、时间安排等问题，及时为会员录入、上传、查询、补录学分，解决了会员在听课过程中的实际困难。

设专题讲座主会场 1 个、分会场 13 个。举办学术专题讲座 81 项 163 场次，听课人数 51509 人次。

举办市级、国家级继续教育培训项目 20 项，比上年增长 5 项，共培训 1712 人次，其中北京地区 1144 人次。

编辑工作 编辑出版的图书有：《常见肾脏病知识问答手册》《血液知识宣教读本》《常见消化疾病健康宣教》《血液病百问百答》。完成《静脉输液技术操作光盘》的制作。

委托工作 专科护士培养。在原有 6 个专业（ICU、急诊、肿瘤、糖尿病、手术室、静脉输液治疗）的基础上，启动骨科、供应室、血液净化 3 个专业专科护士资格认证工作，同时增设骨科、供应室、血液净化、静脉输液治疗专科护士临床教学基地 44 个。4 月，启动基地评审工作，共有 35 家医院申报基地 88 个。经专科认证工作委员会及各专业委员会审核，29 家医院 62 个基地初评合格；6 月 11～13 日，75 名护理专家组成 12 个评审小组，到临床进行基地实地评审，最终 24 家医院的 44 个基地综合成绩合格。自 2002 年以来，共建立北京地区 30 家医疗机构的临床教学基地 134 个，累计取得资格证书 4141 人（ICU 专科护士资格认证 1862 人，急诊专科护士资格认证 545 人，手术室专科护士资格认证 410 人，肿瘤专科护士资格认证 302 人，糖尿病健康教育护理师资格认证 341 人，静脉输液治疗专科护士资格认证 470 人，骨科专科护士资格认证 71 人，血液净化专科护士资格认证 80 人，消毒供应中心专科护士资格认证 60 人）。年内，举办专科护士培养项目 9 项 10 期，培训 1038 人，其中 1021 人取得资格证书，比上年增长 42.7%。

二级医院静脉治疗千人培训。5～8 月，分 6 期对北京地区二级医疗机构 1000 名护理人员进行静脉输液规范化操作培训，达到了规范静脉输液操作、预防并发症、降低静脉输液治疗风险的目的。

11 月 15 日，《老年护理常见风险防控要求》通过终审，是市卫生计生委制定的第一个护理地方标准。

网站建设 学会官方网站全年访问量约 16 万次，共发布各类会议及活动通知 93 篇、新闻报道 86 篇、科普文章 42 篇。

建会 90 周年庆祝活动 2013 年，北京护理学会建会 90 周年。2014 年 1 月 7 日，在北京协和医院学术会堂举办以"传承、开拓、创新"为主题的北京护理学会成立 90 周年纪念大会暨 2014 年北京护理学会工作会议。北京护理学会第十届理事会常务理事、监事、理事、各工作委员会及各专业委员会共 533 人参加会议。大会表彰了 2013 年度"北京护理学会护理成果奖"获奖者。

（撰稿：佟锦程 审核：李春燕）

领导名单

会 长 孙 红

副会长 吴欣娟 王建荣 郑一宁 张洪君
应 岚 呼 滨

秘书长 李春燕

北京中医药学会

（东城区东单三条甲 7 号）

邮编：100005　电话：65223477

网址：www.bjacm.org

基本情况　有会员 5545 人，团体会员单位 134 个，发展新会员 105 人。

有专业委员会 43 个：按摩专业委员会，空军总医院正骨科主任赵平任主任委员；药事管理专业委员会，西苑医院药剂科主任李培红任主任委员；骨伤科专业委员会，中国中医科学院骨伤科研究所首席研究员孙树椿任主任委员；儿科专业委员会，西苑医院儿科主任安效先任主任委员；肺系病专业委员会，中日友好医院干部保健科主任张洪春任主任委员；风湿病专业委员会，北京中医医院风湿科主任王玉明任主任委员；妇科专业委员会，东方医院妇科主任金哲任主任委员；肝病专业委员会，北京中医医院肝病科主任徐春军任主任委员；肛肠专业委员会，东直门医院肛肠科主任赵宝明任主任委员；急诊专业委员会，北京中医医院急诊科主任姚卫海任主任委员；心身医学专业委员会，广安门医院心身医学科主任赵志付任主任委员；科普专业委员会，监狱局中心医院外科主任韩平任主任委员；老年病专业委员会，北京医院中医科主任李怡任主任委员；临床药学专业委员会，北京大学第一医院中医科主任张学智任主任委员；络病专业委员会，北京中医医院原副院长金玫任主任委员；男科专业委员会，东直门医院男科主任李海松任主任委员；脑病专业委员会，北京天坛医院中医科主任樊永平任主任委员；皮肤病专业委员会，东方医院皮肤科主任李元文任主任委员；脾胃病专业委员会，北京中医医院消化科主任张声生任主任委员；青年工作专业委员会，北京中医医院皮肤科副主任张苍任主任委员；肾病专业委员会，北京中医医院肾病科主任张胜容任主任委员；针刀医学专业委员会，北京中医药大学针刀医学中心主任郭长青任主任委员；中医检验专业委员会，东方医院检验科主任寿好长任主任委员；综合医院中医工作委员会，宣武医院中医科主任黄小波任主任委员；糖尿病专业委员会，北京世纪坛医院中医科主任冯兴中任主任委员；中医外科专业委员会，北京中医药大学第三附属医院外科主任裴晓华任主任委员；网络信息专业委员会，广安门医院副院长王映辉任主任委员；心血管病专业委员会，广安门医院院长王阶任主任委员；眼科专业委员会，中国中医科学院眼科医院五病区主任接传红任主任委员；医院管理专业委员会，北京中医医院院长刘清泉任主任委员；社区卫生专业委员会，北京市医管局副局长边宝生任主任委员；中药材炮制专业委员会，北京同仁堂参茸药材公司总经理王志举任主任委员；中药药理与中成药专业委员会，北京友谊医院药剂科主任赵奎君任主任委员；中药制剂专业委员会，西苑医院制剂室主任王承华任主任委员；中药资源与鉴定专业委员会，中国食品药品检定研究院中药标本馆馆长张继任主任委员；肿瘤专业委员会，北京中医医院副院长王笑民任主任委员；仲景学说专业委员会，北京市中西医结合医院神经内科主任冯学功任主任委员；周围血管病专业委员会，航天中心医院中医科主任廖奕歆任主任委员；民营医院专业委员会，北京京师中医医院院长石玉山任主任委员；师承工作委员会，北京中医医院副院长王国玮任主任委员；中药工作委员会，北京友谊医院药剂科主任赵奎君任主任委员；中药调剂专业委员会，北京中医医院药剂科主任郭桂明任主任委员；风湿病专业委员会，北京中医医院风湿科主任王玉明任主任委员。

学术活动　由学会主办、依托各医院和各专业委员会承办各类学术活动 33 场次，其中第三届中外脊柱手法医学北京论坛、第六届心身医学新进展研讨班暨论坛等国际学术会议 4 场，东方中西医心血管病会议、2014 岐黄男科论坛暨男科疑难病诊治策略等国内学术会议 10 场，中西医男科沙龙、第二届金世元学术思想研讨会、北京针刀沙龙等北京市学术会议 19 场，共 3600 余人次参加，交流论文 270 余篇。

举办北京中医药学会师承工作委员会经方师承论坛、临床中药学发展论坛、第三届脊柱手法医学北京论坛、中医医院临床路径事实与管理、第六届两岸中医药合作发展论坛等学术活动8场次，共1000余人次参加。

科普宣传 7月9日，学会感染病分会联合北京中医药突发应急传染病临床组到平谷区中医医院开展义诊及专题讲座活动。12月16日、18日、25日，由市科协主办、学会承办组织中医药专家到羊坊店街道进行义诊咨询活动、"珍爱生命，定期筛查——让结肠镜走进您的生活"义诊咨询活动和"科技套餐进怀柔"中医药专家义诊咨询活动。以上活动共吸引400余名附近居民参与。

培训工作 完成北京中医药学2014年固定基地继续教育项目百场讲座，共举办讲座30场，学员3000余人；举办培训班、学习班等继续教育项目18个，培训中医药人员2000余人次。为北京回民医院举办"西学中"培训班，医护技人员500人参加中医基础理论、临床、中医技术培训与学习。

编辑工作 主办《北京中医药》杂志，总发行量30000余册，收录稿件1400篇，发表330篇，期刊影响因子0.368。

委托工作 改进等级医院评审。完成北京市二龙路医院三级中西医结合医院等级评审，指导北京市回民医院三级中西医结合医院等级评审，组织朝阳区第二医院、和平里医院转型中西医结合医院的专家指导、评估，完成东苑中医医院等4家社会资本举办的二级医院等级评审。完成二、三级医疗机构数据报表及三级医院持续改进的自查自纠报告。

协调中医质控中心工作。定期召开质控中心工作协调会，协助市中医管理局召开中医医疗质量通报会。制定质控中心绩效考核标准。与中医药剂质控中心联合举办中药煎煮人员、中药质检人员、膏方医师制备技师岗位培训，这是本市首次举办中药岗位培训班。与中医药技术质控中心举办针刀医学初级技术培训班，作为针刀专业从业准入培训。与中医病案质控中心联合举办第二期病历规范书写及病案质量管理骨干培训班。与中医病理质控中心共同举办第二期病理诊断与技术规范培训班。

基层中医药服务能力提升工程。编写《北京市2014年国家中医药管理局中医治未病项目评审细则专家手册》，完成国家中医预防保健及康复能力项目7家建设单位评估及机构现场评估。举办国家基本公共卫生中医药服务项目研讨会，推进公共卫生中医药服务项目落到实处。协助北京市基层中医药服务能力提升工程中期督导评估工作部署会，解读北京市级评估指标。

培养中药质量管理人才。与市中医管理局药剂质控中心共同制定《强化监督管理，确保质量安全，开展中药饮片质量提升护堤工程方案》《北京医疗机构特色中药制剂草案》。修订《北京市示范中药房评估标准评分标准》。继续完成北京市首批中药骨干人才培养项目，组织中药骨干人才参观中药饮片炮制工艺，赴延庆松山认药。

医疗技术申报管理。落实市卫生计生委《关于印发〈北京市首批第二类医疗技术管理规范（试行）〉》，举办北京地区中医医疗机构第二类医疗技术准入申报系列培训7场次，参训300余人次。

（撰稿：屈天青 审核：邓 娟）

领导名单

会 长	赵 静			
副会长	王莒生	边宝生	许树强	齐 昉
	杨明会	陈 誩	周德安	姜在旸
	高思华	曹洪欣	梅 群	王 阶
	唐旭东	朱立国	范吉平	王耀献
	张允岭	唐启盛	刘清泉	信 彬
	潘苏彦	杨晋翔	陈 勇	黄璐琦
秘书长	邓 娟			

北京中西医结合学会

（东城区东单三条甲 7 号）

邮编：100005　电话：65250460

网址：www. bjatw. com

基本情况　有会员 6317 人，团体会员单位 71 个。有工作委员会 4 个。

召开第七届会员代表大会，对理事会和常务理事会进行换届改选，成立第七届理事会。完成精神卫生、男科、儿科、普外、急救医学、肿瘤、检验、基础理论专业委员会的换届改选。新成立 3 个专业委员会，分别是：灾害医学、生殖医学、血液学专业委员会。

有专业委员会 41 个：妇产专业委员会，中日友好医院中医妇科主任赵红任主任委员；心血管内科专业委员会，西苑医院副院长史大卓任主任委员；肿瘤专业委员会，中日友好医院中西医结合肿瘤内科主任贾立群任主任委员；基础理论专业委员会，北京友谊医院中医科主任李丽任主任委员；耳鼻喉专业委员会，东方医院耳鼻喉科主任刘大新任主任委员；肝病专业委员会，中日友好医院副院长姚树坤任主任委员；急救医学专业委员会，北京友谊医院副院长李昂任主任委员；皮肤性病专业委员会，中日友好医院皮肤科副主任白彦萍任主任委员；消化专业委员会，北京友谊医院副院长张澍田任主任委员；周围血管专业委员会，东直门医院周围血管科主任杨博华任主任委员；普外科专业委员会，复兴医院普外科主任骆成玉任主任委员；活血化瘀专业委员会，解放军总医院病理生理学研究室主任刘秀华任主任委员；神经内科专业委员会，宣武医院神经内科二病区主任高利任主任委员；大肠肛门病专业委员会，西苑医院肛肠外科主任李东冰任主任委员；儿科专业委员会，北京儿童医院中医科主任闫慧敏任主任委员；骨科专业委员会，北京中医医院骨科主任雷仲民任主任委员；烧伤专业委员会，中国烧伤创疡杂志社社长肖摩任主任委员；糖尿病专业委员会，北京协和医院中医科主任梁晓春任主任委员；眼科专业委员会，中日友好医院眼科副主任金明任主任委员；药学专业委员会，解放军总医院药品保障中心主任郭代红任主任委员；呼吸专业委员会，东方医院副院长王琦任主任委员；精神卫生专业委员会，北京安定医院中西医结合精神卫生研究所主任贾竑晓任主任委员；老年医学专业委员会，西苑医院教育处处长李浩任主任委员；临床营养治疗专业委员会，北京医院普外科主任医师朱明炜任主任委员；男科专业委员会，中国中医科学院研究生院常务副院长宋春生任主任委员；肾脏病专业委员会，中日友好医院临床医学研究所副所长李平任主任委员；影像医学专业委员会，西苑医院超声科主任姚立芳任主任委员；传染病专业委员会，北京地坛医院中西医结合中心主任王宪波任主任委员；风湿病专业委员会，中日友好医院中医风湿病科主任阎小萍任主任委员；检验医学专业委员会，东直门医院检验科主任杨曦明任主任委员；口腔科专业委员会，北京大学口腔医院中医黏膜科主任华红任主任委员；变态反应专业委员会，北京世纪坛医院中医科主任冯兴中任主任委员；放射医学专业委员会，东直门医院放射科主任陈正光任主任委员；麻醉和镇痛专业委员会，东直门医院麻醉科主任刘国凯任主任委员；泌尿外科专业委员会，广安门医院泌尿科主任张亚强任主任委员；全科医学专业委员会，朝阳区王四营社区卫生服务中心主任王翠平任主任委员；中西医结合护理专业委员会，东方医院护理部主任刘香第任主任委员；血液学专业委员会，西苑医院血液科主任胡晓梅任主任委员；灾害医学专业委员会，解放军总医院第一附属医院重症医学科主任何忠杰任主任委员；生殖医学专业委员会，中日友好医院中医男科主任王传航任主任委员；康复专业委员会，国家康复辅具研究中心附属康复医院院长赵文汝任主任委员。

学术活动　举办学术沙龙、学术交流会、研讨会及学术论坛、学术年会等 66 次，其中学术年会 3 次。累计参加学术活动 6660 人次，交流论文 130 篇。

3月2日，眼科专业委员会和中国中医科学院广安门医院联合举办第三届北京市中西医结合治疗疑难眼病研讨会暨名老中医执教庆典仪式，70余名来自北京市各医院的眼科医生参加，会议探讨了眼科临床研究新进展。3月28～29日，学会与东方医院联合主办第二届中西医消化健康论坛，350人参会，其中消化领域专家40余人，并引入微信墙互动新媒体介入，实现互动。5月10日，由影像医学专业委员会主办、北京中医医院顺义医院承办超声学术交流会，420人参加，4名超声专家对基层医院超声作了专题讲座。6月24日，周围血管专业委员会举办2014糖尿病足中西医治疗策略学术研讨会，100余人参加，会议对中西医结合糖尿病治疗的热点问题进行了交流和研讨。8月23～24日，学会主办多学科交叉诊疗难治性免疫介导疾病高峰论坛，共举办18场学术报告，参会400余人，香港中文大学蓝辉耀教授介绍了自己30年从事肾脏疾病炎症和纤维化的发病机制研究及药物开发的科研经历，广安门医院肾病科主任占永立、北京友谊医院肾内科主任刘文虎、北京安贞医院肾内科主任程虹等就常见代谢性肾脏疾病及免疫炎性疾病等的诊治和国际研究最新进展等作了报告。

科普宣传　配合市科协开展科技周活动。5月17日，全科医学专业委员会主办的"科普进社区——护肾行动现在开始"活动在石景山区五里坨街道社区卫生服务中心举办，内容包括专家义诊、免费咨询、科普知识展示、健康处方发放及免费体检。5月20日，学会主办的健康讲座及咨询活动在东城区北新桥社区卫生服务中心举办，围绕心血管病与失眠等问题，邀请北京市第六医院心内科主任医师向小平介绍心血管与肝脏健康知识，就心肝同治、心肝同调，以及心肝与失眠的关系与居民交流。5月21日，皮肤性病专业委员会邀请北京中医医院专家在市交管局举办"关爱肌肤，美丽人生"义诊咨询活动，内容包括常见皮肤病诊治方法、日常皮肤养护注意事项、皮肤年轻化的综合处理方法进展等。

培训工作　举办市级继续教育学习班4期：中医护理专科技能提高班、皮肤科特色治疗培训班、放射医学郊区学习班、中西医结合肝病诊疗经验交流学习班，共培训学员370余人。举办国家级继续教育培训班2期：新型康复治疗系列技术——神经训导康复治疗体系学习班、柴嵩岩中医妇科学术思想研讨班，共培训学员350余人。

编辑工作　与北京中医药学会共同编辑出版《北京中医药》杂志12期，全年发行30000册。

委托工作　市中医管理局委托工作。5月9～11日，学会承办第七届北京中医药文化宣传周暨第六届地坛中医药健康文化节。根据市中医管理局《第三批北京市中医药人才（"125"人才）培养实施方案》的要求，学会于5月17日、24日，6月14日、21日在北京中医药大学博物馆举办第三批"125人才"集中培训。完成年度北京地区中医住院医师规范化培训报名、培训及合格证书发放工作；完成全科医师培训及考核工作，为65人发放了合格证书。

中国中西医结合学会委托工作。在中国中西医结合学会相关专业委员会的换届改选中，学会配合完成北京地区的委员推荐工作。完成中国中西医结合学会科学技术奖的推荐、申报工作。

联络秘书培训会　11月14日，召开中西医结合学会及中医药学会联络秘书培训会，两个学会的领导、工作人员、各相关医疗单位的联络秘书共64人参会。会上，两学会分别作了年度工作报告；表彰了10名优秀联络秘书，分别是东直门医院王霞、空军总医院孙金杰、北京中医医院汪蕾、宣武中医医院张仲波、中日友好医院张宏杰、北京中医医院顺义医院邱新萍、丰台中西医结合医院郭勇、东方医院谢玉晗、北京市中西医结合医院韩杰、北京大学第一医院魏玉萍。学会常务副秘书长刘刚布置了2015年继续教育申报及住院医规范化培训工作。

（撰稿：商英璠　董彦菊　审核：刘　刚）

领导名单

会　长	刘清泉
副会长	王笑民　陈　勇　范吉平　冯兴中
	胡元会　吉训明　唐旭东　王　阶
	王晓民　王耀献　杨晋翔　杨明会
	姚树坤　张淑田　张允岭　赵　静
	赵锡银　朱立国　唐启盛　阴赪宏
秘书长	王笑民

北京预防医学会

（东城区和平里中街 16 号）

邮编：100013　电话：64407288

网址：bjyfyxh7288@163.com

基本情况　有会员 2164 人，团体会员单位 71 个。有 17 个专业委员会。

1 月 9 日，召开第六届第一次常务理事会会议，增补丁辉、禹震为第六届理事会理事，部署各专业委员会换届改选工作，讨论通过副会长工作分工、工作委员会分工、团体会员单位会费收缴范围等管理制度。8 月 13 日，召开新一届专业委员会主任工作会议，邀请新当选的主任就本届工作的履职与思考进行交流，并对食品安全、PM$_{2.5}$、南水北调水的卫生评价、公共卫生管理等相关问题进行探讨。

年内，17 个专业委员会中有 13 个完成换届改选。

学术活动　10 月 21～22 日，与市疾控中心共同举办新发突发传染病应对经验国际交流研讨会，邀请国际、国内专家就新发突发传染病应对进行交流。鉴于西非地区埃博拉疫情，针对 APEC 会议期间北京市输入性埃博拉疫情防控问题进行了讨论，并且与国内知名专家签订了疾病防控及技术指导支援协议。

科普宣传　4 月 7 日是世界卫生日，主题为"小叮咬，大危害"。消毒与有害生物防制专业委员会在西城区人定湖公园设置了病媒生物防制咨询台，制作《病媒生物防制宝典》和 30 余块宣传展板，开展科普宣传。

4 月底，劳动卫生职业病专业委员会和市疾控中心职业卫生所联合举行迎"五一"《中华人民共和国职业病防治法》宣传周活动。走上街头发放《职业病防治法》和职业卫生相关知识材料，并就职业病相关知识、技能和问题解疑。配合疾控机构，利用《北京日报》《法制晚报》等媒体，每月编辑出版 1 期职业病防治专栏，由区县疾病控制机构下发至企业，形成传播职业病防治知识网络。

9 月 25～26 日，口腔保健专业委员会举办口腔健康教育社区宣传员培训及"做称职的口腔科普知识传播者"口腔医生演讲比赛。组织百场科普健康讲座，开展以社区、幼儿园、学校为单位的口腔科普讲座，宣传口腔保健知识；组织 16 个区县共完成 145 场口腔科普健康讲座，受众约 2 万人次。

培训工作　承担社区卫技人员继续医学教育必修课程的培训，完成 12 个专业模块 23 个课程 48 学时的教学任务，23 人参与授课。组织的社区卫生人员继续医学教育必修课有：人群慢病干预效果评估实用技术与方法，新发传染病的进展等；学校卫生市级继续教育培训有：健康学校的理念，学校传染病防治关键控制点，学校常见传染病防治等。全年共有 19715 人参加网络学习，171 人参加面授培训。

编辑工作　年底，出版发行《新时期北京市公共卫生光辉历程（2）——北京市卫生防疫继往开来 15 年（1998—2012 年）》，记述了 1998～2012 年公共卫生发展的历程。全书分为序言和 14 个篇章，约 15 万字，同时配有图片 230 余幅，通过 15 年的回顾，为公共卫生管理提供指导与借鉴。

委托工作　艾滋病防治知识全员培训。受市卫生计生委委托，在全市开展艾滋病防治知识全员培训，为医务人员全员必修培训。培训内容包括：艾滋病流行形势及防控策略，艾滋病防治相关法律法规，医疗机构主动提供 HIV 抗体检测策略，医务人员首次阳性告知技能及与艾滋病患者的沟通技巧，艾滋病基础知识、临床诊疗要素，艾滋病职业暴露防护等。授课老师有：美国疾控中心全球艾滋病项目中国办事处首席医学官李志军，中国疾控中心性艾中心伦理委员会主任王若涛，市疾控中心性病艾滋病防制所所长卢红艳，北京地坛医院红丝带之家王克荣、感染一科主任赵红心，北京佑安医院感染中心张彤。培训采用网络在线学习和发放光盘相结合的方式进行，共计培训 196001 人次，其中乡村医师 3754 人、住院医师 3212 人。

健康北京社区指导员体系建设。受市爱卫会委托，继续承担健康北京社区指导员体系建设项目。此项工作是健康社区、健康示范村的延伸，在全国首创，也是公共卫生网底建设和社区健康教育工作新模式的探讨。社区指导员的来源主要是社区推荐的干部、退休医务人员、教师等，全市共有社区指导员189人。全年举办4期培训班，407人次参加，培训内容包括：两癌筛查、家庭自测血压、家庭灭蟑灭蚁、心脑血管紧急事件应对、转变观念教您学会测血压、教您学会测血糖、口腔疾病防治等。10月，组织专家分两批对各区县健康社区指导员工作进行现场督导。

健康社区、健康示范村验收。受市爱卫办委托，承担北京市健康社区、健康示范村的验收工作，组织专家修改完善验收标准，举办验收标准培训班。10月13～24日，分17个组对81个健康社区、47个示范村进行验收，最终有73个社区、45个示范村通过了验收。

受市卫生计生委委托，开展提升传染病防控管理及应对能力培训。5月9日，举办全市医疗卫生机构手足口病和中东呼吸综合征防治工作培训会，市疾控中心传地所所长王全意、北京地坛医院陈志海分别就手足口病、中东呼吸综合征的流行形势、诊疗方案等作了介绍，全市二、三级医院350余名师资参加培训。7月8日，举办免疫可预防疾病研究进展及实用技术培训班，中国疾控中心免疫规划中心马超和北京市疾控中心免疫预防所副所长卢莉分别就免疫可预防疾病研究进展及实用技术进行讲述，各区县疾控中心免疫预防科、各区县社区卫生服务中心业务骨干187人参加培训。8月7日，举办埃博拉出血热师资培训，北京地坛医院感染中心副主任王凌航、中国疾控中心病毒病预防控制所办公室主任王世文分别讲授国家卫生计生委埃博拉出血热诊疗方案解读、埃博拉病毒防控，45家三级医疗机构及区县卫生计生委（卫生局）管理人员201人参加培训。10月14～15日，举办传染病预警培训班，中国疾控中心传染病预防控制处国家科技重大专项传染病监测技术平台项目管理执行办公室主任赖圣杰、中国科学院自动化研究所复杂系统管理与控制国家重点实验室助理研究员王姣姣，以及市疾控中心传地所专业人员分别讲授国内外传染病监测预警技术研究进展、基于ArcGIS的疾病空间分布特征的可视化技术、传染病常见预测预警分析方法及原理、SaTScan软件在时空扫描统计分析中的运用，市及区县疾控中心相关技术人员87人参加培训。10月30日，举办秋冬季重点传染病防控工作会暨埃博拉出血热强化培训，市卫生计生委疾控处处长谢辉对秋冬季重点传染病防控工作提出要求，市疾控中心主任邓瑛通报重点传染病疫情，北京大学第一医院李六亿教授讲授埃博拉出血热医院控制对策，市疾控中心传地所副所长、第一批前往非洲埃博拉出血热疫区的专家杨鹏讲授埃博拉出血热防控并介绍了在疫区的体会，各区县卫生计生委（卫生局）主要领导、主管领导、主要业务专家，各区县疾控中心主要领导、业务骨干，三级医院主要领导及业务骨干198人参加培训。12月4～5日，举办传染病现场调查与资料分析技术培训班，邀请北京大学医学部曹卫华教授和首都医科大学公共卫生学院副院长郭秀花教授授课，52人参加培训。

（撰稿：李　玲　向世进　审核：孙贤理）

领导名单

会　长	孙贤理
副会长	马　辛　王　义　车志军　邓　瑛
	伍冀湘　刘泽军　刘清华　刘清泉
	孙志伟　师　伟　张永利　李亚京
	李　锋　李　巍　杨晓明　庞星火
	罗凤基　郑志伟　洪　峰　赵　涛
	徐　露　彭智会　谢　辉
秘书长	庞星火

北京医师协会

（东城区安定门东大街 28 号雍和大厦 A 座 510 室）

邮编：100007　　电话：64097256

基本情况　第三届理事会设会长 1 人、常务副会长 1 人、副会长 17 人、秘书长 1 人、副秘书长 1 人，推选监事长 1 人、监事 2 人。有团体会员单位 87 个。

4 月 23 日，召开第三届理事会第八次常务理事会，议题为安排本年度医师定期考核工作，安排北京地区优秀专科医师评选工作，以及北京医师协会第三届理事会换届工作。

新成立专科医师分会 2 个：中医师分会、呼吸内科专科医师分会青年委员会。成立专家委员会 6 个：器官移植专家委员会、老年医学专家委员会、转化医学专业专家委员会、营养专业专家委员会、肛肠科专业专家委员会、介入医学专家委员会。

成立工作委员会 10 个：大兴区工作委员会、房山区工作委员会、丰台区工作委员会、海淀区工作委员会、怀柔区工作委员会、平谷区工作委员会、石景山区工作委员会、昌平区工作委员会、朝阳区工作委员会、延庆县工作委员会。

向 126 人颁发北京医师协会第一批会员证书——《泌尿外科专科医师会员证书》。

培训工作　全年举办继续教育项目研讨会、学习班 102 场，培训学员 13421 人次。

感染科专科医师分会巡讲培训 3 次（房山区、通州区、延庆县），共培训 30 余人次。妇产科专科医师分会在远郊区县培训 3 次（怀柔区、通州区、平谷区），共培训 300 余人次。

申报 2015 年市级继续教育项目 33 项、国家级继续教育项目 11 项、中国医师协会继续教育项目 1 项。

社会活动　组织骨科、心内科、消化科、呼吸科、口腔科专家赴房山区十渡社区卫生服务中心开展义诊活动，接待患者 250 人次。

学术交流　全年组织研讨会 2 次：国际分子诊断技术及临床应用研讨会，200 人参加；甲型/乙型流感病抗原检测试剂盒临床诊断及应用研讨会，150 人参加。

协助中行办理会员卡 300 余张。整理各分会理事信息材料，为北京医师协会专科名录出版做准备。

医师维权工作　3 月，北京大学第六医院王建医师被患者打伤，通过中国医师协会申请慰问金 1000 元。4 月，北京大学第六医院梁英医师被患者打伤，通过中国医师协会申请慰问金 1000 元；北京丰台中西医结合医院张小平医师被打伤，通过中国医师协会申请慰问金 1 万元。

（撰稿：薛海静　审核：许　朔）

领导名单

会　　长	邓开叔
常务副会长	吕　鹏
副 会 长	支修益　毛　羽　王　杉　邓　瑛
	刘　建　许树强　张兆光　李书章
	邱大龙　陈　誩　林永宁　赵玉沛
	赵艳华　项晓培　席修明　蔡忠军
	颜晓文　许　朔
秘 书 长	许　朔

北京性病艾滋病防治协会

（东城区和平里中街16号）

邮编：100013　电话：84241190

基本情况　会员898人。下设临床专业委员会、咨询专业委员会、预防专业委员会、医院管理专业委员会、学校专业委员会、健康教育专业委员会、志愿者专业委员会。4月，召开五届六次常务理事会会议，总结上年度工作及介绍本年度工作要点。

学术活动　10月12～15日，协会组织社区小组骨干及部分疾控中心相关人员共17人赴广州、深圳开展学习和交流活动，到258彩虹工作组、岭南伙伴社区支持中心和万孚生物技术有限公司参观学习。深圳258工作组在MSM中开展快检模式，并对前来咨询的阳性人员进行医疗转介。岭南伙伴社区支持中心通过软件开发，有序开展干预工作，为每位前来咨询检测的人员提供全面服务。在万孚生物技术有限公司了解了艾滋病快检试剂的生产使用流程。在交流活动中，还就非政府组织参与艾滋病防治工作展开讨论。

科普宣传　继续办好咨询热线和网站。全年人工热线咨询2935人次（男2665人次、女270人次），语音咨询12023人次。协会网站继续更新栏目与内容，并在网页上开设"留言板"专栏，回答公众在性病、艾滋病方面提出的问题。

培训工作　开展各类培训及学习交流，提高社区小组参与艾滋病防治工作的能力。协会与中国艾协共同举办艾滋病热线咨询员培训，邀请国家艾滋病参比实验室专家开展专业技术知识讲座，30余人参加。

协会针对不同人群分别举办心理培训、项目管理、感染者同伴教育员能力建设、MSM同伴教育员能力建设、数据收集与上报、女性感染者关怀（反歧视）、IDU法律援助知识、IDU纳洛酮急救知识等不同类型的能力建设培训班14期，培训各类人员885人次。

委托工作　国家民政部项目。申请并执行民政部中央财政支持社会组织参与社会服务项目——加强北京地区HIV感染者/患者关怀和干预服务，此项目联合9个社会组织实施，对北京地区2500名感染者/患者进行关怀和干预服务。包括：艾滋病防治基本知识、艾滋病防治相关政策、反歧视和隐私保护、治疗和服药依从性、阳性配偶或性伴结果告知和检测、机会性感染的预防、感染者和患者的日常护理知识、安全性行为的倡导等健康教育；危机识别与干预、治疗的心理支持、家庭护理和关怀、感染者和患者家属的心理疏导等心理支持与关怀；定期开展随访，动员督促感染者和患者定期进行CD4和病毒载量检测；单阳家庭预防，包括配偶和性伴间安全套使用促进、健康教育、动员配偶和子女定期进行HIV检测、提供转介服务等；转介服务包括感染者和患者的检测治疗转介、机会性感染者治疗的转介就诊、性病检测治疗转介、帮助失访感染者重新在疾控机构建立随访检测关系。项目经费50万元，配套经费20万元。

北京市民政局项目。获批北京市民政局福彩公益金资助社会组织开展公益服务项目——扶持北京参与艾滋病防治社区组织发展项目，项目周期2014年9月~2015年7月，经费20万元。11月，项目全面启动。开展一系列培训，培训内容有干预工作的一般交流技巧，干预工作应注意的伦理学原则；MSM干预工作技巧，如何发挥同伴教育员的作用有效地宣传行为改变的意义；社会工作务实，社会工作的目标、对象及领域，社会工作价值观与专业伦理，小组工作方法，社区工作方法，社会政策与法规等。

国家艾滋病防治社会动员项目。动员和支持社会组织及更多的社区小组配合政府部门开展艾滋病防治工作，完善与建设社会组织公平、有序参与艾滋病防治工作的机制，加强社会组织宣传教育和行为干预，关怀救助，能力建设。协会组织2个社区小组执行此项目。爱心家园恬园工作室社区小组"发挥社区小组作用，提高HIV感染者检测及治疗依从性"项目，经费4万元，按计划完成400人干预、检测，治疗依从性培训150人，统计整理并建立教育档案400份。爱之方舟社区小组"促进艾滋病社区组织与政府部门专业机构的沟通与合作"项目，经费5万元，项目通过需求调查完成北京市艾滋病社区组织与政府相关部门、医院等专业机构的沟通、合作需求的困难等报告。

中央补助地方重大公共卫生专项。11月，市卫生计生委将中央补助地方重大公共卫生专项经费368.08万元委托给协会，开展对吸毒人员600人及暗娼10000人干预、30000名MSM动员检测、1500名HIV/AIDS人群关怀及抗病毒治疗转介工作。协会分别撰写暗娼、吸毒人群干预工作方案，MSM动员检测工作方案，感染者关怀及治疗转介工作方案；进行网上招标；组织项目专家评审会，确定26个社区小组29个项目（MSM检测17项、暗娼干预4项、吸毒干预1项、关怀及转介7项）。

艾滋病项目。获市卫生计生委专项经费100万元，用于北京地区1万人份MSM动员检测。经网上招标、项目专家评审、组织实施，有12个社区小组14个项目完成北京地区1万人份MSM动员检测工作，阳性发现率4.04%。建立与疾控部门、卫生服务中心、民办医院及三甲医院专科合作模式，并在4家定点医疗机构开展"一站式"服务；社区小组与疾控部门建立良好合作关系；通过与疾控部门配合，在影视基地、浴池、大学等开展艾滋病知识宣传教育及动员检测，扩大了检测覆盖面；建立政府购买服务模式。

年内，协会得到市卫生计生委艾滋病防控专项经费180万元，用于开展艾滋病宣传教育、目标人群干预动员检测和感染者关怀支持活动。包括：支持仁爱社区世界艾滋病日开展牡丹园健康教育文化节活动；支持北京佑安爱心家园，以"携手同行，向零艾滋迈进"为主题，开展防治艾滋病知识宣传的系列活动；第26个世界艾滋病日系列活动——走进"青春红丝带"防艾知识宣讲进校园活动，举办5场；北京佑安医院爱心家园于11月21～24日在首都医科大学、北京交通运输学院、北京航空航天大学、北京建筑大学、中国人民大学、北京劳动保障职业学院等高校开展防治艾滋病知识宣传系列活动，共有学生1000余人参加宣传培训活动。支持北京地坛医院红丝带之家和北京佑安医院爱心家园——恬园工作室继续开展送营养汤项目，4个月内红丝带之家送汤33次，惠及四川、云南、河南、内蒙古、天津等20多个省份7322人次的艾滋病患者；北京佑安医院爱心家园每周3次组织感染者同伴或大学生及社会志愿者深入病房送营养汤（粥），探望住院患者，增加他们与疾病做斗争的勇气，共送汤1440人次。

（撰稿：周　莉　审核：郑志伟）

领导名单

名誉会长	吕德仁
会　　长	郑志伟
副会长	马纯钢　邓　瑛　车志军　甘北林
	刘　娜　刘　江　刘宝成　孙贤理
	孙　正　师　伟　关宝英　李　宁
	连　石　武玉华　赵　涛　赵文忠
	钱　进　袁　林　唐耀武　郭建丽
	潘京海
秘书长	唐耀武

北京健康教育协会

（东城区和平里中街16号）

邮编：100013　电话：64407348

网址：www.bjjkjy.org

基本情况　有会员498人，理事162人，常务理事58人。

3月21日，召开第三届第二次常务理事会会议，会长金大鹏，常务副会长邓瑛、支修益，副会长刘泽军、黎健、王星火，副会长兼秘书长刘秀荣等协会主要领导、专业委员会主任委员及常务理事共70人出席。会议讨论了协会2013年工作总结及2014年工作计划，会长金大鹏为常务副会长、副会长、秘书长、专业委员会主任委员颁发了聘书，与会人员共同探讨协会未来的发展方向。

8月23日，成立性生殖健康教育专业委员会。北京大学第三医院姜辉教授任主任委员，王传航、马彩虹任常务副主任委员，董问天等7人任副主任委员，唐文豪为秘书长，刘德风等4人为副秘书长，丁峰等90人为委员。

12月16日，召开第三届第三次常务理事会会议，副会长兼秘书长刘秀荣主持会议，协会常务理事共55人参会。会议对协会2014年全年工作进行了总结，协会专业培训分会主任委员张牧寒等专家为与会人员进行引导式师资培训。

学术活动 8月23日，性生殖健康教育专业委员会主办第九届中国男科论坛，全国200余名男科学专家参会。

11月19日，协会组织北京市疾控系统健康教育业务骨干赴江苏省疾控中心和镇江市疾控中心进行健康教育工作交流学习。

11月27日，京津冀三地疾控部门就健康教育专业的协同发展召开研讨会，会议由北京市疾控中心倡议并主办、北京健康教育协会协办，三地健康教育所所长就各自健康教育资源及工作情况进行了交流。邓瑛主任介绍了京津冀协同发展下健康教育工作一体化的构想及思路，与会人员讨论达成京津冀协同发展6个合作框架：建立京津冀健康教育协同发展的工作机制，定期举办京津冀健康教育发展论坛，加强三地健康教育工作的人才培训与交流，促进健康科普专家和健康教育信息共享，实施重点健康问题干预行动联动，共同开发和申报健康教育与健康促进科研项目。

科普宣传 协会继续联合市疾控中心举办健康大课堂活动。自4月开始，每周二在东城区第一图书馆，协会邀请北京各三甲医院知名专家为百姓讲授健康知识，每场受众500人以上。全年举办31场，1.5万人次参加，被评为北京市十大科普宣传阵地之一。健康大课堂讲课内容被放到《法制晚报》、《北京晚报》、北京健康教育网站、北京健康教育官方微博等多家媒体上进行再传播，全年受众上千万人次。健康大课堂光盘和《幸福跟着健康走——2014年北京市健康大课堂实录》发放到全市社区卫生服务中心（站），作为标准传播材料为社区居民服务。

8月，协会启动2014年健康体重传播行动。该行动以探讨人群体重控制的适宜技术为目标，举行体重控制知识共享会，开展16个区县健康体重传播共振活动，在全市医疗卫生健康教育主管领导和专兼职人员中开展健康减重活动，首次利用新媒体（微信）和新技术（健步走手机管理软件）实施生活方式疾病干预。参加减重的658名健康教育工作者3个月平均减重2.7千克。通过健康体重传播行动，80%以上的人养成了运动和合理饮食的习惯。

协会官方网站"健康教育之声"全面改版，新版网站包括健康热点、健康科普、品牌活动、杂志在线、传播材料、服务信息、专业服务区等7个板块。网站改版后，及时展示全市健康教育工作成果，传播科学健康知识和健康服务信息，展现北京市健康教育各项品牌工作的最新进展，并向全国健康教育工作者分享北京市健康教育传播资料和适宜技术。网站上线后，日均访问量300人次。

委托工作 年内，国家卫生计生委开展成人烟草调查，协会携手市疾控中心在北京市内开展调查。在完成国家样本基础上进行了扩样，在全市57个街道、乡镇107个监测点10350个家庭中开展成人烟草调查。其中有效调查9739个家庭9702人。调查结果显示，北京市成人吸烟率为23.4%。由此推算，全市有419万名吸烟者，其中男性吸烟率43.2%、女性2.4%，男性是女性的18倍；农村27.7%、城市22.3%。吸卷烟者平均每天吸烟14.6支，其中男性14.7支、女性12.2支。此项调查获WHO西太区健康城市最佳实践奖。

（撰稿：刘禾延　审核：刘秀荣）

领导名单

名 誉 会 长	段 强
会　　　长	金大鹏
常 务 副 会 长	邓 瑛　支修益
副 会 长	马 辛　马长生　王星火　闫冰竹
	刘泽军　刘秀荣　张雪梅　杜建军
	洪昭光　黎 健　葛立宏　侯 昊
秘 书 长	刘秀荣

北京防痨协会

（西城区新街口东光胡同 5 号）
邮编：100035   电话：62252649

基本情况 协会为 4A 级社会组织，本届理事会理事 48 人、常务理事 15 人。团体会员单位 36 个，会员 432 人。年内召开理事会 1 次、常务理事会 2 次。

学术活动 为增强首都结核病防治相关机构间的交流，提高对老年结核病的诊治能力，4 月 25 日，组织协会各理事单位到北京老年医院，参观医院的相关科室与设施，举办老年结核病典型病例示教会，来自协会各理事单位的相关医技人员共 41 人参加。老年医院在结核病，特别是老年结核病、重症结核病诊疗方面的优势资源，能够提供肺结核患者住院治疗、肺结核合并糖尿病诊疗、结核病患者肾透析等服务，并具备骨结核、淋巴结核、盆腔结核等肺外结核病的诊疗能力。

6 月 11 日，理事长洪峰率北京市区县结防所所长及部分协会理事单位的代表共 20 余人，到位于昌平区的中国结核病预防控制中心参观学习。会后，理事们参观了国家结核病参比实验室，了解实验室管理以及结核病实验室诊断新技术、新设备。

科普宣传 3 月 24 日是第 19 个"世界防治结核病日"，宣传主题是"你我共同参与、依法防控结核"。协会制定 3.24 宣传活动方案，组织理事单位开展宣传活动。防痨协会建立网络资源库，供理事单位下载宣传材料。向理事单位发放由北京结核病控制研究所联合北京防痨协会统一设计制作的各种宣传材料、宣传用品，全市宣传活动统一协调，强化宣传效果。宣传活动包括：3 月 20 日，协会与北京结核病控制研究所联合承办由市卫生计生委、市教委在中国政法大学（昌平校区）主办的 2014 年北京市 3.24 世界防治结核病日主场活动；卫生、铁路、监狱和教育系统针对不同人群，利用各种媒体开展结核病防治核心知识宣传；北京胸科医院举办大型义诊活动，15 名国内知名结核病专家、30 余名医生以及医院 100 名志愿者共同参加；北京老年医院组织医务人员及青年志愿者在苏家坨镇柳林社区卫生服务中心举办健康讲座，在医院公共场所张贴防治结核病宣传画，向前来就诊的患者发放宣传品，医务人员在新浪微博、微信发布结核病防治相关知识，提高广大人民群众防治结核病意识；北京市监狱管理局对监狱干警、医务人员、服刑人员开展宣传教育活动。

培训工作 整合协会常务理事单位（包括北京胸科医院、北京老年医院、北京结核病控制研究所等）2014 年继续教育培训计划，编制北京防痨协会 2014 年继续教育及培训目录，向全体理事单位公布。培训内容涉及结核病临床诊疗、实验室诊断、结核病信息管理、实验室生物安全管理以及医疗机构相关法律法规培训等，为全市防痨人员提供继续医学教育平台。

培训的最大特点是师资水平高、内容实用丰富，受训人员范围明显扩大。特别是将协会的 8 次系列学术讲座与全市结核病防治业务常规培训相结合，师资全部由理事单位的专家承担。培训内容包括：老年结核病的治疗与管理、首都结核病防治面临的突出问题及发展思路、结核病实验室诊断研究进展、精神疾患与结核病、卡介苗感染与免疫缺陷病、内科胸腔镜在肺部疾病诊疗中的应用、充分利用支气管镜介入技术不断提高胸部疾病诊治水平、结核病与艾滋病双重感染的诊疗进展。参加培训相关医技人员近千人次。

编辑工作 与北京结核病控制研究所共同主办《北京结控》（内部刊物），全年印发 12 期 3600 份。

（撰稿：倪新兰 审核：贺晓新）

领导名单

理 事 长 洪　峰
副理事长 贺晓新 张广宇 李　琦 刘运湖
秘 书 长 贺晓新

北京医学教育协会

（西城区北纬路 59 号）

邮编：100050　电话：63170028

网址：www.bame.org.cn

基本情况　会员 944 人，理事单位 165 个，理事 214 人，常务理事 69 人。协会专职人员 22 人。

启动国际质量管理体系 ISO 9001：2008 的贯标工作，围绕质量管理体系建设组织 17 次专题培训和研讨，编制《质量手册》，开展内审工作，实施质量管理操作流程。中国质量认证中心于 11 月 13 日派出审核组对协会质量管理体系的建立和实施情况进行了现场审核，协会通过了 ISO 9001：2008 质量管理体系认证，并获质量管理体系认证证书。

1 月 24 日，召开五届二次常务理事会会议，40 余名常务理事出席。会长贾明艳汇报协会 2013 年工作总结和 2014 年工作计划，聘请首都医科大学副校长线福华作题为《深入调查研究，勇于实践，为医疗卫生系统培养实用人才》的专题报告。

12 月 18 日，召开五届三次常务理事扩大会议，参会 150 人。聘请国家卫生计生委体制改革司司长梁万年作《医药卫生体制改革下的医学人才培养》，北京协和医学院教务处处长管远志作《医学生的职业素养培养》专题报告。

协会培训中心年内经西城区教委验收，批准晋升为诚信自律办学四星学校，被评为 2014 年西城区教育系统优秀集体。

学术活动　4 月 12～13 日，由北京大学第一医院、加拿大皇家内科及外科医师学院、北京大学医学部、北京医学教育协会和人民卫生出版社联合主办的第一届中国住院医师教育大会召开，来自全国 20 个省市、自治区、直辖市的 300 多名代表参加。会议邀请加拿大皇家内科及外科医师学院、韩国和国内的专家作专题报告，并对住院医师指导教师进行"胜任力导向"的教学和评估方法培训。

培训工作　10 月 30 日，与北京协和医院联合举办住院医师规范化培训师资研修班，聘请 4 名美国临床教授讲课。北京有 25 个住院医师规范化培训基地，

海南、内蒙古和河北等地学员 209 人参加了培训。

举办各类培训班 45 个，其中全国培训班 21 个，学员来自全国 28 个省市。培训 25836 人次，其中面授 5836 人次、网络授课 18000 人次、函授学习 2000 人次。

科研工作　承担 2013 年获批的"基于继续医学教育平台科技成果推广模式研究"课题。在"首都十大疾病"项目所产出的科技成果中遴选出适宜推广应用 5 项，包括骨科 2 项、神经内科 2 项、传染病 1 项。

编辑工作　《北京医学教育信息》（内部刊物）改版，开设了综合要闻、毕业后医学教育、继续医学教育、基层卫生人员培训、学术科研等栏目，新组建信息编辑部，充实通讯员队伍，由 2013 年的 34 人调整增加到 88 人。对各理事单位通讯员进行业务培训。改版后月发行 570 余份，发行量增加近 1 倍。

委托工作　国家卫生计生委项目。完成国家卫生计生委科教司委托的编写《住院医师规范化培训解读 100 问》，完成《住院医师规范化培训制度解读》起草说明。完成国家卫生计生委科教司委托的《中国住院医师规范化培训供需匹配机制研究》的项目，编写《中国住院医师规范化培训供需匹配机制研究报告》和《中国住院医师规范化培训供需匹配机制的 Excel 模型》。

承担市卫生计生委委托项目，包括毕业后教育、继续医学教育、基层卫生人员培训、学术和科研管理工作。

毕业后医学教育。依据国家卫生计生委新颁标准，完成 19 个培训专业的培训基地标准和评审指标以及相应培训等级手册和考核手册（2013 年版）的修订。协助市卫生计生委制订《肿瘤专科一体化培训细则（内外科）》及其培训登记手册和考核手册。协助起草了《住院医师规范化培训指导医师管理办

法》。开展住院医师规范化培训基地评审工作，完成对限期整改基地的复评、新申报基地的初评、医学影像和口腔专业基地拆分评审和肿瘤专科医师一体化培训基地的评审，共计评审专业基地73个。组织各专业委员会200余名专家，多次论证，制订《住院医师规范化基地动态评估指标体系（实行）》，分别适用于培训基地和专业基地2个系列，涉及培训基本条件、培训管理、培训实施、培训质量、师资水平和支撑条件等6个项目的12个模块，102项三级指标。10月开始应用该指标体系对已认定的培训基地和专业基地进行全覆盖的动态评估。改进临床考核模式，要求各培训专业必须设立6个以上考核站点，必设人文沟通独立站点。考核总时长100分钟以上。完成住院医师规范化培训（原第一阶段）临床实践能力和第二阶段技能考核21个专业，共计2967人次，及格2414人次。发放住院医师规范化培训合格证书（原第一阶段）1745个，第二阶段合格证书643个。培训指导医师，规范带教基本功，举办内、外、妇、儿、药师等19个专业师资培训班共14期（其中请外籍老师授课2期），参加培训的指导医师1800余人。组织各医院师资赴台学习2期48人，赴香港学习2人。完成全科、口腔、神经内科等7个专业带教基本功规范手册的编写。编制住院医师规范化培训指导医师带教基本功规范系列手册丛书20册。

继续医学教育。制定管理文件，优化改进继续医学教育管理系统功能，完成对2002年《北京市继续医学教育实施细则》及7个附件的修改、补充和完善。完成继续医学教育活动形式菜单、人员信息查询、手工录入学分方式、个人有效学分查询、市级项目执行情况查询和全员培训统计等功能。创新公共必修课培训管理，组织北京地区专业技术人员实现艾滋病防治知识全员在线培训与继续教育考核达标挂钩，共计培训196001人，实现了全员网上培训的实时监控。做好项目常规管理，完成继续医学教育项目的申报、评审与公布，公布2014年北京市第一、二批继续教育项目2046项，其中国家级项目1140项、市级项目906项。完成2015年继续医学教育项目的申报与评审1677项，比2014年项目评审增加217项；审核全国性社团组织在京举办的省级一类学分项目和在北京地区申报并许可颁发证书的备案项目639项。完成督查项目118项，其中国家级项目85项、市级项目33项，完成督查项目指标118%，督查合格率97.46%。完成129家医疗卫生机构学分审验（三级医疗卫生机构48家，16个区县属医疗卫生机构和民办、社办医疗卫生机构81家），抽审7800名卫生技术人员的学分，人数比2013年增加10.89%，审验合

格7494人，合格率96.08%。实施网上监控284家单位的举办情况，重点监控刷卡人数、刷卡率、会场容纳人数，学分学时录入准确率，有无重复录入、多授学分、手工录入等问题。举办3期继续医学教育管理干部培训班，共有597家医疗卫生机构的772名管理干部参加培训。到基层单位培训9场，继续医学教育项目申报培训有129家单位的173名管理人员参加。

基层卫生人员培训。乡村医生培训注册共4432人（60岁以下2248人，60岁以上2184人），比上年减少459人。组织编写《乡村医生岗位培训教程》第八册，发行5000册，制作教材配套光盘。在岗乡村医生全部免费获得培训教材。拍摄、制作2014年乡村医生岗位培训远程教学视频课件51学时，全部上网，供乡村医生学习。全市乡村医生理论考试及格率99.69%。编制《乡村医生岗位培训实习指导意见》，在13个区县实现乡村医生岗位见习和实习工作全覆盖。完成区县级医院骨干医师培训项目2014～2015年度16个区县医院136名医师骨干培训的招生和录取培训工作。协助河北省石家庄市卫生计生委培养20名学员。完成2002～2013年区县级医院骨干医师培训效果与需求评价课题研究，形成调研报告。完成2014年度社区康复等7个专业骨干培训，共录学员147名，远郊区县人员占比增加9%。新开发社区计划生育骨干班课程，选择孕前优生咨询与指导、出生缺陷的防治策略、复发性流产诊治等当前社区计划生育工作重点项目作为培训内容，为全市16个区县培训妇幼卫生机构和社区计划生育岗位工作的医师110人。新开发社区护士继续教育必修项目12个模块课程，组织拍摄视频课件42学时，社区护士对课程的满意率为99.59%。

学术和科研管理。组织完成2009年度首都医学发展科研基金477个项目结题验收，414项通过验收，33项需延期完成。组织完成2014年度首都卫生发展科研专项，共收到177家单位申报的1052个项目，经评审，批准88个单位230个项目立项；完成批准项目的预算评审及项目任务书审核，资助经费8122.94万元。完成2012年度首都医学发展基金专项314个在研项目的年度检查，有26家单位116个项目由市卫生计生委科教处聘请116名专家进行了现场检查，其余198项组织专家进行自查，其中90%的项目按计划或部分按计划执行。完成市科技成果申报，从7家单位申报的11个项目中向市科委奖励办推荐6家单位的6个项目，最终有3项荣获市科学技术进步奖。

北京市医院管理局委托项目。"扬帆计划"项目

评审：完成"扬帆计划"项目的专家评审，完成"扬帆计划"21家市直属单位申报的89个项目（重点医学专业38项、临床创新51项）的评审。护士规范化培训试点工作：组织4家试点医院互查、互学、督导，编写出版《症状护理》教材第一册，完成《症状护理》第二册和第二阶段《培训指南》《纪录手册》《技能操作》等教材的编写。组织试点医院开展第二阶段培训。完成2013年参加护士规范化培训第一阶段理论考试425人；第二阶段技能考核76人，及格率100%。凡参加护士规范化培训并考核合格的护士视为继续医学教育学分达标。

（撰稿：闻胜芝　审核：贾明艳）

领导名单

会　　　长	贾明艳	
副　会　长	曾益新　柯　杨　线福华　李云波	
	谷晓红　汪爱勤　贾建国　李海潮	
	刘华平　黄惟清　兰文恒　郭恒怡	
秘　书　长	兰文恒	

北京医院协会

（西城区长椿街45号）

邮编：100054　电话：83198514

基本情况　增补解放军总医院副院长汪爱琴等11人为北京医院协会副会长，增补北京复兴医院院长席修明等8人为北京医院协会常务理事。北京小汤山医院等7个单位入会，成为北京医院协会会员单位。截至年底，北京医院协会有会长1人、副会长25人、常务理事34人、团体会员单位123个。

7月，成立医院保险管理专业委员会；12月，成立医疗管理科学专业委员会。至此，北京医院协会共有10个专业委员会。

学术活动　4月，协会组织"医院薪酬制度设计的探索与实践"为主题的院长沙龙，本市各级医院40多名领导参加。朱士俊副会长针对当前医药卫生改革的新形势，对如何建立以资源为基础的绩效管理考核评价机制和符合行业特点的人事激励与薪酬制度作了专题演讲。北京友谊医院副院长张健作主题发言，介绍了友谊医院构建"基于岗位管理的绩效考核和激励模式"的经验和做法。

6月，北京医院协会作为主要发起单位在天津召开"京津冀一体化"专题研讨会，会议决定建立北京、天津、河北三地医院协会联席会制度。

6月、8月、10月，组织北京地区各级医院参加环渤海医院交流合作促进会。在满洲里召开的学术论坛上，来自5省2市医院的146名代表听取了北京大学第三医院副院长王健全、中国人民解放军总医院医院管理研究所副所长徐红霞、首都医科大学附属北京友谊医院副院长谢苗荣的专题演讲。

7月，北京医院协会主办、深圳市公立医院管理中心承办以"医改路上医院管理之道"为主题的北京—深圳医院管理高峰论坛在深圳召开。深圳市副市长吴以环出席会议，北京市20余家大型医院院长和广东省卫生计生委、深圳市卫生计生委、深圳市公立医院管理中心及其各直属医院领导和有关部门200余人参加会议。会上，北京协和医院副院长王以朋、解放军总医院副院长汪爱勤、北京大学第一医院副院长潘义生、首都医科大学宣武医院护理部主任杨莘代表北京地区医院围绕当前医院改革过程中的问题发表了演讲。北京代表实地考察了香港大学深圳医院。

10月，承办第十三届京津沪渝医院管理高级论坛，国家卫生计生委、北京市卫生计生委、北京市医院管理局领导及天津、上海、重庆、北京医院协会领导参会。来自北京、天津、上海、重庆4个直辖市和辽宁、新疆等省市医疗机构的代表230余人出席会议。论坛设"医院改革与医保管理""医疗质量控制"和"医院学科建设"3个分论坛，在医院改革、质量控制、人才培养、学科建设、医院文化、医疗安全、信息建设、社区卫生管理等方面进行研讨。论坛共征集论文410篇，大会交流16篇；编印了《第十三届京津沪渝医院管理高级论坛论文汇编》。

11月，组织部分会员单位的院级领导和职能科室负责人参加在厦门举行的全国第八次医院院长高级论坛。

12月，召开2014年北京地区医院管理学术年会，北京医院协会、各分支机构和会员单位的代表140余人参会。年会邀请国家卫生计生委体制改革司司长梁万年和北京市医改办主任韩晓芳分别就全国和北京市医药卫生改革的成绩、问题以及今后改革的方向、步骤和措施作专题报告。年会共收到本市各医院论文100余篇，其中60篇选入年会论文汇编，选出10篇论文大会交流。

各专业委员会开展多方面学术活动，其中医政管理专业委员会全年举办学术活动11次，参加700余人次。

培训工作 为提高医院管理科研论文的选题能力、写作水平、写作技巧，举办医院管理科研论文撰写培训班。在京的近50家中央、部属、市、区县属及民营医疗机构200余名医院管理干部参加了培训。《中国医院》杂志社副总编、编辑部主任郝秀兰作《科技论文写作》的专题讲座。

5月，组织10家民营医院院长赴浙江省参观、考察10家民营医院。

8月，举办"医院绩效与成本的量化评估与标准"专题培训班，邀请台湾长庚医院李维进讲授如何建立不同职务（医、护、技等）在技术含量、风险性及劳动强度、成本耗用等方面的评估标准，以体现工作量、服务质量、医疗技术含量、成本管控等方面的价值，达到提高医院运营效率的目的。来自各会员单位负责绩效管理的院领导和有关职能部门200多人参加了培训。

11月，协助组织北京民航医院的院领导和职能部门负责人、临床科室主任分2批赴邵逸夫医院、华西医院参加医院管理培训，实地考察，并与相关管理人员进行探讨与交流。

12月，医疗保险管理专业委员会举行报告会，报告赴德国考察学习医保管理的情况。年底，在安贞医院举办医保与商业医疗保险的专题培训。

委托工作 市卫生计生委委托工作。组织并参加对北京市各医疗机构医疗责任保险工作开展情况的调研，共走访了5家三级医院、5个区县卫生计生委

（卫生局）、市高级人民法院和2家区法院，与北京医师协会和30余家二级及以下医疗机构的有关专家进行了座谈，对医疗责任保险10年来的开展状况有了较全面的了解。指派专人负责，对北京地区2家医院由脏器移植引发的医疗纠纷进行调查和处理，对2家医院脏器移植工作中的不足提出了意见和改进建议。参加市卫生计生委医院日间病房的基础调研及调查表的设计，并组织专家在北京地区医院陆续开展实地调研，为下一步加强日间病房的规范化管理提出可行性方案。

受"同心·共铸中国心"组委会委托，5月，组织首都16家二级和三级医院的院长、副院长以及临床专家39人，由常务副会长朱士俊带队，分3组到迪庆州香格里拉、维西、德钦3个县，了解当地群众的健康状况、卫生工作状况以及医改的进展情况，撰写了调研报告。12月，召开"共铸中国心"总结表彰大会，北京同仁医院院长武冀湘等8人荣获"同心·风范奖"，北京协和医院教授梁晓春、首都医科大学宣武医院党委书记王香平等34人荣获"同心·卓越奖"，中日友好医院骨科主任郭万首等24人荣获"同心·贡献奖"，首都医科大学宣武医院等20家医院荣获"年度爱心单位"称号。

（撰稿：高宜秦　审核：朱士俊）

领导名单

北京市计划生育协会

（西城区南滨河路 27 号贵都国际中心 B 座 18 层）

邮编：100055　电话：63285801

网址：www. bjfpa. org. cn

基本情况　北京市计划生育协会是经北京市社会团体行政主管机关核准注册登记的社会团体，是全市性非营利性群众团体，是参照《中华人民共和国公务员法》管理的正处级单位。协会有团体会员单位8894 个，会员 122.73 万人。

历史沿革　1982 年 7 月 9 日，成立北京市计划生育协会，主要职责为协助政府为群众提供人口发展、健康促进、计划生育和家庭发展等社会公共服务。在历任会长朱允一、何鲁丽、林文漪、刘敬民、翟鸿祥、孙安民、黎晓宏、赵文芝等领导下，在宣传计划生育政策、帮扶救助计生家庭、维护计生群众权益、计划生育群众自治、国际交流合作等方面做工作，为落实计划生育基本国策、构建首都和谐人口环境做出贡献。2011 年 4 月，协会参照公务员法管理；2011年 12 月，编制由 9 人增至 21 人。设办公室、家庭发展部、社会服务部、组织宣传部。

主要工作　协会实施"文明倡导、宝贝计划、青春健康、健康生育、生育关怀、心灵家园"等六大惠民工程，建基地，创示范，开展公共服务。截至年底，建成宝贝计划基地 126 个、青春健康基地 35个、心灵家园基地 75 个，向婴幼儿、青少年和失独老人提供便捷、可及的公共服务。

科普宣传　5 月 28 日，协会在海淀区西三旗街道心灵家园基地举办主题为"整合社会力量，共筑心灵家园"宣传活动。北京市卫生计生委委员高小俊出席活动并为西三旗心灵家园基地揭牌，海淀区人口计生委、西三旗街道领导、武警总部直属支队官兵、辖区社区卫生服务中心医务人员、计生特殊困难家庭代表等参加。

10 月 13 日，"宝贝计划工程"微信公众服务号投入运营。"宝贝计划工程"微信公众服务号为 0～3岁婴幼儿家庭提供孕期健康管理、宝宝营养护理、家庭亲子关系等专题解读，共计推送 200 期内容，8 次专家主题访谈，7 集孕产及育儿系列微视频。

培训工作　10 月 21～24 日，协会对 16 个区县从事儿童早期发展工作的专兼职人员开展专业培训。邀请国家卫生计生委培训中心主任蔡建华、全国知名母婴护理专家席雪等讲授国内外婴幼儿早期发展概况、婴幼儿和孕产妇营养及卫生保健、婴幼儿发展基本规律。

12 月 22～23 日，协会举办计划生育基层群众自治工作培训班。中国计划生育协会副秘书长王景水出席并开展专题培训，中国计划生育协会计划生育基层群众自治示范县项目组工作人员到会，并与参会人员参观国家示范县项目点顺义区南彩镇河北村的计划生育基层群众自治工作。

学术交流　4 月 18 日，接待津巴布韦新希望基金会执行主任戈尔德女士和秘书长阿尔法斯先生到海淀区科技中心"青春健康"教育基地参观考察。参观主题为"生命的春天"的青春健康教育展，体验了场馆设施，了解北京青春健康教育的开展方式、目的和效果。

委托工作　6 月 15 日，完成年度"暖心计划"投保工作。协会共投入 2757 万元，为全市 9881 名失独家庭老人投"暖心计划"综合保险。"暖心计划"运行 3 年来，财政累计投入保费 7000 余万元，覆盖全市近万名失独家庭老人。截至 12 月底，理赔受理256 人次，累计支付赔款 101.5 万元，单笔支付保险金额最高 32900 元。同时，保险公司为失独家庭储备长期寿险责任准备金 7629 万元，为被保险人到期领取养老保险金提供了资金保障。

（撰稿：王　麟　审核：严　进）

领导名单

会　长　赵文芝

秘书长　严　进

北京中医协会

（朝阳区小关北里 218 号）

邮编：100029　电话：64007339

网址：www. bjtcm. gov. cn/bjtcma

基本情况　团体会员 86 个，个人会员 505 人。新发展团体会员 2 个、个人会员 2 人。全国中医医疗质量监测中心北京分中心、北京市中医管理局中医医疗质量监测中心和北京市中医类别医师资格考试中心设在本会。协会设秘书处，秘书处驻会工作人员 6 人。

7 月 15 日，协会接受北京市民政局组织的社会组织评估。评估分 3 组，访谈组与会长谢阳谷和秘书长朱桂荣进行综合深度访谈；非财务指标组查阅相关资料，并就基础条件、内部治理、工作绩效、社会影响等指标询问协会工作人员；财务组查阅财务资料并询问会计。经过评估，协会被北京市民政局评为 5A 级社会组织，并于 12 月颁发了中国社会组织评估等级 AAAAA 标牌。

学术活动　5 月 26~28 日，举办北京市中医医院感染控制国际学术会议暨北京市中医医院感染管理岗位培训班。邀请美国医院感染专家宋晓岩博士以及国内医院感染预防与控制专家武迎红等就目前国内外医院感染管理的重点、难点问题授课，对手术室、重症监护病房、环境卫生清洁技术等重点部门感染控制的技术规范等进行讲解，并邀请相关医院院长从不同角度解读医院感染管理政策的走向和发展，和参会代表就医院感染管理与控制的实践经验进行研讨交流。

7 月 25 日，召开协会会员单位工作研讨会，中央、市区县属、社会办中医医院和综合医院示范中医科等 60 余个会员单位代表参会。

11 月 28 日，召开北京地区中医、中西医结合医院绩效考核工作研讨会，部分中医医院院长及专家 20 余人参会。会议根据 2014 年修订的《北京市中医、中西医结合医院绩效考核实施细则》，研讨近年来的绩效考核工作，对如何深入开展中医医院绩效考核提出建议。

培训工作　3~9 月，举办北京地区中医医院输血专业人员培训，全市二、三级中医医院 80 余人参加。培训班讲解了输血的相关法律法规和规范性文件、临床检测技术、输血适应证等，并对学员进行考试考核和输血检测项目的现场飞行检查。78 人培训合格，取得《输血专业岗位合格证书》。

5 月 9 日，举办北京中医医院 ICU 医院感染监测知识培训班，本市二、三级中医医院 60 余人参加。阜外医院感染控制科主任马玉新教授、内科 ICU 副主任护师张辰、外科 ICU 副主任护师杨戎、广安门医院院感科主治医师马海燕分别就"主动筛查，实现目标防控""手卫生效果监测与评估""重症患者管路的管理""耐药菌主动干预实践"等课题进行解答。

5 月 22 日，举办绩效考核标准培训，全市 16 个区县卫生计生委（卫生局）医政科长、公立中医医院主管院长 40 余人参加。北京中医协会秘书长朱桂荣和北京市中医管理局规财处副处长孙振革解读了《北京市中医、中西医结合绩效考核实施细则》和绩效考核指标。

委托工作　绩效考核。6 月 4~11 日，完成北京地区 22 家市、区属中医医院绩效考核实地检查评估。其中三级中医医院 9 家，二级中医、中西医结合医院 13 家，考核结果全部合格。本次考核对中医医院突出中医特色方面的指标进行了强化，并将日常中医药质量监测数据运用到对中医医院的评估考核工作中，使日常监测情况与实际检查相结合，绩效考核结果更加科学、规范。

中医师管理。对市中医管理局备案的 673 名传统医学师承人员进行继承学习过程管理。4 月 11~12 日，组织师承和确有专长人员考试。各区县卫生计生委（卫生局）资格审核通过的师承和确有专长人员 278 人，其中师承出师 276 人、确有专长 2 人，考试合格 53 人，考试通过率 19%，为考试合格人员分别颁发《传统医学师承出师证书》和《传统医学医术确有专长证书》。7月4～6日，组织北京市中医类别医师资格实践技能考试。网报考生2404人，考区考试资格审核通过2001人；考试合格1347人，不合格484人，缺考170人。

医疗质量监测。完成国家中医医疗质量监测中心32家中医医院和1313家基层医疗机构的数据上报，并对全市28家二、三级公立中医医院2013年监测数据进行汇总分析。从中医医疗监测数据中筛选出反应中医医院运行状况和中医特色的指标进行统计分析对比，并针对一些关键性指标、医院等级评审活动中重点强调的指标以及涉及中医医院中医药特色优势的指标进行比较，分析中医药人员情况、中药处方使用情况、中医服务情况、中医医院非药物疗法情况、每位职工负担的诊疗人次情况、住院服务提供情况、开展中医诊疗技术情况、收入情况等，并进行分析排序。编辑《2013年北京地区中医医院医疗质量监测报告》下发各医院。根据国家中医药管理局《全国中医医疗管理统计报表制度》对基层中医医疗监测数据的要求，对抽取的西城区、朝阳区、房山区、平谷区、延庆县5个区县重新确定基层医疗机构名称，并开展资料收集和录入要求的培训。收集78个社区卫生服务中心、36个乡镇卫生院、346个社区卫生服务站、870个村卫生室共1330个监测机构的数据，包括基层中医药人员、基本医疗和公共卫生数据80799条，为强化基层中医药服务能力工程提供了数据支撑。4月、8月、11月，协会举办北京地区中医医疗质量监测工作及培训会。研讨北京地区月报和年报指标解释，统一统计口径，对新开发的年报软件提出修改意见，开展专题培训。

信息化建设 在北京地区中医、中西医结合、民族医医疗机构网上查询工作中，加大对中医服务信息网络的监管力度，增强、补充和完善网络数据的收集和整理，完善和加强信息资料的运行。参与市卫生监督所的医疗机构监督工作，多次参加市卫生监督所的例会和研讨。截至年底，北京地区中医服务信息网收录各级卫生行政部门、中医行政管理部门审核批准注册的中央、市属、区县属非营利性、营利性中医医疗机构共830家，医师1360人，重点专科138个，注册中医执业医师数据项目8000余条。协会设置专人对中医服务信息网络动态进行监测和监管，对各区县卫生行政部门录入的中医服务资料信息情况做到随时监控、定期抽查、及时修改。中医服务信息网统计比上年增加10%的信息资料修改和维护次数。

制定国家标准 协助国家中医药管理局草拟《综合医院中医药工作示范单位创建标准和评价实施细则》。完成本年度全国综合医院中医药工作示范单位检查评估材料的汇总、总结和分析。组织专家草拟《全国基层中医药工作先进单位检查评估标准》，并赴上海、四川、山东等地进行实地验证检查评估。组织专家组草拟《三级、二级中医医院持续改进实施方案和细则》。

中医医师注册 年内，强化注册流程，加大多地点执业注册工作，规范区域内外执业地点、执业类别、执业范围等变更的规范化流程，实现了中医类别医师首次注册、港澳台注册和外籍人员注册管理流程。全年为97家医疗机构的中医类别执业医师办理执业和变更注册847人，其中首次注册218人、变更注册622人、其他7人。办理多地点执业注册20人，办理证书补办、注册备案、注销注册等23人。

（撰稿：程治馨 审核：朱桂荣）

领导名单

会　长	谢阳谷
副会长	马谊平 刘迎 刘保延 李宁
	李俊德 杨明会 陈誩 高思华
秘书长	朱桂荣

卫生计生工作纪事

2014 年大事记

1 月

1 日，全国爱国卫生运动委员会印发《全国爱卫会关于命名 2011—2013 年度国家卫生乡镇（县城）的决定》，延庆县千家店镇被授予"国家卫生乡镇"称号。

3 日、8 日

市中医管理局举办 2 期名老中医学术经验挖掘与论文写作能力提升培训班。第四批北京市级及各区级老中医药专家学术经验继承人共 300 余人参加培训。

4 日

市医管局召开市属医院 2013 年第三季度医院低风险死亡病例分析反馈会暨病案编码人员培训会。市属医院医务处处长、病案室负责人及病案编码工作人员 100 余人参加培训。

6 日

平谷区卫生局与农业银行平谷支行签署"居民健康一卡通"合作协议。平谷区副区长王志勉、中国农业银行北京分行副行长汪学军参加。

解放军总医院抽组 6 人赴成都集训，参加解放军第二批赴利比里亚医疗队执行抗击埃博拉出血热疫情任务。1 月 13～19 日，分两批赴利比里亚。3 月 15 日回国。

7 日

市卫生局召开 2014 年基层卫生暨新型农村合作医疗工作视频会议。2014 年北京市基层卫生工作将从完善社区卫生服务体系建设、发挥示范社区卫生服务中心引领作用、加强乡村卫生服务一体化管理、推进社区卫生人才队伍建设、做好基层卫生综合改革重点联系点工作 5 个方面着手，新农合工作从提高筹资标准、落实大病保障和大病保险政策、推进综合支付方式改革、推广商业保险机构参与新农合经办、加强

基金监管和规范医疗服务行为、加强经办服务能力建设等 6 个方面重点推进。

副市长杨晓超带队，市发改委、市医改办、市卫生局相关领导一行 6 人，到房山区调研医改工作并实地考察燕化凤凰医院。

北京同仁医院通过国家卫生计生委临床药师培训基地评审，被批准为全国临床药师培训基地。

在北京协和医院学术会堂举办以"传承、开拓、创新"为主题的"北京护理学会成立九十周年纪念大会暨 2014 年北京护理学会工作会议"。

8 日

市卫生局举办台湾卫生和医院管理情况交流会，邀请台湾医院管理专家李懋华介绍台湾公立医院发展情况。国家卫生计生委法制司、市卫生政策咨询专家以及区县卫生局、三级医院相关负责人等 100 余人参会。市卫生局副局长雷海潮、钟东波出席会议。

2013 年度中华医学科技奖颁奖大会在京举行。共有 86 项医药卫生领域研究成果获中华医学科技奖，中国医学科学院、北京协和医学院有 8 项成果获奖。

13 日

北京市人民政府办公厅下发通知，设立北京市卫生和计划生育委员会，不再保留北京市卫生局、北京市人口和计划生育委员会。

市卫生局副局长、新闻发言人钟东波前往歌华有线公司现场考察并参加座谈会，探讨在歌华有线建设"首都健康"频道，开辟北京卫生新闻宣传新渠道。

14 日

市卫生计生委组织专家对门头沟区创建北京市卫生应急综合示范区进行现场复核验收。建议授予门头沟区"北京市卫生应急综合示范区"的称号。

15 日

市卫生计生委组织专家对海淀医院进行现场督导，并召开北京市农村肺癌早诊早治项目现场会。市卫生计生委疾控处、市肿瘤防治办、市疾控中心及承担肺癌早诊早治项目的区县卫生局、疾控中心、定点医院医务科和影像科相关负责人共 40 余人参加。

国家卫生计生委疾控局副局长王斌带领精神卫生处人员来北京市调研精神卫生工作。市卫生计生委精神卫生处、市精神卫生保健所、房山区卫生局以及房山区精神卫生保健院有关领导和人员参加调研。

市卫生计生委、北京医药卫生文化协会、北京青年报社举行《医患的故事》首发式暨颁奖大会。各区县卫生局、首都各医疗机构的领导和宣传干部，以及《医患的故事》作者等近 200 人参加。

16 日

国务院副总理马凯视察北京站功能社区卫生服务站。

市中医管理局召开视障人士参加住院医师规范化培训研讨会。市残疾人联合会、北京联合大学特殊教育学院、北京按摩医院，以及市中医管理局科教处、医政处领导及相关工作人员参加。

市卫生计生委巡视员郭积勇会见台湾财团法人医院评鉴暨品质策进会医管服务方案办公室咨询专家郑聪明一行 4 人。郭积勇介绍了本市医疗卫生服务基本情况。郑聪明介绍了台湾在医疗机构评审、绩效考核等方面的做法。代表团还参观北京安贞医院并进行了交流。

17 日

北京中医药大学成立国学院暨中医药文化研究院。

20 日

市卫生计生委召开《健康大百科》科普丛书第二辑出版发行媒体通气会。第二辑健康科普丛书包括《高血压防治篇》《内分泌代谢疾病防治篇》《脑血管病防治篇》《恶性肿瘤防治篇》《慢性肝病防治篇》《抑郁焦虑防治篇》《儿童常见病防治篇》《老年常见健康问题篇》《膳食营养篇》《健康导航篇》。

21 日

市卫生宣传中心召集 17 家三级甲等医院和公共卫生单位以及 12320 服务中心，与歌华有线公司探讨"就医助手"板块节目内容和形式。首都健康频道定于 2 月底开播。

召开房山区卫生系统 2014 年工作会。

22 日

举行思源救护中国行暨芭莎公益慈善基金（北京平谷）救护车捐赠仪式。全国政协委员、林达集团董事长、中华思源工程扶贫基金会副会长兼秘书长李晓林参加捐赠仪式。

丰台区人口和计划生育工作领导小组召开 2013 年人口和计划生育工作汇报会。区委常委、宣传部部长孙军民出席会议。区人口和计划生育 13 个综合治理部门成员单位主要领导，21 个街乡（镇）主要领导、主管领导及区人口计生委相关人员参加会议。会议总结交流了 2013 年工作，提出 2014 年工作思路。

23 日

市医管局召开课题启动会，正式立项"北京市属医院科技成果转化现状调研"系列软课题。市医管局副局长潘苏彦、科教处处长潘军华，以及市属 21 家三级医院相关领导参加会议。

24 日

市卫生计生委对首批入选高层次卫生人才队伍建设工程（"215"工程）培养计划的领军人才培养对象进行终末考评，13 名培养对象全部通过了考评。"215"工程实施以来，市财政累计投入 1.37 亿元，有 3 批共 373 人入选培养计划。

26 日

国家卫生计生委召开人感染 H7N9 禽流感疫情防控工作视频会，李斌主任出席会议并讲话。本市设主会场、16 个区县卫生局设分会场参加了会议。视频会议结束后，市卫生计生委应急办主任黄春通报了本市人感染 H7N9 禽流感疫情形势，市卫生计生委委员赵涛部署了本市下一步防控工作。

28 日

北京大学人民医院临床能力培训中心在 2014 年国际医学模拟大会上获国际模拟医学协会（SSH）认证证书，成为亚洲唯一通过国际医学模拟学会认证的临床能力培训中心。

国家中医药管理局医改办副主任金二澄一行到门头沟区调研区中医医院改革情况。

29 日

市中医管理局在解放军 302 医院科训楼数字化模拟培训中心 12 层报告厅进行 2014 年北京市中医应急培训演练。组织全市二、三级中医医院及民营中医医院参加了中医药防治人感染 H7N9 禽流感培训班，各中医医院院感、急诊人员参加了培训。

31 日

北京大学医学部柯杨获 2014 年度泰国玛希顿亲王奖，以表彰柯杨及其所领导的团队在中国医学教育改革研究及决策咨询方面所发挥的重要作用。

1 月

中国医学科学院院长曹雪涛院士在伦敦正式就任全球慢性疾病合作联盟（*Global Alliance for Chronic*

Diseases，GACD）主席，任期 2 年。

2 月

12 日

"重大新药创制"科技重大专项行政责任人、国家卫生计生委副主任刘谦在国家卫生计生委主持召开会议，专题研究人感染 H7N9 禽流感人源化中和抗体研发工作。中国医学科学院细胞工程中心（神州细胞工程有限公司）联合北京义翘神州生物技术有限公司、医科院实验动物所等单位协同创新，研制出 H7N9 人源化中和抗体，并完成临床前研究和临床应急救治药物的 GMP 生产。

14 日

市医管局基础运行处组织北京天坛医院、同仁医院、积水潭医院、儿童医院召开市属医院打击号贩子专项工作研讨，4 个医院的医疗主管院长、门诊部主任、保卫处处长等共 10 人参会，市医管局副局长边宝生出席会议。

19 日

市卫生计生委副主任毛羽在北京积水潭医院会见由台湾医疗界高层率领的参访团。参访团参观了积水潭医院门急诊、病房、手术室和康复科等科室。

西城区卫生局召开 2014 年卫生工作会。工委书记陈新做了《践行宗旨、务实清廉——以改革精神推动西城卫生事业创新发展》的工作报告，局长安学军做了《全面深化改革，服务群众健康》的 2014 年工作报告。

20 日

平谷区中医医院中医、老年病病房大楼动工。

21 日

塞内加尔总统夫人玛丽梅·萨勒女士一行 14 人到北京妇产医院参观访问。

25 日

市卫生计生委、市疾控中心联合举办北京市突发急性传染病防控卫生应急技能竞赛。16 个区县 85 名疾控应急队员参加。

26 日

市卫生计生委主任方来英会见以色列卫生部总司长罗尼·甘祖（Ronni Gamzu）先生为团长的代表团。方来英希望进一步加强与以色列在特大型城市医疗卫生服务体系建设等工作领域的合作；罗尼先生建议双方加强沟通合作，建立医疗机构间的合作关系；双方还就预防接种、传统医学等话题进行了研讨。

27 日

首都国际机场急救中心、120、999 和首都国际机场股份公司各成员单位联合参加航空器突发事件紧急医疗救援综合实战应急演练。

市卫生计生委召开北京市医疗服务价格和成本监测动员暨培训会。全国医疗服务价格和成本监测工作从 3 月 1 日正式启动，并作为一项常规性工作每年上报。

中国医学科学院医学生物学研究所开展的肠道病毒 71 型灭活疫苗（人二倍体细胞，EV71 疫苗）最新临床研究成果——《肠道病毒 71 型灭活疫苗在健康儿童中的有效性评价》（An Inactivated Enterovirus 71 Vaccine In Healthy Children）在国际知名期刊《新英格兰医学杂志》发表。该项研究由医学生物学研究所牵头，广西壮族自治区疾控中心、复旦大学、第四军医大学、中国食品药品检定研究院合作完成。

28 日

北京市健康促进工作委员会办公室主办的第三届北京健康之星评选活动总决赛及活动展演在北京电视台播出。从来自全市的 1175 名参赛选手中评选出 30 名"北京健康之星"、120 名"北京健康使者"和 450 名"北京健康先行者"。

市中医管理局举办北京市中医药对口支援培训班，内蒙古技术骨干培训班和宁夏高层次中医药人才培养项目第二批培训班的近 60 名学员参加了培训。

市卫生计生委、市财政局、市民政局联合出台本市 2014 年新农合政策，将新农合人均筹资由 680 元提高到人均筹资不低于 1000 元，新增加的 320 元由市、区两级政府承担。

3 月

1 日

市卫生计生委组织编写《北京市食品安全企业标准备案问答（第 1 版）》，在北京卫生信息网上发布。

发生云南昆明火车站暴力恐怖事件。3 日，市卫生计生委抽调重症监护、脑外、创伤骨科、普外、心理、口腔等专业 3 批共 15 名医疗专家赴昆明指导医疗救治工作。

延庆县首个"欧盟社区精神卫生服务"资助项目启动。项目实施时间为 2014 年 3 月至 2017 年 3 月，项目由延庆县精神卫生保健院承担，意大利爱心与服务协会、意大利爱福协会及北京大学精神卫生研究所共同实施。

3 日

北京中医药大学与山东省枣庄市政府签约，共同组建北京中医药大学第四临床医学院（北京中医药大学枣庄医院）。10 月 20 日，医院挂牌开诊。

4 日

市卫生计生委、市教委联合召开 2014 年北京市学校卫生工作会，各区县教委、卫生局、中小学卫生保健所、疾控中心及健康促进学校有关领导和负责人参加。

5 日

市卫生计生委团委与市血液中心联合在北京站采血方舱前开展"军民共建学雷锋，青年汇集助公益"无偿献血志愿服务活动。医疗卫生专业志愿者与军事医学科学院野战输血研究所的青年军官、蓟门新语社区青年汇的志愿者一起践行雷锋精神。活动当天，北京站采血方舱共采血 145 单位，是平日的 1.5 倍。

市医管局召开临床医学发展专项——"扬帆计划"预算评审动员会。市医管局副局长潘苏彦、科研学科教育处处长潘军华、财务与资产管理处处长申轶，市财政局财评中心部长杨洁，首都医科大学原校长徐群渊，以及市属医院主管副院长、专项管理部门负责人、立项专业和项目负责人等 120 余人参加会议。

6 日

市中医管理局召开中医药预防保健及康复能力建设项目会议，东城、西城、丰台、通州、海淀、延庆等区县卫生局主管领导，项目建设所在中医医院主要负责人参加。护国寺中医医院、北京中医医院、鼓楼中医医院、海淀区中医医院、通州区中医医院、延庆县中医医院、丰台中西结合医院顺利通过评估。

市医管局副局长潘苏彦带领科研学科教育处、"扬帆计划"重点医学专业——老年冠心病专业负责人、北京安贞医院周玉杰教授共同调研北京老年医院，探索整合医管局内部资源，协同推动非重点学科发展的新机制。

国家妇产疾病临床医学研究中心落户北京大学第三医院，举行揭牌仪式。

7 日

市卫生计生委召开全市卫生应急工作会。国家卫生计生委应急办副主任王文杰、市应急办副主任朱玉林参会并讲话。来自各区县卫生局、相关直属单位、相关三级医疗机构以及武警北京市总队后勤部卫生处及所属医院、首都国际机场医院等单位的 110 余人参加会议。

北京市"最美北京人"百姓宣讲团成员、北京儿童医院超声科主任贾立群为中宣部第八期新任县委宣传部部长培训班作案例教学。

8 日

上海市政协副主席蔡威、副秘书长张喆人利用两会休息时间到北京朝阳医院调研公立医院改革试点工作。

10 日

中国中医科学院举行中澳中医药国际联合研究中心揭牌仪式。

房山区良乡医院被核定为三级综合医院。

11 日

无锡、宁波市领导分别来本市考察医联体建设情况。市卫生计生委主任方来英、副主任毛羽介绍了本市医联体建设情况。

14 日

市医管局基础运行处召开市属医院高效用能监测管理平台试点项目实施启动会，北京朝阳医院院长助理李德令、卫生部医院管理研究所建筑研究部主任李宝山以及项目专家小组、实施小组成员参会。

房山区人口计生委召开 2014 年人口和计划生育工作会。区人口计生委主任高海军总结了 2013 年人口计生工作，对 2014 年人口计生工作提出了总体思路。房山区副区长曹蕾出席会议。

16 日

学术杂志《自然》（Nature）在线发表了 1 项由中国医学科学院肿瘤医院分子肿瘤学国家重点实验室主任詹启敏院士领衔的中国科学家联合研究团队取得的重大科学研究成果。研究发现了 8 个与食管鳞癌发生相关的重要的基因突变，同时获得了食管鳞癌拷贝数变异的重要数据，这些基因突变和拷贝数的变异是食管鳞癌发生发展的重要因素，与临床食管鳞癌的预后密切相关。确定了与食管鳞癌发生发展相关的重要信号通路。

17 日

经市民政局批准，北京市第一家非营利性社会组织的眼科公益基金会——北京同仁张晓楼眼科公益基金会正式成立。

18 日

市卫生计生委和市教委联合举行新闻发布会，针对中小学生健康膳食问题启动"营"在校园——北京市平衡膳食校园健康促进行动，同时发布《北京市中小学生健康膳食指引》。

市卫生计生委、法国驻华使馆、法国道达尔集团共同举办 2014 年度北京中法急诊医学培训中心管理委员会暨新址揭牌仪式及合作协议续签仪式。市卫生计生委主任方来英、法国驻华大使白林、法国道达尔集团驻华总代表努堂、市卫生计生委委员赵涛等领导以及中法两国急诊急救和灾害医学专家等 40 余人出席。

内蒙古通辽市卫生局领导参观考察东城区社区卫生服务工作。

18～23 日

市卫生计生委邀请几内亚中几友好医院院长福德·伊布拉希马·卡马拉先生一行 3 人来京访问。代表团分别访问了北京天坛医院、安贞医院和友谊医院，并与即将赴几内亚的第 24 批援几内亚医疗队队员进行了座谈。

20 日

全国 12320 第三届市民一日体验活动。国家卫生计生委宣传司副司长、新闻发言人姚宏文，健康教育促进处处长石琦，全国 12320 管理中心蒋燕，市卫生计生委副主任钟东波等领导与通过网站招募到的 9 名市民代表，以及 10 余家媒体记者实地感受北京 12320 的服务。

21 日

市中医管理局、市商务委联合主办北京市首届中医药服务贸易管理干部培训班。各区县卫生局、中医医院等相关机构负责人及代表共 80 人参加。

市医管局召开 2014 年度市属医院护理工作会，总结 2013 年市属医院护理工作，部署 2014 年护理重点任务及绩效考核相关工作。北京护理学会秘书长李春燕、市属医院护理部主任及相关人员等 40 余人参加会议。

东城区卫生工作会在东城区卫生教育中心召开。副区长颜华出席，区卫生局领导班子成员、局机关科级干部、局属各单位党政工团负责人和党风、行风监督员近 200 人参加。

24 日

召开中荷医院管理和改革研讨会。国家卫生计生委国际司副司长李明柱和市卫生计生委委员郭积勇到会。中荷两国卫生管理者和专家分别就"提高医疗服务质量，确保医疗安全""医院设计和建设""促进医疗创新"和"通过财务管理提高绩效"等 4 个主题进行研讨。

孟加拉国代表团一行 11 人参观西城区白纸坊社区卫生服务中心右安门社区卫生服务站新址。

27 日

怀柔区王化村发生群体性刀扎伤事件。市卫生计生委立即组织宣武医院、朝阳医院、安贞医院、积水潭医院、儿童医院等 5 家医院的普外科、胸外科、重症医学科、脊柱外科、小儿心胸外科等 10 余名医疗专家赴怀柔区会诊救治伤员。9 名伤员分别转至宣武医院、朝阳医院、安贞医院、积水潭医院、儿童医院、999 急救中心等 6 家医疗机构救治。

市中医管理局和北京中医药大学合作，成立北京中医药发展政策研究中心和北京中医药管理干部培训中心，举行协议签字仪式。挂靠单位为北京中医药大学管理学院。

国家工业和信息化部消费品司医药处一行 3 人到北京市药采中心开展基本药物定点生产企业招标情况的调研。

国家卫生计生委主任李斌、市卫生计生委主任方来英视察平谷区医院新农合和远程会诊开展情况。

29 日

中国医学科学院、北京协和医学院和美国哈佛大学共同举办慢病防控与卫生体系改革高层论坛。国家卫生计生委、北京大学、清华大学、首都医科大学、北京各大医院、国际组织、驻华使领馆等约 500 人参会。

31 日

市卫生计生委下发《关于开展医院太平间管理专项监督检查工作的通知》，从 3 月 31 日起，市卫生计生委开始对全市医疗卫生机构太平间管理工作开展专项监督检查。本次专项检查采用医疗卫生机构自查、区县卫生局专项监督检查和市卫生计生委抽查等方式进行。

999 与欧洲直升机公司签署直升机紧急医疗服务合作协议，双方就首都直升机空中医疗救援服务开展长期合作。

3 月

首都医疗卫生行业志愿者联合会评选出首都学雷锋志愿服务示范站（岗）200 个，首都学雷锋志愿服务站（岗）2000 个。其中卫生系统荣获示范站 5 个，示范岗 3 个，服务站 25 个，服务岗 7 个。

中组部第十批"千人计划"评审结果揭晓，中国医学科学院、北京协和医学院有 6 人入选。

中国医学科学院病原生物学研究所赵振东课题组在 *Autophagy* 杂志上在线发表题为 "Hepatitis C virus core protein activates autophagy through EIF2AK3 and ATF6 UPR pathway – mediated MAP1LC3B and ATG12 expression" 的文章。该文章在线报道了 HCV 结构蛋白 Core 诱导细胞自噬行为及其分子机制。病原所相继在 *Proceedings of the National Academy of Sciences of the United States of America* 和 *Nature Communications* 杂志上分别在线发表文章，报道了线粒体接头蛋白 TRIM14 调控病毒诱导天然免疫的分子机制以及脆性 X 智力低下蛋白（FMRP）参与流感病毒复制的机制。

阜外医院荆志成教授当选世界心脏联盟"新兴领袖计划"中国代表，将代表中国参与世界心脏联盟"25 by 25"计划相关活动。

北京卫生职业学院启动首次自主招生工作。

4 月

1 日

西城区启动门诊使用免费基本药品治疗严重精神障碍工作。

2 日

市医管局举行"延伸服务、投身公益"为主题的2014年北京护理文化周媒体推介会,向38家媒体推出14个护理家庭随访案例。

北京同仁医院眼科中心主任王宁利教授当选国际眼科科学院院士。

北京中医医院"明医馆"揭牌,正式运行。

3 日

北京市垂杨柳医院被市卫生计生委确定为三级综合医院。

8 日

市医管局基础运行处召开市属医院核心价值观建设研究项目结题汇报会,市医管局党委副书记韦江、副局长边宝生等领导参会。确定市属医院的核心价值观为1个内核即"一切为了人民健康",4个维度即"厚德遵道、救死扶伤、精益求精、大爱无疆"。

国家级名老中医、第二届首都国医名师,第一至四批全国老中医药学术经验继承工作指导老师,北京中医医院肛肠科主任医师王嘉麟教授,因病于19时14分在北京逝世,享年90岁。

9 日

市卫生计生委召开2014年北京市疾病预防控制工作会议。全市各区县卫生局、市区疾控中心、市区结控所、市卫生监督所、全市三级医院和部队医院的主要领导,北京预防医学会、北京性病艾滋病防治协会、北京市健康教育协会、心脑血管病防治等7个防治办公室的负责人,以及市卫生计生委有关处室、信息中心、宣传中心、社管中心、12320服务中心、体检中心等有关单位负责人参加会议。会议还邀请总后卫生部防疫局、武警总部后勤部卫生部、市商务委、市住建委、市财政局、市农业局、市药监局、市中医管理局、北京出入境检验检疫局、北京铁路局、民航华北管理局等部门的领导以及新闻媒体的记者参加了会议。

9~10 日

市旅游委和市中医管理局联合组织北京市中医药旅游专题调研。调研组实地考察8家中医药元素和内涵突出的中医药企业、中医医院和提倡中医思想的养老院。

12 日

北京市昌平区中西医结合医院与北京医院建立眼科技术协作基地。

12~13 日

北京大学第一医院与加拿大皇家内科及外科医师学会、北京大学医学部、北京医学教育协会和人民卫生出版社联合主办第一届中国住院医师教育大会

(CCRE),20个省、自治区、直辖市的300多名代表参会。

14 日

北京安贞医院举办建院30周年庆典。

15 日

北京市红十字血液中心与捷克舒迪安医药研发有限公司签署输血医学领域合作协议,双方将在输血科学研究、技术服务支持、教育培训和输血交流等多方面开展合作。

18 日

市社管中心召开第一季度全市社管系统主任例会暨家庭医生式服务工作推进现场会。市卫生计生委基层卫生处相关人员及16个区县社管中心主任参加。

市卫生计生委召开阳光长城计划慢病防治微博专家工作研讨会暨培训会,全市各级医疗机构近百名微博专家到会。

21 日

以亚美尼亚国民议会副主席、共和党妇女委员会主席、亚中议会友好小组主席艾尔梅涅·米卡伊洛夫娜·纳戈达良为团长的亚美尼亚共和党妇女委员会代表团一行5人参观考察东城区第一妇幼保健院。

22 日

市卫生计生委主任方来英会见来访的香港医院管理局主席梁智仁一行。香港医院管理局行政总裁梁栢贤、联网总监张伟麟,北京市医院管理局局长封国生等出席。双方就医疗机构管理运行、老龄化和老年医疗卫生服务和医患关系等问题进行了研讨。

24 日

市卫生计生委副主任李彦梅会见由越南卫生部人口计划生育总局副局长阮文新率领的代表团。

市中医管理局召开全市中医药预防保健及康复能力建设会。国家中医药管理局医政司综合处处长赵文华出席,市中医管理局医政处处长赵建宏、副处长王和天,16个区县卫生局局长、中医医院医务处处长、治未病中心及康复科主任120余人参会。

25 日

市医管局基础运行处召开市属医院节能减排和能耗计量改造实施方案研究结题报告会,市医管局副局长边宝生以及部分市属医院的专家参加。

27 日

举行北京积水潭医院骨科医联体成立大会暨签约仪式。以积水潭医院骨科7个亚科为龙头,吸收潞河医院、大兴区人民医院、平谷区医院、复兴医院等16家医院骨科为成员,通过建立跨院预约挂号、双向转诊绿色通道、建立重点专科对口扶持机制等,组建北京市首家以学科为载体的"北京积水潭医院—

骨科医联体"。

28 日

市卫生计生委联合市教委召开北京市平衡膳食校园健康促进行动暨中小学生膳食调查培训。全市 16 个区县教委、区县疾控中心主管科室负责人，40 余家学生营养餐供餐企业负责人和专兼职营养师共 130 余人参加培训。

市卫生计生委在北京语言大学举行第一批援特立尼达和多巴哥医疗队英语培训班开班仪式。国家卫生计生委国际合作司副司长王立基、北京语言大学副校长戚德祥出席会议并讲话。第一批援特立尼达和多巴哥医疗队由宣武医院主派，共 10 人。主要包括神经外科、神经内科、普外科、血管外科、麻醉科和呼吸科等。

市医管局联合首都医科大学、新医药北京市技术转移中心共同举办创新药物注册法规与技术转移培训。市属医院科研处、药剂科及首都医科大学各学院共 60 余人参加培训。

东直门医院医疗联合体成立。

28 ~ 29 日

举办北京健康科普专家传播能力培训班（第一期），全市 90 家单位的健康科普专家共 290 人参加培训。

30 日

市医管局基础运行处召开市属医院后勤管理规范结题会。此次出台的《市属医院后勤管理规范（2013 版）》涵盖医院供电管理、供气系统管理等 14 个后勤管理核心部分，内容涉及管理规定、工作流程、岗位职责以及日常管理用表等方面。

中国医学科学院、北京协和医学院荣获首都劳动奖状。中国医学科学院肿瘤医院魏文强获首都劳动奖章。

4 月

市爱卫会在全市开展第 26 个爱国卫生月活动。活动以"远离病媒侵害，你我同享健康"为主题，开展群众性环境清洁活动；宣传和普及蚊虫、鼠等重要病媒生物的防控知识，提高群众除害防病意识。

市卫生计生委选送北京电力医院重症医学科副主任阴凯参加"中国好人榜"评选，并与其他 20 名候选人荣登 4 月"中国好人榜"。

科技部公布 2013 年创新人才推进计划入选名单。阜外心血管病医院蒋立新教授率领的心血管疾病临床研究创新团队和血液学研究所程涛教授率领的造血干细胞分子调控研究创新团队入选重点领域创新团队。

《2013 年全国部分医院住院患者满意度监测项目研究报告》发布。北京大学第一医院住院患者总体满意度位居第二（综合医院第一），96.13 分。

5 月

1 日

经市人力社保局批准，昌平区中西医结合医院升级为三级甲等医疗保险定点医院。

1 ~ 12 日

北京大学第一医院组成医疗队赴多米尼克首都罗索开展白内障复明手术。

5 ~ 6 日

中国残联康复部、国家卫生计生委妇幼司、中国疾控中心妇幼保健中心领导及专家到石景山区和大兴区，调研 0 ~ 6 岁儿童残疾筛查试点工作。北京市及试点区卫生局、残联，试点区妇幼保健院、社区卫生服务中心，以及北京儿童医院、北京大学第六医院参加调研。

7 日

市医管局召开住院服务中心现场会。朝阳医院副院长童朝晖、同仁医院副院长王宇、各市属医院医务处处长、相关医院住院服务中心负责人及其他计划开展住院服务中心的医院的相关负责人参加会议。

北京市 16 个区县卫生计生委主管领导及社区卫生服务管理中心主任到丰台区方庄社区卫生服务中心就家庭医生式服务进行现场交流。市卫生计生委正局级调研员郭积勇、基层卫生处处长许峻峰，市社管中心主任刘钢等参会。

8 日

本市召开侨务工作会议暨首届"京华奖"颁奖大会。市委副书记、市长王安顺，市委常委、统战部部长牛有成等领导为获奖者颁奖。首都儿科研究所钱渊（侨眷）获北京市华侨华人"京华奖"，北京友谊医院李桓英（归侨）获北京市华侨华人"京华奖"特别荣誉奖。

9 日

以首都儿科研究所为核心，与中日友好医院等 11 家医疗机构联合组成的朝阳区儿童（首都儿科研究所）医疗联合体启动签约仪式在首都儿科研究所举行。

9 ~ 11 日

第七届北京中医药文化宣传周暨第六届地坛中医药健康文化节在北京地坛公园举办。国家卫生计生委副主任、国家中医药管理局局长王国强，市政府副秘书长侯玉兰，市中医管理局副局长屠志涛等，以及部分外省市领导出席开幕式。3 天的活动共有 200 多位中医、中西医结合专家为市民提供专业义诊咨询及中医适宜技术体验等。累计接待游人 3 万人次。

12 日

我国第六个防灾减灾日。市卫生计生委于 10 日在地坛公园举办"防灾减灾，卫生应急，我参与"的主题宣传日活动。市卫生计生委、北京急救中心、市疾控中心的 42 名专业人员、3 辆专业车辆以及 2000 余名市民参与知识问卷和互动体验活动，发放《突发事件预警信息知识手册》《首都市民防灾减灾与卫生应急知识要点》等宣传材料 2800 余份。

国际护士节。市卫生计生委、北京护理学会举办以"促进专业发展，守护生命健康"为主题的宣传活动。

市卫生计生委委托市疾控中心举办北京市突发中毒事件应急处置操作技能竞赛，16 个区县 17 支队伍共 85 名疾控应急队员参加。

13 日

市卫生计生委与山东省卫生计生委代表团就社会办医相关情况举行座谈会。市工商局、市人力社保局、市民政局、市医改办、市编办、市地税局，市卫生计生委及市医管局相关部门负责人参加座谈会。

北京中医药大学授予土库曼斯坦总统别尔德穆哈梅多夫名誉教授称号。

14 日

国务院医改办政策组副处长秦坤及有关专家就全科医生执业方式和服务模式改革试点工作开展情况进行调研，分别走访西城区德胜、新街口社区卫生服务中心，并与市区相关委办局、医务人员进行座谈。

召开海淀区西南部医疗联合体启动大会，海淀区西南部区域内的 12 家医疗机构院长参加会议，航天中心医院为医联体核心单位。

15 日

市卫生计生委召开医养结合工作会，研究在东城区、西城区开展医养结合试点工作等事宜。市卫生计生委医政处、基层处，市老龄产业协会，东城区、西城区卫生局，试点养老机构及相关医疗机构负责人等共 20 余人参加。

16 日

市卫生计生委召开 2014 年北京市妇幼卫生工作会，会议由市卫生计生委委员郑晋普主持。各区县卫生行政部门及有关科室负责人，市、区县妇幼保健机构负责人，三级助产机构、儿童专科医院、北京市高危孕产妇转会诊医院与新生儿听力障碍、先天性心脏病、髋关节脱位诊断等医院的主管院长，市卫生计生委相关处室及国家、北京市相关社团组织负责人共 130 余人参加会议。

18 日

市中医管理局召开北京市中医药科技项目结题验收评审会。对 2010 年社区示范项目、2011 年青年研究项目、2010 年局基金项目、2011 年局基金项目、部分首发基金项目等共计 217 个科技项目进行结题验收。

北京市怀柔区第一医院由青春路 1 号迁入永泰大街 9 号院，并更名为北京怀柔医院。

18 ~ 19 日

第九届国际癌症基因组联盟（International Cancer Genome Consortium，ICGC）研究大会在京召开，200 余名世界各地的肿瘤基因学家、近 300 名国内专家和学生参加会议。

18 ~ 24 日

北京市开展主题为"全民关注饮水卫生，共筑平安和谐社会"的宣传周活动。

20 日

中国学生营养日。市卫生计生委、市教委联合召开"营"在校园——北京市平衡膳食校园健康促进行动启动会。各区县卫生、教育行政部门，疾控机构，中小学卫生保健所的主管领导和相关负责人以及部分平衡膳食校园行动专家参加启动会。

23 日

市卫生计生委召开全市"一法四规"落实情况监督检查工作会。要求各区县 5 月底前制定具体实施方案，6 ~ 7 月中旬开展自查，市卫生计生委于 7 月下旬对区县"一法四规"落实情况进行检查督导，并于 8 月上旬将全市工作总体情况报国家卫生计生委。

2014 国际田联世界田径挑战赛北京站比赛在国家体育场开赛，共有 90 余名国内外运动员参加比赛。120 负责比赛期间运动员、官员、场内观众、工作人员及志愿者的现场急救，解放军第三〇六医院为赛事指定医院。

举行北京世纪坛医院 – 联新国际医疗患者服务管理示范中心合作签约仪式。

24 日

在 2012、2013 年度华夏医学科技奖颁奖大会上，中国医学科学院、北京协和医学院的 11 项成果获奖。

26 ~ 27 日

国家卫生计生委副主任刘谦率队对北京市延庆县进行调研，考察延庆县医院，听取区域医疗中心整体规划情况介绍。

27 日

国家卫生计生委副主任孙志刚、王国强到北京同仁堂中医医院调研社会办中医医院发展情况。

市卫生计生委主任方来英会见捷克参议院卫生与社会政策委员会副主席扬·扎洛基克一行。代表团参观访问了北京急救中心。

阜外医院成功开展国内首两例经导管肺动脉支架植入术。

由市卫生计生委、市总工会主办，市疾控中心承办的北京市突发中毒事件处置卫生应急技能竞赛结束，获得一等奖的5名选手将代表北京参加下一阶段全国技能竞赛复赛。

28日

市卫生计生委副主任毛羽带领市卫生计生委、市财政局、市人力社保局有关部门负责人到朝阳区东部医联体核心医院（中日友好医院）和合作医院（安贞社区卫生服务中心）进行调研。

西班牙加泰罗尼亚地区政府教育医疗外事部高级主管Montse Gaban一行4人来京进行中医药实地考察，并与市中医管理局达成合作意向。

29日

市卫生计生委举办中东呼吸综合征冠状病毒实验室检测技术培训，全市各传染病网络实验室业务骨干参加。

市卫生计生委举办院前急救人员孕产妇院前医疗急救技术培训，全市院前急救管理及业务人员共200余人参加。

门头沟区通过北京市慢性病综合防控示范区创建专家组的现场考评验收，获得"北京市慢性病综合防控示范区"称号。

30日

由市卫生计生委、中关村科技园区管委会支持，中国医师协会主办的健康医疗服务创新产业大会暨中关村健康医疗服务创新产业技术联盟会议召开。原卫生部副部长殷大奎、国务院参事秦晓明、国家卫生计生委法制司司长张春生、中国医师协会常务副会长杨民、中关村管委会副主任宣鸿等出席会议。

市爱卫办召开世界无烟日活动暨首批创建无烟机关无烟单位工作会，并启动"支持控烟立法，建设无烟北京"主题宣传活动。

第三届京交会中医主题日上，在国家卫生计生委、国家商务部、国家中医药管理局与英国外交部、英国投资贸易总署见证下，东城区国家中医药发展综合改革试验区支持项目——引入社会资本成立的北京恒和中西医结合医院与英国皇家自由医院（Roral Free Hospital NHS）签署全面合作协议，结成战略合作伙伴，标志着北京城区内最大的民营中西医结合高端医院与伦敦最大的公立医院即将开展多种形式的合作。

31日

举办由市中医管理局、国家中医药管理局传统医药国际交流中心主办，朝阳区卫生局、北京市中医药

对外交流与技术合作中心承办的第三届京交会中医药双语养生讲座。

5月

北京协和医院儿科经过14年对1226名溶酶体病患者病例进行临床研究和总结，完成国内首次一个医院大样本病例总结和国际罕见一个人种大样本分析，首次报道了中国人溶酶体病的疾病谱。

Cell出版集团旗下的病原生物学领域权威杂志 *Cell Host & Microbe* 同期刊出中国医学科学院病原生物学研究所2篇关于细菌蛋白功能研究的文章，其中金奇研究员课题组关于细菌六型分泌系统新型磷脂酶毒力蛋白PldB在细菌与宿主之间相互作用机制的研究作为封面文章刊发。

6月

3日

由中国工程院院士、阜外医院心脏病专家高润霖组织实施的国家"十二五"科技支撑计划——经导管主动脉瓣置入项目先期入选的80例患者全部完成手术，术后30天病死率5%，在国际上处于较好水平。

5日

在西城区平安医院举行平安医院与中央财经大学社会发展学院联合成立临床教学实践基地签约挂牌仪式。

6日

北京世纪坛医院"葛氏捏筋拍打疗法"传承人葛凤麟荣膺中华非物质文化遗产传承人薪传奖。

8日

国家精神心理疾病临床医学研究中心落户北京大学第六医院，举行启动仪式。

10日

瑞典驻华使馆和市卫生计生委共同主办中瑞肿瘤诊疗管理高层论坛。瑞典驻华大使罗睿德（Lars Freden）、市卫生计生委主任方来英出席开幕式并致辞。瑞方专家代表团参观访问了北京世纪坛医院。瑞典Swecare基金会、卡洛琳斯卡医学院的瑞典专家，市卫生计生委、市医管理、北京大学肿瘤医院、北京世纪坛医院、北京妇产医院及相关医疗机构的领导和专家共80余人出席论坛。

10~22日

市卫生计生委举办以"尚德守法，提升食品安全治理能力"为主题的2014年食品安全宣传周系列活动。12日，召开本市各区县卫生监督系统座谈会。16日，举办食品安全国家标准专题培训班。17日，组织"食品安全标准走进一线企业"主题实践活动。开通"北京食品安全标准"官方微博。

11 日

朝阳区南部医联体——清华大学附属北京市垂杨柳医院医联体正式挂牌成立。该医联体以垂杨柳医院为核心，成员单位包括双桥医院，王四营、堡头、劲松、南磨房、小红门、豆各庄、双井、黑庄户、管庄第二、常营和三间房等 11 个社区卫生服务中心。

12 日

市医管局基础运行处结合节能宣传周"携手节能低碳，共建碧水蓝天"的主题，在安贞医院召开节能减排现场座谈会。11 家市属医院的节能管理负责人参加会议。

13 日

市卫生计生委将 2013 年 12 月~2014 年 3 月已备案的 109 份食品安全企业标准备案文本移交至市食品药品监管局。

民航医学中心（民航总医院）透析中心成为北京市血液净化专科护士培训基地。

14 日

阜外医院成立无输血心脏外科中心。

14~15 日

市中医管理局组织中医护理技能竞赛，31 家单位选拔的 93 人参加。护理竞赛分护士长和护士两个层级。操作项目包括 CPR 技术、静脉留置针技术、中医拔火罐技术。全市二级以上中医、中西医结合、民族医医院开展护理人员临床技能全员岗位练兵活动。

14~16 日

国家卫生计生委卫生监督中心副书记叶全富一行 6 人来本市调研病原微生物实验室生物安全监管工作，市卫生计生委委员郑晋普陪同。调研组到佑安医院、市血液中心、中国疾控中心和市疾控中心，实地调研病原微生物实验室生物安全监管的现状，并就进一步加强病原微生物实验室生物安全监管提出指导性意见。

15 日

北京健康促进会、朝阳区公共卫生协会、中国医师协会心脏重症专家委员会和北京华信医院联合举办首次中国智慧医疗大会（CIM2014），联合国、美国、加拿大等组织和国家以及中国多家医院、科技领域的近 1000 名专家参加会议。

17 日

市卫生计生委、天津市卫生计生委、河北省卫生计生委在北京签署《京津冀突发事件卫生应急合作协议》。

国家卫生计生委疾控局副局长贺青华一行 5 人到市疾控中心进行环境卫生、学校卫生和夏季传染病防控的专题调研。

18 日

在中捷两国卫生合作框架下，市卫生计生委、市中医管理局举办中医推介和交流活动。捷克卫生部部长涅麦切克、市卫生计生委主任方来英出席。捷克卫生部、捷克驻华使馆代表，医疗卫生机构和企业代表，市卫生计生委、市中医管理局有关部门负责人，中医药专家、中药企业代表等约 80 人参加活动。捷克卫生代表团访问了北京儿童医院并出席"捷中友好合作协会－北京儿童医院病床捐赠仪式"。捷中友好协会向北京儿童医院捐赠优质病床 30 张，主要为血液病患儿提供服务；向北京扶助贫困儿童健康就医基金会捐赠 1.82 万欧元善款，用于儿童先心病、血液病和需要人工耳蜗植入的贫困儿童的救助。

香港东华学院院长冯玉娟率医学生一行 14 人到北京市房山区中医医院参观交流。

19 日

国家卫生计生委法制司司长张春生一行来本市中关村调研健康服务业工作。调研组到博奥生物公司、海纳医信公司和中关村示范区展示中心参观调研。

市医改办、中国社科院经济所公共政策研究中心有关领导和专家到西城区德胜社区卫生服务中心调研"医疗卫生领域政府购买服务"。

20 日

市中医管理局召开《中医药法（草案）》研讨会，邀请中国中医科学院、北京中医药大学、北京中医医院、西苑医院、东直门医院、东城区卫生局、延庆县卫生局、同仁堂的相关负责人和专家对《中医药法（草案）》进行研讨。

23 日

英国纽卡斯尔大学 Barry 院长率专家团一行 7 人到房山区中医医院进行学术交流。

北京市丰台区长辛店医院更名为北京市丰台中西医结合医院。

24 日

北京医院医疗联合体签约仪式在北京医院举行。该医疗联合体还包括普仁医院、龙潭社区卫生服务中心、东花市社区卫生服务中心。

25 日

北京大学医学人文研究院牵头起草的《中国医师道德准则》由中国医师协会正式发布。

西城区卫生局在宣武医院举行"首都医科大学宣武医院医疗联合体"启动签约仪式，成立以宣武医院为核心，以北京回民医院、北京瑞安康复医院和牛街、白纸坊、广内 3 个社区卫生服务中心为合作单位的区域医疗联合体。标志着西城区医联体建设全面启动。

26 日

市卫生计生委在石景山区美沙酮社区药物维持治疗门诊举办国际禁毒日主题宣传活动。市禁毒办副主任、市公安局禁毒总队政委金志海，市禁毒办副主任、市卫生计生委疾控处处长谢辉，以及石景山区美沙酮社区药物维持治疗区级工作组的领导和有关人员参加了活动。

在第九届中国医师奖颁奖大会上，北京协和医院泌尿外科主任医师、教授李汉忠，肾内科教授李学旺获奖。

举行复兴医院医联体启动仪式，该医联体包括复兴医院、广外医院、展览路医院，以及月坛、广外、展览路社区卫生服务中心共 6 家医疗机构。

孟加拉国卫生部代表团一行 15 人到西城区白纸坊社区卫生服务中心考察交流。

27 日

孟加拉国卫生部访问团一行 13 人到复兴医院进行交流访问。

市公安局文保总队召开医疗执法大队成立大会，市公安局文保总队副总队长王秀清、市医管局基础运行处处长樊世民出席会议。

30 日

市中医管理局召开第二届"首都国医名师"表彰暨中医药传承工作会。国家卫生计生委副主任、国家中医药管理局局长王国强出席，总后卫生部医疗管理局、北京市医管局、各区县卫生局、医学院校、医疗机构管理人员和中医药传承人员等近 300 人参加会次。

香港医务行政学院马学章院长一行 25 人到市卫生计生委访问。市医管局副局长于鲁明与代表团进行会谈。代表团还参观访问了北京安贞医院、北京世纪坛医院。

中国中医科学院眼科医院与北京朝阳医院签订医联体协议。

顺义区编办下发《关于北京市顺义区卫生和计划生育委员会组建方案的通知》，组建顺义区卫生计生委。

7 月

1 日

由市卫生计生委牵头、28 个委办局共同参与的《北京市人民政府关于促进健康服务业发展实施意见》编制完成，并在市政府常务会议审议通过。

市中医管理局举行 2014 年度北京市中医类别全科医生转岗培训启动仪式，96 名来自全市 16 个区县各社区卫生服务中心的中医师将开展为期 1 年的中医全科转岗培训。

河北省政府党组成员孙士彬、政协港澳台侨和外事委员会主任李同亮、卫生计生委巡视员于素伟等一行 8 人对东城区国家中医药发展综合改革试验区进行考察。

2 日

市卫生计生委召开北京市医疗机构许可管理暨"医养结合"工作会议。市卫生计生委医政医管处负责人及 16 个区县卫生计生委（卫生局）主管领导、医政科科长、审批科科长参加会议。市卫生计生委副主任毛羽出席会议并讲话。

北京友谊医院与太原市人民医院合作共建医联体签约挂牌仪式在太原市人民医院举行。

3 日

韩国首尔市保健环境研究院大气所所长 Soomi Eo 一行 2 人到市疾控中心考察大气污染防治工作。

4~6 日

市医管局组织北京朝阳医院、友谊医院、天坛医院和儿童医院 4 家市属支援医院前往内蒙古自治区通辽市，开展 2014 年北京 - 通辽医疗卫生合作项目主题活动。此次活动由市医管局局长封国生带队，副局长吕一平参加。市医管局医疗护理处、办公室，4 家市属医院院长和相关专家共 20 人参加了主题活动。

7~11 日

由市中医管理局与宁夏回族自治区卫生计生委共同举办的第二届北京中医药专家宁夏行活动在银川、固原两地及区内 6 家地市以上中医医院全面启动实施。宁夏回族自治区副主席王和山、国家中医药管理局副局长吴刚、自治区卫生计生委主任黄占华、北京市中医管理局局长屠志涛等领导出席了银川地区启动仪式。

9 日

由北京市老龄产业学会牵头，市卫生计生委、市民政局、西城区卫生局、西城区民政局到西城区星光敬老院和新华里社区卫生服务站，就"医养结合"工作进行专题调研。

10 日

由国务院医改办组成的城市公立医院改革试点评估组一行 4 人，在国家卫生计生委体制改革司副司长姚建红的率领下，来本市药采中心督导视察医药集中采购工作。

11 日

以美国白宫妇女和女童事务委员会执行主任、美国总统助理、第一夫人幕僚长陈远美（Christina Tchen）为团长的美国妇女代表团一行 9 人到北京妇幼保健院参观访问。

市中医管理局召开中药资源普查平谷试点启动会，市中医管理局科教处处长厉将斌、平谷区卫生局局长金大庆、首都医科大学中医药学院书记王秀娟等参加。

13～15日

京津冀重大泥石流突发事件医疗卫生救援联合应急演练在北京怀柔区举行。120、999、中日友好医院参加。天津、河北两地也抽调人员参加。国家卫生计生委应急办、北京市应急办、京津冀卫生计生部门和参演单位有关领导出席观摩，25名专家对演练进行考核评估。

14日

东城区机构编制委员会下发《关于组建北京市东城区卫生和计划生育委员会的通知》，将东城区卫生局的职责、东城区人口和计划生育委员会的计划生育管理与服务职责整合，组建东城区卫生和计划生育委员会。贾红梅任书记、林杉任主任。

石景山区人民政府办公室下发通知，正式设立石景山区卫生和计划生育委员会。

怀柔区机构编制委员会下发《关于组建北京市怀柔区卫生和计划生育委员会的通知》。8月1日，怀柔区卫生计生委印章正式启用。11月1日，原区卫生局与原区人口计生委正式合署办公，办公地址迁至兴怀大街16号。

15日

海淀区政府办公室下发《北京市海淀区人民政府关于设立北京市海淀区卫生和计划生育委员会的通知》；设立海淀区卫生和计划生育委员会，不再保留海淀区卫生局、海淀区人口和计划生育委员会。8月19日召开海淀区委卫生工委、海淀区卫生计生委、海淀区公共委干部大会，宣布区委区政府关于组建区委卫生工委、区卫生计生委的决定，以及卫生工委、卫生计生委、公共委领导任职决定。

16日

阜外医院召开经心尖微创主动脉瓣植入术（TAVI）临床试验成功启动发布会。由胡盛寿院士及王巍教授领衔的研究团队采用我国自主创新研发的植入瓣膜，成功为2名高龄患者实施了经心尖TAVI。

17日

国家卫生计生委基层司司长杨青、副司长诸宏明等到西城区德胜社区卫生服务中心视察调研，听取了德胜社区卫生服务中心创新服务模式工作及"西城区基层卫生综合改革重点联系点"等工作情况的汇报，并对继续抓好家庭医生式服务以及各项公共卫生服务项目的落实提出了意见和建议。

18日

市人大常委会教科文卫体办公室部分常委会委员和市人大代表调研本市控烟工作开展情况，市人大常委会副主任孙康林，市人大教科文卫体委员会主任孙世超、副主任张秀芳，市卫生计生委委员郭积勇，市爱卫会专职副主任张建枢参加视察活动。

国家卫生计生委副主任徐科、应急办主任张宗久、疾控局局长于竞进、办公厅副处长刘宏涛和中国疾控中心主任王宇到市疾控中心调研和指导疾病预防控制能力建设情况。

22日

市中医管理局召开北京中医药"薪火传承3＋3工程"两室一站审评验收会，对第五批建设到期的两室一站共计5个建设项目进行验收。望京医院胡荫奇教授，北京中医医院李乾构教授、黄丽娟教授，北京中医药大学东方医院王琦教授，中国科学院医史文献研究所王振瑞教授作为评审专家出席了会议。经过3年建设，室站均通过验收，其中郭维琴等3个室站成绩突出，获得优秀。

23日

市爱卫办召开全市爱国卫生工作会，全市19个区县（地区）的爱卫办主任参加。会议由市爱卫办主任、市卫生计生委健康促进处处长刘泽军主持，市卫生计生委委员郭积勇参加会议。

市医管局在北京地坛医院举行反恐防暴演练和培训暨安防器材配发活动。市医管局、公安局文保总队、公安局特警总队和北京中盾安全技术开发公司领导以及21家市属医院主管安全工作的院领导和保卫部门负责人约100人出席。

北京协和医院风湿免疫科张烜教授研究团队在国际首次发现PTEN蛋白在系统性红斑狼疮中的致病机制，同时发现调控miR-7可通过纠正PTEN缺陷。相关研究论文发表在7月23日的《科学·转化医学》杂志上，为治疗系统性红斑狼疮提供了新靶点。

24日

昌平区卫生局在区医院举行区域医疗联合体系签约仪式，作为核心单位的区医院与24家区属医疗机构签约，标志着昌平区区域医疗联合体系正式建立。

24～26日

市卫生计生委召开第二届区域医疗发展论坛暨首届京津冀区域医疗发展学术会议。市卫生计生委副主任雷海潮、市医管局副局长于鲁明、北京老年医院院长陈峥、河北省卫生计生委副主任朱会宾和河北省老年医院院长张建超等出席会议。会上，京冀老年医院正式签署《京冀老年医养结合服务合作协议》。

25 日

全国针灸标准化技术委员会和中国针灸学会发布18 项针灸标准，其中包括 6 项针灸国家标准和 12 项针灸行业组织标准。

29 日

北京市防治艾滋病工作委员会办公室举办首都预防艾滋病宣传暖阳行动之"A 生活，爱动力"主题征文及交流活动。"A 生活"即艾滋病生活。本次活动分为征文、交流和报道 3 个阶段。

首都儿科研究所与 8 家妇幼保健院签订医疗技术合作协议，在人才培养、学科建设、科研项目、双向转诊等方面对 8 家妇幼保健院进行全方位医疗支援。

31 日

北京大学第三医院骨科刘忠军团队完成世界首例应用 3D 打印的人工定制枢椎作为脊椎外科内植物，进行脊椎肿瘤治疗以后的稳定性重建。

7 月

阜外医院荣获卫生部医院管理研究所、中国医院协会信息管理专业委员会授予的"电子病历系统功能应用分级评价六级医院"称号。全国仅有 3 家医院获此殊荣。

中国中医科学院眼科医院利用飞秒激光成功开展板层角膜移植术。

8 月

5 日

北京市"平安校园"创建工作验收检查专家组对北京中医药大学"平安校园"创建工作进行验收检查。

6 日

市政府发布北京中医养生文化旅游产品。国旅、中旅、中青旅、康辉、凯撒、携程等共推出 7 条中医养生文化旅游产品。市旅游委和市中医管理局签署了《关于推进中医药健康旅游发展的合作协议》。

7 日

市卫生计生委召开全市埃博拉出血热防治师资培训会，各区县卫生计生委（卫生局）主管科室负责人及培训师资，三级医疗机构疾控处（科）、医务处（科）负责人及院内培训师资参加了培训。

首都医科大学宣武医院派出的第一批援特立尼达和多巴哥医疗队一行 10 人抵达特立尼达和多巴哥，开始执行为期 6 个月的援外医疗任务。

北京市和平里医院举行孙光荣基层名老中医传承工作室揭牌和拜师仪式，医院 9 名师承人员向孙光荣教授拜师。

7 ~ 10 日

由国家心血管病中心与《中国循环》杂志联合主办的 2014 年中国心脏大会在北京召开。

8 日

北京友谊医院成立北京市皮肤病会诊中心会诊基地。

平谷区人口计生委由新开西街 4 号迁入平谷区社会服务中心（府前西街 17 号院）新址。

11 日

国家卫生计生委督导专家组一行 5 人对本市埃博拉出血热定点救治医院（北京地坛医院、北京佑安医院）、120 及 999 的应对准备工作进行督导检查。

11 ~ 22 日

北京大学第一医院工作人员组成的医疗队赴巴哈马首都拿骚开展白内障复明手术。

12 ~ 13 日、19 ~ 20 日

老年舒缓治疗和临终关怀技术培训由市卫生计生委老年与妇幼健康服务处主办、北京老年医院承办，700 余名基层医护、管理人员参加。

13 日

马来西亚卫生部传统与辅助医药组主任吴清顺到西城区展览路社区卫生服务中心参观中医药特色服务工作。双方就"如何开展社区居民中医治未病健康管理"问题进行了研讨。

市中医管理局选派 19 名中医药人员组成援非医疗队，随时准备赴非参加埃博拉出血热的医疗救治工作。

市卫生计生委、市公安局联合举办《出生医学证明》规范化管理培训，各区县卫生计生委（卫生局）及《出生医学证明》委托管理机构、各区县公安局人口登记部门、12320 服务中心共 50 余人参加培训。

15 日

国家卫生计生委主任李斌、副市长杨晓超、市卫生计生委主任方来英到 120 和地坛医院督导检查埃博拉出血热防控工作。

16 日

由北京友谊医院派出的第 24 批援几内亚医疗队启程，于当地时间 16 日抵达几内亚首都科纳克里，开始执行为期 2 年的援外医疗任务。

17 日

中国非公立医疗机构协会第一届会员代表大会召开，协会是原中国医院协会民营医院分会独立出来成立的国家级一级行业协会，是继中国医院协会、中华医学会、中国医师协会之后又一个国家级社会团体，代表着中国 1 万多家民营医院和 18 万多个门诊部、个体诊所等非公医疗机构。

18 日

北京友谊医院联合支付宝、东华软件在支付宝钱包的服务窗正式上线，三方共同推进"未来医院"计划。

昌平区卫生和计划生育委员会在原昌平卫生局举行挂牌仪式，原昌平区卫生局与原昌平区人口和计划生育委员会正式撤并。

19 日

国家卫生计生委疾控局副局长王斌、精神卫生处处长王立英和中国疾控中心、国家重性精神疾病防治项目办的有关领导到海淀区调研精神卫生工作。市卫生计生委疾控处、市精保所、北京大学第六医院及海淀区卫生局有关领导陪同调研。

在人力资源社会保障部、国家卫生计生委和国家中医药管理局共同组织的第二届国医大师评选中，北京中医药大学王琦、孙光荣，中国中医科学院刘志明、陈可冀，中日友好医院晁恩祥，北京卫生职业学院金世元获国医大师称号。

北京体检中心与丰台区右安门医院就构建区域医疗和健康管理联盟达成共识并签署了《医疗和健康管理联盟合作协议》，以进一步理顺医疗服务和健康管理的关系。

21 日

全国人大常委会副委员长、农工党中央主席陈竺到西城区银龄老年公寓和金融街养老中心考察调研。

22 日

国务院医改办专家组到西城区陶然亭社区卫生服务中心就全科医生执业方式和服务模式改革试点工作进行评估调研。

北京市、河北省承德市中医医疗合作座谈会暨北京中医医院与承德市中医医疗集团合作签约仪式在承德举行。

25 日

宣武医院援特立尼达和多巴哥医疗队完成首例显微神经外科手术，这是圣费尔南多总医院建院以来第一次通过显微外科的方式治疗脑部肿瘤，也是特多南部地区的首例显微神经外科手术。

市中医管理局召开北京中医药"十病十药"第六批项目专家审评会。此次评审项目包括北京安定医院贾竑晓博士治疗抑郁症、焦虑症的百合宁神颗粒在内的 10 个品种。经过答辩和评审，有 6 个品种入选北京中医药"十病十药"第六批项目。

平谷区卫生局由平谷区林荫南街迁入平谷区府前西街 17 号平谷区社会服务中心内办公。

26 日

市卫生计生委主任方来英、副主任毛羽及有关处室负责人，会同河北省卫生计生委负责人，赴河北省张家口市崇礼县开展调研。

27～29 日

中国中医科学院承办的第十三届中药全球化联盟大会在京召开。

28 日

市长王安顺、市政府秘书长李伟、市卫生计生委主任方来英、市医管局局长封国生到地坛医院视察埃博拉出血热防控工作。

大兴区政府办下发《关于组建北京市大兴区卫生和计划生育委员会的通知》，将区卫生局和区人口计生委的职责整合，组建大兴区卫生计生委，不再保留区卫生局、区人口计生委。10 月 1 日，大兴区卫生计生委举办揭牌仪式。

29 日

第 23 批援几内亚医疗队完成 2 年的援外医疗任务，返回北京。

北京市红十字会成立中国首都红十字航空救援专家指导委员会。

30 日

中国第八个全民健康生活方式日。"阳光长城计划"在怀柔慕田峪长城举办"减重行动——长城行"长走活动，宣传"日行一万步，吃动两平衡，健康一辈子"的理念。

9 月

1 日

《北京市医疗机构许可管理办法》开始施行。《办法》对医疗机构审批的原则、审批程序、提交材料要求等进行了规定，调整和下放了医疗机构审批权限，缩短了审批时限，强调鼓励社会资本办医及做好医疗机构设置规划的相关政策。

1～4 日

市卫生计生委举办北京市突发事件医疗卫生应对策略培训班。以色列派出 2 名专家授课，本市公共卫生应急系统的管理人员，天津市、河北省、山西省部分同行等共 80 余人参加培训。

2 日

市卫生计生委副主任雷海潮会见台湾海基会监事吴美红、台湾卫生福利部次长许铭能先生率领的海基会医药卫生参访团一行。

京津冀三地疾控部门正式签署《京津冀毗邻地区疾病预防控制工作合作协议》。

5 日

在中国文明网开展的"中国好人"评选活动中，由市卫生计生委推荐的北京大学第一医院肾脏内科副主任周福德当选。

9 日

北京大学人民医院的"德育为先能力为重推进

临床实践教学综合改革"项目获 2014 年高等教育国家级教学成果奖一等奖。

10 日

市突发公共卫生事件应急指挥部办公室组织开发了北京市埃博拉出血热疫情联防联控信息系统，并召开启用工作会。

11 日

市卫生计生委召开"我的健康餐盘——糖尿病患者营养膳食行动计划"启动会。此项工作将在东城、西城、石景山、朝阳、海淀和丰台等 6 个区的 30 个社区卫生服务中心范围内实施。

12 日

市社管中心召开以"医保与社区卫生互促进"为主题的全市社管系统主任沙龙研讨会，16 个区县社管中心主任和副主任共计 30 余人参加。

中国出生缺陷干预救助基金会颁发 2014 年首届中国出生缺陷干预救助基金会科学技术奖，中国医学科学院基础医学研究所遗传学系主任张学教授获杰出贡献奖。

北京中医医院在北京康铭大厦举办赵炳南诞辰 115 周年纪念活动。国家中医药管理局副局长王志勇，市中医管理局局长屠志涛、副局长潘苏彦，中华中医药学会副秘书长洪净等，以及中医皮肤科专家近 400 人参加纪念活动。

13 日

2014 国际汽联电动方程式锦标赛（北京站）在鸟巢周边举行。120、解放军第三〇六医院的医护人员参与保障，解放军第三〇六医院、北京积水潭医院开辟绿色通道救治患者。比赛期间，120 在比赛线路沿途设立 5 个运动员救护车医疗急救站、2 个观众救护车医疗急救站，共派出 7 辆救护车、23 名医务人员负责现场保障。

中国医学科学院肿瘤医院（肿瘤研究所）吴晨研究员获香港求是科技基金会颁发的"求是杰出青年学者奖"。

14 日

启动 2014 年"服务百姓健康行动"暨"邻里守望"进社区——大型义诊活动周。

15 日

市爱卫办召开新闻发布会，正式启动全市居民家庭统一灭蟑活动。

中国医学科学院基础医学研究所徐成丽和蒋澄宇教授课题组合作；在国际权威杂志《分子精神病学》（*Molecular Psychiatry*）在线发表研究论文"An association analysis between psychophysical characteristics and genome – wide gene expression changes in human adapta-

tion to the extreme climate at the Antarctic Dome Argus"。

由北京大学第一医院开发的我国首个临床医学大型开放式网络课程"更年期综合管理"在国际 Edx 平台上线。"流行病学基础""软件包在流行病学研究中的应用""身边的营养学"网络课程随后也在 Coursera 平台或 Edx 平台上线。

16 日

北京市红十字会开通首都空地救援网。市民可登陆 www.brccairres-cue999.com，随时了解首都空中及地面救援工作的最新动态。

18 日

市卫生计生委基层卫生处处长邹建荣、副处长李君念，国家基层卫生综合改革重点联系点省级专家、市社管中心副主任张向东，市新农合管理中心副主任纪京平等一行 6 人到平谷区就基层卫生综合改革进展情况进行调研并督导。

西城区展览路医院与北京体育大学运动康复系举行了共建实习基地签字挂牌仪式。

丰台区政府办下发《北京市丰台区人民政府办公室关于设立北京市丰台区卫生和计划生育委员会的通知》，设立市丰台区卫生计生委，不再保留丰台区卫生局、丰台区人口计生委。

北京丰台医院加挂北京大学第一医院丰台医院牌子。

19 日

世界首例经 Malbac 基因组扩增高通量测序进行单基因遗传病筛查的试管婴儿在北京大学第三医院诞生。该成果由北京大学第三医院乔杰教授团队和北京大学生物动态光学成像中心（BIOPIC）谢晓亮教授团队、汤富酬教授团队共同合作完成，标志着我国胚胎植入前遗传诊断技术处于世界领先水平。

市卫生计生委与市残联共同主办，北京回龙观医院、北京市精神残疾康复技术指导中心承办的北京市第五届精神康复者职业技能大赛决赛在回龙观医院举行。全市 16 个区县的精神卫生医疗、康复机构以及北京大学第六医院、北京安定医院、北京回龙观医院、北京民康医院、解放军第二六一医院、北京市公安局强制治疗管理处、昌平区中西医结合医院共 23 家单位的 100 余名精神康复者参加了比赛。

市卫生计生委召开全市 2014 年精神卫生工作会，各区县卫生计生委（卫生局）主管精神卫生工作领导及科室负责人、精神所（院）长及科室负责人、三级精神疾病专科医院主管院长以及各三级医疗机构疾控处（科）长共 140 人参加。

19～21 日

市卫生计生委、首都高校"青春红丝带"社团工作领导小组办公室在昌平区开展首都高校"青春红丝带"社团专业队伍建设活动，全市 48 所高校的 103 名"青春红丝带"社团负责人参加。

20 日

第 26 个全国"爱牙日"，主题为"健康每一天，从爱牙开始"。市卫生计生委组织了各种口腔健康宣传教育活动。

20～21 日

市中医管理局举办、北京中医医院针灸中心承办中医基层针灸推拿学临床科研规范培训班，16 个区县的基层医师近 70 人参加。

21 日

世界老年性痴呆宣传日。市卫生计生委在龙潭湖公园举办了"关爱健康、预防痴呆"主题宣传活动。

22 日

在第五届全国杰出专业技术人才表彰大会上，中国医学科学院药物研究所于德泉院士被评为全国杰出专业技术人才。

23 日

北京大学第一医院与北京丰台医院医疗联合体签约仪式在北京丰台医院北院区举行。

门头沟区政府与北京凤凰联合医院管理咨询有限公司举行区妇幼保健院改革签约仪式。

23～25 日

北京市二龙路医院接受国家中医药管理局三级中西医结合医院等级评审，顺利通过。

24 日

国务院办公厅秘书三局处长王云霏和副处长蔡惊雷来本市平谷区调研商业保险参与基本医保经办服务工作。

26 日

原平谷区卫生局和原区人口计生委撤销，成立平谷区卫生计生委，并组建领导班子。

28 日

市卫生计生委举行新闻发布会，就老年人的营养和健康膳食问题，发布了《吃得好吃得巧夕阳无限好——老年人健康膳食指导口袋书》。

由中国社区协会主办，国家卫生计生委支持，北京市卫生计生委协办，北京市社区卫生服务管理中心和北京市社区卫生协会承办的第九届中国社区卫生服务发展论坛暨第三届"我身边的社区卫生服务"在北京举行。全国各省市社区卫生协会、卫生计生委的领导、专家及社区卫生服务工作者代表 1400 余人出席。

在中央民族工作会议暨国务院第六次全国民族团结进步表彰大会上，北京华信医院被国务院评为全国民族团结进步模范集体。

29 日

市卫生计生委下发《关于将河北省燕达医院纳入北京市新型农村合作医疗定点医疗机构的通知》。要求各涉农区县要通过签订服务协议的方式，将河北燕达医院纳入本区县新农合定点医疗机构，方便本区县参合患者就医。

房山区妇幼保健院建立心理健康管理中心，并成为澳门城市大学应用心理学实践教学基地。

9 月

北京热带医学研究所李桓英教授赴美国约翰霍普金斯大学，领取"杰出校友奖"。

北京胸科医院开设通州首家用药咨询中心。

北京朝阳医院援藏干部吴东方医生被评为第六届全国民族团结进步模范先进个人。

10 月

8 日

北京友谊医院开放的公共研究实验平台正式启动，设有生物样本库、分子生物学实验平台、基因与蛋白质组学实验平台和细胞培养平台。

8～10 日

市爱卫办对 22 家中标有害生物防治公司的 800 名入户服务员工进行全员培训并逐一考核，确保每一位服务人员都能够按照《家庭灭蟑服务操作规程》规范操作。

9 日

国家卫生计生委召开秋冬季重点传染病防控工作会暨重点传染病疫情研判与防控策略研讨会，对北京市开展百万户家庭灭蟑工作给予高度肯定。北京市在会上做了题为《北京市重大活动病媒生物控制策略与实践》的发言。

9～10 日

市卫生计生委联合北京中法急救医学培训中心和法国道达尔公司在北京消防总队培训基地举办 2014 年北京中法灾难医学培训班。120、999、区县 120 分中心、首都机场急救中心和 5 家医疗机构以及天津、河北急救系统 120 余名院前急救和院内急诊的专业及管理人员参加了培训。

10 日

第 23 个世界精神卫生日，主题是"心理健康，社会和谐"。9 日，市卫生计生委、市残联和市医管局共同主办，北京回龙观医院、市残联康复服务指导中心和市精神残疾康复技术指导中心共同承办了主题宣传活动。北京大学第六医院、北京安定医院、北京回龙观医院的专家进行了义诊。

10 日起，北京 12320 增加心理咨询服务和心理健康教育宣传服务；每周三下午有心理咨询师志愿者到 12320 接听电话，提供更加专业的心理咨询服务。

10～14 日

由国家体育总局、北京市政府主办，中国自行车运动协会和北京市体育局承办的环北京职业公路自行车赛在北京举行，来自国际自行车联盟的 18 支职业队的 144 名参赛车手参加比赛。赛事共 5 个赛段，横跨 11 个区县，行程 700 余千米。120 担负现场急救保障任务，共派出急救车 5 辆、医务人员 17 人。

15 日

完成 2014 年北京市中医住院医师规范化招收录取工作。正式录取学员 458 人，其中中医内科 222 人、中医外科 27 人、中医妇科 14 人、中医儿科 14 人、针灸推拿科 69 人、中医骨伤科 30 人、中医五官科 9 人、中医全科 73 人。

市卫生计生委、市科协召开"北京市健康中国行——科学就医主题宣传教育活动"启动大会。总结 2013 年北京市健康中国行工作开展情况，启动部署 2014 年健康中国行工作。全市各主要三级医院、市卫生计生委相关处室和直属单位、疾控中心、健康教育所、爱卫办主管领导以及来自全市各区县的社区居民共 300 余人参加现场活动。中国健康教育中心副主任陶茂宣、市卫生计生委巡视员郭积勇、市科协副主席田文等出席活动。大会邀请北京安贞医院副院长周生来做题为《院长带你去看病》的健康知识讲座。

16 日

市卫生计生委基层卫生处召开社区卫生服务区县互查暨国家基本公共卫生服务项目部署培训会。市卫生计生委基层卫生处、社管中心，16 个区县卫生计生委（卫生局）主管领导、区县社管中心、部分社区卫生首席专家、健康管理专家共 150 余人参会。

17 日

北京安定医院以"百年传承，医道无垠"为主题，在新门诊病房楼一层大厅举办百年庆典暨新门诊楼启用仪式。

19 日

由西城区卫生局、区精保所、西城医学会精神卫生学组和北京心理卫生协会儿童心理专业委员会共同承办的第九届海峡两岸儿童心理发展学术论坛召开，本届主题为"儿童心理发展与健康"。

对北京马拉松赛进行赛事医疗保障。比赛全程线路共设立 25 个固定医疗站、4 个流动医疗站和 6 辆摩托车救护组。市卫生计生委从 120 与 999 抽调 110 余名医务人员、29 辆救护车与 6 辆救护摩托车参加救护。

20 日

北京大学医学部柯杨当选美国医学科学院外籍院士。

21 日

国家应对埃博拉出血热疫情联防联控工作办公室调研组来市卫生计生委调研指导工作。

京港"社区医疗新世界社区卫生服务培训示范中心"项目合作协议签署及授牌仪式在丰台区方庄社区卫生服务中心举行。国家卫生计生委港澳台办公室副主任王立基、基层卫生司副司长诸宏明、市卫生计生委主任方来英、副主任毛羽，香港医院管理局总监张伟麟，香港郑裕彤基金会主席孙耀江等出席会议。

市卫生计生委指定北京老年医院为北京市老年健康服务指导中心。

中国医学科学院肿瘤医院与平谷区政府正式签署建立肿瘤防治医联体的合作协议框架。

22 日

北京地坛医院感染性疾病诊治与研究中心副主任、艾滋病病房主任赵红心荣获第十五届英国"贝利·马丁奖"。

设在延庆县医院的县临床医学检验中心正式启动运行。15 家社区卫生服务中心的生化、免疫、临床检验等 20 余项检查标本将送至检验中心进行集中化验，实现县内检查结果互认，提高基层卫生服务能力。

22～23 日

国家中医药管理局组织专家组对北京市 2010 年度全国名老中医药专家传承工作室建设项目进行评估验收，同时对第五批全国老中医药专家学术经验继承工作进行中期检查督导。

23 日

国家科技部、国家卫生计生委、总后勤部卫生部认定第二批国家临床医学研究中心，其中，北京大学第六医院和北京安定医院成为国家精神心理疾病临床医学研究中心，北京协和医院和北京大学第三医院成为国家妇产疾病临床医学研究中心，北京友谊医院成为国家消化系统疾病临床医学研究中心。

26 日

北京友谊医院与宁夏第五人民医院签订医疗合作协议。

29 日

国家卫生计生委副主任王国强带队对北京市埃博拉出血热防控情况进行调研。

市医管局在北京同仁医院南区举行市属医院消防安全知识竞赛和消防安全应急演练。区县卫生计生委（卫生局）安全工作分管领导及相关科室负责人，各三级医院及市卫生计生委直属单位安全工作分管领导及相关部门负责人等共 400 余人参加观摩。

29 日～11 月 2 日

在重庆市召开的"2014 年口腔医学教育教学模式研讨会"上，中华口腔医学会口腔医学教育专业委员会表彰了自建国以来为国家口腔医学教育事业做出杰出贡献的 6 位老专家，北京口腔医院王邦康教授获得"中国口腔医学教育杰出贡献奖"。

30 日

市卫生计生委联合北京国检局举办埃博拉出血热输入性疫情应急处置演练。演练结束后，市卫生计生委召开首都卫生系统埃博拉出血热疫情防控工作会。

999 医疗救援直升机从山东东营人民医院转运一名砷化氢中毒患者到解放军第三〇七医院救治。这是中国首架专业医疗救援直升机首次执行空中转运任务。

31 日

市卫生计生委与 WHO 驻华代表施贺德（Bernhard Schwartlnder）一行就北京市埃博拉病毒防控进行了交流与座谈。市卫生计生委主任方来英、副主任雷海潮出席座谈。

阜外医院第五次名列复旦大学医院管理研究所发布的"年度最佳医院专科声誉排行榜"心外科、心血管病科榜首。

11 月

1 日

北京非公立医疗机构协会第一次会员代表大会暨成立大会召开，这是北京市首个代表非公立医疗机构的协会。北京三博脑科医院院长张阳担任协会会长。

4 日

市委书记郭金龙、市长王安顺一行到市疾控中心检查埃博拉出血热疫情防控工作情况。

顺义区第四届人民代表大会常务委员会第十八次会议决定：董杰昌任顺义区卫生计生委主任；免去秦士友顺义区人口计生委主任职务。

6 日

北京中医医院顺义医联体揭牌，是北京市首家中医医联体。北京中医医院顺义医联体依托北京中医医院，实行一体化的紧密型合作模式。

15 日

中国医学人才培养工程开班暨捐赠仪式在北京市平谷区应急指挥中心举行。全国人大常委会副委员长、农工党中央副主席龚建明，医卫事业发展基金会理事长王彦峰等领导出席仪式。

15～16 日

市中医管理局召开 2014 年度北京中医药科技发展资金项目立项评审会，94 家单位的 289 名课题申报人参加。评审由 53 名行业专家分别进行评价。专家共推荐符合推荐比例和预算要求的 96 个项目，其中青年研究项目 25 项、学术创新项目 27 项、推广应用项目 20 项、自筹资金项目 24 项；二级及以上中医医疗机构 47 项，二级及以上综合、专科医院 35 项，院校和科研院所 9 项，社区卫生服务中心 1 项，企业 2 项，社会团体 2 项。

17 日

北京中医药大学校长徐安龙和澳大利亚西悉尼大学校长格罗夫代表双方签署在澳洲建立"中医中心"合作协议。

北京同仁医院的国家眼科诊断与治疗工程技术研究中心完成 3 年建设期，通过了科技部的验收。

市中医管理局批复同意依托北京中医医院成立北京中医科学院筹备办公室。

17～21 日

由市中医管理局副局长罗增刚为组长，北京商务委员会、北京中医药大学、北京中医医院、中国同仁堂集团等组成的中医代表团一行 9 人出访西班牙加泰罗尼亚大区，就在巴塞罗那市建设欧洲中医药发展促进中心事宜开展商谈。

20 日

国家心血管病中心、中国医学科学院阜外医院与英国麦克米伦科学与教育集团（Macmillan Science & Education）旗下的自然出版集团（Nature Publishing Group，NPG）战略合作签字仪式在北京举行。

安徽省合肥市驻北京市丰台区流动人口计划生育服务联络站揭牌仪式在丰台区立业大厦举行。北京市卫生计生委流管处处长叶小敏，安徽省人口计生委流管处处长郑翠华，丰台区卫生计生委主任张杨、副主任曹苁出席揭牌仪式。揭牌仪式上，合肥市人口计生委和丰台区卫生计生委签署了《流动人口计划生育双向协作协议书》。双方将在建立定期交流信息互通机制、开展流动人口计划生育信息化网络协作、流动人口卫生计生基本服务均等化、计划生育便民维权、技术服务、行政执法等方面进行区域协作。

25 日

北京市通州区潞河医院更名为首都医科大学附属北京潞河医院。

27 日

北京大学肿瘤医院院长季加孚教授获第十五届吴阶平－保罗·杨森医学药学奖。

28 日

市属第 22 家医院——北京清华长庚医院在天通苑地区开业，该院是由北京市举办、与清华大学共建共管，由台塑关系企业和台湾长庚纪念医院捐建、支援的综合性公立医院，是内地首家与台湾合作建设的公立医院。

12 月

1 日

布隆迪外交部常务秘书萨尔瓦多·恩塔科巴马泽（Salvator Ntacobamaze）和内政部部长助理泰朗斯·恩塔希拉贾（Therence Ntahiraja）率布隆迪人口政策高级别考察团参观东城区家庭健康指导中心，就人口健康管理与服务等相关问题进行交流。国家卫生计生委国际合作处项目官员陈松恒、北京市卫生计生委国际合作处处长鲍华等陪同。

2～5 日

市卫生计生委联合市食品药品监管局、市农业局举办 2014 年北京市食品安全标准专题培训班。参加培训的有市卫生计生系统、市食品药品监管系统、市农业系统、北京出入境检验检疫系统、本市主要食品行业协会的主管领导和相关工作人员等共 180 余人。

4 日

北京大学医学论坛在北京大学英杰交流中心举办。论坛汇聚了海内外 34 所顶尖医学院校和机构的领导与专家 70 余人，就"大学附属医院的机遇和挑战""转化医学的新机遇和挑战""卫生专业人才教育创新：培养未来的卫生人力资源"3 个议题进行了讨论。

5 日

市社管中心承担的市中医管理局委托项目"北京市社区卫生服务人员中医药服务认知与培训需求调查"课题通过了专家评审验收。

由北京大学和方正集团共同投资兴建、位于昌平区中关村生命科学园的北京大学国际医院开业运营。

9 日

市卫生计生委举办北京卫生系统第 23 届"杏林杯"电视片汇映。市卫生计生委副主任钟东波以及中国传媒大学、中央电视台、北京电视台、市委组织部电教中心的电视界专家担任评委。北京儿童医院拍摄的《孩子们的贾叔叔》和北京积水潭医院的《童心同行》获电视专题片类一等奖，朝阳区卫生局的《朝阳区卫生系统系列人物形象宣传片》获电视公益宣传短片一等奖。

市中医管理局同意北京市和平里医院从综合医院转型为中西医结合医院，医疗机构级别为三级。

10 日

市卫生计生委召开公立医院向康复医院转型工作会，专题讨论公立医院向康复医院转型的有关问题。东城区、西城区等 9 个区县卫生计生委（卫生局）的主管领导及小汤山医院、老年医院、地坛医院等 3 家医院的主管院领导和主管科室负责人参加会议。

11 日

延庆县卫生计生委正式组建，原县卫生局、原县人口计生委撤销。王丽敏任党委副书记、主任，杨东海任党委书记。

14～15 日

首都医科大学口腔医学院－美国天普大学牙学院联合举办首届口腔正畸高级研修班，在北京完成一期课程培训。全部课程采用天普大学牙学院的研究生培训课程，由美国 ABO 认证的天普大学正畸医师和教授专家团队授课。

15 日

在中国科协会员日暨第六届全国优秀科技工作者颁奖大会上，中国医学科学院党委书记李立明，北京协和医院黄宇光、梁晓春、吴欣娟，中国医学科学院肿瘤医院程书钧，中国医学科学院医学实验动物研究所代解杰，北京积水潭医院院长田伟，北京朝阳医院感染和临床微生物科曹彬等 9 人被评为全国优秀科技工作者，其中曹彬并获第十五届"吴杨奖"。

16 日

市中医管理局召开北京首届西学中高级研究班结业论文答辩会。市中医管理局局长屠志涛、科教处处长厉将斌及相关工作人员，各带教单位主管领导、相关负责人及西学中人员共 50 余人参加了答辩会。参加本次答辩的 27 名学员全部通过了结业答辩。

天津市第五中心医院（共建医院）增挂北京大学滨海医院名称。

17 日

召开门头沟区卫生计生委成立大会。

18 日

北京市首家"医养融合"型老年服务机构——北京市隆福医院北苑院区正式成立。该机构由北京市隆福医院与东城区汇晨老年公寓合作建立，设有门诊部和住院部，拥有医疗用床 100 张、养老用床 100 张。

经丰台区编委会研究决定，撤销丰台区卫生职工培训中心（丰台区卫生职工培训学校），成立丰台区卫生和计划生育综合服务中心。该中心为区卫生计生委所属副处级财政补助事业单位，暂时核定编制 31名，随自然减员核减编制至 20 名，行政领导 1 正 2副。主要职责为承担辖区医疗机构的医疗质量管理、卫生科研项目管理、执业和专业资格考试、继续医学教育的辅助性工作。

19 日

西城区举行区医联体联合签约仪式，北京大学第一医院医联体、人民医院医联体、友谊医院医联体正式签约运行。

举行北京大学人民医院－门头沟区医疗单位医疗卫生服务共同体签约启动仪式，门头沟区医疗单位与人民医院正式建立战略合作关系。人民医院院长王杉与区卫生计生委主任野城共同签署《北京大学人民医院—门头沟区医疗单位医疗卫生服务共同体合作协议书》，人民医院书记陈红、门头沟区委副书记、代区长张贵林共同为共同体揭牌。

21日

北京大学肿瘤医院国际诊疗中心（北京新里程肿瘤医院）开业。

22日

市卫生计生委决定由市疾控中心传染病地方控制所所长李锡太、副主任医师王东和北京佑安医院副主任医师代丽丽组成培训专家组，接受国家卫生计生委为期一周的专业培训，于22日赴几内亚，与北京市第24批援几内亚医疗队、驻几内亚大使馆共同开展防控传染病的培训工作。

23日

市中医管理局主办、北京中医医院针灸中心承办北京市中医基层针灸推拿学临床科研规范培训暨科研项目申报书点评会，16个区县的基层医师近30人参加。

朝阳区卫生计生委正式成立，撤销原朝阳区卫生局和朝阳区人口计生委。

召开海淀区2014年计划生育工作综合评估总结会，区委常委、副区长傅首清出席。全区计生系统及综合治理部门的相关人员120余人参加会议。

24日

市卫生宣传中心主办第九届"医患同心，共佑健康"卫生系统摄影大赛颁奖会。市卫生计生委委员高小俊、中国摄影家协会副主席、人民日报社摄影部主任李舸，以及全市卫生计生系统各单位获奖代表及宣传干部等150余人参加会议。

延庆县人民政府办公室印发《延庆县县级公立医院综合改革试点实施方案》，12月28日零时，县医院正式实施"医药分开"，取消药品加成、挂号费和诊疗费，同步实施医事服务费。

25日

市中医管理局邀请国家卫生计生委发展中心、国家中医药管理局国合司和国际交流中心、世界中医药学会联合会、市卫生计生委、市商委、市旅游委、广安门医院的相关领导和专家20余人召开北京市中医药服务贸易座谈会。

市卫生计生委副主任耿玉田主持召开专题会议，研究讨论"单独二孩"生育政策的落实措施。

市卫生计生委成立新闻宣传工作领导小组，统筹协调卫生计生系统新闻宣传工作。

26日

市中医管理局召开北京中医药"薪火传承3+3工程"基层老中医传承工作室培训会，64个基层老中医传承工作室的负责人及主要成员近100人参加培训。

28日

延庆县县医院"医药分开"改革正式启动，取消药品加成和诊疗费，同时设立医事服务费。

29日

北京市在国内率先开展热线电话戒烟干预工作。市社管中心与12320服务中心召开项目启动会，联合开展社区戒烟人员转介试点工作。

市卫生计生委召开北京市第一届食品安全地方标准审评委员会成立会议。市卫生计生委副主任、北京市食品安全地方标准审评委员会主任委员雷海潮作工作报告，国家食品安全风险评估中心、市农业局、市食品药品监管局领导分别讲话，国家卫生计生委食品司副司长张志强、市卫生计生委主任方来英出席会议并讲话。会议表决通过了北京市食品安全地方标准审评委员会章程。

东城区获批第三批国家慢病综合防控示范区。

房山区区委组织部宣布成立房山区卫生计生委及首任委领导。12月31日，房山区卫生计生委揭牌。

30日

市卫生计生委批准北京市红十字会急诊抢救中心升级为三级急诊急救专科医疗机构。

丰台区卫生计生委召开2014年计划生育工作总结会。区卫生计生委主任张杨、副主任曹苁出席会议，21个街、乡（镇）主管领导、计生办主任及区人口计生委相关人员参加会议。会议总结了全区2014年计划生育工作情况，提出2015年工作思路。

31日

由《中国医学论坛报》发起的2014年国内、国际医学十大新闻（事件）评选活动结果揭晓，阜外医院蒋立新及其团队在国内牵头组织实施的"冠心病医疗结果评价和临床转化研究"（China PEACE）急性心肌梗死回顾性研究结果于6月在 The Lancet 在线发表，入选2014年国内医学十大新闻，排名第二。

大兴区正式启动区人民医院托管榆垡镇中心卫生院、北京市仁和医院托管礼贤镇中心卫生院工作，成立大兴区人民医院南院区和北京市仁和医院南院区，旨在提升新机场周边医疗卫生服务能力。

12月

北京中医药大学与俄罗斯合作开办的北京中医药大学圣彼得堡中医中心正式开展医疗服务。

全市医疗卫生机构、床位、人员数

总计

机构分类	机构数/个	编制床位/张	实有床位/张	人员数/人 合计	卫生技术人员 小计	执业(助理)医师	执业医师	注册护士	药师(士)	技师(士)	检验师(士)	卫生监督员	其他	乡村医生	卫生员	其他技术人员	管理人员	工勤技能人员
总　计	10265	113653	109789	304990	242923	89590	75866	106167	12820	11386	7788	1178	19696	3375	31	13451	15494	28837
一、医院	672	104082	102851	225630	182567	62347	51885	88636	8341	7896	5011	0	13261	0	0	9652	12458	20074
综合医院	313	63209	62500	126658	101244	34853	34047	47790	4959	5292	3318	0	8350	0	0	5183	7306	12925
中医医院	154	13453	13150	24984	19696	8053	7792	7402	1943	974	633	0	1324	0	0	1090	1631	2567
中西医结合医院	21	5523	5453	6595	5393	2091	1997	2319	318	234	167	0	431	0	0	338	277	587
民族医院	3	200	177	463	270	105	95	108	15	17	10	0	25	0	0	72	32	89
专科医院	160	21597	21471	37578	27511	8175	7942	13728	1103	1375	881	0	3130	0	0	2967	3207	3893
口腔医院	18	365	369	4074	3251	1270	1246	1404	36	82	24	0	459	0	0	228	102	493
眼科医院	10	356	456	707	435	159	149	210	19	25	16	0	22	0	0	53	130	89
耳鼻喉科医院	1	70	70	122	84	30	30	38	4	6	5	0	6	0	0	0	20	18
肿瘤医院	9	3438	3237	5230	3821	1108	1100	1930	151	232	102	0	400	0	0	576	484	349
心血管病医院	2	958	1058	3113	2608	652	651	1464	61	67	47	0	364	0	0	253	110	142
胸科医院	1	900	533	809	609	138	138	365	31	53	24	0	22	0	0	64	63	73
血液病医院	1	0	0	0	0	0	0	0	0	0	0	0	0	0	0	0	0	0
妇产(科)医院	13	1156	900	3165	2217	665	657	1043	80	157	97	0	272	0	0	209	374	365
儿童医院	8	1569	1770	4224	3335	972	965	1413	193	234	168	0	523	0	0	241	298	350
精神病医院	21	7089	7584	5732	4155	992	913	2351	203	137	114	0	472	0	0	362	486	729
传染病医院	3	1450	1338	2916	2278	719	716	1183	105	150	127	0	121	0	0	232	209	197
皮肤病医院	3	300	300	615	324	117	106	169	17	17	13	0	4	0	0	94	75	122
骨科医院	9	849	792	1122	797	242	225	367	36	40	24	0	112	0	0	85	107	133
康复医院	11	491	608	652	471	129	118	196	22	12	10	0	112	0	0	40	35	106
整形外科医院	1	328	328	737	520	164	164	255	9	15	8	0	77	0	0	60	40	117
美容医院	14	221	216	998	437	160	154	221	21	26	17	0	9	0	0	150	146	265
其他专科医院	35	2057	1912	3362	2169	658	610	1119	115	122	85	0	155	0	0	320	528	345
护理院	6	100	100	58	38	15	12	15	3	4	2	0	4	0	0	2	5	13
二、基层医疗卫生机构	9358	6518	4515	59386	46568	22986	19956	14186	3968	2036	1446	0	3392	3375	31	1541	1298	6573
社区卫生服务中心(站)	1958	6518	4515	30676	25561	11276	9300	7500	2876	1222	897	0	2687	0	0	1541	1298	2276
社区卫生服务中心	326	6518	4515	27995	23410	10249	8462	6903	2627	1148	839	0	2483	0	0	1412	1136	2037
社区卫生服务站	1632	0	0	2681	2151	1027	838	597	249	74	58	0	204	0	0	129	162	239
村卫生室	2861	0	0	3667	261	237	101	24	0	0	0	0	0	3375	31	0	0	0
门诊部	1016	0	0	13547	10884	5393	4974	3717	637	666	448	0	471	0	0	0	0	2663

机构分类	机构数/个	编制床位/张	实有床位/张	人员数/人 合计	卫生技术人员 小计	执业（助理）医师	执业医师	注册护士	药师（士）	技师（士）	检验师（士）	卫生监督员	其他	乡村医生	卫生员	其他技术人员	管理人员	工勤技能人员
综合门诊部	351	0	0	6678	5376	2529	2380	1866	333	450	284	0	198	0	0	0	0	1302
中医门诊部	201	0	0	2486	2028	1198	1115	343	250	107	91	0	130	0	0	0	0	458
中西医结合门诊部	4	0	0	45	41	22	18	11	4	4	3	0	0	0	0	0	0	4
专科门诊部	460	0	0	4338	3439	1644	1461	1497	50	105	70	0	143	0	0	0	0	899
诊所、卫生所、医务室、护理站	3523	0	0	11496	9862	6080	5581	2945	455	148	101	0	234	0	0	0	0	1634
诊所	2054	0	0	7608	6329	3822	3481	1958	326	76	41	0	147	0	0	0	0	1279
卫生所、医务室	1469	0	0	3888	3533	2258	2100	987	129	72	60	0	87	0	0	0	0	355
三、专业公共卫生机构	120	3053	2423	14843	11238	3781	3552	3158	295	1210	1091	1178	1616	0	0	1021	857	1727
疾病预防控制中心	32	0	0	3929	2964	1204	1172	145	12	700	679	23	880	0	0	469	279	217
中央属	2	0	0	557	445	0				0				445	0	0	10	60	42
省(直辖市)属	1	0	0	438	355	128	128	7	1	131	131	0	88	0	0	44	19	20
区属	19	0	0	2139	1725	969	940	120	9	499	480	0	128	0	0	160	149	105
县属	2	0	0	157	118	70	67	4	2	38	36	0	4	0	0	3	11	25
其他	8	0	0	638	321	37	37	14		32	32	23	215	0	0	252	40	25
专科疾病防治院(所、站)	27	664	484	905	588	199	174	247	35	58	41	0	49	0	0	124	77	116
专科疾病防治院	2	416	346	407	244	72	57	136	11	11	9	0	14	0	0	62	27	74
职业病防治院	1	66	66	247	98	43	40	36	7	8	7	0	4	0	0	60	25	64
其他	1	350	280	160	146	29	17	100	4	3	2	0	10	0	0	2	2	10
专科疾病防治所(站、中心)	25	248	138	498	344	127	117	111	24	47	32	0	35	0	0	62	50	42
口腔病防治所(站、中心)	1	0	0	42	31	18	15	9		0		0	4	0	0	3	7	1
精神病防治所(站、中心)	5	70	100	97	73	19	16	32	5	3	3	0	14	0	0	11	5	8
皮肤病与性病防治所(中心)	2				0					0				0	0			
结核病防治所(站、中心)	15	178	38	318	220	76	73	70	19	39	26	0	16	0	0	32	35	31
职业病防治所(站、中心)	1	0	0	40	20	14	13			5	3	0	1	0	0	16	2	2
其他	1	0	0	1	0					0		0		0	0		1	
健康教育所(站、中心)	1	0	0		0					0				0	0			
妇幼保健院(站、所)	19	2389	1939	6153	5000	1877	1810	2135	238	361	283	0	389	0	0	275	318	560
区属	16	2249	1799	5679	4599	1688	1633	1988	214	337	260	0	372	0	0	249	306	525
县属	2	140	140	474	401	189	177	147	24	24	23	0	17	0	0	26	12	35
其他	1				0					0				0	0			
妇幼保健院	18	2389	1939	6153	5000	1877	1810	2135	238	361	283	0	389	0	0	275	318	560
妇幼保健所	1				0					0				0	0			
急救中心(站)	14	0	0	1669	890	457	356	300	9	5	2	0	119	0	0	51	125	603
采供血机构	7	0	0	884	585	36	32	326	1	85	85	0	137	0	0	80	38	181
卫生监督所(中心)	18	0	0	1285	1197	0	0	0	0	0	0	1155	42	0	0	20	19	49
省(直辖市)属	1	0	0	108	103	0	0	0	0	0	0	103	0	0	0	0	0	5
区属	15	0	0	1086	1019	0	0	0	0	0	0	977	42	0	0	18	15	34
县属	2	0	0	91	75	0	0	0	0	0	0	75	0	0	0	2	4	10
计划生育技术服务中心(站)	2	0	0	18	14	8	8	5		1	1	0		0	0	1	2	1
四、其他机构	115	0	0	5131	2550	476	473	187	216	244	240	0	1427	0	0	1237	881	463
疗养院	1	0	0		0					0			0	0	0	0	0	0
医学科学研究机构	28	0	0	3190	1681	199	199	11	190	4	2		1277	0	0	851	434	224
医学在职培训机构	9	0	0	235	29	3	3	13					13	0	0	65	76	65
临床检验中心(所、站)	16	0	0	644	354	27	25	4	1	203	203	0	119	0	0	83	90	117
其他	61	0	0	1062	486	247	247	159	25	37	35	0	18	0	0	238	281	57

全市医疗卫生机构、床位、人员数

国有

机构分类	机构数/个	编制床位/张	实有床位/张	人员数/人														
					卫生技术人员									乡村医生	卫生员	其他技术人员	管理人员	工勤技能人员
				合计	小计	执业(助理)医师	执业医师	注册护士	药师(士)	技师(士)	检验师(士)	卫生监督员	其他					
总　计	3310	87545	82457	199649	159692	57124	54874	67757	9322	8678	6004	1178	15633	137	1	10541	10902	18376
一、医院	211	79004	76433	151639	122141	41682	41076	57248	6390	6210	3974	0	10611	0	0	7211	8339	13948
综合医院	132	53336	51340	106076	86279	29588	29183	40989	4136	4463	2808	0	7103	0	0	4333	5569	9895
中医医院	29	8453	7655	16219	13059	5106	5049	5079	1316	644	447	0	914	0	0	672	935	1553
中西医结合医院	6	1727	1627	3334	2801	1161	1118	1129	174	136	93	0	201	0	0	171	110	252
民族医院	1	100	80	369	201	95	85	77	11	16	9	0	2	0	0	67	25	76
专科医院	40	15388	15731	25641	19801	5732	5641	9974	753	951	617	0	2391	0	0	1968	1700	2172
口腔医院	3	215	219	3383	2718	1032	1024	1167	26	67	18	0	426	0	0	141	67	457
肿瘤医院	2	1988	2221	3863	2814	819	819	1366	108	188	76	0	333	0	0	522	329	198
心血管病医院	1	898	998	3078	2581	646	645	1446	61	67	47	0	361	0	0	248	107	142
胸科医院	1	900	533	809	609	138	138	365	31	53	24	0	22	0	0	64	63	73
妇产(科)医院	1	660	509	1356	1051	292	292	528	41	64	57	0	126	0	0	130	90	85
儿童医院	2	1370	1476	3269	2706	813	813	1156	147	191	135	0	399	0	0	172	246	145
精神病医院	18	6939	7364	5607	4066	955	886	2306	198	135	113	0	472	0	0	344	475	722
传染病医院	3	1450	1338	2916	2278	719	716	1183	105	150	127	0	121	0	0	232	209	197
骨科医院	1	0	0	0	0	0	0	0	0	0	0	0	0	0	0	0	0	0
康复医院	2	150	255	165	135	38	37	57	7	5	4	0	28	0	0	11	17	2
整形外科医院	1	328	328	737	520	164	164	255	9	15	8	0	77	0	0	60	40	117
其他专科医院	5	490	490	458	323	116	107	145	20	16	8	0	26	0	0	44	57	34
护理院	3	0	0	0	0	0	0	0	0	0	0	0	0	0	0	0	0	0
二、基层医疗卫生机构	2880	5488	3601	28586	24055	11212	9798	7168	2422	1192	877	0	2061	137	1	1137	906	2350
社区卫生服务中心(站)	1500	5488	3601	23039	19385	8491	7246	5880	2138	977	710	0	1899	0	0	1137	906	1611
社区卫生服务中心	243	5488	3601	21989	18469	8038	6835	5588	2030	942	684	0	1871	0	0	1106	874	1540
社区卫生服务站	1257	0	0	1050	916	453	411	292	108	35	26	0	28	0	0	31	32	71
村卫生室	98	0	0	149	11	11	2	0	0	0	0	0	0	137	1	0	0	0
门诊部	123	0	0	2200	1747	815	786	518	176	147	111	0	91	0	0	0	0	453
综合门诊部	102	0	0	1936	1544	743	716	475	138	134	100	0	54	0	0	0	0	392
中医门诊部	6	0	0	193	135	47	47	16	37	6	6	0	27	0	0	0	0	58
专科门诊部	15	0	0	71	68	25	23	27	1	5	5	0	10	0	0	0	0	3
诊所、卫生所、医务室、护理站	1159	0	0	3198	2912	1895	1764	770	108	68	56	0	71	0	0	0	0	286
诊所	17	0	0	49	45	28	23	15	1	1	1	0	0	0	0	0	0	4
卫生所、医务室	1142	0	0	3149	2867	1867	1741	755	107	67	55	0	71	0	0	0	0	282
三、专业公共卫生机构	119	3053	2423	14843	11238	3781	3552	3158	295	1210	1091	1178	1616	0	0	1021	857	1727
疾病预防控制中心	32	0	0	3929	2964	1204	1172	145	12	700	679	23	880	0	0	469	279	217
中央属	2	0	0	557	445	0				0			445			10	60	42
省(直辖市)属	1	0	0	438	355	128	128	7	1	131	131	0	88	0	0	44	19	20

机构分类	机构数/个	编制床位/张	实有床位/张	人员数/人														
					卫生技术人员									乡村医生	卫生员	其他技术人员	管理人员	工勤技能人员
				合计	小计	执业（助理）医师	执业医师	注册护士	药师（士）	技师（士）	检验师（士）	卫生监督员	其他					
区属	19	0	0	2139	1725	969	940	120	9	499	480	0	128	0	0	160	149	105
县属	2	0	0	157	118	70	67	4	2	38	36	0	4	0	0	3	11	25
其他	8	0	0	638	321	37	37	14		32	32	23	215	0	0	252	40	25
专科疾病防治院（所、站）	26	664	484	905	588	199	174	247	35	58	41	0	49	0	0	124	77	116
专科疾病防治院	2	416	346	407	244	72	57	136	11	11	9	0	14	0	0	62	27	74
职业病防治院	1	66	66	247	98	43	40	36	7	8	7	0	4	0	0	60	25	64
其他	1	350	280	160	146	29	17	100	4	3	2	0	10	0	0	2	2	10
专科疾病防治所（站、中心）	24	248	138	498	344	127	117	111	24	47	32	0	35	0	0	62	50	42
口腔病防治所（站、中心）	1	0	0	42	31	18	15	9				0	4	0	0	3	7	1
精神病防治所（站、中心）	5	70	100	97	73	19	16	32	5	3	3	0	14	0	0	11	5	8
皮肤病与性病防治所（中心）	1						0				0	0						
结核病防治所（站、中心）	15	178	38	318	220	76	73	70	19	39	26	0	16	0	0	32	35	31
职业病防治所（站、中心）	1	0	0	40	20	14	13			5	3	0	1	0	0	16	2	2
其他	1	0	0	1	0			0			0	0	0	0	0			1
健康教育所（站、中心）	1	0	0				0				0			0				
妇幼保健院（站、所）	19	2389	1939	6153	5000	1877	1810	2135	238	361	283	0	389	0	0	275	318	560
区属	16	2249	1799	5679	4599	1688	1633	1988	214	337	260	0	372	0	0	249	306	525
县属	2	140	140	474	401	189	177	147	24	24	23	0	17	0	0	26	12	35
其他	1						0				0			0				
妇幼保健院	18	2389	1939	6153	5000	1877	1810	2135	238	361	283	0	389	0	0	275	318	560
妇幼保健所	1						0				0							
急救中心（站）	14	0	0	1669	890	457	356	300	9	5	2	0	119	0	0	51	125	603
采供血机构	7	0	0	884	585	36	32	326	1	85	85	0	137	0	0	80	38	181
卫生监督所（中心）	18	0	0	1285	1197	0	0	0	0	0	0	1155	42	0	0	20	19	49
省（直辖市）属	1	0	0	108	103	0	0	0	0	0	0	103	0	0	0	0	0	5
区属	15	0	0	1086	1019	0	0	0	0	0	0	977	42	0	0	18	15	34
县属	2	0	0	91	75	0	0	0	0	0	0	75	0	0	0	2	4	10
计划生育技术服务中心（站）	2	0	0	18	14	8	8	5		1	1			0	0	2	1	1
四、其他机构	100	0	0	4581	2258	449	448	183	215	66	62	0	1345	0	0	1172	800	351
疗养院	1	0	0	0	0	0	0	0						0	0	0	0	0
医学科学研究机构	28	0	0	3190	1681	199	199	11	190	4	2		1277	0	0	851	434	224
医学在职培训机构	9	0	0	235	29	3	2	13		0			13	0	0	65	76	65
临床检验中心（所、站）	1	0	0	94	62	0				25	25	0	37	0	0	18	9	5
其他	61	0	0	1062	486	247	247	159	25	37	35	0	18	0	0	238	281	57

全市医疗卫生机构、床位、人员数

集体

机构分类	机构数/个	编制床位/张	实有床位/张	合计	小计	执业(助理)医师	执业医师	注册护士	药师(士)	技师(士)	检验师(士)	卫生监督员	其他	乡村医生	卫生员	其他技术人员	管理人员	工勤技能人员
总　计	3004	6884	6547	19472	13000	5298	4220	4426	1102	562	365	0	1612	2857	30	747	775	2063
一、医院	37	5854	5633	8775	6658	2287	2049	2820	411	320	184	0	820	0	0	365	442	1310
综合医院	21	1846	1651	4245	3064	972	813	1266	159	165	89	0	502	0	0	148	304	729
中医医院	10	1233	1292	2464	1954	782	726	768	166	97	50	0	141	0	0	108	98	304
中西医结合医院	2	2615	2530	1786	1428	451	433	711	73	49	40	0	144	0	0	86	24	248
专科医院	4	160	160	280	212	82	77	75	13	9	5	0	33	0	0	23	16	29
口腔医院	1	0	0	115	91	43	41	25	1	1		0	21	0	0	5	5	14
康复医院	1	110	110	88	64	17	15	31	5	3	2	0	8	0	0	15	3	6
其他专科医院	2	50	50	77	57	22	21	19	7	5	3	0	4	0	0	3	8	9
二、基层医疗卫生机构	2966	1030	914	10697	6342	3011	2171	1606	691	242	181	0	792	2857	30	382	333	753
社区卫生服务中心(站)	399	1030	914	6779	5441	2419	1733	1407	643	219	163	0	753	0	0	382	333	623
社区卫生服务中心	78	1030	914	5874	4824	2156	1578	1269	585	202	152	0	612	0	0	306	256	488
社区卫生服务站	321	0	0	905	617	263	155	138	58	17	11	0	141	0	0	76	77	135
村卫生室	2407	0	0	3109	222	198	87	24	0	0	0	0	0	2857	30	0	0	0
门诊部	35	0	0	538	440	239	206	107	37	23	18	0	34	0	0	0	0	98
综合门诊部	18	0	0	243	193	97	77	49	15	14	9	0	18	0	0	0	0	50
中医门诊部	9	0	0	212	182	114	103	23	21	8	8	0	16	0	0	0	0	30
专科门诊部	8	0	0	83	65	28	26	35	1	1	1	0	0	0	0	0	0	18
诊所、卫生所、医务室、护理站	125	0	0	271	239	155	145	68	11	0	0	0	5	0	0	0	0	32
诊所	18	0	0	74	52	35	33	10	7	0	0	0	0	0	0	0	0	22
卫生所、医务室	107	0	0	197	187	120	112	58	4	0	0	0	5	0	0	0	0	10
三、专业公共卫生机构	1			0									0				0	0
专科疾病防治院(所、站)	1																	
专科疾病防治所(站、中心)	1			0									0					
皮肤病与性病防治所(中心)	1			0									0					

全市医疗卫生机构、床位、人员数

联营

机构分类	机构数/个	编制床位/张	实有床位/张	合计	小计	执业(助理)医师	执业医师	注册护士	药师(士)	技师(士)	检验师(士)	卫生监督员	其他	乡村医生	卫生员	其他技术人员	管理人员	工勤技能人员
总　计	12	545	838	976	829	286	268	431	35	34	25	0	43	0	0	15	30	102
一、医院	4	545	838	918	779	263	250	410	32	31	22	0	43	0	0	15	30	94
综合医院	3	477	770	810	686	209	203	380	26	28	20	0	43	0	0	15	25	84
中医医院	1	68	68	108	93	54	47	30	6	3	2	0	0	0	0	0	5	10
二、基层医疗卫生机构	8	0	0	58	50	23	18	21	3	3	3	0	0	0	0	0	0	8
门诊部	4	0	0	43	35	17	12	12	3	3	3	0	0	0	0	0	0	8
综合门诊部	1	0		7	5	4	4	1	0	0	0	0	0	0	0	0	0	2
中医门诊部	1	0	0	18	15	10	5	3	1	1	1	0	0	0	0	0	0	3
专科门诊部	2	0	0	18	15	3	3	8	2	2	2	0	0	0	0	0	0	3
诊所、卫生所、医务室、护理站	4	0	0	15	15	6	6	9	0	0	0	0	0	0	0	0	0	0
诊所	3	0	0	13	13	6	6	7	0	0	0	0	0	0	0	0	0	0
卫生所、医务室	1	0	0	2	2	0	0	2	0	0	0	0	0	0	0	0	0	0

全市医疗卫生机构、床位、人员数

私营

机构分类	机构数/个	编制床位/张	实有床位/张	人员数/人										乡村医生	卫生员	其他技术人员	管理人员	工勤技能人员
				合计	卫生技术人员													
					小计	执业(助理)医师	执业医师	注册护士	药师(士)	技师(士)	检验师(士)	卫生监督员	其他					
总　计	2223	4290	4499	14192	11047	5631	5039	3744	700	479	315	0	493	370	0	434	657	1684
一、医院	122	4290	4499	6458	4656	1957	1796	1846	322	254	163	0	277	0	0	400	595	807
综合医院	53	2213	2265	3547	2616	1147	1053	1032	167	147	98	0	123	0	0	199	311	421
中医医院	35	779	839	1451	1040	505	458	290	102	57	34	0	86	0	0	100	148	163
中西医结合医院	6	234	380	261	174	65	59	82	12	8	3	0	7	0	0	24	23	40
民族医院	2	100	97	94	69	10	10	31	4	1	1	0	23	0	0	5	7	13
专科医院	24	864	818	1047	719	215	204	396	34	37	25	0	37	0	0	70	101	157
口腔医院	2	15	15	22	19	6	4	10				0	3	0	0	2	0	1
眼科医院	2	20	20	14	9	3	3	5	1			0	0	0	0	2	2	1
肿瘤医院	2	170	170	284	164	33	32	114	6	9	5	0	2	0	0	6	40	74
心血管病医院	1	60	60	35	27	6	6	18				0	3	0	0	5	3	
妇产(科)医院	1	0	0	0	0	0	0	0	0	0	0	0	0	0	0	0	0	0
儿童医院	2	20	20	39	29	17	15	3	4	2	1	0	3	0	0	3	3	4
皮肤病医院	1	100	100	108	100	24	24	68				0	4	0	0	0	5	3
骨科医院	1	170	145	210	159	40	39	90	4	7	5	0	18	0	0	19	14	18
康复医院	2	20	20	18	16	5	5	5	1			0	4	0	0	0	2	0
美容医院	3	20	20	115	61	22	21	34	2	3	2	0		0	0	10	10	34
其他专科医院	7	269	248	202	135	59	55	49	13			0	4	0	0	23	22	22
护理院	2	100	100	58	38	15	12	15	3	4	2	0	1	0	0	2	5	13
二、基层医疗卫生机构	2097	0	0	7583	6323	3669	3238	1898	378	174	101	0	204	370	0	18	32	840
社区卫生服务中心(站)	28	0	0	400	331	165	141	99	45	9	9	0	13	0	0	18	32	19
社区卫生服务中心	2	0	0	0	0	0	0	0	0	0	0	0	0	0	0	0	0	0
社区卫生服务站	26			400	331	165	141	99	45	9	9	0	13	0	0	18	32	19
村卫生室	343	0	0	395	25	25	12	0	0	0	0	0	0	370	0	0	0	0
门诊部	259	0	0	2618	2216	1101	946	717	153	135	80	0	110	0	0	0	0	402
综合门诊部	87	0	0	1284	1098	512	449	360	85	93	51	0	48	0	0	0	0	186
中医门诊部	59	0	0	625	506	275	250	100	57	28	21	0	46	0	0	0	0	119
中西医结合门诊部	2	0	0	21	19	12	8	5	1	1	1	0	0	0	0	0	0	2
专科门诊部	111	0	0	688	593	302	239	252	10	13	7	0	16	0	0	0	0	95
诊所、卫生所、医务室、护理站	1467	0	0	4170	3751	2378	2139	1082	180	30	12	0	81	0	0	0	0	419
诊所	1429	0	0	4080	3664	2321	2089	1057	176	30	12	0	80	0	0	0	0	416
卫生所、医务室	38	0	0	90	87	57	50	25	4			0	1	0	0	0	0	3
四、其他机构	4	0	0	151	68	5	5	0	0	51	51	0	12	0	0	16	30	37
临床检验中心(所、站)	4	0	0	151	68	5	5	0	0	51	51	0	12	0	0	16	30	37

全市医疗卫生机构、床位、人员数

其他

机构分类	机构数/个	编制床位/张	实有床位/张	人员数/人										乡村医生	卫生员	其他技术人员	管理人员	工勤技能人员
				合计	小计	执业（助理）医师	执业医师	注册护士	药师（士）	技师（士）	检验师（士）	卫生监督员	其他					
总　　计	1701	14389	15448	41407	29940	12196	11465	12535	1661	1633	1079	0	1915	11	0	1714	3130	6612
一、医院	283	14389	15448	28546	19918	7103	6714	9038	1186	1081	668	0	1510	0	0	1661	3052	3915
综合医院	104	5337	6474	11980	8599	2937	2795	4123	471	489	303	0	579	0	0	488	1097	1796
中医医院	79	2920	3296	4742	3550	1606	1512	1235	353	173	100	0	183	0	0	210	445	537
中西医结合医院	7	947	916	1214	990	414	387	397	59	41	31	0	79	0	0	57	120	47
专科医院	92	5185	4762	10610	6779	2146	2020	3283	303	378	234	0	669	0	0	906	1390	1535
口腔医院	12	135	135	554	423	189	177	202	9	14	6	0	9	0	0	80	30	21
眼科医院	8	336	436	693	426	156	146	205	18	25	16	0	22	0	0	51	128	88
耳鼻喉科医院	1	70	70	122	84	30	30	38	4	6	5	0	6	0	0	0	20	18
肿瘤医院	5	1280	846	1083	843	256	249	450	37	35	21	0	65	0	0	48	115	77
血液病医院	1	0	0	0	0	0	0	0	0	0	0	0	0	0	0	0	0	0
妇产（科）医院	11	496	391	1809	1166	373	365	515	39	93	40	0	146	0	0	79	284	280
儿童医院	4	179	274	916	600	142	137	254	42	41	32	0	121	0	0	66	49	201
精神病医院	3	150	220	125	89	37	27	45	1	2	1	0	0	0	0	18	11	7
皮肤病医院	2	200	200	507	224	93	82	101	14	12	9	0	4	0	0	94	70	119
骨科医院	7	679	647	912	638	202	186	277	32	33	19	0	94	0	0	66	93	115
康复医院	6	211	223	381	256	69	61	103	9	3	3	0	72	0	0	14	13	98
美容医院	11	201	196	883	376	138	133	187	19	23	15	0	9	0	0	140	136	231
其他专科医院	21	1248	1124	2625	1654	461	427	906	75	91	67	0	121	0	0	250	441	280
护理院	1	0	0	0	0	0	0	0	0	0	0	0	0	0	0	0	0	0
二、基层医疗卫生机构	1407	0	0	12462	9798	5071	4731	3493	474	425	284	0	335	11	0	4	27	2622
社区卫生服务中心（站）	31	0	0	458	404	201	180	114	50	17	15	0	22	0	0	0	27	23
社区卫生服务中心	3	0	0	132	117	55	49	46	12	4	3	0	0	0	0	0	6	9
社区卫生服务站	28	0	0	326	287	146	131	68	38	13	12	0	22	0	0	4	21	14
村卫生室	13	0	0	14	3	3	0	0	0	0	0	0	0	11	0	0	0	0
门诊部	595	0	0	8148	6446	3221	3024	2363	268	358	236	0	236	0	0	0	0	1702
综合门诊部	143	0	0	3208	2536	1173	1134	981	95	209	124	0	78	0	0	0	0	672
中医门诊部	126	0	0	1438	1190	752	710	201	134	62	55	0	41	0	0	0	0	248
中西医结合门诊部	2	0	0	24	22	10	10	6	3	3	2	0	0	0	0	0	0	2
专科门诊部	324	0	0	3478	2698	1286	1170	1175	36	84	55	0	117	0	0	0	0	780
诊所、卫生所、医务室、护理站	768	0	0	3842	2945	1646	1527	1016	156	50	33	0	77	0	0	0	0	897
诊所	587	0	0	3392	2555	1432	1330	869	142	45	28	0	67	0	0	0	0	837
卫生所、医务室	181	0	0	450	390	214	197	147	14	5	5	0	10	0	0	0	0	60
四、其他机构	11	0	0	399	224	22	20	4	1	127	127	0	70	0	0	49	51	75
临床检验中心（所、站）	11	0	0	399	224	22	20	4	1	127	127	0	70	0	0	49	51	75

全市医疗卫生机构、床位、人员数

机构分类	机构数/个	编制床位/张	实有床位/张	人员数/人											乡村医生	卫生员	其他技术人员	管理人员	工勤技能人员
				合计	卫生技术人员														
					小计	执业(助理)医师	执业医师	注册护士	药师(士)	技师(士)	检验师(士)	卫生监督员	其他						
总　计	2039	80106	75735	181015	145217	51459	48827	61728	8523	7868	5427	1155	14484	0	0	9553	9479	16766
一、医院	151	71948	69810	138456	111477	37940	37269	52225	5811	5619	3582	0	9882	0	0	6723	7193	13063
综合医院	79	44292	42985	91945	74792	25666	25245	35528	3532	3895	2424	0	6171	0	0	3850	4546	8757
中医医院	26	8845	7976	16758	13456	5290	5184	5193	1345	628	434	0	1000	0	0	715	865	1722
中西医结合医院	6	3801	3666	4304	3566	1298	1247	1610	198	153	112	0	307	0	0	208	111	419
专科医院	38	15010	15183	25449	19663	5686	5593	9894	736	943	612	0	2404	0	0	1950	1671	2165
口腔医院	4	215	219	3498	2809	1075	1065	1192	27	68	18	0	447	0	0	146	72	471
肿瘤医院	2	1988	2221	3863	2814	819	819	1366	108	188	76	0	333	0	0	522	329	198
心血管病医院	1	898	998	3078	2581	646	645	1446	61	67	47	0	361	0	0	248	107	142
胸科医院	1	900	533	809	609	138	138	365	31	53	24	0	22	0	0	64	63	73
妇产(科)医院	1	660	509	1356	1051	292	292	528	41	64	57	0	126	0	0	130	90	85
儿童医院	2	1370	1476	3269	2706	813	813	1156	147	191	135	0	399	0	0	172	246	145
精神病医院	17	6659	6914	5461	3945	923	854	2229	189	133	111	0	471	0	0	343	466	707
传染病医院	3	1450	1338	2916	2278	719	716	1183	105	150	127	0	121	0	0	232	209	197
骨科医院	1	0	0	0	0	0	0	0	0	0	0	0	0	0	0	0	0	0
康复医院	1	150	255	165	135	38	37	57	7	5	4	0	28	0	0	11	17	2
整形外科医院	1	328	328	737	520	164	164	255	9	15	8	0	77	0	0	60	40	117
其他专科医院	4	392	392	297	215	59	50	117	11	9	5	0	19	0	0	22	32	28
护理院	2	0	0	0	0	0	0	0	0	0	0	0	0	0	0	0	0	0
二、基层医疗卫生机构	1713	5171	3568	25957	21762	9590	7851	6369	2400	1069	783	0	2334	0	0	1335	982	1878
社区卫生服务中心(站)	1619	5171	3568	25316	21242	9289	7563	6239	2381	1025	749	0	2308	0	0	1335	982	1757
社区卫生服务中心	274	5171	3568	24852	20803	9080	7380	6071	2340	1017	744	0	2295	0	0	1329	977	1743
社区卫生服务站	1345	0	0	464	439	209	183	168	41	8	5	0	13	0	0	6	5	14
门诊部	11	0	0	312	236	96	89	74	13	32	24	0	21	0	0	0	0	76
综合门诊部	9	0	0	301	225	93	86	67	13	31	23	0	21	0	0	0	0	76
专科门诊部	2	0	0	11	11	3	3	7		1	1	0	0	0	0	0	0	
诊所、卫生所、医务室、护理站	83	0	0	329	284	205	199	56	6	12	10	0	5	0	0	0	0	45
诊所	1	0	0	0	0	0	0	0	0	0	0	0	0	0	0	0	0	0
卫生所、医务室	82	0	0	329	284	205	199	56	6	12	10	0	5	0	0	0	0	45
三、专业公共卫生机构	100	2987	2357	13624	10611	3656	3435	2978	288	1144	1028	1155	1390	0	0	676	782	1555
疾病预防控制中心	25	0	0	3318	2664	1171	1139	133	12	683	662	0	665	0	0	218	242	194
中央属	2	0	0	557	445	0				0			445	0	0	10	60	42
省(直辖市)属	1	0	0	438	355	128	128	7	1	131	131	0	88	0	0	44	19	20
区属	19	0	0	2139	1725	969	940	120	9	499	480	0	128	0	0	160	149	105
县属	2	0	0	157	118	70	67	4	2	38	36	0	4	0	0	3	11	25
其他	1	0	0	27	21	4	4	2		15	15	0	0	0	0	1	3	2
专科疾病防治院(所、站)	21	598	418	617	470	142	121	211	28	45	31	0	44	0	0	48	49	50
专科疾病防治院	1	350	280	160	146	29	17	100	4	3	2	0	10	0	0	2	2	10
其他	1	350	280	160	146	29	17	100	4	3	2	0	10	0	0	2	2	10
专科疾病防治(所、站、中心)	20	248	138	457	324	113	104	111	24	42	29	0	34	0	0	46	47	40
口腔病防治所(站、中心)	1	0	0	42	31	18	15	9		0			4	0	0	3	7	1
精神病防治所(站、中心)	3	70	100	97	73	19	16	32	5	3	3	0	14	0	0	11	5	8

机构分类	机构数/个	编制床位/张	实有床位/张	人员数/人										乡村医生	卫生员	其他技术人员	管理人员	工勤技能人员
				合计	卫生技术人员													
					小计	执业(助理)医师	执业医师	注册护士	药师(士)	技师(士)	检验师(士)	卫生监督员	其他					
皮肤病与性病防治所(中心)	1					0				0			0		0	0		
结核病防治所(站、中心)	15	178	38	318	220	76	73	70	19	39	26	0	16	0	0	32	35	31
妇幼保健院(站、所)	18	2389	1939	6153	5000	1877	1810	2135	238	361	283	0	389	0	0	275	318	560
区属	16	2249	1799	5679	4599	1688	1633	1988	214	337	260	0	372	0	0	249	306	525
县属	2	140	140	474	401	189	177	147	24	24	23	0	17	0	0	26	12	35
妇幼保健院	17	2389	1939	6153	5000	1877	1810	2135	238	361	283	0	389	0	0	275	318	560
妇幼保健所	1					0				0			0		0	0		
急救中心(站)	10	0	0	1570	840	438	337	269	9	5	2	0	119	0	0	41	118	571
采供血机构	6	0	0	663	426	20	20	225	1	49	49	0	131	0	0	72	35	130
卫生监督所(中心)	18	0	0	1285	1197	0	0	0	0	0	0	1155	42	0	0	20	19	49
省(直辖市)属	1	0	0	108	103	0	0	0	0	0	0	103	0	0	0	0	0	5
区属	15	0	0	1086	1019	0	0	0	0	0	0	977	42	0	0	18	15	34
县属	2	0	0	91	75	0	0	0	0	0	0	75	0	0	0	2	4	10
计划生育技术服务中心(站)	2	0	0	18	14	8	8	5	0	1	1	0	0	0	0	2	1	1
四、其他机构	75	0	0	2978	1367	273	272	156	24	36	34	0	878	0	0	819	522	270
疗养院	1	0	0	0	0	0	0	0	0	0	0	0	0	0	0	0	0	0
医学科学研究机构	15	0	0	1803	898	34	34	1	1	0	0	0	862	0	0	543	203	159
医学在职培训机构	6	0	0	188	16	3	2	13	0	0	0	0	0	0	0	52	59	61
其他	53	0	0	987	453	236	236	142	23	36	34	0	16	0	0	224	260	50

全市医疗卫生机构、床位、人员数

社会办

机构分类	机构数/个	编制床位/张	实有床位/张	人员数/人										乡村医生	卫生员	其他技术人员	管理人员	工勤技能人员
				合计	卫生技术人员													
					小计	执业(助理)医师	执业医师	注册护士	药师(士)	技师(士)	检验师(士)	卫生监督员	其他					
	1727	13358	13252	33327	25809	10441	9882	9860	1712	1302	895	0	2494	0	0	1508	2241	3769
一、医院	154	12661	13114	21713	16865	6026	5809	7540	997	885	585	0	1417	0	0	784	1772	2292
综合医院	76	8586	8502	14959	11674	3910	3782	5471	614	579	395	0	1100	0	0	465	1217	1603
中医医院	40	2105	2375	3537	2821	1162	1114	1113	232	176	101	0	138	0	0	124	320	272
中西医结合医院	3	641	591	950	773	367	353	276	54	36	24	0	40	0	0	51	40	86
民族医院	1	100	80	369	201	95	85	77	11	16	9	0	2	0	0	67	25	76
专科医院	32	1229	1566	1898	1396	492	475	603	86	78	56	0	137	0	0	77	170	255
口腔医院	2	15	15	20	17	9	8	8	0	0	0	0	0	0	0	0	3	0
眼科医院	2	35	135	82	61	18	15	23	4	7	4	0	9	0	0	4	7	10
血液病医院	1	0	0	0	0	0	0	0	0	0	0	0	0	0	0	0	0	0
妇产(科)医院	5	136	136	420	332	126	126	183	8	12	10	0	3	0	0	11	34	43
儿童医院	2	55	158	503	346	93	88	115	25	22	20	0	91	0	0	12	31	114
精神病医院	2	370	540	174	142	40	40	88	11	2	2	0	1	0	0	3	11	18

机构分类	机构数/个	编制床位/张	实有床位/张	合计	卫生技术人员 小计	执业(助理)医师	执业医师	注册护士	药师(士)	技师(士)	检验师(士)	卫生监督员	卫生技术人员 其他	乡村医生	卫生员	其他技术人员	管理人员	工勤技能人员
骨科医院	2	50	50	76	48	14	14	23	5	4	2	0	2	0	0	2	22	4
康复医院	5	40	40	53	43	15	13	16	2	2	2	0	8	0	0	3	5	2
其他专科医院	11	528	492	570	407	177	171	147	31	29	16	0	23	0	0	42	57	64
护理院	2	0	0	0	0	0	0	0	0	0	0	0	0	0	0	0	0	0
二、基层医疗卫生机构	1531	697	138	9249	7661	4189	3853	2159	523	346	241	0	444	0	0	132	166	1290
社区卫生服务中心(站)	196	697	138	2388	1831	850	736	475	210	96	65	0	200	0	0	132	166	259
社区卫生服务中心	27	697	138	1413	1154	577	560	328	135	73	46	0	41	0	0	49	87	123
社区卫生服务站	169	0	0	975	677	273	176	147	75	23	19	0	159	0	0	83	79	136
门诊部	211	0	0	3720	3015	1551	1447	887	218	194	133	0	165	0	0	0	0	705
综合门诊部	117	0	0	2300	1839	865	815	626	125	151	101	0	72	0	0	0	0	461
中医门诊部	36	0	0	861	713	468	434	77	82	23	21	0	63	0	0	0	0	148
中西医结合门诊部	1	0	0	15	14	7	7	3	2	2	1	0	0	0	0	0	0	1
专科门诊部	57	0	0	544	449	211	191	181	9	18	10	0	30	0	0	0	0	95
诊所、卫生所、医务室、护理站	1124	0	0	3141	2815	1788	1670	797	95	56	43	0	79	0	0	0	0	326
诊所	139	0	0	803	651	390	374	196	33	16	11	0	16	0	0	0	0	152
卫生所、医务室	985	0	0	2338	2164	1398	1296	601	62	40	32	0	63	0	0	0	0	174
三、专业公共卫生机构	16	0	0	798	414	43	39	132	0	36	36	0	203	0	0	257	29	98
疾病预防控制中心	5	0	0	477	205	8	8					0	197	0	0	239	18	15
其他	5	0	0	477	205	8	8					0	197	0	0	239	18	15
专科疾病防治院(所、站)	4	0	0	1	0							0					1	
专科疾病防治所(站、中心)	4	0	0	1	0							0					1	
精神病防治所(站、中心)	2						0					0						
皮肤病与性病防治所(中心)	1						0					0						
其他	1	0	0	1	0							0					1	
健康教育所(站、中心)	1	0	0					0										
妇幼保健院(站、所)	1							0										
其他	1																	
妇幼保健院	1							0										
急救中心(站)	4	0	0	99	50	19	19	31	0	0	0	0	0			10	7	32
采供血机构	1	0	0	221	159	16	12	101	0	36	36	0	6	0	0	8	3	51
四、其他机构	26	0	0	1567	869	183	181	29	192	35	33	0	430	0	0	335	274	89
医学科学研究机构	13	0	0	1387	783	165	165	10	189	4	2		415	0	0	308	231	65
医学在职培训机构	3	0	0	47	13							0	13	0	0	13	17	4
临床检验中心(所、站)	2	0	0	58	40	7	5	2	1	30	30	0	0	0	0		5	13
其他	8	0	0	75	33	11	11	17	2	1	1	0	2	0	0	14	21	7

全市医疗卫生机构、床位、人员数

私人办

机构分类	机构数/个	编制床位/张	实有床位/张	人员数/人										乡村医生	卫生员	其他技术人员	管理人员	工勤技能人员
				合计	卫生技术人员													
					小计	执业(助理)医师	执业医师	注册护士	药师(士)	技师(士)	检验师(士)	卫生监督员	其他					
总　计	2525	9281	9732	28544	21326	9948	9039	8002	1284	1075	732	0	1017	0	0	1313	1694	4211
一、医院	232	9281	9732	15911	10943	4347	4003	4619	725	602	388	0	650	0	0	1264	1591	2113
综合医院	86	3311	3453	5801	4117	1729	1582	1639	275	254	166	0	220	0	0	376	476	832
中医医院	70	2004	2300	3240	2361	1091	1012	805	222	123	69	0	120	0	0	184	299	396
中西医结合医院	11	1004	1119	1238	987	383	360	417	60	43	29	0	84	0	0	62	108	81
民族医院	2	100	97	94	69	10	10	31	4	1	1	0	23	0	0	5	7	13
专科医院	61	2762	2663	5480	3371	1119	1027	1712	161	177	121	0	202	0	0	635	696	778
口腔医院	10	105	105	460	335	154	143	156	8	11	4	0	6	0	0	80	25	20
眼科医院	6	281	281	501	311	126	120	155	12	12	10	0	6	0	0	11	117	62
耳鼻喉科医院	1	70	70	122	84	30	30	38	4	6	5	0	6	0	0	0	20	18
肿瘤医院	4	800	760	716	544	166	159	293	28	29	16	0	28	0	0	48	82	42
心血管病医院	1	60	60	35	27	6	6	18		0		0	3	0	0	5	3	
妇产(科)医院	4	202	111	625	385	136	130	182	12	27	18	0	28	0	0	40	51	149
儿童医院	3	40	40	87	59	27	25	14	7	5	4	0	6	0	0	3	9	16
精神病医院	2	60	130	97	68	29	19	34	3	2	1	0	0	0	0	16	9	4
皮肤病医院	1	100	100	315	117	40	32	60	10	7	5	0		0	0	94	35	69
骨科医院	3	179	179	181	98	26	22	33	9	8	5	0	22	0	0	40	13	30
康复医院	3	170	182	213	159	49	43	58	9	3	2	0	40	0	0	23	5	26
美容医院	9	120	115	525	228	74	70	122	11	15	10	0	6	0	0	40	62	195
其他专科医院	14	575	530	1603	956	256	228	549	48	52	41	0	51	0	0	235	265	147
护理院	2	100	100	58	38	15	12	15	3	4	2	0	1	0	0	2	5	13
二、基层医疗卫生机构	2286	0	0	12284	10224	5590	5025	3382	559	370	241	0	323	0	0	14	41	2005
社区卫生服务中心(站)	30	0	0	480	410	222	188	119	50	10	10	0	9	0	0	14	41	15
社区卫生服务中心	1	0	0	0	0	0	0	0	0	0	0	0	0	0	0	0	0	0
社区卫生服务站	29	0	0	480	410	222	188	119	50	10	10	0	9	0	0	14	41	15
门诊部	591	0	0	6699	5416	2659	2407	1944	288	313	208	0	212	0	0	0	0	1283
综合门诊部	147	0	0	2417	2017	952	880	704	122	175	103	0	64	0	0	0	0	400
中医门诊部	137	0	0	1289	1041	586	552	217	130	66	55	0	42	0	0	0	0	248
中西医结合门诊部	3	0	0	30	27	15	11	8	2	2	1	0		0	0	0	0	3
专科门诊部	304	0	0	2963	2331	1106	964	1015	34	70	48	0	106	0	0	0	0	632
诊所、卫生所、医务室、护理站	1665	0	0	5105	4398	2709	2430	1319	221	47	23	0	102	0	0	0	0	707
诊所	1624	0	0	5043	4338	2673	2399	1300	218	47	23	0	100	0	0	0	0	705
卫生所、医务室	41	0	0	62	60	36	31	19	3	0	0	0	2	0	0	0	0	2
四、其他机构	7	0	0	349	159	11	11	1	0	103	103	0	44	0	0	35	62	93
临床检验中心(所、站)	7	0	0	349	159	11	11	1	0	103	103	0	44	0	0	35	62	93

全市医疗卫生机构、床位、人员数

企业办

机构分类	机构数/个	编制床位/张	实有床位/张	人员数/人											乡村医生	卫生员	其他技术人员	管理人员	工勤技能人员
				合计	卫生技术人员														
					小计	执业(助理)医师	执业医师	注册护士	药师(士)	技师(士)	检验师(士)	卫生监督员	其他					
总　计	1098	10908	11070	29143	21895	8450	8017	9279	1301	1141	734	23	1701	0	0	1077	2080	4091
一、医院	120	10192	10195	20256	14867	4979	4804	6978	808	790	456	0	1312	0	0	881	1902	2606
综合医院	72	7020	7560	13953	10661	3548	3438	5152	538	564	333	0	859	0	0	492	1067	1733
中医医院	18	499	499	1449	1058	510	482	291	144	47	29	0	66	0	0	67	147	177
中西医结合医院	1	77	77	103	67	43	37	16	6	2	2	0	0	0	0	17	18	1
专科医院	29	2596	2059	4751	3081	878	847	1519	120	177	92	0	387	0	0	305	670	695
口腔医院	2	30	30	96	90	32	30	48	1	3	3	0	6	0	0	0	2	2
眼科医院	2	40	40	124	63	15	14	32	3	6	2	0	7	0	0	38	6	17
肿瘤医院	3	650	256	651	463	123	122	271	15	15	10	0	39	0	0	6	73	109
妇产(科)医院	3	158	144	764	449	111	109	150	19	54	12	0	115	0	0	28	199	88
儿童医院	1	104	96	365	224	39	39	128	14	16	9	0	27	0	0	54	12	75
皮肤病医院	2	200	200	300	207	77	74	109	1	2	4	0	4	0	0	0	40	53
骨科医院	3	620	563	865	651	202	189	311	22	28	17	0	88	0	0	43	72	99
康复医院	2	131	131	221	134	27	25	65	4	2	2	0	36	0	0	3	8	76
美容医院	5	101	101	473	209	86	84	99	10	11	7	0	3	0	0	110	84	70
其他专科医院	6	562	498	892	591	166	161	306	25	32	23	0	62	0	0	21	174	106
二、基层医疗卫生机构	967	650	809	8229	6660	3380	3126	2252	486	251	181	0	291	0	0	60	109	1400
社区卫生服务中心(站)	113	650	809	2492	2078	915	813	667	235	91	73	0	170	0	0	60	109	245
社区卫生服务中心	24	650	809	1730	1453	592	522	504	152	58	49	0	147	0	0	34	72	171
社区卫生服务站	89	0	0	762	625	323	291	163	83	33	24	0	23	0	0	26	37	74
门诊部	203	0	0	2816	2217	1087	1031	812	118	127	83	0	73	0	0	0	0	599
综合门诊部	78	0	0	1660	1295	619	599	469	73	93	57	0	41	0	0	0	0	365
中医门诊部	28	0	0	336	274	144	129	49	38	18	15	0	25	0	0	0	0	62
专科门诊部	97	0	0	820	648	324	303	294	7	16	11	0	7	0	0	0	0	172
诊所、卫生所、医务室、护理站	651	0	0	2921	2365	1378	1282	773	133	33	25	0	48	0	0	0	0	556
诊所	290	0	0	1762	1340	759	708	462	75	13	7	0	31	0	0	0	0	422
卫生所、医务室	361	0	0	1159	1025	619	574	311	58	20	18	0	17	0	0	0	0	134
三、专业公共卫生机构	4	66	66	421	213	82	78	48	7	30	27	23	23	0	0	88	46	74
疾病预防控制中心	2	0	0	134	95	25	25	12		17	17	23	18	0	0	12	19	8
其他				134	95	25	25			17	17	23	18	0	0	12	19	8
专科疾病防治(所、站)	2	66	66	287	118	57	53	36	7	13	10		5	0	0	76	27	66
专科疾病防治院	1	66	66	247	98	43	40	36	7	8	7		4	0	0	60	25	64
职业病防治院	1	66	66	247	98	43	40	36	7	8	7		4	0	0	60	25	64
专科疾病防治所(站、中心)	1	0	0	40	20	14	13			5	3		1	0	0	16	2	2
职业病防治所(站、中心)	1	0	0	40	20	14	13			5	3		1	0	0	16	2	2
四、其他机构	7	0	0	237	155	9	9	1	0	70	70	0	75	0	0	48	23	11
临床检验中心(所、站)	7	0	0	237	155	9	9	1	0	70	70	0	75	0	0	48	23	11

全市医疗卫生机构、床位、人员数

卫生部门

| 机构分类 | 机构数/个 | 编制床位/张 | 实有床位/张 | 人员数/人 卫生技术人员 | | | | | | | | | | 乡村医生 | 卫生员 | 其他技术人员 | 管理人员 | 工勤技能人员 |
				合计	小计	执业(助理)医师	执业医师	注册护士	药师(士)	技师(士)	检验师(士)	卫生监督员	其他					
总　计	1880	70459	67405	165098	132913	46944	44530	56507	7641	7173	4981	1155	13493	0	0	8932	8182	15071
一、医院	125	62301	61480	123836	99991	33870	33353	47205	4950	4981	3183	0	8985	0	0	6109	5948	11788
综合医院	65	40475	39589	84589	69048	23681	23385	32829	3270	3549	2210	0	5719	0	0	3603	3885	8053
中医医院	20	5176	5111	10577	8487	3395	3299	3363	777	364	269	0	588	0	0	387	501	1202
中西医结合医院	6	3801	3666	4304	3566	1298	1247	1610	198	153	112	0	307	0	0	208	111	419
专科医院	32	12849	13114	24366	18890	5496	5422	9403	705	915	592	0	2371	0	0	1911	1451	2114
口腔医院	4	215	219	3498	2809	1075	1065	1192	27	68	18	0	447	0	0	146	72	471
肿瘤医院	2	1988	2221	3863	2814	819	819	1366	108	188	76	0	333	0	0	522	329	198
心血管病医院	1	898	998	3078	2581	646	645	1446	61	67	47	0	361	0	0	248	107	142
胸科医院	1	900	533	809	609	138	138	365	31	53	24	0	22	0	0	64	63	73
妇产(科)医院	1	660	509	1356	1051	292	292	528	41	64	57	0	126	0	0	130	90	85
儿童医院	2	1370	1476	3269	2706	813	813	1156	147	191	135	0	399	0	0	172	246	145
精神病医院	13	4890	5237	4675	3387	792	733	1855	169	114	96	0	457	0	0	326	278	684
传染病医院	3	1450	1338	2916	2278	719	716	1183	105	150	127	0	121	0	0	232	209	197
骨科医院	1	0	0	0	0	0	0	0	0	0	0	0	0	0	0	0	0	0
康复医院	1	150	255	165	135	38	37	57	7	5	4	0	28	0	0	11	17	2
整形外科医院	1	328	328	737	520	164	164	255	9	15	8	0	77	0	0	60	40	117
其他专科医院	2	0	0	0	0	0	0	0	0	0	0	0	0	0	0	0	0	0
护理院	2	0	0	0	0	0	0	0	0	0	0	0	0	0	0	0	0	0
二、基层医疗卫生机构	1585	5171	3568	25318	21242	9291	7563	6233	2381	1027	751	0	2310	0	0	1335	981	1760
社区卫生服务中心(站)	1582	5171	3568	25278	21207	9272	7547	6224	2378	1025	749	0	2308	0	0	1335	981	1755
社区卫生服务中心	274	5171	3568	24852	20803	9080	7380	6071	2340	1017	744	0	2295	0	0	1329	977	1743
社区卫生服务站	1308	0	0	426	404	192	167	153	38	8	5	0	13	0	0	6	4	12
门诊部	3	0	0	40	35	19	16	9	3	2	2	0	2	0	0	0	0	5
综合门诊部	3	0	0	40	35	19	16	9	3	2	2	0	2	0	0	0	0	5
三、专业公共卫生机构	96	2987	2357	12966	10313	3510	3342	2913	286	1129	1013	1155	1320	0	0	669	731	1253
疾病预防控制中心	23	0	0	3291	2643	1167	1135	131	12	668	647	0	665	0	0	217	239	192
中央属	2	0	0	557	445	0			0			0	445	0	0	10	60	42
省(直辖市)属	1	0	0	438	355	128	128	7	1	131	131	0	88	0	0	44	19	20
区属	18	0	0	2139	1725	969	940	120	9	499	480	0	128	0	0	160	149	105
县属	2	0	0	157	118	70	67	4	2	38	36	0	4	0	0	3	11	25
专科疾病防治院(所、站)	21	598	418	617	470	142	121	211	28	45	31	0	44	0	0	48	49	50
专科疾病防治院	1	350	280	160	146	29	17	100	4	3	2	0	10	0	0	2	2	10
其他	1	350	280	160	146	29	17	100	4	3	2	0	10	0	0	2	2	10

机构分类	机构数/个	编制床位/张	实有床位/张	人员数/人										乡村医生	卫生员	其他技术人员	管理人员	工勤技能人员
				合计	卫生技术人员													
					小计	执业(助理)医师	执业医师	注册护士	药师(士)	技师(士)	检验师(士)	卫生监督员	其他					
专科疾病防治所(站、中心)	20	248	138	457	324	113	104	111	24	42	29	0	34	0	0	46	47	40
口腔病防治所(站、中心)	1	0	0	42	31	18	15	9		0		0	4	0	0	3	7	1
精神病防治所(站、中心)	3	70	100	97	73	19	16	32	5	3	3	0	14	0	0	11	5	8
皮肤病与性病防治所(中心)	1				0					0				0	0			
结核病防治所(站、中心)	15	178	38	318	220	76	73	70	19	39	26	0	16	0	0	32	35	31
妇幼保健院(站、所)	18	2389	1939	6153	5000	1877	1810	2135	238	361	283	0	389	0	0	275	318	560
区属	16	2249	1799	5679	4599	1688	1633	1988	214	337	260	0	372	0	0	249	306	525
县属	2	140	140	474	401	189	177	147	24	24	23	0	17	0	0	26	12	35
妇幼保健院	17	2389	1939	6153	5000	1877	1810	2135	238	361	283	0	389	0	0	275	318	560
妇幼保健所	1				0					0				0	0			
急救中心(站)	9	0	0	939	563	296	248	206	7	5	2	0	49	0	0	35	70	271
采供血机构	6	0	0	663	426	20	20	225	1	49	49	0	131	0	0	72	35	130
卫生监督所(中心)	18	0	0	1285	1197	0	0	0	0	0	0	1155	42	0	0	20	19	49
省(直辖市)属	1	0	0	108	103	0	0	0	0	0	0	103	0	0	0	0	0	5
区属	15	0	0	1086	1019	0	0	0	0	0	0	977	42	0	0	18	15	34
县属	2	0	0	91	75	0	0	0	0	0	0	75	0	0	0	2	4	10
计划生育技术服务中心(站)	1	0	0	18	14	8	8	5		1	1	0		0	0	2	1	1
四、其他机构	74	0	0	2978	1367	273	272	156	24	36	34	0	878	0	0	819	522	270
疗养院	1	0	0	0	0	0	0	0	0	0		0	0	0	0	0	0	0
医学科学研究机构	14	0	0	1803	898	34	34	1	1	0			862	0	0	543	203	159
医学在职培训机构	6	0	0	188	16	3	2	13		0				0	0	52	59	61
其他	53	0	0	987	453	236	236	142	23	36	34	0	16	0	0	224	260	50

全市医疗卫生机构、床位、人员数

直属单位

机构分类	机构数/个	编制床位/张	实有床位/张	人员数/人													
				合计	卫生技术人员									乡村医生	卫生员	其他技术人员	管理人员	工勤技能人员
					小计	执业(助理)医师	执业医师	注册护士	药师(士)	技师(士)	检验师(士)	卫生监督员	其他					
总　计	48	20357	20159	43506	34946	11336	11295	16407	1637	1994	1249	103	3469	0	0	2997	2431	3132
一、医院	23	20357	20159	40869	33127	10767	10759	15921	1613	1779	1043	0	3047	0	0	2739	2243	2760
综合医院	11	12403	12892	26162	21598	7286	7279	10346	1007	1107	593	0	1852	0	0	1640	1236	1688
中医医院	1	565	602	1379	1166	435	435	436	146	39	25	0	110	0	0	56	105	52
专科医院	11	7389	6665	13328	10363	3046	3045	5139	460	633	425	0	1085	0	0	1043	902	1020
口腔医院	1	100	62	1133	938	392	392	389	9	30	7	0	118	0	0	19	37	139
肿瘤医院	1	790	775	1772	1275	351	351	659	62	98	35	0	105	0	0	259	117	121
胸科医院	1	900	533	809	609	138	138	365	31	53	24	0	22	0	0	64	63	73
妇产(科)医院	1	660	509	1356	1051	292	292	528	41	64	57	0	126	0	0	130	90	85
儿童医院	2	1370	1476	3269	2706	813	813	1156	147	191	135	0	399	0	0	172	246	145
精神病医院	2	2169	2002	2111	1539	349	348	875	70	49	42	0	196	0	0	169	141	262
传染病医院	2	1400	1308	2878	2245	711	711	1167	100	148	125	0	119	0	0	230	208	195
骨科医院	1	0	0	0	0	0	0	0	0	0	0	0	0	0	0	0	0	0
二、基层医疗卫生机构	3	0	0	68	57	16	16	23	8	3	3	0	7	0	0	1	2	8
社区卫生服务中心(站)	3	0	0	68	57	16	16	23	8	3	3	0	7	0	0	1	2	8
社区卫生服务中心	1	0	0	68	57	16	16	23	8	3	3	0	7	0	0	1	2	8
社区卫生服务站	2			0					0			0		0				
三、专业公共卫生机构	5	0	0	1885	1282	367	334	352	9	180	173	103	271	0	0	157	95	351
疾病预防控制中心	1	0	0	438	355	128	128	7	1	131	131	0	88	0	0	44	19	20
省(直辖市)属	1	0	0	438	355	128	128	7	1	131	131	0	88	0	0	44	19	20
专科疾病防治院(所、站)	1	0	0	88	53	17	17	16	3	12	8	0	5	0	0	14	15	6
专科疾病防治所(站、中心)	1	0	0	88	53	17	17	16	3	12	8	0	5	0	0	14	15	6
结核病防治所(站、中心)	1	0	0	88	53	17	17	16	3	12	8	0	5	0	0	14	15	6
急救中心(站)	1	0	0	649	383	210	177	117	4	5	2	0	47	0	0	31	42	193
采供血机构	1	0	0	602	388	12	12	212	1	32	32		131	0	0	68	19	127
卫生监督所(中心)	1	0	0	108	103	0	0	0	0	0	0	103	0	0	0	0	0	5
省(直辖市)属	1	0	0	108	103	0	0	0	0	0	0	103	0	0	0	0	0	5
四、其他机构	17	0	0	684	480	186	186	111	7	32	30	0	144	0	0	100	91	13
医学科学研究机构	8	0	0	209	168	31	31		1	0			136	0	0	14	25	2
其他	9	0	0	475	312	155	155	111	6	32	30	0	8	0	0	86	66	11

全市医疗卫生机构、床位、人员数

机构分类	机构数/个	编制床位/张	实有床位/张	人员数/人														
					卫生技术人员									乡村医生	卫生员	其他技术人员	管理人员	工勤技能人员
				合计	小计	执业(助理)医师	执业医师	注册护士	药师(士)	技师(士)	检验师(士)	卫生监督员	其他					
总　计	9388	110743	107111	268467	208958	78070	73716	87058	12343	11053	7542	1103	19331	2726	30	13147	15290	28316
一、医院	641	101810	100743	193043	151296	52058	50713	70201	8124	7737	4907	0	13176	0	0	9496	12375	19876
综合医院	305	61524	61022	124419	99260	33988	33227	46963	4839	5176	3248	0	8294	0	0	5104	7248	12807
中医医院	150	13060	12711	24040	18917	7716	7465	7116	1849	936	602	0	1300	0	0	1019	1614	2490
中西医结合医院	21	5523	5453	6595	5393	2091	1997	2319	318	234	167	0	431	0	0	338	277	587
民族医院	3	200	177	463	270	105	95	108	15	17	10	0	25	0	0	72	32	89
专科医院	156	21403	21280	37468	27418	8143	7917	13680	1100	1370	878	0	3125	0	0	2961	3199	3890
口腔医院	17	350	354	4051	3236	1262	1240	1399	36	80	23	0	459	0	0	228	97	490
眼科医院	10	356	456	707	435	159	149	210	19	25	16	0	22	0	0	53	130	89
耳鼻喉科医院	1	70	70	122	84	30	30	38	4	6	5	0	6	0	0	0	20	18
肿瘤医院	8	3418	3217	5208	3799	1097	1090	1923	149	230	101	0	400	0	0	576	484	349
心血管病医院	1	898	998	3078	2581	646	645	1446	61	67	47	0	361	0	0	248	107	142
胸科医院	1	900	533	809	609	138	138	365	31	53	24	0	22	0	0	64	63	73
血液病医院	1	0	0	0	0	0	0	0	0	0	0	0	0	0	0	0	0	0
妇产(科)医院	13	1156	900	3165	2217	665	657	1043	80	157	97	0	272	0	0	209	374	365
儿童医院	8	1569	1770	4224	3335	972	965	1413	193	234	168	0	523	0	0	241	298	350
精神病医院	20	6990	7488	5702	4126	985	910	2333	202	136	113	0	470	0	0	361	486	729
传染病医院	3	1450	1338	2916	2278	719	716	1183	105	150	127	0	121	0	0	232	209	197
皮肤病医院	3	300	300	615	324	117	106	169	17	17	13	0	4	0	0	94	75	122
骨科医院	9	849	792	1122	797	242	225	367	36	40	24	0	112	0	0	85	107	133
康复医院	11	491	608	652	471	129	118	196	22	12	10	0	112	0	0	40	35	106
整形外科医院	1	328	328	737	520	164	164	255	9	15	8	0	77	0	0	60	40	117
美容医院	14	221	216	998	437	160	154	221	21	26	17	0	9	0	0	150	146	265
其他专科医院	35	2057	1912	3362	2169	658	610	1119	115	122	85	0	155	0	0	320	528	345
护理院	6	100	100	58	38	15	12	15	3	4	2	0	1	0	0	2	5	13
二、基层医疗卫生机构	8530	6110	4185	56392	44612	22054	19257	13716	3744	1947	1385	0	3151	2726	30	1462	1220	6342
社区卫生服务中心(站)	1894	6110	4185	28706	23956	10630	8850	7078	2658	1141	840	0	2449	0	0	1462	1220	2068
社区卫生服务中心	293	6110	4185	26038	21817	9609	8017	6483	2411	1067	782	0	2247	0	0	1333	1059	1829
社区卫生服务站	1601	0	0	2668	2139	1021	833	595	247	74	58	0	202	0	0	129	161	239
村卫生室	2262	0	0	2996	240	216	93	24	0	0	0	0	0	2726	30	0	0	0
门诊部	1014	0	0	13539	10876	5386	4968	3716	637	666	448	0	471	0	0			2663
综合门诊部	351	0	0	6678	5376	2529	2380	1866	333	450	284	0	198	0	0			1302
中医门诊部	200	0	0	2482	2024	1194	1111	343	250	107	91	0	130	0	0			458
中西医结合门诊部	4	0	0	45	41	22	18	11	4	4	3	0	0	0	0			4
专科门诊部	459	0	0	4334	3435	1641	1459	1496	50	105	70	0	143	0	0			899
诊所、卫生所、医务室、护理站	3360	0	0	11151	9540	5822	5346	2898	449	140	97	0	231	0	0			1611
诊所	1911	0	0	7312	6056	3603	3284	1915	320	71	39	0	147	0	0			1256
卫生所、医务室	1449	0	0	3839	3484	2219	2062	983	129	69	58	0	84	0	0			355

机构分类	机构数/个	编制床位/张	实有床位/张	人员数/人 合计	卫生技术人员 小计	执业(助理)医师	执业医师	注册护士	药师(士)	技师(士)	检验师(士)	卫生监督员	其他	乡村医生	卫生员	其他技术人员	管理人员	工勤技能人员
三、专业公共卫生机构	**109**	**2823**	**2183**	**13965**	**10530**	**3496**	**3287**	**2964**	**262**	**1126**	**1011**	**1103**	**1579**	**0**	**0**	**974**	**822**	**1639**
疾病预防控制中心	30	0	0	3772	2846	1134	1105	141	10	662	643	23	876	0	0	466	268	192
中央属	2	0	0	557	445	0				0			445	0	0	10	60	42
省(直辖市)属	1	0	0	438	355	128	128	7	1	131	131	0	88	0	0	44	19	20
区属	19	0	0	2139	1725	969	940	120	9	499	480	0	128	0	0	160	149	105
其他	8	0	0	638	321	37	37	14		32	32	23	215	0	0	252	40	25
专科疾病防治院(所、站)	24	574	384	789	508	179	159	216	28	52	36		33	0	0	109	72	100
专科疾病防治院	2	416	346	407	244	72	57	136	11	11	9		14			62	27	74
职业病防治院	1	66	66	247	98	43	40	36	7	8	7		4			60	25	64
其他	1	350	280	160	146	29	17	100	4	3	2		10			2	2	10
专科疾病防治所(站、中心)	22	158	38	382	264	107	102	80	17	41	27		19			47	45	26
口腔病防治所(站、中心)	1	0	0	42	31	18	15	9		0			4			3	7	1
精神病防治所(站、中心)	4	0	0	18	16	8	8	6	1	1	1						2	
皮肤病与性病防治所(中心)	2				0					0			0				0	
结核病防治所(站、中心)	13	158	38	281	197	67	66	65	16	35	23		14			28	33	23
职业病防治所(站、中心)	1	0	0	40	20	14	13			5	3		1			16	2	2
其他	1	0	0	1	0					0			0				1	
健康教育所(站、中心)	1	0	0		0					0				0				
妇幼保健院(站、所)	17	2249	1799	5679	4599	1688	1633	1988	214	337	260		372			249	306	525
区属	16	2249	1799	5679	4599	1688	1633	1988	214	337	260		372			249	306	525
其他	1				0					0				0				
妇幼保健院	16	2249	1799	5679	4599	1688	1633	1988	214	337	260		372			249	306	525
妇幼保健所	1				0					0				0				
急救中心(站)	14	0	0	1669	890	457	356	300	9	5	2		119			51	125	603
采供血机构	5	0	0	844	551	30	26	314	1	69	69		137			79	35	179
卫生监督所(中心)	16	0	0	1194	1122	0	0	0	0	0		1080	42			18	15	39
省(直辖市)属	1	0	0	108	103	0	0	0	0			103				0	0	5
区属	15	0	0	1086	1019	0	0	0	0	0		977	42			18	15	34
计划生育技术服务中心(站)	2	0	0	18	14	8	8	5			1		1			2	1	1
四、其他机构	**108**	**0**	**0**	**5067**	**2520**	**462**	**459**	**177**	**213**	**243**	**239**	**0**	**1425**	**0**	**0**	**1215**	**873**	**459**
疗养院	1	0	0	0	0	0	0	0	0	0	0		0			0	0	0
医学科学研究机构	28	0	0	3190	1681	199	199	11	190	4	2		1277			851	434	224
医学在职培训机构	9	0	0	235	29	3	2	13					13			65	76	65
临床检验中心(所、站)	16	0	0	644	354	27	25	4	1	203	203		119			83	90	117
其他	54	0	0	998	456	233	233	149	22	36	34		16			216	273	53

全市医疗卫生机构、床位、人员数

县

机构分类	机构数/个	编制床位/张	实有床位/张	人员数/人 合计	卫生技术人员 小计	执业(助理)医师	执业医师	注册护士	药师(士)	技师(士)	检验师(士)	卫生监督员	其他	乡村医生	卫生员	其他技术人员	管理人员	工勤技能人员
总　计	862	2910	2678	7229	5550	2465	2150	1835	477	333	246	75	365	649	1	304	204	521
一、医院	16	2272	2108	3293	2856	1234	1172	1161	217	159	104	0	85	0	0	156	83	198
综合医院	8	1685	1478	2239	1984	865	820	827	120	116	70	0	56	0	0	79	58	118
中医医院	4	393	439	944	779	337	327	286	94	38	31	0	24	0	0	71	17	77
专科医院	4	194	191	110	93	32	25	48	3	5	3	0	5	0	0	6	8	3
口腔医院	1	15	15	23	15	8	6	5		2	1	0		0	0		5	3
肿瘤医院	1	20	20	22	22	11	10	7	2	2	1	0	0	0	0	0	0	0
心血管病医院	1	60	60	35	27	6	6	18				0	3	0	0		5	3
精神病医院	1	99	96	30	29	7	3	18	1	1	1	0	2	0	0		1	0
二、基层医疗卫生机构	828	408	330	2994	1956	932	699	470	224	89	61	0	241	649	1	79	78	231
社区卫生服务中心(站)	64	408	330	1970	1605	646	450	422	218	81	57	0	238	0	0	79	78	208
社区卫生服务中心	33	408	330	1957	1593	640	445	420	216	81	57	0	236	0	0	79	77	208
社区卫生服务站	31			13	12	6	5	2	2			0		0	0		1	0
村卫生室	599	0	0	671	21	21		0				0		649	1	0	0	0
门诊部	2	0	0	8	8	7	6	1				0		0	0	0	0	0
中医门诊部	1	0		4	4	4	4					0						
专科门诊部	1	0	0	4	4	3	2	1				0						
诊所、卫生所、医务室、护理站	163	0	0	345	322	258	235	47	6	8	4	0	3					23
诊所	143	0	0	296	273	219	197	43	6	5	2	0						23
卫生所、医务室	20	0	0	49	49	39	38	4		3	2	0	3				0	0
三、专业公共卫生机构	11	230	240	878	708	285	265	194	33	84	80	75	37	0	0	47	35	88
疾病预防控制中心	2	0		157	118	70	67	4	2	38	36	0	4	0	0	3	11	25
县属	2	0		157	118	70	67	4	2	38	36	0	4	0	0	3	11	25
专科疾病防治院(所、站)	3	90	100	116	80	20	15	31	7	6	6	0	16	0	0	15	5	16
专科疾病防治所(站、中心)	3	90	100	116	80	20	15	31	7	6	6	0	16	0	0	15	5	16
精神病防治所(站、中心)	1	70	100	79	57	11	8	26	6			0	14	0	0	11	3	8
结核病防治所(站、中心)	2	20		37	23	9	7	5	1	6	6	0	2	0	0	4	2	8
妇幼保健院(站、所)	2	140	140	474	401	189	177	147	24	24	23	0	17	0	0	26	12	35
县属	2	140	140	474	401	189	177	147	24	24	23	0	17	0	0	26	12	35
妇幼保健院	2	140	140	474	401	189	177	147	24	24	23	0	17	0	0	26	12	35
采供血机构	2	0	0	40	34	6	6	12		16	16	0		0	0	1	3	2
卫生监督所(中心)	2	0	0	91	75							75		0	0	2	4	10
县属	2	0	0	91	75							75		0	0	2	4	10
四、其他机构	7	0	0	64	30	14	14	10	3	1	1	0	2	0	0	22	8	4
其他	7	0	0	64	30	14	14	10	3	1	1	0	2	0	0	22	8	4

全市三级医疗机构运营情况（1）

单位名称	机构数/个	诊疗人次数/人次					观察室/人次		健康检查人数/人次	门急诊诊次占总诊次的/%	急诊死亡率/%	观察室死亡率/%
		总计	其中：门急诊人次数				收容人数	其中：死亡				
			合计	门诊人次	急诊人次							
					小计	内：死亡人数						
总计	**75**	**95592867**	**95534107**	**88761858**	**6772249**	**7563**	**657191**	**2235**	**1566913**	**99.94**	**0.11**	**0.34**
综合医院	37	61330985	61277006	55958794	5318212	6587	506293	1844	1242361	99.91	0.12	0.36
中医医院	13	18465665	18463735	17873322	590413	389	39974	333	137354	99.99	0.07	0.83
中西结合医院	5	2734040	2732929	2539455	193474	98	4948		82705	99.96	0.05	
专科医院	19	13062177	13060437	12390287	670150	489	105976	58	104493	99.99	0.07	0.05
急救中心	1											

注:本表不包括在京部队医院,明细数据不显示相关医疗服务为零的医疗机构。

全市三级医疗机构运营情况（2）

单位名称	入院人数/人次	出院人数/人次		住院患者手术人数/人次	每百门急诊的入院人数/人次
		总计	死亡		
总计	**1910090**	**1908247**	**19735**	**842599**	**2.0**
综合医院	1311118	1310946	14122	624691	2.1
中医医院	167428	167280	2926	51204	0.9
中西结合医院	41155	40915	1071	17358	1.5
专科医院	390389	389106	1616	149346	3.0
急救中心					

注:本表不包括在京部队医院,明细数据不显示相关医疗服务为零的医疗机构。

全市三级医疗机构运营情况（3）

单位名称	编制床位（张）	实有床位（张）	实际开放总床日数（床日）	平均开放病床数（张）	实际占用总床日数（床日）	出院者占用总床日数（床日）	病床周转次数（次）	病床工作日（日）	病床使用率（%）	出院者平均住院日（日）	每床与每日门急诊诊次之比
总计 *	**59987**	**58518**	**20451490**	**56031.5**	**19279561**	**19021695**	**34.1**	**344.1**	**94.27**	**9.5**	**6.64**
综合医院	37014	37394	12861769	35237.7	11981107	11920083	37.2	340.0	93.15	9.1	6.74
中医医院	7510	6743	2444747	6697.9	2254540	2240488	25.0	336.6	92.22	13.4	10.87
中西结合医院	4135	3869	1411213	3866.3	1165348	988324	10.6	301.4	82.58	24.2	2.75
专科医院 *	11328	10512	3733761	10229.5	3878566	3872800	38.0	379.2	103.88	7.6	5.01
急救中心											

注:1. 本表不包括在京部队医院,明细数据不显示相关医疗服务为零的医疗机构。

2. 由于医保政策调整,近年来精神病专科医院出院者平均住院日波动较大,本表出院者平均住院日各合计项（＊）中均不包含精神专科医院。

全市二级医疗机构运营情况（1）

单位名称	机构数/个	诊疗人次数/人次					观察室/人次		健康检查人数/人次	门急诊诊次占总诊次的/%	急诊死亡率/%	观察室死亡率/%
		总计	其中：门急诊人次数				收容人数	其中：死亡				
			合计	门诊人次	急诊人次							
					小计	内：死亡人数						
总计	**146**	**39261409**	**39196444**	**35864306**	**3332138**	**1500**	**249636**	**286**	**1997608**	**99.83**	**0.05**	**0.11**
综合医院	52	22829353	22776115	20584239	2191876	1417	119431	273	1117437	99.77	0.06	0.23
中医医院	22	7640104	7632528	7274853	357675	58	84641	13	144306	99.90	0.02	0.02
中西结合医院	6	1912795	1912795	1778427	134368	25	19813		86698	100.00	0.02	
民族医院	1	150917	150917	150917					3419	100.00		
专科医院	45	1153542	1152834	1136480	16354		911		14719	99.94		
护理院	1											
妇幼保健院	17	5523321	5519878	4888013	631865		24840		626230	99.94		
专科疾病防治院	2	51377	51377	51377					4799	100.00		

注:本表不包括在京部队医院,明细数据不显示相关医疗服务为零的医疗机构。

全市二级医疗机构运营情况（2）

单位名称	入院人数/人次	出院人数/人次		住院患者手术人数/人次	每百门急诊的入院人数/人次
		总计	死亡		
总计	607949	607245	8434	206915	1.6
综合医院	384535	383615	7146	124214	1.7
中医医院	59486	59497	622	10071	0.8
中西结合医院	21621	21633	374	7482	1.1
民族医院	790	794	19		0.5
专科医院	29416	29267	240	12039	2.6
护理院					
妇幼保健院	111332	111685	33	53109	2.0
专科疾病防治院	769	754			1.5

注:本表不包括在京部队医院,明细数据不显示相关医疗服务为零的医疗机构。

全市二级医疗机构运营情况（3）

单位名称	编制床位（张）	实有床位（张）	实际开放总床日数(床日)	平均开放病床数(张)	实际占用总床日数(床日)	出院者占用总床日数(床日)	病床周转次数(次)	病床工作日(日)	病床使用率(%)	出院者平均住院日(日)	每床与每日门急诊诊次之比
总计 *	29947	28514	10048088	27529.0	7843827	7674021	22.1	284.9	78.06	11.3	5.52
综合医院	17490	16616	5809550	15916.6	4595080	4546472	24.1	288.7	79.10	11.9	5.53
中医医院	2983	3091	1111599	3045.5	840156	817130	19.5	275.9	75.58	13.7	9.84
中西结合医院	986	1036	375520	1028.8	272391	271711	21.0	264.8	72.54	12.6	7.24
民族医院	100	80	29200	80.0	19792	19956	9.9	247.4	67.78	25.1	7.52
专科医院 *	5583	5406	1908560	5228.9	1447878	1303072	5.6	276.9	75.86	17.1	0.87
护理院											
妇幼保健院	2389	1939	687369	1883.2	555915	550902	59.3	295.2	80.88	4.9	11.26
专科疾病防治院	416	346	126290	346.0	112615	164778	2.2	325.5	89.17	218.5	0.59

注:1. 本表不包括在京部队医院,明细数据不显示相关医疗服务为零的医疗机构。

2. 由于医保政策调整,近年来精神病专科医院出院者平均住院日波动较大,本表出院者平均住院日各合计项(＊)中均不包含精神专科医院。

全市一级医疗机构运营情况（1）

单位名称	机构数/个	诊疗人次数/人次					观察室/人次		健康检查人数/人次	门急诊诊次占总诊次的/%	急诊病死率/%	观察室病死率/%
		总计	其中:门急诊诊次数				收容人数	其中:死亡				
			合计	门诊人次	急诊人次							
					小计	内:死亡人数						
总计	600	31958698	31731771	30497912	1233859	237	1147298	10	1455917	99.29	0.02	
综合医院	198	6325194	6318917	6080301	238616	60	124721	4	182912	99.90	0.03	0.00
中医医院	105	3131306	3131265	3115376	15889	0	336	0	342	100.00	0.00	0.00
中西结合医院	8	347901	347901	322476	25425	0	0	0	1100	100.00	0.00	0.00
民族医院	2	13890	13890	13890	0	0	0	0	0	100.00	0.00	0.00
专科医院	79	1439809	1439608	1408884	30724	2	0	0	34657	99.99	0.01	0.00
疗养院	1	0	0	0	0	0	0	0	0	0.00	0.00	0.00
护理院	2	1239	1239	1239	0	0	0	0	0	100.00	0.00	0.00
社区卫生服务中心	198	20631775	20411367	19495175	916192	175	1022241	6	1236906	98.93	0.02	0.00
专科疾病防治所(站、中心)	7	67584	67584	60571	7013	0	0	0	0	100.00	0.00	0.00

注:本表不包括在京部队医院,明细数据不显示相关医疗服务为零的医疗机构。

全市一级医疗机构运营情况（2）

单位名称	入院人数/人次	出院人数/人次		住院患者手术人数/人次	每百门急诊的入院人数/人次
		总计	死亡		
总计	147137	144929	1394	29422	0.5
综合医院	61960	60722	580	12151	1.0
中医医院	16296	16056	24	2142	0.5
中西结合医院	1751	1779	22	24	0.5
民族医院	734	713	2	0	5.3
专科医院	47511	47047	681	15105	3.3
疗养院	0	0	0	0	0.0
护理院	0	0	0	0	0.0
社区卫生服务中心	18739	18468	84	0	0.1
专科疾病防治所（站、中心）	146	144	1	0	0.2

注：本表不包括在京部队医院，明细数据不显示相关医疗服务为零的医疗机构。

全市一级医疗机构运营情况（3）

单位名称	编制床位（张）	实有床位（张）	实际开放总床日数（床日）	平均开放病床数（张）	实际占用总床日数（床日）	出院者占用总床日数（床日）	病床周转次数（次）	病床工作日（日）	病床使用率（%）	出院者平均住院日（日）	每床与每日门急诊诊次之比
总计	20247	19439	6357983	17419.1	2929802	2218682	8.3	168.2	46.08	12.3	7.17
综合医院	7912	7426	2395094	6561.9	1141338	832724	9.3	173.9	47.65	13.7	3.79
中医医院	2730	2856	874650	2396.3	193265	155266	6.7	80.7	22.10	9.7	5.20
中西结合医院	347	493	177060	485.1	43873	47528	3.7	90.4	24.78	26.7	2.79
民族医院	100	97	14560	39.9	8895	8688	17.9	223.0	61.09	12.2	1.39
专科医院	3736	4648	1609794	4410.4	1171025	859915	10.7	265.5	72.74	9.0	1.29
疗养院	0	0	0	0.0	0	0	0.0	0.00	0.00	0.0	0.00
护理院	50	50	3050	8.4	0	0	0.0	0.00	0.00	0.0	0.59
社区卫生服务中心	5162	3769	1247275	3417.2	339183	281207	5.4	99.3	27.19	15.2	23.46
专科疾病防治所（站、中心）	210	100	36500	100.0	32223	33354	1.4	322.2	88.28	231.6	2.61

注：1. 本表不包括在京部队医院，明细数据不显示相关医疗服务为零的医疗机构。

2. 由于医保政策调整，近年来精神病专科医院出院者平均住院日波动较大，本表出院者平均住院日各合计项（＊）中均不包含精神专科医院。

全市医疗卫生资源状况

项目	2014 年
卫生人员总数（人）	304990
卫生技术人员总数（人）	242923
卫生技术人员占总人数比重（%）	79.65%
执业（助理）医师占卫生技术人员比重（%）	36.88%
注册护士占卫生技术人员比重（%）	43.70%
＊每千常住人口编制床位数（张）	5.28
其中：户籍人口	8.52
＊每千常住人口实有床位数（张）	5.10
其中：户籍人口	8.23
＊每千常住人口卫生人员数（人）	14.18
其中：户籍人口	22.87
＊每千常住人口卫技人员数（人）	11.29
其中：户籍人口	18.22
＊每千常住人口执业（助理）医师数（人）	4.16
其中：户籍人口	6.72
＊每千常住人口注册护士数（人）	4.93
其中：户籍人口	7.96

注：1. 人口数为 2015 年北京市统计局发布的 2014 年北京市常住人口数。

2. 每千常住（户籍）人口卫生人员、卫技人员、执业（助理）医师、注册护士数包括驻京部队医院。编制床位、实有床位数不含驻京部队医院。

全市产科工作情况

| 区县 | 分娩总数 | 出生性别比（男:女） | 剖宫产率/% | 新筛率/% | 产妇并发症/% | | | | | | | | 围产儿死亡率/‰ | 新生儿出生窒息发生率/% |
					妊娠高血压疾病患病率/%	先兆子痫患病率/%	院内子痫患病率/%	院外子痫患病率/%	产后出血发生率/%	中重度贫血患病率/%	肝炎患病率/%		
合计	249429	109.4	41.92	98.59	4.70	2.40	0.01	0.01	8.54	2.36		4.20	1.00
东城区	13442	111.9	49.24	98.33	3.62	2.89	0.02	0.01	12.42	0.97		5.49	1.04
西城区	22381	106.6	43.00	99.55	4.26	2.27	0.02	0.01	7.36	1.48		5.96	1.05
朝阳区	55221	109.5	40.78	98.48	5.68	2.49	0.01	0.01	7.54	2.15		4.12	1.08
丰台区	16470	113.9	46.06	98.60	2.69	1.85	0.02	0.01	5.60	1.85		2.97	0.70
石景山区	5446	106.9	38.73	98.48	3.64	3.05	0.00	0.00	6.77	4.23		4.57	0.88
海淀区	48180	109.5	35.45	98.57	7.11	2.69	0.01	0.03	8.89	2.12		4.55	0.83
门头沟区	2889	104.5	48.15	98.79	4.68	3.12	0.00	0.00	7.08	5.24		3.80	0.76
房山区	10484	106.7	47.46	98.37	2.60	1.59	0.01	0.00	5.24	4.10		3.14	1.38
通州区	15980	106.3	43.50	98.33	4.84	2.65	0.00	0.00	5.02	3.63		2.25	0.73
顺义区	10890	112.7	39.72	99.18	3.87	2.30	0.00	0.01	16.11	2.87		3.02	0.81
昌平区	12539	112.4	41.65	98.04	2.99	1.69	0.07	0.04	11.95	4.63		5.63	2.23
大兴区	19934	111.4	45.72	98.33	1.97	1.67	0.01	0.02	6.92	0.33		3.90	1.11
怀柔区	3672	109.6	52.45	99.35	6.98	6.05	0.00	0.00	4.55	3.07		4.07	0.71
平谷区	4684	102.7	45.56	98.36	4.03	2.45	0.02	0.00	17.92	2.17		4.26	0.34
密云县	4450	101.7	39.48	98.65	4.10	1.86	0.00	0.00	11.70	5.32		2.91	0.72
延庆县	2767	109.9	44.56	98.08	3.05	1.78	0.00	0.00	19.27	4.40		3.97	0.69

全市妇女病查治情况

区县	实查人数	查出妇科病数	阴道炎例数	宫颈炎例数	尖锐湿疣例数	宫颈癌例数	乳腺癌例数	卵巢癌例数
合计	1174081	401096	126108	113011	253	58	360	26
东城区	98246	56844	3910	9845	3	0	35	0
西城区	99936	27106	5665	4723	4	1	5	0
朝阳区	223254	69489	37685	19421	10	13	15	16
丰台区	42143	22910	5515	9855	3	0	12	0
石景山区	17132	2942	371	503	0	0	1	0
海淀区	248395	73465	13048	12908	179	7	106	8
门头沟区	26019	6122	1298	1312	2	1	6	0
房山区	38199	12037	4874	5114	5	4	22	1
通州区	65837	28478	9053	13702	28	6	23	1
顺义区	88325	23334	10658	7555	6	4	24	0
昌平区	70019	19895	8268	8042	0	9	37	0
大兴区	36811	14061	5783	5209	1	5	7	0
怀柔区	35892	17918	8330	5757	10	0	32	0
平谷区	18675	5214	2041	2516	1	4	4	0
密云县	51902	16439	8395	5180	1	3	21	0
延庆县	13296	4842	1214	1369	0	1	10	0

全市婚前医学检查情况（1）

区县	对影响婚育疾病的医学指导意见															婚检率/%	疾病检出率/%
	合计			暂缓结婚			建议采取医学措施，尊重受检者意愿			不宜生育			采取结扎人数				
	男	女	合计	男	女	合计	男	女	合计	男	女	合计	男	女	合计		
合计	130	89	219	31	20	51	92	58	150	6	11	17	1	0	1	6.76	12.95
东城区	28	14	42	4	1	5	23	13	36	0	0	0	1	0	1	4.63	11.74
西城区	22	7	29	3	0	3	19	7	26	0	0	0	0	0	0	5.38	21.17
朝阳区	25	23	48	6	2	8	16	17	33	3	4	7	0	0	0	5.00	7.94
丰台区	10	4	14	1	0	1	7	3	10	2	1	3	0	0	0	6.76	19.29
石景山区	11	3	14	1	2	3	9	0	9	1	1	2	0	0	0	8.63	17.45
海淀区	16	19	35	9	6	15	7	13	20	0	0	0	0	0	0	8.12	13.66
门头沟区	0	1	1	0	1	1	0	0	0	0	0	0	0	0	0	3.69	8.87
房山区	3	7	10	2	0	2	1	2	3	0	5	5	0	0	0	3.93	8.72
通州区	1	1	2	0	1	1	1	0	1	0	0	0	0	0	0	3.23	11.19
顺义区	0	0	0	0	0	0	0	0	0	0	0	0	0	0	0	8.01	16.46
昌平区	8	8	16	3	5	8	5	3	8	0	0	0	0	0	0	15.94	17.32
大兴区	1	0	1	0	0	0	1	0	1	0	0	0	0	0	0	4.71	14.29
怀柔区	4	1	5	2	1	3	2	0	2	0	0	0	0	0	0	6.20	13.53
平谷区	0	0	0	0	0	0	0	0	0	0	0	0	0	0	0	25.96	3.76
密云县	0	1	1	0	1	1	0	0	0	0	0	0	0	0	0	3.18	5.00
延庆县	1	0	1	0	0	0	1	0	1	0	0	0	0	0	0	3.99	4.64

全市婚前医学检查情况（2）

区县	婚登人数			实检人数			疾病检出人数			指定传染病			性病人数			严重遗传病			有关精神病			生殖系统疾病			内科系统病		
	男	女	合计	男	女	合计	男	女	合计	男	女	合计	男	女	合计	男	女	合计	男	女	合计	男	女	合计	男	女	合计
合计	167368	167368	334736	11816	10820	22636	1501	1430	2931	80	61	141	5	4	9	210	185	395	4	10	14	829	747	1576	373	296	669
东城区	16465	16465	32930	772	753	1525	105	74	179	18	6	24	0	0	0	0	9	9	0	1	1	85	36	121	1	18	19
西城区	18501	18501	37002	1033	956	1989	248	173	421	7	2	9	0	0	0	65	74	139	0	1	1	54	44	98	120	56	176
朝阳区	24575	24575	49150	1236	1220	2456	55	140	195	25	26	51	1	0	1	21	10	31	0	0	0	1	74	75	4	25	29
丰台区	12240	12240	24480	895	759	1654	155	164	319	2	2	4	0	0	0	4	5	9	2	0	2	108	33	141	31	10	41
石景山区	4549	4549	9098	434	351	785	88	49	137	1	0	1	0	0	0	0	0	0	0	1	1	75	27	102	10	9	19
海淀区	31864	31864	63728	2659	2516	5175	338	369	707	16	12	28	2	1	3	77	41	118	1	3	4	194	210	404	51	110	161
门头沟区	2750	2750	5500	114	89	203	11	7	18	0	1	1	0	1	1	0	0	0	0	0	0	5	6	11	5	0	5
房山区	9764	9764	19528	415	353	768	22	45	67	3	0	3	1	0	1	3	7	10	0	1	1	0	27	27	16	6	22
通州区	8441	8441	16882	287	258	545	28	33	61	3	4	7	0	0	0	0	0	0	0	0	0	24	25	49	3	3	6
顺义区	6521	6521	13042	531	514	1045	63	109	172	1	0	1	0	1	1	23	17	40	0	0	0	2	85	87	37	9	46
昌平区	6447	6447	12894	1124	931	2055	227	129	356	3	5	8	1	0	1	3	9	12	1	2	3	161	86	247	66	31	97
大兴区	8618	8618	17236	440	372	812	52	64	116	0	1	1	0	0	0	12	8	20	0	0	0	25	44	69	14	8	22
怀柔区	3340	3340	6680	225	189	414	34	22	56	1	1	2	0	0	0	1	1	2	0	0	0	29	18	47	8	1	9
平谷区	5066	5066	10132	1321	1309	2630	64	35	99	0	1	1	0	1	1	0	0	0	0	0	0	60	24	84	2	7	9
密云县	4718	4718	9436	150	150	300	1	14	15	0	0	0	0	0	0	3	3	3	0	1	1	1	7	8	0	1	1
延庆县	3509	3509	7018	180	100	280	10	3	13	0	0	0	0	0	0	0	0	0	0	0	0	5	1	6	5	2	7

全市 0～6 岁儿童系统管理情况

区县	0～6 岁				0～2 岁		3～6 岁
	总计	系统管理人数	体检人数	系统管理率/%	佝偻病患病率/%	贫血患病率/%	贫血患病率/%
合计	**971436**	**914112**	**950824**	**94.10**	**0.03**	**4.77**	**0.56**
东城区	33568	32561	33427	97.00		3.87	0.19
西城区	49375	46805	48828	94.79		4.64	0.46
朝阳区	199822	188039	194169	94.10	0.04	3.03	0.44
丰台区	96494	94387	95743	97.82		3.21	0.25
石景山区	29255	27781	29053	94.96		3.17	0.61
海淀区	141637	134038	139943	94.63	0.03	7.40	0.34
门头沟区	12793	12096	12720	94.55	0.06	4.16	0.29
房山区	49832	45464	47971	91.23	0.31	5.70	0.31
通州区	48682	47037	48219	96.62	0.03	3.01	0.92
顺义区	46407	43213	45378	93.12		4.08	0.40
昌平区	114177	98116	107880	85.93		9.60	1.37
大兴区	73146	71417	72460	97.64		1.22	0.44
怀柔区	16173	15388	15834	95.15		6.28	0.59
平谷区	21133	20333	20841	96.21		4.83	1.85
密云县	24248	23138	23793	95.42		7.75	0.60
延庆县	14694	14299	14565	97.31		5.00	0.18

全市各区县户籍肺结核患者新登记率

区县	活动性肺结核		涂阳肺结核		新涂阳肺结核	
	患者数/人	新登记率/(1/10 万)	患者数/人	新登记率/(1/10 万)	患者数/人	新登记率/(1/10 万)
合计	**2163**	**16.22**	**700**	**5.25**	**624**	**4.68**
东城区	66	6.74	21	2.14	20	2.04
西城区	298	20.85	94	6.58	78	5.46
朝阳区	128	6.27	62	3.04	58	2.84
丰台区	97	8.60	29	2.57	29	2.57
石景山区	51	13.44	25	6.59	24	6.32
海淀区	340	14.26	57	2.39	52	2.18
门头沟区	89	35.73	45	18.07	41	16.46
房山区	203	25.57	49	6.17	43	5.42
通州区	90	12.76	34	4.82	30	4.25
顺义区	113	18.54	55	9.02	53	8.70
昌平区	204	34.85	34	5.81	33	5.64
大兴区	144	22.11	42	6.45	32	4.91
怀柔区	64	22.77	28	9.96	18	6.40
平谷区	94	23.45	60	14.97	55	13.72
密云县	116	26.79	43	9.93	37	8.54
延庆县	66	23.40	22	7.80	21	7.45

全市甲乙类传染病发病与死亡情况

疾病病种	本年					上年					与上年同期比较		
	发病数/人	死亡数/人	发病率/(1/10万)	死亡率/(1/10万)	病死率/%	发病数/人	死亡数/人	发病率/(1/10万)	死亡率/(1/10万)	病死率/%	发病率增减/%	死亡率增减/%	病死率增减/%
合计	34998	161	165.49	0.76		32254	233	155.87	1.13		6.17	−32.39	
霍乱	4		0.02			8		0.04			−51.16		
艾滋病	704	44	3.33	0.21		610	38	2.95	0.18		12.92	13.34	
HIV *	2348	27	11.10	0.13		2011	24	9.72	0.12		14.25	10.09	
肝炎	3059	87	14.46	0.41		3436	154	16.60	0.74		−12.89	−44.72	
甲肝	143		0.68			88		0.43			58.99		
乙肝	1648	66	7.79	0.31		1944	123	9.39	0.59		−17.05	−47.49	
丙肝	909	18	4.30	0.09		979	29	4.73	0.14		−9.15	−39.26	
戊肝	330	3	1.56	0.01		391	1	1.89			−17.42	195.83	
肝炎(未分型)	29		0.14			34	1	0.16			−16.56	−100.00	
人禽流感													
甲型 H1N1 流感													
麻疹	2378	2	11.24	0.01		563		2.72			313.30		
出血热	15		0.07			27		0.13			−45.67		
狂犬病	7	5	0.03	0.02		7	7	0.03	0.03		−2.07	−30.18	
登革热	9		0.04			16		0.08			−44.89		
痢疾	10617		50.20			11312		54.67			−8.16		
细菌性痢疾	10602		50.13			11296		54.59			−8.16		
阿米巴性痢疾	15		0.07			16		0.08			−8.28		
肺结核	7271	16	34.38	0.08		7428	22	35.90	0.11		−4.22	−28.79	
伤寒 + 副伤寒	19		0.09			15		0.07			23.86		
流脑	1					2	1	0.01			−51.55	−100.00	
百日咳	84	1	0.40			15		0.07			447.86		
猩红热	3918		18.53			2048		9.90			87.19		
布病	144		0.68			85		0.41			65.75		
淋病	1081		5.11			1154		5.58			−8.34		
梅毒	5646	4	26.70	0.02		5137	2	24.82	0.01		7.54	94.85	
钩体病													
血吸虫病													
疟疾	37	1	0.18			42	1	0.20			−13.79	−2.08	

注:HIV * 不计入合计。

全市丙类传染病发病与死亡情况

疾病病种	本年					上年					与上年同期比较		
	发病数/人	死亡数/人	发病率/(1/10万)	死亡率/(1/10万)	病死率/%	发病数/人	死亡数/人	发病率/(1/10万)	死亡率/(1/10万)	病死率/%	发病率增减/%	死亡率增减/%	病死率增减/%
合计	34998	161	165.49	0.76		32254	233	155.87	1.13		6.17	-32.39	
霍乱	4		0.02			8		0.04			-51.16		
艾滋病	704	44	3.33	0.21		610	38	2.95	0.18		12.92	13.34	
HIV*	2348	27	11.10	0.13		2011	24	9.72	0.12		14.25	10.09	
肝炎	3059	87	14.46	0.41		3436	154	16.60	0.74		-12.89	-44.72	
甲肝	143		0.68			88		0.43			58.99		
乙肝	1648	66	7.79	0.31		1944	123	9.39	0.59		-17.05	-47.49	
丙肝	909	18	4.30	0.09		979	29	4.73	0.14		-9.15	-39.26	
戊肝	330	3	1.56	0.01		391	1	1.89			-17.42	195.83	
肝炎(未分型)	29		0.14			34	1	0.16			-16.56	-100.00	
人禽流感													
甲型 H1N1 流感													
麻疹	2378	2	11.24	0.01		563		2.72			313.30		
出血热	15		0.07			27		0.13			-45.67		
狂犬病	7	5	0.03	0.02		7	7	0.03	0.03		-2.07	-30.18	
登革热	9		0.04			16		0.08			-44.89		
痢疾	10617		50.20			11312		54.67			-8.16		
细菌性痢疾	10602		50.13			11296		54.59			-8.16		
阿米巴性痢疾	15		0.07			16		0.08			-8.28		
肺结核	7271	16	34.38	0.08		7428	22	35.90	0.11		-4.22	-28.79	
伤寒＋副伤寒	19		0.09			15		0.07			23.86		
流脑	1					2	1	0.01			-51.55	-100.00	
百日咳	84	1	0.40			15		0.07			447.86		
猩红热	3918		18.53			2048		9.90			87.19		
布病	144		0.68			85		0.41			65.75		
淋病	1081		5.11			1154		5.58			-8.34		
梅毒	5646	4	26.70	0.02		5137	2	24.82	0.01		7.54	94.85	
钩体病													
血吸虫病													
疟疾	37	1	0.18			42	1	0.20			-13.79	-2.08	

注:HIV* 不计入合计。

全市鼠密度监测情况

地区	调查内容	一季度	二季度	三季度	四季度	全年
城区	捕鼠夹数(把)	540	540	540	540	2160
	捕鼠数(只)	0	0	0	2	2
	捕获率(%)	0	0	0	0.37	0.09
近郊区	捕鼠夹数(把)	1020	1020	1020	1020	4080
	捕鼠数(只)	8	4	4	1	17
	捕获率(%)	0.78	0.39	0.39	0.09	0.41
远郊区县	捕鼠夹数(把)	2460	2460	2460	2460	9840
	捕鼠数(只)	0	8	3	6	17
	捕获率(%)	0	0.32	0.12	0.24	0.17
全市	捕鼠夹数(把)	4020	4020	4020	4020	16080
	捕鼠数(只)	8	12	7	9	36
	捕获率(%)	0.19	0.29	0.17	0.22	0.22

全市蚊蝇指数季节消长情况

月份	蚊			蝇		
	上旬	中旬	下旬	上旬	中旬	下旬
4月				2.31	2.54	5.01
5月	0.04	0.13	0.31	7.57	7.09	7.65
6月	1.17	1.69	2.3	11.06	10.25	11.54
7月	2.57	2.48	2.1	12.86	12.77	11.73
8月	2.09	2.37	2.32	11.39	11.24	9.40
9月	0.93	0.75	0.86	7.36	6.63	6.46
10月	0.36	0.17	0.06	4.37	2.45	1.81
年平均指数	1.26			7.79		

全市院前急救患者疾病分类及构成

序号	疾病名称	构成/%	顺位
1	循环系统疾病	29.22	1
	其中:缺血性心脏病	3.71	
	内:急性心肌梗死	2.34	
	内:脑血管病	10.63	
	内:高血压病	4.80	
2	呼吸系统疾病	8.31	4
3	消化系统疾病	4.79	6
4	神经系统疾病	4.86	5
5	泌尿生殖系统疾病	1.37	10
6	妊娠、分娩及产褥期疾病	2.55	7
7	内分泌、营养和代谢	1.90	9
8	肿瘤	2.25	8
	其中:恶性肿瘤	0.91	
	其中:良性肿瘤	0.09	
9	损伤和中毒	29.14	2
	其中:骨折	6.37	
	其中:各种外伤	18.54	
	其中:中毒	4.24	
10	其他	15.60	3
	合计	100.00	

注:本表统计范围包括北京市120网络、北京市红十字会急诊抢救中心。

全市院前急救患者情况

月份	就诊人次/次	普通患者		危重患者	
		计/人	救治人次/次	计/人	其中:死亡/人
合计	587575	491392	351287	96183	2384
1	46613	38434	29174	8179	197
2	43208	36035	25058	7173	182
3	50289	41862	29908	8427	214
4	48030	39612	28608	8418	200
5	49627	41635	29320	7992	208
6	47210	39341	27979	7869	212
7	50115	42168	30169	7947	234
8	50345	42354	30351	7991	186
9	48347	40649	28732	7698	187
10	49837	41944	29508	7893	184
11	50723	42764	30147	7959	182
12	53231	44594	32333	8637	198

注:本表统计范围包括北京市120网络、北京市红十字会急诊抢救中心。

全市院前急救分月工作量

项目	合计	1月	2月	3月	4月	5月	6月	7月	8月	9月	10月	11月	12月
接听电话	4393635	357307	278434	407534	368469	363533	326391	391476	389779	366331	367941	372581	403859
受理电话	751013	63635	53947	63417	60796	62741	58910	65284	63827	61552	63226	63638	70040
出车次数	632183	53343	46420	53696	51617	52801	50453	54571	53934	51674	53207	53541	56926
其中:抢救车	430036	36441	31768	36414	35027	35784	34279	37135	36908	35452	36364	36389	38075
其中:就诊人次	587575	46613	43208	50289	48030	49627	47210	50115	50345	48347	49837	50723	53231
其中:危重病人	96183	8179	7173	8427	8418	7992	7869	7947	7991	7698	7893	7959	8637
行驶公里	11693132	######	822465	986678	970373	990403	896856	985298	993656	958537	993494	1002743	1057008

注:本表统计范围包括北京市120网络、北京市红十字会急诊抢救中心。

全市各区县急救站接诊患者情况

区县	出车次数/次	接诊患者数/人次		行驶公里/万
		计	其中:危重患者	
合计	632183	587575	96183	1169.3
东城区	23232	23513	2804	18.8
西城区	30792	31328	3759	23.4
朝阳区	111506	102208	15879	136.0
丰台区	46070	45144	6665	36.2
石景山区	17371	17109	1857	26.5
海淀区	69666	68076	11294	88.6
门头沟区	7649	7096	872	20.2
房山区	28841	26489	6284	83.9
通州区	34816	32025	6827	75.7
顺义区	29036	27894	6185	75.5
昌平区	35921	31121	5614	57.4
大兴区	34761	32186	8355	76.0
怀柔区	9909	9026	2999	51.7
平谷区	21255	20006	3884	42.5
密云县	12010	10907	1678	56.5
延庆县	8232	7066	1464	44.0
北京急救中心	111116	96381	9763	256.51

注:本表统计范围包括北京急救中心、北京市红十字会急诊抢救中心。

农村改水情况

农村改水类型/受益人口 单位:万人

区县	农村总人口/万人	合计			自来水				手压机井				雨水收集				其他			当年用于农村改水投资/万元		资金来源		
		累计受益	%	当年受益	厂站个数	累计受益	%	当年受益	台/万	累计受益	%	当年受益	水窖/个	累计受益	%	当年受益	累计受益	%	当年受益	金额合计	国家	集体	个人	其他
朝阳区	14.3	14.3	100		154	14.3	100																	
丰台区	12.0	12.0	100		37	12.0	100																	
海淀区	9.0	9.0	100		84	9.0	100																	
门头沟区	5.9	5.9	100		177	5.9	100													720.00	720.00			
房山区	35.7	35.7	100		375	35.7	100													2300.00	2300.00			
通州区	33.3	33.3	100		441	33.3	100													244.00	244.00			
顺义区	28.6	28.6	100		337	28.6	100													1200.00	1200.00			
昌平区	20.7	20.7	100		240	20.7	100													700.00	700.00			
大兴区	30.8	30.8	100		212	30.8	100													1040.00	1040.00			
怀柔区	15.6	15.6	100		351	15.6	100													600.00	600.00			
平谷区	20.3	20.3	100		273	20.3	100													300.00	300.00			
密云县	25.8	25.8	100		277	24.6	95.47										1.2	4.53		600.00	600.00			
延庆县	16.3	16.3	100		320	16.3	100													375.00	375.00			
合计	268.3	268.3	100		3278	267.1	99.56										1.2	0.44		8079.00	8079.00			

全市各区县无偿献血情况

区县	献血人次/人次	献血量/袋
合计	**379505**	**659294**
东城区	66035	123229
西城区	86923	158904
朝阳区	36243	55745
丰台区	31957	57648
石景山区	11134	19360
海淀区	65803	107599
门头沟区	913	1225
房山区	1798	2486
通州区	21290	36716
顺义区	11862	19712
昌平区	22052	37540
大兴区	15237	25547
怀柔区	1226	1475
平谷区	1163	1699
密云县	5463	9847
延庆县	406	562

注:每袋＝200毫升。

全市153家医院出院病人前十位疾病顺位及构成

顺位	城区		顺位	远郊		顺位	外埠	
	疾病名称	构成		疾病名称	构成		疾病名称	构成
1	循环系统疾病	18.1%	1	妊娠、分娩和产褥期	19.69%	1	循环系统疾病	13.87%
2	妊娠、分娩和产褥期	16.81%	2	循环系统疾病	18.52%	2	恶性肿瘤	8.58%
3	呼吸系统疾病	8.75%	3	呼吸系统疾病	11.24%	3	泌尿生殖系统疾病	5.29%
4	消化系统疾病	7.24%	4	消化系统疾病	7.74%	4	消化系统疾病	5.27%
5	泌尿生殖系统病	5.82%	5	损伤、中毒和外因的某些其他后果	5.97%	5	肌肉骨骼系统和结缔组织疾病	5.23%
6	肌肉骨骼系统和结缔组织疾病	4.54%	6	泌尿生殖系统疾病	5.4%	6	眼和附器疾病	4.97%
7	恶性肿瘤	4.12%	7	神经系统疾病	3.45%	7	妊娠、分娩和产褥期	4.88%
8	损伤、中毒和外因的某些其他后果	3.84%	8	肌肉骨骼系统和结缔组织疾病	3.34%	8	神经系统疾病	4.63%
9	内分泌、营养和代谢疾病	3.82%	9	内分泌、营养和代谢疾病	3.17%	9	先天性畸形、变形和染色体异常	4.47%
10	眼和附器疾病	3.51%	10	恶性肿瘤	2.68%	10	呼吸系统疾病	3.85%
	十种疾病合计	76.55%		十种疾病合计	81.2%		十种疾病合计	61.04%

全市居民出生、死亡及自然增长情况

区县	出生数/人	出生率/‰	死亡数/人	死亡率/‰	自然增长数/人	自然增长率/‰
全市	152929	11.54	82641	6.24	70288	5.31

注:本表统计口径为全市户籍人口。

全市婴儿、新生儿、孕产妇死亡情况

地区	婴儿死亡率/‰	新生儿死亡率/‰	孕产妇死亡率/(1/10万)	
			计	其中:产后出血
全市	2.33	1.50	7.19	
城市	2.23	1.46	5.53	
远县	2.57	1.58	11.27	

注:此表统计口径为户籍人口。

全市人口平均期望寿命

单位:岁

项目	全市
合计	81.81
男	79.73
女	83.96

注:本表统计口径为全市户籍人口。

全市居民前十位死因顺位、死亡率及百分比构成

顺位	全市			男性			女性		
	死因名称	死亡率/(1/10万)	构成/%	死因名称	死亡率/(1/10万)	构成/%	死因名称	死亡率/(1/10万)	构成/%
1	恶性肿瘤	168.90	27.08	恶性肿瘤	200.27	28.78	心脏病	149.93	27.19
2	心脏病	158.28	25.37	心脏病	166.58	23.94	恶性肿瘤	137.35	24.91
3	脑血管病	128.99	20.68	脑血管病	144.12	20.71	脑血管病	113.78	20.64
4	呼吸系统疾病	63.03	10.10	呼吸系统疾病	70.92	10.19	呼吸系统疾病	55.08	9.99
5	损伤和中毒	23.04	3.69	损伤和中毒	28.12	4.04	*内、营、代、免	19.18	3.48
6	*内、营、代、免	18.02	2.89	消化系统疾病	17.94	2.58	损伤和中毒	17.93	3.25
7	消化系统疾病	15.70	2.52	*内、营、代、免	16.87	2.43	消化系统疾病	13.44	2.44
8	神经系统疾病	7.37	1.18	神经系统疾病	8.05	1.16	神经系统疾病	6.68	1.21
9	泌尿、生殖系统疾病	5.36	0.86	传染病	6.32	0.91	泌尿、生殖系统疾病	5.22	0.95
10	传染病	4.36	0.70	泌尿、生殖系统疾病	5.49	0.79	肌肉骨骼和结缔组织疾病	3.07	0.56
	十种死因合计	593.04	95.07	十种死因合计	664.69	95.53	十种死因合计	521.67	94.62

注:1. 居民指北京市户籍居民。
2. *内、营、代、免为内分泌、营养和代谢及免疫疾病。

全市婴儿主要死因顺位、死亡率及百分比构成

顺位	全市			城郊			县		
	死因名称	死亡率/(1/10万)	构成/%	死因名称	死亡率/(1/10万)	构成/%	死因名称	死亡率/(1/10万)	构成/%
1	早产低体重	54.27	23.31	早产低体重	46.98	21.07	早产低体重	72.13	28.07
2	先天心脏病	32.04	13.76	先天心脏病	32.24	14.46	先天心脏病	31.55	12.28
3	出生窒息	26.81	11.52	出生窒息	29.48	13.22	出生窒息	20.29	7.89
4	肺炎	11.77	5.06	肺炎	15.66	7.02	意外窒息	18.03	7.02
5	败血症	10.46	4.49	败血症	10.13	4.55	败血症	11.27	4.39
	主要死因合计		58.14	主要死因合计		60.32	主要死因合计		59.65

全市新生儿主要死因顺位、死亡率及百分比构成

顺位	全市			城郊			县		
	死因名称	死亡率/ (1/10万)	构成/ %	死因名称	死亡率/ (1/10万)	构成/ %	死因名称	死亡率/ (1/10万)	构成/ %
1	早产低体重	47.08	31.44	早产低体重	42.37	28.93	早产低体重	58.60	37.14
2	出生窒息	26.16	17.47	出生窒息	28.56	19.50	出生窒息	20.29	12.86
3	先天性心脏病	17.00	11.35	先天性心脏病	16.58	11.32	先天性心脏病	18.03	11.43
4	败血症	8.50	5.68	败血症	7.37	5.03	败血症	11.27	7.14
5	肺炎	4.58	3.06	肺炎	6.45	4.40	脑膜炎	4.51	2.86
	主要死因合计		**69.00**	主要死因合计		**69.18**	主要死因合计		**71.43**

附 录

北京卫生系统挂靠研究、学术、管理机构

机构名称	负责人	职务	挂靠单位	成立时间
北京市中西医结合妇产科研究所	阴赪宏	所长	北京妇产医院	2014. 6

北京卫生系统聘任外籍人士情况

国籍	姓名	性别	国外工作单位与职务	聘任职务	聘任单位	授予时间
澳大利亚	爱德华·拜恩（Edward Byrne）	男	蒙纳士大学校长	客座教授	北京大学医学部国际合作处	2014. 3. 19
美国	李奎	男	美国田纳西大学健康科学中心微生物学、免疫学和生物化学教授	客座教授	北京大学医学部基础医学院	2014. 3. 31
澳大利亚	Robin Warren	男	澳大利亚皇家病理学院教授	客座教授	北京友谊医院	2014. 6. 14
美国	钟瑞坤（Zhongcong Xie）	男	南加州大学医学院教授	血液科客座教授	中日友好医院	2014. 6. 24
德国	Christian Virchow	男	罗斯托克大学医学中心教授	呼吸内科客座教授	中日友好医院	2014. 6. 25
加拿大	Gerard Cox	男	麦克马斯特大学医学院教授	呼吸内科名誉教授	中日友好医院	2014. 6. 25
美国	Madani	男	圣地亚哥Sulpizio医院心血管中心主任	客座教授	朝阳医院	2014. 6
瑞士	ThomasD. Szucs	男	巴塞尔大学欧洲药物研发中心主任，教授	名誉教授	北京大学临床研究所	2014. 7. 7
澳大利亚	谢恩·托马斯（Shane A Thomas）	男	蒙纳仕大学医学、护理和卫生科学部教授，医学部副部长	客座教授	北医公共卫生学院	2014. 7. 7
澳大利亚	克莱特·博郎宁（Colette J Browning）	女	蒙纳仕大学医学、护理和卫生科学部健康老龄化研究教授，初级保健学院副院长，初级卫生保健研究中心主任	客座教授	北京大学医学部公共卫生学院	2014. 7. 7
阿根廷	Ines Eisner – Janowicz	女	新西兰奥克兰大学神经病学研究中心研究员	针灸中心特聘研究员	北京中医医院	2014. 11

国籍	姓名	性别	国外工作单位与职务	聘任职务	聘任单位	授予时间
瑞典	李晋萍	女	乌普萨拉大学硫酸肝素病理生理学教授，博士生导师	中心实验室副主任	北京中医医院	2014.11
美国	傅浩强（Freddie. H. Fu）	男	匹兹堡大学医学中心骨科主任	客座教授	北京大学第三医院	2014.12.30
英国	丹尼尔·波特（Daniel Porter）	男	英国爱丁堡大学皇家医院骨科教授	骨科主任	北京华信医院	2014.12
美国	Hope S. Rugo	女	加州大学旧金山分校（UCSF）医学院教授	客座教授	北京肿瘤医院	2014
英国	Hywel Jhomas	男	卡迪夫大学副校长	名誉教授	北京肿瘤医院	2014
英国	Malcolm Mason	男	卡迪夫大学教授	名誉教授	北京肿瘤医院	2014
德国	Markus Gerhard	男	慕尼黑工业大学微生物与免疫学研究所教授	客座教授	北京肿瘤医院	2014
比利时	Sabine Tejpar	女	鲁汶大学消化系统分子肿瘤学实验室主任	客座教授	北京肿瘤医院	2014
美国	Edward Chu	男	匹兹堡大学癌症研究所血液肿瘤科主任	客座教授	北京肿瘤医院	2014
德国	Thomas Rabe	男	海德堡大学女子医院妇科内分泌和生殖科教授、顾问、医学博士	客座教授	首都医科大学	2014
英国	Aris Papageorghiou	男	牛津大学纳菲尔德妇产科资深教授、伦敦大学 St George 医院产科及胎儿医学顾问	客座教授	首都医科大学	2014
德国	Markus Montag	男	波恩大学妇产医院 IVF 实验室主任、海德堡大学妇产医院生殖内分泌科 IVF 实验室主任	客座教授	北京妇产医院	2014
加拿大	Peter C. K. Leung	男	加拿大生殖和男科协会的主席、加拿大卫生研究院性别与健康研究所顾问委员会成员	客座教授	北京妇产医院	2014
英国	TC Li	男	英国皇家妇产科医学院荣授院士	妇科微创中心名誉主任	北京妇产医院	2014

北京卫生系统人员被国外机构聘任情况

姓名	性别	国内工作单位及职务	受聘国外机构	聘任职务	时间
张罗	男	北京同仁医院副院长	世界过敏科学组织（World Allergy Organization，WAO）	执委会执行委员	2014.2
阮祥燕	女	北京妇产医院 妇科内分泌科主任	德国图宾根大学	客座教授	2014

北京卫生系统人员获国际奖章和学术名衔情况

姓名	性别	国内工作单位及职务	授予国别（地区）及机构	称号	时间
王宁利	男	北京同仁医院眼科中心主任	国际眼科科学院	国际眼科科学院院士	2014.4.2
柯杨	女	北京大学常务副校长、医学部常务副主任	美国医学科学院	美国医学科学院外籍院士	2014.10.20
赵红心	女	北京地坛医院感染性疾病诊治与研究中心副主任	英国贝利马丁基金会	第十五届贝利·马丁奖	2014.10.22

2014 年北京市二级及以上医疗机构名录（不含驻京部队医疗机构）

机构 名称	医院 等级	医院 等次	机构 类型	经济类 型名称	设置/主办 单位代码	地址	邮政 编码	在岗职 工人	卫生技术 人员/人	编制床 位/张	实有床 位/张	门诊人 次数	急诊人 次数
卫生部北京医院	三级	甲等	综合医院	国有全资	卫生行政部门	东城区东单大华路 1 号	100730	2668	2121	1032	1032	1814235	102931
中国医学科学院北京协和医院	三级	甲等	综合医院	国有全资	卫生行政部门	东城区帅府园1 号	100730	5042	3683	1985	1985	3056076	208536
北京中医药大学东直门医院	三级	甲等	中医（综合）医院	国有全资	其他行政部门	东城区海运仓 5 号	100700	1321	1054	574	585	1797118	45147
首都医科大学附属北京同仁医院	三级	甲等	综合医院	国有全资	卫生行政部门	东城区东交民巷 1 号	100730	3473	2842	1759	1609	2269254	312140
首都医科大学附属北京天坛医院	三级	甲等	综合医院	国有全资	卫生行政部门	东城区天坛西里 6 号	100050	1904	1592	1150	1162	1277296	105874
首都医科大学附属北京中医医院	三级	甲等	中医（综合）医院	国有全资	卫生行政部门	东城区美术馆后街 23 号	100010	1379	1166	565	602	2170037	39006
首都医科大学附属北京口腔医院	三级	甲等	口腔医院	国有全资	卫生行政部门	东城区天坛西里 4 号	100050	1133	938	100	62	739336	3254
中国医学科学院阜外心血管病医院	三级	甲等	心血管病医院	国有全资	卫生行政部门	西城区北礼士路 167 号	100037	3078	2581	898	998	609825	27245
中国中医科学院广安门医院	三级	甲等	中医（综合）医院	国有全资	其他行政部门	西城区北线阁5 号	100053	1443	1257	614	614	2795728	52987
北京大学第一医院	三级	甲等	综合医院	国有全资	卫生行政部门	西城区西什库大街 8 号	100034	3259	2834	1500	1500	2716361	150668
北京大学人民医院	三级	甲等	综合医院	国有全资	卫生行政部门	西城区西直门南大街 11 号	100044	3963	3430	1448	1874	2430069	192684
北京中医药大学附属国肾中医医院	三级	甲等	针灸医院	国有全资	卫生行政部门	西城区棉花胡同 83 号	100035	629	504	390	365	993535	3640
首都医科大学宣武医院	三级	甲等	综合医院	国有全资	卫生行政部门	西城区长椿街45 号	100053	2747	2317	981	1147	2678305	199713

机构名称	医院等级	医院等次	机构类型	经济类型名称	设置/主办单位代码	地址	邮政编码	在岗职工/人	卫生技术人员/人	编制床位/张	实有床位/张	门诊人次数	急诊人次数
首都医科大学附属北京友谊医院	三级	甲等	综合医院	国有全资	卫生行政部门	西城区永安路95号	100050	2724	2301	1256	1423	2439496	184284
首都医科大学附属北京儿童医院	三级	甲等	儿童医院	国有全资	卫生行政部门	西城区南礼士路56号	100045	2409	2038	970	1062	3156135	214233
首都医科大学附属北京安定医院	三级	甲等	精神病医院	国有全资	卫生行政部门	西城区德胜门外安康胡同5号	100088	880	680	800	707	382607	11296
北京积水潭医院	三级	甲等	综合医院	国有全资	卫生行政部门	西城区新街口东街31号	100035	2537	2123	1503	1374	1639132	224218
北京急救中心	三级	甲等	急救中心	国有全资	卫生行政部门	西城区前门西大街103号	100031	649	383				11519
北京市肛肠医院	三级	甲等	中西医结合医院	集体全资	卫生行政部门	西城区德外大街16号,西城区下岗胡同1号	100120	445	383	485	400	243245	5731
北京市宣武中医医院	三级	乙等	中医(综合)医院	国有全资	卫生行政部门	西城区万明路13号	100050	393	316	400	188	478775	
首都医科大学附属复兴医院	三级	合格	综合医院	国有全资	卫生行政部门	西城区复兴门外大街甲20号	100038	1391	1190	816	795	1316365	73942
卫生部中日友好医院	三级	甲等	综合医院	国有全资	卫生行政部门	朝阳区和平里樱花东路	100029	3483	2575	1300	1546	2463749	225996
中国医学科学院肿瘤医院	三级	甲等	肿瘤医院	国有全资	卫生行政部门	朝阳区潘家园南里17号	100021	2091	1539	1198	1446	721487	14109
中国中医科学院望京医院	三级	甲等	中医(综合)医院	国有全资	其他行政部门	朝阳区望京中环南路6号	100102	1184	933	1100	734	1297708	70664
北京中医药大学第三附属医院	三级	甲等	中西医结合医院	国有全资	事业单位	朝阳区安定门外小关街51号	100029	708	569	520	470	671164	16663
首都医科大学附属北京朝阳医院	三级	甲等	综合医院	国有全资	卫生行政部门	朝阳区工体南路8号	100020	4065	3538	1880	1871	3557162	308956
首都医科大学附属北京安贞医院	三级	甲等	综合医院	国有全资	卫生行政部门	朝阳区安贞路2号	100029	4074	3478	1062	1287	2414667	137461

机构名称	医院等级	医院等次	机构类型	经济类型名称	设置/主办单位代码	地址	邮政编码	在岗职工/人	卫生技术人员/人	编制床位/张	实有床位/张	门诊人次数	急诊人次数
首都医科大学附属北京地坛医院	三级	甲等	传染病医院	国有全资	卫生行政部门	朝阳区京顺路东街8号	100015	1203	1019	600	598	541510	50285
首都医科大学附属北京妇产医院	三级	甲等	妇产（科）医院	国有全资	卫生行政部门	朝阳区姚家园路251号	100026	1356	1051	660	509	1236511	34973
首都儿科研究所附属儿童医院	三级	甲等	儿童医院	国有全资	卫生行政部门	朝阳区雅宝路2号	100020	860	668	400	414	1908282	194700
北京华信医院	三级	合格	综合医院	国有全资	其他行政部门	朝阳区酒仙桥一街坊6号	100016	1393	1220	760	770	978664	95644
民航总医院	三级	合格	综合医院	国有全资	其他行政部门	朝阳区高井甲1号	100123	1179	1008	800	466	1181401	207459
煤炭总医院	三级	合格	综合医院	国有全资	其他行政部门	朝阳区西坝河南里29号	100028	1012	787	515	503	744178	58898
北京市垂杨柳医院	三级	未评	综合医院	国有全资	卫生行政部门	朝阳区垂杨柳南街2号，朝阳区三间房西村479号，朝阳区东三环南路54号院	100022	1093	874	521	501	925590	126160
航空总医院	三级	未评	综合医院	国有全资	企业	朝阳区安外北苑3号院	100012	1570	1242	600	600	867419	185633
中国中医科学院西苑医院	三级	甲等	中医（综合）医院	国有全资	其他行政部门	海淀区西苑操场1号	100091	1462	1120	525	588	2323351	82960
北京大学第三医院	三级	甲等	综合医院	国有全资	卫生行政部门	海淀区花园北路49号	100191	4509	3678	1420	1725	3756952	318506
北京大学第六医院	三级	甲等	精神病医院	国有全资	卫生行政部门	海淀区花园北路51号	100191	406	289	200	218	248506	
北京大学口腔医院	三级	甲等	口腔医院	国有全资	卫生行政部门	海淀区中关村南大街22号	100081	2238	1770	115	157	1279379	84918
北京大学肿瘤医院	三级	甲等	肿瘤医院	国有全资	卫生行政部门	海淀区阜成路52号	100142	1772	1275	790	775	509917	57241
首都医科大学附属北京世纪坛医院	三级	甲等	综合医院	国有全资	卫生行政部门	海淀区羊坊店铁医路10号	100038	2178	1805	1037	970	1569256	
北京老年医院	三级	合格	综合医院	国有全资	卫生行政部门	海淀区温泉路118号	100095	781	633	600	500	306053	38508
航天中心医院	三级	合格	综合医院	国有全资	事业单位	海淀区玉泉路15号	100049	2089	1726	961	961	1110293	85351
北京市海淀医院	三级	未评	综合医院	国有全资	卫生行政部门	海淀区中关村大街29号	100080	1600	1367	900	727	1392909	162626

机构名称	医院等级	医院等次	机构类型	经济类型名称	设置/主办单位代码	地址	邮政编码	在岗职工/人	卫生技术人员/人	编制床位/张	实有床位/张	门诊人次数	急诊人次数
北京中医药大学东方医院	三级	甲等	中医(综合)医院	国有全资	事业单位	丰台区方庄小区芳星园一区6号	100078	1398	1145	600	730	1859585	59469
首都医科大学附属北京佑安医院	三级	甲等	传染病医院	国有全资	卫生行政部门	丰台区右外西头条8号	100069	1675	1226	800	710	546002	26993
北京市丰台中西医结合医院	三级	甲等	中西医结合医院	国有全资	卫生行政部门	丰台区长辛店东山坡三里甲60号	100072	517	449	400	400	336584	55632
中国康复研究中心(北京博爱医院)	三级	甲等	综合医院	国有全资	社会团体	丰台区角门北路10号	100068	1705	1236	1100	952	435638	44341
华北电网有限公司北京电力医院	三级	合格	综合医院	国有全资	企业	丰台区太平桥西里甲1号	100073	1294	990	518	550	662702	62224
北京祥云京城皮肤病医院	三级	未评	皮肤病医院	股份有限(公司)	企业	丰台区马家堡路69号院1号楼,2号楼	100068	192	107	100	100	25526	
北京国丹皮肤病医院	三级	未评	皮肤病医院	私有	企业	丰台区太平桥路17号	100070	108	100	100	100	18022	
中国医学科学院整形外科医院	三级	甲等	整形外科医院	国有全资	卫生行政部门	石景山区八大处路	100144	737	520	328	328	122899	3583
中国中医科学院眼科医院	三级	甲等	其他中医专科医院	国有全资	其他行政部门	石景山区鲁谷路33号	100040	468	374	800	300	328016	4253
北京大学首钢医院	三级	合格	综合医院	国有全资	企业	石景山区晋元庄路9号	100144	1753	1506	1006	857	955687	93506
北京京煤集团总医院	三级	合格	综合医院	国有全资	企业	门头沟区黑山大街18号	102300	1137	867	736	742	638988	63146
北京市房山区中医医院	三级	甲等	中医(综合)医院	集体全资	卫生行政部门	房山区城关南大街151号	102400	1363	1074	800	884	987764	43436
北京燕化医院	三级	合格	综合医院	其他	其他社会组织	房山区迎风街15号	102500	1269	890	501	663	872436	59076
北京市房山区良乡医院	三级	未评	综合医院	国有全资	卫生行政部门	房山区良乡医院拱辰大街45号	102401	1942	1609	800	860	2051667	158096

机构名称	医院等级	医院等次	机构类型	经济类型名称	设置主办单位代码	地址	邮政编码	在岗职工/人	卫生技术人员/人	编制床位/张	实有床位/张	门诊人次数	急诊人次数
首都医科大学附属北京胸科医院	三级	甲等	胸科医院	国有全资	卫生行政部门	通州区马厂97号	101149	809	609	900	533	232503	4561
北京市通州区中医医院	三级	甲等	中医（综合）医院	国有全资	卫生行政部门	通州区翠屏西路116号	101100	731	663	342	342	938330	83476
北京市通州区潞河医院	三级	未评	综合医院	国有全资	卫生行政部门	通州区新华南路82号,通州区翠屏西路43-45号	101149	2468	1970	1200	1003	1709540	238932
北京市顺义区医院	三级	未评	综合医院	国有全资	卫生行政部门	顺义区光明南街3号	101300	1971	1646	800	771	1690649	246194
北京市公安局强制治疗管理处（北京市安康医院）	三级	未评	精神病医院	国有全资	其他行政部门	顺义区左堤辅路10号	101300	419	282	1000	500	115	
北京市大兴区中医医院	三级	甲等	中医（综合）医院	国有全资	卫生行政部门	大兴区黄村镇兴丰北大街（二段）138号	102618	709	604	300	407	998318	32522
北京市大兴区人民医院	三级	未评	综合医院	国有全资	卫生行政部门	大兴区黄村镇西大街26号,大兴区黄村镇孙村通黄路南,大兴区黄村黄村西大街27号	102600	2092	1793	1100	992	1721434	234918
北京爱育华妇儿医院	三级	未评	其他专科医院	其他	其他社会组织	大兴区经济技术开发区景园南街2号	100176						
北京回龙观医院	三级	甲等	精神病医院	国有全资	卫生行政部门	昌平区回龙观镇	100096	1231	859	1369	1295	111725	
北京王府中西医结合医院	三级	甲等	中西医结合医院	其他	个人	昌平区北七家镇王府街1号	102209	641	552	600	469	424693	47650
北京小汤山医院	三级	合格	综合医院	国有全资	卫生行政部门	昌平区小汤山镇	102211	746	304	577	577	61433	4
北京市昌平区中医医院	三级	合格	中医（综合）医院	国有全资	卫生行政部门	昌平区城区东环路南段,昌平区星火街9号	102200	977	691	500	404	905057	67122
北京市昌平区中西医结合医院	三级	合格	中西医结合医院	集体全资	卫生行政部门	昌平区东小口镇霍营村黄平路219号	102208	1341	1045	2130	2130	863769	62010

机构名称	医院等级	医院等次	机构类型	经济类型名称	设置/主办单位代码	地址	邮政编码	在岗职工/人	卫生技术人员/人	编制床位/张	实有床位/张	门诊人次数	急诊人次数
北京清华长庚医院	三级	未评	综合医院	国有全资	卫生行政部门	昌平区立汤路168号	102218	933	665	598	972	8487	
北京市昌平区医院	三级	未评	综合医院	国有全资	卫生行政部门	昌平区鼓楼北街9号	102200	1373	1039	800	581	1117908	203387
北京大学国际医院	三级	未评	综合医院	其他内资	企业	昌平区中关村生命科学园路1号	102206	1289	948	532	622	2327	261
北京市平谷区医院	三级	未评	综合医院	国有全资	卫生行政部门	平谷区新平北路59号	101200	1514	1296	960	924	1125016	150698
北京市第六医院	二级	甲等	综合医院	国有全资	卫生行政部门	东城区交道口北二条31.36号,东城区东直门内大街184号	100007	1016	809	560	560	530923	43203
北京市东城区第一妇幼保健院	二级	甲等	妇幼保健院	国有全资	卫生行政部门	东城区交道口南大街136号	100007	212	157	98	96	45941	
北京市鼓楼中医医院	二级	甲等	中医(综合)医院	国有全资	卫生行政部门	东城区豆腐池胡同13号、和平里中街14-2号	100009	333	268	122	122	516316	8387
北京市隆福医院(北京市东城区老年病医院)	二级	甲等	综合医院	国有全资	卫生行政部门	东城区美术馆东街18号、沙滩后街14号、三眼井胡同乙68号	100010	679	553	381	340	392267	11785
北京市和平里医院	二级	甲等	综合医院	国有全资	卫生行政部门	东城区和平里北街18号	100013	843	652	302	358	515884	41792
北京市东城区第二妇幼保健院	二级	甲等	妇幼保健院	国有全资	卫生行政部门	东城区天坛东里南小区79号	100061	124	99	60	30	82202	26369
北京市普仁医院	二级	甲等	综合医院	国有全资	卫生行政部门	东城区崇外大街100号	100062	912	739	400	389	649302	36309
北京市东城区第一人民医院	二级	合格	综合医院	国有全资	卫生行政部门	东城区永外大街130号	100075	324	282	150	105	361722	42526
北京市东城区精神卫生保健院	二级	未评	精神病医院	国有全资	卫生行政部门	东城区东直门外簪缨小区7号	100027	131	109	129	129	12921	

机构名称	医院等级	医院等次	机构类型	经济类型名称	设置/主办单位代码	地址	邮政编码	在岗职工人	卫生技术人员人	编制床位/张	实有床位/张	门诊人次数	急诊人次数
北京市崇文区中医医院	二级	未评	中医（综合）医院	国有全资	卫生行政部门	东城区西兴隆街1号、崇文区西园子三巷24号	100061						
北京同仁堂中医院	二级	未评	中医（综合）医院	其他	企业	东城区西打磨厂街46号	100051	238	173	100	100	637510	940
北京拜尔昊城口腔医院	二级	未评	口腔医院	其他	企业	东城区祈年大街18号院4号楼	100062	74	71	15	15	2765	
北京市第二医院	二级	甲等	综合医院	国有全资	卫生行政部门	西城区宣内大街油坊胡同36号	100031	455	380	286	230	225522	11980
北京市丰盛中医骨伤专科医院	二级	甲等	骨伤医院	集体全资	卫生行政部门	西城区阜内大街306号	100033	265	213	100	98	567960	50589
北京市西城区平安医院	二级	甲等	精神病医院	国有全资	卫生行政部门	西城区赵登禹路169号	100035	322	239	213	290	207939	4
北京市回民医院	二级	甲等	综合医院	国有全资	卫生行政部门	西城区右安门内大街11号	100054	501	402	300	266	299501	32002
北京按摩医院	二级	甲等	按摩医院	国有全资	其他行政部门	西城区宝产胡同7号	100035	303	231	56	44	760699	
北京市监狱管理局中心医院	二级	甲等	综合医院	国有全资	其他行政部门	西城区右安门东街9号	100054	606	387	360	360	169704	4355
北京市健宫医院	二级	甲等	综合医院	联营	其他社会组织	西城区儒福里6号	100054	780	658	457	403	704616	42445
北京市西城区展览路医院	二级	合格	综合医院	集体全资	卫生行政部门	西城区桃柳园西巷16号	100044	296	230	185	140	284102	6260
北京市西城区妇幼保健院	二级	合格	妇幼保健院	国有全资	卫生行政部门	西城区平原里19号	100054	139	122	40	28	140890	
北京市西城区广外医院	二级	合格	综合医院	国有全资	卫生行政部门	西城区广外三义里甲2号	100055	282	224	180	180	321077	12535
北京瑞安康复医院	二级	未评	康复医院	私有	其他社会组织	西城区鸭子桥路35号4号楼1-6层	100055						

机构名称	医院等级	医院等次	机构类型	经济类型名称	设置/主办单位代码	地址	邮政编码	在岗职工/人	卫生技术人员/人	编制床位/张	实有床位/张	门诊人次数	急诊人次数
北京长安中西医结合医院	二级	未评	中西医结合医院	私有	个人	西城区枣林前街19号	100053						
北京市中医医院	二级	甲等	中医（综合）医院	国有全资	卫生行政部门	朝阳区工体南路6号	100020	318	266	150	200	350988	20209
北京市第一中西医结合医院	二级	甲等	中西医结合医院	国有全资	卫生行政部门	朝阳区金台路13号内2号、朝阳区东坝乡东风大队二条	100026	977	850	286	286	694092	81051
北京市朝阳区妇幼保健院	二级	甲等	妇幼保健院	国有全资	卫生行政部门	朝阳区潘家园华威里25号	100026	404	317	139	110	299148	3356
北京市老年病医院	二级	甲等	其他专科医院	国有全资	其他行政部门	朝阳区华严北里小关西街甲2号	100029	217	147	360	360	58111	
北京首都机场医院	二级	甲等	综合医院	国有全资	企业	朝阳区机场南路东里17号楼	100621	461	398	182	120	445295	46021
北京市朝阳区三环肿瘤医院	二级	甲等	肿瘤医院	股份合作	企业	朝阳区十里河352号	100021	389	321	500	106	18285	
北京市朝阳区桓兴肿瘤医院	二级	甲等	肿瘤医院	其他内资	个人	朝阳区十八里店吕家营南里甲1号	100122	506	401	500	500	10759	
北京东苑中医医院	二级	乙等	中医（综合）医院	其他内资	个人	朝阳区朝来绿色家园广华居18号、19号商	100102	83	61	80	80	5139	876
北京市朝阳区双桥医院	二级	合格	综合医院	国有全资	卫生行政部门	朝阳区双桥东路	100121	324	286	236	204	447899	47504
北京市朝阳区第三医院	二级	未评	精神病医院	国有全资	卫生行政部门	朝阳区双桥南路甲8号、朝阳区延静西里12号楼、朝阳区金盏乡金盏大街2号	100024	272	208	360	410	30793	
北京市红十字会急诊抢救中心	二级	未评	综合医院	集体全资	其他行政部门	朝阳区德外清河东路1号	100192	1253	872	311	311		17888

机构名称	医院等级	医院等次	机构类型	经济类型名称	设置/主办单位代码	地址	邮政编码	在岗职工/人	卫生技术人员/人	编制床位/张	实有床位/张	门诊人次数	急诊人次数
中国藏学研究中心北京藏医院	二级	未评	藏医院	国有全资	事业单位	朝阳区小关北里218号	100029	369	201	100	80	150917	
北京嫣然天使儿童医院	二级	未评	儿童医院	其他内资	社会团体	朝阳区望京东园519号楼	100102	93	65	80	46	29879	
北京五洲妇儿医院	二级	未评	妇产(科)医院	其他内资	其他社会组织	朝阳区西大望路24号	100022	339	278	80	80	113813	700
北京麦瑞骨科医院	二级	未评	骨科医院	其他内资	企业	朝阳区北苑路1号	100012	167	109	150	118	10095	191
北京和睦家医院	二级	未评	综合医院	中外合作	企业	朝阳区将台路2号	100015	993	535	120	84	130931	30078
北京玛丽妇婴妇产医院	二级	未评	妇产(科)医院	其他内资	企业	朝阳区雅成一里16号楼	100025	126	81	50	50	18218	
北京安慧宜和妇儿医院	二级	未评	妇产(科)医院	其他内资	企业	朝阳区安慧北里逸园5号楼	100101	318	211	50	36	56989	1833
北京五方桥中医肾病医院	二级	未评	其他中医专科医院	股份合作	个人	朝阳区王四营乡王四营村339	100023	135	94	100	100	2595	
北京玛丽妇婴医院	二级	未评	妇产(科)医院	其他内资	个人	朝阳区和平里北街5号	100013	240	125	80	30	57255	
北京精诚博爱康复医院	二级	未评	康复医院	其他内资	个人	朝阳区崔各庄乡南皋路188号	100015			100	100		
北京美中宜和妇儿医院	二级	未评	其他专科医院	其他内资	个人	朝阳区芳园西路9号,朝阳区四得公园将台西路9-9号	100016	403	259	50	50	107916	1953
北京凤凰妇科医院	二级	未评	其他专科医院	其他内资	个人	朝阳区将台西路18号	100016	115	79	50	50	1471	
北京和美妇儿医院	二级	未评	其他专科医院	其他内资	个人	朝阳区安外小关北里甲2号	100021	430	222	72	72	70578	5454
北京华府妇儿医院	二级	未评	其他专科医院	其他内资	个人	朝阳区百子湾南二路18号	100022	148	73	60			

机构名称	医院等级	医院等次	机构类型	经济类型名称	设置/主办单位代码	地址	邮政编码	在岗职工/人	卫生技术人员/人	编制床位/张	实有床位/张	门诊人次数	急诊人次数
北京新世纪妇儿医院	二级	未评	妇产（科）医院	其他外资	个人	朝阳区望京北路51号院第2号楼、第5号楼	100102	304	194	102	61	48244	3280
北京瑞程医院管理有限公司瑞泰口腔医院	二级	未评	口腔医院	其他内资	个人	朝阳区天居园1号楼	100107	155	92	15	15	52662	
北京朝阳急诊抢救中心	二级	未评	综合医院	其他内资	个人	朝阳区周庄嘉园东里27号	100122	657	483	400	400	15572	19068
北京美迪中医皮肤病医院	二级	未评	其他中医专科医院	私有	个人	朝阳区高碑店乡半壁店村惠河南街1092号	100022	125	103	100	100	5011	
北京市中西医结合医院	二级	甲等	中西医结合医院	国有全资	卫生行政部门	海淀区永定路东街3号	100039	690	573	350	300	538180	16825
北京市海淀区妇幼保健院（北京市海淀区海淀社区卫生服务中心）	二级	甲等	妇幼保健院	国有全资	卫生行政部门	海淀区海淀南路33号	100080	732	583	460	300	731886	20873
北京市中关村医院	二级	甲等	综合医院	国有全资	卫生行政部门	海淀区中关村南路12号	100190	784	639	228	255	482702	14825
北京市水利医院	二级	甲等	综合医院	国有全资	其他行政部门	海淀区玉渊潭南路19号	100036	619	520	300	280	189402	22921
北京市社会福利医院	二级	甲等	综合医院	国有全资	其他行政部门	海淀区清河三街52号	100085	151	145	150	100	135785	3749
北京市化工职业病防治院（北京市职业病防治研究院）	二级	甲等	职业病防治院	国有全资	企业	海淀区香山一棵松50号	100093	247	98	66	66	27011	
北京市上地医院	二级	合格	综合医院	国有全资	其他行政部门	海淀区农大南路树村西街6号	100084	364	296	158	173	234106	24661
北京大学医院	二级	合格	综合医院	国有全资	事业单位	海淀区颐和园路5号北京大学院内	100871	336	306	101	101	403163	31009

机构名称	医院等级	医院等次	机构类型	经济类型名称	设置/主办单位代码	地址	邮政编码	在岗职工/人	卫生技术人员/人	编制床位/张	实有床位/张	门诊人次数	急诊人次数
北京市羊坊店医院	二级	未评	综合医院	国有全资	卫生行政部门	海淀区羊坊店双贝子坟路1号	100038	174	146	103	103	85323	
北京四季青医院（北京市海淀区四季青镇社区卫生服务中心）	二级	未评	综合医院	集体全资	卫生行政部门	海淀区远大路32号	100097	718	522	250	205	760132	82691
北京市海淀区精神卫生防治院	二级	未评	其他专科疾病防治院	国有全资	卫生行政部门	海淀区苏家坨镇	100194	160	146	350	280	24366	
清华大学医院	二级	未评	综合医院	国有全资	事业单位	海淀区清华大学院内	100084	206	182	130	102	421119	37920
北京市道培医院	二级	未评	血液病医院	股份合作	其他社会组织	海淀区玉泉路15号	100049	320	157	58	58	35811	259
北京宝岛妇产医院	二级	未评	妇产（科）医院	其他	企业	海淀区新街口外大街1号	100088	210	159	170	145	22956	1408
北京德尔康尼骨科医院	二级	未评	骨科医院	私有	企业	海淀区草石路甲19号	100039	31	23	15	15	2034	
北京优颐口腔医院	二级	未评	口腔医院	股份合作	个人	海淀区翠微北里11号楼1栋	100036						
北京海婴妇产（科）医院	二级	未评	妇产（科）医院	私有	个人	海淀区海淀南路36号1层0107、0108、2层	100080						
北京丰台医院	二级	甲等	综合医院	国有全资	卫生行政部门	丰台区丰台南路99号（西安街1号）	100070	1857	1518	1100	810	1245963	162007
中国航天科工集团七三一医院	二级	甲等	综合医院	国有全资	事业单位	丰台区云岗镇岗南里3号院	100074	946	758	400	420	563788	108024
北京航天总医院	二级	甲等	综合医院	国有全资	事业单位	丰台区万源北路7号	100076	1330	1106	500	586	988014	98517
北京市丰台区南苑医院	二级	乙等	综合医院	国有全资	卫生行政部门	丰台区南苑镇公所胡同3号	100076	500	424	300	268	413012	54336
北京市丰台区铁营医院	二级	乙等	综合医院	国有全资	卫生行政部门	丰台区永外镇七条1号	100079	350	312	211	201	352849	29181

机构名称	医院等级	医院等次	机构类型	经济类型名称	设置/主办单位代码	地址	邮政编码	在岗职工/人	卫生技术人员/人	编制床位/张	实有床位/张	门诊人次数	急诊人次数
北京市丰台区妇幼保健院	二级	合格	妇幼保健院	国有全资	卫生行政部门	丰台区右安门外开阳里三街1号	100067	304	233	240	66	213407	18939
北京丰台右安门医院	二级	合格	综合医院	集体全资	社会团体	丰台区右外大街199号	100069	824	600	400	400	86039	20456
北京丰台长峰医院	二级	合格	综合医院	私有	社会团体	丰台区靛厂路291号	100039	193	165	150	150	20682	25
北京国济中医医院	二级	未评	中医（综合）医院	其它内资	社会团体	丰台区莲花池东路132号	100055	162	132	158	158	46984	
北京新里程肿瘤医院	二级	未评	肿瘤医院	中外合资	企业	丰台区万丰路69号	100073						
北京博仁医院	二级	未评	综合医院	其他内资	个人	丰台区郑王坟南6号A、B、C座	100070	201	153	170	170	1013	65
北京首大耳鼻喉科医院	二级	未评	耳鼻喉科医院	其他内资	个人	丰台区成寿路33号	100078	122	84	70	70	19097	
北京市石景山医院	二级	甲等	综合医院	国有全资	卫生行政部门	石景山区石景山路24号	100043	1574	1264	600	740	1359105	117646
清华大学玉泉医院	二级	甲等	综合医院	国有全资	事业单位	石景山区石景山路5号	100049	734	545	500	329	234866	19112
北京市石景山区妇幼保健院	二级	乙等	妇幼保健院	国有全资	卫生行政部门	石景山区依翠园5号	100040	77	57	30	12	19194	
北京市石景山中医医院	二级	合格	中医（综合）医院	国有全资	卫生行政部门	石景山区八角北路	100043	125	105	120	100	236039	2785
首都医科大学附属北京康复医院（北京工人疗养院）	二级	合格	综合医院	国有全资	社会团体	石景山区八大处西下庄	100144	709	584	580	507	85825	4177
北京联科中医肾病医院	二级	未评	其他中医专科医院	股份合作	社会团体	石景山区模式口西口102号	100041	185	166	150	170	10849	
北京市门头沟区医院	二级	甲等	综合医院	国有全资	卫生行政部门	门头沟区河滩街东10号	102300	922	721	502	459	558936	59634

机构名称	医院等级	医院等次	机构类型	经济类型名称	设置/主办单位代码	地址	邮政编码	在岗职工/人	卫生技术人员/人	编制床位/张	实有床位/张	门诊人次数	急诊人次数
北京市门头沟区中医医院	二级	甲等	中医（综合）医院	集体全资	卫生行政部门	门头沟区新桥南大街3号	102300	331	263	123	100	454782	11643
北京市门头沟区妇幼保健院	二级	甲等	妇幼保健院	国有全资	卫生行政部门	门头沟区妇幼保健院	102300	180	133	30	27	130387	306
北京市门头沟区龙泉医院	二级	合格	精神病医院	国有全资	卫生行政部门	门头沟区门头沟路42号	102300	145	111	180	240	16494	89
北京市门头沟区斋堂医院（门头沟区斋堂镇社区卫生服务中心）	二级	合格	综合医院	国有全资	卫生行政部门	门头沟区斋堂镇东斋堂村33号	102309	99	79	100	60	42007	758
北京市房山区第一医院	二级	甲等	综合医院	国有全资	卫生行政部门	房山区南沿里1号	102400	1753	1276	800	971	1025839	70338
北京市房山区妇幼保健院	二级	甲等	妇幼保健院	国有全资	卫生行政部门	房山区良乡镇苏庄东街5号	102488	517	384	200	157	363014	44167
北京同济东方中西医结合医院	二级	甲等	中西医结合医院	其他	社会团体	房山区阎村镇大紫草坞村	102412	134	110	100	100	10386	1758
中国核工业北京四〇一医院	二级	合格	综合医院	国有全资	事业单位	房山区新镇	102413	359	297	160	160	210319	41438
北京市通州区中西医结合医院	二级	甲等	中西医结合医院	国有全资	卫生行政部门	通州区车站路89号	101100	334	266	150	150	490926	13825
北京市通州区妇幼保健院	二级	甲等	妇幼保健院	国有全资	卫生行政部门	通州区玉桥中路124号	101100	734	608	200	272	611100	197964
北京安琪妇产医院	二级	合格	妇产（科）医院	其他	其他社会组织	通州区云景南大街104号	101101						
北京市通州区新华医院	二级	未评	综合医院	国有全资	卫生行政部门	通州区新华大街47号	101100	725	642	800	80	359782	122056

机构名称	医院等级	医院等次	机构类型	经济类型名称	设置/主办单位代码	地址	邮政编码	在岗职工/人	卫生技术人员/人	编制床位/张	实有床位/张	门诊人次数	急诊人次数
北京市通州区老年病医院	二级	未评	护理院	国有全资	卫生行政部门	通州区永顺东街152号	101100						
北京安娜贝儿妇产医院	二级	未评	妇产（科）医院	其他	其他社会组织	通州区工业开发区光华路15号	101113						
北京市顺义区中医医院	二级	甲等	中医（综合）医院	国有全资	卫生行政部门	顺义区站前东街5号	101300	743	488	300	307	869401	49430
北京市顺义区妇幼保健院	二级	甲等	妇幼保健院	国有全资	卫生行政部门	顺义区顺康路1号	101300	581	526	300	272	637729	179989
北京潮白河骨伤科医院	二级	甲等	骨科医院	国有全资	卫生行政部门	顺义区李遂镇	101313						
北京市顺义空港医院	二级	未评	综合医院	集体全资	卫生行政部门	顺义区后沙峪地区双裕街49号	101318	401	310	205	132	297605	25069
北京市大兴区妇幼保健院	二级	甲等	妇幼保健院	国有全资	卫生行政部门	大兴区黄村镇兴丰大街（三段）56号，北京市大兴区亦庄镇成寿寺路2号	102600	457	383	90	90	275302	34400
北京市大兴区精神病病院	二级	甲等	精神病医院	国有全资	卫生行政部门	大兴区黄村镇黄良路东口北侧	102600	573	367	760	760	40218	
北京市仁和医院	二级	甲等	综合医院	其他	企业	大兴区兴丰大街1号	102600	1613	1395	406	1410	1101142	179861
北京市大兴区红星医院	二级	未评	综合医院	国有全资	卫生行政部门	大兴区瀛海镇忠兴南路3号	100076	488	404	450	395	233497	35290
国家康复辅具研究中心附属康复医院	二级	未评	康复医院	国有全资	卫生行政部门	大兴区荣华中路1号	100076	165	135	150	255	5732	
北京市大兴区老年病病院	二级	未评	其他专科医院	国有全资	卫生行政部门	大兴区礼贤镇大辛庄	102600			150			
北京南郊肿瘤医院	二级	未评	肿瘤医院	私有	企业	大兴区西红门镇育才路2号	100076	262	142	150	150		

机构名称	医院等级	医院等次	机构类型	经济类型名称	设置/主办单位代码	地址	邮政编码	在岗职工/人	卫生技术人员/人	编制床位/张	实有床位/张	门诊人次数	急诊人次数
北京普祥中医肿瘤医院	二级	未评	肿瘤医院	其他	个人	大兴区亦庄镇成寿寺路2号	100176	123	104	180	150	26117	
北京大兴业口腔医院	二级	未评	口腔医院	其他内资	个人	大兴区枣园北里10号	102600	90	64	15	15	26127	243
北京民康医院	二级	甲等	精神病医院	国有全资	其他行政部门	昌平区沙河镇	102206	199	159	500	600	3039	
北京侯丽萍风湿病中医医院	二级	甲等	其他中医专科医院	股份合作	其他社会组织	昌平科技园区振兴路8号	102200	135	89	80	120	9686	
北京大卫中医医院	二级	乙等	中医（综合）医院	其他	其他社会组织	昌平区沙河镇满井桥西100米	102206	98	57	110	110	18318	
北京市昌平区妇幼保健院	二级	合格	妇幼保健院	国有全资	卫生行政部门	昌平区北环路1号	102200	659	494	172	149	492301	40523
北京市昌平区南口医院	二级	合格	综合医院	国有全资	卫生行政部门	昌平区南口镇南辛路2号	102202	138	125	120	120	147078	13651
北京市昌平区沙河医院	二级	合格	综合医院	国有全资	卫生行政部门	昌平区巩华镇扶京街22号	102206	217	164	150	130	90481	23152
北京市昌平区精神卫生保健院	二级	合格	精神病医院	国有全资	卫生行政部门	昌平区沙河镇豆各庄1号	102206	102	78	299	340	3015	
北京皇城股骨头坏死专科医院	二级	合格	其他中医专科医院	股份合作	其他社会组织	昌平区西关路27号	102200	107	87	100	120	4901	
北京市昌平区天通苑中医医院	二级	合格	其他中医专科医院	集体全资	其他社会组织	昌平区天通苑东一区9号楼	102218	171	150	100	100	115511	57446
北京市昌平区南口铁路医院	二级	未评	综合医院	国有全资	卫生行政部门	昌平区南口镇渐兴路8号	102202	242	179	120	100	70521	2229
北京银河口腔医院	二级	未评	口腔医院	其他	其他社会组织	昌平区回南路九号院41号楼	102208						

机构名称	医院等级	医院等次	机构类型	经济类型名称	设置/主办单位代码	地址	邮政编码	在岗职工/人	卫生技术人员/人	编制床位/张	实有床位/张	门诊人次数	急诊人次数
北京保法肿瘤医院	二级	未评	肿瘤医院	其他	个人	昌平区沙河王庄工业园东50米	102206	65	17	100	90	119	
北京市平谷区中医医院	二级	甲等	中医（综合）医院	国有全资	卫生行政部门	平谷区平翔东路6号	101200	724	569	420	402	832551	38705
北京市平谷区妇幼保健院	二级	合格	妇幼保健院	国有全资	卫生行政部门	平谷区南岔子街49号	101200	294	271	110	110	254986	15323
北京市平谷区精神病医院	二级	合格	精神病医院	国有全资	卫生行政部门	平谷区韩庄镇胥子村南	101201	35	31	70	70	13215	
北京市平谷区京东口腔医院	二级	合格	口腔医院	私有	企业	平谷区林荫南街9–45—9–51	101200	22	19	15	15	3577	5697
北京市平谷区协和医院	二级	未评	综合医院	集体全资	社会团体	平谷区府前西街13号	101200	324	227	200	200	77914	
北京怀柔医院	二级	甲等	综合医院	国有全资	卫生行政部门	怀柔区永泰北街9号院	101400	1066	948	651	651	866689	107320
北京市怀柔区中医医院	二级	甲等	中医（综合）医院	国有全资	卫生行政部门	怀柔区后横街1号	101400	583	479	220	220	637966	60943
北京市怀柔区妇幼保健院	二级	甲等	妇幼保健院	国有全资	卫生行政部门	怀柔区迎宾北路38号	101400	265	232	80	80	247253	16875
北京康盛德中西医结合肺科医院	二级	甲等	中西医结合医院	股份合作	个人	怀柔区开放路50号	101400	159	124	100	200	44843	20909
北京市怀柔区第二医院	二级	乙等	综合医院	国有全资	卫生行政部门	怀柔区汤河口镇汤河口村5号	101411	77	58	100	20	46041	727
北京京北世健永口腔医院	二级	合格	口腔医院	其他	个人	怀柔区迎宾北路18号	101400	40	33	15	15	10236	
北京市密云县医院	二级	甲等	综合医院	国有全资	卫生行政部门	密云县鼓楼北大街3号	101500	994	899	940	733	1041084	157899
北京市密云县中医医院	二级	甲等	中医（综合）医院	国有全资	卫生行政部门	密云镇新中街39号	101500	534	467	194	220	775452	50062

机构 名称	医院 等级	医院 等次	机构 类型	经济类 型名称	设置/主办 单位代码	地址	邮政 编码	在岗职 工/人	卫生技术 人员/人	编制床 位/张	实有床 位/张	门诊人 次数	急诊人 次数
北京市密云县妇幼 保健院	二级	甲等	妇幼保健院	国有全资	卫生行政部门	密云县新南路56号	101500	333	286	100	100	253007	30724
北京市延庆县医院	二级	甲等	综合医院	国有全资	卫生行政部门	延庆县东顺街28号	102100	859	771	540	540	776220	62336
北京市延庆县中医 医院	二级	未评	中医（综合） 医院	国有全资	卫生行政部门	延庆县新城街11号	102100	336	267	100	120	416195	6600
北京市延庆县妇幼 保健院	二级	甲等	妇幼保健院	国有全资	卫生行政部门	延庆县延庆镇庆园街8号	102100	141	115	40	40	90266	2057
北京市监狱管理局 清河分局医院	二级	乙等	综合医院	国有全资	其他行政部门	京山线茶淀清河农场五 科西街清河分局医院	300481	228	183	105	105	81879	7348

2014 年度北京地区获中华医学科技奖一览表

获奖等次	编号	项目名称	完成单位	主要完成人		
一等奖	201401070	IgA 肾病免疫炎症机制、新型生物标志物及防治的创新技术与应用	中国人民解放军总医院、香港中文大学威尔斯亲王医院、中南大学湘雅二医院、福建医科大学附属协和医院、中国人民解放军第 306 医院	陈香美 彭佑铭 那 宇 张 利 王 涌	蔡广研 郑 丰 张雪光 朱晗玉 陈大鹏	司徒卓俊 李锦滔 梅 艳 王远大 李 平
	201401073	听神经病发生机制的基础研究与诊治防控的临床应用	中国人民解放军总医院、南方医科大学、上海交通大学、南京医科大学第一附属医院、中国医学科学院北京协和医院	王秋菊 唐 杰 邢光前 冀 飞 李兴启	肖中举 杨仕明 于 宁 于黎明 杨伟炎	翟所强 高维强 王大勇 倪道凤 顾 瑞
	201401034	抗肿瘤新药临床评价研究技术平台的建立及推广应用	中国医学科学院肿瘤医院	石远凯 徐兵河 周际昌 李树婷 周立强	孙 燕 冯奉仪 张湘茹 韩晓红 张 频	王金万 储大同 王奇璐 李 青 王子平
二等奖	201402069	蛋白质泛素化修饰的调控机制及其在骨质疏松促骨形成治疗中的应用	中国人民解放军军事医学科学院放射与辐射医学研究所、香港浸会大学、香港中文大学、中国航天员科研训练中心	张令强 卢克锋 邢桂春 何 珊	贺福初 秦 岭 李英贤	张 戈 尹秀山 崔 宇
	201402062	血糖及相关代谢异常在冠心病发生、发展和转归中的作用与机制	首都医科大学附属北京安贞医院、中国医学科学院阜外心血管病医院、首都医科大学附属北京朝阳医院、首都医科大学宣武医院	周玉杰 吴永健 周迎生 刘宇扬	杨士伟 杨新春 华 琦	王志坚 聂绍平 赵迎新
	201402308	基于稀土纳米上转发光技术的即时检验系统创建与应用	中国人民解放军军事医学科学院微生物流行病研究所、中国科学院上海光学精密机械研究所、上海科炎光电技术有限公司、北京热景生物技术有限公司	杨瑞馥 黄立华 余韶华 谢承科	周 蕾 郑 岩 张平平	黄惠杰 林长青 屈建峰
	201402026	提高心血管核医学诊断水平的关键技术研究及应用	中国医学科学院阜外心血管病医院	何作祥 赵世华	杨敏福 窦克非	方 纬 刘秀杰
	201402061	脑重大疾病磁共振评价体系及诊疗关键技术与临床应用	首都医科大学宣武医院、首都医科大学附属北京天坛医院、中国科学院自动化研究所、北京师范大学	李坤成 朱朝喆 林 燕 王志群	高培毅 于春水 卢 洁	蒋田仔 王 亮 于爱红
	201402046	我国耐药结核病流行状况及关键防治技术的研究	中国疾病预防控制中心、首都医科大学附属北京胸科医院、中国医学科学院病原生物学研究所、博奥生物集团有限公司、清华大学	赵雁林 逄 宇 金 奇 郭 永	许绍发 王 宇 高微微	何广学 程 京 邢婉丽

获奖等次	编号	项目名称	完成单位	主要完成人		
三等奖	201403050	补肾方药治疗原发性骨质疏松症的生物学机制及新药研发	中国中医科学院中医临床基础医学研究所、中国中医科学院西苑医院、北京岐黄制药有限公司、福建省中医药研究院、四川省中医药科学院	谢雁鸣	王和鸣	邓文龙
				鞠大宏	魏 戎	沈 霖
				支英杰	宇文亚	
	201403317	胰腺癌三级预防关键技术的研究及应用推广	中国医学科学院肿瘤医院	王成锋	林东昕	赵 平
				车 旭	吴 晨	王贵齐
				赵心明	张建伟	
	201403016	肾上腺髓质素功能多样性及在心血管疾病中的作用和机制	北京大学、北京大学第一医院	齐永芬	齐建光	金红芳
				唐朝枢	杜军保	张 靓
				滕 旭	蒋 维	
	201403313	医药卫生科学数据共享网	中国医学科学院、中国人民解放军总医院、中国中医科学院中医药信息研究所、中国医学科学院基础医学研究所、中国疾病预防控制中心	刘德培	尹 岭	何 毅
				王 恒	崔 蒙	陈 杰
				洪晓顺	杜冠华	
	201403029	炎症标志物在冠状动脉性疾病中的临床应用	中国医学科学院阜外心血管病医院	李建军	陆宗良	惠汝太
				徐 波	郭远林	朱成刚
				吴娜琼	徐瑞霞	
	201403020	血脂异常防治技术及在基层的推广应用	北京大学人民医院、复旦大学、中国人民解放军总医院、北京市朝阳区第二医院、首都医科大学附属北京同仁医院	胡大一	陈 红	孙艺红
				叶 平	李瑞杰	余金明
				丁荣晶	王家宏	
	201403039	疑难性心肌肥厚疾病诊断技术研究	中国医学科学院北京协和医院	方 全	程中伟	田 庄
				曾 勇	方理刚	张抒扬
				严晓伟	朱文玲	
	201403037	中国过敏性疾病诊疗体系建立及关键技术研究	中国医学科学院北京协和医院、北京新华联协和药业有限责任公司	尹 佳	叶世泰	乔秉善
				孙劲旅	周俊雄	王良录
				李 宏	王瑞琦	
	201403040	肌萎缩侧索硬化发病机制、早期诊断和治疗研究	中国医学科学院北京协和医院	崔丽英	李晓光	刘明生
				管宇宙	邹章钰	王 悦
				蒉 凡	李本红	
	201403085	边疆少数民族先天性心脏病批量介入救治方法规范的研究	中国人民武装警察部队总医院	刘惠亮	郑静晨	马东星
				吴晓霞	陈金宏	李 红
				侯海军	张 璐	
	201403041	基于流式细胞术的细胞表型和分子表型的临床系列应用研究	中国医学科学院北京协和医院	崔 巍	韩 冰	张之南
				郭 野	黄春梅	陈 倩
				刘定华	王 斐	
	201403071	超声引导子宫及卵巢病变原位治疗方法建立及其临床应用研究	中国人民解放军总医院	张 晶	韩治宇	梁 萍
				于晓玲	张冰松	关 铮
				李秀丽	马 霞	
	201403019	中国黑色素瘤个体化治疗模式的初步建立	北京肿瘤医院	郭 军	孔 燕	斯 璐
				迟志宏	崔传亮	盛锡楠
				毛丽丽	李思明	

获奖等次	编号	项目名称	完成单位	主要完成人
三等奖	201403038	GP73 在肝癌早期诊断，治疗效果评价和术后复发监测中的应用	中国医学科学院北京协和医院、中国人民解放军总医院、中国医学科学院基础医学研究所	毛一雷　杨华瑜　徐海峰　田亚平　桑新亭　卢　欣　张宏冰　钟守先
	201403288	活体肝移植核心技术的应用研究	中国人民武装警察部队总医院、天津市第一中心医院	沈中阳　陈新国　潘　澄　徐光勋　李　威　蒋文涛　淮明生　刘　蕾
	201403063	颅底肿瘤的基础和临床研究	首都医科大学附属北京天坛医院、北京市神经外科研究所	张俊廷　吴　震　贾桂军　张力伟　刘阿力　贾　旺　万　虹　陈绪珠
	201403018	生物活性短肽的产学研集成研究	北京大学、中国食品发酵工业研究院	李　勇　蔡木易　张召锋　王军波　朱翠凤　许雅君　林　峰　梁　江
	201403028	HPV DNA 检测技术筛查宫颈癌的系列研究及临床应用	中国医学科学院肿瘤医院、襄垣县妇幼保健院	乔友林　赵方辉　张　询　章文华　潘秦镜　陈　凤　陈汶　李　凌
	201403043	人感染高致病性禽流感 H5N1 的流行病学研究及应用	中国疾病预防控制中心、北京大学人民医院、中国疾病预防控制中心病毒病预防控制所、湖南省疾病预防控制中心、浙江省疾病预防控制中心	余宏杰　王　宇　杨维中　冯子健　高占成　廖巧红　高立冬　陈恩富
	201403065	银屑病（白疕）"从血论治"辨证体系的系统确证研究	首都医科大学附属北京中医医院、北京市中医研究所、中国中医科学院广安门医院、北京中医药大学东直门医院、中日友好医院	王莒生　周冬梅　孙丽蕴　王　萍　邓丙戌　张广中　陈维文　张　苍
国际合作奖	201404045		比尔及梅琳达盖茨基金会（美国）北京代表处	钱秉中

第二届"首都国医名师"名单

姓名	出生时间	专长	工作单位
王子瑜	1921 年	妇科	北京中医药大学东直门医院
陈彤云	1921 年	皮外科	北京中医医院
许心如	1924 年	心内科	北京中医医院
王嘉麟	1925 年	肛肠科	北京中医医院
王宝恩	1926 年	中西医结合肝病	北京友谊医院
许润三	1926 年	妇科	中日友好医院
周霭祥	1926 年	血液病	中国中医科学院西苑医院
赵冠英	1926 年	内科	解放军总医院
孔光一	1928 年	温病学	北京中医药大学
温振英	1928 年	儿科	北京中医医院
柴嵩岩	1929 年	妇科学	首都医科大学附属北京中医医院
田从豁	1930 年	针灸	中国中医科学院广安门医院
许建中	1930 年	呼吸疾病	中国中医科学院西苑医院
周耀庭	1930 年	温病、儿科	首都医科大学中医药学院
廖家桢	1930 年	中西医结合	北京中医药大学
危北海	1931 年	脾胃病	北京中医医院
王 沛	1933 年	外科、肿瘤	北京中医药大学东方医院
余瀛鳌	1933 年	内科、妇科、儿科、男科	中国中医科学院
吕仁和	1934 年	糖尿病、肾病、老年病	北京中医药大学东直门医院
许彭龄	1934 年	脾胃病、内科、妇科、儿科	护国寺中医医院
郁仁存	1934 年	肿瘤	北京中医医院
聂惠民	1935 年	伤寒学	北京中医药大学
晁恩祥	1935 年	内科（肺系病）、急症（传染病）	北京中日友好医院
陈文伯	1936 年	内科、男科	京城名医馆
薛伯寿	1936 年	内科	中国中医科学院广安门医院
朴炳奎	1937 年	恶性肿瘤	中国中医科学院
钱 英	1937 年	肝病、肾病	首都医科大学中医药学院
翁维良	1937 年	中西医结合心血管内科	中国中医科学院西苑医院
陈昭定	1938 年	儿科	北京儿童医院
林 兰	1938 年	糖尿病	中国中医科学院广安门医院

专有名词对照表

简称	全称
120	北京急救中心、北京紧急医疗救援中心
12320	北京市公共卫生热线
999	北京市红十字会紧急救援中心
863 计划	国家高技术研究发展计划
973 计划	科技部国家重点基础研究发展计划
AEFI	疑似预防接种异常反应
AFP	急性弛缓性麻痹
AIDS	获得性免疫缺陷综合症（艾滋病）
APEC	亚太经济合作组织
APP	计算机应用程序
CA	电子商务认证中心
CCU	冠心病重症监护病房
CPR	心肺复苏
CT	电子计算机断层扫描
DRGs	诊断相关组
DSA	数字减影血管造影
EICU	急诊重症监护
EMR	电子病历
GCP	药物临床试验管理规范
HCV	丙型肝炎病毒
HERP	医院综合运营管理信息系统
HIS	医院信息系统
HIV	人类免疫缺陷病毒（艾滋病病毒）
HPV	人乳头瘤病毒
HRP	医院资源规划
ICU	重症监护病房
ISO	国际标准化组织
JCI	国际医疗卫生机构认证联合委员会
LIS	实验室（检验科）信息系统
MICU	内科重症监护病房
MRI	磁共振成像
MRI	磁共振成像
MSM	男男性接触人群
NICU	新生儿重症监护病房
OA	办公自动化
PACS	医学影像的存储和传输系统
Pad	平板电脑
PADIS	国家人口宏观管理与决策信息系统
PBL	问题式学习
PCR	聚合酶链式反应
PDA	掌上电脑

PDCA	质量环（P：计划，D：执行，C：检查，A：行动）
PET	正电子发射型断层仪
PICC	经外周静脉穿刺中心静脉置管
PPD	结核菌素纯蛋白衍生物
RPR	快速血浆反应素环状卡片试验（非特异性梅毒血清学试验）
SCI	科学引文索引
SCIE	科学引文索引扩展版（即网络版）
TB	结核病
WHO	世界卫生组织
WHO 西太区	世界卫生组织西太平洋地区
爱卫办	爱国卫生运动委员会办公室
布病	布氏杆菌病
公卫	公共卫生
规培	住院医师规范化培训
疾控	疾病预防控制
脊灰	脊髓灰质炎
健促办	健康促进工作委员会办公室
结防	结核病防治
京交会	中国（北京）国际服务贸易交易会
精防	精神病防治
科协	科学技术协会
两非	非医学需要的胎儿性别鉴定及非医学需要的人工终止妊娠
慢病	慢性非传染性疾病
三基	基础知识、基本理论、基本技能
首发基金	首都医学发展科研基金
首发专项	首都卫生发展科研专项
首医委	首都医药卫生协调委员会
四苗	卡介苗、麻疹疫苗、脊髓灰质炎疫苗、百白破混合制剂
卫技	卫生技术
五苗	卡介苗、麻疹疫苗、脊髓灰质炎疫苗、百白破混合制剂、乙肝疫苗
新农合	新型农村合作医疗
医调委	医疗纠纷人民调解委员会
医改办	深化医药卫生体制改革工作领导小组办公室
医联体	区域医疗联合体
医责险	医疗责任保险
院感	医院感染
质控中心	质量控制和改进中心
中治率	中医药治疗率

索　引

说明：

一、本索引词条以主题词、单位名称、人名为主。

二、本索引词条以汉语拼音字母顺序排列，同音按声调排列，首字音、调均相同的按笔画排列，首字同字的按第二字顺序排列，余类推。

三、本索引不包含卫生大事记、卫生统计、附录内容。